一般名	主な製品名	臨床等価	剤形(mg)				
ミアンセリン	テトラミド	60	錠 10, 30				381
セチプチリン	テシプール	6	錠 1				381
トリアゾロピリジン系							
トラゾドン	デジレル, レスリン	300	錠 25, 50				380
SSRI							
フルボキサミン	デプロメール, ルボックス	150	錠 25, 50, 75				366
パロキセチン	パキシル	40	錠 5, 10, 20	10〜40	5	15	193, 368
パロキセチン除放錠	パキシル CR	50	錠 12.5, 25	12.5〜50	10	13	
セルトラリン	ジェイゾロフト	100	錠 25, 50	25〜100	6.7	24	195, 370
エスシタロプラム	レクサプロ	20	錠 10	10	3.8	2.7	
SNRI							
ミルナシプラン	トレドミン	125	錠 12.5, 15, 25, 50	20〜100 (高齢者25〜60)	2.6	8.2	197, 371
デュロキセチン	サインバルタ		カ 20, 30	20〜60	7〜8	約12	
NaSSa							
ミルタザピン	リフレックス, レメロン	30	錠 15	15〜45	約1.5	約30	
(気分安定薬)							
炭酸リチウム	リーマス		錠 100, 200	200〜1200	2.6	18	199, 382
(精神刺激薬)							
メチルフェニデート	リタリン		錠 10	20〜60	2	7	383
メチルフェニデート	コンサータ		錠 18, 27	18〜45	5〜8	4	
ペモリン	ベタナミン		錠 10, 25, 50	10〜200	1.79	12.6	384
モダフィニル	モディオダール		錠 100	200	2〜3	10〜14	212, 384
(AD/HD 治療薬)							
アトモキセチン	ストラテラ		カ 5, 10, 25	1.2〜1.8 mg/kg	1	約4	
III. 抗不安薬 (252頁, 表4「各種抗不安薬の薬理学的特徴」参照)							
短期作用型							
チエノジアゼピン系							
エチゾラム	デパス	1.5	錠 0.5, 1 細	1〜3	約3	約6	295, 385
クロチアゼパム	リーゼ	10	錠 5, 10 細	15〜30	0.78	6.29	386
ベンゾジアゼピン系							
フルタゾラム	コレミナール	7.5	錠 4 細	12	1	3.5	386
トフィソパム	グランダキシン	100	錠 50 細	150	1	0.78	
中期作用型							
ベンゾジアゼピン系							
ロラゼパム	ワイパックス	1	錠 0.5, 1	1〜3	約2	約12	387
アルプラゾラム	コンスタン, ソラナックス	0.75	錠 0.4, 0.8	1.2〜2.4	約2	約14	387
ブロマゼパム	セニラン, レキソタン	4	錠 1, 2, 3, 5 散細	3〜15	1	8〜19	388
長期作用型							
ベンゾジアゼピン系							
フルジアゼパム	エリスパン	0.75	錠 0.25 細	0.75	約1	約23	388
メキサゾラム	メレックス	1	錠 0.5, 1 細	1.5〜3	1〜2	60〜150	389
クロキサゾラム	セパゾン	2	錠 1, 2 散	3〜12		休薬で11〜21	391
ジアゼパム	セルシン, ソナコン, ダイアップ, ホリゾン	5	錠 2, 3, 5, 10 散シ	4〜20	1	27〜28	389
メダゼパム	レスミット	7.5	錠 2, 5 細	10〜30	0.5〜1.5	2〜5	392
クロラゼプ酸二カリウム	メンドン	7.5	カ 7.5	9〜30	0.5〜1	24以上	392
クロルジアゼポキシド	コントール, バランス	10	錠 5, 10 散	20〜60	1	6.6〜28	391
オキサゾラム	セレナール, ベルサール	10	錠 5, 10, 20 散細	30〜60	8.22	55〜62	393
超長期作用型							
ベンゾジアゼピン系							
ロフラゼプ酸エチル	メイラックス	1	錠 1, 2 細	2	1.2	122	394
フルトプラゼパム	レスタス	1.2	錠 2	2〜4	4〜8	190	393
プラゼパム	セダプランコーワ	10	錠 5, 10	10〜20	1.3	94	394
アザピロン系							
タンドスピロン	セディール	15	錠 5, 10, 20	30〜60	1.4	1.4	395
IV. 睡眠・鎮静薬 (289頁：表1, 291頁：表2, 292頁：表3, 294頁：表4参照)							
バルビツール酸系							
就眠薬							
ペントバルビタール	ラボナ	50*	錠 50	100〜200		15〜48	288, 407
熟眠薬							
アモバルビタール	イソミタール	50*	末	100〜500		静注21	288, 408
持続性睡眠薬							
フェノバルビタール	フェノバール, フェノバルビタール	15*	錠 30 散末注細	内：30〜200, 注：50〜200(1回量)	約1〜2.4	約95〜131	288, 417
バルビタール	バルビタール	75*	末	100〜600			288, 409
尿素系 (就眠熟眠薬)							
ブロムワレリル尿素	ブロバリン	500*	末	500〜800	0.5	持続 3〜4	410
メラトニン受容体アゴニスト							
ラメルテオン	ロゼレム		8	8	8	0.5	

(後見返しに続く)

向精神薬マニュアル
第3版

融　道男
東京医科歯科大学名誉教授

医学書院

謹告

著者並びに出版社として，本書に記載されている情報が最新かつ正確であるように最善の努力をしておりますが，薬の用法・用量・注意事項等は，基礎研究や臨床治験，市販後調査によるデータの蓄積により，時に変更されることがあります．したがって，特に新薬などの使い慣れない薬の使用に際しては，読者御自身で十分に注意を払われることを要望いたします．

2008年7月　　　　　　　　　　　　　　　　　株式会社　医学書院

向精神薬マニュアル

発　　行　1998年 4 月 1 日　第 1 版第 1 刷
　　　　　1999年 7 月15日　第 1 版第 4 刷
　　　　　2001年 5 月15日　第 2 版第 1 刷
　　　　　2007年 3 月15日　第 2 版第 6 刷
　　　　　2008年 9 月 1 日　第 3 版第 1 刷ⓒ
　　　　　2012年 8 月15日　第 3 版第 4 刷

著　　者　融　　道男
　　　　　　とおる　みちお

発　行　者　株式会社　医学書院
　　　　　　代表取締役　金原　優
　　　　　　〒113-8719　東京都文京区本郷 1-28-23
　　　　　　電話　03-3817-5600（社内案内）

印刷・製本　アイワード

本書の複製権・翻訳権・上映権・譲渡権・公衆送信権（送信可能化権を含む）は㈱医学書院が保有します．

ISBN978-4-260-00599-9

本書を無断で複製する行為（複写，スキャン，デジタルデータ化など）は，「私的使用のための複製」など著作権法上の限られた例外を除き禁じられています．大学，病院，診療所，企業などにおいて，業務上使用する目的（診療，研究活動を含む）で上記の行為を行うことは，その使用範囲が内部的であっても，私的使用には該当せず，違法です．また私的使用に該当する場合であっても，代行業者等の第三者に依頼して上記の行為を行うことは違法となります．

|JCOPY|〈㈳出版者著作権管理機構　委託出版物〉
本書の無断複写は著作権法上での例外を除き禁じられています．複写される場合は，そのつど事前に，㈳出版者著作権管理機構（電話 03-3513-6969，FAX 03-3513-6979，info@jcopy.or.jp）の許諾を得てください．

第3版の序

　本著第2版発行から7年目であるが，第2版は第6刷（2007年3月）まで増刷することができた．多くの読者の方々から，臨床で処方を考える時に本書を参考にするというご好評をいただいた．7年間に発売された向精神薬は，抗精神病薬2製品，抗うつ薬1製品，抗てんかん薬3製品，他に3製品を含み，9製品が新薬となっている．約1年余かけて本書を改版したが，50頁が増加したのは，数年間の精神薬理学の発展のためであると思う．

　第1章　抗精神病薬の「統合失調症の神経伝達物質仮説」について，「ドパミン仮説」を中心に書き直し，「脳画像研究」を新しく記述した．非定型抗精神病薬は6製品と増え，統合失調症を治療するために非定型抗精神病薬を主に使うようになってきているので，「非定型抗精神病薬について」をまとめた（20頁）．その中で，米国の精神科医の専門家コンセンサスのガイドラインによる結果を表示し，非定型抗精神病薬の中から選ぶ，第1，2次選択肢を記載した．わが国でも，同じような委員会でアンケート調査を実施したので，その第1，2次選択の結果を表で示している．また，非定型抗精神病薬群による「再発抑制効果」を記載した．ほかには非定型抗精神病薬の薬理機序について解説し，せん妄に対する本薬群の治療を表示し，副作用について記述した．抗精神病薬の副作用には，遅発性錐体外路性副作用の治療について頁を割いている．

　第2章は，感情障害研究の歴史と，研究仮説について新しく加えた．躁病の治療には，非定型抗精神病薬や抗てんかん薬を使用し，その新薬も加えて書いてある．

　第3章は，抗不安薬と睡眠薬であり，両者ともベンゾジアゼピン系薬物が主で，新版では，「A．抗不安薬」，「B．睡眠薬」に分けて記述した．A項のⅠ，Ⅱ，Ⅲは，ベンゾジアゼピン系薬物の歴史，薬理，ベンゾジアゼピン系受容体について記載しており，B項にも共通する内容である．改版で両項が異なっている

第3版の序

のは，A項の神経症の薬物療法においては，抗不安薬だけでなく抗うつ薬，抗精神病薬，抗てんかん薬による治療についても書いてあり，B項の睡眠薬では，その副作用として健忘やせん妄の誘発があることを記載している点である。

旧版の付録「向精神薬の最大量」，「向精神薬識別コード表」は，増頁があったため割愛し，新しく第3版では「各科医薬品による精神症状」を入れた。

新版の「付録4．向精神薬・精神科関連薬DI集」は，凡例に示したように，『治療薬マニュアル2008』（医学書院）から抜粋し，その記載順は基本的には変わりない。同書は2008年から，向精神薬の「抗精神病薬」と「抗うつ薬」の冒頭に最近の薬品を記載している。「抗精神病薬」は，まず，「新世代（非定型）抗精神病薬群」を入れ，「セロトニン・ドパミン拮抗薬（2剤）」，「クロザピン類似化合物（オランザピン，クエチアピン）」，「ドパミン受容体部分アゴニスト（1剤）」としている。次に，「定型抗精神病薬」に4群があり，「A群：高力価群（ハロペリドール，ペルフェナジンなど）」，「B群：低力価群（クロルプロマジンなど）」，「C群：中間・異型群（ゾテピン，スルピリドなど）」，最後に，「D群：持効型抗精神病薬（2剤）」となっている。

「抗うつ薬」は，「モノアミン再取り込み阻害薬」と題して，冒頭に最近の抗うつ薬を移した。はじめに，「A．選択性セロトニン再取り込み阻害薬（SSRI）（セルトラリンなど3剤）」，「B．セロトニン・ノルアドレナリン再取り込み阻害薬（SNRI）（1剤）」，次いで，三環・四環系抗うつ薬の，「C．ノルアドレナリン系＞セロトニン系（アモキサピンなど3剤）」，「D．セロトニン系＞ノルアドレナリン系（イミプラミンなど7剤）」である。最後に，「シナプス前α_2-アドレナリン受容体阻害薬（ミアンセリンなど2剤）」となっている。

本書改版には，ずいぶんたくさんの方々にお世話になった。原稿の段階から助言いただいた，特に融　衆太神経内科医，東京医科歯科大学西川　徹教授，また教えていただいた放射線医学総合研究所須原哲也部長，表紙に使う写真をお借りした東京都精神医学総合研究所の楯林義孝副参事ほか，医学書院の方々にも始終お世話になった。皆様に深く感謝する。

2008年8月

融　道男

第2版の序

　本著「向精神薬マニュアル」初版から3年が経過し，第4刷を1999年7月に増刷したが，幸いにも多くの読者の方々から「診療の場で使いやすい」というご好評をいただいた。文献があって引用するのが便利だったというご評価も嬉しい知らせである。2000年4月に，医学書院から改版を依頼された。3年の間に精神薬理学の進歩も迅速で，新しい向精神薬が10製品に近く，改版を約した。

　抗精神病薬は，初版の時SDAについて十分書けなかったことに内心忸怩たるものがあった。今回は全面的に書き直し，新しいSDAと同時にclozapine-likeの新薬が承認されているので，それについても書き加えた。抗うつ薬は，1999年にSSRIが使用できるようになり，2000年に2番目のSSRIが承認され，ともに広く用いられている。同年にSNRIも処方できるようになったので，第3，4世代の抗うつ薬として新しく記述した。抗不安薬・睡眠薬では，新たに2製品の睡眠薬が発売されている。ベンゾジアゼピンとGABA受容体については研究進行中であり，興味深いので少し新しく書いた。全体的に，文献はなるべく1999年以降のものを引用するよう留意した。

　向精神薬を中断した時に精神神経症状が出現することは，臨床上重要である。初版にベンゾジアゼピン（抗不安薬，睡眠薬）の離脱症状を記述してあったが，改版には抗精神病薬，抗うつ薬，リチウムなどの離脱症候群を新しく書き加え，ベンゾジアゼピンについては補足した。

　本書のために，3つの付録を付けてあったが，第2版では付録を2つ増加した。新しい付録のひとつは，「向精神薬過量服用とその処置(2)」として，新薬7製品について，大量服用症例報告を海外の文献から記述したものである。大量服用の治療についても付記した。付録の中の「向精神薬DI集」は，向精神薬だけでなく，抗てんかん薬，脳循環・代謝改善薬，抗パーキンソン薬，抗酒薬，その他を掲載したのは初版と同じである。しかし新薬を入れただけでなく，今

第 2 版の序

版では医学書院の「治療薬マニュアル 2001」をかなり簡略化して採用した。［動態］の項は，見返しの一覧の中に T_{max}，$T_{1/2}$ は入れてあるので，削除してある。また，もうひとつの新しい付録は，「向精神薬の最大量」である。抗精神病薬で例えば，ハロペリドールの用量は 0.75〜6 mg/日であるが，臨床精神科の現場では，6 mg/日は上限最大量ではなく，入院患者だけでなく，外来患者にも常用量を超えて使用することが通念になっている。添付文書に，時に「症状に応じて適宜増減する」という言葉があるので，各製薬会社に臨床に必要な「適宜増量する最大量」を質問して回答書をいただいた。その結果，二重盲検治療試験の最大量がわかったので，一部の会社から文献による回答書を再度受け取り，抗精神病薬と抗パーキンソン薬に限って表にまとめた。さらに「PDR」に上限最大量（超過しない量）が載っていることを教示されたために，「PDR2001」の数値を加えた。向精神薬の臨床最大量は，今後も考えて行かなければならない課題である。

　表紙裏 4 頁の見返しを利用して，向精神薬だけでなく，本書の DI 集に入っている精神科関連薬を含めた一覧を入れた。製品名，剤形，錠(mg)，用量，T_{max}，$T_{1/2}$ と臨床等価（一部を除く）の項を入れた。臨床の際に，向精神薬と関連薬品を即時知るのに便利と考えたのである。字が小さいのが問題であるので，拡大鏡で読むことを推奨したい。できる限り正確を意図したが，ご叱正を期待する。

　本書改版には多くの方々にお世話になった。最大量については，東京医科歯科大学付属病院薬剤部 安原真人教授，大阪臨床薬理研究所 伊藤忠雄所長からお教えいただいた。本学教室同窓の方々，国立精神・神経センター神経研究所疾病研究第三部の方々，さいごに，医学書院 竹谷敏氏に終始お世話になった。皆様に深く感謝します。

　　2001 年 4 月

　　　　　　　　　　　　　　　　　　　　　　　　　　　　　　融　道男

はじめに —初版の序

　向精神薬は今や各科の医師により高頻度に処方される薬となっている。時にトランキライザーとも称される抗不安薬および同じベンゾジアゼピン構造をもつ睡眠薬は，内科をはじめ各科で使われ，情動を安定化し，不眠を改善することによって身体疾患の治療に役立っている。

　向精神薬のうち，抗精神病薬は今のところ精神科医が専門に処方する薬であるが，抗うつ薬は既に内科医の薬籠中のものとなっている。内科クリニックには，軽い抑うつの症状を訴えて来院する患者がかなりいる。精神科のクリニックを初診する患者も増えているが，まずかかりつけの内科医に気分の異常を相談するケースが多い。そのためほとんどの内科医が軽いうつ病を治療するために抗うつ薬を処方した経験があるという。

　筆者は，最初の向精神薬であるクロルプロマジンが誕生した1952年の数年後に精神科医としての修行をはじめ，初期の抗精神病薬や抗うつ薬を使って，その効果と副作用に関心をもつようになった。最初のベンゾジアゼピン系抗不安薬であるクロルジアゼポキシドを神経症患者に使い，その効果に驚いたのは1960年代の初頭であった。

　本書は，狭義の向精神薬である抗精神病薬，抗うつ薬，抗不安薬，睡眠薬について，その開発史から使い方までを解説したものである。筆者の関心から，これらの三薬物が主として対象とする精神分裂病，感情障害，不安について神経伝達物質との関連を解説した。しかし，特に力を入れたのは，各薬物の副作用である。向精神薬は長期間服用させることが多い薬である。長期間服用後に生じた副作用には，その機序も不明のものが多く，治療も難しい。また最近よく話題になる睡眠薬による健忘についても詳しく述べた。

　本書に「向精神薬マニュアル」という表題をつけたのは，主として3つの付録のためである。付録1は，向精神薬過量服用時の症状と処置に関する2頁の

はじめに

表であり，付録2は，薬剤や被包のコードから薬名を調べるリストであり，付録3は向精神薬の添付文書の要約である．この付録3には，上記の狭義の向精神薬以外に抗てんかん薬，脳代謝改善薬，抗パーキンソン薬，抗酒薬なども収録した．添付文書あるいは各薬物についてのインタビューフォームは，製薬会社から入手することができ，この種の文書は，常に手元に置いて参照すべき重要なものであるが，同系統の薬物に共通な情報が反復して出てくるため読みにくいものである．本書ではかなり大胆にこれを簡略化し，できるだけ使いやすいように工夫した．しかし添付文書は改訂されることが多いので，読者におかれては新しい情報に常に注意されるようお願いしておきたい．

　なお，本文のなかには，本書に入れるに当たり改稿したが，雑誌などに既に発表したものも一部入っていることをお断りしておきたい．

　さいごに，本書を執筆するに当たり，本学付属病院薬剤部医薬品情報室の先生にお世話になったことに感謝する．また企画，執筆，出版にいたるまで終始お世話をいただいた医学書院和田勝義氏にお礼を申し上げたい．

　1998年3月

融　道男

目次

第 3 版の序 …………………………………………………………………………… iii
第 2 版の序 …………………………………………………………………………… v
はじめに―初版の序 ………………………………………………………………… vii

第 1 章　抗精神病薬

A　抗精神病薬開発の歴史　　1

- Ⅰ　クロルプロマジンの開発 ………………………………………………… 2
- Ⅱ　ハロペリドールの開発 …………………………………………………… 4
- Ⅲ　抗精神病薬の現況 ………………………………………………………… 6

B　統合失調症の神経伝達物質仮説　　8

- Ⅰ　統合失調症の概念 ………………………………………………………… 8
- Ⅱ　病因研究仮説 ……………………………………………………………… 8
- Ⅲ　ドパミン仮説 ……………………………………………………………… 10
- Ⅳ　ドパミン仮説と統合失調症の脳画像研究 ……………………………… 12
- Ⅴ　セロトニン仮説 …………………………………………………………… 15
- Ⅵ　アセチルコリンの異常 …………………………………………………… 17
- Ⅶ　統合失調症死後脳によるグルタミン酸伝達系の異常 ………………… 18
- Ⅷ　グルタミン酸仮説 ………………………………………………………… 21
- Ⅸ　NMDA 受容体と神経可塑性 …………………………………………… 22
- Ⅹ　神経ペプチドの異常 ……………………………………………………… 24
- Ⅺ　GABA の異常 …………………………………………………………… 24

C　抗精神病薬の種類と特徴　　34

- Ⅰ　フェノチアジン系 ………………………………………………………… 34
  アルキルアミノ側鎖群　34／ピペリジン側鎖群　35／ピペラジン側鎖群　35
- Ⅱ　ブチロフェノン系 ………………………………………………………… 35
- Ⅲ　ベンザミド系 ……………………………………………………………… 36

ix

	Ⅳ	インドール系⋯⋯⋯⋯⋯⋯⋯⋯⋯⋯⋯⋯⋯⋯⋯⋯⋯⋯⋯⋯⋯⋯⋯⋯ 36
	Ⅴ	セロトニン-ドパミン拮抗薬 serotonin-dopamine antagonist (SDA)⋯⋯⋯⋯⋯⋯⋯⋯⋯⋯⋯⋯⋯⋯⋯⋯⋯⋯⋯⋯⋯⋯⋯⋯⋯⋯ 37

Ⅴ　セロトニン-ドパミン拮抗薬 serotonin-dopamine antagonist (SDA)

　　リスペリドン risperidone　37／ペロスピロン perospirone　45／ブロナンセリン blonanserin (BNS)　48

Ⅵ　ジベンゾチアゼピン系⋯⋯⋯⋯⋯⋯⋯⋯⋯⋯⋯⋯⋯⋯⋯⋯⋯⋯⋯⋯ 49

　　クエチアピン quetiapine　49

Ⅶ　multi-acting-receptor-targeted-antipsychotics(MARTA，多元受容体標的化抗精神病薬)⋯⋯⋯⋯⋯⋯⋯⋯⋯⋯⋯⋯ 52

　　オランザピン olanzapine　52

Ⅷ　ドパミン系安定剤 dopamine system stabilizer (DSS)⋯⋯⋯⋯ 55

　　アリピプラゾール aripiprazole　55

Ⅸ　非定型抗精神病薬について⋯⋯⋯⋯⋯⋯⋯⋯⋯⋯⋯⋯⋯⋯⋯⋯ 61

　　統合失調症の症状に対する非定型抗精神病薬の選択　61／非定型抗精神病薬による再発抑制効果　67／せん妄に対する非定型抗精神病薬による治療　69／非定型抗精神病薬のメカニズム──「速い解離」仮説──　76／非定型抗精神病薬の副作用　77

Ⅹ　その他⋯⋯⋯⋯⋯⋯⋯⋯⋯⋯⋯⋯⋯⋯⋯⋯⋯⋯⋯⋯⋯⋯⋯⋯⋯ 82

Ⅺ　持効性抗精神病薬⋯⋯⋯⋯⋯⋯⋯⋯⋯⋯⋯⋯⋯⋯⋯⋯⋯⋯⋯⋯ 82

　　種類　82／生体利用効率 bioavailability　83／コンプライアンス　83／副作用を避けるために　84

D　抗精神病薬の使い方　93

Ⅰ　抗精神病薬を使う前に⋯⋯⋯⋯⋯⋯⋯⋯⋯⋯⋯⋯⋯⋯⋯⋯⋯⋯ 93

Ⅱ　初診患者に何を選ぶか⋯⋯⋯⋯⋯⋯⋯⋯⋯⋯⋯⋯⋯⋯⋯⋯⋯⋯ 94

Ⅲ　興奮の激しい患者⋯⋯⋯⋯⋯⋯⋯⋯⋯⋯⋯⋯⋯⋯⋯⋯⋯⋯⋯⋯ 95

Ⅳ　幻覚・妄想状態⋯⋯⋯⋯⋯⋯⋯⋯⋯⋯⋯⋯⋯⋯⋯⋯⋯⋯⋯⋯⋯ 95

Ⅴ　陰性症状⋯⋯⋯⋯⋯⋯⋯⋯⋯⋯⋯⋯⋯⋯⋯⋯⋯⋯⋯⋯⋯⋯⋯⋯ 97

Ⅵ　統合失調症以外の疾患に対する抗精神病薬の使用⋯⋯⋯⋯⋯⋯ 98

Ⅶ　抗精神病薬維持療法⋯⋯⋯⋯⋯⋯⋯⋯⋯⋯⋯⋯⋯⋯⋯⋯⋯⋯⋯ 99

　　統合失調症の寛解　99／維持療法による再発率の低下　102／維持療法における薬用量　103／抗精神病薬の離脱　103

E　抗精神病薬の副作用　108

Ⅰ　ドパミン D_2 受容体遮断による副作用⋯⋯⋯⋯⋯⋯⋯⋯⋯⋯⋯108

　　錐体外路症状　108／抗精神病薬による悪性症候群　126

Ⅱ　ムスカリン性アセチルコリン受容体遮断による副作用⋯⋯⋯⋯132

Ⅲ　α_1 アドレナリン受容体遮断による副作用⋯⋯⋯⋯⋯⋯⋯⋯⋯133

　　低血圧　133／心循環系の副作用　134／性機能の障害　135

Ⅳ　ヒスタミン H_1 受容体遮断による副作用 ………………………………136
　　Ⅴ　受容体への作用以外の副作用 …………………………………………137
　　　　内分泌症状　137／抗精神病薬による精神症状　139／皮膚症状
　　　　141／血液症状　142／眼の障害　143／肝障害　144

第2章　抗うつ薬（抗躁薬を含む）

A　抗うつ薬・抗躁薬開発の歴史　　153
　　Ⅰ　リチウムの開発 ……………………………………………………………153
　　Ⅱ　抗うつ薬開発の歴史と現況 ……………………………………………155
　　　　三環系抗うつ薬の開発　155／抗うつ薬の現況　156

B　感情障害研究の歴史とその仮説　　158
　　Ⅰ　感情障害研究の歴史 ── はじめの仮説 ……………………………158
　　　　CA仮説 catecholamine hypothesis　158／CA仮説のその後
　　　　159／インドールアミン仮説 indoleamine hypothesis　160／イン
　　　　ドールアミン仮説のその後　161
　　Ⅱ　感情障害の研究仮説 ……………………………………………………162
　　　　GABA仮説　162／グルタミン酸仮説　163／ドパミン仮説　164／
　　　　海馬仮説 hippocampus hypothesis　164

C　抗うつ薬の薬理　　169
　　Ⅰ　抗うつ薬のモノアミンに対する作用 …………………………………169
　　　　SSRIのセロトニン再取り込み阻害作用　169／TCAを主とする抗
　　　　うつ薬のモノアミン取り込み阻害作用　171
　　Ⅱ　SSRIの薬物相互作用 ……………………………………………………173
　　Ⅲ　TCAを主とする抗うつ薬の神経伝達物質受容体に対する作用 …174
　　　　親和性　174

D　抗うつ薬・抗躁薬の種類と特徴　　180
　　Ⅰ　三環系抗うつ薬 tricyclic antidepressants (TCA) ………………181
　　　　アミトリプチリン amitriptyline　181／イミプラミン imipramine
　　　　186／クロミプラミン clomipramine　186／ノルトリプチリン
　　　　nortriptyline　187／アモキサピン amoxapine　187
　　Ⅱ　四環系抗うつ薬 tetracyclic antidepressants ……………………187
　　　　マプロチリン maprotiline　187／ミアンセリン mianserin
　　　　188／セチプチリン setiptiline　188
　　Ⅲ　トリアゾロピリジン系抗うつ薬 triazolopyridine antidepressants
　　　　(serotonin 2 antagonist/reuptake inhibitor, SARI) ………………188
　　　　トラゾドン trazodone　188

Ⅳ　選択的セロトニン再取り込み阻害薬 selective serotonin reuptake inhibitor (SSRI) ……………………………………189
　　　　フルボキサミン fluvoxamine　193／パロキセチン paroxetine　194／セルトラリン sertraline　196
　　Ⅴ　セロトニン-ノルアドレナリン再取り込み阻害薬 serotonin-noradrenaline reuptake inhibitor (SNRI) ……………………197
　　　　ミルナシプラン milnacipran　197
　　Ⅵ　抗躁薬 ……………………………………………………………199
　　　　炭酸リチウム lithium carbonate　199／抗てんかん薬　201／非定型抗精神病薬による躁病の治療　204／急速交代型(ラピッド・サイクラー)の治療　205

E　抗うつ薬・抗躁薬の使い方　209
　　Ⅰ　うつ病の薬物治療 ………………………………………………209
　　Ⅱ　患者による抗うつ薬の使い方 …………………………………210
　　Ⅲ　リタリン®の問題──偽造処方箋 ……………………………211
　　　　モダフィニル modafinil　213
　　Ⅳ　感情障害の再発予防 ……………………………………………213
　　　　維持療法の適応　213／再発予防維持療法　214

F　抗うつ薬・抗躁薬の副作用　217
　　Ⅰ　抗うつ薬の副作用 ………………………………………………217
　　　　抗コリン性副作用　217／中枢作用　217／心循環系への作用　219／胃腸症状　219／セロトニン症候群 serotonin syndrome　219／離脱症候群　220／躁転　222／ラピッド・サイクルの誘発　222／賦活症候群 activation syndrome　222／過量服用　224
　　Ⅱ　リチウムの副作用 ………………………………………………224
　　　　リチウム中毒　225／リチウムの離脱　225／リチウムの薬物相互作用　225／リチウム長期内服時の副作用　226

第3章　抗不安薬と睡眠薬

A　抗不安薬　229
　　Ⅰ　抗不安薬・睡眠薬開発の歴史 …………………………………229
　　Ⅱ　ベンゾジアゼピン系薬物の薬理 ………………………………232
　　Ⅲ　ベンゾジアゼピン受容体 ………………………………………233
　　　　抗不安薬の薬理と治療──GABA$_A$受容体/BZ薬　233／BZ受容体のサブタイプ　234／GABA受容体　236／BZ受容体作動薬　237／その他の薬物　240

	IV	不安と神経伝達物質··242
		GABA／ベンゾジアゼピン(BZ)系　243／セロトニン(5-HT)　245／ドパミン　246／コレシストキニン cholecystokinin (CCK)　248
	V	抗不安薬(ベンゾジアゼピン)による神経症の薬物療法············249
		種類　249／薬物動態からみた特徴　249／抗けいれん作用　251／筋弛緩作用　258
	VI	抗不安薬の使い方··259
		神経症圏　259／身体疾患に伴う不安　268／緊張病症状(カタトニア)　269／けいれん重積状態　270／不随意運動　270／アルコール，薬物依存症　271

B	睡眠薬	279
	I	睡眠薬の薬理··279
		ベンゾジアゼピン(BZ)系睡眠薬　279／非 BZ 系睡眠薬　282／バルビツール酸系睡眠薬　286
	II	睡眠薬の種類と特徴··288
		バルビツール酸　288／抗ヒスタミン薬　290／ベンゾジアゼピン受容体作動睡眠薬　291
	III	睡眠薬の使い方··299
		不眠の型による睡眠薬の使い方　299／不眠の原因による睡眠薬の使い方　300／ベンゾジアゼピン化合物使用上の注意——とくに相互作用について——　302
	IV	睡眠薬の副作用··303
		ベンゾジアゼピン(BZ)系睡眠薬の副作用　303／ベンゾジアゼピン系睡眠薬による健忘とせん妄　305

付録··333

1. 向精神薬過量服用とその処置(1)··334
2. 向精神薬過量服用とその処置(2)··336
3. 各科医薬品による精神症状··340
4. 向精神薬・精神科関連薬 DI 集··344

薬剤名索引··459
事項索引··468

第1章 抗精神病薬

A 抗精神病薬開発の歴史

　統合失調症概念を最初に提起した Emil Kraepelin が 1899 年に書いた教科書には，精神疾患の治療薬としてまず鎮静薬が挙げられており，その中にオピウム，モルヒネと同時に hyoscine(スコポラミン)がみられる．睡眠薬としては，抱水クロラール，sulfonal, trional などが記載されており，このほか，ヒステリーや神経衰弱，老人の不眠に，アルコールとして 40～60 g(ウイスキー，コニャックとして 100 ml 以上になる)をすすめている．他の薬が無効な重篤な興奮状態にはクロロホルムが推奨されている．

　それから十数年後(1916 年)に書かれた Eugen Bleuler の教科書もほぼ同様で，2,3 の睡眠薬(veronal, paraldehyde)が加えられているにすぎない．

　このように遅々とした精神科薬物療法の発展の中で，1927 年にアンフェタミン amphetamine が合成され，これはその後ナルコレプシーに使われるようになったが，うつ病には無効であることも判明した．

　この間に，インスリンショック療法が Manfred Sakel によって 1933 年に確立され，電気けいれん療法は Ugo Cerletti と L Bini により 1938 年に患者に使用された．

第1章　抗精神病薬

Ⅰ　クロルプロマジンの開発[1]

　クロルプロマジン chlorpromazine は向精神薬 psychotropic drug の幕開けとなった薬物である。

　クロルプロマジンはフェノチアジンと呼ばれる三環構造をしているが，このフェノチアジンはすでに19世紀に合成されており，殺虫剤や駆虫剤として使用されていた。1940年代には，抗マラリア剤を作る目的でフェノチアジンのアミン誘導体の合成が行われていたが，結局その目的は達せられなかった。しかしその合成産物の一つ，fenethazine に抗ヒスタミン作用があることが見つかり，また diethazine には抗ヒスタミン作用と同時に抗パーキンソン作用が認められた。

　抗ヒスタミン薬の合成研究が，1930年代よりさかんに行われていたため，フェノチアジン誘導体の fenethazine, diethazine, プロメタジン promethazine がその流れの中で見直されることになった。この時，プロメタジンが重大な副作用として中枢神経抑制作用をもち，投与された25％の患者にかなりのねむけが出ることに気づかれた（1949年）。

　この副作用に注目したのが，当時ショックの予防について研究していた Henri Laborit であった（図1）。彼はフランス外科学の伝統に従って，手術の技術だけでなく侵襲に対する生体の反応について研究していたので，プロメタジ

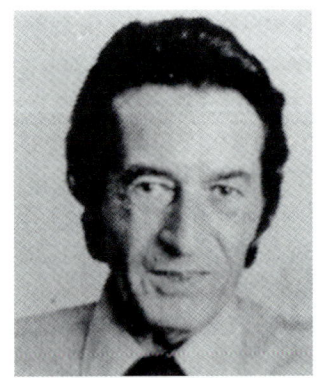

図1　Henri Laborit
クロルプロマジンの中枢神経作用を見出したフランスの外科医
（A History of the CINP, JM Productions Inc, 1996 より）。

ンを麻酔の強化剤として用いた手術患者が「多幸的な平穏」と表現される弛緩した無関心な表情を示すことに注目した。

1951年初頭，Laboritはそれまで勤務していたチュニジアの海軍病院からパリの病院に転勤し，麻酔学者P Huguenardと出会い，人工冬眠麻酔法の開発を心がけるようになった。Laboritの要請に応えてローヌ・プーラン研究所は，より強力な中枢活性をもつ薬物としてクロルプロマジンを合成した。その結果，人工冬眠麻酔のための遮断カクテルが完成した。それはクロルプロマジンとプロメタジンとdolosal（モルヒネ類似の鎮静薬で，pethidine，meperidineと同じ）を混合したものであった。この時，クロルプロマジンを単独に用いた場合の作用について，彼は次のように記載している。「50〜100 mgを静注すると，意識の変化はないが，一種のねむけのもとで自分の周囲に起こる出来事や，自分になされていることに対して無関心になる」（1952年）[2]。

Laboritと協同研究者らは，クロルプロマジンのこの不思議な中枢作用を観察して，この薬が精神科で，例えば睡眠療法などに利用できないかと考えた。クロルプロマジンを作ったローヌ・プーラン研究所も1951年末には，躁病の睡眠療法にバルビツール酸と併用して用いる方法を開発することを決定した。

当時フランスで最も高名な精神科医であったJean Delay（図2）は，同僚のPiérre Deniker（図3）と協力して，睡眠療法や冬眠を目指すのではなく，クロル

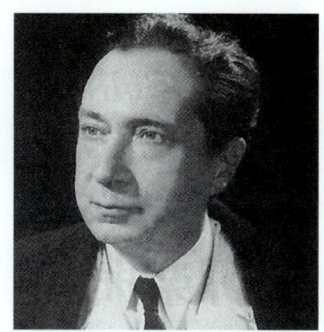

図2　Jean Delay
クロルプロマジンの統合失調症，躁病に対する作用を初めて正しく評価したフランスの精神科医（Chlorpromazine in Psychiatry, The MIT Press, 1974より）。

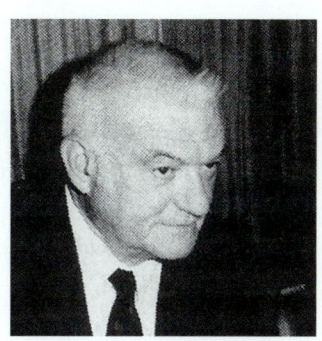

図3　Piérre Deniker
Jean Delayとともにクロルプロマジンの評価に参加し，その後の精神薬理学の発展に尽くしたフランスの精神科医（A History of the CINP, JM Productions Inc, 1996より）。

プロマジンを単味で用いて精神疾患を治療する試みを始めた。規則的な間隔で筋肉注射または経口投与する方法を用い，1日量 75～100 mg を最初は1日4回に分けて筋注し，1～2週後に内服に切り替えた。この方法は，躁病，統合失調症などに顕著な効果を上げた。この結果は，1952年5月26日にフランス医学心理学会百年祭で Deniker から報告された。

当時の精神科医たちは，精神病の治療には強力な精神療法か，あるいは衝撃的な身体療法しかないと考えるものがほとんどであった。精神疾患の医学的な治療，例えば薬物療法は非現実的なものと考えられていた。そのような状況下でクロルプロマジン療法が Delay らによって確立されたことは，彼らが精神疾患の薬物治療の可能性に対する信念をもっていたからであるといわれている。

クロルプロマジンの中枢神経作用に関する Laborit の慧眼と，精神病に対する治療の見通しをもっていた Delay らの協同作業によって，精神科薬物療法の夜明けがやってきた。

その後，クロルプロマジンはまたたく間にフランスから，ドイツ，アメリカ，ソビエトに広がり，そして1954年にはわが国でも使われるようになった。

II ハロペリドールの開発[3]

ブチロフェノン誘導体のプロトタイプ，ハロペリドール haloperidol はベルギーの製薬会社ヤンセンで Paul Janssen（図4）のグループにより合成された。彼らは1956年に特異な止瀉剤 diphenoxylate を合成したが，これは pethidine の関連物質の研究から生まれたものであった（図5）。その後，pethidine の関連化合物として合成した propiophenone が，pethidine よりモルヒネ様鎮痛作用が非常に強くなったのをみて，Janssen らは，この化合物の誘導体を作る研究に移った。propiophenone の中央にある炭素鎖を，2個から3個にしたところ，動物におけるモルヒネ様作用が減弱し，クロルプロマジンに似た眼瞼下垂，運動減弱，カタレプシーなどを生じ，さらに pethidine 側鎖のエステル成分を3級アルコールに置換すると，モルヒネ様作用は全く消失し，非常に強力なクロルプロマジン様作用を示す薬物となった。こうして誕生したのがハロペリドールで，1958年のことであった。ハロペリドールはクロルプロマジンに比し，作用が強力で，作用発現も早く，作用の持続も長く，経口的だけでなく注射剤とし

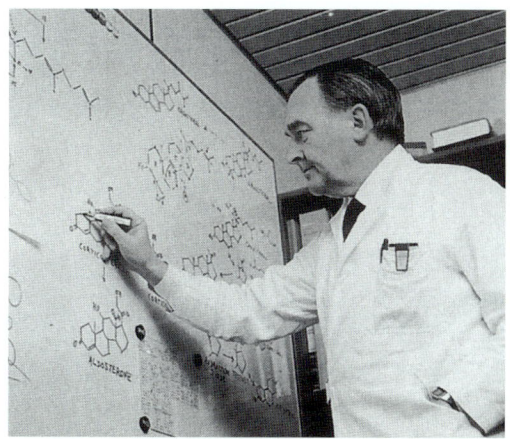

図4　Paul Janssen
ハロペリドールを合成し，その抗精神病作用を確立し，ブチロフェノン誘導体を精神科医療に導入したベルギーの薬理学者(Breakthrough, The Skyline Publishing Group, 1989 より)。

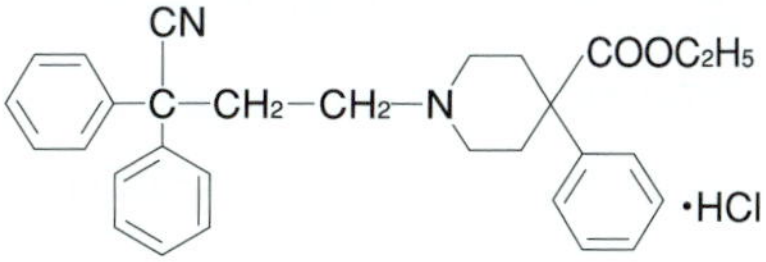

diphenoxylate hydrochloride

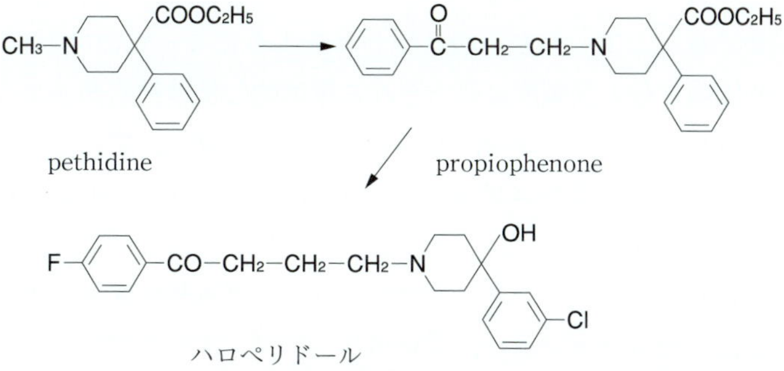

pethidine　→　propiophenone

ハロペリドール

図5　Janssen らのグループは pethidine から出発して diphenoxylate（止瀉剤）を合成し，さらに propiophenone を経てハロペリドールへと到着した。

ても用いることができ，非常に安定であることがわかった。またクロルプロマジンに比べ抗アドレナリン作用や抗コリン作用が非常に弱く，安全性が高い。クロルプロマジンの50〜100分の1の量で同等の効果をもち，統合失調症のモデルと考えられるアンフェタミンによる異常行動に特異的に拮抗することも判明した。さまざまな動物実験の結果，ハロペリドール5 mgを含有する注射用アンプルが作られ，1958年10月，ブリュッセルで開かれたベルギー精神医学会でP Divry, J Bobonらのグループからその効果が報告された。それによると，2〜5 mgのハロペリドールが18名の患者に反復注射され，精神運動興奮の鎮静に明らかに有効で，注射後5〜15分で効き，3〜5時間効果が持続するという。バルビツール酸の睡眠作用を増強し，精神病，神経症，精神病質など基礎疾患にかかわらず，精神運動興奮の救急治療の第一選択の薬とされた。

　1958年末には，ヨーロッパ各国でハロペリドールの治験が行われ，翌年9月5日，ベルギーのベールスで第1回ハロペリドール国際シンポジウムが開かれ，この薬が有効である病態として次のような症状が挙げられた。すなわち，精神運動興奮，幻覚，躁症状，妄想，舞踏病，チック，精神病質の攻撃性，不安，不眠，悪心・嘔吐などである。この時有効量とされたのは，経口，注射ともに1〜15 mgであった。その後フランスのDelayらによってもほぼ同じ効果が確認され，さらに急性，慢性のせん妄やうつ病の不安にも有効であるが，破瓜病やうつ病自体には効かないと報告された。

III 抗精神病薬の現況

　わが国でハロペリドールが一般に使われるようになったのは1964年であったが，今や国内で最も高頻度に処方される標準的な抗精神病薬となった。その後，ピパンペロン，スピペロン，モペロン，チミペロン，ブロムペリドールなどのブチロフェノン化合物が開発され，少し構造が異なるピモジドを含めると7種類が使われている。

　最初の抗精神病薬となったクロルプロマジンの基本骨格フェノチアジンの誘導体として，レボメプロマジン，プロペリシアジン，ペラジン，プロクロルペラジン，トリフロペラジン，ペルフェナジン，フルフェナジンが作られ，類似骨格チオキサンテン誘導体のthiothixeneが開発された。

この他，抗精神病薬としては，ベンザミド系のスルピリド，スルトプリド，ネモナプリド，イミノジベンジル系のカルピプラミン，クロカプラミン，モサプラミン，インドール系のオキシペルチン，チエピン系のゾテピンなどがわが国で使用されている。また1996年に，セロトニン$_{2A}$をドパミンD_2受容体より強く遮断するリスペリドンが使われるようになり，SDA（セロトニン-ドパミン拮抗薬）と呼ばれた。

　2001年から，SDAであるペロスピロンが承認使用されるようになった。また，SDAに近いが，異なるジベンゾチアピン系としてクエチアピンが承認され2001年から使用されるようになった。陽性症状のみならず，陰性症状に対しても有効であるとした。クエチアピンは，SDA（リスペリドンとペロスピロン）とは異なり，セロトニンとドパミンだけでなく，D_1，D_2，$5-HT_2$，H_1，α_1，α_2受容体を遮断し，陽性，陰性症状に有効と臨床試験で示唆されている。また同時に，本邦では承認されていないclozapineに似た，広範な各種の神経伝達物質受容体に親和性を有し，陽性，陰性症状，認知障害，不安症状，抑うつ症状に効果があるオランザピンが，本邦で承認され，2001年に使用できるようになった。これは，多元作用型で多種の受容体に親和性があるという意味で，多元受容体標的化抗精神病薬（MARTA）と称されている。

　2006年6月に，アリピプラゾールが発売されて，使用されるようになった。ドパミン機能系安定剤として，新しいグループと位置づけられている。パーシャル（部分的）アゴニストであることが特徴で，ドパミンD_2受容体，セロトニン$5-HT_{1A}$受容体に作用を有する。セロトニン$5-HT_{2A}$受容体にはアンタゴニストとして作用する。陽性・陰性症状の両方に効果があり，副作用が少ないことが評価される。

文献

1) 武藤　隆，融　道男：向精神薬療法の黎明―クロルプロマジンの発見をめぐって―．精神科・治療の発見（大原健士郎，渡辺昌祐編），星和書店，pp104-124，1988
2) Laborit H, Huguenard P, Alluame R: Un nouveau stabilisateur végétatif (le 4560 RP).　Presse Méd 60: 206-208, 1952
3) Schwartz H: Breakthrough. The Discovery of Modern Medicines at Janssen, Skyline Pub Group, New Jersey, 1989

B 統合失調症の神経伝達物質仮説

I 統合失調症の概念

　統合失調症は均一な疾患ではないので，分子機構の解明はなお十分ではない。クロルプロマジンの登場以降，次々と抗精神病薬が作られて治療が進歩し，また近年，非定型抗精神病薬を使用して改善する症例も増えたので，薬理学的側面から新しい仮説も作られるようになった。

　統合失調症の概念は，日本精神神経学会の委員会[1]によれば，「多くは青年期に発病し，主に特有の症状群で診断される疾患であり，脳の神経伝達系の障害（発症脆弱性）と心理社会的ストレスとの相互作用によって発病する。その両者の程度によって長期経過は大きく左右され，過半数は完全にまたは軽度の障害を残して回復する。WHOの報告によると，最近の進歩した薬物療法と心理社会的ケアによって，初発患者の約半数は完全かつ長期的な回復を期待でき，日常生活面で重度の障害をもつのは約20％程度である」となっている。DSMによる統合失調症の診断基準を掲示する（表1）。

II 病因研究仮説

　本疾患の病因は，多因子的である。遺伝的要因もあり，家族研究，双生児研究，養子研究などの臨床遺伝学的研究により理解されるようになった。遺伝子研究としては，連鎖解析や関連研究によって，多くの発見がなされた。筆者らは，ドパミン D_2 受容体遺伝子のミスセンス Ser311Cys 変異を発見した。この変異群には，統合失調症の陰性症状の軽い良性の経過をとる症例が多く，Cys311 アレルの頻度が統合失調症において対照より高かった[2,3]。これに関しては最近，S311Cのメタ解析が発表され，3,500例の患者と5,600例の対照でオッズ比1.43，$P<0.001$ で統合失調症の病因に関与すると結論された[4]。Glattら[5]も，2002年9月までの24報告の統合失調症群と対照群比較研究に対して，メタ解析をした結果，Cysアレルのオッズ比が1.3，$P=0.007$ となり，統合失調症のリスク因子に関与すると明白に同定し，真の相関であると結論している。

表1　DSM-IV-TR の統合失調症の診断基準

A．特徴的症状：以下のうち2つ（またはそれ以上），おのおのは，1カ月の期間（治療が成功した場合はより短い）ほとんどいつも存在。
  (1)妄想
  (2)幻覚
  (3)解体した会話（例：頻繁な脱線または滅裂）
  (4)ひどく解体したまたは緊張病性の行動
  (5)陰性症状，すなわち感情の平板化，思考の貧困，または意欲の欠如
  注：妄想が奇異なものであったり，幻聴がその者の行動や思考を逐一説明するか，または2つ以上の声が互いに会話しているものである時には，基準Aの症状を1つ満たすだけでよい。
B．社会的または職業的機能の低下：障害の始まり以降の期間の大部分で，仕事，対人関係，自己管理などの面で1つ以上の機能が病前に獲得していた水準より著しく低下している（または，小児期や青年期の発症の場合，期待される対人的，学業的，職業的水準にまで達しない）。
C．期間：障害の持続的な徴候が少なくとも6カ月間存在する。この6カ月の期間には，基準Aを満たす各症状（すなわち，活動期の症状）は少なくとも1カ月（または，治療が成功した場合はより短い）存在しなければならないが，前駆期または残遺期の症状の存在する期間を含んでもよい。これらの前駆期または残遺期の期間では，障害の徴候は陰性症状のみか，もしくは基準Aにあげられた症状の2つまたはそれ以上が弱められた形（例：風変わりな信念，異常な知覚体験）で表されることがある。
D．分裂感情障害と気分障害の除外：分裂感情障害と「気分障害，精神病性の特徴を伴うもの」が，以下の理由で除外されていること。
  (1)活動期の症状と同時に，大うつ病，躁病，または混合性のエピソードが発症していない。
  (2)活動期の症状中に気分のエピソードが発症していた場合，その持続期間の合計は，活動期および残遺期の持続期間の合計に比べて短い。
E．物質や一般身体疾患の除外：障害は，物質（例：乱用薬物，投薬），または一般身体疾患の直接的な生理学的作用によるものではない。
F．広汎性発達障害との関係：自閉性障害や他の広汎性発達障害の既往歴があれば，統合失調症の追加診断は，顕著な幻覚や妄想が少なくとも1カ月（または，治療が成功した場合は，より短い）存在する場合にのみ与えられる。
▶縦断的経過の分類（活動期の症状が始まってから少なくとも1年を経過した後初めて適用できる）
挿話性でエピソードの間欠期に残遺症状を伴うもの（エピソードは顕著な精神病症状の再出現として定義される）；以下も該当すれば特定せよ：**顕著な陰性症状を伴うもの**
挿話性でエピソードの間欠期に残遺症状を伴わないもの
持続性（顕著な精神病症状が，観察の期間を通して存在する）；以下も該当すれば特定せよ：**顕著な陰性症状を伴うもの**
単一エピソード，部分寛解；以下も該当すれば特定せよ：**顕著な陰性症状を伴うもの**
単一エピソード，完全寛解
他のまたは特定不能の型

「DSM-IV-TR 精神疾患の診断・統計マニュアル」，医学書院，2002 から引用。

病因の一つである環境的要因も重要である。その他，薬理学的研究や脳イメージ解析などの分野でも神経伝達物質や受容体に関する発見が続いており，新しい仮説が提起されている。

統合失調症の生物学的病因研究には，各方面からの解明のアプローチがあるが，筆者らは，死後脳を用いて，神経伝達物質，代謝物質，合成酵素，神経伝達物質受容体，神経ペプチドなどを測定する方法を用いてきた[6]。以下に，主な病因仮説について解説する。

III ドパミン仮説

この仮説の主要な根拠は，抗精神病薬がドパミン受容体を遮断する点であるが，歴史的には1963〜1966年の間に明らかにされた。ドパミンと統合失調症との関連を最初に記述したのは，おそらくRandrupら[7]であり，彼らは動物にアンフェタミンによる常同行動を起こし，それが抗精神病薬投与あるいは，線条体の破壊で遮断されることから，統合失調症の病態に線条体のアミン系が関与していると推察した。

その後Carlsson[8]がドパミンの神経伝達物質としての役割や，抗精神病薬がドパミンニューロンに作用していることを発見して，1988年に統合失調症についてドパミンの異常が関与しているとする仮説を提出した。

その後発展した各種の抗精神病薬について，Seemanら[9]が，1998年に放射同位元素で標識した結合物質を用いて受容体数や親和性を測定した（図6）。その結果，亜急性統合失調症治療における臨床力価と，ヒトのクローン化したドパミンD_2受容体親和性（解離定数Kd）が直線的に相関することを証明し，統合失調症の病態におけるこの仮説を裏づけたのである。

Kestlerら[10]は，20例の死後脳研究報告と17例の *in vivo* のPET研究報告37編からメタ解析を行った。その結果，線条体におけるB_{max}は平均2.75 fmoles/mg proteinで，Kdは平均6.92 nMとなっており，統合失調症においてはドパミンD_2受容体密度は高く，その受容体の親和性は低くなっていると結論されている。抗精神病薬治療によって，服用者の受容体密度はさらに高くなり，親和性は低くなる傾向がある。

Thompsonら[11]，Weinbergerら[12]は，統合失調症における前頭前野と中脳皮

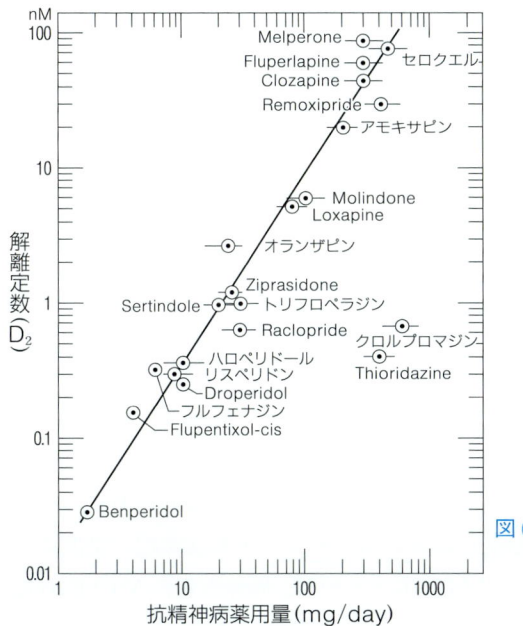

図6 抗精神病薬の臨床用量と抗精神病薬がヒトのクローン化したドパミンD_2受容体に結合される解離定数(Kd, nM)との相関関係[9]

質のドパミン活動性の異常を提唱している．たとえば，統合失調症の患者に神経心理学的な異常として，前頭前野が関係する注意，作業記憶，実行機能の異常がみられる[13]．さらに，統合失調症患者(N＝37)と対照者(N＝32)において，前頭前野に関連する認知課題(作業記憶)を実行する際にfMRIで計測したところ，統合失調症患者ではその領域で異常な活性化を示した[14]．脳のMRIによって前頭葉の容積が，対照者(N＝90)と比較して統合失調症の患者(N＝52)では減少している[15]．統合失調症の患者に対して，前頭前野の組織細胞構造の異常についてもいくつか研究されている．それによると，前シナプスのマーカーのシナプトフィジンの発現が前頭前野において減っており，この領域でシナプスの接触が減少していることが示され，またニューロンのサイズも減っている[16]．

　前頭前野の機能異常が，統合失調症のドパミン機能にどのように関連するかに対するアプローチの一つが，中脳皮質のドパミン系に焦点をあてる方法である．中脳皮質のドパミン系は，腹側被蓋野から始まり前頭前野に投射するので

11

この系の機能障害は，皮質下のドパミン機能に何らかの影響を与えると考えられる。前頭前野のドパミン活動は複雑で，腹側被蓋野からのドパミン投射は，前頭前野にあるグルタミン酸作動性の錐体路細胞と，局在するGABA作動性の介在ニューロンとともに相互に作用する。とくに，D_1受容体がGABA作動性介在ニューロンに分布している。したがって，D_1受容体の働きによって認知過程を制御する。Okuboら[17]の研究では，前頭前野のD_1受容体の減少の程度と，Wisconsin Card Sort Taskの成績の低い程度の間に正の相関がある。前頭前野のドパミン活動は，この領域による認知機能，たとえば作業記憶について決定的な働きを演ずると示されてきた[18]。実験的に前頭前野にドパミン入力を減じたり，D_1アンタゴニストを前頭前野に注入すると，霊長類で作業記憶実行を減弱した[19]。

統合失調症の前頭前野では，ドパミン作動性機能に多くの異常がある。Akilら[20]は，統合失調症の患者の前頭前野におけるドパミンの軸索突起の密度が有意に減少していることを見出した。Mathalonら[21]は，慢性患者のMRI脳画像を4年間検査して，右前頭前野灰白質で進行性の容積減少を認めた。

ドパミンのアゴニストのアンフェタミンによって前頭前野の脳血流を増加すると，統合失調症の患者の認知行動を改善した[22]。この所見は低前頭性(hypo-frontality)と，前頭前野のドパミン活動性の低下と関連しており，矛盾がない[23]。

Ⅳ ドパミン仮説と統合失調症の脳画像研究

統合失調症の患者におけるドパミンD_2受容体結合能を，須原らは[^{11}C]FLB 457を用いて，PETで測定した。前部帯状回(anterior cingulate cortex)について未服薬統合失調症患者群11例，対照群18例を測定すると，前部帯状回のドパミンD_2受容体結合能は，統合失調症群で有意に低下していた。BPRS (Brief Psychiatric Rating scale，簡易精神症状評価尺度)によって精神病症状を評価して相関をみたところ，前部帯状回ドパミンD_2受容体結合能低下は，陽性症状と負の相関を示した[24]。この結果は，ドパミンD_2受容体の親和性の変化でなく，密度の減少を反映していると考えられた。過剰なドパミン伝達によるダウンレギュレーション(downregulation，作用物質による受容体数の減少)も

考え得るが，線条体ではドパミン D_2 受容体の低下がみられないので，前部帯状回ドパミン D_2 受容体結合能低下は，病因特異的な異常である可能性が考えられる。小児の統合失調症患者（N＝18，8〜17歳）と，マッチした対照小児群（N＝18）と比較した報告[25]，および，若年層（N＝63）と対照者（N＝75）を対象とした報告[26]において，前部帯状回について MRI によって測定したところ，前部帯状回の形態異常（左右の容積の不均整）や容積の減少を認め，前部帯状回の異常は発症前の小児思春期から若年にわたって生じる神経発達の障害と考えられた。前部帯状回のドパミン D_2 受容体結合能低下は，神経発達過程が進展する際の異常に起因していると考えられる[27]。

統合失調症患者の死後脳研究において，前部帯状回で GABA 介在ニューロンの減少と障害が GABA 介在ニューロンの異常を反映している可能性がある。大脳皮質のドパミン D_2 受容体には，多くの GABA 介在ニューロンが存在し，ドパミン D_2 受容体が減少すると，前部帯状回における GABA 介在ニューロンが減るとされる[28]。前部帯状回の機能は，実行機能や選択的注意に関与し，その働きを障害すると思考解体や幻聴などの陽性症状に関連すると考えられ，その部位の抑制性 GABA 介在ニューロンの障害が，陽性症状の発現に寄与していると思われる（図 7）。

次に視床についてもいくつかの研究がある。統合失調症患者 10 例の未服薬群と対照群 19 例に対して，PET で視床についてドパミン D_2 受容体を測定した[29]。視床の背側内側核と視床枕において，ドパミン D_2 受容体結合能が有意に減少を認めた。BPRS によって陽性症状の得点が高いものほど，背側内側核と視床枕のドパミン D_2 受容体結合能が低くなり，有意な負の相関を認めた。Talvik ら[30]も視床内側部におけるドパミン D_2 受容体結合能の低下を報告し，視床の背側内側核と視床枕には，統合失調症の病態に関与していると述べている。

視床の働きには，感覚入力のフィルター機能がある[31]。この視床フィルターにより，無関係な感覚入力を調整でき，大脳皮質を過剰な信号入力から守っている。統合失調症では，過剰な入力が大脳皮質にもたらされる結果，思考障害，困惑などの症状が出現すると推定されている。とくに，視床背側内側核が役割を担っており，この核には比較的ドパミン D_2 受容体の密度が高い。また，視床

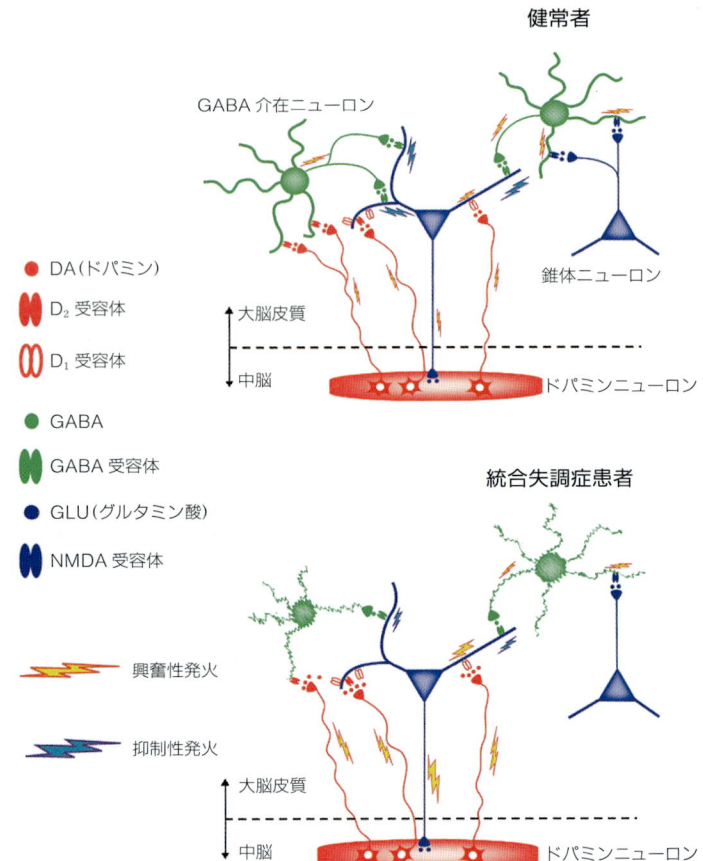

図7 健常者(上図)と統合失調症患者(下図)の大脳皮質ニューロン間の推定される関係

大脳皮質にある錐体ニューロンからのグルタミン酸の出力が中脳のドパミンニューロンを刺激する。ドパミンは，GABA介在ニューロン上に存在するD_2受容体を刺激して，GABA放出を促進する。GABA介在ニューロンは，N-methyl-d-asparate(NMDA)受容体を介してグルタミン酸の入力も受け，同様にGABA放出を促進する。GABAは興奮性のグルタミン酸の出力を抑制する。ドパミンニューロンの終末にあるドパミン濃度は，このフィードバックシステムによって調整されている。統合失調症では，D_2受容体の減少，あるいはNMDA受容体の機能低下があるので，錐体ニューロンからのグルタミン酸に関するGABA神経伝達の機能が障害される。過剰なドパミン放出を抑制するフィードバックシステムの混乱は，ドパミンの神経伝達の調整異常を惹起する。Takahashiら(2006)[27]の図を改変。

背内側核では統合失調症の患者のニューロン数が27～40％減少して、容積も減少している。この領域は，大脳皮質の感覚情報のフィルターを司るので，その処理の働きが障害する可能性がある[32]。

　Gilbertら[33]は，未治療の統合失調症の初回エピソードの患者($N=16$)と対照者($N=25$)を対象として，視床の体積をMRIによって測定した。その結果，統合失調症患者の全視床体積は，対照者より有意に小さく，特に左側の中心内側領域が有意に小さかった。この領域は背側内側核を含んでいるので，統合失調症と同部位の異常との関連があると考えられる[34]。Byneら[35]は統合失調症($N=12$)と，統合失調型パーソナリティ障害患者($N=12$)と対照者($N=12$)を対象として，視床の背側内側核と視床枕の体積をMRIによって測定し，視床枕の体積では，統合失調症と統合失調型パーソナリティ障害患者は健常対照者より小さかったが，背側内側核では有意差はなかった。背側内側核と視床枕を合計した体積は，統合失調型パーソナリティ障害と統合失調症で対照者より減少していた。

　Okuboら[17]は，[^{11}C]SCH23390を用いてPET測定によって未服薬・無服薬統合失調症患者17例と対照者と比較研究を行い，統合失調症患者群で前頭前野のドパミンD_1受容体結合能の低下と陰性症状との負の相関を認めた。近年ドパミンD_1受容体のリガンド[^{11}C]NNC112を用いた統合失調症患者群と健常者群の比較で，作業記憶課題の成績との関連が指摘されている[36]。

Ⅴ　セロトニン仮説

　定型抗精神病薬は，ドパミン受容体拮抗薬として即時的な静穏効果があるために，急性精神病エピソードの治療において第一選択の薬物として使用されてきた。大部分の定型抗精神病薬は，統合失調症の陽性症状に効果がある。

　一方，陰性症状に効果があるのは，clozapineであろう。clozapineプロトタイプの非定型抗精神病薬のリスペリドン，ペロスピロンはセロトニン-ドパミン拮抗薬(SDA)であり，さらにクエチアピン，オランザピンは各種神経伝達物質受容体に親和性をもつ。SDAは，clozapineと同じようにD_2受容体より$5-HT_2$受容体に親和性が高い。そのために，統合失調症の病態生理学にセロトニンも重要であると考えられる[37]。

セロトニン受容体については，統合失調症死後脳の皮質での異常が報告されている。また，統合失調症患者群11例と対照群22例に対し，[^{11}C]WAY-100635を用いてPETを行い，5-HT_{1A}受容体結合能を測定したところ，対照群に比し，統合失調症患者群の扁桃体において，有意な減少を認めた[38]。統合失調症群の中で不安，抑うつ症状や陰性症状が強いほど，扁桃体5-HT_{1A}受容体結合能機能の大きな低下が認められた。これらの結果から，扁桃体における5-HT_{1A}受容体結合能機能の低下が不安，抑うつ症状や陰性症状に関与することが示された。また，[^{11}C]NMSPを用いて5-HT_2受容体をPETで測定して，抗精神病薬の治療歴群の前頭前野において低下傾向を認めた[39]。統合失調症の前頭皮質で5-HT_{2A}受容体が低下しているという報告もある[16]。

　Meltzerら[40]は，統合失調症におけるセロトニン作動系の関与について，現在の概念を発表した。統合失調症の病因について，セロトニン仮説が提起されたのはドパミン仮説より早い。1957年にGaddum[41]がLSD（リセルグ酸ジエチルアミド）が幻視を誘発したことに注目し，セロトニンのインドール構造による性状がLSDと類似していることから，仮説を提唱した。その後インドール系幻覚剤の研究を進め，その試みは失敗に終わったが，セロトニン受容体のサブタイプがいくつか新しく見出された。

　最も主要なものは，5-HT_{2A}，5-HT_{2C}，5-HT_{1A}受容体であり，5-HT_6および5-HT_7受容体にも二次的な重要性があると考えられる。5-HT_{2A}受容体遮断は，非定型抗精神病薬の作用において重要な要素であると見出されて，この受容体は精神疾患に関与すると考えられてきた。5-HT_{1A}受容体は，皮質および海馬におけるドパミン放出の増強などの調節に関連する主な因子であることが明らかになった。

　認知機能障害は，前頭前野皮質および海馬が関与しているが，これにもセロトニン作動性が何らかの形で関連する可能性があり得る。この2領域の錐体ニューロンは，多くの皮質下運動野および辺縁野の活動を制御している。この2領域は，縫線核を含む脳幹核から求心性線維を受けるので，前頭前野皮質も海馬も，高密度の5-HT_{1A}受容体および5-HT_{2A}受容体を含み，錐体ニューロンの活動を興奮性あるいは抑制性に制御している。5-HT_{1A}受容体が主に軸索に存在するために，抑制効果が優勢となる[42]。GABA作動性介在ニューロン上に

ある5-HT$_{2A}$受容体および5-HT$_3$受容体は，セロトニンによって活性化して，GABA抑制性シナプス入力を増大させて，間接的に錐体ニューロンを抑制することもできる[42]。

5-HT$_{1A}$受容体は縫線核のシナプス前に存在し，セロトニンニューロンの発火を抑制する自己受容体として働く。5-HT$_{1A}$受容体は，海馬と前頭前野皮質のシナプス後にも存在し，シナプス後5-HT$_{1A}$受容体の刺激は錐体ニューロンの過分極を起こす。この作用により，5-HT$_{1A}$受容体は認知機能に重要な役割を果たすことができる[42,43]。

統合失調症死後脳の前頭皮質において5-HT$_{1A}$受容体密度の増加が報告されている[44]。PETでは，5-HT$_{1A}$受容体結合機能の，扁桃体での減少が示されている。これに関連する臨床面では，5-HT$_{1A}$受容体のパーシャルアゴニストのタンドスピロンやアリピプラゾール，ペロスピロンの効果が期待される。

セロトニンは，歴史的にはLSDによる幻視から端を発し，現在では統合失調症の主症状の幻聴，妄想，認知機能障害および陰性症状の発症に重要な役割を果たしていることが推測されている。セロトニンが統合失調症の認知機能，陽性症状および錐体外路系副作用に影響を及ぼすメカニズムの中で，5-HT$_{1A}$，5-HT$_{2A}$，5-HT$_{2C}$受容体による皮質，海馬，側坐核，線条体におけるドパミンおよびグルタミン酸放出の調整が，中心的な要素を構成する。非定型抗精神病薬の抗精神病作用において，セロトニンの複数受容体が一定の役割を果たしていることが示されている[40]。非定型抗精神病薬に共通する薬理特性は，D$_2$受容体遮断に比べて強力な5-HT$_{2A}$受容体遮断作用を有することである。統合失調症の脆弱性を高めるとともに，非定型抗精神病薬の有効性と副作用の発現に影響を及ぼすこの3つの受容体については，重要な5-HT$_{2A}$遺伝子の多型を同定する研究などが進められている。

VI アセチルコリンの異常

統合失調症にアセチルコリン(ACh)低下仮説と過剰仮説がある。前者は，フィゾスチグミン，アレコリン，オキソトレモリン，塩化コリンなど，AChの作用を増強する薬物が症状を改善したり，悪化を防いだりすることを根拠に提出されたものである。後者の仮説は，強力な抗コリン薬によって緊張病症状が

改善することや，抗精神病効果の作用機序を求める考えに基づいている。

統合失調症死後脳のコリンアセチル基転移酵素（CAT）活性については，矛盾する結果が報告されている。筆者ら[6]も海馬，頭頂葉皮質などを含めこの酵素を測定したが，後頭葉皮質2部位では統合失調症群で有意な高活性を認めた。

ムスカリン性ACh受容体は今まで変化がないと報告されていたが，Watanabeら[45]が前頭前野2部位について測定したところ，服薬群においてB_{max}，K_Dとも対照群より有意に高いという結果を得た。これはおそらく，抗精神病薬や抗パーキンソン薬の抗コリン作用によってこの受容体が増加し，親和性が低下したものと解せられ，統合失調症の病変自体と関係ある所見ではないと思われる。

Ⅶ 統合失調症死後脳によるグルタミン酸伝達系の異常

統合失調症とグルタミン酸（Glu）ニューロンの異常を最初に提唱したのは，Kimら[46]で，20例の統合失調症患者（うち16例が慢性）の髄液中のGlu値が対照（44例）の1/2に減少していると報告し，統合失調症ではGluニューロンに欠陥があり，Gluの遊出が減少しているという，Glu低活動仮説を提唱した。しかしその後の研究では統合失調症患者の髄液中のGlu値が低いという事実は確認されなかった[47,48]。筆者ら[49,50]も，統合失調症死後脳の尾状核，被殻を含む41部位でGluを測定し，上側頭回と角回の2部位で有意な低値を得たが，他の部位では対照との間に差を認めなかった。しかし，Shermanら[51]は1991年に，統合失調症前頭葉皮質のシナプトゾームからの高K^+によるGlu遊出が対照よりも低下していることを報告している。

興奮性アミノ酸の受容体には，イオノトロピック型としてN-メチル-D-アスパラギン酸（NMDA）受容体と非NMDA受容体（AMPA受容体とカイニン酸受容体）がある。この他にメタボトロピック型受容体も知られている。

統合失調症死後脳の研究では，これらのGlu受容体に多くの異常が見出されている。先鞭をつけたのは，1983年のNishikawaら[52]によるカイニン酸受容体の測定で，表2に示すように前頭前野2部位で統合失調症群で有意に高い値を得た。1989年にDeakinら[53]は同じ方法で死後脳を分析し，統合失調症前頭前野の眼窩皮質で有意な増加を認めた。

B 統合失調症の神経伝達物質仮説

表2 統合失調症死後脳におけるカイニン酸受容体

リガンド	検体数(s/c)	測定部位	変化	報告者(年)
^{3}H-KA	(12/10)	内側前頭皮質，眼球運動領域，角回	増加	Nishikawa et al[52] (1983)
		眼窩前頭皮質，眼窩皮質，頭頂葉皮質(3部位)，後頭葉皮質(2部位)，被殻	不変	
^{3}H-KA (オートラジオグラフィ)	(11/ 9)	左海馬	減少	Kerwin et al[54] (1988)
		右海馬	不変	
^{3}H-KA	(14/14)	眼窩皮質	増加	Deakin et al[53] (1989)
		前頭前野(BA21, 22, 38)，海馬，扁桃体	不変	
^{3}H-KA (オートラジオグラフィ)	(7/ 8)	両側歯状回，両側CA4，両側CA3，両側海馬傍回，左CA2，左CA1	減少	Kerwin et al[59] (1990)
		左CA2，左CA1	不変	

KA：カイニン酸，s/c：統合失調症/対照

表3 統合失調症死後脳における AMPA 受容体

リガンド	検体数(s/c)	測定部位	変化	報告者(年)
^{3}H-CNQX (オートラジオグラフィ)	(7/ 8)	両側CA4，左CA3	減少	Kerwin et al[59] (1990)
		歯状回，右CA3，CA2，CA1，海馬傍回	不変	
^{3}H-AMPA	(13/10)	前頭葉皮質(7部位)，側頭葉皮質(4部位)，頭頂葉皮質(4部位)，後頭葉皮質(2部位)，辺縁系皮質(4部位)	不変	Kurumaji et al[58] (1992)
^{3}H-AMPA	(12/15)	前頭葉皮質，尾状核，側坐核	不変	Freed et al[57] (1993)

s/c：統合失調症/対照

　ホモジネートを用いた結合実験を用いた Nishikawa ら[52]，Deakin ら[53]と異なり，オートラジオグラフィにより海馬各部位を測定した Kerwin ら[54] は，表2 に示すように海馬の一部に減少を認めている．側頭葉，特に左内側部で Glu の取り込み部位が減少しているという報告[53]もあり，これは統合失調症患者の側頭葉の萎縮と関与しており，側頭葉内部の Glu ニューロン支配に異常があるという想定もなされている[55]．海馬の CA3 領域 GluR1(非 NMDA)の mRNA の発現が統合失調症で低下していることも報告されている[56]．

　AMPA 受容体は，ホモジネートを用いた ^{3}H-AMPA 結合では変化は見出されていない[57,58]が，オートラジオグラフィでは CA4，CA3 で減少が報告されている[59](表3)．最近統合失調症死後脳海馬で GluR2，GluR3 タンパク免疫活性の低下が報告されている[60]．

表 4 統合失調症死後脳における NMDA 受容体

リガンド/ディスプレーサー	検体数(s/c)	測定部位	変化	報告者(年)
NMDA結合部位 ³H-Glu/NMDA (オートラジオグラフィ)	(7/ 8)	両側海馬(6部位)	不変	Kerwin et al[59] (1990)
イオンチャネル結合部位 ³H-MK801/MK801	(13/12)	被殻	増加	Kornhuber et al[61] (1989)
		前頭葉皮質, 内嗅領皮質, 海馬	不変	
³H-MK801/MK801	(12/10)	上側頭回, 上頭頂小葉皮質, 縁上回	増加	Suga et al[63] (1990)
		前頭前野(4部位), 側頭葉皮質(2部位), 頭頂葉皮質(2部位), 後頭葉皮質(2部位)	不変	
³H-TCP/ケタミン	(13/14)	両側眼窩皮質(BA11)	増加	Simpson et al[62] (1992)
		前頭葉皮質前部(BA10), 側頭葉皮質(BA38), 扁桃体	不変	
グリシン結合部位 ³H-グリシン/グリシン	(11/10)	前運動野, 体性感覚野, 縁上回, 角回, 視覚領野	増加	Ishimaru et al[65] (1994)
		前頭前野(4部位), 運動野, 側頭葉皮質(4部位), 上頭頂小葉皮質	不変	

s/c：統合失調症/対照

 NMDA 受容体については, イオンチャネルを標識した 3 研究[61~63]で, いずれかの脳部位で結合の増加を報告しているが, オートラジオグラフィによる NMDA 結合部位の測定[59]では海馬で変化が見出されていない(表 4)。最近 NMDA 受容体のサブユニットの mRNA の *in situ* ハイブリダイゼーションが行われ, 統合失調症の前頭前野では NMDA 受容体を介する神経伝達機能が低下していることが推測されている[64]。

 Ishimaru ら[65]は, NMDA 受容体のアロステリック調節部位であるストリキニン非感受性グリシン結合部位を大脳皮質 16 部位で測定し, 6 部位(表 4)で統合失調症群で有意に高い結合値を認めた。

 ラットの実験[66]で, 内嗅領皮質を破壊すると海馬を中心とする部位で Glu 受容体が増加することが知られている。筆者らのグループが見出したカイニン酸受容体, NMDA 受容体の増加は, シナプス前部に生じた Glu ニューロンの機能低下を代償する変化である可能性がある[6,50]。この 3 種の受容体の結合値が脳内各部位の Glu 値と有意な負の相関を示すことはこの仮説を支持するものと考える。

Ⅷ グルタミン酸仮説

　phencyclidine(PCP)や ketamine が，統合失調症と酷似する精神病を生じることは知られていた[67]。PCP 投与時には，統合失調症の陽性症状と同時に，感情鈍麻，意欲減退，引きこもりなどの陰性症状もみられた。これらの精神病症状は，PCP がグルタミン酸受容体のサブタイプの NMDA を遮断することによって起こることが仮定された[68]。NMDA 受容体遮断薬を急性投与された実験動物では，脳内ドパミン伝達は大脳皮質選択的に亢進する。また，大脳皮質，線条体，側坐核などで，セロトニン放出が増加する。さらに，前頭前野のサブスタンス P 量が低下するという[69]。これらの動物の神経伝達物質の変化に対しては，定型抗精神病薬のハロペリドールでは抑制されないが，NMDA 受容体機能を促進する D-セリンによって抑制される。統合失調症患者に対して，グリシン，D-シクロセリンあるいは D-セリンを従来の抗精神病薬と併用投与して，陰性症状や認知障害が改善したという報告もある[70]。

　Krystal ら[71]は，グルタミン酸仮説を実質的に進歩させた。ketamine 少量を健常者に注入すると統合失調症を思わせる陰性症状やわずかな認知障害が現れ，錯覚のような陽性症状を部分的に起こした。この研究の見逃されがちだが重要な点は，被検者は認知機能検査 MMSE が正常であることから「せん妄」ではない，ということである。感受性の高い NMDA 受容体をもつ亜群が少量の ketamine によって影響を受けることを示唆する。Lahti ら[72]は，寛解した統合失調症患者に ketamine を注入すると，精神病様の作用を非常に起こしやすいことを示した。Newcomer ら[73]は，Krystal ら[71]の所見を拡大して統合失調症において障害される陳述記憶が，少量の ketamine 注入に影響されやすいことを示した。Adler ら[74]は，ketamine が統合失調症でみられると同様な思考障害を誘発することを示した。これらの研究は，ketamine は統合失調症の内因性発現型である陰性症状と認知症状を，陽性症状に比べてより正確に再現することを示した。

　統合失調症患者にみられる生理学的異常所見，たとえば追跡性眼球運動，事象関連電位などの所見は，健常の被検者に少量の ketamine を注入することによって生じることが確認された[75]。

これらのことから，統合失調症の一群では，NMDA受容体を介するグルタミン酸伝達の低下により，大脳皮質を中心にドパミン伝達が亢進して陽性症状を引き起こし，陰性症状の一部に5-HT$_2$受容体を介するセロトニン伝達の亢進，サブスタンスP量の変化などが関与する可能性について，報告している西川ら[70,76]の新しい仮説は，注目に値する。

IX　NMDA受容体と神経可塑性[77]

　Coyle[78]がグルタミン酸と統合失調症について，ドパミン仮説を超えた展望を発表した。その要約は，下記のようである。

①ドパミン D$_2$ 受容体に焦点を集めた抗精神病薬の50年間の発展の後にも，統合失調症は，多くの患者にとって慢性疾患で無能にさせる疾患のままである。

②過去10年間の研究により，NMDA受容体の拮抗薬の少量を投与すると，健常者に対して，統合失調症でみられる陰性症状，認知障害および生理的障害などを惹起することが示された。

③最近同定された統合失調症のリスク遺伝子のなかには，NMDA受容体機能やグルタミン酸の神経伝達に影響するものがある。

④直接，間接にNMDA受容体にあるグリシンの調節物質部位を活性化する薬剤に関するプラセボ統制（placebo-controlled）試験により，統合失調症患者の陰性症状の減少，認知の改善，およびある症例では，陽性症状が減少することが示された。

⑤したがって，おそらくは重要なGABA介在ニューロンに関連するNMDA受容体の低機能は，統合失調症の病態生理に関与するだろう。

　統合失調症に対するNMDA受容体の低機能仮説は，5つの分野の研究から支持を受ける[78]。それは，NMDA受容体の拮抗薬研究，脳イメージ研究，遺伝研究，死後脳研究，統合失調症患者におけるNMDA受容体機能を強化する薬理学的実験である。実際，ほかの4つの実証の背景をもとに出された過去5年以上の遺伝研究の結果により，統合失調症の内因表現型においては，ドパミンよりグルタミン酸/NMDA受容体の役割のほうがより注目される状況となった。また，統合失調症に限らず精神病がNMDA受容体の低機能によるという考え

は，いくつかの実証により支持される[79]。

　NMDA受容体の低機能が統合失調症の病態に関与するという仮説は，急性あるいは亜急性の徴候の見地から一般的に述べられてきた。しかし，統合失調症の研究について最も強固な所見の一つは，前頭葉，側頭葉皮質における容積の減少である[80]。

　皮質容積の減少は，統合失調症の症候的な発症までに観察されるが，少なくとも障害の早期段階では，それが進行的であると思われる[81]。

　皮質容積の減少は，相対的にニューロンの減少を反映するとはみられない。反応性のグリオーシス(神経膠症，グリア性はん痕)がみられないことが，統合失調症の成熟した皮質においてニューロンが変性するという議論に対する，一つの反論として長く用いられてきた。皮質や海馬セクターの個別的な層におけるGABA介在ニューロンの減少を除き，常同的な細胞計算技術によってニューロンの有意な減少は示されなかった。もう一つの説明として，ニューロン自体の萎縮があると考えられる。これに関連して，皮質の錐体細胞がより小さくなっているという報告があり，樹状突起枝の複雑さがなくなり，棘状突起(spines)も少なくなっているとしている[82]。

　これらのニューロンレベルの萎縮的変化は，NMDA受容体の低機能とは矛盾しない。増加したNMDA受容体機能が機能的可塑性と関連しているだけでなく，棘状突起の精巧綿密さを含む構造的な可塑性と関連している[83]。反対に，Olneyら[84]は，成獣に対してNMDA受容体のアンタゴニストを投与すると，熱ショック蛋白質(heat shock proteins)の誘発と発現を伴う辺縁系皮質におけるニューロンの損傷を生じているということも示し，その過程は減少したGABA作動性緊張が部分的に関与しているとしている[85]。

　NMDA受容体と栄養因子，たとえば脳由来の神経栄養因子(BDNF)の間に強い相互作用があることが，次々に証明されている[86]。NMDA受容体を活性化すると，BDNFの発現を誘発する[87]が，NMDA受容体サブユニットεはヌル(全欠失)突然変異によって不活性化した活性依存モデルでは誘発されない[88]。さらに，BDNFがNMDA受容体活性と相乗的に働いて，転写依存性の長期増強(LTP)を惹起する。BDNFはNMDA受容体機能を急速に増加させるとともに，NMDA受容体サブユニットの発現を慢性的に増加させる。これと一致し

て，BDNF の効力が弱くなる遺伝子変異をもつと，記憶形成が中等度に障害される。この変異が統合失調症のリスク遺伝子であるかは不明である。明白に，BDNF の減少は，実験動物では障害された LTP と関連する。死後脳研究で，統合失調症では皮質において BDNF の発現が減少している[89]。

X 神経ペプチドの異常

たくさんの神経ペプチドが脳で神経伝達物質としての機能をもつと考えられており，その数はなお増え続けている。

澁谷ら[90]は，前頭前野の 3 部位でメチオニン・エンケファリン免疫反応性が統合失調症群で有意に高いことを見出した。しかし大脳基底核，視床 (5 部位)，視床下核などでは差がなかったという。Kleinman ら[91]は，慢性妄想型統合失調症のメチオニン・エンケファリンが尾状核において有意に高いことを報告した。1991 年，Iadarola ら[92]は統合失調症黒質中の met-5-enkephalin-org-6-gly 7-leu 8 が増加していることを報告した。

三ッ汐ら[93]は広範な脳部位についてサブスタンス P 免疫活性を測定し，黒質をはじめとする 12 部位で有意に高い値を得た。Roberts ら[94]も統合失調症脳内 10 部位でサブスタンス P を測定し，海馬における有意な上昇を報告した。また Kleinman ら[91]は数部位で測定し，変化がなかったとしている。

サブスタンス P は黒質においてドパミンニューロンのシナプス前部に結合し，これを促進的に調節していると考えられている。中脳-辺縁-前頭ドパミンニューロンについても，サブスタンス P のモノクローナル抗体をラットの腹側被蓋野に注入して，電気ショックストレスによる前頭前野のドパミン代謝の亢進を抑止し得たという報告[95]があり，サブスタンス P を腹側被蓋野に注入すると前頭皮質のドパミン代謝が賦活されることが知られている。

統合失調症脳においてサブスタンス P ニューロンが過活動であると仮定すると，むしろこれが統合失調症の一次的な変化で，その結果ドパミンの過剰伝達が起こる病的過程も想像できる。

XI GABA の異常[96]

統合失調症死後脳の研究で，Blum ら[96]が 20 篇の報告の GABA 濃度につい

て検討した．このうち3例の研究で，扁桃核のGABA濃度が減少しており，37.5%[97]，61%[98]，31.9%[99]と有意に低値であると報告された．ラットモデルで，扁桃核のGABA作動性機能異常を生じるようにすると海馬にGABA作動系の変化を誘発した，という所見を考慮すると，統合失調症における扁桃核のGABA量の低値は興味深い[100]．筆者らも，統合失調症死後脳の研究で，海馬の後部位でGABA量は有意に低いことを示している[6]．

　Benesら[101]は統合失調症の辺縁皮質のGABA介在ニューロンの細胞病理学の研究を開拓した．その後の一連の研究により，海馬の一部と前頭前野と帯状回の中間層におけるGABA介在ニューロンのpresynaptic(前シナプス性)マーカーが減少していることが確認された．これらの所見はGAD(グルタミン酸脱炭酸酵素，GABA合成の律速酵素)67，GABAトランスポーター，GAT(グルタミン酸トランスポーター)，共発現性カルシウム結合蛋白のpalvalbuminの発現の減少を含む．また，GABAに関連するpresynapticマーカーのダウンレギュレーションがみられる領域においては，代償性にpostsynaptic(後シナプス性)なGABA受容体のアップレギュレーション(upregulation,作用物質による受容体数の正の調節)がみられる．Yurgelun-Toddら[102]は，$in\ vivo$ MRSを用いて，統合失調症の前頭前野でGABAレベルの有意な減少を示し，上述した死後脳の所見を支持する証拠を見出している．

　最近の実証では，NMDA受容体の低機能により，統合失調症のGABA作動性機能が減少することを示唆している．Paulsonら[103]がMK801をラットに慢性投与して，前頭皮質でGADとGATの発現がダウンレギュレーションすることを示したが，これは統合失調症でみられる減少と同様である．ラットによる前臨床的研究で，扁桃核の基底外側核から海馬へのグルタミン酸の入力の脱抑制が，統合失調症の死後脳の所見と同様に，実際に海馬におけるGABA作動性指標と受容体発現に影響することを示した[104]．

　重要であるのは，NMDA受容体の低機能とGABA介在ニューロンの相関が統合失調症死後脳における$in\ situ$ ハイブリダイゼーションを用いた研究から，前頭前野皮質のNR2Aとグルタミン酸脱炭酸酵素67が共発現するニューロンの減少が示されたことで，より強固なものとなった[105]ことである．したがって，統合失調症で確認されることもあるGABA作動性欠損は，一次的欠損には遺

伝的な証拠はほとんどないので，NMDA受容体の低機能が直接の結果であろう。さらにコンピュータのモデルによると，海馬におけるGABA作動性ニューロンのEPSC（excitatory postsynaptic current，興奮性後シナプス電流）のNMDA受容体の成分が減少すると，統合失調症にみられる記憶と認知の過程の障害が起きることが示されている。

死後脳の多くの研究から，内因性のNMDA受容体のアンタゴニスト（antagonist）がNMDA受容体の低機能内因性に関与することが指摘されている。その一つが，NAAG（N-acetylaspartylglutamat〔N-アセチルアスパルチルグルタミン酸〕，代謝されてN-acetylaspartate〔NAA〕とグルタミン酸となる）である。NAAGの代謝酵素であるglutamate carboxypeptidase（グルタミン酸カルボキシペプチダーゼ）IIが統合失調症患者の死後脳の前頭葉，海馬，側頭葉で減少していることが示されている[106]。

もう一つは，グリシン調整部位のアンタゴニストのキヌレン酸（kynurenic acid，トリプトファン代謝の中間産物）であり，統合失調症の死後脳研究で前頭前野皮質でキヌレン酸値が上昇し，運動皮質では上がっていなかった[107]。また，統合失調症患者の髄液でキヌレン酸値が上昇していた[108]。統合失調症患者の前頭皮質でキヌレン酸合成路の上流酵素，tryptophan-2, 3-dioxygenaseのアップレギュレーションが見出された[109]。Erhardtら[110]は，ラット脳の内因性キヌレン酸を上昇させたところ，聴覚驚愕反射のprepulse inhibitionを障害することを示したが，これは統合失調症に共通にみられる感覚情報処理（sensory gating）の異常である。そして，これはclozapineの投与で回復した。

また，統合失調症群の$GABA_A$受容体に対して，bicuculline感受性[^3H]muscimol結合能を測定したところ，前部帯状回II層で対照群に比べて84%高い値になり，III層で74%高くなる結果を得た[102]。Benesら[111]は，2例の未服薬の統合失調症患者の前部帯状回II層で，$GABA_A$受容体の結合能が高くなっていたと報告している。これは，統合失調症の病態を考える上で重要である。

文献

1) 日本精神神経学会"疾患概念と用語に関する委員会":「精神分裂病の概念と用語に関するアンケート」調査結果. 精神経誌, 98;245-265, 1996
2) Itokawa M, Arinami T, Futamura N, et al: A structural polymorphism of human dopamine D_2 (Ser-Cys). Biochem Biophys Res Comm 196; 1369-1375, 1993
3) Arinami T, Itokawa M, Enguchi H, et al: Association of dopamine D_2 receptor molecular variant with schizophrenia. Lancet 343; 703-704, 1994
4) Jonsson EG, Sillen A, Vares M, et al: Dopamine D_2 receptor gene Ser311Cys variant and schizophrenia; Association study and meta-analysis. Am J Med Gen Part B (Neuropsych Gen) 119B; 28-34, 2003
5) Glatt SJ, Faraone SV, Tsuang MT: Meta-analysis identifies an association between the dopamine D_2 receptor gene and schizophrenia. Mol Psychiatry 8: 911-915, 2003
6) Toru M, Watanabe S, Shibuya H, et al: Neurotransmitters, receptors and neuropeptides in post-mortem brains of chronic schizophrenic patients. Acta Psychiatr Scand 78; 121-137, 1988
7) Randrup A, Munkvard I: Behavioural stereotypies induced by pharmaco-logical agents. Pharmakopsychit Neuro-Psychopharmak 1; 17-26, 1968
8) Carlsson A: The current status of the dopamine hypothesis of schizophrenia. Neuropsychopharmacology 1; 179-186, 1988
9) Seeman P, Tallerico T: Antipsychonic drugs which elicit little or no parkinsonnism bind more loosely than dopamine to brain D_2 receptors, yet occupy high levels of these receptors. Mol Psychiatry 3; 123-134, 1998
10) Kestler LP, Walker E, Vega EM: Dopamine receptors in the brains of schizophrenia patients; A metaanalysis of the findings. Behav Pharmacol 12: 355-371, 2001
11) Thompson JL, Pogue-Geile MF, Grace A: Developmental pathology, dopamine, and stress; A model for the age of onset of schizophrenia symptoms. Schiz Bull 30: 875-900, 2004
12) Weinberger DR, Aloia MS, Goldberg TE, et al: The frontal lobes and schizophrenia. J Neuropsychiatry 6: 419-427, 1994
13) Weickert CS, Kleinman JE: The neuroanatomy and neurochemistry of schizophrenia. Psychiat Clin North America 21: 57-75, 1998
14) Callicott JH, Bertolino A, Mattay VS, et al: Physiological dysfunction of the dorsolateral prefrontal cortex in schizophrenia revisited. Cerebral Cortex 10: 1078-1092, 2000
15) Andreasen NC, Flashman L, Flaum M, et al: Regional brain abnormalities in schizophrenia measured with magnetic resonance imaging. J Amer Med Assoc 272: 1763-1769, 1994
16) Harrison PJ: The neuropathology of schizophrenia; A critical review of the data and their interpretation. Brain 122: 593-624, 1999

17) Okubo Y, Suhara T, Suzuki K, et al: Decreased prefrontal dopamine D_1 receptors in schizophrenia revealed by PET. Nature 385; 634-636, 1997
18) Goldman-Rakic PS, Muly EC, Williams GV: D_1 receptors in prefrontal cells and circuits. Brain Res Brain Res reviews 31: 295-301, 2000
19) Sawaguchi T, Goldman-Rakic PS: D_1 dopamine receptors in prefrontal cortex; Involvement in working memory. Science 251: 947-950, 1991
20) Akil M, Pierri JN, Whitehead RE, et al: Lamina-specific alternations in the dopamine innervation of the prefrontal cortex in schizophrenic subjects. Am J Psychiatry 156: 1580-1589, 1999
21) Mathalon DH, Sullivan EV, Lim KO, et al: Progressing brain volume changes and the clinical course of schizophrenia in men. Arch Gen Psychiatry 58: 148-157, 2001
22) Daniel DG, Weinberger DR, Jones DW, et al: The effect of amphetamine in regional cerebral blood flow during cognitive activation in schizophrenia. J Neurosci 11: 1907-1917, 1991
23) Davis KL, Kahn RS, Ko G, et al: Dopamine in schizophrenia; A review and reconceptualization. Am J Psychiatry 148: 1474-1486, 1991
24) Suhara T, Okubo Y, Yasuno F, et al: Decreased dopamine D_2 receptor binding in the anterior cingulate cortex in schizophrenia. Arch Gen Psychiatry 59: 25-30, 2002
25) Marquardt RK, Levitt JG, Blanton RE, et al: Abnormal development of the anterior cingulate in childhood-onset schizophrenia; A preliminary quantitative MRI study. Psychiatry Res 138: 221-233, 2005
26) Yücel M, Wood SJ, Phillips LJ, et al: Morphology of the anterior cingulate cortex in young men at ultra-high risk of developing a psychotic illness. Br J Psychiatry 182: 518-524, 2003
27) Takahashi H, Higuchi M, Suhara T: The role of extrastratal dopamine D_2 receptors in schizophrenia. Biol Psychiatry 59: 919-928, 2006
28) Khan ZU, Gutierrez A, Martin R, et al: Differential regional and cellular distribution of D_2-like receptors; An immunocytochemical study of subtype-specific antibodies in rat human brain. J Comp Neurol 402: 353-371, 1998
29) Yasuno F, Suhara T, Okubo Y, et al: Low dopamine D_2 receptor binding in subregions of the thalamus in schizophrenia. Am J Psychiatry 161: 1016-1022, 2004
30) Talvik M, Nordstrom AL, Olsson H, et al: Decreased thalamic D_2/D_3 receptor binding in drug-naive patients with schizophrenia; A PET study with [^{11}C] FLB457. Int J Neuropsychopharmacol 6: 361-370, 2003
31) Carlsson A, Waters N, Carsson ML: Neurotransmitter interactions in schizophrenia; Therapeutic implications. Biol Psychiatry 46: 1388-1395, 1999
32) Harrison PJ: Neuropathology of schizophrenia. In: Hirsch SR, et al (eds) Schizophrenia. Blackwell Science, London, pp 442-473, 2003
33) Gilbert AR, Rosenberg DR, Harenski K, et al: Thalamic volumes in patients with first-episode schizophrenia. Am J Psychiatry 158: 619-624, 2001

34) 山口成良：視床と精神医学．医学書院，2004
35) Byne W, Buchsbaum MS, Kemether T, et al: Magnetic resonance imaging of the thalamic mediodorsal nucleus and pulvinar in schizophrenia and schizotypal personality disorder. Arch Gen Psychiatry 58: 133-140, 2001
36) Abi-Dargham A, Mawlawi O, Lombardo I, et al: Prefrontal dopamine D_1 receptors and working memory in schizophrenia. J Neurosci 22: 3708-3719, 2002
37) Sawa A, Snyder SH: Schizophrenia; Diverse approaches to a complex disease. Science 296; 692-696, 2002
38) Yasuno F, Suhara T, Ichimiya T, et al: Decreased $5\text{-}HT_{1A}$ receptor binding in amygdala of schizophrenia. Biol Psychiatry 55: 439-444, 2004
39) Okubo Y, Suhara T, Suzuki K, et al: Serotonin $5\text{-}HT_2$ receptors in schizophrenic patients studied by positron emission tomography. Life Sci 66: 2455-2464, 2000
40) Meltzer HY, Li Z, Huang M, et al: Serotonergic mechanism in schizophrenia; Evolution and current concepts. Curr Psych Ther Rep 4: 12-19, 2006
41) Gaddum JH: Serotonin-LSD interactions. Ann N Y Acad Sci 66: 643-647, 1957
42) Puig MV, Celada P, Artigas F: Serotonergic control of prefrontal cortex. Rev Neurol 39: 539-547, 2004
43) Puig MV, Artigas F, Celada P: Modulation of the activity of pyramidal neurons in rat prefrontal cortex by raphe stimulation in vivo; Involvement of serotonin and GABA. Cereb Cortex 15: 1-14, 2005
44) Sumiyoshi T, Stockmeier CA, Overholser JC, et al: Serotonin 1A receptors are increased in postmortem prefrontal cortex in schizophrenia. Brain Res 708: 209-214, 1996
45) Watanabe S, Nishikawa T, Takashima M, et al: Increased muscarinic cholinergic receptors in prefrontal cortices of medicated schizophrenics. Life Sci 33: 2187-2196, 1983
46) Kim JS, Kornhuber HH, Schmid-Burg KW, et al: Low cerebrospinal fluid glutamate in schizophrenic patients and a new hypothesis on schizophrenia. Neurosci Lett 20: 379-382, 1980
47) Gattaz WF, Gattaz D, Beckmenn H: Glutamate in schizophrenics and healthy controls. Arch Psychiatr Nervenkr 23: 221-225, 1982
48) Perry TL: Normal cerebrospinal fluid and brain glutamate levels in schizophrenia do not support the hypothesis of glutamatergic neuronal dysfunction. Neurosci Lett 28: 81-85, 1982
49) Toru M, Kurumaji A, Kumashiro S, et al: Excitatory amino acidergic neurons in chronic schizophrenic brain. Mol Neuropharmacol 2: 241-243, 1992
50) Toru M, Kurumaji A, Ishimaru M: Minireview; Excitatory amino acids; Implications for psychiatric disorders research. Life Sci 55, 1683-1699, 1994
51) Sherman AD, Davidson AT, Baruah S, et al: Evidence of glutamatergic deficiency in schizophrenia. Neurosci Lett 121: 77-80, 1991

52) Nishikawa T, Takashima M, Toru M: Increased [³H] kainic acid binding in the prefrontal cortex in schizophrenia. Neurosci Lett 40: 245-250, 1983
53) Deakin JFW, Slater P, Simpson MDC, et al: Frontal cortical and left temporal glutamatergic dysfunction in schizophrenia. J Neurochem 52: 1781-1786, 1989
54) Kerwin RW, Patel S, Meldrum B: Asymmetrical loss of glutamate receptor subtype in left hippocampus in schizophrenia. Lancet 1: 583-584, 1988
55) Owen F, Simpson MDC: The neurochemistry of schizophrenia. In: Hirsch SR, Weinberger DR (eds) Schizophrenia. Blackwell Science, Oxford, pp358-378, 1995
56) Harrison PJ, McLanghlin D, Kerwin R: Decreased hippocampal expression of a glutamate receptor gene in schizophrenia. Lancet 337: 450-452, 1991
57) Freed WJ, Dillon-Cartero O, Kleinman JE: Properties of [³H] AMPA binding in postmortem human brain from psychotic subjects and controls: Increases in caudate nucleus associated with suicide. Exp Neurol 121: 48-56, 1993
58) Kurumaji A, Ishimaru M, Toru M: Alpha-[³H] amino-3-hydroxy-5-methylisoxazole-4-propionic acid binding to human cerebral cortical membranes; Minimal changes in postmortem brains of chronic schizophrenics. J Neurochem 59: 829-837, 1992
59) Kerwin R, Patel S, Meldrum B: Quantitative autoradiographic analysis of glutamate binding sites in the hippocampal formation in normal and schizophrenic brain post mortem. Neurosci 39: 25-32, 1990
60) Breese CR, Freedman R, Leonard SS, et al: Glutamate receptor subtype expression in human postmortem brain tissue from schizophrenics and alcohol abusers. Brain Res 674: 82-90, 1995
61) Kornhuber J, Mack-Burkhardt F, Riederer P, et al: [³H] MK-801 binding sites in postmortem brain regions of schizophrenic patients. J Neur Transm 77: 231-236, 1989
62) Simpson MD, Slater P, Royston MC, et al: Alterations in phencyclidine and sigma binding sites in schizophrenic brains. Effects of disease process and neuroleptic medication. Schizophr Res 6: 41-48, 1992
63) Suga I, Kobayashi T, Ogata H, et al: Increased ³H-MK-801 binding in postmortem brains of chronic schizophrenic patients. Sat Symp of 17th CINP, New Trends in Schizophrenia and Mood Disorders Researches, Abst 28, 1990
64) Akbarian S, Kim JJ, Potkin SG, et al: Gene expression for glutamic acid decarboxylase is reduced without loss of neurons in prefrontal cortex of schizophrenics. Arch Gen Psychiatry 52: 258-278, 1995
65) Ishimaru M, Kurumaji A, Toru M: Increases in strychnine-insensitive glycine binding sites in cerebral cortex of chronic schizophrenics; Evidence for glutamate hypothesis. Biol Psychiatry 35: 84-95, 1994
66) Ulas J, Monaghan DT, Cotman CW: Kainate receptors in the rat hippocampus; A distribution and time course of changes in response to unilateral lesions of the entorhinal cortex. J Neurosci 10: 2352-2362, 1990
67) Jentsch JD, Roth RH: The neuropsychopharmacology of phencyclidine; From

NMDA receptor hypofunction to the dopamine hypothesis of schizophrenia. Neuropsycho-pharmacology, 20; 201-225, 1999
68) Javitt DC, Zukin SR: Recent advances in the phencyclidine model of schizophrenia. Am J Psychiatry 148: 1301-1308, 1991
69) 西川 徹：精神分裂病の分子メカニズムを探る．脳21；171-176，2000
70) 西川 徹：統合失調症(精神分裂病)の分子メカニズム．Pharma Medica 20；25-33, 2002
71) Krystal JH, Karper LP, Seibyl JP, et al: Subanesthetic effects of the noncompetitive NMDA antagonist, ketamine, in humans; Psychomimetic, perceptual, cognitive, and neuroendocrine response. Arch Gen Psychiat 51: 199-214, 1994
72) Lahti AC, Weiler MA, Tamara Michaelidis BA, et al: Effects of ketamine in normal and schizophrenic volunteers. Neuropsychopharmacol 25: 455-467, 2001
73) Newcomer JW, Farber NB, Jevtovic-Todorovic V, et al: Ketamine-induced NMDA receptor hypofunction as a model of memory impairment and psychosis. Neuropsychopharmacol 20: 106-118, 1999
74) Adler CM, Mahotra AK, Elman I, et al: Comparison of ketamine-induced thought disorder in schizophrenia. Am J Psychiatry 156: 1646-1649, 1999
75) Umbricht D, Schmid L, Koller R, et al: Ketamine-induced deficits in auditory and visual context-dependent processing in healthy volunteers; Implcations for models of cognitive deficits in schizophrenia. Arch Gen Psychiat 57: 1139-1147, 2000
76) 山本直樹，西川 徹；新たな抗精神病薬の未来．Schizophr Front 2：99-106，2001
77) Coyle JT, Tsai G: NMDA receptor function, neuroplasticity, and the pathophysiology of schizophrenia. Int Rev Neurobiol 59: 491-515, 2004
78) Coyle JT: Glutamate and schizophrenia; Beyond the dopamine hypothesis. Cell Mol Neurobiol 26: 365-384, 2006
79) Kegeles LS, Abi-Dargham A, Zea-Ponce Y, et al: Modulation of amphetamine-induced striatal dopamine release by ketamine in humans; Implications for schizophrenia. Biol Psychiatry 48: 627-640, 2000
80) Kuperberg GR, Broom MR, McGuire PK, et al: Regionally localized thinning of the cerebral cortex in schizophrenia. Arch Gen Psychiat 60: 878-888, 2003
81) Thompson PM, Vidal C, Giedd JN, et al: Mapping adolescent brain change reveals dynamic wave of accelerated gray matter loss in very early-onset schizophrenia. Proc Natl Acad Sci USA 98: 11650-11655, 2001
82) Pierri JN, Volk CL, Auh S, et al: Somal size of prefrontal cortical pyramidal neurons in schizophrenia; Differential effects across neuronal subpopulations. Biol psychiat 54: 111-120, 2003
83) Leuner B, Falduto J, Shors TJ: Associate memory formation increases the observation of dendritic spines in the hippocampus. J Neurosci 23: 659-665, 2003
84) Olney JW, Farber NB: Glutamate receptor dysfunction and schizophrenia. Arch Gen Psychiat 52: 998-1007, 1995

85) Li Q, Clark S, Lewis DV, et al: NMDA receptor antagonists disinhibit rat posterior cingulate and retrosplenial cortices; A potential mechanism of neurotoxicity. J Neurosci 15: 3070-3080, 2002
86) Lu B: BDNF and activity-dependent synaptic modulation. Learn Mem 10: 86-98, 2003
87) Fumagalli F, Molteni R, Roceri M, et al: Effect of antipsychotic drugs on brain-derived neurotrophic factor expression under reduced N-methyl-D-aspartate receptor activity. J Neurosci Res 72: 622-628, 2003
88) Kitamura T, Mishina M, Sugiyama H: Enhancement of neurogenesis by running wheel exercises is suppressed in mice lacking NMDA receptor epsilon 1 subunit. Neurosci Res 47: 55-63, 2003
89) Weickert CS, Hyde TM, Lipska BK, et al: Reduced brain-derived neurotrophic factor in prefrontal cortex of patients with schizophrenia. Mol Psychiat 8: 592-610, 2003
90) 澁谷治男：精神分裂病における神経ペプチド所見．木村敏ほか(編)精神分裂病—基礎と臨床—，朝倉書店，pp 287-301，1990
91) Kleinman JE, Iadarola M, Govoni S, et al: Postmortem mesurements of neuropeptides in human brain. Psychopharmacol Bull 19: 375-377, 1983
92) Iadarola MJ, Ofri D, Kleinmam JE: Enkephalin, dynorphin and substance P in postmortem substantia nigra from normals and schizophrenic patients. Life Sci 48: 1919-1930, 1991
93) 三ツ汐洋，野田恭平，澁谷治男ほか：精神分裂病死後脳上位脳幹諸核の生化学的分析．神経化学 21：315-317，1982
94) Roberts GW, Ferrier IN, Lee Y, et al: Peptides, the limbic lobe and schizophrenia. Brain Res 288: 199-211, 1983
95) Bannon MJ, Roth RH: Pharmacology of mesocortical dopamine neurons. Pharmacol Rev 35: 53-68, 1983
96) Blum BP, Mann JJ: The GABAergic system in schizophrenia. Int J Neuropsychopharmacol 5: 159-179, 2002
97) Korpi ER, Kleinman JE, Goodman SI, et al: Neurotransmitter amino acids in post-mortem brains of chronic schizophrenic patients. Psychiatry Res 22: 291-301, 1987
98) Kutay FZ, Pogun S, Hariri NI, et al: Free amino acid level determinations in normal and schizophrenic brain. Prog Neuro-Psychopharmacol Biol Psychiat 13: 119-126, 1989
99) Spokes EGS, Garrett NJ, Rossor MN, et al: Distribution of GABA in post-mortem brain tissue from control, psychotic and Huntington's chorea subjects. J Neurol Sci 48: 303-313, 1980
100) Berretta S, Munno DW, Benes FM: Amygdalar activation alters the hippocampal GABA system, 'partial' modelling for postmortem changes in schizophrenia. J Compar Neurol 431: 129-138, 2001
101) Benes FM, McSparren J, Bird ED, et al: Deficits in small interneurons in prefrontal

and cortices of schizophrenic and schizoaffective patients. Arch Gen Psychiat 48: 996-1001, 1991
102) Yurgelum-Todd DA, Coyle JT, Gruber SA, et al: Functional magnetic resonance imaging studies of schizophrenic patients during word production; Effects of D-cycloserine. Psychiatry Res 138: 23-31, 2005
103) Paulson L, Martin P, Persson A, et al: Comparative gnome- and proteome analysis of cerebral cortex from MK-801-treated rats. J Neurosci Res 71: 526-533, 2003
104) Gisabella B, Bolshakov V, Benes FM: Regulation of synaptic plasticity in a schizophrenia model. Proc Natl Acad Sci USA 102: 13301-13306, 2005
105) Woo TU, Walsh JP, Benes FM: Density of glutamic acid decarboxylase 67 messenger RNA-containing neurons that express the N-methyl-D-aspartate receptor subunit NR2A in the anterior cingulate cortex in schizophrenia and bipolar disorder. Arch Gen Psychiat 61: 649-657, 2004
106) Tsai G, Passani LA, Slusher BS, et al: Abnormal excitatory neuotransmitter metabolism in schizophrenic brains. Arch Gen Psychiatry 52: 829-836, 1995
107) Schwarcz R, Rassoulpour A, Wu HQ, et al: Increased cortical kynurenate content in schizophrenia. Biol Psychiatry 50: 521-530, 2001
108) Nilsson LK, Linderholm KR, Endberg G, et al: Elevated levels of kynurenic acid in the cerebrospinal fluid of male patients with schizophrenia. Schizophr Res 80: 315-322, 2005
109) Miller CL, Lienos IC, Dulay JR, et al: Expression of the kynurenine pathway enzyme tryptophan 2, 3-dioxygenase is increased in the frontal cortex of individuals with schizophrenia. Neurobiol Dis 15: 618-629, 2004
110) Erhardt S, Schwieler L, Emanuelsson C, et al: Endogenous kynurenic acid disrupts prepulse inhibition. Biol Psychiatry 56: 255-260, 2004
111) Benes FM, Vincent SL, Marie A, et al: Upregulation of $GABA_A$ receptor binding on neurons of the prefrontal cortex in schizophrenic subjects. Neurosci 75: 1021-1031, 1996

C 抗精神病薬の種類と特徴

　抗精神病薬 antipsychotic drugs（抗統合失調症薬 antischizophrenic drugs）は，現在わが国ではデポ剤を含め30種ほどが用いられている。初期に合成された抗精神病薬がドパミン受容体以外の神経伝達物質系にも作用をもっていたのに対し，次第にドパミン D_2 受容体に選択的に働く薬が開発されるようになった。現在のところ抗ドパミン作用を欠く抗精神病薬はないが，最近 D_2 受容体よりも $5-HT_{2A}$ 受容体を強く遮断する抗精神病薬が加わった。1996年にセロトニン-ドパミン拮抗薬（SDA）が発売された。第2のSDAとしてペロスピロンが2001年2月から，同時にジベンゾチアゼピン系のクエチアピンが市販された。多元受容体標的化抗精神病薬（MARTA）として，オランザピンが2000年12月に承認され，2001年に発売された。また2006年にはドパミン機能系安定剤として，アリピプラゾールが発売された。本項では現在用いられている抗精神病薬の特徴およびその使い方について概説する表5(38頁)に各抗精神病薬の特徴をまとめた。

I フェノチアジン系

　1952年にはじめて用いられ，その後多くの抗精神病薬が作られるきっかけとなったクロルプロマジン chlorpromazine が含まれる。

1. アルキルアミノ側鎖群

　クロルプロマジンのほかにトリフルプロマジン triflupromazine，レボメプロマジン levomepromazine などがある。この群の薬物の特徴は，鎮静作用と催眠作用である。したがって興奮や不穏をもつ患者に用いられ，不眠の強い患者に就眠前薬に加えて処方される。

　この群の抗精神病薬にはムスカリン性アセチルコリン受容体に対する親和性の高いものが多く，そのため錐体外路性副作用の発現は比較的少ないが，末梢性抗コリン作用に基づく副作用はよくみられる。α_1 アドレナリン受容体に親和

性をもち，この受容体を遮断するため鎮静作用が強く，その反面血圧低下が起こりやすい。またこの群の薬物は鎮吐作用の強いものが多い。いずれも mg 力価が低く，1日 200 mg 前後を用いる。

2. ピペリジン側鎖群

プロペリシアジン propericiazine がある。アルキルアミノ側鎖群で，錐体外路性副作用の発現も少ない。この薬物は α_1 遮断作用は強いが，鎮吐作用はそれほど強くない。プロペリシアジンの力価はそれほど低くない。

3. ピペラジン側鎖群

ペルフェナジン perphenazine，フルフェナジン fluphenazine，プロクロルペラジン prochlorperazine，トリフロペラジン trifluoperazine などがある。いずれも上述の a，b 群より力価が高い。鎮吐作用の強いものが多く，ペルフェナジン，プロクロルペラジンは手術前後に鎮吐薬としても用いられている。一方，抗コリン作用が弱いため錐体外路性副作用が出現しやすい。

II ブチロフェノン系

抗精神病薬の代表と考えられているハロペリドール haloperidol がこの系のプロトタイプである。クロルプロマジンを精神医学に導入した H Laborit が，麻酔強化のための遮断カクテルのなかに配合したペチジン pethidine の関連化合物として作られたプロピオフェノン propiophenone から，1958 年に合成されたハロペリドールが優れた抗統合失調症作用をもつことが確かめられた。この系に属するものとしては，ピパンペロン pipamperone，スピペロン spiperone，モペロン moperone，チミペロン timiperone，ブロムペリドール bromperidol があり，ピモジド pimozide もこれに近い。ブチロフェノン系薬物は抗コリン作用は弱く，錐体外路性副作用を生じやすい。α_1 遮断作用は弱いが，鎮吐作用は強い。フェノチアジン系薬物と異なり，より選択的なドパミン受容体の遮断薬である。ピパンペロンの力価は低いが，他のブチロフェノンは抗精神病薬のなかで最も高い力価を示す。なお，ハロペリドールの処方量はアメリカで第 2 位であった(1976～1985)[1]。

III ベンザミド系

　この系の代表的精神病薬であるスルピリド sulpiride の原型は，鎮吐作用の強い消化薬メトクロプラミド metoclopramide であるが，1964 年に合成されたこの薬も中枢のドパミン受容体を遮断する作用があり，稀ではあるが錐体外路症状を呈することがある。この点を重視してこの誘導体が数百個作られた中から生まれたのがスルピリドであった(1968 年)。その後多くのベンザミドが開発中であるが，わが国ではスルトプリド sultopride およびネモナプリド nemonapride が用いられている。

　ドパミン受容体は，最近の分子生物学的研究により D_1 から D_5 受容体まで 5 種あることが知られ，D_1 と D_5 はアデニル酸シクラーゼを賦活する D_1 ファミリーに，$D_{2,3,4}$ はそれを抑制する D_2 ファミリーに属する(「B　統合失調症の神経伝達物質仮説」8 頁参照)。

　ベンザミド系薬物の一つの特徴は，他の抗精神病薬と異なり，ドパミン D_1 受容体に対する阻害作用を欠く点である。しかしスルピリドとスルトプリドの臨床における作用はかなり異なる。スルピリドは覚醒度を低下させず，精神活動抑制作用がほとんどなく，錐体外路性副作用も稀である。抗コリン作用や α_1 遮断作用は極めて弱い。幻覚・妄想に拮抗する作用はかなり強い。また脱抑制作用があり，うつ病や神経症にも用いられている。これに対し，スルトプリドは強力な鎮静作用を特徴とし，躁病に対しても有効であることが示されている。錐体外路性副作用もかなり強い。ネモナプリドはわが国で創製された抗精神病薬で，かなり強力な抗幻覚・妄想作用があるが，副作用はそれほど強くない。

　表 5 に示したように，スルピリドが D_3 受容体に強く作用するのに比し，ネモナプリドは D_2，D_3，D_4 受容体すべてを強く遮断する。

IV インドール系

　わが国で発売されているのはオキシペルチン oxypertine だけである。この薬物はドパミン受容体遮断作用だけでなく，ドパミンやノルアドレナリンを枯渇する作用をもつ。抗幻覚・妄想作用と同時に慢性患者の賦活に適するといわれる。錐体外路性副作用はよくみられる。α_1 遮断作用はかなり強いが，抗コリン

作用はほとんどない。

V セロトニン-ドパミン拮抗薬
serotonin-dopamine antagonist(SDA)

　セロトニン(5-HT)受容体に関与する抗精神病薬は，ピパンペロンが 5-HT_{2A} 受容体を強く阻害し，ドパミン D_2 受容体はより弱い阻害をもちながら，古くからよく使用されてきた。

　5-HT_2 受容体拮抗薬 ritanserin が合成された後，抗 D_2 作用を付加して合成されたのが，benzisoxazole 誘導体のリスペリドン risperidone である。SDA については，clozapine を含めて「セロトニン仮説」の項(15頁)で少し触れたが，ここではその特徴について詳しく述べる。

1. リスペリドン　risperidone(図8)

　SDA 抗精神病薬には，リスペリドン, ziprasidone, sertindole, クエチアピンなどがあるが，クエチアピンは他の受容体にも関与するので，次項で述べる。典型的な SDA はリスペリドンであり，国際的にも評価が高く，1996 年からわが国で使用されるようになった。

a) 作用機序

　SDA の作用機序は，5-HT 系がドパミン機能を抑制し，5-HT 拮抗により黒質線条体のドパミン系が脱抑制されるために錐体外路症状が軽減するという，一つの S 系, D 系間の機能関連作用である[2]。リスペリドンが陰性症状を改善する作用は，前頭葉皮質においてドパミンが脱抑制されることに基づくという考え方[1]もあるが，D_2 遮断も考え併せなければならない。健常者に対し，1 mg 経口のリスペリドンを与えて PET を用いて比較すると，D_2 受容体は被殻で約 50％遮断され，5-HT_2 受容体は前頭葉皮質で約 60％遮断される[2]。6 mg/日の用量では，平均占有率は D_2 受容体 82％，5-HT_2 受容体 95％で，この条件では錐体外路症状が起こってくる。しかし 3 mg/日にすると，D_2 受容体 72％，5-HT_2 受容体 83％の占有率となり，5-HT_2 受容体の方が親和性が高くなると，錐体外路症状が少なくなるという[3]。基底核では黒質線条体のドパミンニューロン，神

第1章　抗精神病薬

表5　抗精神病薬一覧表　★錠:錠剤，細:細粒，液:液剤，注:注射剤，散:散剤，顆:顆粒

区分	一般名 / 主な製品名	構造式	臨床等力価量	剤形★	用量 (mg/日)
ブチロフェノン系	ハロペリドール / ケセラン, セレネース, ハロステン, プロトポン, リントン	F-COCH₂CH₂CH₂-N(piperidine)-OH-C₆H₄-Cl	1 (基準薬物)	錠0.75, 1, 1.5, 3 細液注	内:0.75～6 注:5～10
	ピパンペロン / プロピタン	F-COCH₂CH₂CH₂-N(piperidine)-CONH₂-(piperidine)	80	錠50 散	50～600
	スピペロン / スピロピタン	F-COCH₂CH₂CH₂-N(piperidine)-spiro-NH-C₆H₅	0.5*	錠0.25, 1 散 注	内:0.45～4.5 注:3～6
	モペロン / ルバトレン	F-COCH₂CH₂CH₂-N(piperidine)-OH-C₆H₄-CH₃	2.5*	錠5 散	10～30
	ピモジド / オーラップ	F-C₆H₄-CHCH₂CH₂CH₂-N(piperidine)-benzimidazolinone	1*	錠1, 3 細	1～9
	チミペロン / トロペロン	F-COCH₂CH₂CH₂-N(piperidine)-benzimidazoline-thione	0.75	錠0.5, 1, 3 細 注	内:0.5～12 注:4～8
	ブロムペリドール / インプロメン	F-COCH₂CH₂CH₂-N(piperidine)-OH-C₆H₄-Br	1*	錠1, 3, 6 細	3～36
フェノチアジン系 アルキルアミノ側鎖	クロルプロマジン / ウインタミン, コントミン	phenothiazine-CH₂CH₂CH₂N(CH₃)₂, Cl	50	錠12.5, 25, 30 散 顆 液 注	内:30～450 注:10～50 (1回量)
	レボメプロマジン / ソフミン, ヒルナミン, レボトミン	phenothiazine(CH₃)-CH₂CHN(CH₃)₂, OCH₃	25*	錠5, 25, 50 散 顆 細 注	内:25～200 注:25 (1回量)

Ⓢ：シロップ，Ⓚ：カプセル，⓪Ⓓ：口腔内崩壊錠［錠，Ⓚ，⓪Ⓓの後の数字は規格単位（mg）］

D$_2$	常用量による各種受容体に対する遮断作用**							
	D$_3$	D$_4$	D$_1$	D$_5$	α_1	mACh	5-HT$_2$	H$_1$
∦	╫	＋	±	＋	＋	－	＋	－
＋					╫	╫	∦	╫
∦	╫	╫	－	－	±	±	╫	－
╫					＋		∦	－
∦	∦	＋			±	＋	＋	±
∦					±	－	╫	－
∦	∦	＋	－		±	－	±	－
╫	∦	＋	╫	＋	∦	∦	∦	∦
╫					∦	╫	╫	∦

第 1 章　抗精神病薬

表5　つづき

区分		一般名 / 主な製品名	構造式	臨床等力価量	剤形★	用量 (mg/日)
フェノチアジン系	ピペリジン側鎖	プロペリシアジン / ニューレプチル		7.5	錠5, 10, 25 細 液	10～60
	ピペラジン側鎖	ペルフェナジン / トリラホン, ピーゼットシー		5	錠2, 4, 8 散 注	内：6～48 注：2～5 （1回量）
		フルフェナジン / アナテンゾール, フルメジン		1	錠0.25, 0.5, 1 散 注	内：0.25～10 注：12.5～25
		プロクロルペラジン / ノバミン		7.5	錠5 注	内：15～45 注：5
		トリフロペラジン / トリフロペラジン		2.5	錠2.5, 5 散	5～30
ベンザミド系		スルピリド / アビリット, ドグマチール, ミラドール		100*	錠50, 100, 200 細 カ50 注	内：150～600 注：100～600
		スルトプリド / バルネチール		80	錠50, 100, 200 細	300～1,800
		ネモナプリド / エミレース		1.5*	錠3, 10 細	9～60
チエピン系		ゾテピン / ロシゾピロン, ロドピン		25*	錠25, 50, 100 細	75～450

D$_2$	常用量による各種受容体に対する遮断作用**							
	D$_3$	D$_4$	D$_1$	D$_5$	α$_1$	mACh	5-HT$_2$	H$_1$
++					++++	+	+++	++
+++					±	+	++	++
+++		±	+	+	+	+	++	++
+	++				+	++		+++
+++		++			+	++	++	++
+	+++	+	−	−	−	−	−	±
++			−					
+++	+++	+++	−		−		±	−
++	+++	+			++	+++	+++	+

C 抗精神病薬の種類と特徴

表5 つづき

区分	一般名 / 主な製品名	構造式	臨床等力価量	剤形★	用量(mg/日)
インドール系	オキシペルチン / ホーリット	(構造式)	25	錠20, 40 散	40〜300
イミノジベンジル系	カルピプラミン / デフェクトン	(構造式)	25	錠25, 50 散	75〜225
イミノジベンジル系	クロカプラミン / クロフェクトン	(構造式)	15	錠10, 25, 50 細	30〜150
イミノジベンジル系	モサプラミン / クレミン	(構造式)	17*	錠10, 25, 50 細	30〜300
セロトニン・ドパミン拮抗薬(SDA)	リスペリドン / リスパダール	(構造式)	0.75*	錠0.5, 1, 2, 3 細 液 OD 0.5, 1, 2	2〜8
セロトニン・ドパミン拮抗薬(SDA)	ペロスピロン / ルーラン	(構造式)	4	錠4, 8, 16	12〜48
セロトニン・ドパミン拮抗薬(SDA)	ブロナンセリン / ロナセン	(構造式)	2.5〜4	錠2, 4, 8 散	8〜16, 最大24
ジベンゾチアゼピン系	クエチアピン / セロクエル	(構造式)	36	錠25, 100, 200 細	50〜750
MARTA	オランザピン / ジプレキサ	(構造式)	1.25	錠2.5, 5, 10 OD5, 10 細	5〜20
DSS***	アリピプラゾール / エビリファイ	(構造式)	2	錠3, 6, 12 散 液3, 6, 12	6〜30

* 印はデータがないため，筆者が日常用量，二重盲検比較試験，動物実験のデータなどから試算したもの．
** 常用量を用いた時に各種受容体に対して生じる遮断作用は，各文献にみられる in vitro における各種受容体に対する親和性(K_i)と同じ文献のドパミンD_2受容体に対するK_iとの比により推定した．

C 抗精神病薬の種類と特徴

D₂	常用量による各種受容体に対する遮断作用**							
	D₃	D₄	D₁	D₅	α₁	mACh	5-HT₂	H₁
＋					卅	－	卅	卅
＋			－		卅	卅	卅	±
卅	卅	±	－		＋	－	卅	±
卅	卅	＋	－		±	－	卅	±
卅	＋	＋	＋	－	卅	－	卅	卅
卅			±		＋	－	卅	卅
＞卅	＞卅	－	－	－	±	－	＞卅	－
卅	卅	＋	±		卅	＋	卅	卅
卅	卅	卅	＋	＋	卅	卅	卅	卅
卅****	卅	±	－	－	±	－	卅	±

*** ドパミンシステム・スタビライザー
**** パーシャルアゴニスト
卅(最も強く遮断する)から－(遮断作用がない)まで5段階で結果を表した。

経終末に存在する 5-HT$_2$ 受容体を介して，ドパミンニューロンの神経伝達が抑制される。適切な量のリスペリドンによって，ドパミン放出を脱抑制すると錐体外路症状は軽減すると考えられる。

前頭皮質においても，5-HT$_2$ 受容体に対するリスペリドンが，ドパミンを脱抑制することが仮説できれば，陰性症状を改善するということを考慮することもできる。前頭皮質で D$_1$ 受容体が陰性症状をもつ患者では有意に減少していることは，第 1 章 B 項に述べた。D$_2$ 受容体は非常に数が少ないので解決は難しいが，陰性症状がみられる患者において，前頭葉前帯状回で D$_2$ 受容体が有意に減少しているというデータも報告された[4]。前頭皮質の 5-HT$_2$ 受容体には統合失調症と差がなかったと報告[5]はある。リスペリドンが陰性症状に対して効果があるとすれば，D$_2$ と 5-HT$_2$ 受容体占有率の比がよいバランスをとるように，適切な用量を使用することが重要ではないだろうか。

b）適応

リスペリドンの効果が陽性症状および陰性症状の両者に優れているとされているが，本項では，陰性症状と認知機能障害を改善する報告[6]について述べる。統合失調症の外来患者 25 名に対して，リスペリドン 2 mg/日を投与開始して，4 週間まで最大 6 mg/日まで服用させた。4 週間後に評価尺度を用いて検査したところ，陽性・陰性症状ともリスペリドン投与前と比べ有意に改善したが，陰性症状の改善率の方が優れていたという。カードテストによる認知機能の結果と，PANSS の結果をみると，認知の上昇と陰性症状の改善が相関していた。

わが国の研究では，少数例であるが初回エピソード未治療統合失調症患者に対して，リスペリドンを単剤治療した報告[7]を紹介しておく。リスペリドンの初回投与量は 2〜4 mg/日として開始し，必要な場合 8 mg/日まで増量した。7 例中，通院中断 1 例を除く 6 例（入院患者 5 例，入院日数 12〜80 日）全例で，リスペリドンにより急性期症状は順調に改善し，1 年間の維持治療においても良好な経過を示した。うち 4 例は，幻聴，被害関係妄想の消失とほぼ同時に，アカシジアあるいは軽度の筋強剛が出現したという。

抗精神病薬の離脱時にリスペリドンに切り替える方法があるので，「抗精神病薬の離脱」の項（103 頁）で述べる。

c）副作用（⇒77頁「Ⅸ 5. 非定型抗精神病薬の副作用」も参照のこと）

国内で実施された臨床試験(723例)において，10%以上の頻度の主な副作用は，アカシジア(17.4%)，振戦(13.1%)，不眠(12.0%)，筋強剛(11.8%)，流涎(11.2%)などである。

d）薬物動態と相互作用

リスペリドンは主として肝臓で代謝される。7-OH リスペリドン，9-OH リスペリドンは水酸化されるが，主代謝物 9-OH リスペリドンの活性は，リスペリドンとほぼ同程度かやや弱い。リスペリドン自体は，主にチトクローム P4502D6 と CYP3A4 により代謝される。

相互作用は，併用禁忌としてエピネフリンがある。これは本剤の α 受容体遮断作用のためである。

2. ペロスピロン　perospirone（図10）

ペロスピロンは，抗不安薬タンドスピロンと同じようにアザピロン系誘導体から合成される。タンドスピロンは大部分の抗不安薬がベンゾジアゼピン系であることと異なって，$5-HT_{1A}$ 受容体の部分的アゴニストであり，自己受容体としてセロトニンの活動を抑制する作用をもつ。

アザピロン系の中で，buspirone は世界各国で使用され，不安障害，うつ病に対して効果を発現し，やはり $5-HT_{1A}$ 受容体の部分的アゴニストである。

アザピロン系化合物のピペラジンの置換基変換体は抗ドパミン D_2 作用をもつことが知られている。この化合物をピリミジル基からベンズイソチアゾリル基に変換することにより，D_2 および $5-HT_2$ 受容体に対する親和性が上昇し，イミド部位の変換で若干の薬理活性が修飾された。この化合物は，わが国の創製であり，ペロスピロンと命名された。

本剤は，従来の抗精神病薬と全く異なる化学構造ベンズイソチアゾール骨格を有し，ドパミン D_2 受容体およびセロトニン $5-HT_2$ 受容体に対し強い結合活性を示す。リスペリドンと同様のセロトニン-ドパミン拮抗薬(SDA)に属する。

わが国で開発されたものであり，1989年から臨床試験を始め，2000年12月に承認され，2001年に発売された。リスペリドンに次ぐ第2のSDAである。定

型的な抗精神病薬とちがって，5-HT$_2$受容体を介助する行動と，急性錐体外路症状性副作用が弱くなっている。

a）作用機序[1]

ペロスピロンは，ラットの実験であるが，脳膜画分においてセロトニン5-HT$_2$受容体に対し，最も高い結合親和性（K$_i$＝0.61，表6）を示す。次いでドパミンD$_2$受容体（K$_i$＝1.4 nM），5-HT$_{1A}$受容体（K$_i$＝2.9 nM）が結合親和性をもつ，パーシャル（部分的）アゴニストである。α$_1$およびD$_1$受容体への親和性は比較的低く，その他の多くの受容体に対する親和性は非常に弱かった。

行動薬理学的検討の結果，ペロスピロンがトリプタミン誘発ラット前肢けいれんの抑制作用などにより，5-HT$_2$受容体拮抗作用をもち，メタンフェタミン誘発ラット運動亢進の抑制，アポモルフィン誘発ラット常同行動の抑制などによりD$_2$受容体拮抗作用をもつことが示された。また，錐体外路系副作用（カタレプシーおよびブラジキネジア誘発作用）が，他の抗精神病薬に比し弱いことが示されている。

b）適応

統合失調症に対し，通常，塩酸ペロスピロンとして成人1回4 mg 1日3回より始め，徐々に増量する。維持量は1日12〜48 mgを3分服とし，食後経口投

表6　ラットのD$_2$，D$_1$，5-HT$_2$受容体に対するペロスピロン，ハロペリドールの作用比較[8]

受容体拮抗	ペロスピロン	ハロペリドール
D$_2$受容体		
親和性（K$_i$, nM）	1.4±0.2	1.8±0.5
メタンフェタミン誘発運動亢進抑制（ED$_{50}$, mg/kg経口）	2.2(1.0-4.9)	0.6(0.3-1.1)
条件回避行動抑制	3.6(1.6-7.9)	0.9(0.5-1.7)
D$_1$受容体		
親和性（K$_i$, nM）	210±18	138±7.6
5-HT$_2$受容体		
親和性（K$_i$, nM）	0.6±0.1	116±10
トリプタミン誘発けいれん抑制	1.4(0.6-3.3)	14(6.8-27)
p-クロロアンフェタミン誘発高直腸熱抑制	1.8(0.9-3.4)	＞30

与する。適宜増減するが，1日量は48 mgを超えないようにする。

開始時の状態像で，幻覚，妄想（陽性症状）が前景となる患者117例に対して，中等度以上の改善率は48％であった。

ペロスピロンの統合失調症に対する臨床的有効性および安全性について，ハロペリドールを対照薬とした多施設による二重盲検比較試験が実施された[9]。その結果，ペロスピロンの精神症状に対する効果については，「欲動性の低下」を含める「陰性症状」に該当する症状で，ハロペリドールより改善効果が有意に優れていた（感情的引きこもり：p＝0.027，運動減退：p＝0.039，情動鈍麻：p＝0.023）。モサプラミンを対照薬とした研究[10]でも，ペロスピロンでは，「運動減退」，「感情的引きこもり」，「情動鈍麻」，「罪却感」，「幻覚」の5項目で改善率が有意に高くなった。ペロスピロンの5-HT_{1A}値は2.9 nMで，他の非定型抗精神病薬に比べて（表8），オランザピン＞10,000 nM，リスペリドン210 nMより，はるかに親和性が高い。幻聴改善や目覚め現象を呈した症例[11]がある。また，不安を抑え，抑うつ症状を改善し，食欲も亢進させる[12]といった効果もあるが，これはタンドスピロンにもみられる，ペロスピロンの5-HT_{1A}作用によるものと考えられる。

c）副作用（⇒77頁「IX 5.非定型抗精神病薬の副作用」も参照のこと）

わが国でペロスピロン投与で生じた副作用に関する報告から，429例のうち267例（62.2％）に副作用が認められている。

副作用発現頻度10％以上の症状を記載する。錐体外路性副作用は，アカシジア（25.4％），振戦（15.2％），筋強剛（12.1％），構音障害（10.5％），流涎などである。精神神経症状は，不眠（21.7％），ねむけ（13.8％），焦燥・不安などで，消化器症状は10％以上はなく，便秘（8.2％）があり，その他の症状として，脱力倦怠感（9.1％）が認められた。

副作用としての臨床検査値の異常は，プロラクチンの上昇（27.5％）のみで，10％以上の検査値異常はない。

d）薬物動態と相互作用

ペロスピロンには，水酸化体など10種の代謝物が認められている。

ペロスピロンの代謝には，主に CYP1A1，2C8，2D6，3A4 が関与しており，CYP3A4 の寄与が最も大きいとされる。

相互作用の併用禁忌は，ペロスピロンには α_1 受容体に対する弱い結合親和性があるために，エピネフリンの α 作用遮断による血圧降下作用を生じるので，禁忌となっている。

併用注意としては，軽度なドパミン受容体遮断作用があるドンペリドン，メトクロプラミド，胃液分泌抑制作用を有するシメチジン（H_2 受容体遮断薬）がある。シサプリド，トリアゾラムは P 450 の分子種 3A4 によって代謝されるので，代謝を競合的に阻害する可能性がある。

3. ブロナンセリン　blonanserin（BNS）

わが国で 2008 年 4 月に発売されており，概略を解説する。本剤は本邦の創薬であり，ドパミン D_2 受容体とセロトニン 5-HT_2 受容体に対する遮断作用を有し，錐体外路症状の発現が少ないと考えられる新規化合物としてシクロオクタピリジン骨格を有する（図 8）。1980 年代に見出され，その後，1992 年から臨床開発試験が始まった。三浦[13]は，リスペリドンを対照として，統合失調症患者 301 症例を二重盲検比較試験により，ブロナンセリンはリスペリドンと同等の効果があると報告した。村崎[14]は，ハロペリドールを対照として，多施設二重盲検比較試験により，ブロナンセリンはハロペリドールより高い改善効果を示したと報告した。その結果，2008 年 1 月に承認を取得した。

ブロナンセリン（BNS）の作用機序[15]は，ドパミン D_2 およびセロトニン 5-HT_{2A} 受容体に対する高い親和性が挙げられ，それぞれ陽性症状および陰性

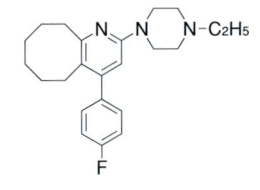

図 8　ブロナンセリンの構造式

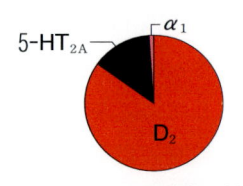

図 9　ブロナンセリンの受容体結合特性
各種受容体に対する K_i 値の逆数（$1/K_i$）の総和を 100% とした場合の，各種受容体に対する親和性の割合を示した。

症状に対する効果と関連していると考えられる(図9)。ドパミン hD_{2L} 受容体の親和性(K_i)は BNS 0.142 nM(ハロペリドール 2.73 nM,リスペリドン 13.2 nM)であり,セロトニン $h5-HT_{2A}$ 受容体の K_i は BNS 0.812 nM(ハロペリドール 45.7 nM,リスペリドン 1.09 nM)であった。また,アドレナリン $α_1$(ラット)受容体の K_i は BNS 26.7 nM(ハロペリドール 8.75 nM,リスペリドン 0.657 nM)と低く,その他セロトニン $5-HT_{2C}$,ヒスタミン H_1,ムスカリン M_1 受容体の親和性も低いため,起立性低血圧,ねむけなどの副作用も少ないと考えられる。ドパミン hD_3 受容体の BNS の K_i は 0.494 nM で親和性が高いが,これについては何らかの作用をもっている可能性がある。BNS は錐体外路症状の発現は少なく,陽性・陰性症状に対する改善効果が報告されている[13,14]。また,BNS による過鎮静はハロペリドールより少数である($p=0.03$)[14]。リスペリドンと対比した有害事象別では,BNS 群の血中プロラクチン増加,体重増加,食欲亢進,起立性低血圧などでリスペリドン群より少ないと評価された[13]。

BNS は CYP3A4 で代謝されるため,相互作用を起こし得る併用薬剤としてはドパミン作動薬(レボドパ,ブロモクリプチン),降圧薬,エリスロマイシン,フェニトイン,カルバマゼピンなどがある。

用法・用量は,通常,成人には 1 日 4 mg,1 日 2 回食後に服用するようにする。空腹時に服用すると,食後より吸収が低下し,作用が減弱することがある。1 日 4 mg から開始し,徐々に増量するが,維持量として 8〜16 mg を 2 回に分けて食後服用する。適宜増減するが,1 日量は 24 mg を超えないこととされる。

Ⅵ ジベンゾチアゼピン系

1. クエチアピン quetiapine(図10)

ジベンゾチアゼピン系のクエチアピンは,clozapine プロトタイプに似る薬理学的プロフィールをもつ非定型抗精神病薬である。2001年2月に市販された。

a) 作用機序

薬理作用は,ドパミン D_2 受容体に比べ,セロトニン $5-HT_2$ 受容体に対する親和性が高いのが特徴である。同時に,各種のヒスタミン H_1,アドレナリン $α_1$,$α_2$,$5-HT_{1A}$,ドパミン D_1 受容体などに低い親和性を有するが,ムスカリン性,

表7　脳の各種受容体に対するclozapineとクエチアピンの親和性(IC_{50}, nM)

受容体	リガンド	clozapine	クエチアピン
ドパミン D_1	SCH-23390	321	1243
ドパミン D_2	spiperone	132	329
セロトニン 5-HT_{1A}	8-OH-DPAT	330	720
セロトニン 5-HT_2	ketanserin	13	148
アドレナリン $α_1$	prazosin	48	90
アドレナリン $α_2$	rauwolscine	37	270
ムスカリン	QNB	288	>10000

Gefvert ら[16]が数篇の文献からまとめたもの。

ベンゾジアゼピン受容体にはほとんど親和性がない(表7)。

PETを用いて,統合失調症患者8名を対象として,クエチアピン450 mgを29日服用したのち,服薬を止めて2時間後に,D_2受容体占有率は線条体で44%であり,5-HT_2受容体は前頭皮質で72%の占有率であった[16]。26時間後になると,D_2占有率は未治療健常者のレベルに低下していたが,5-HT_2では少し低下したものの,50%の占有率を示した。D_2/5-HT_2の占有率の比は,clozapineの比と同等であったという。定型的抗精神病薬では,治療量で線条体に70～90%のD_2占有率を示すという。クエチアピンは,clozapineと同じように錐体外路症状が少なく,定型的抗精神病薬に比し低いD_2占有率しかなくても強い抗精神病薬作用を保有することから,より多くの受容体と結合していることが示唆される。5-HT_2受容体の占有率が高いことも抗精神病薬作用に一つの役を演じているとも考えられる。陽性,陰性症状の両者に有効であるとされるデータがあり,錐体外路性副作用が少なく,プロラクチンは一過性に上昇するが,副作用を生じることはないとされている。clozapineにみられる血液検査上の副作用は,クエチアピンにはほとんどないという。クエチアピンの大量服用で重篤な症状は呈さなかったという報告(付録336頁参照)もあるが,今後は注意すべきであろう。

b) 適応

わが国の治療抵抗性統合失調症患者(22例)に対し,簡易精神症状評価尺度BPRS,陽性・陰性症状評価尺度PANSSを用い,1日量75～750 mgを8週間

投与した。PANSS を検討した結果，妄想，幻覚という陽性尺度，情動の平板化，情動的引きこもりという陰性尺度，心気症，不安の総合精神病理評価尺度のいずれも有意な改善を示し，陽性症状のみならず，陰性症状に対しても効果を示した[17]。後期第II相試験(165例)も BPRS，PANSS を用いて，精神症状別では妄想，幻覚などの陽性症状だけでなく，情動の平板化，情動的引きこもり，受動性/意欲低下による社会的引きこもりなどの陰性症状に対しても有意な改善を認めた。概括安全度について忍容性が高いことを確認している[18]。

クエチアピンは，他の非定型抗精神病薬と同じく，せん妄によく使われる(74頁参照)。また，難治性の不眠症に対してクエチアピンの少用量(10～25 mg/日)が用いられることがある。

まとめると，本剤は統合失調症の陽性および陰性症状の両者に有効である。特に，治療抵抗性の統合失調症患者に対して治療し得る可能性がある薬剤である。

c) 副作用(⇒77頁「IX 5. 非定型抗精神病薬の副作用」も参照のこと)

クエチアピンについて国内の臨床試験を集計(584例)したところ，主な副作用として，不眠，神経過敏，傾眠，倦怠感，不安などが10%以上の頻度で発現することが明らかとなった。5～10%にみられるのは，めまい，アカシジア，便秘，起立性低血圧などである。

本剤に重要なのは，錐体外路症状の発現が低いこと(16.6%)であり，その中ではアカシジア，構音障害，振戦，嚥下障害，流涎，ジストニア，ジスキネジア，眼球回転発作，筋強剛などがみられる。81頁の警告も参照。

d) 薬物動態と相互作用

クエチアピンは主に肝臓で代謝を受け，グルクロン酸抱合化されるものが多い。未変化体と代謝物は，CYP450 の CYP1A2，2C9，2C19，2D6，3A4 活性に対する阻害能が弱い。このため，CYP450 のアイソザイムで臨床上問題になる相互作用はないと推測されている。フェニトイン，カルバマゼピン，バルビツール酸など，3A4 誘導作用を有する薬剤は，併用により本剤の作用が減弱することがある。

ただ相互作用で禁忌になるのは，エピネフリンの投与である。本剤はアドレナ

リンα受容体を遮断するので，α，β受容体刺激剤であるエピネフリンが併用により，β受容体刺激作用が優位になり，血圧降下作用が増強されるおそれがある。

VII multi-acting-receptor-targeted-antipsychotics（MARTA，多元受容体標的化抗精神病薬）

チエノベンゾジアゼピン系の新しい抗精神病薬オランザピンは，広範な各種の神経伝達物質受容体に親和性をもつ特徴がある。多数の受容体を介して，統合失調症の陽性症状，陰性症状，認知障害，不安症状，抑うつ症状などに対する効果があり，錐体外路症状を軽減する（多元作用型 multi-acting）。多数の受容体に，ほぼ同等で，高い親和性をもつから多元（作用型）受容体標的化抗精神病薬（MARTA）と呼ばれるようになった。

1. オランザピン　olanzapine（図10）

オランザピンは2000年12月に承認され，2001年に市販された。

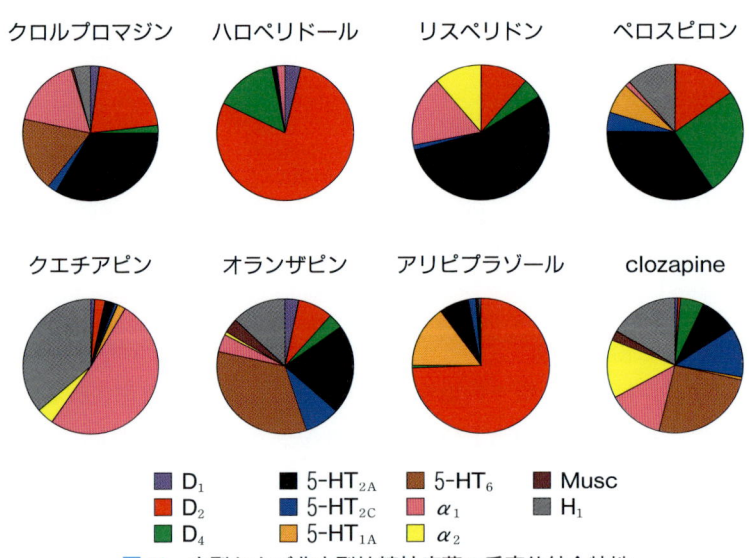

図10　定型および非定型抗精神病薬の受容体結合特性

受容体結合特性の大部分は，アンタゴニストの親和性を有するが，ペロスピロンの5-HT$_{1A}$およびアリピプラゾールのD$_2$，5-HT$_{1A}$は，パーシャルアゴニストである。
Bymasterら[19]が1994〜1996年のデータからまとめた図をアリピプラゾールを含めて改変。

a）作用機序

オランザピンは，多数の神経伝達物質受容体に親和性があり，SDA とは異なり，clozapine に似ている非定型抗精神病薬である（図11）。

表8に各種受容体に対する結合親和性をまとめた。ドパミン（DA）D_2 受容体群（D_2，D_3，D_4），$5-HT_{2A,2B,2C}$，$5-HT_6$，アドレナリン α_1，ヒスタミン H_1 受容体には，同程度に高い親和性を示している。D_1 受容体群（D_1，D_5），$5-HT_3$ 受容体には，やや近い親和性で結合する。

ムスカリン受容体（M_1，M_2，M_3，M_4，M_5）への親和性は *in vitro* では高いが，*in vivo* では弱い[19]。

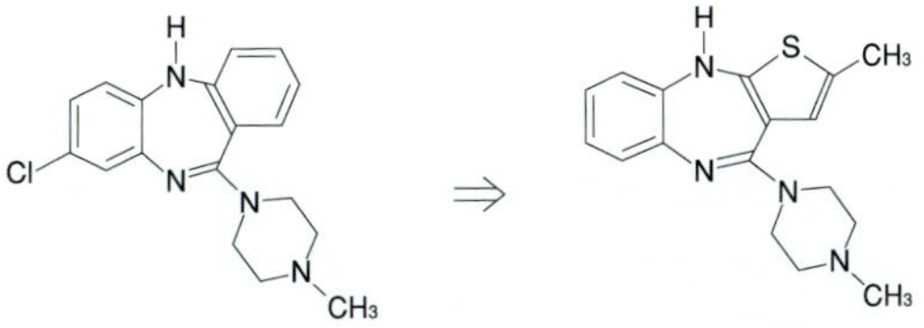

clozapine　　　　　　　　　オランザピン

図11　clozapine からオランザピンへ

　clozapine は1960年代に治験が導入され，統合失調症の陽性症状，陰性症状および治療抵抗性の症状に対する有効性があったが，無顆粒球症の発現率が高いという副作用のため国内で使用できなくなった。また，本剤の治験をする動きもある。clozapine 分子のベンゼン環をチエノ環へ置換し，塩素を除いてできた 2-メチル-4-(4-メチルピペラジン-1-イル)-10 H-チエノ［2, 3-b］［1, 5］ベンゾジアゼピンがオランザピンである。

表8　非定型抗精神病薬の各種神経伝達物質に対する結合親和性（K_i, nM）[25]

受容体	ハロペリドール	リスペリドン	ペロスピロン	オランザピン	クエチアピン	アリピプラゾール
D_1	210	430	210	31	455	265
D_2	0.7	4	1.4	11	160	0.45
D_3	2	10		49	340	0.8
D_4	3	9		27	1600	44
$5-HT_{1A}$	1100	210	2.9	>10000	2800	4.4
$5-HT_{2A}$	45	0.5	0.61（総$5-HT_2$）	4	295	3.4
$5-HT_{2C}$	>10000	25	0.61（総$5-HT_2$）	23	1500	15
α_1	6	0.7	17	19	7	57
H_1	440	20	1.8	7	11	61
M_1	>1500	>10000	>1000	1.9	120	>10000

統合失調症の精神症状に関連するデータとして，ラットの実験でオランザピンによって，前頭前野皮質，側坐核，線条体において，DAとNAが増量した。ハロペリドールでは，カテコールアミンの増加はなかった。オランザピンによって特に前頭前野皮質にDAとNAの放出が増加していた。これらの結果から，D_1受容体を介して，陰性症状を軽減し，覚醒水準を上げ，さらに認知障害を軽減し，気分を改善すると報告された[20]。陰性症状の改善には，5-HT_{2A}受容体の拮抗が考えられる。錐体外路系副作用が少ないのは，オランザピンによって線条体のD_2受容体占有率が低いため，という説明がある。

b）適応

陰性症状に効果があるとする報告が多いが，陽性症状にも効くという。オランザピンの維持療法(5〜15 mg/日)は，ハロペリドール(15 mg/日)と比較して，年間再発危険率はオランザピンが19.7%で，ハロペリドール28%より有意に低いと報告されている[21]。

認知機能と精神運動機能について，高齢健常者を対象として，オランザピン3mgを投与してハロペリドールと比較したところ，オランザピンは投与1日目のみ学習，記憶が障害されたが，4日以内ではかなり順応がみられた。一方，ハロペリドールでは投与期間(4日間)を通じて一貫した認知機能障害が持続した[22]。

統合失調症患者の抑うつ症状にもオランザピンの効果がみられる。3週間で気分障害が改善したという報告もある[23]。

わが国で，治療抵抗性統合失調症20例を対象に，オランザピンの24週間長期投与試験に続けて，継続投与試験(最長2年間)を実施した研究[24]が報告された。24週間で，患者の65.0%が中等度改善以上を示し，PANSS評価では，陽性症状尺度($P=0.014$)，陰性症状尺度($P<0.001$)で，合計点$P=0.001$と有意に改善された。

c）副作用(⇒77頁，「Ⅸ 5.非定型抗精神病薬の副作用」も参照のこと)

安全性解析の対象となった580例を研究した結果，オランザピンの主な副作用として，不眠，ねむけ，体重増加，アカシジア，振戦，倦怠感，不安・焦燥，

興奮・易刺激性などが 10% 以上の率でみられた．また，主な臨床検査値異常は，GPT 上昇，プロラクチン上昇，GOT 上昇，TG 上昇などである．いずれも国内臨床試験のデータをもとにして述べた．

前述の報告[24]によると副作用は，1 週～24 週期間では，ねむけ，不眠(各 45%)，アカシジア(25%)，興奮，不安，性欲亢進，振戦(各 20%)などであり，25 週～12 カ月期間では，ねむけ(33.3%)，不眠および体重増加(各 22.2%)であった．重篤な有害事象は両期間を通じて発現しなかった．安全性について要約すると，治療抵抗性統合失調症患者に対して，オランザピンは 5～20 mg/日の用量範囲内で安全であることが示唆された[24]．81 頁警告も参照．

d) 薬物相互作用

オランザピンは，肝のチトクロム P450CYP1A2 と CYP2D6 イソザイムで代謝される．

オランザピンの $α_1$ 受容体遮断により，エピネフリンの作用における $β$ 受容体刺激作用が優位となり，重篤な血圧低下が起こる(エピネフリンは併用禁忌)．抗コリン作用をもつ抗パーキンソン薬なども注意する．

VIII ドパミン系安定剤　dopamine system stabilizer (DSS)

1. アリピプラゾール　aripiprazole(図 12)

a) 機序

ドパミン自己受容体とは，1972 年に Carlsson らが提唱した概念で[26]，今日までに中枢のドパミン作動性神経シナプス前部には，ドパミンの合成・放出，および発火を抑制的に調節するドパミン自己受容体があることがわかっている．

1972 年以降，シナプス前部にあるドパミン自己受容体は，シナプス後部の D_2 受容体とは薬理学的特徴が異なっていることがわかってきた．この自己受容体は後部の D_2 受容体より，ドパミンやドパミンアゴニストに対する感受性が 10 倍高い[27]．Tamminga ら[28]は 1978 年に，ドパミン自己受容体に作用すると考えられる低用量のアポモルフィンが，統合失調症患者の精神症状を改善させたと報告した．

ドパミン D_2 受容体パーシャルアゴニストとは，「ドパミン D_2 受容体に対して親和性を有し，その固有活性が内在性のフルアゴニストであるドパミンに比べて小さい物質」と定義される。受容体に結合するリガンドは，親和性（affinity，K_i）と固有活性（intrinsic activity）という二つの特徴をもつ。親和性とは，受容体との結合の強さであり，解離定数 K_d（nM）の逆数で，小さいほど強くなる。固有活性とは，リガンドが受容体に結合した時に，情報を伝達する生理的な作用の強さを指す。受容体に結合した際，最大反応に達するものを完全アゴニスト（フルアゴニスト），最大反応に達しないものは部分アゴニスト（パーシャルアゴニスト）という。一方，受容体に結合しても何の反応も生じないものはアンタゴニスト（拮抗薬）という。パーシャルアゴニストはフルアゴニストとアンタゴニストの中間にあり，シナプス間隙での内因性の神経伝達物質の濃度によって，アゴニストにもアンタゴニストにもなる。したがって，パーシャルアゴニストは，ドパミン作動性神経伝達が過剰活動状態時には，内在性の神経伝達物質の作用を抑制するほうに働くので，アンタゴニストとして作用する。一方，ドパミン作動性神経伝達が低下している場合には，アゴニストとして作用する。この作用により，従来の抗精神病薬によってドパミン機能が疲弊する前に，ドパミン機能系を安定化させることが可能になる。Carlsson らは，ドパミン系安定剤 dopamine system stabilizers という名称を提唱して，有望な新薬としてパーシャルアゴニストを挙げている[29]。

統合失調症の陰性・陽性両症状を改善する新薬を創るため，ドパミン自己受容体のアゴニスト作用と，シナプス後部の D_2 受容体の強力なアンタゴニスト作用の両者を保有する新しい化合物の合成を目指し，1987 年に，アリピプラゾールが合成された[30]。

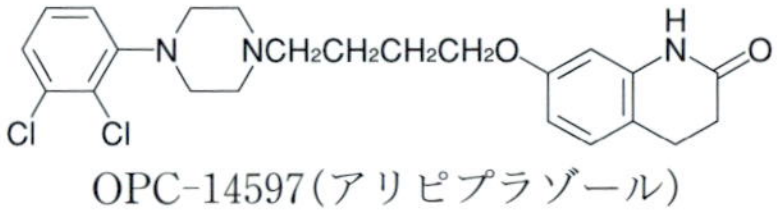

OPC-14597（アリピプラゾール）

図12　アリピプラゾールの構造式

キノリノン骨格および側鎖を改変した OPC-14597 は，自己受容体アゴニスト作用と同時に，D_2 受容体のアンタゴニスト作用を有する D_2 受容体パーシャルアゴニストであり，ドパミン系安定作用を有する新抗精神病薬となった。

b）適応

アリピプラゾールは，統合失調症の陽性・陰性症状の両方に効果があり，副作用は極めて少ない。急性錐体外路症状，遅発性錐体外路症候群，高プロラクチン血症，体重増加，鎮静などの頻度が低く，糖・脂質代謝に悪影響はしない。米国では2002年に認可され，統合失調症の陽性・陰性症状に対して，第一選択薬として広く使用されている。海外ではアリピプラゾールの安全性・忍容性が高く評価されており，わが国でも統合失調症の治療において重要な選択肢として注目されている。

成人には1日6〜12 mgを開始用量，1日6〜24 mgを維持用量とし，1回または2回に分けて投与する。なお，年齢，症状により適宜増減するが，1日量は30 mgを超えないこと。

c）副作用

不眠(27.1%)，神経過敏(14.8%)，アカシジア(11.7%)，振戦(10.5%)，不安(5.6%)，体重減少，筋強剛，食欲不振。81頁の警告も参照。

d）相互作用

肝代謝酵素CYP3A4，CYP2D6，CYP2C9，CYP2C19を有するが，カルバマゼピンは400 mgの量でCYP3A4の誘導作用をもつので，統合失調症患者において本剤30 mgとの併用により，本剤のC_{max}は68%低下した。

e）作用

1）ドパミン系安定剤

アリピプラゾールは，ドパミンD_2受容体のパーシャルアゴニスト作用をもち，従来使われてきた抗精神病薬(D_2アンタゴニスト)とは全く異なる薬理作用を有している[31,32]。アリピプラゾールは，ドパミンD_2受容体パーシャルアゴニストとして，ドパミン作動性神経伝達が過剰活動状態時には，アンタゴニストとして作用する。一方，ドパミン作動性神経伝達が低下している場合には，アゴニストとして作用する。つまり，パーシャルアゴニストは，シナプス間隙での内因性の神経伝達物質の濃度によって，アゴニストにもアンタゴニストにも

なる．この作用により，アリピプラゾールは，従来の抗精神病薬にみられるドパミン伝達の過剰な遮断を避け，適切なドパミン機能は残しつつドパミン系を安定化させることが可能になった．アリピプラゾールは，有望なドパミン系安定剤として位置づけられている[33〜35]．

2) D_2 および D_3 受容体占有率

15名の健常男性に対して，アリピプラゾールを0.5〜30 mgの各種用量を1日1回14日間投与し，[^{11}C]ラクロプライドを用いたPETにより，線条体における D_2 および D_3 受容体の占有率を測定した[36]．その結果，アリピプラゾール0.5 mg群では占有率約40％，アリピプラゾール30 mg群では占有率約90％となり，用量依存的に受容体占有率が上昇した．アリピプラゾールは線条体における D_2 様受容体占有率が80％を超えて非常に高いにもかかわらず，必ずしも錐体外路症状が出現しないのは，ドパミン D_2 受容体のパーシャルアゴニストの低い固有活性によるためと解釈することができる．

3) セロトニン5-HT$_{1A}$受容体パーシャルアゴニスト作用

アリピプラゾールは，セロトニン5-HT$_{1A}$受容体の強力なパーシャルアゴニスト作用も有している[37]．セロトニン5-HT$_{1A}$受容体のパーシャルアゴニスト作用は，抗不安作用と関与している[38]．抗不安薬タンドスピロンや，海外で用いられるbuspironeもセロトニン5-HT$_{1A}$受容体のパーシャルアゴニストであり，K_i はタンドスピロンは25 nM, buspironeは20 nMであるのに比べて，アリピプラゾールは5.6 nMと親和性はより強い[39]．アリピプラゾールのもつセロトニン5-HT$_{1A}$受容体のパーシャルアゴニストとしての作用によって，適切なセロトニン機能は残しつつセロトニン系を安定化させることが可能になった．したがって，アリピプラゾールは，ドパミン・セロトニン系安定剤 dopamine-serotonin system stabilizers[31,37]としても位置づけられている．これらの薬理作用によって，統合失調症にみられる抑うつ，認知障害，陰性症状などの症状に効果を示すことが期待できる[40]．実際，セロトニン5-HT$_{1A}$受容体のパーシャルアゴニストは，統合失調症患者の抑うつ，認知障害，陰性症状を改善すると報告されている[41]．

C 抗精神病薬の種類と特徴

4) セロトニン 5-HT$_{2A}$ 受容体アンタゴニスト作用

アリピプラゾールは，h5-HT$_{2A}$ 受容体に高い親和性を示し（K$_i$；3.4 nM[39]），5-HT$_{2A}$ 受容体アンタゴニスト作用を有する。これまでの研究で 5-HT$_{2A}$ 受容体アンタゴニストは，陰性症状に対して有効であるとされており[42,43]，認知障害や抑うつを改善させる可能性が示唆されている[44]。さらに 5-HT$_{2A}$ 受容体アンタゴニスト作用により錐体外路副作用の出現を抑えるとも報告されている[45,46]。

5) 薬理学的特性と安全性

さらに Shapiro ら[47]が詳細に調べた結果では，アリピプラゾールはより広い薬理学的特性をもつ（表 9）。

以上の受容体の薬理作用を考えると，アリピプラゾールは統合失調症と統合失調感情障害を治療するための抗精神病薬として新世代を開く薬剤であると考

表 9 各種神経伝達物質受容体に対するアリピプラゾールの結合親和性

受容体	アリピプラゾール (K$_i$, nM)	受容体	アリピプラゾール (K$_i$, nM)
5-HT$_{1A}$	5.6±0.8	H$_1$	25.1±2.6
5-HT$_{1B}$	830±260	H$_2$	>10,000
5-HT$_{1D}$	68±11	H$_4$	>10,000
5-HT$_{2A}$	8.7±2.0[a]	α1A	25.7±5.0
5-HT$_{2A}$	35±4[a]	α1B	34.8±5.8
5-HT$_{2B}$	0.36±0.11	α2A	74.3±11.7
r 5-HT$_{2C}$	76±8	α2B	103±10.6
5-HT$_6$	570±95	α2C	37.9±3.3
5-HT$_7$	10.3±3.7	hβ1	141±4.2
D$_1$	1,960±670	hβ2	163±15.0
D$_{2L}$	0.74±0.09	M1	6,780±570
D$_2$	3.3±1.1	M2	3,510±620
D$_3$	9.7±5.4[b]	M3	4,680±440
D$_3$	1.0±0.40[b]	M4	1,520±230
D$_5$	2,590±1,350	M5	2,330±383

放射リガンドおよび非標識関連リガンドを用いて，ヒトのクローン化された cDNA に対して行った（r＝ラット，gp＝モルモット）。数値は，少なくとも 4 個別実験による平均値±SEM で表す。
a）：^{3}H-リガンドによって K$_i$ 値は異なる。
b）：K$_i$ 値は個別実験によって異なる。
Shapiro ら[47]の Table 1 を抜粋改変した。

えられる。アリピプラゾールのドパミン D_2 受容体のパーシャルアゴニスト作用は，D_2 受容体を遮断してドパミン作動性緊張を呈するより，むしろ安定化することが特徴である[33〜35,48]。さらに，アリピプラゾールのもつセロトニン $5-HT_{1A}$ 受容体のパーシャルアゴニストとしての作用によって，セロトニン機能系を安定化させることが可能になった。したがって，アリピプラゾールは，ドパミン・セロトニン系安定剤としても位置づけられている。アリピプラゾールの D_2 受容体と $5-HT_{1A}$，$5-HT_{2A}$ 受容体の組み合わせによる作用は，統合失調症の治療において，陽性症状と陰性症状の両症状を改善させる。プラセボと比較した臨床試験で，陽性・陰性症状を改善し，4週間作用が持続した報告もある[49]。

安全性に関しては，錐体外路症状，鎮静，体重増加，血中プロラクチン上昇などを最小にとどめ，持続的で総合的な効果を発揮することが期待される[49〜51]。

f）海外におけるアリピプラゾールの評価と使用状況

アリピプラゾールの臨床試験は，日本では1990年頃から，欧米でも1993年から開始された。大塚製薬は1999年に米国のブリストル・マイヤーズ・スクイブ（BMS）社と共同開発・販売契約を結び，アリピプラゾールは統合失調症の治療薬として，米国では2002年11月にFDAから認可された。2003年には，慢性期の統合失調症に対する再発抑制で同様に認可された。また，アリピプラゾールが急性躁病の治療に有効であるという報告もされている[52]。

1）統合失調症に対する有効性と安全性

アリピプラゾール群（15 mg および 30 mg）は陽性・陰性両症状に有効であり，プロラクチン上昇や錐体外路症状を起こさず，体重変化量は全治療群とも差がなく，安全性でも優れていた。Marder ら[53]も Kane と同様に，アリピプラゾールが安全性，忍容性とも優れていると報告した。

2）双極性感情障害に対する有効性と安全性

近年，非定型抗精神病薬は，急性躁病の治療に有効であるという報告も多く

なっている。Keck ら[54]は，双極性感情障害に対するアリピプラゾールの有効性を確認するために，急性躁病または混合性エピソードを呈した双極性感情障害患者262例を対象として，3週間の多施設二重盲検試験を実施し，有効性が認められた。

3）海外での使用状況[39,52,55]

2003年に発表されたExpert Consensus Guideline Seriesの「精神病障害の適切な薬理学的治療」[55]における，アリピプラゾールについての記載を以下にまとめる。

陽性症状の顕著な初発患者に対しては，リスペリドンと並び，アリピプラゾール，オランザピンが第一選択薬として入っている。陰性症状の目立つ初発患者ではリスペリドンとともに，アリピプラゾールを勧めている。また，陽性・陰性両症状の出ている初発例に対してはリスペリドン，アリピプラゾール，ziprasidoneが第一選択とされている。複数回のエピソードの症例に対しては，陽性症状，陰性症状のどちらかが目立つ例，あるいは両方みられる例のいずれでも，他の非定型抗精神病薬とともにアリピプラゾールが第一選択薬の一つとして選ばれている（表10参照）。

IX 非定型抗精神病薬について

1. 統合失調症の症状に対する非定型抗精神病薬の選択

アメリカのJ Clinical Psychiatryが，2003年にSupplement 12として「精神障害の適切な薬理学的治療」の「専門家コンセンサスのガイドラインシリーズ（Expert Consensus Guideline Series[56]）」を掲載した。在米の統合失調症の治療の専門家50名が選ばれ，50名中47名が60題の設問に，994の選択肢を有する質問紙によって回答した。全員がMDで，1名はMPH，1名はPharmD学位をもつ。女性は6名，男性は41名で，平均年齢は52歳で，臨床，研究で24年間の経歴がある。

表10にあるように，初発エピソードの患者における陽性症状の一次選択として，専門家はリスペリドンを推奨し，アリピプラゾール，オランザピンを臨床的局面から勧めた。ziprasidone，クエチアピンが上位二次選択にされたのは，

一次選択のリスペリドンほか2薬品が専門家の約2/3に評価されたからである。陰性症状の一次選択は，専門家はリスペリドンとアリピプラゾールを選び，他の3品も上位二次選択に分けられたが，すべて差異は小さいといわれている。ペロスピロンは，海外では使われないが ziprasidone が構造的，効果的にほぼ同等であるので，表10，12の ziprasidone をペロスピロンとして解読されてもよいであろう。ペロスピロンの使用については後述する。陽性・陰性症状を併せもつ患者に対する一次選択は，専門家はリスペリドンを選び，アリピプラゾール，ziprasidone も含まれ，オランザピンとクエチアピンは上位二次選択にされたが，これらの薬物評価の差異は少ない。

　多発エピソードの患者に対して，陽性症状ではリスペリドンを選び，アリピプラゾール，オランザピン，ziprasidone，クエチアピンも一次選択薬とされ，clozapine が上位二次選択とされた。陰性症状の一次選択は，リスペリドンとアリピプラゾール，ziprasidone を選び[57〜60]，上位二次選択はオランザピンとクエチアピン，clozapine が入った。陽性・陰性症状をもつ症例では，リスペリドンとアリピプラゾールが選ばれ，他の一次選択に ziprasidone とオランザピンを含める。上位二次選択には，長時間作用のクエチアピンと clozapine が入る。他の低位二次選択には持効デポ従来抗精神病薬と経口高力価従来薬を選んでい

表10　統合失調症の症状に対する非定型抗精神病薬の選択

臨床症状	一次選択治療		上位二次選択治療		他の二次選択治療
	初発エピソード	多発エピソード	初発エピソード	多発エピソード	
陽性症状	リスペリドン アリピプラゾール オランザピン	リスペリドン アリピプラゾール ziprasidone オランザピン クエチアピン	クエチアピン ziprasidone	clozapine	
陰性症状	リスペリドン アリピプラゾール	リスペリドン ziprasidone	ziprasidone クエチアピン	オランザピン clozapine	
陽性・陰性症状	リスペリドン アリピプラゾール ziprasidone	リスペリドン アリピプラゾール ziprasidone オランザピン	オランザピン クエチアピン	クエチアピン clozapine	経口高力価従来薬 持効デポ従来抗精神病薬

Expert Consensus Guideline Series[56] の 21〜22 頁の本文から修飾。

る。

　専門家は，既往に精神病エピソードをもつ患者に対して，clozapineと持効性注射抗精神病薬を使うように勧めている。しかし，中・低力価従来抗精神病薬の使用を勧めず，経口高力価従来薬の使用にわずかな支持を与える。

　表11は，専門家が初発・多発エピソードに使用する非定型抗精神病薬の適切な用量について，急性期と維持期に分けて示している。ペロスピロンについては，臨床的に考案して用量を書いた。

　表12は，専門家が統合失調症の併発問題を抱える患者の精神症状についての非定型抗精神病薬の選択薬を表示している。攻撃性/暴力に対しては，clozapine，リスペリドンを一次選択し，上位二次選択にオランザピンと持効性注射非定型抗精神病薬(2007年で未発売)を選んでいる。他の二次選択は，クエチアピン，アリピプラゾールと持効デポ従来抗精神病薬，ziprasidoneが入り，備考は添加する治療薬で，バルプロ酸，リチウムが上位二次選択されている。抗不安薬も必要である。自殺行動は，clozapineを一次選択し，上位二次選択に

表11　抗精神病薬の適切な用量(mg/日)

	初発エピソード		多発エピソード		最終最高用量
	急性期	維持期	急性期	維持期	
非定型					
アリピプラゾール	10-20	10-20	15-30	15-20	30
オランザピン	10-20	10-20	15-25	12.5-22.5	40
クエチアピン	350-700	300-600	500-800	400-750	950
リスペリドン	2.5-5.0	2.0-4.5	4.0-6.5	3.5-5.5	10.5
ペロスピロン	12-24	8-24	18-36	16-28	48
従来型					
クロルプロマジン	200-650	150-600	400-800	250-750	950
フルフェナジン	2.5-15.0	2.5-12.5	5.0-22.5	5.0-15.0	25.0
ハロペリドール	3.0-13.5	1.5-10.5	7.0-18.5	6.0-13.5	25.0
ペルフェナジン	8-38	6-36	16-48	12-42	56
デカン酸フルフェナジン(mg/2～3週間)	12.5-37.5	6.25-37.5	12.5-62.5	12.5-50.0	50.0
デカン酸ハロペリドール(mg/4週間)	50-200	50-200	100-250	100-200	250

Consensus Guideline Series[56] を改変。

表12 併発問題をもつ患者に対する非定型抗精神病薬の選択

併発問題	一次選択治療	上位二次選択治療	他の二次選択治療	備考*
攻撃性/暴力	clozapine リスペリドン	オランザピン LAIA#	クエチアピン ziprasidone アリピプラゾール 持効性デポ従来薬	バルプロ酸, リチウム, カルバマゼピン, β-遮断薬, ガバペンチン, ECT, lamotrigine
自殺行動	clozapine	リスペリドン オランザピン ziprasidone	アリピプラゾール クエチアピン 持効性デポ従来薬	SSRI, ECT, リチウム, バルプロ酸
不快感/抑うつ		オランザピン clozapine アリピプラゾール リスペリドン ziprasidone	クエチアピン	SSRI, ECT, リチウム, バルプロ酸, TCA, トラゾドン, mirtazapine, lamotrigine
認知問題		リスペリドン アリピプラゾール オランザピン ziprasidone clozapine	クエチアピン LAIA#	—
物質乱用		clozapine リスペリドン アリピプラゾール オランザピン	クエチアピン ziprasidone 持効性デポ従来薬 LAIA#	—
持続性陰性症状**				グルタミン酸系薬品(グリシン, シクロセリン), SSRI, 従来型抗精神病薬, 刺激薬

* 備考は添加するための治療薬で，一次選択治療と上位二次選択治療に選んだ薬品に下線(＿)を引く．
** 添加するための治療薬は認知問題と物質乱用欄がなく，持続性陰性症状欄に入れた．
♯ LAIA：Long-acting injectable atypical antipsychotic(持効性注射非定型抗精神病薬，未使用)

Expert Consensus Guideline Series(2003年)[56]を改変．

リスペリドン，オランザピン，ziprasidoneを選び，他の二次選択にアリピプラゾール，クエチアピンと持効デポ従来抗精神病薬があり，添加薬としてSSRIとECTがある．不快感/抑うつは，上位二次選択にオランザピン，clozapin，アリピプラゾール，リスペリドン[57~60]，ziprasidoneがあり，他の二次選択にクエチアピンがある．添加薬はSSRIとECTがある．認知問題に対して上位二次選択にリスペリドン，アリピプラゾール，オランザピン，ziprasidone，clozapineがあり，他の二次選択にクエチアピンがある．物質乱用に対しては，上位二次選

択に clozapine，リスペリドン，アリピプラゾール，オランザピンがあり，他の二次選択にクエチアピン，ziprasidone と持効デポ従来抗精神病薬がある。持続性陰性症状に対しては，グルタミン酸系薬品が備考に記載されている。

　ペロスピロンについては，2004 年 2 月に，わが国の第 2 回非定型抗精神病薬シンポジウム（AAS）が開催されて，非定型抗精神病薬に関するアンケート調査の結果について，吉岡[61]が報告した。精神科医は，精神病院所属 66.3％，大学病院所属 11.4％，精神科クリニック所属 11.4％からなり，年齢は，40 歳代が 39.8％，50 歳代が 22.3％であった。約 270 の回答を得たが，統合失調症患者の重症度は，中等から重症の患者が約半分であった。わが国には，4 種の非定型抗精神病薬（アリピプラゾールは未市販であった）があるので，ペロスピロンを含めた調査は重要である。Expert Consensus Guideline Series（2003 年）で，米国の専門家に選ばれた 5 種とは clozapine と ziprasidone が異なるが，ziprasidone の構造はペロスピロンが相似し，ともにセロトニン-ドパミン拮抗薬である。米国の非定型抗精神病薬の一次・二次選択治療に対応して，調査された。興奮が強い患者に用いる薬剤には，一次選択はリスペリドンで，オランザピン，クエチアピン，ペロスピロンが二次選択になっている。幻覚・妄想が前景の患者に対しては，リスペリドン，定型抗精神病薬，オランザピン，ペロスピロンの順で一次選択となっている。陰性症状が前景の患者に対して，オランザピン，ペロスピロン，クエチアピン，リスペリドンが一次選択となっている。不安・抑うつ症状を伴う患者には，ペロスピロンが一次選択となったことが特徴的で，オランザピン，クエチアピン，リスペリドンは二次選択となった。久住[57,58]がアンケートを解析した結果を，統合失調症の症状に対する非定型抗精神病薬の選択指標として表 13（2004 年）と表 14（2006 年）に示した。統合失調症に対する薬物の副作用も重要なので表 15 に示した。2006 年 2 月に，第 3 回非定型抗精神病薬シンポジウム（AAS）が開催され，ペロスピロンの特徴について EBM 委員会が作った貴重なデータを参考にして，表 13, 14, 15 が作成された。米国の専門家による表 10, 11, 12 に対して，ペロスピロンを入れた表 13, 14, 15[57~61]が参照されよう。

表 13　わが国の統合失調症患者の症状に対する非定型抗精神病薬の選択（2004 年）

症状	選択
興奮	定型＝RIS≫OLZ＞QTP≧PER
幻覚・妄想	RIS＞定型＝OLZ＞PER＞QTP
陰性症状	OLZ＞PER＞QTP＝RIS≫定型
不安・抑うつ症状	PER＞OLZ≧QTP＝RIS≫定型
認知機能障害	OLZ＞RIS＝PER≧QTP≫定型
不眠	QTP＝OLZ＞RIS＝定型＞PER
高齢者	PER＞QTP＝RIS＞OLZ≫定型

RIS：リスペリドン，OLZ：オランザピン，QTP：クエチアピン，PER：ペロスピロン，定型：定型抗精神病薬
下線＝一次選択　下線＝二次選択　下線なし＝三次選択以下
第 2 回　AAP シンポジウムによるアンケート回答結果（2004 年）を久住[57]により解析。

表 14　わが国の統合失調症患者の症状に対する非定型抗精神病薬の選択（2006 年）

症状	選択
陽性症状（急性期）	RIS≧高力価＞OLZ≧PER≧低力価≧QTP
陰性症状・感情障害	OLZ≧PER≧QTP≧RIS≫低力価＞高力価
再発予防（維持療法）	PER≧RIS≧OLZ≧高力価≧QTP≧低力価
認知障害	OLZ≒PER≒RIS≒QTP≫高力価＞低力価
神経症様症状	PER≧QTP≧OLZ≧RIS＞高力価≧低力価

RIS：リスペリドン，OLZ：オランザピン，QTP：クエチアピン，PER：ペロスピロン
低力価・高力価：定型抗精神病薬，＝下線：一次選択，－下線：二次選択，下線なし：三次選択以下
第 3 回 AAP シンポジウムによるアンケート回答（2006 年）で久住[58]が解析したデータ。

表 15　わが国の統合失調症患者における薬物療法の副作用に対する非定型抗精神病薬の選択

副作用	選択
錐体外路症状・遅発性ジスキネジアの回避	QTP≫OLZ＞PER＞RIS≫低力価＞高力価
悪性症候群の既往	QTP≧OLZ≧PER＞RIS≫定型
心血管系障害の回避	高力価≫PER＞RIS＞QTP＞OLZ＞低力価
抗コリン作用の回避	PER≧RIS≧高力価＞QTP≫OLZ＞低力価
高プロラクチン血症の回避	QTP＞PER＞OLZ＞低力価≧高力価≧RIS
糖尿病リスクの回避	PER＞RIS＞定型≫QTP≧OLZ
メタボリック症候群の回避*	高力価＞PER＝RIS＞QTP＞低力価≫OLZ
過鎮静の回避*	PER＝RIS＞OLZ＞QTP≧高力価≫低力価

RIS：リスペリドン，OLZ：オランザピン，QTP：クエチアピン，PER：ペロスピロン
低力価・高力価：定型抗精神病薬，＝下線：一次選択，－下線：二次選択，下線なし：三次選択以下
第 2 回 AAP シンポジウムによるアンケート回答（2004 年）を久住[57]により解析。
＊第 3 回 AAP シンポジウムによるアンケート回答（2006 年）では，久住[58]により副作用の指標が増えたので，他の項も改訂した。

2. 非定型抗精神病薬による再発抑制効果

非定型抗精神病薬は，第二世代抗精神病薬(second generation antipsychotics; SGA)ともよばれ，第一世代抗精神病薬(first generation antipsychotics; FGA)である定型抗精神病薬と比較して，精神病症状が再発した場合に使われることが多い。

Davis ら[62]は，SGA を FGA と比較するために，統合失調症の患者に対する治療について，1953 年 1 月から 2002 年 5 月までの情報を，コンピュータのデータベース，研究文献，ポスター文献，FDA の情報，ほかの未発表のデータを集積した。それらについて，SGA 対 FGA 間の治療効果に関する無作為試験について，メタ解析を行った。

結果は，主に効果サイズ(effect size)で評価し，これは PANSS，BPRS などによって計算した。効果サイズは，SGA の評価尺度の点と FGA の尺度の点の差を，標準偏差で割った数値として計算される。つまり，SGA と FGA の効力の差異が効果サイズとして表される(表 16)。メタ解析による効果サイズ(95% 信頼区間)は，clozapine=0.49，リスペリドン=0.25，オランザピン=0.21 であり，FGA と比べてそれぞれ有意に差がある($P=10^{-7}\sim 10^{-12}$)。リスペリドン，オランザピンの効果サイズは約 0.25 程度(PANSS 尺度は 4〜6 点，BPRS 尺度は 3〜4 点で対応)の群となっているが，clozapine は FGA に比べる効果サイズ値がよりよい。ハロペリドール対プラセボの研究では，平均効果サイズは 0.60(PANSS 尺度は 12.6 点，BPRS 尺度は 7.8 点)となっている。したがって，リスペリドン，オランザピン対 FGA 薬物の効果は，FGA 対プラセボ(0.60)や clozapine 対 FGA(0.49)などの効果サイズに比べて，半分ぐらいといくぶん弱くなっている。これらの結果から，SGA が均質なグループですべてが同様に効果的であるという Geddes ら[63]の主張を，Davis らは否認している。

アリピプラゾール，クエチアピン，ziprasidone などの 5 品の改善尺度は FGA 群の尺度に比して，統計学的に有意ではなかったという意味で，FGA と同様な効果を示す(表 16)。しかし，これらの SGA が，有意な差がなかったから，FGA と一緒であるということではなく，さらなる研究が必要であろう。ziprasidone については，3〜4 報の研究(患者数 1,341 名)，3 報のアリピプラゾール研究によるポスターデータ(患者 560 名)であるので，さらに十分なデー

表16 第二世代抗精神病薬10品の第一世代抗精神病薬と比較した効果サイズ

抗精神病薬	研究数(n=124)	モデル	効果サイズ	(95% 信頼区分)
Amisulpiride	12	F	0.286	(0.16～0.41)
アリピプラゾール	3	F	−0.003	(−0.39～0.38)
Clozapine	31	R	0.494	(0.32～0.67)
オランザピン	14	F	0.211	(0.14～0.28)
クエチアピン	5	F	−0.008	(−0.17～0.16)
Remoxipride	17	F	−0.089	(−0.20～0.02)
リスペリドン	22	F	0.252	(0.18～0.33)
Sertindole	4	R	0.028	(−0.34～0.39)
Ziprasidone	4	F	−0.038	(−0.15～0.08)
ゾテピン	12	F	0.146	(−0.01～0.30)
ハロペリドール 対プラセボ	7	NA	0.60	(0.44～0.70)

略語 F：固定型モデル　R：無作為型モデル　NA：適用なし
Davisら[62]の表（メタ解析）を改変。

タが必要である。

　いくつかのSGA（clozapine, amisulpiride, リスペリドン, オランザピン）はFGAより有意に効果的であるが，他のSGAでは証明されていない。有意に効果的なSGAは，FGAよりよい機能的回復を生み出すことで，入院費などの医療費用を軽減させ，高価な薬剤費を相殺するので，SGAは費用効果がよい（cost-effective）と考えられる。

　このメタ解析によると，オランザピンとリスペリドンは陽性症状に対してはFGAより軽度に優れているが，陰性症状の認知症状，思考障害，気分，衝撃/興奮に対しては，かなり優れている。

　オランザピンやclozapineは，体重増加，糖尿病が生じ得るし，リスペリドンではプロラクチン値上昇と関与する。リスペリドンやamisulpirideは，用量に関連する錐体外路症状を起こすことがある。しかし，他のSGAでは錐体外路症状は少ない。いくつかのSGAは，多くのさまざまな症状を改善するので，FGAより効果的であり，完全なリハビリテーションができるようになる。したがって，現時点では，効果と錐体外路症状における利点があるので，オランザピン，リスペリドン，amisulpirideは第一次選択薬として考えられよう。

3. せん妄に対する非定型抗精神病薬による治療
a）せん妄について

せん妄 delirium は，意識，注意，認知，知覚の一過性の障害であり，睡眠・覚醒周期と精神運動行動の異常を併発する[64,65]。病因としては非特異的であり，どの年齢にも起こり得るが，60歳以上の患者が多い。発症は通常急激で，経過は1日のうちでも動揺する。4週間以内に回復することが多いが，6カ月間続くこともある。

ICD-10 診断ガイドラインによると，せん妄の確定診断は以下のいずれの症状も軽重にかかわらず存在しなければならない[66]。

①意識と注意の障害（意識は混濁から昏睡まで連続性があり，注意を方向づけ，集中し，維持し，そして転導する能力が減弱する），②認知の全体的な障害（知覚のゆがみ，錯覚と幻覚など視覚的なものが最も多い。場所・人物・時間に関する失見当識），③精神運動障害（寡動や多動，発語の増加や減少），④睡眠-覚醒周期の障害（不眠，昼夜逆転，症状の夜間増悪），⑤感情障害（たとえば抑うつ，不安，恐怖，焦燥，上機嫌，無感情，困惑）

b）せん妄の重症評価尺度

Trzepacz[67]のせん妄評価尺度（Delirium Rating Scale; DRS）の項目は，発症の時間経過，知覚障害，幻覚，妄想，精神運動行動，認知力の程度，身体的障害，睡眠-覚醒周期の障害，気分の動揺性，症状の変動の10評価項目に，0～4点で評価することによって判定する。評価項目の合計がDRS評点となり，最高で32点となる。24点以上得た被検者がせん妄とされる。

c）せん妄の有病率[68]

入院患者における有病率は10～30％であり，入院している高齢者では10～40％とされる。術後患者の51％にせん妄が認められる。また，末期患者の約85％にせん妄がある。

d）せん妄の原因

一般的病因については表示する（表17）。一般身体疾患によるせん妄と診断す

表17 せん妄の原因

1) 認知症(血管性認知症,アルツハイマー型)
2) 脳血管障害(脳梗塞,脳出血,くも膜下出血,慢性硬膜下血腫)
3) 感染症(脳炎,髄膜炎,肺炎,尿路感染)
4) 変性疾患(パーキンソン病,脊髄小脳変性症)
5) 中毒性疾患(急性一酸化炭素中毒後遺症,低酸素脳症,アルコール・薬物およびその離脱)
6) 頭部外傷
7) てんかん
8) 代謝疾患(尿毒症,肝不全,低血糖症,内分泌障害,電解質不均衡)
9) 頭蓋内占拠性病変(脳腫瘍)
10) 頭蓋外腫瘍(肺癌,他の悪性腫瘍)
11) 心疾患(心筋梗塞,狭心症,肺塞栓,心不全)
12) 血液疾患(白血病,悪性貧血,チアミン欠乏症,血小板減少症,赤血球増多症)

Lipowski 他の文献[64,65,68,69] から改変。

るためには,その疾患があることを証明し,その疾患がせん妄と病因的に関連していることを証明しなければならない。せん妄と関連する可能性のある一般身体疾患は多様である。

　薬物乱用[70]は,使用と離脱によってせん妄を発症する[71]。アルコール,カンナビス,コカイン,幻覚薬,吸入薬,鎮静薬,睡眠薬などで起こり得る。都内の麻薬,大麻,覚せい剤の薬物の違法行為での検挙者数は,1年にほぼ3,000人台で推移している。なかでも30歳未満の若者が約6割と高くなっている(東京都の広報第735号。2007/3/1)。乱用されている主な薬物は,MDMA(3,4-メチレンジオキシメタンフェタミン,合成麻薬の一種で乱用者が増えている。「エックス」「バツ」と呼ばれている),大麻(「ハッパ」),覚せい剤(「エス」「スピード」)などである。

e) せん妄の治療(表18)

　米国精神医学会治療ガイドラインコンペンディアム[68]の冒頭に,「せん妄」について解説している。その「治療原則と選択肢」によれば,せん妄の治療はまず病因を同定することが重要であるが,病因が決定されなくても,治療的介入が必要とされる場合が少なくなく,その時はバイタルサイン,水分の摂取量と排泄量,酸素レベルの管理を行うとともに,必要でない薬物を中止し,必要な

C 抗精神病薬の種類と特徴

表18 せん妄に対する非定型抗精神病薬による治療

薬名	N	年齢	投与量* (mg)	DRS (投与前)	DRS (後)	(改善率)	改善期間 (日)	文献
RIS	10	56.8	1.7(0.5〜3)	20	10.6	(80%)	7.1	Horikawa[94] 03
	10	64.7	1.35>0.75	25.2	11.3	(80%)	3〜5	Mittal[78] 04
	64	67.3	2.6	22.5	6.9	(90.6%)	3	Parallada[75] 04
	41	67.8	1.17				7.2	Liu[95] 04
	12	65.6	1.02	(MDAS)23.5	16		4.17	Han[96] 04
OLZ	11	63.5	8.2	17.9	10.3		7.2	Sipahimalani[97] 98
	20	45.8	5.9	20	9.3		3.8	Kim[98] 01
	28	67.5	4.54	(DI)6.7	5.4		3	Skrobik[82] 04
	79	60.6	6.3	(MDDS)19.85	10.48	(70%)	2〜3	Breitbart[99] 02
QTP	11	57.6	211.4	20.9	2.7	(90%)	6.5	Schwartz[100] 02
	12	74	93.75	18.25	8.0		5.91	Kim[101] 03
	12	67.3	44.9	18.1	9.3		4.8	Sasaki[86] 03
	22	69.1	127.1	21.8	9.3	(86.3%)	7.1	Pae[87] 04
PER	38	69.4	10.0	(DRS-98)23.9	7.0	(86.6%)	5.1	Takeuchi[92] 07
	40	75.7	8.5	25.6	12	(85%)	5.1	小森[90] 05
	20	85.5	5.0	17.5	6.01		7	伊藤[91] 04
APZ	14	70.9	5〜10〜15	25.1	9.4			Straker[93] 06

RIS:リスペリドン,OLZ:オランザピン,QTP:クエチアピン,PER:ペロスピロン,APZ:アリピプラゾール
* 投与量は,文献により異なるが,せん妄改善に有効な平均投与量とされた報告が多い。
Boettgerら[102]の表を改変。

薬物の投与量は最小限に抑えるべきである。せん妄の治療の目標は,原因を早く発見し,その障害に対する治療を早急に行うことによって,合併症を予防することにある。また,せん妄患者は,自分や他者に対して危害を及ぼす可能性があるため,安全性をモニターし,精神状態を評価して管理する。環境的および支持的介入をしながら,身体的介入として薬物治療がしばしば行われるが,主に抗精神病薬がせん妄の治療に使われている。ハロペリドール1〜2mgを必要に応じて2〜4時間ごとに投与することが提案されている。高齢患者に対しては,同薬0.25〜0.5mgを4時間ごとに投与する低用量投与が考えられている。焦燥性興奮患者では,ハロペリドールの持続点滴静注の方法もある。24時間以内に10mgの同薬静注を8回以上使うことが必要な場合もある。

ハロペリドール以外にせん妄に使う薬物をわが国で調査した結果,ミアンセリン,フルニトラゼパム,レボメプロマジン,チアプリド,トラゾドンなどの

順で使用されていた[72,73]。ベンゾジアゼピン系抗不安薬も，たとえばロラゼパムなどは用いられている。

　米国精神医学会治療ガイドライン(1999)には，せん妄患者に対する新しい抗精神病薬による治療の安全性と有効性についての情報は少ない。Schwartz[74]は，多くのドパミン拮抗の抗精神病薬は，せん妄の治療に有効であるが，新しい非定型抗精神病薬は同様な有効性とよりよい耐性を供給することを期待でき，精神病の治療に対して共通な所見と矛盾しないと論じた。彼らは，リスペリドン，オランザピン，クエチアピンなど米国で得られる新しい非定型抗精神病薬によるせん妄の治療についてレビューしている。しかし，未だその文献は少なく，無作為化比較試験研究も欠けている。

　わが国で使われている非定型抗精神病薬は，リスペリドン，オランザピン，クエチアピン，ペロスピロン，アリピプラゾールであり，せん妄に対して効果がある報告について，記述する。

1) リスペリドン(RIS)

　Parallada ら[75]は，DSM-IV で診断された入院中のせん妄患者 64 名(平均年齢 67.3 歳)を対象として，RIS を内用液(1 mg＝1 mL)を用いて，最初の用量は 1.25 mg/日(65 歳以上)あるいは 2.5 mg/日(65 歳以下)として投与を始め，1 日 2 回を与えた。最初の 24 時間の治療日用量は，2.6±1.3 mg であった。3 日目は 2.6±1.7 mg で，7 日目には減少して，1.5±0.8 mg となった。ほとんどの患者は 1 週間以内の日数で治療を終わっている。効果は，せん妄の重症度の評価尺度である DRS(Trzepacz's Delirium Rating Scale[76])で行い，投与前は平均 22.5 点であった。DRS が 13 点以下に下降したものを有効とすると，最初の 72 時間以内に 90.6％(58/64)の患者で有効であった。7 日目には，DRS の平均は 6.8 となった。陽性症状評価尺度 PANSS-P は最初 21.5 だったが，7 日目に 10.1 になった。認知症状を評価する MMSE は 13.1 から 7 日目に 26.4 となった。せん妄の症状は，少量の RIS によって，早期に改善し，よい臨床反応をもたらしたといえよう。少量の RIS(0.5～1.25 mg/日)は認知症の激越に対しても有効である[77]。有害事象は，2 例がねむけ，1 例が嘔気であり，錐体外路症状はなかった。

Mittalら[78]は，DSM-IVで診断された入院中の10名のせん妄患者(平均年齢64.7歳)を対象として，RIS 0.5 mgを1日2回投与した。毎日，DRSとCTD (Cognitive Test for Delirium[79])とESRS(Extrapyramidal Symptom Rating Scale[80]，錐体外路症状評価尺度)を評価した。第1日目は，平均用量は1.35 mg/日であり，平均維持用量は0.75 mg/日であった。せん妄重症度のDRSスコアの1日目は25.2であったが，6日目で11.3と有意に減少して改善した。3～5日目に10名中8名がせん妄の症状が顕著に改善した。ほかにも，RISの少量でせん妄が改善したとする報告[81]がある。

2) オランザピン(OLZ)

Skrobikら[82]は，大学関連病院のICUに入院しており，せん妄と診断された73名の患者を対象として，OLZとハロペリドールについて無作為(奇数/偶数日による)投与して，比較研究をした。ハロペリドール群(平均年齢63.26歳)には，2.5～5 mgを8時間ごとに投与し，OLZ群(年齢67.5歳)に5 mg/日を投与した。60歳以上の患者には，ハロペリドール群に0.5～1 mgとし，OLZ群に2.5 mg/日を投与した。せん妄の症状重症度には，せん妄指数(DI, Delirium Index, 7項目と4点尺度で最高値は21点)[83]を用いた。全患者は第1日目はDI 7.08であったが，5日目に5.05と減少した。DIの減点はハロペリドール群とOLZ群ともにみられ，両薬の減点経過に差異はなかった。ESRS[80]では，OLZ群は有害事象はなく，ハロペリドール群の6名に錐体外路症状を生じた。ICUの臨界期のケアにおけるせん妄患者に対しては，安全性の面からはOLZを使用すべきであると報告した。

興津ら[84]は，OLZによるせん妄治療の有効例を報告している。48歳の女性が腎不全により45歳時に腎移植を行ったが，術後2週間後より注意障害，見当識障害，睡眠障害が増悪して，精神科医がせん妄と診断し，リスペリドン1.5 mg/日を投与して約1週間で症状が軽快して，退院後は車を運転して買い物ができた。48歳の頃，不眠と徐々に辻褄のあわないことを言うようになった。入院したところ，思路の散乱著明，的外れ応答，見当識障害がみられた。リスペリドン内用液を2 mLで開始し，第6病日に疎通性がやや改善したが，リスペリドンによる薬疹で中止した。ペロスピロン4 mg/日を開始して疎通は良好となった

が，24 mg/日まで増量しても亜昏迷状態が改善せず，40 病日より OLZ 2.5 mg/日に置換した．57 病日に OLZ 5 mg/日に増量し，ペロスピロンを漸減中止した時に，せん妄症状はほとんどない寛解状態に安定してその後退院した．外来通院にて OLZ 10 mg/日を内服していたが，車の運転なども含めて，完全に元来の生活レベルへ回復した．

また，井貫ら[85]の症例は 70 歳の女性で，腹膜炎に対して緊急手術を施行した日の夜，不眠と幻視が出現し，術後せん妄と考えられ，ハロペリドール 5 mg の点滴を 3 日間施行したが無効であった．術後 4 日目に精神科にコンサルトがあり，OLZ 口腔内崩壊錠 10 mg/日を眠前投与した．幻視などは消失したが，不眠を認めたので，術後 5 日目に 15 mg/日を投与したところ，不眠を認めずせん妄も消失し，術後 7 日目に投与を終了した．

3）クエチアピン（QTP）

Sasaki ら[86]は，大部分が入院中の手術後や重篤熱傷，悪性黒色腫，喉頭癌などのせん妄と診断された 12 名の患者（平均年齢 67.3 歳）に対して，まず 25 mg/日あるいは 50 mg/日の QTP を投与し，DRS, MMSE, DIEPSS を用いて評価した．平均 QTP 量は 44.9 mg/日で，改善までの日数は 4.8 日だった．DRS は，最初 18.1 となり，寛解時は 9.3 と減少した．MMSE は，8 名で評価して 19.6 から 24.0 に上昇した．薬原性錐体外路症状の評価（DIEPSS）は 1.5 から 0.7 に下降した．顕著改善 5 名/12 名，中等度改善 7 名/12 名であった．QTP は M_1 受容体の親和性が低いので，せん妄の治療に合っていると述べ，同時に QTP が短い半減期（3.5 時間）と早い吸収を示すことは，せん妄の治療に有利であると考察している．

Pae ら[87]は，韓国のせん妄をもつ入院患者 22 名（平均年齢 69.1 歳）に関して報告した．患者内訳は，認知症（7 名），肺ガン（5 名），頭蓋内出血（5 名），他の原疾患である．QTP の初期用量は 37.5 mg/日であり，投与中の最高量は 177.3 mg/日となり，平均日用量は 127.1 mg/日であった．QTP 治療期間は，8.5 日であった．DRS-R-98 尺度（重症度項目 13，診断項目 3 の計 16 項目で 0〜3 点で評価）を用い，投与前が 21.8 から投与後は 9.3 と，有意に減少した．DRS-R-98 の点数が 50% 以上減った患者は 19 名（86.3%）であった．

わが国で，せん妄に対してQTPを使用した症例報告は，吉宗ら[88]，中島ら[89]がある。アルコール依存症の離脱によるせん妄に対して，QTPやリスペリドンを使っている。

4) ペロスピロン(PER)

小森ら[90]は，DSM-IV のせん妄の診断基準を満たし，DRS で 12 点以上を評価された 40 症例(平均年齢 75.7 歳)を対象にして，PER 4 mg/日から開始した。40 症例中 34 症例で DRS が 12 点未満となり，「改善」と判定された。改善率は 85％であり，6 例は PER 無効であった。DRS が「改善」されるまでに要した日数は 5.1 日であった。改善例の PER 投与量は 8.5 mg/日であった。有害事象としては，PER 12 mg/日の投与により，日中の傾眠を示したが，8 mg に減量して軽快した。彼らは，PER の利点としては，糖尿病合併症例における投与が禁忌ではないこと，薬理学的にはセロトニン 5-HT_{1A} 受容体の部分的なアゴニストを有する点に注目しているが，その点ではタンドスピロンも有効性をもつかも知れない。

伊藤[91]は，老人福祉施設入所中の，中等度から重度の老年認知症で，ICD-10 により，F 05.1「せん妄，認知症に重なったもの」と診断されたせん妄を中心とした認知症随伴症状が出現した 20 名(平均年齢 85.5 歳)を対象とした。PER の投与は就眠前 4 mg から始め，症状によって適宜増減と投薬時刻の調整をした。アルツハイマー認知症が 17 例，脳血管性認知症が 3 例であった。投与前の DRS は 17.5 であり，投与 4 週後に 6.7 となり，有意な減少がみられた。16 例において DRS のスコアが投与前の 50％以下になり，著明な改善が認められた。PER の平均投与量は 5.0 mg/日であった。7 日以内に DRS の著明な減少がみられた。DRS の有意な減少がある 18 例の患者は，投与された初日から不眠が解消し，夜間の症状も改善された者が多かった。

Takeuchi ら[92]は，DSM-IV でせん妄と診断された 38 名の入院患者(平均年齢 69.4 歳)に対して，PER の投与を行った。DRS-R-98 は，投与前 23.9 から数日(平均 5.1 日)で 7.0 と有意に減少した。患者の原疾患は，術後状態 22 名，心不全 4 名であり，他は脳腫瘍などであった。PER 投与量は，初日は平均 6.5 mg/日を投与し，最大処方量は 10.0 mg/日であった。有害事象は重症なものは

なく，倦怠感5名，ねむけ2名，アカシジア1名，血圧低下1名であった。PERはムスカリンM_1受容体，$α_1$アドレナリン受容体に結合する親和性が低いので，せん妄の悪化や低血圧は起こらないことが利点であろうと考察している。

5) アリピプラゾール（APZ）

Straker ら[93]は，DSM-IV でせん妄と診断された14名の患者(平均年齢70.9歳)に対して，APZ を適宜増減として，5 mg/日から15 mg/日投与を行っている。DRS-R-98 は投与前の25.1から9.4に有意に減少しており，50％が改善した。

4. 非定型抗精神病薬のメカニズム ——「速い解離」仮説 ——

clozapine について，"atypical"（「非定型」）の用語を初めて使用したのは Hippius[103] であったが，その後，"clozapine-like"（様）などと呼んだこともあり，「非定型」の用語には，多くの定義が討論された。中心になった定義は，錐体外路症状（EPS）が少ないか，出現しないこと，それにプロラクチンの上昇を避けられることとまとめられている。[^{11}C]raclopride を用いて，リスペリドンやオランザピンの場合，PET による線条体 D_2 受容体占有率は60％と80％の間で定型薬と同じルールである。しかし，clozapine やクエチアピンは例外的であり，D_2 受容体占有率は 60〜80％ルールに合わない。clozapine の治療効果用量を服薬している患者の線条体 D_2 受容体占有率は，0％と約50％の間である。非定型抗精神病薬に例外的なこの2剤は，ドパミン D_2 受容体との結合に関しては，速い解離仮説によって薬理学的に説明される（Seeman[104,105]，Kapur[106,107]）。clozapine，クエチアピン，ハロペリドールを服薬している患者の線条体 D_2 受容体占有率を PET によって，24時間測定した。ハロペリドールは 7.5 mg/日を飲んで，占有率78％から70％に減るだけであったが，clozapine は 350 mg/日で，占有率は2時間では70％で，10時間目に50％になり，24時間目には20％以下になった。クエチアピンは 400 mg/日で，最初は60％以上占有したが，12時間目は 1/3 の占有になり，24時間目には占有は消失した。clozapine やクエチアピンはドパミン D_2 受容体に結合しても，すぐ遊離するので，D_2 受容体の低占有率の状態に対して，内在性ドパミンが置き換わって対応

できる。Seeman[105]は，非定型抗精神病薬と EPS について「速い解離」("fast-off")理論を，Kapur らとともに提議しており，これについて簡単に解説する。非定型抗精神病薬は，ドパミン D_2 受容体に対して親和性が低く(表6〜8)，D_2 受容体にゆるく結合し，受容体から速く遊離する。一方，定型抗精神病薬は D_2 受容体に対して親和性が高く，D_2 受容体に強固に結合し，結合状態を維持する。したがって，clozapine やクエチアピンなどの非定型抗精神病薬は，24時間以内に結合しなくても，EPS がなく，治療効果をもたらすと考えられる(表25，111頁参照)。

リスペリドンは最も弱い非定型抗精神病薬とされるが，表8にみるように，$K_i = 4$ nM であるので，結合力は強固となる。本薬は用量依存的に 6 mg/日以上を服用する患者の 60〜70％が EPS を惹起するが，この量では，臨床効果は不十分であり得る。

定型と非定型抗精神病薬には，結合力の強固なものとゆるいものがあるが，これは正確ではなく，親和性の間に差があっても，用量依存的に EPS を生じ得る。定型と非定型抗精神病薬の境界は，鮮明な隔離ではなく，むしろ両薬の境界が重なり合っている。clozapine やクエチアピンは非常にゆるい結合を示すので，本質的に EPS を起こさない。オランザピンと clozapine は抗コリン作用を有するので，抗 EPS メカニズムを付加される。

5. 非定型抗精神病薬の副作用
a) 各種非定型抗精神病薬の副作用特性

非定型抗精神病薬の副作用には，EPS 以外にも有害事象がある。体重増加や血糖上昇の問題が重要視されて，オランザピンやクエチアピンの糖尿病ケトアシドーシスによる死亡例が出て，緊急安全性情報が出された。EPS もリスペリドンを増量すると発症する。表示した(表19)Tandon[108]は，各種非定型抗精神病薬の副作用特性がそれぞれ明らかに異なっていると述べる。正しく投与の方法を学ぶべきで，例えば，リスペリドンはめまいを避けるため低用量が望ましく，クエチアピンはもう少し増量，アリピプラゾールは 10〜20 mg でその真価が発揮されるという。

表19　非定型抗精神病薬の副作用特性*

	HAL	CLZ	RIS	OLZ	QTP	APZ	PER**
錐体外路性症状（EPS）	＋＋＋	0〜±	0〜±	0〜±	0〜±	0〜±	
増量によるEPS	＋＋＋	0	＋＋	＋	0	＋	＋
遅発性ジスキネジア	＋＋＋	0	±	±	±	±	？
プロラクチン上昇	＋＋＋	0	＋＋＋	±	±	－	＋＋？
顆粒球減少症	±	＋＋	±	±	±	±	
抗コリン作用	±	＋＋＋	±	＋	±	±	±
AST/ALT上昇	＋	＋	＋	＋	±	±	
血圧低下	＋	＋＋＋	＋＋	＋	＋＋	±	＋
鎮静	＋	＋＋＋	＋	＋＋	＋＋	±	＋
QTC延長	±	＋	±	±	±	±	±？
体重増加	＋	＋＋＋	＋	＋＋＋	＋	±	±？
血糖値上昇	－	±	＋＋	＋＋	±		－？

HAL：ハロペリドール，CLZ：clozapine，RIS：リスペリドン，OLZ：オランザピン，APZ：アリピプラゾール，PER：ペロスピロン
* Tandon[108,109]の表を改変．** Perospironeの評価は兼田ら[110]，村崎ら[9]による．

b）非定型抗精神病薬による悪性症候群（neuroleptic malignant syndrome：NMS）

　非定型抗精神病薬は，ドパミンD_2受容体の遮断作用を有するので，NMSを誘発する可能性がある[111]．しかし，非定型抗精神病薬は，錐体外路性副作用を起こす可能性は定型抗精神病薬よりも低いので，NMSを生じても，定型抗精神病薬によるNMSとは質的，量的に異なっていると報告されている[111,112]．

　Ananthら[111]は，非定型抗精神病薬による，DSM-IVの診断基準に合うNMSを，MEDLINEで検索し，68症例（女性21，男性47）を解析した．内訳は，clozapine 21例，リスペリドン23例，オランザピン19例，クエチアピン5例である．その後報告されているペロスピロン3例[113〜115]，アリピプラゾール8例[116〜122]を含めて計79例につき表20に記載した．投薬量の変化によるNMS発症の内訳は，非定型抗精神病薬の増量（31例），減量（2例），処方量変化なし（38例），不明（8例）であった．原病診断は，統合失調症41例，統合失調感情障害11例，双極性感情障害9例，認知症5例，他の精神病3例，うつ病2例，不明5例である．79症例中32例は非定型抗精神病薬のみの処方であったが，残りの44例は他の向精神薬を併用しており，ベンゾジアゼピン20例，benztropine 12例，抗うつ薬9例，バルプロ酸9例，リチウム8例，定型抗精神病

表20　非定型抗精神病薬による悪性症候群

	RIS	OLZ	QTP	PER[113~115]	APZ[116~122]
患者数	23	19	5	3	8
平均年齢	48.3±22.0	48.5±20.3	37.6±13.7	52+6.5	23.4+2.8
処方量(MG/日)	4.3±3.1	9.7±2.3	412.5±317	12+3.3	17.1+19.4
精神障害診断					
統合失調症など	13	13	4	2	4
感情障害	4	4	0		2
不明	6	2	1	1(SLE)	1(ADHD)
精神遅滞	2	3	1		1
発症日数(日)	46.3±134	135±321	7.0±5.0	13.6+17.0	15.7+14.6
CPK(U/L)	9209±21199	6421±10776	7926±8313	19613	7419+23139
発熱(℃)	38.8±1.27	38.8±1.4	38.5±0.86		37.6+3.24
EPS発症(%)	91	68	80		100
回復日数(日)	12.7±16.0	7.5±6.2	5.8±2.77	4.7+2.0	4.13+4.77
再投与可能(N)	2	4	0		0
死亡(N)	2	1	0		0
ダントロレン	2	2	0		2
ブロモクリプチン	4	2	0		2

RIS：リスペリドン，OLZ：オランザピン，QTP：クエチアピン，PER：ペロスピロン，APZ：アリピプラゾール
Ananthら[111]の多くの文献から作製された表を改変。

薬11例，その他9例であった。79症例中45例は，身体疾患はなかった。残りの23例は，高血圧症8例，感染病5例，心循環病4例，糖尿病3例，他の疾患9例，精神遅滞10例であった。残りの18例の併用薬は，抗生物質6例，H_2遮断薬4例，docusate(下剤)4例，利尿薬3例，気管支拡張薬3例，β-遮断薬2例，ステロイド2例などである。

非定型抗精神病薬処方によるNMS発症までの平均日数(68症例)は，120±386日間であるが，62%の患者はNMSが2週間以内に発症している。NMSが回復するまでの平均日数は，9.97±11.2日であった。

NMSの68症例のうち，19例が非定型抗精神病薬を再投与され，11例はNMSを惹起した同じ非定型抗精神病薬を再投与した。このうちNMSが再発したのは4例のみであった。

79症例のうち，25症例はダントロレンあるいはブロモクリプチンによって治療した。リスペリドン群の2例(67歳，82歳)とオランザピン群の1例(60歳)が死亡した。3例ともEPSを伴っていた。しかし，79例の患者中3例の死亡率は，

定型抗精神病薬で言われているより低い率である。一方で，定型抗精神病薬によるNMSの死亡率も以前に較べて減少している。これは，より早期に発見され，治療を開始されていることが関連していると考えられる。

c）非定型抗精神病薬の錐体外路症状発現率（図13）

　clozapineやクエチアピンは，ほとんど錐体外路症状（EPS）の発現率はなく，オランザピンとリスペリドンは従来の抗精神病薬よりEPSの発現率は少ないものの，投与量に依存して出現する。Conleyら[123]は，非定型抗精神病薬を第二世代抗精神病薬（second-generation antipsychotics：SGA）としている。SGAは効果的な臨床用量を投与すると，すべて従来の抗精神病薬より顕著にEPSが少なくなっている。従来の定型抗精神病薬の使用では，EPSは日常的で，重症な副作用を併発し得る。患者の訴えは，不快感（discomfort）と苦悶（distress）に加えて，EPSによってコンプライアンスが悪くなり，結局は治療結果が悪くなる。SGAは急性と遅発性に起こるEPSの両者に減少をもたらす。すべての

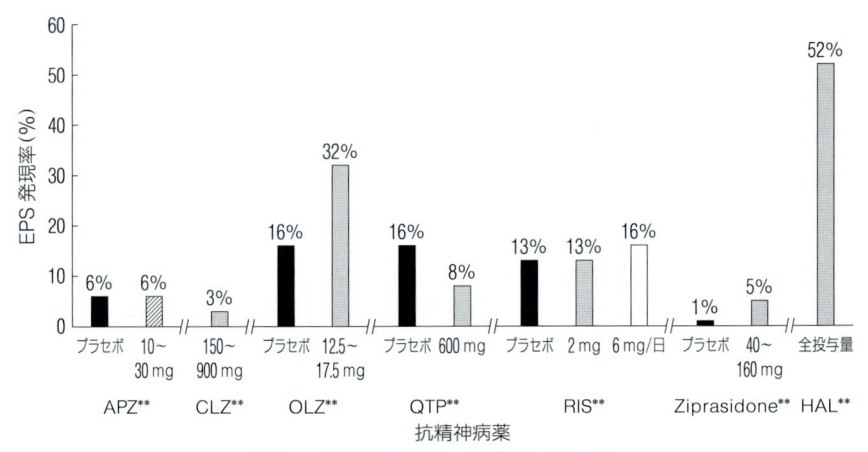

図13　錐体外路症状の副作用の発現率

APZ：アリピプラゾール，CLZ：clozapine，OLZ：オランザピン，QTP：クエチアピン，RIS：リスペリドン，HAL：ハロペリドール
　＊短期間／プラセボ比較試験による。
＊＊米国添付文書に記載された以下の用語に基づく錐体外路症状の百分率：急性ジストニア，パーキンソニズム，アカシジア，遅発性ジスキネジア，ジストニア症状，無動，強剛錐体外路症状，緊張亢進，頸部強剛，振戦。
Conleyら[123]の図を改変（データはPhysician's Desk Reference, 57th edition, 2003による）。

SGA はおおむね EPS を少なくし，大きい問題を併発し得る抗パーキンソン薬の投与を減ずることができる．長期間の研究データでは，SGA が遅発性ジスキネジアの発症リスクも減少させることを示唆している．

d）その他の副作用

表 19，図 13 に示すように，EPS は少ないが，体重増加，糖脂質代謝異常などが現れて，糖尿病などの生活習慣病を発症させ得る．米国糖尿病学会（ADA）のコンセンサスでは，代謝異常の比較で，体重増加リスクはオランザピンと clozapine は（＋＋＋）で，リスペリドン，クエチアピンは（＋＋）で，アリピプラゾールは（－）となっている[124]．糖尿病リスクでもオランザピンと clozapine は陽性となっている．オランザピンとクエチアピンの有害事象として，食欲亢進はヒスタミン H_1 受容体に高い親和性があると考えられる[125]．体重増加による耐糖能障害を生じるといわれていたが，Newcomer[126] は，今までの症例報告を調査したところ，非定型抗精神病薬によって糖尿病を発症した 1/4 は，体重増加なしに糖尿病を出現したと報告した．非定型抗精神病薬の直接作用がインスリン抵抗性，糖不耐性の機序であると考えられる．

オランザピンやクエチアピンを投与し高脂血症を発現した症例では，トリグリセリド（TG）（正常値 50〜150 mg/dl）が 600 mg/dl を超える症例が多い[127]．高プロラクチン血症は，ドパミン D_2 受容体遮断によりプロラクチン濃度が上昇して，女性で乳汁分泌があることもある．プロラクチン上昇は，RIS で生じるが，長期にプロラクチン値が上昇し続けると，骨粗鬆症，乳癌の発症も報告がある[128]．他の非定型抗精神病薬はプロラクチン濃度を上昇させることは少ない（表 19）．オランザピン，クエチアピン，アリピプラゾールの警告は以下のようである．

> **警告!!** 1）著しい血糖の上昇から，糖尿病性ケトアシドーシス，糖尿病性昏睡等の重大な副作用が出現し死亡の可能性→血糖値の測定等観察を十分に　2）上記副作用があることを患者および家族に十分に説明し，口渇・多飲・多尿・頻尿等の異常が出現したら直ちに投与中断し医師の診察を受けるよう指導する

X その他

チエピン thiepin 系として，わが国で創製されたゾテピン zotepine がある。ゾテピンは抗ドパミン作用と同時に 5-$HT_{2A,3C}$ 受容体遮断作用をもつ。ゾテピンは中等度の $α_1$ と H_1 遮断作用を有するが，ムスカリン受容体の親和性は強くない[129]。ゾテピンは非定型抗精神病薬として分類されている[130]。

非定型抗精神病薬による躁病の治療は第 2 章 D Ⅵ の 3 項（204 頁）を参照されたい。

この他，イミノジベンジル系の二つの化合物，カルピプラミン carpipramine とクロカプラミン clocapramine があり，両者はともに中等度の $α_1$ 遮断作用と抗コリン作用を示す。この二つの薬は，三環系抗うつ薬の主要骨格であるイミノジベンジル環にブチロフェノンの主要骨格をつけてわが国で開発されたもので，1991 年に第三のイミノジベンジル系抗精神病薬としてモサプラミン mosapramine が使えるようになり，その賦活作用に期待がかけられている。

XI 持効性抗精神病薬

1. 種類

現在わが国には 2 種類の抗精神病薬のデポ剤（4 週持効）がある（表 21）。

表 21 持効性抗精神病薬

一般名 / 主な製品名	構造式	剤形	用量
デカン酸フルフェナジン / フルデカシン		25 mg/1 ml/V 筋注キット 25 mg	1 回 12.5〜75 mg 4 週間隔で筋注
デカン酸ハロペリドール / ネオペリドール，ハロマンス		50・100 mg/1 ml/A	1 回 50〜150 mg（ハロペリドールとして）4 週間隔で筋注（深部に注射）

a）デカン酸フルフェナジン（フルデカシン®）

これはわが国では 1990 年に発売されたもので，1 バイアル中に 25 mg のフルフェナジンを含有し，1 回 12.5〜75 mg を 4 週間隔で筋注する。

b）デカン酸ハロペリドール（ネオペリドール®，ハロマンス®）

1 アンプル中ハロペリドール 50 mg 含有のものと，100 mg 含有の 2 種がある。筋肉内投与後加水分解され，血中にハロペリドールが徐々に放出され，ハロペリドールとしての薬理作用を示す。1 回 50〜150 mg を 4 週間隔で筋注。可能な限り少量から始めるのが原則であるが，経口で服用しているハロペリドール（1 日量）の 10〜15 倍量を注射量の一つの目安とする。初回用量は 100 mg を超えない。

2．生体利用効率 bioavailability

抗精神病薬のデポ剤使用にはいくつかの利点がある。経口的に取り入れられた抗精神病薬は消化管壁に存在する非特異的酵素により不活性の代謝物に変えられ，あるいは門脈を通って肝を通過する，初回通過 first pass の間に急速に代謝される。その結果，投与された薬物のわずかな部分だけが体循環に入る。これは前体循環排泄あるいは初回通過効果 first pass effect とよばれ，これが静注のみならず筋注やデポ剤血漿濃度が経口内服薬より高くなる差を説明する。

3．コンプライアンス

デポ剤は統合失調症患者が怠薬から再発にいたる経過を改善することができる。経口薬の場合，規則正しい内服が遵守されないことはよく知られており，維持療法では 30〜50％の患者はコンプライアンスがよくないと報告されている[131]。デポ剤で確実に抗精神病薬維持療法を行う方法はわが国ではまだ一般的ではないが，海外ではデポ剤と内服薬の再発予防効果について比較研究がいくつか行われており[132]，たとえば 7 年間デポ剤投与の結果を追跡して 73％が再発せず，コンプライアンスの重要性を示唆する研究もある[133]。

デポ剤による維持療法は，維持療法中に抑うつ状態になって貯めておいた抗精神病薬を用いて自殺をはかる危険を防ぐという利点も主張されている。

なお，コンプライアンスcomplianceは，医療者側の指示に患者が従うことで，「服薬指示遵守」と訳される。アドヒアランスadherenceは，医療的に治療者だけでなく患者自身も治療方針の決定に参加し，積極的に治療を行う能動的な態度のことである。「指示遵守による治療継続性」と訳されよう。医師と患者間の信頼関係，治療同盟を前提とした治療は，アドヒアランスを向上するであろう。

4．副作用を避けるために

デポ剤の主な副作用は錐体外路症状と抑うつ症状といわれている。

まず，最初からデポ剤を使うことは避け，ハロペリドールなど，用いる予定のデポ剤の経口剤を服用させて耐性の程度や特異体質の有無をチェックする。初回注射は，少量からとし，デカン酸フルフェナジンは5.0〜12.5 mg（0.2〜0.5 ml）とし，2週毎に注射し，デカン酸ハロペリドールは50〜100 mg（1〜2 ml）とし，4週毎に与える。初回注射量を減らす関係で，しばらくは経口抗精神病薬を補充しなければならない症例もある。デポ剤の量は急激に増加させることを避け，徐々に増量する。患者が無動やうつ病様症状を呈したり，ひきこもりが強くなるなどの症状に注意する。これらはしばしば抗精神病薬誘発性であるので，減量を要する。パーキンソニズムやアカシジアに対しては抗パーキンソン薬で対応する。一方，減量に際しては精神症状の悪化に注意せねばならないが，デポ剤の場合何週間かたってからその徴候が現れることを知っておかなければならない。

一般にデポ剤のほうが経口薬よりも副作用が少ないといわれるが，一つの理由としては，デポ剤では薬物の血漿中の値が安定であることが挙げられている。実際，血中濃度の変動が錐体外路症状を惹起することを示唆するデータもあり，デポ剤の場合，注射後2〜5日目にこの副作用が起こりやすいのはこのためといわれる。

海外でデポ剤が導入された当時，重篤なうつ病や自殺がみられ，注射との関連が注目された。これはその後単純な薬理作用だけではないとされている。ただ「無動」性の抑うつ状態は錐体外路症状として出現することがあり，デポ剤使用中の患者に多いといわれるので注意を要する。

文献

1) Wysowski DK, Baum C: Antipsychoric drug use in the United States 1976-1985. Arch Gen Psychiatry 46: 929-932, 1989
2) Kapur S, Remington G: Sertonin-dopamine interaction and its relevance to schizophrenia. Am J Psychiatry 153: 466-476, 1996
3) Nyberg S, Eriksson B, Oxenstierna G, et al: Suggested minimal effective dose of risperidone based on PET-measured D_2 and $5-HT_{2A}$ receptor occupancy in schizophrenic patients. Am J Psychiatry 156: 869-875, 1999
4) Suhara T, Okubo Y, Yasuno F, et al: Decreased dopamine D_2 receptor binding in the anterior cingulate cortex in schizophrenia. Arch Gen Psychiatry 59: 25-30, 2002
5) Okubo Y, Suhara T, Suzuki K, et al: Serotonin $5-HT_2$ receptors in schizophrenic patients studied by positron emission tomography. Life Sci 66: 2455-2464, 2000
6) Rossi A, Mancini F, Stratta P, et al: Risperidone, negative symptoms and cognitive deficit in schizophrenia, an open study. Acta Psychiatr Scand 95: 40-43, 1997
7) 藤井康男：非定型抗精神病薬 risperidone による初回エピソード未治療分裂病患者への急性期治療と1年間の経過追跡．臨床精神薬理2：503-515,1999
8) Ohno Y, Ishida-Tokuda K, Ishibashi T, et al: Effects of perospirone (SM-9018), a potential atypical neuroleptic, on dopamine D_1 receptor-mediated vacuous chewing movement in rats; A role of $5-HT_2$ receptor blocking activity. Pharmacol Biochem Behav 57: 889-895, 1997
9) 村崎光邦, 小山　司, 町山幸輝ほか：新規抗精神病薬塩酸 perospirone の精神分裂病に対する臨床評価—haloperidol を対照薬とした第Ⅲ相試験—. Clin Eval 24：159-205,1997
10) 工藤義雄, 中嶋照夫, 斎藤正己ほか：セロトニン2・ドパミン2受容体拮抗薬 (SDA) 塩酸 perospirone の精神分裂病に対する臨床評価—塩酸 mosapramine を対照薬とした第Ⅲ相試験—. Clin Eval 24：207-248, 1997
11) 伊賀淳一, 吉松　誠, 前田正人：Perospirone により著明改善し目覚め現象を経て退院した治療抵抗性分裂病の1症例．精神医学 44：261-264, 2002
12) 笹　征史：セロトニン受容体と薬物治療．日病薬誌 36：13-19, 2000
13) 三浦貞則：統合失調症に対する blonanserin の臨床評価；Risperidone を対照とした二重盲検比較試験．臨床精神薬理 11：297-314, 2008
14) 村崎光邦：統合失調症に対する blonanserin の臨床評価；Haloperidol を対照とした二重盲検法による検証的試験．臨床精神薬理 10：2059-2079, 2007
15) 采　輝昭, 久留宮　聡：Blonanserin の薬理学的特徴．臨床精神薬理 10：1263-1272, 2007
16) Gefvert O, Bergström M, Långström B, et al: Time course of central nervous dopamine-D_2 and $5-HT_2$ receptor blockade and plasma drug concentrations after discontinuation of quetiapine (Seroquel®) in patients with schizophrenia. Psychopharmacology 135: 119-126, 1998
17) 前田久雄, 中村　純, 辻丸秀策ほか：フマル酸クエチアピンの治療抵抗性精神分裂病に

対する臨床効果．臨床精神薬理 2：653-668，1999
18) 村崎光邦，工藤義雄，小山　司ほか：精神分裂病に対するフマル酸クエチアピンの後期第 II 相試験．臨床精神薬理 2：613-631，1999
19) Bymaster F, Perry KW, Nelson DL, et al: Olanzapine; A basic science update.　Br J Psychiatry 174 (Suppl): 36-40, 1999
20) Lix-M, Perry KW, Wong DT, et al: Olanzapine increases *in vivo* dopamine and norepinephrine release in rat prefrontal cortex, nucleus accumbens and striatum. Psychopharmacology 136: 153-161, 1998
21) Tran PV, Pella MA, Tollefson GD, et al: Oral olanzapine versus oral haloperidol in the maintenance treatment of schizophrenia and related psychosis.　Br J Psychiatry 172: 499-505, 1998
22) Taylor N, Beuzen JN, Wesnes K, et al: The effect of olanzapine on cognition and psychomotor function in healthy elderly volunteers.　Schizophr Res 18: 131, 1996
23) Tollefson GD, Sanger TM, Lu Y, et al: Depressive signs and symptoms in schizophrenia, A prospective blinded trial of olanzapine and haloperidol.　Arch Gen Psychiatry 55: 250-258, 1998
24) 小山　司，井上　猛，高橋義人ほか：治療抵抗性精神分裂病に対する olanzapine 長期投与時の臨床効果．臨床精神薬理 4：109-125, 2001
25) 融　道男：神経症圏障害の薬物療法の原則．臨床精医 35：679-693，2006
26) Carlsson A, Lindqvist M: The effect of L-tryptophan and some psychotropic drugs on the formation of 5-hydroxytryptophan in the mouse brain in vivo. J Neur Transm 33: 23-43, 1972
27) Roth RH: Dopamine autoreceptors; Pharmacology, function and comparison with post-synaptic dopamine receptors. Comm Psychopharmacol 3: 429-445, 1979
28) Tamminga CA, Schaffer MH, Smith RC, et al: Schizophrenic symptoms improve with apomorphine. Science 200: 567-568, 1978
29) Carlsson A, Waters N, Carlsson ML: Neurotransmitter interactions in schizophrenia-therapeutic implications. Biol Psychiatry 46: 1388-1395, 1999
30) Oshiro Y, Sato S, Kurahashi N, et al: Novel antipsychotic agents with dopamine autoreceptor agonist properties; Synthesis and pharmacology of 7-[4-(4-phenyl-1-piperazinyl) butoxy]-3, 4-dihydro-2 (1H)-quinolinone derivatives. J Med Chem 41: 658-667, 1998
31) Burris KD, Molski TF, Xu C, et al: Aripiprazole, a novel antipsychotic, is a high-affinity partial agonist at human dopamine D_2 receptors. J Pharmacol Exp Ther 302: 381-389, 2002
32) Inoue T, Domae M, Yamada K, et al: Effects of the novel antipsychotic agent 7-(4-[4-(2, 3-dichlorophenyl)-1-piperazinyl] butyloxy)-3, 4-dihydro-2 (1H)-quinolinone (OPC-14597) on prolactin release from the rat anterior pituitary gland. J Pharmacol Exp Ther 277: 137-143, 1996
33) Rivas-Vazquez RA: Aripprazole; A novel antipsychotic with dopamine stabilizing

properties. Prof Psychol Res Pr 34: 108-111, 2003
34) Stahl SM: Dopamine system stabilizers, aripiprazole, and the next generation of antipsychotics, part 1; "Goldilocks" actions at dopamine receptors. J Clin Psychiatry 62: 841-842, 2001
35) Stahl SM: Dopamine system stabilizers, aripiprazole, and the next generation of antipsychotics, part 2; Illustrating their mechanism of action. J Clin Psychiatry 62: 923-924, 2001
36) Yokoi F, Grunder G, Biziere K, et al: Dopamine D_2 and D_3 receptor occupancy in normal humans treated with the antipsychotic drug aripiprazole (OPC 14597); A study using positron emission tomography and [^{11}C] raclopride. Neuropsycho-pharmacology 27: 248-59, 2002
37) Jordan S, Koprivica V, Chen R, et al: The antipsychotic aripiprazole is a potent, partial agonist at the human 5-HT_{1A} receptor. Eur J Pharmacol 441: 137-140, 2002
38) Glennon RA, Dukat M: Serotonin subtypes and their characteristics. In: Bloom FE, Kupfer DJ (Eds), Psychopharmacology. The Fourth Generation of Progress. Raven Press, NewYork, pp415-429, 1995
39) PDR2004-Abilify tablets (Otsuka Pharmaceutical Co.)
40) McQuade RD, Burris KD, Jordan S, et al: Aripiprazole; A dopamine-serotonin system stabilizer. Int J Neuropsychopharmacology 5 (Suppl 1): S176, 2002
41) Millan MJ: Improving the treatment of schizophrenia; Focus on serotonin (5-HT) 1A receptors. J Pharmacol Exp Ther 295: 853-861, 2000
42) Carlsson A, Waters N, Waters S, et al: Network interactions in schizophrenia; Therapeutic implications. Brain Res Rev 31: 342-349, 2000
43) Leysen JE, Janssen PM, Schotte A, et al: Interaction of antipsychotic drugs with neurotransmitter receptor sites in vitro and in vivo in relation to pharmacological and clinical role of 5-HT_2 receptors. Psychopharmacology 112 (Suppl 1): S40-54, 1993
44) Kasper S, Tauscher J, Kufferle B, et al: Dopamine- and serotonin-receptors in schizophrenia; Results of imaging-studies and implications for pharmacotherapy in schizophrenia. Eur Arch Psychiatry Clin Neurosci 249 (Suppl 4): 83-89, 1999
45) Meltzer HY: The role of serotonin in antipsychotic drug action. Neuropsychopharmacology 21 (Suppl 2): S106-115, 1992
46) Richelson E: Receptor pharmacology of neuroleptics; Relation to clinical effects. J Clin Psychiatry 60 (Suppl 10): 5-14, 1999
47) Shapiro DA, Renock S, Arrington E, et al: Aripiprazole, a novel atypical antipsychotic drug with a unique and robust pharmacology. Neuropsychopharmacology 28: 1400-1411, 2003
48) Tamminga CA: Partial dopamine agonists in the treatment of psychosis. J Neur Transm 109: 411-420, 2002
49) Potkin SG, Saha AR, Kujawa MJ, et al: Aripiprazole, with a novel mechanism of action, and risperidone vs placebo inpatients with scizophrenia and scizoaffective

disorder. Arch Gen Psychiatry 60: 681-690, 2003
50) Argo TR, Carnahan RM, Perry PJ, et al: Aripiprazole, a novel atypical antipsychotic drug. Pharmacotherapy 24: 212-228, 2004
51) Emsley R, Oosthuizen P: Evidence-based pharmacotherapy of schizophrenia. Int J Neuropsychopharmacol 7: 219-238, 2004
52) McGavin JK, Goa KL: Aripiprazole. CNS Drugs 16: 779-786, 2002
53) Marder SR, McQuade RD, Stock E, et al: Aripiprazole in the treatment of schizophrenia; Safety and tolerability in short-term, placebo-controlled trials. Schizophr Res 61: 123-136, 2003
54) Keck PE, Marcus R, Tourkodimitris S, et al: A placebo-controlled, double-blind study of the efficiency and safety of aripiprazole in patients with acute bipolar mania. Am J Psychiatry 160: 1651-1658, 2003
55) Expert Consensus Guideline Series: Optimizing pharmacologic treatment of psychotic disorders. J Clin Psychiatry, 64 (Suppl 12): 1-100, 2003
56) Kane JM, Leucht S, Carpenter D, et al: Expert Consensus Guideline Series: Optimizing pharmacologic treatment of psychotic disorders. J Clin Psychiatry 64 (Suppl 12): 1-100, 2003
57) 久住一郎：非定型抗精神病薬をどのように使い分けるか？；アンケート結果をもとに．臨床精神薬理 7：1232-1239，2004
58) 久住一郎：維持期症例に対する perospirone の適応．臨床精神薬理 9：1939-1944，2006
59) 佐藤創一郎：Perospirone を使いこなす；幻覚・妄想に対して．臨床精神薬理 9：1925-1928，2006
60) 宮本聖也：統合失調症の初発症例に対して perospirone をいかに使いこなすか．臨床精神薬理 9：1929-1938，2006
61) 吉岡正哉：非定型抗精神病薬に関するアンケート調査(第 2 回)．臨床精神薬理 7：1207-1221，2004
62) Davis JM, Chen N, Glick ID: A meta-analyis of the efficacy of second-generation antipsychotics. Arch Gen Psychiatry 60: 553-564, 2003
63) Geddes J, Freemantle N, Harrison P, et al: Atypical antipsychotics in the treatment of schizophrenia; Systematic overreview and meta-regression analysis. BMJ 321: 1371-1376, 2000
64) Lipowki ZJ: Delirium (acute confusional states). JAMA 258: 1789-1792, 1987
65) Lipowki ZJ: Transient cognitive disorders (Delirium. Acute confusional states) in the elderly. Am J Psychiatry 140: 1426-1436, 1983
66) 一瀬邦弘：せん妄．精神医学レビューNo.26，ライフ・サインエンス，1998
67) Trzepacz PT, Meagher DJ, Wise MG; Neuropsychiatric aspects of delirium. In: Yudofsky SC, Hales RE (eds), The American Psychiatric Publishing Textbook of Neuropsychiatry and Clinical Neurosciences, American Psychiatric Publishing, Washington, DC, pp525-564, 2002
68) American Psychiatric Association: Practice guideline for the treatment of patients

with delirium. Am J Psychiatry 156 (5 Suppl): 1-20, 1999(参照：佐藤光源, 樋口輝彦, 井上新平監訳：米国精神医学会治療ガイドラインコンペンディアム, 医学書院, 2006)
69) 犬塚 伸, 天野直二：精神症状・行動障害治療ガイドライン. 老年精神医学誌 16増刊号-Ⅰ：75-91, 2005
70) 和田 清：薬物依存. 精神医学レビューNo.34, ライフ・サイエンス, 2000
71) Inoue SK: The dilemma of delirium; Clinical and research controversies regarding diagnosis and evaluation of delirium in hospitalized elderly medical patients. Am J Med 97: 278-288, 1994
72) Someya T, Endo T, Hara T, et al: A survey on the drug therapy. Psychiatry Clin Neurosci 55: 397-401, 2001
73) Tune L: The role of antipsychotics in treating delirium. Curr Psychiat Rep 4: 209-212, 2002
74) Schwartz TL, Masand PS: The role of atypical antipsychotics in the treatment of patients with delirium. Psychosomatics 43: 171-174, 2002
75) Parellada E, Baeza I, de Pablo J, et al: Risperidone in the treatment of patients with delirium. J Clin Psychiatry 65: 348-353, 2004
76) Trzepacz PT, Mittal D, Torres R, et al: Validation of the Delirium Rating Scale-revised-98; Comparison with the delirium rating scale and the cognitive test for delirium. J Neuropsychiat Clin Neurosci 13: 229-242, 2001
77) Laks J, Engelhardt E, Marinho V, et al: Efficacy and safety of risperidone oral solution in agitation associated with dementia in the elderly. Psychosomatics 47; 385-391, 2006
78) Mittal D, Jimerson NA, Neely EP, et al: Risperidone in the treatment of delirium; Results from a prospective open-label trial. J Clin Psychiatry 65: 662-667, 2004
79) Hart RP, Evenson JL, Sessler CN, et al: Validation of cognitive test for delirium in medical ICU patients. Psychosomatics 37: 533-546, 1996
80) Chouinard G, Ross-Chouinard A, Annable L, et al: Extrapyramidal Symptom Rating Scale. Can J Neurol Sci 7: 233, 1980
81) Sipahimalani A, Masand PS: Use of risperidone in delirium; Case reports. Ann Clin Psychiatry 9: 105-107, 1997
82) Skrobik YK, Bergeron N, Dumon M, et al: Olanzapine versus haroperidol; Treating delirium in a critical care setting. Intens Care Med 30: 444-449, 2004
83) McCusker J, Cole M, Bellavance F, et al: Delirium; Reliability and validity of a new measure of severity of delirium. Int Psychogeratr 10: 421-433, 1998
84) 興津裕美, 坂元 薫：せん妄の回復過程にみられた緊張病性亜昏迷様状態にolanzapineが著効した1例. 臨床精神薬理9：805-809, 2006
85) 井貫正彦, 遠藤博久：絶飲食管理下の術後せん妄に対してolanzapine口腔内崩壊錠が有効であった1症例. 新薬と臨床56：76-78, 2007
86) Sasaki Y, Matsuyama T, Inoue S, et al: A prospective, open-label, flexible-dose study of quetiapine in the treatment of delirium. J Clin Psychiatry 64: 1316-1321, 2003

87) Pae CU, Lee SJ, Lee CU, et al: A pilot trial of quetiapine for the treatment of patients with delirium. Hum Psychopharmacol 19: 125-127, 2004
88) 吉宗真治，黒田重利：高齢者のせん妄に対する quetiapine の使用経験．精神科治療学 18：821-825，2003
89) 中島満美，中村　純，江藤義典ほか：痴呆に重畳したせん妄に対する quetiapine の効果．臨床精神薬理 5：63-70，2002
90) 小森　薫，小森実穂，前川和範ほか：非定型抗精神病薬 perospirone によるせん妄治療の有効性．臨床精神薬理 8：1449-1454，2005
91) 伊藤嘉浩：老齢福祉施設におけるせん妄を中心とした痴呆随伴症状に対する perospirone の効果．臨床精神薬理 7：981-999，2004
92) Takeuchi T, Furuta K, Hirasawa T, et al: Perospirone in the treatment of patients with delirium. Psychiatry Clin Neurosci 61: 67-70, 2007
93) Straker DA, Shapiro PA, Muskin PR: Aripiprazole in the treatment of delirium. Psychosomatics 47: 385-391, 2006
94) Horikawa N, Yamazaki T, Miyamoto K, et al: Treatment for delirium with risperidone; Results of a prospective, open trial with 10 patients. Gen Hosp Psychiatry 25: 289-292, 2003
95) Liu CY, Juang YY, Liang HY, et al: Efficacy of risperidone in treating the hyperactive symptoms of delirium. Int Clin Psychopharmacol 19: 165-168, 2004
96) Han CS, Kim YK; A double-blind trial of risperidone and haloperidol for the treatment of delirium. Psychosomatics 45: 297-301, 2004
97) Sipahimalani A, Masand PS: Olanzapine in the treatment of delirium. Psychosomatics 39: 422-430, 1998
98) Kim KS, Pae CU, Chae JH, et al: An open pilot trial of olanzapine for delirium in the Korean population. Psychiat Clin Neurosci 55: 515-519, 2001
99) Breitbart W, Tremblay A, Gibson C: An open trial of olanzapine for the treatment of delirium in hospitalized cancer patients. Psychosomatics 43: 175-182, 2002
100) Schwartz TL, Masand PS: Treatent of delirium with quetiapine. J Clin Psychiatry (Primary Care Companion) 2: 10-12, 2000
101) Kim KS, Bader GM, Kotlyar V, et al: Treatment of delirium with quetiapine in older adults. J Geriatr Psychiatry Neurol 16: 29-31, 2003
102) Boettger S, Breitbart W: Atypical antipsychotics in the management of delirium; A review of the empirical literature. Palliat Supp Care 3: 227-288, 2005
103) Hippius H: A historical perspective of clozapine. J Clin Psychiatry 60 (Suppl 12): 22-23, 1999
104) Seeman P, Tallerico T: Rapid release of antipsychotic drugs from dopamine D_2 receptors; An explanation for low receptor occupancy and early clinical relapse upon withdrawal of clozapine or quetiapine. Am J Psychiatry 156: 876-884, 1999
105) Seeman P: Atypical antipsychotics; mechanism of action. Can J Psychiatry 47: 27-38, 2002

106) Kapur S, Seeman P: Antipsychotic agents differ in how fast they come off the dopamine D_2 receptors; Implications for atypical antipsychotic action. J Psychiatry Neurosci 25: 161-166, 2000
107) Kapur S, Seeman P: Does fast dissociation from the dopamine D_2 receptor explain the action of atypical antipsychotics?; A new hypothesis. Am J Psychiatry 158: 360-369, 2001
108) Tandon R: Optimizing antipsychotic treatment of schizophrenia-clues from recent real-world clinical data.(兼子　直監訳)臨床精神薬理 10：853-865, 2007
109) Tandon R, Milner K, Jibson MD: Antipsychotics from theory to practice; Integrating clinical and basic data. J Clin Psychiatry 60 (suppl. 8): 21-28, 1999
110) 兼田康宏, 大森哲郎：新しい抗精神病薬の臨床効果と副作用. 精神医学 44：245-252, 2002
111) Ananth J, Parameswaran S, Gunatilake S, et al: Neuroleptic malignant syndrome and atypical antipsychotic drugs. J Clin Psychiatry 65: 464-470, 2004
112) Caroff SN, Mann SC, Campbell EC: Atypical antipsychotics and neuroleptic malignant syndrome. Psychitr Ann 30: 314-321, 2000
113) Tanii H, Fujita K, Okazaki Y: Neuroleptic malignant syndrome related to a switch to perospirone and antipsychotic withdrawal. Am J Psychiatry 163: 547-548, 2006
114) Nakagawa M, Matsumura T, Kato D, et al: Neuroleptic malignant syndrome induced by perospirone. Int J Neuropsychopharmacol 9: 635-636, 2005
115) 塚原真範, 時永耕太郎, 鈴木義史ほか：塩酸ペロスピロンにより著明な高血糖状態と悪性症候群をきたしたと考えられる1症例. 糖尿病 49：574, 2006
116) Chakraborty N, Johnston T: Aripiprazole and neuroleptic malignant syndrome. Int Clin Psychophamacol 19: 351-353, 2004
117) Duggal HS, Kihas J: Possible neuroleptic malignnt syndrome with aripiprazole and fluoxeine. Am J Psychiatry 162: 396-398, 2005
118) Kang S-G, Lee H-J, Lee M-S, et al: Atypical neuroleptic malignant syndrome associated with aripiprazole. J Clin Psychopharmacol 26: 534, 2006
119) Rodriguez OP, Dowell MS: A case report of neuroleptic malignant syndrome without fever in a patient given aripiprazole. J Okla State Med Assoc 99: 435-438, 2006
120) Ali S, Pearlman RL, Upadhyay A, et al: Neuroleptic malignant syndrome with aripiprazole and lithium; A case report. J Clin Psychopharmacol 26: 434-436, 2006
121) Hammerman S, Lam C, Caroff SN: Neuroleptic malignant syndrome and aripiprazole. J Am Acad Child Adolesc Psychitry 45: 639-641, 2006
122) Palakurbt HB, Parvn MM, Kaplan S: Neuroleptic malignant syndrome from aripiprazole in an agitated pediatric patient. Clin Neuropharmacol 30: 47-51, 2007
123) Conley RR, Kelly DL: Second-generation antipsychotics for schizophrenia; A review of clinical pharmacology and medication-associated side effects. Isr J Psychiatry Relat Sci 42: 51-66, 2005
124) American Diabetes Association, American Psychiatric Association, American

Association of Clinical Endocrinologists, North American Association for the Study of Obesity: Consensus Development Conference on Antipsychotic Drugs and Obesity and Diabetes. Diabetes Care 27: 596-601, 2004
125) Wirshing DA, Wirshing WC, Kysar L, et al: Novel Antipsychotics; Comparison of Weight Gain Liabilities. J Clin Psych 60: 358-363, 1999
126) Newcomer JM: Second-Generation (Atypical) Antipsychotics and Metabolic Effects; A Comprehensive Literature Review. CNS Drugs 19 (Suppl 1): 1-93, 2005.
127) Meyer JM: Novel antipsychotics and severe hyperlipidemia. J Clin Psychopharmacol 21: 369-374, 2001
128) Wang PS, Walker AM, Tsuang MT, et al: Dopamine antagonists and development of breast cancer. Arch Gen Psych 59: 1147-1154, 2002
129) Richelson E, Souder T: Binding of antipsychotic drugs to human brain receptors focus on newer generation compounds. Life Sci 68: 29-39, 2000
130) 黒木俊秀：ゾテピンの薬理学的プロフィール；非定型抗精神病薬としての位置付け．Pharma Med 17：131-136，1999
131) Kane JM: Treatment of schizophrenia. Schizophr Bull 13: 133-156, 1987
132) Johnson DAW: Depot neuroleptics. In: Barnes TRE (ed), Antipsychotic Drugs and their Side-Effects. Academic Press, London, pp205-212, 1993
133) Curson DA, Burnes TR, Bamber RW, et al: 7-year follow-up study of MRC 'Moderate' trial. Br J Psychiatry 146: 464-480, 1985

D 抗精神病薬の使い方

I 抗精神病薬を使う前に

表 10 に示すように，多くの疾患や状態が統合失調症と酷似する症状を呈し（二次性統合失調症 secondary schizophrenia），これは統合失調症のなかで 5～8％を占めるといわれる[1]。抗精神病薬を処方する前に，このような症状精神病，器質精神病を除く作業を行わねばならない。

統合失調症と二次性の統合失調症を現象学的に鑑別する試みもいくつかなされている。たとえば，150 例の器質性統合失調症様精神病と 475 例の統合失調

表22　急性精神病症候群の原因別分類

内因性精神疾患
　統合失調症の急性再燃，非定型精神病，精神病症状をともなううつ病，躁病

薬物乱用・離脱症状
　薬物誘発性精神病(アンフェタミン，コカイン，フェンサイクリジン，LSD ほか)，アルコール幻覚症・アルコール離脱症状，鎮静・睡眠薬離脱症状

医薬原精神病*
　抗コリン薬(抗うつ薬を含む)，ジギタリス中毒，ステロイド，イソニアジド，ドパミン作動薬(L-dopa，アマンタジンほか)，非ステロイド系抗炎症薬，シメチジン，ジスルフィラム

中毒
　二硫化炭素，ブロム・他の重金属

神経疾患
　エイズ脳症，脳腫瘍，けいれん疾患(複雑部分発作など)，アルツハイマー病・ピック病の初期，ハンチントン病，低酸素脳症，ウイルス性脳炎・脳炎後遺症，神経梅毒，脳卒中，ウイルソン病

代謝疾患
　急性間欠性ポルフィリン症，クッシング症候群，肝性脳症(若年発症)，同特殊型，肝疾患，低/高カルシウム血症，低血糖症，甲状腺機能亢進/低下症，ホモチスチン尿症，人工透析による平衡不全症候群，尿毒症，パラネオプラスチック症候群(辺縁系脳炎)

ビタミン欠乏症
　ペラグラ(ナイアシン欠乏症)，サイアミン欠乏症(ウェルニッケ・コルサコフ症候群)，ビタミン B_{12} 欠乏症

* 付録 3. 各科医薬品による精神症状(340 頁)参照。

についてみると，器質群に頻度が少ない特徴としては，感情平板化，不調和な感情，被影響感情，思考障害，幻聴，幻触，病前性格の統合失調症気質，統合失調症の家族負因などであり，緊張病症状は器質群で多かったという[2]。また別の研究[3]では，各74例ずつを比較し，幻聴や妄想が器質群で少ないことを認めたが，単純な被害妄想はかえって多かったという。思考障害と幻視は器質群で多かった。23例の器質群を92例の非器質性精神病と比較した研究[4]では，Schneiderの一級症状は器質群で少なく，幻視は意識が混濁している時に器質群で多かった。最近の研究でも二次性統合失調症に幻視が多いことが確認されている。また器質群では発症年齢が比較的高く(平均34歳)，一親等での統合失調症の負因はわずかであった。50％の者がてんかん発作を持っていたという。

　二次性の精神病症状と診断されれば，原因となっている薬物を中止するなど，必要な処置をすると同時に，症状に応じた抗精神病薬療法を始める。ほとんどの急性精神病状態が抗精神病薬に非特異的に反応する。ただ二次性統合失調症の場合には，統合失調症より耐性が低く，副作用が出やすいので，最初から大量を用いないほうがよい。

II 初診患者に何を選ぶか

　統合失調症と診断した場合，初発か再発か，急性か慢性か，前景に出ている症状は何か，合併症の有無，年齢などを考慮して適切な処方を選ばねばならない。

　再発の場合，あるいはすでに別の医師の治療を受けている場合は，これまでの治療歴(薬歴)をなるべく詳細に知ることが望ましい。再発の場合，まず以前に効果のあった薬を使うことが賢明である。また逆に以前強い副作用(錐体外路症状)や過敏症を生じた薬物は避けるようにする。すでに薬歴があり，紹介，あるいは転医してきた場合も，薬物の種類，用量およびその時の反応をできるだけ知るようにつとめる。薬名が不詳な時も，少なくとも薬によって生じた反応をききだして，どの系の抗精神病薬を用いたか推定する。錠剤やカプセルを服用している場合はかなり正しく推定することもできる。

　これまで服用していた薬が効いていない場合，単に作用がなかっただけならば同じ薬を増量する試みをせねばならない。錐体外路症状などを呈した場合は，抗パーキンソン薬を加えるか，この副作用を出す頻度の少ない薬(例えばスルピ

リドなど)を試みる。

III 興奮の激しい患者

　注射剤の使用が有効である。ハロペリドール5 mgを含有したアンプルを筋注，静注，あるいは点滴静注する。チミペロン4 mg注もある。クロルプロマジンには10，25，50 mg含有の注射剤(コントミン® は筋注のみ)がある。最近，患者が激しく興奮している時に抗精神病薬の注射により死亡した例が報告され，注意が喚起されている[5]。ストレスや身体的興奮が急速に与えられた抗精神病薬と作用して不整脈や自律神経系の合併症を生じるためと説明されている。これらの注射は速効性であるが，直ちに入眠させたいときには，バルビツール酸(アモバルビタールなど)，あるいはベンゾジアゼピン系の麻酔導入薬(ミダゾラム，フルニトラゼパム，ジアゼパム)の静注を用いてもよい。この場合は上記の抗精神病薬を同時に筋注しておく必要があろう。

　興奮を抑える内服薬としては，定型抗精神病薬より，非定型薬を適切に使うようにしている。興奮のある暴力に対して，日用量として，リスペリドン(2.5〜5 mg，内用液0.5，1，2，3 mg，OD錠1，2 mg)，オランザピン(10〜20 mg，ザイディス口内崩壊錠5，10 mgが用いやすい)，クエチアピン(350〜700 mg)，アリピプラゾール(10〜20 mg)，ペロスピロン(8〜16 mg)などを用いる。最近はこれに加えて，ゾテピン，スルトプリド，ロラゼパムなども用いられるようになった。不眠の強い統合失調症患者に対しても同様な薬剤が用いられ，前述したように就寝前にベンゾジアゼピン系睡眠薬と併用することもよく行われる。

IV 幻覚・妄想状態

　原則的に，初発の幻覚・妄想・思考障害などの急性症状は抗精神病薬に反応するものが多い。この場合，どの抗精神病薬を用いても結果はあまり変わらない。違いは副作用の出方であり，患者がその副作用を忌避し，治療を中断しないように注意することが肝要であるし，不快な副作用の出現によって主治医との治療関係が阻害されないよう配慮する。副作用を避けるためには，各系の薬物の特徴をよく把握し，患者の精神症状だけでなく身体条件(たとえば年齢，血圧，栄養状態など)も配慮して処方する。急速に大量を要する症例もあるが，一

般的には注意深く反応を見ながら漸増することによって副作用対策を立てる。

再発などで以前にも同じような状態になったことがある患者には，以前に奏効した薬を用いるのがこつである。初発で，本人も治療を受けることを納得しているような軽症の場合は，副作用を生じて服薬しなくなる可能性を考慮して，副作用のきわめて少ない抗精神病薬であるスルピリドを 150～300 mg 出すこともある。しかし，プロラクチン値が上昇することが多いので，乳汁分泌の副作用を出現し得る。多くの場合は，少量のアリピプラゾール（3 mg），リスペリドン（1～2 mg）などで様子をみる。オランザピン，クエチアピン，ペロスピロンの少量でもよい。海外では初回エピソード[6]に対しては，最初はリスペリドン 2 mg/日，オランザピン 10 mg/日，クエチアピン 300 mg/日，アリピプラゾール 15 mg/日のいずれかを 3 週間投与して，反応がよくない時に，リスペリドン 4 mg/日，オランザピン 20 mg/日，クエチアピン 600 mg/日，アリピプラゾール 30 mg/日まで増量している。いわゆるドパミン精神病といわれる抗ドパミン薬がよく効く状態では，数回薬を飲むだけでみるみる幻覚が消え，妄想が取れていく例もある。効くまでに時間がかかるのは，一つは至適用量まで増量するためのタイム・ラグであろう。もちろん，抗精神病薬が効きにくい非ドパミン精神病の場合が多い。

本邦では，表 13（66 頁，アリピプラゾールを除いている）によると，リスペリドンを第 1 選択として，次に定型とオランザピンとペロスピロンを選び，第 2 選択としてクエチアピンを選んでいる。しかし，リスペリドンと定型は錐体外路症状と高プロラクチン血症の副作用を生じるので，増量を避けるべきである。アリピプラゾールは鎮静作用が少ないが，幻覚症状を改善する作用が一つの特徴であり，興奮を伴う幻覚・妄想状態に対しては，リスペリドンやオランザピン使用が適切である。難治性の幻聴に対しては，多くの症例報告があるが，非定型抗精神病薬であるゾテピンを用いるのもよいであろう。非定型抗精神病薬で反応しない時に，少量の定型抗精神病薬を追加して，増強療法を期待する。たとえば，オキシペルチン 20～100 mg/日，ペルフェナジン 2～4 mg/日，ピモジド 1～3 mg/日，クロルプロマジン 25～50 mg/日などを併与するといいだろう。

本人に病識が全くなく，かなりの異常行動が生じているような症例では，表

13 を参照して，副作用をチェックしながら投薬を行う．幻覚・妄想状態は非定型抗精神病薬でも大量投与で改善することがある．

V 陰性症状

　幻覚・妄想などの急性症状でなく，無為，意欲の低下，感情鈍麻などの陰性症状は抗精神病薬による治療に強く抵抗する標的である．ピペラジン側鎖のフェノチアジン（ペルフェナジン，トリフロペラジン，フルフェナジン）が用いられることがある．オキシペルチンが意欲を賦活することもある．急性症状が去った後に生じた精神病後抑うつ状態も意欲減退が前景に立つが，薬に対する反応はまだよいほうである．この場合は抗精神病薬と抗うつ薬を併用して効果を得ることもある．

　陰性症状とみられている患者のなかに，後述するように抗精神病薬による副作用（抗精神病薬による欠陥症候群など）が誤ってそうとられているものがいる．1996 年から使われるようになったリスペリドンは適正に 4～8 mg を使用すれば錐体外路性副作用ばかりでなく，この欠陥症候群も起こさないので，その結果患者の QOL が改善する．この系統の，$5-HT_{2A}$ 受容体をドパミン D_2 受容体より強く遮断する抗精神病薬クエチアピンが，わが国でも臨床試験を経て使用できるようになった．陽性症状にも効くが，情動の平板化，情動的引きこもり，受動性/意欲低下による社会的引きこもりなどの陰性症状に対しても有意な改善を認めた，と報告されている．臨床試験を血液データの副作用で完了できなかった clozapine も，諸外国では陰性症状や治療抵抗性統合失調症に有効であるといわれている．clozapine の構造類似薬であるオランザピンが使用できるようになり，陽性症状と陰性症状でよく効くということが，わが国の臨床試験で確認されたので期待されよう．クエチアピンとオランザピンは，リスペリドンと異なり，$5-HT_{2A}$ と D_2 遮断だけでなく，ほかの受容体も遮断するので，clozapine に近い抗精神病薬であると思われる（リスペリドン，クエチアピン，オランザピンについては，それぞれ 37 頁，49 頁，52 頁に詳しく述べたので参照されたい）．

　リスペリドンに似た SDA であるペロスピロンは，陽性症状にも効くが，欲動性の低下，運動減退，感情平板化，社会的引きこもり，情意鈍麻などの陰性症

状に，優位な改善効果がある。

なお，クエチアピンについては，後期第Ⅱ相試験で，感情の平板化，情動的引きこもり，受動性/意欲低下による社会的引きこもりなどの陰性症状に対しても有意な改善を認めた，と報告されている[7]。

欧米の多くの施設において多数の統合失調症患者に対して，プラセボを対照として，アリピプラゾールとハロペリドールの間に，4週間の二重盲検比較試験をしたところ，アリピプラゾール 15 mg 群が PANSS 陰性スコアで有意に改善を示した[8]。欧米 170 施設でアリピプラゾール 30 mg あるいはハロペリドール 10 mg を 52 週間投与した試験では，PANSS 陰性スコアは，アリピプラゾール群が有意に改善効果を示した[9]。同様の試験で，アリピプラゾールは認知機能障害の改善があった[10]。

アリピプラゾール[11] が陰性症状を改善した症例報告を略述する。Clarke ら[12]は，持続性陰性症状（感情平板化，社会的引きこもり，感情鈍麻，不衛生，会話の貧困など）を示す3症例に対して，clozapine 300〜700 mg/日で陽性症状は改善したが，アリピプラゾール 30 mg/日を追加して，1カ月併用したところ，より豊かな感情 fuller affect を示し，患者らは，スタッフとも自発的に社会的に適切なマナーで交際できるようになった。衛生面でも改善し，社会技能もうまくなり，前より社交的になった。この3症例の陰性症状の改善は，clozapine に対するアリピプラゾールの追加増強作用による。アリピプラゾールの追加はセロトニンとドパミンが関与している。clozapine によりドパミン機能亢進を減弱したが，アリピプラゾールは高ドパミン状態下では D_2 受容体を遮断し，低ドパミン状態に対しては，D_2 パーシャルアゴニストとして働いて，ドパミン状態を安定化させるので，陰性症状が改善したのだと彼らは考えた。

Ⅵ 統合失調症以外の疾患に対する抗精神病薬の使用

抗精神病薬は，統合失調症以外の精神疾患にも広く使用されている。

躁病の治療薬としてはリチウムがよく知られているが，多くは抗精神病薬と併用される。興奮に対する治療と同様に，最近はフェノチアジン以外に鎮静作用の強いゾテピンやスルトプリドもよく使われる。ハロペリドールの躁性興奮に対する効果も評価は定まっており，低血圧などを誘発しない利点から高齢者

にも用いることができる。ハロペリドールとクロルプロマジンとリチウムの三者を比較した研究で、ハロペリドールが最も早く躁症状を改善したと報告されている[13]。躁病に対する、非定型抗精神病薬による治療は第2章D Ⅵ「3. 非定型抗精神病薬による躁病の治療」(204頁)で解説している。

うつ病にも抗精神病薬が必要になることがある。よく経験するのは、不安焦燥感と興奮を示す激越性うつ病で、レボメプロマジン、ハロペリドールなどが抗うつ薬と併用されるが、前者の場合、抗うつ薬の抗コリン作用を増強させ、軽い意識障害を生じたりすることがあるので注意を要する。非定型抗精神病薬もうつ病に対して使用されている。治療抵抗性大うつ病15例に対してSSRI（venlafaxineなど）を投与し、アリピプラゾール（2.5〜5〜10 mg/日）を追加して、4週間の増強療法で改善したという報告がある[14]。

この他の精神疾患にも抗精神病薬はかなり用いられている。神経症圏の強迫性障害に対しては、第3章A Ⅵ「1. 神経症圏　e）抗不安薬以外による神経症薬物療法　2）抗精神病薬」(262頁)で解説している。

Ⅶ 抗精神病薬維持療法

1. 統合失調症の寛解

統合失調症の寛解のワーキンググループは、統合失調症に適応される寛解状態に対するコンセンサスのある定義を作るために、2003年4月に国際的な専門家が集まって討論したものである。Andreasenら[15]は、その内容を発表しており、この項ではその一部を抜粋した。

まずワーキンググループは、慢性統合失調症の寛解を定義する研究をレビューした。その一部を引用する。Curtisら[16]は、ある時点の1回の評価で、BPRSのtotal score<30、SANSによる情報の平板化の項目<3（中等度）、思考の貧困、快感消失、意欲、注意の項目<2（軽度）、DSM-IVによる機能の全体的評定（GAF）尺度>60、1カ月以上精神病症状がないこと、3カ月間入院していないこと、残遺症は1つ以下、雇用されていること、友人と交際していることなどを寛解の基準としている。Liebermanら[17]は、BPRS陽性・陰性症状項目尺度≦4（中等度）が24カ月間以上持続していることを寛解基準としている。Yenら[18]はある1回の評価で、PANSSの3個のsub-scale（陽性、陰性、総合精神病

理学)の平均スコア≦2(より軽度 minimal)を基準としている。Ho ら[19]は，SAPS の精神病的およびまとまりがない(解体)次元に関する陽性症状の全体的項目スコア<2(軽度)の状態が，8週間持続することを寛解基準としている。

ワーキンググループは，寛解基準として陽性と陰性症状を別々にみなすようにし，症状の寛解の評価においては，この二つの症状群を独立的に評価することを提議した。陰性症状の評価には，合併症の問題があり得ることに注意するべきである。ある症状，たとえば快感消失は，一次的なものより，抗精神病薬治療の副作用や併存するうつ病による二次的な症状であることもある。同じように，陽性症状は，たとえばアカシジアによる激越的な解体的な行動などの二次的な症状もあり得る。

統合失調症の寛解の基準を考慮するために選択された特異的な項目は，要因

表23 統合失調症の寛解基準の提議項目[a]

精神病理学的次元	DSM-IV基準	提議された寛解基準項目					
		SAPS, SANS		PANSS		BPRS	
		基準(項目数)	項目点数	基準	項目点数	基準[b]	項目点数
現実の歪み	妄想	妄想(13)	20	妄想	P1	誇大性	8
						猜疑性	11
				不自然な思考内容	G9	不自然な思考内容	15
	幻覚	幻覚(7)	7	幻覚による行動	P3	幻覚による行動	12
解体	まとまりのない会話	陽性の思考形式障害(9)	34	概念の統合障害	P2	概念の統合障害	4
	まとまりのない緊張行動	奇異な行動(5)	25	衒奇症/不自然な病態	G5	衒奇症/不自然な病態	7
陰性症状(精神運動障害)	陰性症状	情動の平板化(9)	7	情動の平板化	N1	情動の平板化	16
		意欲・発動性欠如(6)	17	社会的引きこもり	N4	明らかな症状なし	
		快感消失・非社交性(6)	22				
		思考の貧困(6)	13	自発性の欠如	N6	明らかな症状なし	

a) 症状寛解には，同様な評価尺度のすべての項目が軽度以下の状態が6カ月間以上持続することが必要である。
b) 全体的な寛解状態を評価するためには，BPRS基準を使用する場合，SANS基準も使用することで補足される。
Andreasen ら[15]の表を改変。

解析によって確認された精神病理学の3つの次元と，DSM-IV で特定された統合失調症の5基準を網羅するように選ばれた(表23)。重症度に関しては，疾患の症状寛解と一致した障害レベルの代表的なすべての項目で同時に，軽度かそれ以下のスコアである(PANSSの項目スコア≦3，BPRS項目スコア≦3であり，SAPSとSANSの項目スコア≦2)と定義した。統合失調症の長期間の経過と内因的特徴を考慮し，寛解を遂げるというためには，上述した症状の重症度を持続しなければならない期間は，最低6カ月間と定義した。BPRSを評価に用いる時には，すべての症状(陽性・陰性症状)の寛解基準を満たすために，陰性症状について補足的な情報が与えられるSANSを含めて行うことを考えるべきである。

評価尺度

BPRS：簡易精神症状評価尺度(Brief Psychiatric Rating Scale)

Overall ら[20]が薬物療法の臨床試験のために，精神症状の経時的変化を簡便に評価する方法として開発した。項目は，心気症，不安，情動の引きこもり，概念の統合障害，罪責感，緊張，衒気症と不自然な姿勢，誇大性，抑うつ気分，敵意，猜疑心，幻覚による行動，運動減退，非協調性，不自然な思考内容，情動の平板化の16項目に，興奮，見当識の2項目をRhoades[21]が追加して，計18項目となった。評価は，「1. 症状なし」から「7. 重度」まで点数で評価する[22]。

PANSS：陽性・陰性症状評価尺度(Positive and Negative Symptom Scale)

統合失調症の状態像を総合的に偏りなく把握するための評価尺度であり，臨床研究に用いられている。陽性スコア7項目(P1. 妄想，P2. 概念の統合障害，P3. 幻覚による行動，P4. 興奮，P5. 誇大性，P6. 猜疑心，P7. 敵意)，陰性スコア7項目(N1. 情動の平板化，N2. 情動的引きこもり，N3. 疎通性の障害，N4. 受動性/意欲低下による社会的引きこもり，N5. 抽象的思考の困難，N6. 会話の自発性と流暢さの欠如，N7. 常同的思考)であり，総合精神病理スコアはG1からG16まで16項目である(詳細は略)。重症度評価は，各項目7段階で，「1. なし」，「2. ごく軽度」，「3. 軽度」，「4. 中等度」，「5. やや重度」，「6. 重度」，「7. 最重度」に分けられる[23]。

SANS：陰性症状評価尺度(Scale for the Assessment of Negative Symptoms)

陰性症状を評価するために，1982年頃にAndreasen[24]によって開発された。SANSの大項目は，Ⅰ. 情動の平板化・情動鈍麻(小項目1〜9)，Ⅱ. 思考の貧困(小

項目10〜15)，Ⅲ．意欲・発動性欠如(小項目16〜20)，Ⅳ．快感消失・非社交性(小項目21〜26)，Ⅴ．注意の障害(小項目27〜30)となっている。30個の小項目の評点は，6段階(0：なし，1：疑わしい，2：軽度，3：中等度，4：重度，5：最重度)で行う[25]。

SAPS：陽性症状評価尺度(Scale for the Assessment of Positive Symptoms)
　陽性症状の評価であり，Andreasen[26]による開発である。5大項目は，Ⅰ．幻覚(小項目1〜7)，Ⅱ．妄想(小項目8〜20)，Ⅲ．奇異な行動(小項目21〜25)，Ⅳ．陽性の思考形式障害(小項目26〜34)，Ⅴ．場にそぐわない感情(小項目35)である。評点はSANSと同様6段階となっている[25]。

2. 維持療法による再発率の低下

　抗精神病薬が，統合失調症の精神症状を改善するだけでなく，維持療法によって寛解した後に再発を予防することも多くの研究で確かめられている。

　35件の無作為割り付けの二重盲検比較試験で，抗精神病薬を維持投与した群の再発率と，プラセボ投与群のそれを比較すると，計3,720名の患者のうち，プラセボを投与されていた患者の55%が再発し，維持療法中の患者の再発率は21%であった。たとえば，プラセボによる再発率(A)を18%，抗精神病薬による再発率(B)を5%とすると，差(A－B)は13%となる。全35件についてA－Bの差をMantel-Haenszelがメタ分析を行ったところ，この差は有意に($x^2=483$，d.f.＝1，$p<10^{-107}$)高かった。投薬は無作為割りつけでであり，内服の場合少なくとも6週間，デポ剤筋注の場合2カ月間観察されたデータを集めている(Davis et al[28]より)。

　Hogartyら[27]は，374名の統合失調症外来患者について，無作為にクロルプロマジンを飲む群とプラセボを飲む群に分け，さらにそれぞれをケースワーカーによる精神療法と職業リハビリテーションのカウンセリングを受ける群と，受けない群に二分し，1年間観察した。再発率は，精神療法なしのプラセボ群が最も高く73%，次いで精神療法を受けたプラセボ群が63%と高かったのに対し，クロルプロマジンのみの群は33%の再発率であり，クロルプロマジン＋精神療法群は26%で最も低い再発率を示した。プラセボ群をまとめると68%であり，クロルプロマジン群は31%であった。さらに実薬群のうち，服薬を中断

してしまった患者を除いて計算すると，再発率は16%まで下がった。精神療法の有無による有意な差はなかったが，実薬＋精神療法の群は，薬のみの群より社会心理機能が優れていたと報告されている。

多くの研究で抗精神病薬を中断した群（プラセボ群）の統合失調症の再発が，中断後似たような時間経過で起こることに気づかれている。中断後毎月15.7%，10.7%，あるいは8%などという数字が挙げられている[28]が，約10%と考えておいてよいであろう〔C Ⅸ「2.非定型抗精神病薬による再発抑制効果」(67頁)参照〕。

3. 維持療法における薬用量

維持療法に用いる抗精神病薬の用量についてもさまざまな研究が行われているが，一定の結論を導くことは困難である。用量について論じた論文[29]をみても，長期間の維持療法において抗精神病薬の用量と効果の間には関係がなかったと結論されている。

デポ剤の用量についてはいくつかの比較研究がある[28]。デカン酸フルフェナジンの標準量である25 mg/2週を用いると61名は再発せず，3名が再発したのみであったのに，低用量の（1.25～5 mg/2週）では，36名が再発したという。

4. 抗精神病薬の離脱

Gilbertら[30]が，統合失調症患者が抗精神病薬を離脱した時の再燃率を，維持投与している患者群と対比して，収集したデータについて概観展望し，正確な報告を提示した。総統合失調症患者は4,365名で，抗精神病薬離脱症例報告66篇の研究論文を検討し，いくつかの問題点を指摘して記述した。平均9.7カ月間追跡研究では，抗精神病薬離脱患者の累積的な平均再燃率は53%で，維持服用患者の16%より高かった。抗精神病薬を離脱する時に，再燃が起こる予測因子は，若年代，発病の低年齢，抗精神病薬の高用量，非妄想型統合失調症，最近の精神病院入院，貧しい社会適応，男性，フェノチアジン系非ピペラジン側鎖の服用者などである。また，抗精神病薬離脱後，再燃した患者は抗精神病薬を再開すると，すぐ元の状態に戻る。回復は，抗精神病薬を再投与すれば3日から3週間以内に起こる。

抗精神病薬離脱の臨床症状は，コリン作動性反跳として，悪心，不快，発汗，嘔吐，不眠などのさまざまな症状が生じる。この症状は，離脱後最初の2週間に経験する。次いで離脱の2週間後にジスキネジアが起こる（離脱ジスキネジア）。比較的稀であるが，抗精神病薬離脱の際に，抗精神病薬による悪性症候群，遅発性ジスキネジア，進行性パーキンソニズム，さらに吐血の報告もある。

抗精神病薬を減量するという理由の一つは，患者が遅発性ジスキネジアを生じているためである。高齢患者の1年間の出現率は50％以上であるという。40歳程度の患者では，遅発性ジスキネジアの年間出現率は4～5％である。減量する他の理由は，気分変調，感覚鈍麻，抗コリン作動性などである。

統合失調症患者は，服薬中にもハイリスクな行動[31]がみられるが，抗精神病薬を離脱した際に，例えば，暴行，犯罪，財産侵害，放火，窃盗が起こる。離脱患者は，手首自傷，中毒，縊首などの自傷が服薬時の2倍半ほど高頻度で起こる。

抗精神病薬の離脱に際しては，主治医は緩徐に薬を減量するが，再燃の前兆を注意深く診ることが大切である。突然に離脱を起こすと，内部にストレスを生じ，再燃を惹き起こしやすくなる。また，突然抗精神病薬を中断した患者は，大部分が重症な遅発性ジスキネジアが起こるということが，臨床的によく知られている。抗精神病薬の減量は，注意深く漸減することが肝要である。

a）リスペリドンによる抗精神病薬離脱の用法[32]

抗精神病薬を離脱するために，リスペリドンを使用する方法は，まず本剤治療のための対象患者を選ぶことから始まる。①現行の抗精神病薬に反応が少なく，陽性，陰性症状が持続している，②抗精神病薬の用量で錐体外路性副作用に忍容できない，③遅発性ジスキネジア保有患者，④抗精神病薬の服用が不規則になるため再燃が起こる危険性，⑤血液異常などの身体的副作用がある患者。

対象患者についてリスペリドンに切り替える方法：服用中の抗精神病薬を漸減している時は，より緩徐に漸減し，抗パーキンソン薬は残すのがよい。ベンゾジアゼピン系薬物は離脱症状にある程度効くであろう。リスペリドンは1 mg，1日2回投与で開始し，漸増していく。2～3週間の間に1日2～8 mgぐらいを2回に分服し，1日量は12 mgを超えないようにする。離脱症状の出現する

前に，リスペリドン量が十分に到達することが重要である。

b）非定型抗精神病薬による切り替え（スイッチング）中の離脱症状

まず，前治療薬から，非定型抗精神病薬に替えた時に離脱症状を考えるべきである[33,34]。抗コリン性離脱はコリン作動性反跳性で既述のとおりである。抗ドパミン性離脱は，症状を悪化させるので，前治療薬の元の用量に戻す。錐体外路性離脱症状は，前頁の既述のごとくである。新薬により目覚め現象を呈した時に，自殺念慮を生じることもある。また，切り替えした非定型抗精神病薬の効果が十分でなく，幻覚・妄想，不眠，興奮などの症状が悪化する場合もある。一方，切り替えした非定型抗精神病薬の新しい副作用として，体重増加，糖尿病，性機能障害などが出現し得る。

c）非定型抗精神病薬から他の非定型抗精神病薬に切り替えた時の離脱

オランザピンやクエチアピンなどのMARTAから，リスペリドン，ペロスピロンなどのSDAへ置換する際は，MARTAがヒスタミンH_1受容体の遮断効果が強いので，急激に遮断解除されると，鎮静作用の離脱症状として，反跳性不眠や中途覚醒を出現する[35]。

文献

1) Lewis SW: The secondary schizophrenia. In: Hirsch SR, Weinberger DR (eds), Schizophrenia, Blackwell Science, Oxford, pp324-340, 1995
2) Davidson K, Bagley CR: Schizophrenia-like psychoses associated with organic disorders of the central nervous system; Schizophrenia, epilepsy, the temporal lobe. Special Publication, No.4, Br J Psychiatry, London, 1969
3) Cutting J: The phenomenology of acute organic psychosis; Comparison with acute schizophrenia. Br J Psychiatry 151: 324-332, 1987
4) Johnstone E, Cooling NJ, Frith CD, et al: Phenomenology of organic and functional psychoses and the overlap between them. Br J Psychiatry 153: 770-776, 1988
5) Thompson C: The use of high-dose antipsychotic medication. Br J Psychiatry 164: 448-458, 1994
6) Royal Australian and New Zealand College of Psychiatrists: Clinical Practice Guideline Team for the Treatment of Schizophrenia and Disorders. Austral New Zealand J Psychiatry 39: 1-30, 2005

7) 村崎光邦, 工藤義雄, 小山　司ほか：精神分裂病に対するフマル酸クエチアピンの後期第II相試験, 臨床精神薬理　2：613-631, 1999
8) Kane JM, Carson WH, Saha AR, et al: Efficacy and safety of aripiprazole and haloperidol versus placebo in patients with schizophrenia and schizoaffective disorder. J Clin Psychiatry 63: 763-771, 2002
9) Kasper S, Lerman MN, McQuade RD, et al: Efficacy and safety of aripiprazole vs. haloperidol for long-term maintenance treatment following acute relapse of schizophrenia. Int J Neuropsyopharmacol 6: 325-337, 2003
10) Lieberman JA: Dopamine Partial Agonists; A New Class of Antipsychotic. CNS Drugs 18: 251-267, 2004
11) Swainston Harrison T, Perry CM: Aripiprazole; A review of its use in schizophrenia and schizoaffective disorder. Drugs 64: 1715-1736, 2004
12) Clarke LA, Lindenmayer J-P, Kaushik S: Clozapine augmentation with aripiprazole for negative symptoms. J Clin Psychiatry 67: 675-676, 2006
13) Shopsin B, Gershon S, Thompson H, et al: Psychoactive drugs in mania. A controlled comparison of lithium carbonate, chlorpromazine and haloperidol. Arch Gen Psychiatry 32: 34-42, 1975
14) Simon JS, Nemeroff CB: Aripiprazole augmentation of antidepressants for the treatment of partially responding and nonresponding patients with major depressive disorder. J Clin Psychiatry 66: 1216-1220, 2005
15) Andreasen NS, Carpenter WT, Kane JM, et al: Remission in schizophrenia; Proposed criteria and rationale for consensus. Am J Psychitry 162: 441-449, 2005
16) Curtis CE, Calkins ME, Grove WM, et al: Saccadic disinhibition in patients with acute and remitted schizophrenia and their first-degree biological relatives. Am J Psychiatry 158: 100-106, 2001
17) Liberman RP, Kopelowicz A, Venture J, et al: Operational criteria and factors related to recovery from schizophrenia. Int Rev Psychiatry 14: 256-272, 2002
18) Yen CF, Chen CS, Yeh ML, et al: Comparison of insight in patients with schizophrenia and bipolar disorder in remission. J Nerv Ment Dis 190: 847-849, 2002
19) Ho BC, Andreasen NC, Flaum M, et al: Untreated initial psychosis; Its relation to quality of life and symptom remission in first-episode schizophrenia. Am J Psychiatry 157: 808-815, 2000
20) Overall JE, Gorham DR: The brief psychotic rating scale. Psychol Res 10: 799-812
21) Rhoades HM, Overall JE: The semi-structured BPRS interview and rating guide. Psychopharmacol Bull 254: 101-104, 1988
22) 山口　登：BPRS, PANSS（包括的評価尺度）. 臨床精神医学　増刊号：196-212, 2004
23) 山田　寛, 増井寛活, 菊本弘次：陽性・陰性症状評価尺度（PANSS）マニュアル. 星和書店, 1991
24) Andreasen NC: The Scale for the Assessment of Negative Symptoms (SANS). University of Iowa, Iowa City, 1983

25) 太田敏男：陰性症状評価尺度(SANS)と陽性症状評価尺度(SAPS)．臨床精神医学　増刊号：190-195，2004
26) Andreasen NC: The Scale for the Assessment of Positive Symptoms(SAPS). University of Iowa, Iowa City, 1984
27) Hogarty GE, Goldberg SC: Drug and sociotherapy in the aftercare of schizophrenic patients. One-year relapse rates. Arch Gen Psychiatry 28: 54-64, 1973
28) Davis JM, Janicak P, Singla, A, et al: Maintenance antipsychotic medication. In: Barnes TRE (ed), Antipsychotic Drugs and their Side-Effects. Academic Press, London, pp183-203, 1993
29) Baldessarini RJ, Davis JM: What is the best maintenance dose of neuroleptics in schizophrenia? Psychiatry Res 3: 115-122, 1980
30) Gilbert PL, Harris MJ, McAdams LA, et al: Neuroleptic withdrawal in schizophrenic patients; A review of the literature. Arch Gen Psychiatry 52: 173-188, 1995
31) Wyatt RJ: Risks of withdrawing antipsychotic medications. Arch Gen Psychiatry 52: 205-208, 1995
32) Borison RL: Changing antipsychotic medication; Guidelines on the transition to treatment with risperidone. Clin Ther 18: 592-607, 1996
33) Correll CU, Real-life switching strategies with second-generation antipsychotics. J Clin Psychiatry 67: 160-161, 2006
34) 宮田量治：スイッチングはコペルニクス的転回なのか？──抗精神病薬のスイッチング目的と意義．臨床精神薬理　9：819-827，2006
35) 榎原雅代，渡辺博幸，伊豫雅臣：スイッチングの基礎知識．臨床精神薬理　9：829-833，2006

E 抗精神病薬の副作用

I ドパミンD_2受容体遮断による副作用

1. 錐体外路症状

　錐体外路系は，大脳基底核（尾状核，被殻，淡蒼球）と黒質，赤核，視床下核を中心とした経路であり，前障および視床，脳幹網様体の一部も含まれると考えられる．臨床的には，錐体路，小脳系以外で運動を制御する系の意味で用いられる．錐体外路系の機能障害による神経症状を錐体外路症状（extrapyramidal symptom, EPS）と称する．EPSには，不随意運動，筋緊張異常，随意運動発現障害（無動），姿勢異常などの症状が含まれる[1〜5]．

　薬剤性EPSの原因はほとんど抗精神病薬である．症状としてはパーキンソニズム，アカシジア，ジストニアがあり，発症と薬剤内服のタイミングより早発症状と遅発症状に分けられる．

a）早発症状

1）パーキンソニズム parkinsonism

　抗精神病薬によるパーキンソニズムの代表的な三徴は，①寡動または無動，②筋強剛，③振戦である．寡動，無動とも筋強剛と関係が深い．動作の開始が困難になる症状もみられる．顔面も仮面様に動かなくなり，流涎も認められる．姿勢は前屈位となり，歩行時の腕の振りも少なくなり，加速歩行やひきずり歩行がみられる．発語は緩慢，単調となり，書字は小字症となる．振戦もよくみられる症状で，上肢，頭部，舌などに生じるのが普通で，片側だけにみられることもある．

2）急性ジストニア（急性筋緊張異常）acute dystonia（ADt）

　突然奇異な姿勢や運動を生じるのが特徴である．一定の筋群の収縮によって不随意的な捻転運動がみられる．舌を突出したり，斜頸，後弓反張，喉頭ジストニア（服薬の内容を知らない医師が呼吸困難のために気管切開した例もあ

る),眼瞼れん縮,眼球上転発作などが出現する。強い痛みのため,日常生活に支障をきたす場合がある。若い男性で急性ジストニアのリスクが高い[1]。

3) 急性アカシジア acute akathisia

じっと静座していられない症状である。たえず歩き回らずにいられない症状を静座不能と称することもある。アカシジアによる運動不穏状態にともなって,焦燥,不安,不眠などの精神症状が生じることも稀でなく,精神症状の悪化と誤診され,抗精神病薬を増量されることもある。

4) 急性ジスキネジア acute dyskinesia

四肢や口・顔面の舞踏病アテトーゼ様運動であるが,遅発性ジスキネジアとの違いは,①四肢に起こることが多い,②アカシジアがともなうこともあって,患者が苦痛を訴える,③抗精神病薬の減量または抗コリン薬の投与により容易に改善するなどの点である。

5) EPS と PET (表 24, 25)

抗精神病薬の投与用量による臨床効果,錐体外路症状(EPS)などの副作用と,統合失調症のドパミン D_2 受容体占有率の間の関連について,positron emission tomography(PET)による研究をいくつか紹介する。

Farde ら[6]は,定型抗精神病薬の治療効果に関して,線条体 D_2 受容体占有率は,65%と 90%の間の範囲であると報告した。最近の therapeutic window としては,十分な治療効果を得るためには,線条体 D_2 受容体占有率は 60%と 80%の間であり,約 80%以上を占有すると EPS を出現するとしている[7~9]。

Kapur ら[10]は,22 例の統合失調症(初回エピソード)の患者に対して,1.0/2.5 mg/日のハロペリドールを 2 週間治療した後,[^{11}C]raclopride を用いて,線条体 D_2 受容体占有率を測定した。臨床効果は 65%以上で出現し,72%以上になるとプロラクチンが上昇し,78%以上では EPS を出現したと報告した。Kapur ら[11]は,非定型抗精神病薬のリスペリドン(2~4 mg/日),オランザピン(7.5~10 mg/日),ハロペリドール(1.5~2.1 mg/日)を投与した場合は,線条体 D_2 受容体占有率は 65%であり,80%以上では EPS を出現したと発表した。

非定型抗精神病薬のリスペリドンやオランザピンの場合，D_2 受容体占有率は 60% と 80% の間で定型薬と同じルールである。しかし，clozapine やクエチアピンは例外的であり，D_2 受容体に対して親和性が低く，別のメカニズムを有するので，後述する。リスペリドンに関しては 6 mg/日以上，オランザピンは 30 mg/日の高用量を使用すると，線条体 D_2 受容体占有率は上昇して EPS の発現率が高くなる。とくに，リスペリドンは，6 mg/日以上を投与すると，非定型抗精神病薬の特性を失うという報告がある[12]。Kapur ら[8] によれば，非定型抗精神病薬のセロトニン 5-HT_{2A} 受容体の拮抗作用が，投与中等量では EPS を防ぐとする。この予防効果は線条体 D_2 受容体占有率が 80% 以上を超えると消失する。しかし，Seeman[13] は，多くのデータは，5-HT_{2A} 受容体遮断によって D_2 受容体遮断で生じるパーキンソン症状を軽減するという仮説を支持しないと報告した。アリピプラゾールについて，Yokoi ら[14] は 15 名の健常者に対して，何種類かの用量で 14 日間投与して，[^{11}C]raclopride によって D_2/D_3 受容体占有率を

表24 定型・非定型抗精神病薬のヒトのクローン化されたドパミン D_2 受容体に対する結合親和性

薬剤	解離定数(K_d, nM)	
抗精神病薬	1998 年[a]	2002 年[b]
クエチアピン	78	122
clozapine	44	63
アモキサピン	16	21
スルピリド-S	5	9.9
オランザピン	3	5.1
ドパミン	1.5	1.75
トリフロペラジン	0.96	1.4
クロルプロマジン	0.66	0.99
ピモジド	0.6	1.4
ペロスピロン	0.6	—
thioridazine	0.4	—
ハロペリドール	0.35	0.55
フルフェナジン	0.16	0.55
リスペリドン	0.3	1.4
ペルフェナジン	0.16	0.27
ネモナプリド	0.068	0.014
スピロン	0.065	0.04

a) Seeman/Tallerico[15], b) Seeman[13] の表から改変。

表25　抗精神病薬のドパミン D_2 受容体に対する結合力の強さと副作用*

	強固(tight)	ゆるい(loose)
抗精神病薬	ネモナプリド＞ペルフェナジン＞ハロペリドール＞フルフェナジン＞クロルプロマジン＞リスペリドン＞ピモジド	クエチアピン＞clozapine＞スルピリド＞オランザピン
服用量	低用量	高用量
錐体外路系症状(EPS)	多い	少ない
プロラクチン	上昇	正常
遅発性ジスキネジア	高いリスク	低いリスク

*「速い解離」仮説 76 頁参照。
Seeman[13] の表を改変。

測定したところ，0.5 mg/日では 31～33%，1 mg/日では 49～57%，2 mg/日では 71～74%，10 mg/日では 85%，30 mg/日では 86～92%占有率を示した。しかし線条体 D_2 受容体占有率が 90%以上占有があっても EPS は発現しない。これは，アリピプラゾールはドパミン D_2 受容体に対する部分的アゴニストを有する独特なメカニズムがあるためである。

b）遅発症状

　抗精神病薬によって誘発される錐体外路性副作用は，抗コリン薬などに反応を示すし，減量すれば軽快する。しかし，遅発的に生じる錐体外路症候群 extrapyramidal syndrome(EPS)は，減量や中止によって容易に回復せず，治療が難しい。薬原性である遅発性錐体外路症候群は，遅発性ジスキネジア，遅発性ジストニア，遅発性アカシジア，遅発性トゥレット症候群，遅発性ミオクローヌス，遅発性パーキンソニズムなどを含む[16]。

　主として抗精神病薬の長期間治療によって EPS を生じることがあり，抗精神病薬誘発性遅発性錐体外路症候群と呼称されるが，他の医薬でも誘発されるので，遅発性医薬誘発性錐体外路症候群 tardive drug-induced extrapyramidal syndrome とされる。慢性治療によって惹起される各種の錐体外路症状は急性症状と酷似した現象をみせる。遅発性 EPS は，急性 EPS と比べて，治療が難しく，持続性で，病理学的にも異なっている。薬理学的反応は乏しいため，当然経過は長く，予後が悪い症例が多い。また，他の遅発性不随意運動をともなう例も多く出現する。

遅発性ジストニアに対する最高の治療は，予防であるといわれている。適切な処方が肝要であるが，リスクを熟慮しながら，高用量を使わなければならない時もある。臨床医は，重症な精神病症状への投薬にあたり，苦痛を感じながら緊要の選択をせざるを得ない。

1) 遅発性ジストニア tardive dystonia (TDt)

TDt は，最初 Keegan ら[17]が 1973 年に慢性薬物誘発性斜頸 torticollis，と脊柱側彎症 scoliosis について言及し，dystonia tarda と命名したことから始まる。1980 年代になって Burke ら[18]が定義して以来，tardive dystonia と称されるようになった。遅発性ジスキネジア (TDk) と同じように，慢性抗精神病薬投与に続いて持続性の異常運動を示す症候群であり，不随意な四肢，躯幹，頸部，顔面に生じる捻転的で，一般に緩徐な運動として定義される[18]。

Burke ら[18]は，抗精神病薬使用と慢性ジストニアの間に，高頻度の相関を見出し，多数例の報告と所見により，因果関連を示唆した。Kang ら[19]が TDt を TDk から鑑別し，疾患単位として確立した。さらに，Inada ら[20]は TDk と TDt を統計学的に鑑別した。

ⅰ) 診断と症状

【診断基準】

Burke[18,21]による TDt の診断基準は，①慢性ジストニアの存在，②ジストニア発症前に少なくとも 3 カ月以上先行する抗精神病薬治療，③適切な臨床的・検査的評価による明確な原因の続発性ジストニアの除外，④ジストニアの家族歴がないこと，である。

【発症】

TDt の発症年齢は，13 歳から 72 歳までにわたり，平均年齢は 39 歳である。男性の方が若年齢で発症する傾向にある。Kang, Burke ら[19,21]による調査では，男性の発症年齢の平均は 34 歳で，女性の 44 歳より若いが，この差異の原因は不明である。ふつう TDt 症状は，顔面か頸部で初発する患者が多い (67%)。上肢のジストニアで始まるものは少ない (11%)。特発性捻転ジストニアでは小児期に下肢から始まるが，TDt では下肢の局所ジストニアから初発することは

少ない[21]。

【臨床特徴】

TDt は，高頻度に躯幹を捻転し，反復的に運動あるいは異常姿勢を起こし，持続的な筋収縮を起こす症候群であり[22]，触れると硬く，関節周囲に他動的に動かそうとすると，著しい抵抗を認める(抵抗症 Gegenhalten)。運動は不随意で，収縮はしばしば疼痛を起こし，疼痛不快，さらに機能障害をきたす。TDt と TDk の鑑別を表示する(表 26)。

瞬目あるいは眼瞼攣縮 blepharospasm は，TDt の最初の徴候の一つであり[18]，また顔面と頸部の筋異常緊張・運動も初発症状として高頻度に起こる。異常は他の領域に拡がって行くことが多い。107 例の症例[25]の経過による症状の違いを表示する(表 27)。

Burke[21] によると，67 名の患者中の 15％のみ局所的に症状が残り，大半

表26 遅発性ジストニアと遅発性ジスキネジアの差異

パラメーター	遅発性ジストニア	遅発性ジスキネジア
有病率	低(1〜2％)	高(15〜30％)
年齢	若年成人に多い	高齢者に多い
性	男性＞女性	女性＞男性
抗精神病薬曝露期間	短期間	長期間
重症度	より重症	より軽症
不快感	著明	僅少またはなし
症状自覚	著明	僅少またはなし
身体的障害	著明	稀
ADt・姿勢的振戦の既往	高頻度	低頻度
病変身体分布	主に顔，頸，体幹	主に顔(どこへも侵襲)
リスク因子	MR，ECT，器質障害	糖尿病(？)
筋強剛	強	弱
歩行障害	50％以下	稀
抗精神病薬中止の効果	低い；精神病症状再発	高い
可逆性	一般的に不可逆	初期には可逆
抗コリン薬治療	高用量で改善	不良，悪化もある
クロニジン治療	無効	有効
ブロモクリプチン治療	中等度改善	軽度改善
非定型抗精神病薬治療 (Response to clozapine)	可能性あり (Fair)	可能性あり (Variable)
ボツリヌス毒素治療	著効	有効
予後	不良	早期には良

Adityanjee ら[23]，Raja[24] により改変。

表27 遅発性ジストニアの発症時および症状完成時の部位による分布と頻度

特徴	発症時（%）	症状完成時（%）
分布		
局所的（focal）	89（83）	17（16）
分節性（segmental）	15（14）	64（60）
全般化（generalized）	2（2）	25（23）
片側性（hemidystonia）	1（1）	―
多局所的（multifocal）	―	1（1）
部位		
頸部（cervical）	40（37）	71（66）
頭蓋部（cranial）	35（33）	64（60）
片/両側上肢（arms）	16（15）	67（63）
体幹（trunk）	15（14）	47（44）
片/両側下肢（legs）	13（12）	28（26）
頸部ジストニア		
純粋回旋性斜頚	16	12
頸部後屈（retrocollis）	6	5
頸部前屈（anterocollis）	2	3
斜頚（laterocollis）	1	4
複合（complex）	13	45
体幹ジストニア		
過伸展（hypertension）	5	16
前方屈曲（forward flexion）	1	5
側方屈曲（lateral flexion）	2	3
回旋（rotation）	1	3
複合/変異	5	20

Kiriakakis ら[25] による。原語を一部入れた。

（72%）は，他のいくつかの領域に病変が拡大し，13%は全般ジストニア generalized dystonia に発展したという．局所ジストニア患者は，頸部，顔面上部（眼瞼攣縮）か，顔面下部の筋群にジストニアを有す．発症は若い患者（平均31歳）のほうが，より高齢の患者（44歳）より全般ジストニアになりやすい傾向がある．

臨床経過中に最も重篤なケースでは，高頻度（80%[21]，65%[26]）に，頸部ジストニアを生じる．その中で，頸部後屈 retrocollis が特徴的で，頸部ジストニアの中で50%に出現するというデータ[21] もあるが，各種の斜頚 laterocollis もみられる（表27 参照）．

体幹に生じるのは35%とされるが，背部反弓運動 back-arching movement

がよくみられる。体幹ジストニアの症例では，歩行が困難となるが，走ったり，踊ったりすることができる場合もあり，解離状態と誤診された症例もある。上肢にも多く生じ，歩行時にみられる肘部伸展が特異的である。下肢にはあまり多くないが，稀に全般性ジストニアに下肢ジストニアを生じる時は，寝たきりになる。42例のTDt中に，寝たきりになった患者は1例であった[18]。長期間のTDt患者が，血清クレアチンキナーゼ(CK)の上昇を生じ，悪性症候群になった症例もある[21]。

【有病率】

TDtの有病率は1〜2％と，海外ではいわれているが，他の遅発性錐体外路症候群より低い。わが国での調査では0.5％とした文献[27]もある。APD(DA受容体拮抗薬)を服用した精神疾患患者群を11篇の研究を合わせた4,166例についてみると，TDtは113例(2.7％)であった[25]。

【遅発性ジストニアの亜型】

眼球回転発作 oculogyric crisis　これはTDtで起こることもあるが，むしろADtでよくみられる。発作性の強直性，間代性の外眼筋の収縮であり，眼球が上方に偏位することが多い。

ピサ症候群 Pisa syndrome(側反弓 pleurothotonus)　ピサ症候群はTDtの一型であるという仮説があるが，病態生理学的にはTDkと同一視することもある[28]。この症候群は，Ekbomら[29]が1972年にはじめて報告した。3名の初老期認知症女性が，抗精神病薬により体幹を回転させて側方へ，強直的に屈曲する特徴的な姿位を呈し，その特有な姿勢を建築に模し，ピサ症候群と命名された。ヨーロッパの多施設研究[30]によると，45,000名の精神疾患患者中にこの症候群は17名(0.04％)に見出された。非定型抗精神病薬により誘発されたピサ症候群もあるが，定型抗精神病薬の服用歴があったために発症したという報告[31]が出ている。本症候群は稀であるが，TDtとは少し異なっており，体幹を主に障害し，高齢者も多く，女性にやや頻度が高い。脳器質障害があることもある。TDtより治療に反応しやすく，抗精神病薬の中断で改善する例もある。

メージュ症候群 Meige syndrome　この症候群は限局性ジストニアの1種である。眼瞼攣縮と口・下顎ジストニア oromandibular dystonia の2症状がともにある例が完全型とされるので，本症候群は，blepharospasm-oromandibular dystonia syndrome（BS-OMD 症候群）と同義と考えられる[32]。眼瞼攣縮は両側の眼輪筋に不随意な収縮が対称的に反復出現し，持続性に両眼を強く閉じる現象で，特有の顔貌を呈する（Brueghel syndrome）。自由な開閉眼が阻害され，開眼不能になることもある。瞬目増加をきたす軽症例もある。明るい光で増悪するが，歌う，咳などのトリックで軽快する時もある。口・下顎ジストニアは，局所性の一側あるいは両側性のジストニアで，強い攣縮性収縮が反復される。鼻周囲の筋収縮，唇すぼめ，口角の後退，口・顎を硬く閉じる，また開ける，舌突出などの運動障害をみる。リスペリドン治療中に本症候群を起こしたという報告[33]もあるが，本症候群がオランザピン 10 mg により改善した報告[34]もある。この症候群の治療には，抗コリン薬，クロナゼパム，ジアゼパム，バクロフェンなどを用いる。眼瞼攣縮に対してボツリヌス毒素を瞼板前部の局所筋肉内注射する方法もある。

　書痙 writer's cramp　　書字する時，特異的に筋の過緊張を生じ，筆記遂行が困難になる上肢ジストニアの一種である。同様に，タイピスト，キーパンチャー，ピアニスト（musician's cramp）などの職業における巧緻運動作業が拙劣になる。疼痛，振戦，すくみ現象も起こす場合もある。

　治療は難しいが，トリヘキシフェニジル（THP）6～30 mg，ベンゾジアゼピン，β遮断薬（arotinolol など）が使用されている。ボツリヌス毒素を局所注射することもある。バイオフィードバック法，自律訓練法も実施されるが，ペンを持つ際に，筆圧をかけないように工夫する[35]。

感覚トリック sensory trick

　この症状は特発性ジストニアの特徴であるが，TDt の患者にもみられる。これは，知覚入力によって症状の軽減をみる現象である。たとえば，眼瞼攣縮患者が眉の上を触れて軽減したり，痙性斜頸患者が顎を手で触れると，頸部異常姿位が軽減されることもある[21]。このように局所性ジストニアに対して身体の一部を刺激することにより，筋収縮をほぐすことは，拮抗動作 geste antagonistique ともいわれる。

ⅱ）病態生理

【神経伝達】

いくつかの仮説が考えられている。一つには，ドパミン神経伝達の持続的阻害によって，シナプス後部受容体の感受性を亢進するという仮説がある[36]。二つ目の仮説は，抗精神病薬の抗ノルアドレナリン作用が大きく関与していると考えられており，それを裏づける所見として，特発性捻転ジストニアの視床下部，乳頭体，視床腹側部，青斑核のノルアドレナリン量の減少が報告された[37]。TDt発症は，ジストニアに対する脆弱性が重要で，抗精神病薬曝露によって素質が賦活される，と考えられる[38]。

【遺伝】

遺伝性捻転ジストニアの研究により，染色体9q34上のDYT1遺伝子変異が同定された[39]。現在までジストニアを惹起する8個の遺伝子がマッピングされ，そのうち3個は遺伝子が同定されている[40]。

【脳イメージング】

特発性ジストニアにおける脳イメージング研究も始まっている[41]。頸部ジストニアと書痙患者21例で，PETを用いて^{18}F-spiperone結合を検討したところ，12例の対照者と比較して，被殻では有意差がなかったという[42]。

ⅲ）治療

ⅲ-a）薬物療法

TDtを発症した時の誘発薬物（抗精神病薬が主）を漸減し，中止することが最初の治療ステップである。わが国で使用できるTDtに対する主な治療薬を表示した（表28）。参考に挙げた文献の著効例の処方を参照されたい。

【抗コリン薬 anticholinergics】

アトロピン類似の中枢性抗コリン作用を呈し，平滑筋のけいれんを改善することもある。TDkには無効で，悪化することもある。トリヘキシフェニジル（THP）は，20 mg（以下治療薬は日用量とする）程度必要であることが多いが，頸部・体幹のTDtにTHP 6〜18 mg（抗精神病薬中止，ダントロレン150 mg併用）で著効した報告[43]もある。最大で32 mgを使用した報告[19]もあるが，高齢者に対しては錯乱，健忘の副作用があり，注意を要する。

表28 遅発性ジストニアの主な治療薬*

治療	薬名（用量，mg/日）
抗コリン薬	trihexyphenidyl(4-12-24)，biperiden(3-6)
ドパミン枯渇薬	reserpine(0.25-9)，oxypertine(20-80)
ドパミン遮断薬	tiapride**(75-150)，sulpiride(150-300)，
（抗精神病薬）	haloperidol(3-6)，pimozide(18)
抗てんかん薬	clonazepam(1.5-3.0)，carbamazepine(200-300)
ベンゾジアゼピン	diazepam(6)，etizolam(1.5-3)，bromazepam(3-15)，lorazepam(1-3)
抗パーキンソン薬	bromocriptine(2.5-7.5)，L-DOPA(200-600)，cabergoline(0.25-4)，
	amantadine(100-300)
筋緊張治療薬	dantrolene(25-150；i.v.40)，baclofen(15-30)
	eperisone(150-300)，tizanidine(3-9)，tolperisone(300)
非定型抗精神病薬	risperidone(2-8)，quetiapine(50-750)，olazanpine(5-20)，aripiprazole
	(6-30)，zotepine(75-150)
ビタミンE（抗酸化薬）	α-tocopherol(150-300)，tocophenol nicotinate(300-600)
降圧薬	
α_2アゴニスト	clonidine(0.075-0.225-0.45)
Ca拮抗薬	nifedipine(10-30)，verapamil(40-240)，diltiazem(30-90)
β遮断薬	propranolol(30-60)
その他	
重症筋無力症薬	pyridostigmine(180)

* 本邦の薬物に限るが，内外の文献による．
** 抗ドパミン作用であるが，脳梗塞後遺症にともなうせん妄，精神興奮，ジスキネジアの適応となっている．
＿ 常用量以上の処方に下線をつけてある．

【筋緊張治療薬】

　ダントロレン dantrolene　TDt に対して，著効を呈した報告は大月ら[44] のものがある．ダントロレンは，筋小胞体からの Ca^{2+} 遊離を抑制することにより，TDt の Ca^{2+} 異常遊離を改善すると考えられる．THP 大量で効果なく，副作用が出現したので，ダントロレン 75 mg に変更して3日後に頸部痛が消失し，150 mg に増量してジストニア姿勢も消失したという報告がある[45]．

　バクロフェン baclofen　運動ニューロンや一次求心性神経終末の興奮閾値を上昇させ，筋弛緩作用があり，サブスタンスPに拮抗する．$GABA_B$ 受容体のアゴニストとして作用するとされている．一般的には痙性麻痺が適応である．小児の全身ジストニアで 3〜4 mg/kg で著効を示す．TDt にも投与されている[46]．

　eperisone　一般には痙性麻痺，腰痛症が適応である．TDt（上半身の反弓後屈で歩行困難）に対して，eperisone 150〜300 mg を投与し，まず疼痛がなくな

り, 2カ月後に TDt が完全に消失したと報告された[47]。eperisone は γ-系に作用して, 筋紡錘の感度を緩和することにより骨格筋緊張が緩和する。

その他 tizanidine, tolperisone も用いられている。

【ビタミンE (トコフェロール tocopherol)】

TDk の治療によく使用されるが, TDt にも効果がある。トコフェロールは, ドパミン代謝増強で生成される遊離基を捕捉して, 脂質に対する抗酸化作用と膜安定作用を有する, 脂溶性ビタミンである。

【降圧薬】

クロニジン clonidine (α_2 アゴニスト)　ダントロレンを投与して無効であった3例の TDt (斜頸など) に対して, クロニジン 0.225 mg によりそれぞれ, 軽快, やや改善, 改善と報告された[48]。

【抗てんかん薬】

クロナゼパム clonazepam　ベンゾジアゼピン受容体にアゴニストとして高い親和性をもって結合し, GABA ニューロン作用を特異的に増強する。ミオクロニー発作, 点頭てんかん, 精神運動発作, 自律神経発作に対して, 抗てんかん薬として使用される。1990年の二重盲検試験では, 2〜4.5 mg の投与により, TDk が 26.5％改善に対し, TDt では 41.5％が改善した[49]。これらの遅発性症候群に対する有効性が認められている[50]。離脱に注意する (TDk の治療の項 124 頁参照)。

【非定型抗精神病薬】

TDt に非定型抗精神病薬を処方して治療する方法は, TDk の治療にも関連する。ジストニアの出現頻度は, メタアナリシスの結果によると, ハロペリドールは 6.3％であるのに対して非定型抗精神病薬では低く, リスペリドン 1.7％, オランザピン 1.7％, クエチアピンでは 0.8％であった[51]。一方, 非定型抗精神病薬による TDt の治療報告もみられるので, 以下に記載する。

clozapine (本邦では承認されていない) が, TDk と TDt の治療に成功した複数の報告がある[52]。しかし, clozapine が急激に中断された時にジストニアとジスキネジアを生じた4例が報告されている[53]。

リスペリドン risperidone (RIS)　本剤は, TDt を誘発する例もあるが, 改善例もかなり報告されている。定型抗精神病薬により統合失調症患者に誘発され

た TDt(斜頸)に対して，ハロペリドール 13.5 mg を漸減し，RIS 6 mg に替えて，1 週間後にほとんど完全に症状が消失し，精神病症状もよくなった[54]。定型 APD と併用して RIS を 4 mg から 6 mg に増量した時に，頸部強直をもつ斜頸を生じた。ハロペリドールを減量したが，6 カ月持続した。最終的に RIS を漸減した結果，改善した。陰性症状が残ったので，RIS を少量のみ継続投与したところ，陰性症状も改善され，斜頸も再発しなかった[24]。

　クエチアピン quetiapine(QTP)　QTP は，ADt を生じた報告[55]があったが，非定型抗精神病薬としても錐体外路症状の発現は少ない。これまで QTP による TDt の改善報告はほとんどなかった。しかし，2002 年に，笠原[56]は，定型抗精神病薬により ADt を生じ，数年後に頬部，頸部，頭部のジストニアを起こして，持続的になった例に対して有効性を認めた。すなわち，ハロペリドールを中止し，biperiden, tiapride, クロナゼパム，ダントロレンまで投与したが改善せず，QTP を 50 mg から投与開始し，400 mg まで増量するとジストニアはほぼ消失した。600 mg にすると精神病症状もよくなり，接触性が改善した。サルの実験で，ジストニア惹起作用はハロペリドールと比較して，QTP は少ないとしている[57]。しかし，TDk を誘発する報告[58]もあるので，今後注意が必要である。

　オランザピン olanzapine(OLZ)　OLZ によって，TDk, TDt を改善する報告がかなりある。Jaffe ら[59]の例では，クロルプロマジン 1,000 mg を約 14 年間服用し，瞬目増加，顔しかめ，顎・頸の捻転を生じ，TDk と診断された。本症例に対して，リスペリドンを開始して軽快したが，リスペリドン 6 mg 服用中に TDt が出現した。リスペリドンを漸減し，OLZ 15 mg を就寝前に投与したところ，6 週後に不随意的喉音は減少し，眼瞼攣縮は消失したが，軽い不随意的運動は残った。2002 年，福井ら[34]の例ではペルフェナジン 8 mg などを 5 年間投与して，眼瞼攣縮などを主とするメージュ症候群を生じた。本例に対して，定型抗精神病薬を漸減し，OLZ 10 mg を投与したところ，20 日目で口・顎部の不随意運動がほぼ消失し，30 日目でメージュ症候群が著明に改善し，退院できた。

iii-b) 他の治療技法

【抗精神病薬の減量・中止】

　TDt の治療は，TDt を発症した抗精神病薬を中止または減量することが最も重要であることはいうまでもない。頸部ジストニア（後屈）と眼瞼攣縮を生じた22歳の男性に対して，ハロペリドールを減量後，約2カ月間で症状が消失している[60]。TDt やメージュ症候群報告例も，休薬，減量後に症状が消失している。しかし，抗精神病薬の中断作用による効果は，TDt は TDk より劣る。長期間休薬しても，回復は10～20％程度であるという[12,50]。減量・中止については，精神病症状の増悪を十分考慮しなければならない。定型抗精神病薬であれば，非定型抗精神病薬に切り替えるのが一つの方法であろう。

【電気けいれん療法（ECT）】

　ECT によって改善する症例がある[61]が，TDt の悪化については不明である。

【ボツリヌス毒素による治療】

　この毒素は，Ca 依存性アセチルコリンの放出を抑制して筋収縮を抑止する。眼瞼攣縮に用いられることがあるが，痙性斜頸にも使用されるようになった。眼瞼攣縮に対して，初回A型ボツリヌス毒素1.25～2.5単位/部位を，1眼当たり眼輪筋6部位の筋肉内に注射する。痙性斜頸では緊張筋に筋注する。

【外科的手術】

　視床切除術（thalamotomy），あるいは淡蒼球切除術（pallidotomy）は，両側の切除を行う[62]。薬物治療に無効な頸部，上肢捻転症状に対して奏効することもある。また，視床や淡蒼球核に両側定位電極を設置して電気刺激すると，数時間はジストニア症候群の疼痛が改善する[63]。

iv）TDt の予防的見地

　TDt の確立された治療法はないと考えられる。TDk より TDt の治療の方が難しい。また自然に寛解する症例は，TDk と異なって，TDt は稀である。TDt の症例では，症状，能力などから，生活することが困難な患者が多い。治療によってジストニアの運動異常が改善されても，なお不完全で，不満が残るのである。したがって，TDt の予防が最もよい治療なのである。

　TDt 発症のリスク要因は，多数あるが，抗うつ薬（アモキサピンなど），プロ

メタジン，メトクロプラミドなども誘発薬に含まれる[2]。TDt を発症した患者[25]は，統合失調症 39%，統合失調感情障害 14%，感情障害 21%，不安障害，身体表現性障害，チック障害など 15%，ほかに身体疾患(めまい，消化器障害)5%である。

　TDk の患者に TDt を発症するリスクが高くなっている[64]。また，ADt の既往歴，抗精神病薬の高用量投与，本態性振戦，精神遅滞，ECT の既往，器質性脳障害，アルコール乱用，甲状腺機能低下症，糖尿病などの病態もリスクになっており[24]，注意を要する。

　TDt の発症を完全に予防することは，不可能であるが，たとえば，治療早期に錐体外路症状を防ぐのがよい。感情障害あるいは，リスクがある患者に対して，不適切な抗精神病薬の使用を避けなければならない[18]。とくに，若年者は TDt のリスクが高いので，統合失調症症例に対して抗精神病薬を使用しないのは難しいことであるが，使用する場合は十分な注意が必要であろう。定型でも非定型でも，抗精神病薬の用量は低用量にすべきである[65]。非定型抗精神病薬は錐体外路症状が少ないという理由から，TDk に対しても，非定型抗精神病薬を勧めている[65]。

2) 遅発性ジスキネジア tardive dyskinesia (TDk)

ⅰ) 症状

　クロルプロマジン導入 5 年後の 1957 年に，Schonecker が TDk 症例をはじめて記録した[66]。1960 年代に TDk が報告されるようになり，わが国では，宮本ら[67](1966 年)，八木ら[68](1971 年)が精神障害者にみられる口唇性不随運動を発表した。このほかにも，いくつかの報告がある[69,70]。1972 年には，Kazamatsuri ら[71]が，最初に TDk の治療について報告した。通常抗精神病薬を長期間にわたって投与した後，あるいは慢性投与後に中断した時に現れる。投薬期間は一般的に数カ月から数年とされる。

　典型的な症状は，口周囲と顔面の異常運動である。口をもぐもぐ動かす。下顎を絶えず小刻みに動かす。舌を突き出したりまるめたり，唇をとがらせたり，すぼませたり，吸ったり，鳴らしたり，上唇を絶えずぴくぴく動かしたり，口内にあめでも入れているように舌を動かす時もある。TDk が四肢に生じると，

ヒョレア，アテトーゼ，バリスム様の運動がみられる。躯幹に生じる症状としては，起立した時の脊柱前彎，肩すくめ，肩ゆすりなどがある。腰を突き出すような奇妙な運動もある。稀にみられる症状として，発声障害，間代性筋肉けいれん，あるいは呼吸筋のジスキネジアなども報告されている。ジスキネジアは，TDt と異なり，苦痛を訴える度合いが少ない。TDk は，入院患者の 15～20% に出現するといわれる。女性のほうが多く，50 歳以上，脳の器質病変，感情障害，小児などが起こりやすい条件である(表 26 参照)。

ⅱ) 診断

Moore ら[72] の診断基準は，①少なくとも 6 カ月以上の抗精神病薬服用歴，②数回以上臨床評価によって確立された遅発性ジスキネジア診断，③ジスキネジア運動歴が少なくとも 6 カ月，④異常不随意運動評価尺度 AIMS の総得点 3 点以上(一部位が 2 点以上)，⑤甲状腺機能亢進症，薬物乱用，中枢病変，ハンチントン舞踏病，Wilson 病，他の変性疾患の既往歴がないこと，である。

診断基準には，抗精神病薬のみ記述されているが，抗精神病薬のほかに，抗うつ薬，抗コリン薬，抗不安薬，抗ヒスタミン薬，抗てんかん薬などが，TDk を誘発するという報告がある。内科薬でも線条体に親和性がある薬物は，TDk の原因となり得るという[73]。

ⅲ) 病態生理

L-DOPA により誘発されるジスキネジア症状，TDk 症状悪化の事実から，ドパミン受容体感受性亢進説[74] が考えられてきた。この仮説は，慢性抗精神病薬治療によって線条体のドパミン受容体過感受性が生じることから，支持されてきた。しかし，D_2 受容体感受性亢進説は，ヒトにおける長期間の抗精神病薬使用が，動物実験とは異なり，一部にしか TDk を発症せず，また長く持続することを説明できない[75]。TDk の死後脳視床腹側部のグルタミン酸脱炭酸酵素(GABA 律速合成酵素)が，非 TDk 患者対照群に比較して，有意に減少している事実は，GABA 伝達異常の関与を示唆している[76]。

ⅳ）治療

抗精神病薬の減量・中止が必要である。抗精神病薬以外でも原因の可能性がある薬物は即時中止する。抗コリン薬も減量する。抗コリン薬は TDk に対して，無効あるいは悪化するだけでなく，副作用について注意する必要がある。抗精神病薬減量によって精神病症状が悪化する時は，非定型抗精神病薬へ切り替える方法もあろう。TDk の治療薬を記載するが，TDt の治療薬とかなり重複しているので，表 28 を参照されたい。

【抗酸化薬】

ビタミン E について，TDk に対して 11 報の二重盲検研究が行われている。1,200〜1,600 IU（海外における最高用量）を 4〜12 週間投与し，18.5〜43％の改善率であった（症例は 8〜35 例）[75]。

【クロニジン clonidine】

TDk に対するクロニジン投与は，1980 年初期に Freedman ら[77,78]，Nishikawa ら[79]が報告した。クロニジンの TDk に対する著しい治療効果は，1984 年に報告された[80]。20 例の TDk に対して，クロニジン 0.15〜0.45 mg 投与により，6 例は著効，11 例は有効であった。

【クロナゼパム clonazepam】

TDk に対して使われることもある。本剤は，GABA ニューロンの作用を特異的に増強するためか，抗けいれん作用も強い。連用中の投与の中止により，てんかん重積状態になることがある。口・顎部ジスキネジアに対して，6 mg 投与し，7 週目に中止したところ，4 日後に亜昏睡，強剛，強直けいれんを生じた[81]。1.5 mg 投与していたのを中止によって悪性症候群を生じた症例[82]もある。減量・中止の時には，漸減することが重要である。TDt にもよい効果があるが，中断には注意を要する[49]。

【Ca 拮抗薬】

TDk に対して使用されている。ニフェジピン，ベラパミルなどの投与で有意な改善があると表示された[75]。

【β-遮断薬】

プロプラノロール（PR），メトプロロールなど。

【非定型抗精神病薬】

リスペリドン(RIS)　少量であれば，長期間服用しても，TDk 発症は非常に少ない。6 mg 以上にすると，TDk も起こり得る。TDk の治療として，RIS に切り替える方法も勧められている[83]。TDk を併発した 60 歳以上の統合失調症患者 9 例に，投与されていた定型抗精神病薬を RIS に切り替え 4〜6 mg を投与したところ，DIEPSS による評価で，9 例中 7 例にジスキネジアに有意な改善が認められた[84]。

オランザピン(OLZ)　わが国で，TDk に対して，定型抗精神病薬を減量して OLZ を 20 mg まで増量すると，TDk が消失したと報告された[85]。

クエチアピン(QTP)　長期間の抗精神病薬治療によって，下顎，舌，手指の反復的な不随意運動(舞踏アテトイドを含む)の TDk に対して，QTP 600 mg まで投与して，77 日目に AIMS　21 点から 2 点に減じ，PANSS(total) も 90 から 60 に減点している。TDk はほとんど完全に回復したと報告された[86]。

3) 遅発性アカシジア tardive akathisia(TA)

ⅰ) 症状，診断，病態生理

急性アカシジアと同様に，運動性と心理性の要素があるが，遅発性錐体外路症状の通例として，急性アカシジアと逆に抗精神病薬の減量や中断により治療する。内的に静座不能感をもち，じっとしていられない状態になる。いつも下肢・上肢や躯幹を動かしたい衝動があり，身体の一部を反復的に動かす，目的のはっきりしない動作が現れる。強迫障害に似ているという所見もある。足を交互に踏みながら身体を左右に揺らせたり，立位では足踏みしたり，歩き回ることもある。TDk や，他の遅発性錐体外路症状と共存していることも多い。

TA は，1960 年に，持続的な薬物性静止不能(restlessness)を示す 3 症例として初めて報告された[87]。1983 年には，Braude ら[88]が TA を，遅発性，持続性に出現するアカシジアとして報告している。

遅発性静座不能と訳される TA の定義としては，抗精神病薬を長期間服用した後に，急性アカシジアと同様な内的な静座不能感と動きたい衝動があり，四肢または全身を目的なく動かす複雑で反復性の異常行動となる。

TA の有病率は，海外における報告では，3.2〜32.5% となっている[89]。Sachdev[90]の31%が妥当であろう。長期在院患者群では18%にみられるとの報告もある。

Sachdev[90]の診断基準は，①原因薬物を投与して3カ月以上経って発現，②症状出現の6週間以内に増量や変薬がない，③2週間以内の併用薬の減量や中止がない，となっている。

ⅱ）薬物治療

TAの治療には，まず原因薬物を減量あるいは中止し，また抗コリン薬の減量を要する。

クロナゼパム，ジアゼパム，ロラゼパムなどのBZ系薬物やクロニジンが，TA症状に奏効する[89]。アマンタジン，またβ遮断薬のプロプラノロールによっても改善が期待できる。非定型APDに切り替える方法もある。

4）遅発性パーキンソニズム tardive parkinsonism（TP）[50]

TPは，APDの長期間曝露後，あるいはその投与中止後に出現するパーキンソニズムであり，振戦，固縮，寡動，流涎過多を特徴とする。このうち，長期間にわたってみられる振戦を，遅発性振戦 tardive tremor[91,92]として分けて扱う場合もある。治療としては，抗コリン薬を用いる。

2. 抗精神病薬による悪性症候群[93〜95]

抗精神病薬による悪性症候群 neuroleptic malignant syndrome（NMS），syndrome malin des neuroleptiquesは，抗精神病薬が使用されはじめて10年ほどたった1962年にフランスのDelayらによって報告された。わが国では1974年に大塚ら[96]が9例を報告したのが最初である。非定型抗精神病薬による悪性症候群もある[97]（77頁参照）。

a）症状（表29）

NMSの診断において最も重要な症状は発熱であり，おそらく体温中枢の機能異常と考えられる。また，重要な症状として錐体外路症状，意識障害，自律神経症状がある。

表29　抗精神病薬による悪性症候群の頻発症状

症状	症状の発現頻度	症状の内容
発熱	ほぼ100%	38°C以上になることが多く，しばしば40°Cに達する。感染など発熱の原因はみつからない。解熱薬は無効。
錐体外路症状	ほぼ100%	通常，筋強剛（鉛管様）がみられる。50%以上の症例で振戦もみられる。また，ジストニア，ジスファギア，構語障害，流涎，ミオクローヌスなどの不随意運動もみられる。
意識障害	80%以上	さまざまな程度の意識障害。昏睡～傾眠，せん妄，錯乱，興奮，無動緘黙状態。（英米でいう昏迷 stupor も軽～中等度の意識混濁をさす。）
自律神経症状	90%以上	自律神経不安定状態，多量の発汗は重要な徴候である。その他，高血圧，血圧の変動，頻脈，蒼白，失禁もみられる。

b）診断

次のような症候群が抗精神病薬服用中，あるいは抗パーキンソン薬中断後の患者に現れた場合，NMS と診断し得る。

①原因不明の高熱
②錐体外路症状
③意識障害
④自律神経症状
⑤CK（クレアチンキナーゼ）値の上昇

①，②，⑤のうち二つと，小症状（頻脈，血圧異常，頻呼吸，意識障害，発汗，白血球増多）のうち四つで診断し得るとした Levenson らの診断基準は，筋強剛あるいは発熱を欠く病態を NMS と診断してしまう点から適切ではないと考えられる。

c）検査値の異常

①CK 値の上昇

　　診断の一つの基準となるもので，筋型（MM 型）が上昇する。特に発症の初期に急上昇することが多い。経過との相関は確実ではないが，症状の改善とともに正常値に復する。時に値は 10 万 IU/l 以上になるが，横紋筋融解症が合併している場合がある。CK 値の上昇は，筋損傷，過激な運動，興奮，けい

れん,抗精神病薬の筋注でも生じることに注意する。
②白血球増多
　しばしば核左方移動を伴う白血球増多をみる。NMSの所見と断定せず感染巣の発見に努力するべきである。
③その他
　GOT,GPT,LDH,アルカリフォスファターゼ,アルドラーゼの上昇。血漿NaあるいはCaの上昇あるいは下降。横紋筋融解症の合併により血中・尿中ミオグロビン値が上昇する。

d) 鑑別診断
①抗精神病薬服用中の患者の発熱
　抗精神病薬により錐体外路症状の現れている患者が何らかの原因で発熱した時が,最も頻繁に遭遇する鑑別すべき状態であろう。
鑑別点
・全身状態を観察の上,発熱の原因を調べる。
・原因がつきとめられない場合は,NMSを疑って一時的に抗精神病薬を中止して様子をみる(熱が下がるかなど)。
・発熱,錐体外路症状に加え意識障害,自律神経症状(多量の発汗など),あるいはCK値の急上昇がみられれば診断は確実になろう。

②熱中症(熱射病) heat stroke
　高温多湿の環境に長時間さらされたり,高温下で運動することによって発症する。
　また,抗精神病薬(特に抗コリン作用が強いもの)が熱中症を発症しやすくするといわれている(抗精神病薬関連熱中症)[93]。熱中症の症状所見はNMSと類似しており,熱中症の死亡率はNMSより高いため鑑別は重要である。熱中症の治療は,全身冷却,電解質輸液,ショックに対するメチルプレドニンの静注などを行う。以下に熱中症の症状と鑑別のポイントを示す。
鑑別点(熱中症の症状および所見)
・高体温,頭痛,めまい,けいれん,意識障害,頻脈,過呼吸,血圧低下など。

- 血液濃縮，代謝性アシドーシス，ミオグロビン尿，腎不全，高カリウム血症，白血球増多など。
- 皮膚が熱く乾燥し発汗が停止する。抗精神病薬服薬患者では若干の筋強剛を認めることもある。ただし，激しい筋運動の際に生じる努力性熱中症はやや異なる病像をもち，急性期には発汗がみられ，横紋筋融解症のため初期にCPK値の激増，ミオグロビン性腎不全が起こり，播種性血管内凝固症候群(DIC，後述)も稀ならず生じる。

③向精神薬による脳症として鑑別の対象となるもの
- モノアミン酸化酵素阻害薬単独あるいは三環系抗うつ薬との併用
- リチウム中毒
- 抗コリン薬中毒
- セロトニン症候群として，SSRIやセロトニンの取り込み阻害の強い抗うつ薬を用いている時に生じる症状との鑑別が問題となっている。錯乱，興奮，ミオクローヌス，反射亢進，発汗，悪寒，振戦，下痢，協調運動障害，発熱などを呈し，筋強剛をきたすこともある。三環系抗うつ薬にリチウムや循環器用薬を追加して発現したという報告もある。

e）治療

治療は次のような流れで行われる。
①抗精神病薬の中止
②輸液・全身の冷却
③酸素吸入(呼吸不全のある場合)
④薬物療法：薬物療法処方例

　　ダントロレン　1～10 mg/kg/日　経口または静注(肝障害に注意)
　　ブロモクリプチン　7.5～15 mg/日　経口(ダントロレンとの併用もある)
　　L-DOPA　50～600mg/日　静注，点滴静注，経口(脱炭酸酵素阻害薬を併用)
　　アマンタジン　200～300 mg/日　経口

⑤血液浄化法：血液透析，高分子のものを除くためには血液灌流がすすめられる。

⑥合併症の予防：横紋筋融解症を避けるため，無動，筋強剛の改善につとめ，頻回の筋肉内注射を避ける。肺合併症を予防するため，誤嚥に注意し，頻回の体位変換を心がける。

ｆ）予防
①次の患者に抗精神病薬を投与した場合，NMSを誘発しやすいので注意する
・統合失調症以外の精神疾患（感情障害，アルコール依存症，精神遅滞など）
・器質性脳障害（認知症，パーキンソン病，ハンチントン病など）
②錐体外路症状を起こさないようにする
　　併用中の抗パーキンソン薬を中断した時に発症しやすく，また，抗精神病薬を急に増量した時，高力価なものに変更した時あるいは抗パーキンソン薬を同時に中断した時にも発症しやすいので注意を要する。
③中枢ドパミン系の機能不全のある患者に注意
　　上記のパーキンソン病，ハンチントン病のほか，遅発性ジスキネジア，遅発性ジストニアをもつ患者に抗精神病薬を処方する時は注意を要する。
④その他注意すべき点
・どの抗精神病薬でも起こるが，高力価のもののほうが起こりやすい。
・抗精神病薬以外の薬物でも抗ドパミン作用のあるメトクロプラミドなどで起こることもある。
・炭酸リチウムを抗精神病薬と併用した場合に起こりやすいという。
・アルコールをはじめとする中枢抑制剤を急激に離脱した時に生じるという報告がある。
・抗うつ薬でも起こることがある。ただし，セロトニン症候群との鑑別を要する。
・身体的疲弊状態や脱水状態に注意。
・NMSの既往のある者に起因薬物と同じ抗精神病薬を使って再発した例があり，より低力価なものを使い再発を免れることがある。この場合，抗精神病薬と同時にブロモクリプチンを投与する方法もある。

g）合併症
①横紋筋融解症 rhabdomyolysis

　　NMSの10〜20％に生ずる。筋融解の結果，CPK値と同時に血中・尿中ミオグロビン値が増加し，尿は赤褐色を呈する。腎尿細管内部にミオグロビンが詰まり，腎血流量が減少し，糸球体濾過率が低下することにより，尿細管壊死を生じる。死亡率は50％。

　　NMSから筋壊死を生じる理由は，重篤な筋強剛，意識障害による無動などが考えられているが，高熱，脱水，筋肉内注射などが促進因子となる。

②播種性血管内凝固 disseminated intravascular coagulation (DIC)

　　横紋筋融解症の続発症として最も重篤な合併症。血圧低下，アシドーシス，低酸素血症，出血傾向，ショックなど。微小循環障害，多臓器不全を来す。血小板数の減少，FDP（フィブリン分解産物）の増加，フィブリノゲンの低下，プロトロンビン時間の延長などで診断。

③その他

　　嚥下性肺炎，肺動脈塞栓症，心筋梗塞，末梢神経障害（筋強剛の遷延），壊死性小腸結腸炎。

h）発症機序

　　抗精神病薬による脳内ドパミン神経伝達物質の遮断が発症に関与していると考えられる。その理由として次の点が挙げられる。

①高力価のドパミン受容体遮断薬が原因となることが多く，急激に増量した時に発症しやすい。

②治療にドパミンのアゴニストが有効である（ブロモクリプチン，L-dopa，アマンタジン）。

③パーキンソン病患者で服用中の抗パーキンソン薬中断により発症する例がある[98]。

④必発の錐体外路症状は，線条体のドパミン神経伝達が遮断されたことを示している。黒質線条体系のドパミン機能が低下すると視床下部の温度調節機構の不全を生じる。ドパミンを視床下部視索前野・前視床下部に入れると体温は低下し，抗精神病薬は体温を上昇させる。

⑤視床下部のドパミンニューロンの攪乱が自律神経症状に関与するものと考えられる。
⑥意識障害の説明は困難である。しかし，脳幹網様体賦活系のドパミン神経伝達物質の遮断が緘黙や覚醒障害を生じ，中枢ドパミンニューロンの障害が実験動物で無動や反応減弱を生じたという報告がある。

ｉ）発現率

多くの研究者の計算によると NMS の発現率は向精神薬服用中の患者の 0.07〜2.4％の範囲にあるが，0.5％前後の数字を挙げるものが多い。

ｊ）死亡率

1980 年頃までは 20％を越えていたが最近では 10％以下になっている。早期診断と適切な治療が行われるようになったことと，軽症例が診断されるようになったことによると考えられる。

II　ムスカリン性アセチルコリン受容体遮断による副作用

抗精神病薬のなかには抗コリン作用をもつものが多い。フェノチアジン系薬物，とくに thioridazine，クロルプロマジン，レボメプロマジンなどがムスカリン性アセチルコリン受容体に対する親和性が強い。これに対し，ハロペリドール，スルピリド，オキシペルチンなどはほとんど抗コリン作用がない。

抗コリン作用によって生じる副作用としては，まず著明な唾液分泌減少がある。そのうえ鼻閉が加わると口呼吸となり，これらの結果，口渇を生じる。口渇は患者を悩ませ，会話を困難にするばかりでなく，糖分含有のキャンディなどを常に用いるために口腔内感染症(たとえばモニリア症など)を発生させる。口渇はしだいに慣れが生じる副作用であるが，ベタネコール bethanechol（ベサコリン®，10〜30 mg）やカルプロニウム carpronium（アクチナミン®，3〜6 錠）などのコリン作動薬やコリンエステラーゼ阻害作用のある臭化ジスチグミン distigmine（ウブレチド®，5〜20 mg）が有効なこともある。

近くのものを見る時に焦点があわなくなる視力調節障害もよくみられる。これは毛様体筋を緊張させているアセチルコリンニューロンが抗精神病薬により

拮抗されて弛緩し，水晶体の彎曲が不十分になることによって起こる副作用である。狭隅角(閉塞隅角)緑内障が悪化することがある。

便秘と排尿障害は，抗コリン性副作用のうち，気をつけなければならないものである。苦痛を訴えることが少ない慢性患者ではしばしば慢性便秘が放置され，その結果，巨大結腸，小腸拡張が生じ，さらに麻痺性イレウスを発症することもあり，死を招くこともある。排尿障害が続くと溢流性尿失禁をみる。

中枢のムスカリン性アセチルコリン受容体が強く遮断されると意識障害を生じる。軽いせん妄が起こることが多い。とくに高齢者でよくみられる。

抗コリン性副作用は抗精神病薬に他のコリン作用の強い薬物(たとえば抗パーキンソン薬，三環系抗うつ薬など)を併用した時に起こりやすい。

高齢者では特によくみられるので注意しなければならない。

III　α_1 アドレナリン受容体遮断による副作用

1. 低血圧

抗精神病薬のなかで α_1 受容体遮断作用は，プロペリシアジン，レボメプロマジン，オキシペルチン，ペルフェナジン，ゾテピン，クロルプロマジン，クロカプラミン，ハロペリドール，チミペロンの順に強く，スルピリドは非常に弱い。

α_1 受容体遮断によって，起立性低血圧，めまい，反射性頻脈症などが起こることが知られている。低血圧は，延髄の昇圧反射が抑制され，その結果末梢血管の抵抗が減弱して生じると考えられている。褐色細胞腫の患者にフェノチアジン類を非経口的に与えると全般的循環不全に陥り血圧が急激に低下し，危険である。低血圧は老人では転倒事故を起こすので注意を要する。一般に臥位から立位に体位を変換した時に収縮期血圧が 20 mmHg 以上下降するものを起立性低血圧とし，そのような患者にはゆっくりと起き上がるよう指導する。抗精神病薬による低血圧惹起性には耐性ができることが多い。

ヒト死後脳膜標品を用いて向精神薬の α_1 アドレナリン受容体遮断について検討した。抗精神病薬のドパミン D_2 受容体遮断能の IC_{50} の比により，常用量での α_1 受容体遮断作用を比較したものである。この結果から，プロペリシアジンやレボメプロマジンなどは，日常使用量において α_1 アドレナリン受容体遮断が強くあらわれることから，起立性低血圧を生じやすいことが予測される[99]。

エピネフリン逆転現象

エピネフリンは α_1, α_2 および β_1, β_2 受容体に対して刺激作用を有する薬物である。このうち, 血圧の調整という点からみると, α_1 受容体の刺激は血管収縮により, また β_1 受容体の刺激は心拍数増加や心筋収縮力増大により, ともに血圧を上昇させる。一方, β_2 受容体の刺激は血管を拡張させ, 血圧を下降させる。一般に, エピネフリンを臨床用量投与した場合には α および β 両方の受容体が刺激され, その結果血圧は上昇する。しかし, 抗精神病薬や抗うつ薬のような α_1 受容体遮断作用を有する薬物を投与している場合, エピネフリンの α_1 刺激作用は発現せず, β_2 刺激作用, すなわち血管拡張作用が強くあらわれ血圧は低下する。これをエピネフリン逆転作用(epinephrine reversal)と呼ぶ[100,101]。実際, Cancro ら[102]はクロルプロマジン服用患者にエピネフリンを投与することにより低血圧症状の悪化をみたことを報告している。わが国でも各種抗精神病薬の添付文書には, 抗精神病薬を投与中の患者にはエピネフリンは投与禁忌であること, また相互作用として「エピネフリンの作用を逆転させ, 血圧降下を起こすことがある」ため併用禁忌であることが記載されており, 注意が喚起されている。

最近の抗精神病薬であるクエチアピン, オランザピン, ペロスピロンは, α_1 受容体遮断作用をもつので, エピネフリンの相互作用では禁忌とされている。

抗精神病薬による血圧低下に対しては, β-アゴニストも禁忌であり, 主として α 受容体に対して作用するノルエピネフリンやフェニレフリンの注射が用いられる。

内服薬としては, 塩酸エチレフリン(エホチール®), 塩酸ミドドリン(メトリジン®), メチル硫酸アメジニウム(リズミック®)などがあり, 使われている。

2. 心循環系の副作用

以下は必ずしも α_1 受容体遮断による副作用ではないが, 便宜上ここで述べる。

a) 心電図の変化

抗精神病薬のなかでも, thioridazine はキニジン様作用を有し, さまざまな心

電図上の異常を惹起する．心臓伝導障害，不整脈，PR，QT 間隔の延長，QRS 幅の増大，ST 低下，T 波の平低化あるいはノッチ，U 波の出現などがみられる．心疾患をもつ者によくみられる．大量のフェノチアジンは房室解離，脚ブロック(BBB)，心房性および心室性期外収縮，心房粗動，心室性頻拍症，心室粗動などを起こす．高齢者で心疾患をもつ者ではうっ血性心不全を起こす．抗精神病薬の心臓への影響は，抗コリン作用，抗アドレナリン作用やキニジン様作用が関係していると考えられているが，詳細は不明である．

b）突然死 sudden death

若い健康な患者で，thioridazine やクロルプロマジンによる突然死が報告されている．剖検で酸性ムコ多糖類の蓄積により心筋に損傷をきたしたものと考えられた例がある．clozapine とベンゾジアゼピンの併用で突然死の報告がある[103]．鎮静，失調，流涎，失神，意識障害，呼吸停止などの症状が記載されている．

3. 性機能の障害

a）射精障害 ejaculatory inhibition

α_1 受容体遮断作用によって射精障害を生じることがある．これはピペリジン系のフェノチアジン(thioridazine)がよく知られている(thioridazine で治療された男性の 30〜50％に生じたという報告がある)が，クロルプロマジン，ペルフェナジン，トリフロペラジン，ハロペリドール，リスペリドンでも報告はある．抗コリン作用の関与も推定されている．

b）プリアピズム priapism

プリアピズム(持続性勃起症)は，性的刺激と無関係に持続的な有痛性の陰茎勃起が生じるものである．稀なもので報告は少ない[104]．海外の報告では抗うつ薬のトラゾドンが最も多いようである．発生機序としては，α_1 受容体が遮断され，その結果交感神経による勃起鎮止が阻害され，アセチルコリン優位が続き勃起が持続すると考えられている．発症後 72 時間で陰茎海綿体の線維化が生じるので，早期の治療を要する．α 作動薬(メタラミノールなど)をカテーテルを

通じて陰茎海綿体に注入する方法[105]がすすめられている。抗コリン薬が奏効したという報告[106]もある。

　非定型抗精神病薬は安全であると考えられるが，これらによる priapism の発症もあり，少数例であるが，確実なリスクとなる[107]。Richelson ら[108]は，抗精神病薬による $α_1$ アドレナリン受容体遮断作用の親和性について，prazosin（交感神経末梢でシナプス後 $α_1$ 受容体を選択的に遮断する）を 250 として，クロルプロマジンは 38 で高く，ハロペリドール 6 であり，非定型抗精神病薬ではリスペリドンが高く 37，clozapine 12，クエチアピン 11，オランザピン 2 となっている。リスペリドンによる priapism の症例報告は，Bourgeois ら[109]，Relan ら[110]，Slauson ら[111]，Yang ら[112]などと，多くある。$α_1$ 受容体遮断作用の親和性は，ペロスピロンはオランザピンと同程度であり，リスクは少なく，アリピプラゾールは全く低く，リスクはない[113]と考えられる。

c）勃起障害 erectile dysfunction

　勃起障害も thioridazine（44％）のほうが他の抗精神病薬（19％）より頻度が多いとされている[114]。thioridazine は低用量でも起こることが知られているが，用量を減じたり，中止することによって速やかに回復する。

d）オーガズム障害 orgasmic disturbance

　抗精神病薬の治療により，統合失調症男性の 54％，女性の 30％がオーガズムの変化を訴えたという[115]。これは抗精神病薬によりプロラクチンが増加し，それが二次的にテストステロンや黄体化ホルモンを減少させ，生殖ホルモンの低下が両性のリビドーを減弱させるという考え方もある。抗コリン作用が関与しているという意見もある。

Ⅳ　ヒスタミン H_1 受容体遮断による副作用

　抗精神病薬はヒスタミン H_2 受容体に対してはほとんど作用がない。H_1 受容体遮断作用は抗ヒスタミン薬のジフェンヒドラミンより強いものが多い。ペルフェナジン，クロルプロマジン，thioridazine，トリフロペラジン，クエチアピンの順で遮断作用が強く，ブチロフェノン系薬物は弱い。

H₁受容体遮断によって生じる主な副作用は鎮静である。

Ⅴ 受容体への作用以外の副作用

1. 内分泌症状

①乳汁分泌，女性化乳房：これはドパミン D_2 受容体遮断による副作用に入れてもよい。抗精神病薬を服用中の女性から乳汁分泌が訴えられることは稀ではないが，閉経前の女性について乳房を圧迫して調べると，半数程度に乳汁分泌が認められる。抗精神病薬による乳汁分泌は，この薬物がドパミン拮抗薬として，視床下部正中隆起から放出されるプロラクチン阻害因子(PIF)に拮抗し，過剰のプロラクチンが下垂体前葉から血中に放出されるために生じる副作用と考えられている。

男性に時々みられる女性化乳房は，抗精神病薬の黄体刺激ホルモンまたはゴナドトロピンへの影響によって生じるといわれる。女性の乳房に腫瘤を生じることはさらによくみられる。

齧歯類では血中プロラクチン値が高いと乳癌の成長を促進するという実験があり，ヒトでも抗精神病薬が乳癌発生に関係しているかが検討されている。疫学的な調査では，抗精神病薬服用者に乳癌が多いということは確認されていない[115]。下垂体腫瘍に続発する高プロラクチン血症は骨密度を低下させるが，抗精神病薬による影響については確認されていない。

②このほか，コルチコトロピン(ACTH)，成長ホルモン，向甲状腺性ホルモン(thyrotropin)，卵胞刺激ホルモン(FSH)，黄体化ホルモン(LH)，テストステロンなどを抑制し，色素細胞刺激ホルモン(MSH)，抗利尿ホルモン(ADH)の分泌を促進する。しかし，これらのホルモンの変動が臨床的にどのような症状，副作用を示すか，明らかでないものが多い。MSHの増加は，皮膚の色素沈着を促進することが知られている。

③血中プロラクチンの軽度増加は月経不順をもたらす。高度に増加すると無月経をきたす。抗精神病薬で治療中の女性の90%が月経周期の異常を訴えるという[116]。無月経は，精神病症状でも起こることがあるが，抗精神病薬の副作用としては，FSHやLHの分泌抑制の結果とみることができよう。一方，無月経が乳汁分泌と同時に起こることが多いことから視床下部を介する変化で

あると思われる。

④大量のフェノチアジンがインスリン分泌を抑制し，その結果過血糖や糖尿を生じることが知られている。潜在性の糖尿病を顕在化させたり，糖尿病患者の治療を困難にすることが示唆されている。

⑤甲状腺機能亢進症の患者にハロペリドール，ペルフェナジンを与えて，発熱，筋強剛，発汗，呼吸困難，嚥下困難など悪性症候群類似の症状を呈した死亡例が報告されている[117]。ハロペリドールとチロキシンの併用は毒性を生じるという動物実験がある。

⑥体重増加：抗精神病薬服用中に体重増加を訴える患者にしばしば遭遇する。この副作用は，高血圧，糖尿病，呼吸器疾患などへの罹患危険性を増すばかりでなく，本人も肥満に悩み，抗精神病薬服用を嫌うようになる。抗精神病薬による体重増加の機序は不明であるが，食欲を亢進させ，摂食量が増加し，食物に対する嗜好が変化し，炭水化物を好むようになることもある。一方，運動することが少なくなり肥満を促進する。非定型抗精神病薬のほうが，体重増加を誘発する（81頁参照）。

⑦水中毒 water intoxication，抗利尿ホルモン不適合分泌症候群 syndrome of inappropriate secretion of antidiuretic hormone, SIADH：本書の付録「4. 向精神薬・精神科関連薬 DI 集」をみると，ほとんどの抗精神病薬，抗うつ薬の重大な副作用の一つとして SIADH が挙げられている。事実，多くの抗精神病薬投与中に SIADH が併発するという報告が多数ある。抗利尿ホルモン（ADH, vasopressin）の不適合分泌が，多飲を伴うと低 Na 血症と水中毒症状を生じる。統合失調症患者と対照被検者を用いた比較研究で，抗精神病薬により ADH の上昇は起こらなかったという報告[118,119]があるものの，わが国でも慢性に入院している精神病患者のうち10〜20％の病的多飲を示す者がおり，水中毒患者も3〜4％いると算定されている。海外でも慢性精神科患者の3〜18％に自己誘発性水中毒患者がいると報告されている[120]。ADH の不適合分泌は疼痛，外傷や情動ストレスなどによっても起こる。向精神薬ではカルバマゼピンあるいはカルバマゼピンとリチウムの併用が ADH 分泌（あるいは病的多飲）を起こすことが知られている。このほか，抗うつ薬，利尿薬，非ステロイド系抗炎症薬，下垂体後葉ホルモン，抗癌剤，血糖降下薬なども

表30　多飲-低Na血症患者の血清Na濃度を基準とした処置

血清Na濃度(mmol/l)	処置
128～130 (体重変化より推定)	患者を翌日まで病棟内に止め，水分摂取を3 l/日以内に制限する．
125～130 (測定値)	経口的に4.5 gの食塩を与える．患者を病棟内に止め，水分摂取を3 l/日に制限する．
120～125 (測定値) 患者は無症状	食塩4.5 gを経口的に与え，2時間後に再投与．水を摂取できない病室に収容し，2時間毎に体重測定．翌朝血清Naを測定．
115～120 (測定値) 患者は無症状	食塩4.5 gを経口的に与え，2時間後，4時間後に再投与．1時間毎に体重測定し，血清Na濃度が125 mmol/lになるまで体重調整する．
<115 (測定値) 患者は重篤な水中毒症状を呈す(けいれん，昏睡，他)	患者を救急センターへ送る．全身けいれん発作あるいは昏睡状態になった場合，3～5％の高張食塩水をフロセミド(ループ利尿薬，初期用量1 mg/kg体重)と併用あるいは単独で，2～3時間をかけて，血清Na濃度が1～2 mmol/l/時以上上昇しないように注意しながら静脈内投与(急激なNa補正は中心性橋髄鞘融解 central pontine myelinolysisを誘発する)．

(Vieweg[121]を改変)

病的多飲を誘発する．

　水中毒の症状は，血清Na濃度がかなり低下しないと出現しない(115～120 mmol/l)．最初の症状は，ねむけ，食欲不振，悪心，嘔吐，頭痛，腹痛などであり，引き続いてひきこもり，錯乱，敵意などが生じ，同時に体重が増加し，尿浸透圧が上がり，血液浸透圧が低下する．血清Naと同時にヘマトクリットやBUNも低下する．さらに発展するとせん妄，けいれん，昏睡から死に至る．多飲-水中毒の処置と治療を表30に示す．

　水中毒から血清Naを生じた統合失調症患者に，横紋筋融解症が併発した例[122,123]，悪性症候群を併発した症例[124]がある．

2. 抗精神病薬による精神症状

a) 抗精神病薬による欠陥症候群

　　neuroleptic-induced deficit syndrome (NIDS)

最初の抗精神病薬クロルプロマジンが患者に投与された時に，周囲に起こる

出来事に対して「無関心」が生じるとすでに記載されていたが,その後あまり注意を払われることはなかった。

1974年にvan Putten[125]は精神的な副作用のため多くの患者が抗精神病薬服用を嫌がることを述べ,のちに行動毒性 behavioural toxicity という用語も使われた。類似の概念としては,認知障害症候群 dyscognitive syndrome,抗精神病薬による不機嫌 neuroleptic dysphoria, 無動抑うつ akinetic depression, アカシジアの主観的側面 subjective aspects of akathisia などがある。最近は抗精神病薬による欠陥症候群という言葉がよく使われており,これは次のように定義される[126]。抗精神病薬による精神的な作用で,精神的なパーキンソニズム mental parkinsonism とも呼ばれ,情動的な無関心,感情鈍麻,アンヘドニア(異常情動的パーキンソニズム),アパシー,自発性低下,意欲低下(社会的パーキンソニズム),思考過程の緩徐化,空虚感,集中困難(認知的パーキンソニズム)などの症状が特徴的である。この症状は,精神療法,行動療法,認知療法,社会復帰療法に対する反応を阻害すると考えられ[126],たとえ職場に出ても十分能力が発揮できない結果をもたらす。この精神的な副作用は抗精神病薬による欠陥症候群と名づけられた[127]。

抗精神病薬によって抑うつが生じることもしばしば経験する。かつて抗精神病薬として用いられたレセルピンがうつ病を惹起したことはよく知られているが,ブチロフェノン系もフェノチアジン系抗精神病薬も抑うつ症状を起こす可能性を考えておく必要があろう。抑うつ感から自殺を企図する症例の中に,抗精神病薬の副作用によるものがあると考えなければならない。

b) 知覚変容発作 perceptual alteration attack

統合失調症の主に慢性期に現れる知覚の変容体験である。挿間性に出現する視覚次元の変容体験であり,独特な症状,出現状況や患者の構えなどをもつ症候群[128,129]であると定義され,次のような特徴がある。①体験内容:多彩な知覚変容体験があり,典型的なのは,視覚次元の変容体験である。「ふだん気にならない机の木目や埃が極立ってはっきり見える」[130],「目に入るものすべてが気になる」[131]など。②出現様式:発作的に出現し,持続は数分から数時間。頻度は数回/週~月。眠れば終わりで翌朝まで持ち越すことはない。③好発状況:夕刻

に多い。④患者の構え：発作症状を自己違和的な例外状態として体験し，受け身的である。⑤情動体験：発作中に不安・恐怖感などがあり，行動が制限される。⑥患者の対処法：独自の対処法を工夫している。「横になって眠る」などの休息の方向への自己治癒努力が多い。⑦ベンゾジアゼピン系抗不安薬が即効する。

　知覚変容発作が統合失調症本来の精神病理現象であるとする見解は，山口[128]がはじめて統合失調症の1症例として発表したことによる。小林ら[132]は，抗精神病薬使用前より知覚変容発作（「目がチカチカしてきて，危険が迫る」）を呈した1症例の報告をし，山口の見解を支持した。しかし，抗精神病薬の副作用であるという見解もある。これは，発作に錐体外路症状がともなう例が多く，抗精神病薬の減量により消失すること，ビペリデンやその増量が症状改善に有効，抗精神病薬の増量に関連して発作が出現すること，また抗精神病薬の変換が有効であることなどから示唆される。また，躁うつ病やアルコール依存症でも，抗精神病薬投与によって知覚変容発作を出現する[133,134]。発作を生じる非定型抗精神病薬としてはオランザピン[130]，リスペリドン[131,135]の報告がある。

3. 皮膚症状
a）薬疹 drug eruption
　フェノチアジンで起こることが多いが，どの抗精神病薬でも生じる。アレルギー性皮疹は投与開始2カ月以内に現れる。斑点状丘疹の紅斑様皮疹が最も一般的であり，上部躯幹，顔面，頸部，四肢に出現する。掻痒をともなうことが多く，発熱，倦怠感，リンパ節腫脹などの全身症状をみることもある。時に滲出性皮膚炎に発展する。また，扁平苔癬型（扁平隆起性浸潤性丘疹および苔癬性局面の散在）を呈するものもみられる。抗精神病薬の中止により軽快するものが多いが，重篤な場合はStevens-Johnson症候群（粘膜・皮膚・眼症候群 mucocutaneous ocular syndrome）を生じ，皮疹は水疱性ないし出血性となり，粘膜に及ぶと水疱から出血性糜爛となる。高熱，全身倦怠，悪心，食欲不振，咽頭痛，胸痛，下痢，筋肉痛，関節痛などの全身症状をきたした場合は，副腎皮質ホルモン，二次感染防止のため抗生物質を使用しなければならない。
　皮膚症状があってもなお抗精神病薬を使用しなければならない場合には，同

系統の抗精神病薬はしばしば交叉感受性を示すので，構造の異なる薬物を選んで使用する。

b）光線過敏性日焼け反応 photosensitive sunburn reaction

クロルプロマジンで誘起されることがよく知られている。いわゆる日焼けであり，光を受けた部分に紅斑，浮腫，時に水疱形成，灼熱感，疼痛を伴い，数日後落屑，色素沈着(黒化)を残す。クロルプロマジンなどの化学物質が皮膚内で光線の作用でハプテンの性質を獲得し，タンパクと結合して抗原性をもち，免疫反応を起こすと説明される。プロメタジンもその作用があるとされる。

c）アレルギー性接触皮膚炎 allergic contact dermatitis

クロルプロマジンを扱う工場従事者や薬剤師にみられる。薬物が皮膚から吸収され，透明層に2週間ほど貯えられる。搔痒感を伴う湿疹反応が出現する。

d）色素沈着 pigmentation

クロルプロマジンを大量持続投与している患者の皮膚に灰青色～紫褐色の色素が沈着してくることがある。女性に多く，日光に露出した部分に目立つ。ふつうは，角膜，水晶体にも色素沈着がみられる。さらに，心，肺，胃腸管，肝，腎，内分泌器官，脳などの網内系，実質細胞内に色素が沈着する。メラノサイトの細胞質小器官に，チロシンがチロシナーゼにより酸化されてメラニンが生じるが，これを調節するアドレナリンやノルアドレナリンの遊出をフェノチアジンが抑制し，MSHが相対的に過剰になりメラニンの産生が増加するという説がある。クロルプロマジンの代謝物(7-hydroxychlorpromazine)が紫外線によって紫色の沈着物に変わるという考えが出されたこともある。

4．血液症状

a）無顆粒球症 agranulocytosis

血液に関する副作用のうち最も注意すべきものである。発熱，倦怠，疲憊，それに引き続き口内，咽頭，鼻腔，直腸，腟など細菌が多く存在する部位に潰瘍が形成される。菌血症が死因となり，死亡率は30％。フェノチアジンで起こ

ることが多いといわれる。頻度は報告者によりさまざまで，700人に1人から，25万人に1人というものまである。大量療法による発症の報告が多い。発症は服薬開始後最初の3カ月間に多いといわれ，最初の10日間にも起こるという。しかし長期投与後に発症する例もある。高齢者や衰弱した女性によくみられる。

clozapineによる無顆粒球症はよく知られているが，1年間服用した患者の1～2％に起こり，80％は服薬開始後18週以内に発症する。機序は解明されていないが，免疫が関与するものと思われ，一度発症した患者に再投与すると急速に再発症する。

b）その他の血液反応

白血球減少症，血小板減少症，汎血球減少症，白血球増加症，好酸球増加症，鉄欠乏性貧血，溶血性・再生不良性貧血，出血時間延長などが報告されている。

5. 眼の障害

a）色素沈着 pigmentation

フェノチアジン，とくにクロルプロマジンなどで皮膚と同様に眼にも色素沈着が起こる。眼球結膜と角膜の露出部に褐色の色素が沈着する。水晶体に生じた点状の混濁が集合し，前被膜および被膜下の星状の混濁となる。視力は，それ程侵されていない。クロルプロマジンにより上皮性角膜症を生じる。これは総量よりも高用量が関係しているという。色素沈着は眼底にも起こる。300 mg以上のクロルプロマジンによって色素沈着性網膜症が起こる。色素性網膜症の症状（夜盲，一過性暗点など）と似ており，視力は低下する。ふつうは薬を中止すれば，視力は回復する。

クロルプロマジンは血液・眼関門を容易に通って水晶体上皮の代謝を減弱し，混濁を生じさせる。クロルプロマジンや代謝物が光過敏性物質として作用し，水晶体タンパクとの相互作用によって変性や凝結を生じる。

b）緑内障 glaucoma

抗精神病薬によって緑内障が誘発されることはめったにないが，潜在性のものや，遺伝負因のあるものを顕在化させることを考えておかねばならない。瞳

孔が散大している患者，霧視，眼痛，虹輪視のある患者には抗コリン作用のある薬は避けるべきである。

c）眼瞼攣縮（メージュ症候群）(115頁参照)

6. 肝障害
a）胆汁うっ滞性黄疸 cholestatic jaundice
　急性発症の閉塞性黄疸と同様で，倦怠，脱力，疲労感，食欲不振，悪心，腹部不快感，発熱，淡色便，暗色尿，肝脾腫などを呈する。検査所見としては，高ビリルビン血症，尿ビリルビン陽性，血清アルカリフォスファターゼ，AST，ALT値上昇。これは過感作性機序によるもので，用量依存的でなく，1回投与後でも起こる。のちに同じ抗精神病薬を再投与するとまた黄疸が起こるし，同種近縁の薬物に対して交叉感受性もある。

　多くは2〜4週間の潜伏期ののちに発症するが，好酸球増多症など他のアレルギー徴候を伴う。ふつうは薬物中断後8週ほどで回復するが，なかには肝細胞障害や肝細胞壊死にいたるものもある。

b）肝細胞障害 liver cell disease
　胆汁うっ滞性黄疸より頻度は少ないが，やはり過感作性機序の関与が疑われている。クロルプロマジンなどの直接の肝毒性により肝細胞障害が起こるもので，クロルプロマジンの水酸化代謝物のほうが肝毒性が強い。それは多分フリーラディカルが産生されるからであると考えられている。

文献

1) Gerlach J: The continuing problem of extrapyramidal symptoms; Strategies for avoidance and effective treatment. J Clin Psychiatry 60 (suppl 23): 20-24, 1999
2) 葛原茂樹：薬剤誘発性不随意運動．日本内科学会雑誌 89：698-703, 2000
3) Lang AE: Movement Disorders; Approach, Diffinitions and Differential Diagnosis. In: Lang AE, Weiner WJ (ed), Drug-induced Movement Disorders, Futura Publ, New York, pp1-20, 1992
4) 内藤　寛，葛原茂樹：EPSの症候学と病態生理．臨床精神薬理　5：15-23, 2002

5) 融　道男：錐体外路症状. 臨床精神医学　36(増刊号)：104-108, 2007
6) Farde L, Nordstrom AL, Wiesel FA, et al: Positron emission tomographic analysis of central D_1 and D_2 dopamine receptor occupancy in patients treated with classical neuroleptics and clozapine; Relation to extrapyramidal side effects. Arch Gen Psychiatry 49: 538-544, 1992
7) Nordstrom AL, Farde L, Wiesel FA, et al: Central D_2-dopamine receptor occupancy in relation to antipsychotic drug effects; A double-blind PET study of schizophrenic patients. Biol Psychiatry 33: 227-235, 1993
8) Kapur S, Zipursky RB, Remington G: Clinical theoretical implications of 5-HT_2 and D_2 receptor occupancy of clozapine, risperidone, and olanzapine in schizophrenia. Am J Psychiatry 156: 286-293, 1999
9) Grunder G, Carlsson A, Wong DF: Mechanism of new antipsychotic medications; Occupancy is not just antagonism. Arch Gen Psychiatry 60: 974-977, 2003
10) Kapur S, Seeman P: Antipsychotic agents differ in how fast they come off the dopamine D_2 receptors; Implications for atypical antipsychotic action. J Psychiatry Neurosci 25: 161-166, 2000
11) Kapur S, Seeman P: Does fast dissociation from the dopamine D_2 receptor explain the action of atypical antipsychotics?; A new hypothesis. Am J Psychiatry 158: 360-369, 2001
12) Farde L, Nyberg S, Oxenstierna G, et al: Positron emission tomography studies on D_2 and 5-HT_2 receptor binding in risperidone-treated schizophrenic patients. J Clin Psychopharmacol 15 (suppl 1, pt 1): 195-235, 1995
13) Seeman P: Atypical antipsychotics; Mechanism of action. Can J Psychiatry 47: 27-38, 2002
14) Yokoi F, Grunder G, Biziere K, et al: Dopamine D_2 and D_3 receptor occupancy in normal humans treated with antipsychotic drug aripiprazole (OPC 14597); A study using positron emission tomography and [^{11}C] raclopride. Neuropsychopharmacol 27: 248-259, 2002
15) Seeman P, Tallerico T: Antipsychotic drugs which elicit little or no parkinsonism bind more loosely than dopamine to brain D_2 receptors, yet occupy high levels of these receptors. Mol Psychiatry 3: 123-134, 1998
16) 融　道男：遅発性錐体外路症候群の治療—遅発性ジストニアの治療を中心に. 精神医学 44：934-947, 2002
17) Keegan DL, Rajput AH: Drug-induced dystonia tarda; Treatment with L-dopa. Dis Nerv Syst 38: 167-169, 1973
18) Burke RE, Fahn S, Jankovic J, et al: Tardive dystonia; Late-onset and persistent dystonia caused by antipsychotic drugs. Neurology 32: 1335-1346, 1982
19) Kang UJ, Burke RE, Fahn S: Natural history and treatment of tardive dystonia. Mov Disord 1: 193-208, 1986
20) Inada T, Yagi, G, Kamijima K, et al: A statistical trial of subclassification for

tardive dyskinesia. Acta Psychiatr Scand 82: 404-407, 1990
21) Burke RE: Neuromuscular effects of neuroleptics; Dystonia. In: Kane JM, Lieberman JA (eds), Adverse Effects of Psychotropic Drugs, Guilford Press, New York, pp 189-200, 1993
22) Owens DGC: A guide to the extrapyramidal side-effects of antipsychotic drugs. Cambridge Univ Press, Cambridge, 1999
23) Adityanjee, Aderibigbe YA, Jampala VC, et al: The current status of tardive dystonia. Biol Psychiatry 45; 715-730, 1999
24) Raja M: Managing antipsychotic-induced acute and tardive dystonia. Drug Safety 19: 57-72, 1998
25) Kiriakakis V, Bhatia KP, Quinn NP, et al: The natural history of tardive dystonia; A long-term follow-up study of 107 cases. Brain 121: 2053-2066, 1998
26) Wojcik JD, Falk WE, Fink JS, et al: A review of 32 cases of tardive dystonia. Am J Psychiatry 148: 1055-1059, 1991
27) 原田俊樹, 図子義文, 山本智之ほか：抗精神病薬による遅発性ジストニア．神経精神薬理 11：369-374, 1989
28) Bruneau M-A, Stip E: Metronome or alternating Pisa syndrome; A form of tardive dystonia under clozapine treatment. Int Clin Psychopharmacol 13: 229-232, 1998
29) Ekbom K, Lindholm H, Ljungberg L: New dystonic syndrome associated with butyrophenone therapy. Z Neurol 202: 94-103, 1972
30) Stubner S, Pedberg F, Grohmann R, et al: Pisa syndrome (pleurothotonus); Report of a multicenter drug safety surveillance project. J Clin Psychiatry 61: 569-574, 2000
31) 原田研一, 佐々木信幸, 橋本恵理ほか：リスペリドン投与中にピサ症候群を呈した精神分裂病の1症例．精神医学 43：1081-1084, 2001
32) 濱田潤一：眼瞼痙攣とMeige症候群．神経内科 35：190-195, 1972
33) Ananth J, Burgoyne K, Aquino S: Meige's syndrome associated with risperidone therapy. Am J Psychiatry 157; 149, 2000
34) 福井裕輝, 諏訪太朗, 山村茂樹ほか：OlanzapineによりMeige症候群が著明に改善した精神分裂病患者の1例．精神科治療学 17：75-78, 2002
35) 山本繼子：書痙．神経症候群II, 日本臨床社, pp132-135, 1999
36) LeWitt PA: Dystonia caused by drugs. In: Tsui JKC, King J, Calne DB (eds), Handbook of Dystonia, Marcel Dekker, New York, pp227-240, 1995
37) Hornykiewicz O, Kish SJ, Becker LE, et al: Brain neurotransmitters in dystonia musculorum deformans. New Eng J Med 315: 347-353, 1986
38) Sachdev P: Risk factors for tardive dystonia; A case-control comparison with tardive dyskinesia. Acta Psychiatr Scand 88: 98-103, 1993
39) Ozelius LJ, Kramer PL, deLeon D, et al: Strong allelic association between the torsion dystonia gene (DYT1) and loci on chromosome 9q34 in Ashkenazi Jews. Am J Hum Genet 50; 619-628, 1992
40) Warner TT, Jarman P: The molecular genetics of the dystonias. J Neurol Neuro-

surg Psychiatry 64: 427-429, 1998
41) Mazziotta JC, Hutchinson M, Fife TD, et al: Advanced neuroimaging methods in the study of movement disorders; Dystonia and blepharospasm. In: Fahn S, Marsden CD, DeLong M (eds), Dystonia 3 (Advances in Neurology Vol 78), Lippincott-Raven, Philadelphia, pp153-160, 1998
42) Perlmutter JS, Stambuk MK, Marrkham J, et al: Decreased ^{18}F spiperone binding in putamen in dystonia. In: Fahn S, Marsden CD, deLong M (eds), Dystonia 3 (Advances in Neurology Vol 78), Lippincott-Raven, Philadelphia, pp161-168, 1998
43) 杉山仁視, 朝田　隆, 仮屋哲彦：Trihexyphenidyl大量療法が著効した遅発性ジストニアの1例. 精神科治療学 11：845-850, 1996
44) 大月健郎, 長尾卓夫, 原田俊樹ほか：ダントロレンが著効した遅発性ジストニアの1例. 精神科治療学 6：207-209, 1991
45) 宮本　歩, 北脇公雄, 鯉田秀紀ほか：Dantroleneが有効であった遅発性ジストニアの1例. 精神医学 34：733-737, 1992
46) Ross RB, Allen A, Lux WE: Baclofen treatment in a patient with tardive dystonia. J Clin Psychiatry 47: 474-475, 1986
47) Nisijima K, Shimizu M, Ishiguro T: Treatment of tardive dystonia with an antispastic agent. Acta Psychiatr Scand 98: 341-343, 1998
48) 古賀五之, 内田又功, 西川　正：遅発性ジストニアの3例. 精神医学 26：1215-1217, 1984
49) Thaker GK, Nguyen JA, Strauss ME, et al: Clonazepam treatment of tardive dyskinesia; A practical GABA-mimetic strategy. Am J Psychiatry 147: 445-451, 1990
50) Marsalek M: Tardive drug-induced extrapyramidal syndromes. Pharmacopsychiatry 33 (Supl): 14-33, 2000
51) Stip E: Novel antipsychotics; Issues and contraversies; Typicality of atypical antipsychotics. J Psychiatry Neurosci 25: 137-153, 2000
52) Peacock L, Sogaard T, Lubin H, et al: Clozapine versus typical antipsychotics; A retro- and prospective study of extrapyramidal side-effects. Psychopharmacol 124: 188-196, 1996
53) Ahmed S, Chengappa KNR, Naidu VR: Clozapine withdrawal-emergent dystonias and dyskinesias; A case series. J Clin Psychiatry 59; 472-477, 1998
54) Yoshida K, Higuchi H, Hishikawa Y: Marked improvement of tardive dystonia after replacing haloperidol with risperidone in a schizophrenic patient. Clin Neuropharmacol 21: 68-69, 1998
55) Jonnalagada JR, Norton JW: Acute dystonia with quetiapine. Clin Neuropharmacol 23: 229-230, 2000
56) 笠原友幸：Quetiapineが有効であった遅発性ジストニアの1例. 精神医学 44：439-442, 2002
57) Goldstein JM: Preclinical profile of Seroquel (quetiapine); An atypical antipsychotic with clozapine-like pharmacology. In: Holliday SG, Ancill RJ, MacEvan GW (eds), Schizophrenia; Breaking Down the Barriers, John Wiley& Sons, Hoboken, pp177-208,

1996
58) Ghelber D, Belmaker RH: Tardive dyskinesia with quetiapine. Am J Psychiatry 156: 796-797, 1999
59) Jaffe ME, Simpson GM: Reduction of tardive dystonia with olanzapine. Am J Psychiatry 156: 2016, 1999
60) 八木剛平，西園マーハ文：遅発性ジストニアの回復例．融　道男（編），精神科難治症例―私の治療，中外医学社，pp343-348，1992
61) Postolache TT, Londono JH, Halem RG, et al: Electroconvulsive therapy in tardive dystonia. Convuls Ther 11: 275-279, 1995
62) Hiller CEM, Wiles CM, Simpson BA: Thalamotomy for severe antipsychotic-induced tardive dyskinesia and dystonia. J Neurol Neurosurg Psychiatry 66: 250-251, 1999
63) Trottenberg T, Paul G, Meissner W, et al: Pallidal and thalamic neurostimulation in severe tardive dystonia. J Neurol Neurosurg Psychiatry 70: 557-559, 2001
64) van Harten PN, Hoek HW, Matroos GE, et al: The inter-relationships of tardive dyskinesia, parkinsonism, akathisia and tardive dystonia; The Curacao extrapyramidal syndrome study II. Schiz Res 26: 235-242, 1997
65) Simpson GM: The treatment of tardive dyskinesia and tardive dystonia. J Cin Psychiatry 61 (Suppl): 39-44, 2000
66) Schonecker M: Ein eigentumliches Syndrom im oralen Bereich bei Magaphenapplikation. Nervenarzt 28: 35, 1957
67) 宮本哲雄，吉田光雄，岩田　高ほか：精神障害者にみられる口唇性不随意運動（もぐもぐ運動）．九神精 3：591-604，1966
68) 八木剛平：向精神薬による非可逆性錐体外路症状について．神奈川県精神医誌 22：9-12，1971
69) 浅田成也，河村隆弘：Neuroleptica の副作用について．精神医学 13：533-539，1971
70) 伊藤　斉，三浦貞則，八木剛平ほか：向精神薬長期使用による副作用としての非可逆性ジスキネジアに関する研究（I）．精神薬療基金研究年報 3：190-195，1972
71) Kazamatsuri H, Chien Ch-P, Cole JO: Treatment of tardive dyskinesia. II; Short-term efficacy of dopamine-blocking agents, haloperidol and thiopropazate. Arch Gen Psychiatry 27: 100-103, 1972
72) Moore DC, Glazer WM, Bowers MB, et al: Tardive dyskinesia and plasma homovanillic acid. Biol Psychiatry 12: 1393-1402, 1983
73) 伊藤　斉：薬剤性錐体外路症状．内科 40：50-56，1977
74) Klawans HL: The pharmacology of tardive dyskinesia. Am J Psychiatry 130: 82-86, 1973
75) Egan MF, Apud J, Wyatt RJ: Treatment of tardive dyskinesia. Schizophr Bull 23: 583-609, 1997
76) Anderson U, Haggstrom J E, Bondessan U, et al: Reduced glutamate decarboxylase activity in the subthalamic nucleus in patients with tardive dyskinesia. Mov Disord 4;

37-46, 1989
77) Freedman R, Bell J, Kirch D: Clonidine therapy for coexisting psychosis and tardive dyskinesia. Am J Psychiatry 137: 629-630, 1980
78) Freedman R, Kirch D, Bell J, et al: Clonidine treatment of schizophrenia: Double-blind comparison to placebo and neuroleptic drugs. Acta Psychiat Scand 65: 35-45, 1982
79) Nishikawa T, Tanaka M, Koga I, et al: Tardive dyskinesia treated with clonidine. Kurume Med J 27: 209-210, 1980
80) Nishikawa T, Tanaka M, Tsuda A, et al: Clonidine therapy for tardive dysknesia and related syndromes. Clin Neuropharmacol 7: 239-245, 1984
81) 竹内文一, 小林利雄, 庄田秀志ほか：Clonazepam 断薬後, けいれん発作と亜昏迷状態および筋強剛の増悪を呈した1症例. 精神医学 35：655-658, 1993
82) 大倉勇史, 佐々 毅, 松島英介ほか：Clonazepam 中止後, 悪性症候群様の症状を呈した1症例. 精神医学 36：657-660, 1994
83) Chouinard G: Effects of risperidone in tardive dyskinesia; An analysis of Canadian multicenter risperidone study. J Clin Psychopharmacol 15 (Suppl 1): 36-44, 1995
84) 楠 和憲, 尾崎紀夫, 平野茂樹ほか：神経遮断薬誘発性遅発性ジスキネジアを伴う精神分裂病患者に対するリスペリドンによる治療の試み. 臨床精神医学 27：85-92, 1998
85) 三由幸治：Olanzapine により遅発性ジスキネジアが消失した精神分裂病の3症例. 臨床精神薬理 5：577-580, 2002
86) Vesely C, Kufferle B, Brucke T, et al: Remission of severe tardive dyskinesia in a schizophrenic patient treated with the atypical antipsychotic substance quetiapine. Int Clin Psychopharmacol 15: 57-60, 2000
87) Kruse W: Persistent muscular restlessness after phenothiazine treatment; Report of three cases. Am J Psychiatry 117: 152-153, 1960
88) Braude WM, Barnes TR: Late-onset akthisia-an incident of covert dyskinesia; Two case reports. Am J Psychiatry 140: 611-612, 1983
89) 堀口 淳, 倉本恭成, 山下英尚ほか：遅発性アカシジア. 臨床精神薬理 2：839-844, 1999
90) Sachdev P: Akathisia and Restless Legs. Cambridge Univ Press, New York, 1995
91) Stacy M, Jankovic J: Tardive tremor. Mov Disord 7: 53-57, 1992
92) Storey E, Lloyd J: Tardive tremor. Mov Disord 12: 808-810, 1997
93) Lazarus A, Mann SC, Caroff SN: The Neuroleptic Malignant Syndrome and Related Conditions. American Psychiatric Press, Washington, D.C., 1989
94) 山脇成人：悪性症候群—病態, 診断, 治療—. 新興医学出版社, 1989
95) Addonizio G, Susman VL: Neuroleptic Malignant Syndrome. A Clinical Approach. Mosby Year Book, St Louis, 1991
96) 大塚宣夫, 古賀良彦, 斉藤昌次ほか：Neuroleptica による Syndrome malin について. 臨床精神医学 3：961-973, 1974
97) Ananth J, Parameswaran S, Gunatilake S, et al: Neuroleptic malignant syndrome and atypical antipsychotic drugs. J Clin Psychiatry 65: 464-470, 2004

98) Toru M, Matsuda O, Makiguchi K, et al: Neuroleptic malignant syndrome-like state following a withdrawal of antiparkinsonian drugs. J Nerv Ment Dis 169: 324-327, 1981
99) 本書初版43頁の図9参照．
100) Courvoisier S, Fournal J, Ducrot R, et al: Propriétés pharmacodynamiques du chlorhydrate de chloro-3(diméthylamino-3′propyl)-10 phénothiazine (4,560 R.P.). Arch int pharmacodyn 92: 305-311, 1953
101) Nickerson M, Goodman LS: Pharmacological and physiological aspects of adrenergic blockade, with special reference to dibenamine. Fed Proc 7: 397-409, 1948
102) Cancro R, Wilder R: A mechanism of sudden death in chlorpromazine therapy. Am J Psychiatry 127: 368-371, 1970
103) Cobb CD, Anderson CB, Seidel DR: Possible interaction between clozapine and lorazepam, (letter). Am J Psychiatry 148: 1606-1607, 1991
104) 加賀美真人，仮屋哲彦：Priapismとその治療．精神医学レビューNo.6 抗精神病薬の副作用，ライフサイエンス，pp82-84，1993
105) Brindley GS: New treatment for priapism. Lancet 2: 220, 1984
106) Fishbain DA: Priapism resulting from fluphenazine hydrochloride treatment reversed by diphenhydramine. Ann Emerg Med 14: 600-602, 1985
107) Makesar D, Thoma J: Rispridone-induced priapism. World J Biol Psychiatry 8: 45-47, 2007
108) Richelson E: Receptor pharmacology of neuroleptics; Relation to clinical effects. J Clin Psychiatry 60 (Suppl 10): 5-14, 1999
109) Bourgeois JA, Mundh H: Priapism associated with rispridone; A case report. J Clin Psychiatry 64: 218-219, 2003
110) Relan P, Gupta N, Mattoo SK: A case of rispridone-induced priapism. J Clin Psychiatry 64: 482-483, 2003
111) Slauson SD, Lo Vecchio F: Rispridone-induced priapism with rechallenge. J Emerg Med 27: 88-89, 2004
112) Yang P, Tsai JH: Occurrence of prapism with rispridone -paroxetine combination in an autistic child. J Child Adolesc Psychopharmacol 14: 342-343, 2004
113) 菊地哲朗，広瀬 毅，中井 哲：ドパミンD_2受容体パーシャルアゴニスト；新規抗精神病薬アリピプラゾール．臨床精神医学 34：461-468，2005
114) Kotin J, Wilbert DE, Verburg D, et al: Thioridazine and sexual dysfunction. Am J Psychiatry 133: 82-85, 1976
115) Ghadirian AM, Chouinard G, Annable L: Sexual dysfunction and plasma prolactin levels in neuroleptic-treated schizophrenic outpatients. J Nerv Ment Dis 170: 463-467, 1982
116) Mortensen PB: Neuroleptic treatment and other factors modifying cancer risk in schizophrenic patients. Acta Psychiatr Scand 75: 585-590, 1987
117) Weiner M: Haloperidol, hyperthyroidism, and sudden death. Am J Psychiatry 16:

717-718, 1979
118) Kendler KS, Weizman RE, Rubin RT: Lack of arginine vasopressin response to central dopamine blockade in normal adults. J Clin Endocrinol Met 47: 204-207, 1978
119) Sarai M, Matsunaga H: ADH secretion in schizophrenic patients on antipsychotic drugs. Biol Psychiatry 26: 576-580, 1989
120) Ripley T, Millson R, Koczapski A: Self-induced water intoxication in schizophrenic patients. J Psychiatry 146: 102-103, 1989
121) Vieweg WVR: Treatment strategies in the polydipsia-hyponatremia syndrome. J Clin Psychiatry 54: 154-160, 1994
122) Korzets A, Ori Y, Floro S, et al: Case report; Severe hyponatremia after water intoxication; A potential cause of rhabdomyolysis. Am J Med Sci 312: 92-94, 1996
123) 宮本　歩，長尾喜代治，長尾喜一郎ほか：水中毒と横紋筋融解症．精神医学 41：263-268，1999
124) 西島康一，関口　清，石黒健夫ほか：水中毒から悪性症候群様状態を示した接枝分裂病の1例．精神医学 36：721-728，1994
125) Van Putten T: Why do schizophrenic patients refuse to take their drugs? Arch Gen Psychiatry 31: 67-72, 1974
126) Lewander T: Neuroleptics and the neuroleptic-induced deficit syndrome. Acta Psychiat Scand 89 (Suppl 380): 8-13, 1994
127) Lader M: Neuroleptic induced deficit syndrome; Old problem, new challenge. J Psychopharmacol 7: 392-393, 1993
128) 山口直彦：分裂病者の訴える知覚変容を主とする"発作"症状について．精神科治療学 1：117-125，1986
129) 原田貴史，友竹正人，大森哲郎：Olanzapineにより知覚変容発作を来した統合失調症の1症例．精神医学 45：65-68，2003
130) 山口直彦：精神分裂病，分裂病型障害および妄想性障害—知覚変容発作．精神科治療学 10（臨時特大号）：100-101，1995
131) 狭間玄以，植田俊幸，川原隆造：Risperidoneおよびolanzapineにより知覚変容発作を生じた統合失調症の1例．精神医学 45：551-553，2003
132) 小林聡幸：神経遮断薬使用前より知覚変容発作を主徴とした分裂病の1症例—その自己治癒側面とclonazepam・biperiden併用の効果．臨床精神医学 27：177-184，1998
133) 井田能成：抗精神病薬使用中にみられる知覚変容発作．臨床精神薬理 2：827-832，1999
134) 福迫　博，外園善朗，竹之内薫ほか：抗精神病薬によって発作性知覚変容が出現した躁うつ病の1症例．精神医学 36：759-761，1994
135) 澤原光彦，渡辺昌祐，元木郁代ほか：Risperidoneにより「挿間性無動状態」を繰り返した精神分裂病の1例．精神医学 41：703-710，1999

第2章
抗うつ薬（抗躁薬を含む）

A 抗うつ薬・抗躁薬開発の歴史

I リチウムの開発[1]

　クロルプロマジンの使用が向精神薬のさきがけであるが，その約4年前，1948年に，オーストラリアの精神科医，John FJ Cade（図1）がリチウム lithium 塩を躁病患者10名に使って治療に成功していることは，特筆すべきことである。
　リチウムは1817年に発見された元素であるが，医学的には尿酸塩がリチウム溶液によく溶けることから1859年に痛風の治療に導入された。その後リチウム塩は痛風ばかりでなく，不安や過敏症状にも効くということで一般にかなり愛用されるようになり（図2），1940年代には心疾患によるうっ血性浮腫に塩化リチウムが食塩の代りに過剰に用いられるようになり，多くの死亡例が出るという悲劇が起こった。このような背景のもとで，Cade が先駆的に見出したリチウムの抗躁病作用は顧みられることがなくなった。1954年にデンマークの精神科医，Mogens Schou（図3）が炭酸リチウムを使って躁病に対する有効性を確かめ，さらに1963年には双極性感情障害（躁うつ病）の病相予防に有効であることがわかった。

第2章　抗うつ薬(抗躁薬を含む)

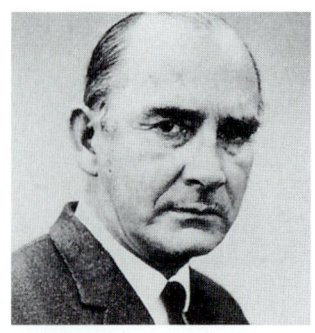

図1　John FJ Cade
クロルプロマジンの作用が見出される4年前(1948年)，リチウムが躁病に効くことを報告したオーストラリアの精神科医(Discoveries in Biological Psychiatry, JB Lippincott Company，1970より)。

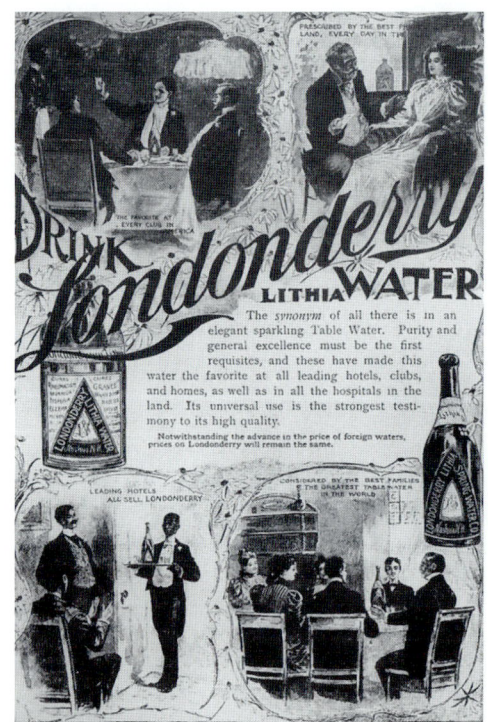

図2　リチウム飲料水の流行
19世紀の終わり頃から，酸化リチウム(lithia)を含む飲料水や錠剤が，精神安定をはじめ，健康によいとアメリカなどで宣伝され，民間で多用されるようになった。20世紀の初めになって，これを大量に連用していると，心循環障害を起こしたり，抑うつ，嘔気，めまいなどの副作用を生じることが明らかとなった(Bernstein JG: Handbook of Drug Therapy in Psychiatry, John Wright・PSG Inc, 1983より)。

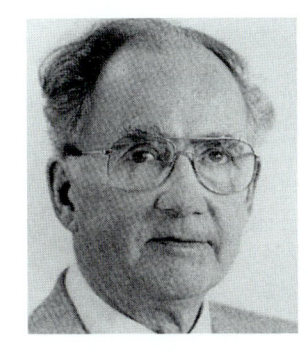

図3 Mogens Schou
Cade の先駆的な躁病のリチウム療法を 1954 年に再発見し，炭酸リチウムの躁病に対する有効性を確立したデンマークの精神科医(A History of the CINP, JM Productions Inc, 1996 より)。

II 抗うつ薬開発の歴史と現況

最初に抗うつ作用が見出された薬物は，抗結核薬のイプロニアジド iproniazid である[2]。1951～1952 年にかけて新抗結核薬イプロニアジドを飲んだ結核患者が，ともすれば神経質となり睡眠障害を起こしやすいのに，気分がかえって良くなり，元気が賦活される現象が観察された。この結果からイプロニアジドの慢性統合失調症に対する効果が確かめられたが，見るべき作用がないことがわかった。

1956 年 4 月，アメリカの精神科医，Nathan S Kline(図 4)は友人から，動物を鎮静させるレセルピン reserpine の作用は，イプロニアジドで前処置すると逆に興奮状態に変わるという話を聞いた。そのことから Kline はこの薬がうつ病に効くことを予測し，1957 年 1 月に 9 名のうつ病患者に投与し，著しい効果を得た。

イプロニアジドがモノアミン酸化酵素阻害作用をもつことは，Zeller らにより 1952 年に見出されていたので，別のモノアミン酸化酵素阻害薬(nialamide, phenelzine, isocarboxazid など)が用いられたが，いずれも重篤な肝機能障害という副作用のため市場から姿を消した。

1．三環系抗うつ薬の開発

1940 年代の終わり頃に，抗ヒスタミン作用，睡眠作用，抗パーキンソン作用などを期待して，多くの iminodibenzyl 化合物が合成されたが，その中にイミプ

第 2 章　抗うつ薬(抗躁薬を含む)

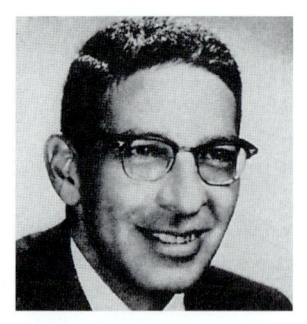

図 4　Nathan S Kline
抗結核薬イプロニアジドの抗うつ作用を見出したアメリカの精神科医(脳と薬物, 東京化学同人, 1990 より)。

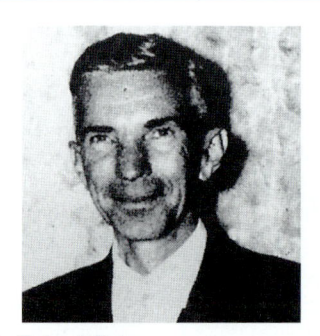

図 5　Roland Kuhn
イミプラミンのうつ病に対する効果を発見したスイスの精神科医(A History of the CINP, JM Productions Inc, 1996 より)。

ラミン imipramine があった。統合失調症に対するクロルプロマジンの卓越した効果の発見(1952 年)に刺激されたガイギー社は, クロルプロマジンと同じ側鎖をもち三環構造のイミプラミンの抗統合失調症作用について, スイスの精神科医, Roland Kuhn(図 5)に評価を依頼した。Kuhn は約 1 年にわたってこの薬をさまざまな精神疾患に試み, ついに 1956 年初頭に, イミプラミンがうつ病に有効であることを見出した。彼の観察によると, この薬の効果は, 一部の患者では数日で現れるが, 他の症例では数週間かかるという。無効例は 20〜25％で, 薬を早く中断しすぎると再燃すると報告されている。最も有効なのは, 内因性うつ病と閉経後のうつ病, あるいは生気的な症状が前景にあるうつ病とされている。

2. 抗うつ薬の現況

　三環系抗うつ薬が脳のノルアドレナリンやセロトニンの取り込み部位に作用して, シナプス前部への取り込みを阻害することは, 1964 年頃に見出された。イミプラミンはノルアドレナリンとセロトニンの両者に対して取り込み阻害作用をもつが, 脱メチル化した desipramine はむしろノルアドレナリン再取り込み阻害作用が強く, イミプラミンに Cl を付けたクロミプラミン clomipramine はその反対にセロトニンに対する取り込み阻害作用が強いこともわかった。

　わが国でイミプラミンが発売されたのは 1959 年で, それに次いでアミトリプ

チリン amitriptyline も世に出、両者とも今も広く使われている。このほか、クロミプラミン clomipramine, desipramine, トリミプラミン trimipramine, ロフェプラミン lofepramine, ノルトリプチリン nortriptyline などの三環構造をもつ抗うつ薬が発売され、用いられている。

その後 1960 年代の後半頃から海外で三環系と異なる構造の抗うつ薬が用いられるようになった。わが国では 1981 年頃から dibenzoxazepine 系のアモキサピン amoxapine, 四環構造のマプロチリン maprotiline, 四環構造ではあるが少し構造の異なるミアンセリン mianserin, セチプチリン setiptiline, それに全く構造の異なるトラゾドン trazodone などが発売された。イミプラミンを母型とする三環系抗うつ薬を古典的あるいは第一世代というのに対し、これらの新しい抗うつ薬に三環系のロフェプラミンを加えたものを、第二世代と呼ぶ。この二つの世代の違いは、化学構造だけでなく、副作用の点で第二世代が改良されていることが重要である。第二世代では、まず、抗コリン性の副作用が軽減されており、ミアンセリン、セチプチリンにはほとんどこの作用がなく、心循環系の副作用も極めて少なくなっている。

第三世代として選択的セロトニン再取り込み阻害薬(SSRI)が登場する。SSRI には、zimelidine（ギラン・バレー症候群の有害作用のため中止），fluoxetine, citalopram などがあるが、フルボキサミン fluvoxamine がわが国で 1999 年に発売され、次にパロキセチン paroxetine が 2000 年 11 月に発売された。その後、セルトラリン sertraline が 2006 年 7 月に市販された。

「第四世代のイミプラミン」として、セロトニン-ノルアドレナリン再取り込み阻害薬(SNRI)の一つである、ミルナシプラン milnacipran が 2000 年 10 月に発売された。SNRI には、mirtazapine, venlafaxine, duloxetine, bupropion なども開発中である。

文献

1) Cade JFJ: The Story of lithium. In: Discoveries in Biological Psychiatry, Ayd FJ, Blackwell B (eds), JB Lippincott Co, Philadelphia, 1970
2) Kline NS: Monoamine oxidase inhibitors: An unfinished picaresque tale. In: Discoveries in Biological Psychiatry. Ayd FJ, Blackwell B (eds), JB Lippincott Co, Philadelphia, 1970

B　感情障害研究の歴史とその仮説[1]

　感情障害の研究が精神医学の中で活発になってきたのは，1950年代からである。うつ病と躁病は感情の障害で，それぞれの病相期が周期的に出現するが，症状はかなり均質的で，各病相期の間に人格的欠陥はなく，正常な状態に回復する特徴がある。精神医学と神経化学に関心をもつ研究者たちは，この最大の内因性精神病を神経伝達情報の異常が病因であると考えて，研究を始めたのである。神経化学の領野では，神経伝達物質の扉が開かれ，セロトニン(5-HT)，ノルアドレナリン(NA)が中枢神経系で見出されたのは，それぞれ1953年，1954年である。この内因性精神病をaffective disorder(感情障害，気分障害)として，研究が始まった。

　1960年代になって感情障害研究の重要な仮説が提起された。Schildkraut[2]のカテコールアミン(CA)，特にNA，およびCoppen[3]の5-HTの仮説は，ともに歴史的であり，病因研究の発展に大きな影響を与えた。

I　感情障害研究の歴史 ── はじめの仮説

1. CA仮説 catecholamine hypothesis

　Joseph J. Schildkraut[2](図6)がCA仮説を書いた冒頭に，「過去10年の間，感情障害(うつ病と躁病)と中枢神経系のCA代謝における変動との間に，あり得る連鎖を示唆する論拠が徐々に集まってきている」と認めている。大部分の論拠は間接的で，たとえばレセルピン，アンフェタミン，モノアミン酸化酵素阻害薬(MAOI)，抗うつ薬など，ヒトに情動を生起する薬物による薬理学的研究である。次に，薬の作用によるCA，とくにNAの変化と，感情的あるいは行動的状態が両立している関連を指摘している。中枢のNAを枯渇し，不活性化する薬物は，鎮静あるいは抑うつを惹起させるが，脳のNAを増加させ，NAの作用を強める薬物は気分が高揚する。これはNAが中枢のアドレナリン受容体サイトに作用するからである。

　多くの研究結果を紹介しつつ長い論述が続く。注意深く現在あり得るデータ

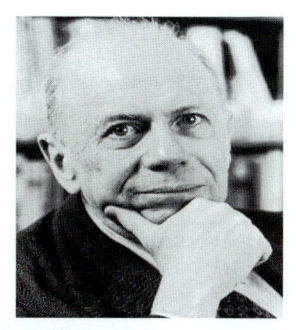

図6 Joseph J. Schildkraut
1965年にCA仮説を書いた時は，NIMHでDr. Seimour Ketyのラボに入っていた。その後Harvard Medical Schoolの精神医学の教授をしていた。その頃の写真であり，1990年のものである。最近はMassachusetts Mental Healh Centerの神経薬理学のラボにいる（写真はProfessor David Healyより頂く）。

を分類考証し，たとえば英国にあるうつ病の内因性，神経症性の二分法をとらず，むしろ生物学的，臨床的と分け，均質性である亜分類がうつ病には適切であると論じている。

要約は，はじめにこのCA仮説は全部ではないが，うつ病はCA，とくにNAの絶対的あるいは相対的な減量と相関しているのもあり，これは受容体サイトに作用すると考える。最後に，この仮説は，研究者や臨床家に，ヒトの感情状態の変化を惹起させる薬物と，われわれが経験した多くの知見とを統合して，一つの構図を提示したものである。

2. CA仮説のその後

1965年以来，NAは感情障害の病態生理学と治療に引き継ぐ重要かつ一次的な役割を演じると仮定されてきた[4]。CA仮説公表以来，20～30年にわたる研究は，NAと感情障害の関連をさらに解明するために専念するようになった。しかし，NA代謝物と受容体の数が変わり，データの不一致が起こってきた。青斑核locus coeruleus-NA系の生理学の知識が増大し，脳内NA作動系の起始核である青斑核から大脳皮質，視床，視床下部，海馬，小脳，脊髄へ広範囲に投射しているNA系を考えると，うつ病はその調整異常（dysregulation）ではない

か，とする仮説も発表された[4,5)]。1992年に，うつ病の自殺犠牲者の青斑核にチロシン水酸化酵素活性が低下していることが見出された[6)]。わが国からも，慢性にストレスをラットに負荷してうつ病モデルを作ると，青斑核が変性し，NA軸索の濃度が有意に減少したと報告された[7)]。イミプラミンでうつ病モデルのNA軸索濃度を増加させ，この変性は抗うつ薬により回復したので，NA軸索投射に可塑性があることが重要であると判明した。

最近の研究でも，35年前のCA仮説を示唆する研究が出現した。スウェーデンのグループ[8)]から，9例の単極性うつ病を，19例の対照者と比較し，^{3}H-NAを内頸静脈に注入し，脳血流スキャン法で濃度勾配をみる方法による結果が報告された。うつ病ではNAの脳代謝回転が減少し，代謝物の代謝が鈍化していることがわかった。NAトランスポーター阻害性抗うつ薬デジプラミンを静脈注射すると，うつ病のNA系が速やかに正常化したという。今後は，NAトランスポーターについて，PETなどにより脳イメージングを研究することを期待したい。

3. インドールアミン仮説 indoleamine hypothesis

英国のAlec Coppen[3)]（図7）が，1967年に感情障害のインドールアミンの仮説を公表した。病因には生化学的変化が最も重要であるとして，10年来の自分の研究をまとめ，「感情障害の生化学」[3)]と題した。主要な分野は，アミン代謝，電解質，ホルモンなどである。うつ病患者の尿中トリプタミン量とセロトニン(5-HT)量は，健常者と統合失調症患者と比較して，有意に減少していた。5-HTの前駆体アミノ酸のトリプトファンtryptophan(TRP)をうつ病患者に，MAOI抗うつ薬を併用して与えると抗うつ作用が増強され，症状が回復する。脳脊髄液の5-hydroxy-indoleacetic acid(5-HIAA)量も減少している。躁病の尿トリプタミン量は増加しているという。5-HTは，うつ病の病因に関与しており，うつ病には5-HTなどのモノアミンの欠乏がある。

TRP代謝はホルモンによっても変動される。電解質の変化はインドールアミン代謝に対する関与が重要である。細胞内のK減少はタンパク形成を減弱させる。電解質分布の変動は，アミノ酸が細胞内にトランスポートする代謝経路に変動を生じる。したがって，うつ病におけるアミン異常は，TRPのトランスポー

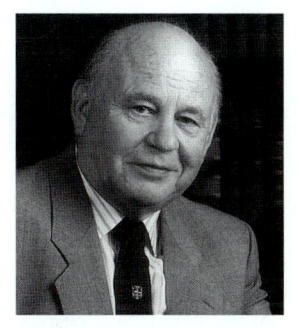

図7 Alec Coppen
医師として Mausley Hospital に勤め，1960年から英国の Medical Research Council(MRC)の神経精神医学研究ユニットに入り，インドールアミン仮説を公表した(1967年)。1990年に京都で第17回CINPが開催された時はCoppenが会長であった(写真は近影。送って頂いた)。

トの異常であると説明することもできる。うつ病における電解質やホルモンの変動によりアミノ酸代謝に影響し，この最後のモノアミン，5-HTの産生が変化されるという推論も可能である。

感情障害におけるアミン代謝を研究するためには，大きな努力を必要とする。しかし，ヒトの体内でアミン代謝が変動する時のさまざまな生理現象を考慮することも大切である。

4. インドールアミン仮説のその後

1967年に5-HTが注目されてから，長い間MAOIや三環系抗うつ薬から選択的セロトニン再取り込み阻害薬(SSRI)まで，抗うつ薬の薬理機序に5-HTは深く関連してきた。Coppen[9]は，TRPの血漿量は，うつ病患者が健常対照者に比し，低下していることを報告した。脳脊髄液のTRP量がうつ病患者で低いこともわかった。Parachlorophenylalanine(PCPA, TRP水酸化酵素阻害薬)は合成の律速段階を遮断し，5-HTを減量させるが，PCPAは抗うつ薬(イミプラミンなど)の効果を急速に逆転させる[10]。うつ病患者が抗うつ薬治療4～6週間で寛解した時に，TRP欠如の食事を摂ると4時間以内に一過性のうつ病症状再発を経験した[11]。TRPを摂取すれば緩徐に寛解状態に復した。

Prangeら[12]は一つの新しい仮説を提起した。1974年，5例の躁病患者に対し，二重盲検比較試験で，クロルプロマジンとL-TRPを交差法で投与したところ，L-TRPの方が優れていた。その結果から躁病はうつ病と同様に中枢インドールアミン欠乏が関与していると考えた。したがって，感情障害の脳生体アミンについて，両状態とも中枢インドールアミン伝達が欠乏し，中枢CA伝達は，うつ病では健常者より低下し，躁病では上昇するという仮説を公表した。

感情障害では5-HTが血小板を用いて研究されている。血小板膜には5-HTの取り込みがあり，5-HTトランスポーターは中枢神経系に存在するものと同様ないし同一であると考えられている。放射標識5-HTによる血小板における取り込みは，非服薬うつ病患者で低下していた[9]。^{3}H-イミプラミンを用いて5-HT取り込みサイトが，うつ病死後脳の海馬，後頭皮質で減少していたという報告[13]がある。

$5-HT_2$受容体についても発展があった。うつ病患者あるいは自殺犠牲者の脳で，$5-HT_2$受容体で増加しているという報告[14]がある。うつ病患者の血小板に$5-HT_{2A}$受容体の増加を見出し，Pandeyら[15]が，この増加は自殺念慮の生物学的マーカーであるとして，仮説を提出した。その後，$5-HT_{2A}$受容体遺伝子の102C対立遺伝子あるいはホモ接合体が自殺念慮と強い相関にあることを認めた研究[16]もある。

II 感情障害の研究仮説

ヒトゲノム計画の終了とポストゲノムサイエンスの時代の到来は，うつ病研究の今後にも多大な影響をもたらすであろう。モノアミン仮説は1960年代で提唱されたので，歴史を経た研究であるが，こうした新しい技術を取り入れることによって，これまでに多くの研究者により吟味されてきた仮説を，更に発展させるものと思われる。一方，まだ歴史の浅い新しい仮説について考察することも，今後の展望を考えるうえで重要である。ゲノムサイエンスについては，ここでは新しい仮説について紹介する。

1. GABA仮説

バルプロ酸ナトリウムが躁病に奏効し，この薬物がGABA濃度を上昇させ

たことから，Emrichら[17]によってGABA仮説が唱えられた．その後，末梢血中のGABA濃度が，うつ病患者で健常者より低いことが相次いで報告された．うつ病患者の低GABA濃度は重症度と相関せず，4年の追跡調査でも低値が維持されたため，これは状態(state)マーカーではなく，特性(trait)マーカーであることが示唆された．低GABAレベルは，うつ病患者全体の30～50％にしかみられないとしながらも，統合失調症，不安障害，摂食障害，行為障害ではみられないことから，一部のうつ病共通の病態であるとしている．

Sanacoraら[18]は，MRS(核磁気スペクトロスコピー)を用いて14人のうつ病患者と18人の健常者において，脳内のGABAレベルを比較し，うつ病患者の後頭葉では健常者よりGABAレベルが52％減少していることを確認した．

Pettyら[19]は低GABAレベルが，うつ病の特性マーカーであるとした時の遺伝的モデルを推定して，うつ病の50家系157人において分離解析を行った．その結果，メンデル式遺伝を仮定すると，解析結果は大きい効果をもった単一遺伝子による劣性遺伝形式と一致した．この結果を考えて，劣性遺伝形式をとる単一遺伝子モデルを想定すると，末梢のGABA濃度を決定する劣性単一遺伝子の頻度は22％と予想された．

2．グルタミン酸仮説

1990年に，Trullasら[20]によってグルタミン酸受容体の一つであるNMDA受容体の拮抗薬が抗うつ効果を示したことから，うつ病のグルタミン酸系神経の機能異常が疑われた．治療抵抗性大うつ病患者18症例に対して，NMDA受容体拮抗薬ケタミンketamine 0.5 mg/kgを無作為に静注し，有意に改善した報告がある[21]．Altamuraら[22]は，未投薬のうつ病患者で，グルタミン酸の末梢血中での増加，血小板上での低下を報告した．その後，死後脳を用いた研究で，グルタミン酸受容体が減少しているとする報告と，変化ないという報告が相次いだ．

これに対し，Paulら[23]は，マウスに電気けいれん施行と，イミプラミンなどの抗うつ薬の投与を慢性的に行ったのち，大脳新皮質のNMDA受容体複合体におけるストリキニン非感受性グリシン結合部位に対する[^{3}H]-5,7-dichlor-kynurenic acid(5,7-DCKA)結合をグリシンが抑制する効果について測定し

た。イミプラミンは5,7-DCKA結合に対するグリシンの抑制効果がIC_{50}値として21日目に対照の330％となり，電気けいれんの施行では7日目に370％となり，IC_{50}値がともに高くなったので，グリシンの力価が有意に減少した結果を得た。このことから，抗うつ薬や電気けいれんの作用機序にNMDA受容体複合体が関与することが示唆された。うつ病患者のグルタミン酸の変動は薬物の影響である可能性を指摘した。しかし，Auerら[24]は未投薬7人を含む19人のうつ病患者と18人の健常対照者を比較し，グルタミン酸が前部帯状回で低下していることを^{1}H-MRSを用いて確認した。うつ病患者の前部帯状回でグルタミン酸濃度が減少している所見は，感情障害のグルタミン酸仮説を支持する。

3. ドパミン仮説

L-DOPAやアンフェタミンなどドパミン作動薬によって躁状態が惹起されること，うつ病患者の脳脊髄液中でドパミンの代謝産物のホモバニリン酸（HVA）が低下していること，パーキンソン病の40％でうつ状態が合併することなどから，うつ病のドパミン機能不全が疑われた[25]。うつ病患者の線条体におけるドパミンD_2受容体密度が増加しているという報告や，治療によるうつ状態の改善でD_2受容体密度が減少したといったSPECTの結果から，うつ病では内因性のドパミンが欠乏しており，この欠乏の改善が抗うつ効果に関与していることが示唆されている。

近年は症候学的な差異を生物学的に解明しようと試みられている。たとえば，1999年には，ドパミン-β-水酸化酵素の活性が，妄想を伴ううつ病では伴わない型に比べて有意に低いことが報告された[26]。2001年，^{18}F-DOPAの取り込みが，精神運動抑制の強いうつ病で，衝動性の強いうつ病と比べて左側の線条体で低下していたことが報告された[27]。

4. 海馬仮説 hippocampus hypothesis

海馬はストレスの制御機序として，視床下部-下垂体-副腎（HPA）によるグルココルチコイド伝達系と扁桃体機能の制御を行っている。外部からの刺激（ストレス）によりHPA系が活性化されると，副腎皮質からコルチゾールが血液中に放出され，血糖値を上げ筋肉と神経にエネルギーを補給して，刺激への対処に

合目的的な反応を準備する．しかし，慢性的なコルチゾールの上昇は各種臓器に障害をもたらすために，海馬にはHPA系に対するフィードバックが存在すると考えられている．ラットの海馬を両側性に破壊するとコルチゾールが上昇することが報告されている[28,29]．海馬は脳内でもっとも多くグルココルチコイド受容体(GR)が発現している．うつ病の脆弱性と関連する養育条件の悪化(幼児期の虐待など)は海馬のGR発現量を低下させ，よい生育条件では海馬のGR発現量が増加し，ストレスに対する抵抗性が上昇する．また，抗うつ薬は海馬のGR発現量を増加させる[30]．海馬を含む前脳部位のGRをノックアウトしたマウスで，血中コルチゾール値上昇とデキサメサゾン抵抗性を生じるとともに，うつ病様の行動異常が出現し，三環系抗うつ薬でそれらの行動異常が改善されることが報告された[31]．このことから，前脳部のGR伝達系がHPA系の制御に重要でその異常がうつ病の病態に関与することが示唆された[32]．

　哺乳類の中枢神経では，神経細胞は生後に増殖せず減る一方と信じられていた．しかし，げっ歯類やサルの嗅核，海馬の歯状回では，生後も神経細胞が新たに作り出されていることが1960年代には報告され，神経組織発生(neurogenesis)と呼ばれた[33,34]．1998年，ついにヒトでも歯状回で神経組織発生が確認され注目を浴びた(図8)[35]．海馬での神経組織発生は，ストレス下で抑制され，SSRIなどでのセロトニン系神経伝達の刺激や電気けいれんで促進される．うつ病患者では，海馬の容量が減少していることが報告され，海馬の機能低下とうつ病との関連が疑われていた．神経組織発生は，この海馬における低機能の機序の一部であることが示唆されている．Campbellら[36]はこれらの研究をメタ解析して，うつ病患者では海馬の体積が減少していると発表している．CA3領域における錐体細胞の細胞体と樹状突起の萎縮と，新生細胞の減少などによって，体積が減少したと考えられた．

　Jacobsら[37]は，海馬歯状回でのストレスによる細胞減少と，従来の抗うつ治療による細胞新生の回復に注目し，うつ病の神経新生仮説を唱えた．Malbergら[38]は，ラットに3週間fluoxetineを投与して歯状回で70%の細胞増殖を確認している．さらに，ラットにおいて，ストレス誘導性の細胞新生の抑制が，fluoxetineのみならず抗うつ薬一般の慢性投与や電気けいれんによって回復することも報告された．

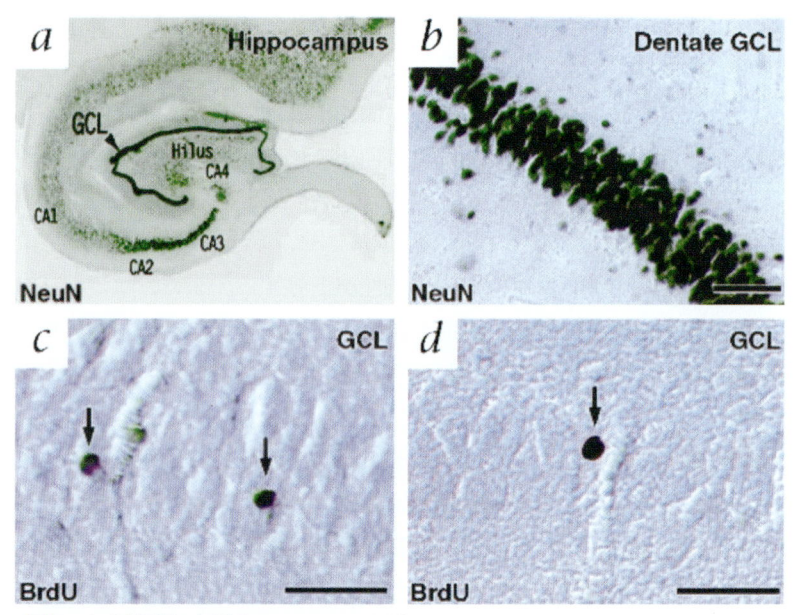

図8 ヒト海馬における neurogenesis[35]
海馬歯状回の顆粒細胞層における神経細胞では，細胞新生がみられるが，うつ病の危険因子の一つと考えられているストレスによって新生は抑制を受け，抗うつ剤などの投与により促進される．うつ病では海馬の容量が減少するとの報告があるが，その機序の一部は細胞新生の抑制による顆粒細胞層の消退が関与していると考えられている．(a)ヒト海馬において染色された顆粒細胞層(GCL)の神経細胞(矢印)，(b)歯状回の神経細胞，(c)と(d)細胞分裂S期特異的染色により同定された細胞新生(矢印)．

文献

1) 融 道男，糸川昌成：うつ病研究の歴史と今後の展望．日本臨牀 59：1437-1443, 2001
2) Schildkraut JJ: The catecholamine hypothesis of affective disorders; A review of supporting evidence. Am J Psychiatry 122: 509-522, 1965
3) Coppen A: The biochemistry of affective disorders. Br J Psychiatry 113: 1237-1264, 1967
4) Ressler KJ, Nemeroff CB: Role of norepinephrine in the pathophysiology and treatment of mood disorders. Biol Psychiatry 46: 1219-1233, 1999
5) Siever LJ, Davis KL: Overview; Toward a dysregulation hypothesis of depression. Am J Psychiatry 142: 1017-1031, 1985
6) Biegon A, Fielddust S: Reduced tyrosine hydroxylase immunoreactivity in locus

coeruleus of suicide victims. Synapse 10: 79-82, 1992
7) Kitayama I, et al: Degeneration of locus coeruleus axons in stress-induced depression model. Brain Res Bull 35: 573-580, 1994
8) Lambert G, et al: Reduced brain norepinephrine and dopamine release in treatment-refractory depressive illness; Evidence in support of the catecholamine hypothesis of mood disorders. Arch Gen Psychiatry 57: 787-793, 2000
9) Coppen A, Wood K: Tryptophan and depressive illness. Psychol Med 8: 49-57, 1978
10) Shopsin B, et al: Use of synthesis inhibitors in defing a role for biogenic amines during imipramine treatment in depressed patients. Psychopharmacol Commun 1: 239-249, 1975
11) Delgado PL, et al: Serotonin function and the mechanism of antidepressant action; Reversal of anti depressant-induced remission by rapid depletion of plasma tryptophan. Arch Gen Psychiatry 47: 411-418, 1990
12) Prange AJ, et al: L-tryptophan in mania; Contribution to a permissive hypothesis of affective disorders. Arch Gen Psychiatry 30: 56-62, 1974
13) Perry EK, et al: Decreased imipramine binding in the brains of patients with depressive illness. Br J Psychiatry 142: 188-192, 1983
14) McKeith IG, et al: 5-HT receptor binding in postmortem brain from patients with affective disorder. J Affect Disord 13: 67-74, 1987
15) Pandey GN, et al: Platelet serotonin-2A receptors; A potential biological marker for suicidal behavior. Am J Psychiatry 152: 850-855, 1995
16) Du L, et al: Association of polymorphism of serotonin 2A receptor gene with suicidal ideation in major depressive disorder. Am J Med Genet 96: 56-60, 2000
17) Emrich HM, et al: Effect of sodium valproate on mania. The GABA-hypothesis of affective disorders. Arch Psychiatr Nervenkr 229: 1-16, 1980
18) Sanacora G, et al: Reduced cortical gamma-amino-butyric acid levels in depressed patients determined by proton magnetic resonance spectroscopy. Arch Gen Psychiatry 56: 1043-1047, 1999
19) Petty F, et al: Evidence for the segregation of a major gene for human plasma GABA levels. Mol Psychiatry 4: 587-589, 1999
20) Trullas R, Skolnick P: Functional antagonists at the NMDA receptor complex exhibit antidepressant actions. Eur J Pharmacol 185: 1-10, 1990
21) Zarate Jr CA, Singh JB, Carlson PJ, et al: A randomized trial of an N-methyl-D-aspartate antagonist in treatment-resistant major depression. Arch Gen Psychiatry 63: 856-864, 2006
22) Altamura CA, et al: Plasma and platelet excitatory amino acids in psychiatric disorders. Am J Psychiatry 150: 1731-1733, 1993
23) Paul IA, et al: Adaptation of the N-methyl-D-aspartate receptor complex following chronic antidepressant treatments. J Pharmacol Exp Ther 269: 95-102, 1994
24) Auer DP, et al: Reduced glutamate in the anterior cingulated cortex in depression;

An in vivo proton magnetic resonance spectroscopy study. Biol Psychiatry 47: 305-313, 2000

25) Willner P: Dopaminergic mechanisms in depression and mania. In: Bloom FE, Kupfer DJ (eds), Psychopharmacology; The fourth generation of progress, pp 921-931, Raven Press, NewYork, 1995

26) Meyers BS, et al: Decreased dopamine beta-hydroxylase activity in unipolar geriatric delusional depression. Biol Psychiatry 45: 448-452, 1999

27) Martinot M, et al: Decreased presynaptic dopamine function in the left caudate of depressed patients with affective flattening and psychomotor retardation. Am J Psychiatry 158: 314-316, 2001

28) Fendler K, Karmos G, Telegdy G: The effect of hippocampal lesion on pituitary-adrenal function. Acta Physiol Acad Sci Hung 20: 293-297, 1961

29) Kim C, Kim C U: Effect of partial hippocampal resection on stress mechanism in rats. Am J Physiol 201: 337-340, 1961

30) Pariante C M, Miller A H: Glucocorticoid receptors in major depression; Relevance to pathophysiology and treatment. Biol Psychiatry 49: 391-404, 2001

31) Boyle M P, Brewer J A, Funatsu M: Acquired deficit of forebrain glucocorticoid receptor produces depression-like changes in adrenal axis regulation and behavior. Proc Natl Acad Sci USA 102: 473-478, 2006

32) 楯林義孝：うつ病と海馬-歯状回の神経細胞新生を中心として．脳と精神の医学17：207-213，2006

33) Altman J, Das G D: Autoradiographic and histological evidence of postnatal hippocampal neurogenesis in rats. J Comp Neurol 124: 319-335, 1965

34) Gould E, Tanapat P, McEwen B S et al: Proliferation of granule cell precursors in the dentate gyrus of adult monkeys is diminished by stress. Proc Natl Acad Sci USA 95: 3168-3171, 1998

35) Eriksson PS, et al: Neurogenesis in the adult human hippocampus. Nat Med 4: 1313-1317, 1998

36) Campbell S, Marriott M, Nahmias C, et al: Lower hippocampal volume in patients suffering from depression; A meta-analysis. Am J Psychiatry 161: 598-607, 2004

37) Jacobs BL, et al: Adult brain neurogenesis and psychiatry; A novel theory of depression. Mol Psychiatry 5: 262-269, 2000

38) Malberg JE, et al: Chronic antidepressant administration increases granule cell genesis in the hippocampus of the adult male rat. Soc Neurosci Abs 25: 1029, 1999

C 抗うつ薬の薬理

I 抗うつ薬のモノアミンに対する作用

1. SSRIのセロトニン再取り込み阻害作用

　選択的セロトニン再取り込み阻害薬(selective serotonin reuptake inhibitor, SSRI)のセロトニン再取り込み阻害作用の強さは,薬剤により異なっている。これは作用部位の違いにもよるが,ヒトを含む動物脳の研究によって阻害力の程度は明らかになっている。パロキセチンのKi(nM)値は0.34～1.1 nMであり,fluoxetine(Ki=5.7～25 nM),フルボキサミン(Ki=6.7～25 nM)の値に比べると,10倍以上の阻害作用の強さを示している。セルトラリン(Ki=2.8～7.3 nM)はパロキセチンより多少弱い[1]。三環系と比べると,パロキセチンの阻害力はクロミプラミンの10倍,アミトリプチリンの120倍の強さをもっている[2,3]。

　うつ病患者では,セロトニントランスポーター(5-HTT)結合の強さが,前頭葉-前頭前野[4],中脳領域[5],後頭葉皮質において減少している[6]。Owensら[1]は,標識リガンド結合法により,ヒト脳におけるモノアミンのトランスポーターに対するSSRIの親和性を計測した(表1)。5-HTT以外については,パロキセチンはノルアドレナリントランスポーター(NAT)に対して(Ki=45 nM),セルトラリンはドパミントランスポーター(DAT)に対して強力な親和性(Ki=22

表1　SSRIのヒト脳におけるセロトニン取り込み阻害・モノアミントランスポーター(5-HTT, NAT, DAT)の親和性(Ki, nM)

SSRI	5-HT取り込み阻害[a]	5-HTT[b]	NAT[b]	DAT[b]
パロキセチン	0.34±0.03	0.10±0.01	45±3	268±8
セルトラリン	2.8±0.8	0.26±0.02	714±37	22±1
フルボキサミン	11±1	2.3±0.2	1,427±141	1,679±2,202
fluoxetine	5.7±0.6	1.1±0.01	599±99	3,764±106
citalopram	9.6±0.5	1.6±0.1	6,190±818	16,540±3,795

a：ヒト脳取り込み部位に対する[^{3}H]-5-HT結合による阻害濃度。
b：5-HTTは[^{3}H]-citalopram結合,NATは[^{3}H]-nisoxetine結合,DATは[^{125}I]-RTI-55結合による親和性濃度[1,3]。

第2章　抗うつ薬（抗躁薬を含む）

表2　SSRIと抗うつ薬のモノアミン再取り込み阻害作用の親和性*

薬物	平均再取り込み阻害定数（Ki, nmol/l）			5-HT選択性
	5-HT	NA	DA	(Ki NA/Ki 5-HT)
SSRI				
パロキセチン	1.1	350	2,000	320
citalopram	2.6	3,900	NR	1,500
フルボキサミン	6.2	1,100	>10,000	180
セルトラリン	7.3	1,400	230	190
fluoxetine	25	500	4,200	20
TCA				
クロミプラミン	7.4	96	9,100	13
アミトリプチリン	87	79	4,300	0.91
イミプラミン	100	65	8,600	0.65

NR：報告なし。
*ラット脳組織のシナプトゾームにおける再取り込み阻害作用に，[^{3}H]セロトニン(5-HT)，[^{3}H]ノルアドレナリン(NA)，[^{3}H]ドパミン(DA)を *in vitro* に用いている（Gunasekaraら[7]による）。

表3　SSRIの神経伝達物質受容体に対する阻害作用の親和性（IC_{50}(nmol/l)）

受容体	citalopram	fluoxetine	フルボキサミン	パロキセチン	セルトラリン
ドパミン D_1	22,000	10,000	>100,000	15,000	6,300
ドパミン D_2	33,000	32,000	66,000	52,000	24,000
5-HT_{1A}	15,000	79,000	>100,000	>100,000	100,000
5-HT_{2A}	5,600	710	12,000	18,000	8,500
5-HT_{2C}	630	1,600	6,700	20,000	
α_1	1,600	14,000	4,800	19,000	2,800
α_2	18,000	2,800	1,900	8,900	1,800
β	>100,000	18,000	89,000	35,000	14,000
ヒスタミン H_1	350	3,200	11,000	19,000	10,000
アセチルコリンムスカリン性	5,600	3,100	34,000	210	1,100

de Jongheら[8]による。

nM）をもち，それぞれのSSRIに異なる特徴がある。

　SSRIにおけるモノアミン再取り込み阻害作用は，全体的にみてパロキセチンが最も強い（表2）[7]。ミルナシプランに関しては，モノアミン再取り込み阻害作用の親和性は，5-HT 28.0 nM，NA 29.6 nMとなっており，DA>10000である。表2と比較するとミルナシプランは，セロトニン，特にノルアドレナリン再取り込み阻害作用が強いといえる。

　表3は，SSRIの神経伝達物質受容体への親和性を比較している。ムスカリン受容体に対しては，TCAなどの抗うつ薬は強い親和性があるが，SSRIは一般

的に親和性は低い。その中ではパロキセチンはムスカリン受容体に対する親和性が比較的高くなっている。抗コリン作用が示唆される citalopram はヒスタミン H_1 受容体に軽い親和性を示すので，鎮静作用を有する。ミルナシプランは全神経伝達物質受容体に親和性がほとんどないという特徴がある。

2. TCA を主とする抗うつ薬のモノアミン取り込み阻害作用

三環系抗うつ薬（TCA）が NA のシナプス前膜への取り込みを阻害することは Glowinski ら[9]によって 1964 年に見出され，5-HT についても 1969 年には同じ事実が報告されている[10]。

神経伝達物質の再取り込み部位は，トランスポーター transporter と呼ぶ。モノアミンのトランスポーターは，1990 年代に cDNA がクローニングされ，12 膜貫通部位と考えられている。神経伝達物質のトランスポーターは細胞内外のイオンの濃度勾配により，神経伝達物質とイオンを共役的に輸送する。シナプス間隙に放出された神経伝達をシナプス前膜に取り込んで，シナプス後細胞の持続的な興奮を調節するのである。

Richelson ら[11]によって非三環系抗うつ薬を含めて一連の抗うつ薬のモノア

表4 TCA を主とする抗うつ薬のノルアドレナリン取り込み阻害濃度（*in vitro*）

抗うつ薬 （カタカナは本 邦発売のもの）	*in vitro*			
	K_i (nM)	IC_{50} (nM)	IC_{50} (nM)	IC_{50} (nM)
ノルトリプチリン	4	25	30	29
アモキサピン	4.40		23	
マプロチリン	7.4		20	
イミプラミン	13	66	60	75
アミトリプチリン	24	130		130
クロミプラミン	28	110	160	270
ミアンセリン	42			810
fluoxetine	280	740		
フルボキサミン	500			
トリミプラミン	510		4,400	7,700
bupropion	2,300			
citalopram	4,000			
トラゾドン	5,000			
試料	ラット後頭葉皮質シナプトゾーム	ラット視床下部シナプトゾーム	ラット前頭葉皮質シナプトゾーム	マウス心房シナプトゾーム
報告者	Richelson et al, 1984[11]	Sulser et al, 1980[12]	Baldessarini, 1983[13]	Hyttel, 1977[14]

第2章 抗うつ薬(抗躁薬を含む)

表5 TCAを主とする抗うつ薬のセロトニン取り込み阻害濃度 (*in vitro*)

抗うつ薬 (カタカナは本 邦発売のもの)	*in vitro*			
	K_i (nM)	IC_{50} (nM)	IC_{50} (nM)	IC_{50} (nM)
citalopram	1.3			
クロミプラミン	5.4	99	30	33
フルボキサミン	7			
fluoxetine	12	270	270	
イミプラミン	42	810	490	320
アミトリプチリン	66	1,200	300	300
トラゾドン	190		760	
ノルトリプチリン	260	1,700	1,400	1,500
アモキサピン	470		566	
ミアンセリン	2,300		37,500	>64,000
トリミプラミン	2,500		5,400	26,000
マプロチリン	3,300		24,000	36,000
bupropion	15,600			
試料	ラット前頭葉皮質 シナプトゾーム	ラット線条体シナ プトゾーム	ラット前頭葉皮質 シナプトゾーム	ヒト血小板
報告者	Richelson et al, 1984[11]	Sulser et al, 1980[12]	Baldessarini, 1983[13]	M-Nielsen, 1980[15]

表6 TCAを主とする抗うつ薬のドパミン取り込み阻害濃度 (*in vitro*)

抗うつ薬 (カタカナは本 邦発売のもの)	*in vitro*		
	K_i (nM)	IC_{50} (nM)	IC_{50} (nM)
bupropion	630		
fluoxetine	1,600	12,000	
ノルトリプチリン	1,700	11,000	3,600
クロミプラミン	1,800	8,100	4,300
アモキサピン	1,900		
アミトリプチリン	2,300	13,000	5,400
マプロチリン	2,900		10,000
トリミプラミン	3,400		6,600
フルボキサミン	5,000		
イミプラミン	5,110	20,000	18,000
トラゾドン	14,000		
ミアンセリン	16,200		
citalopram	28,000		
試料	ラット線条体 シナプトゾーム	ラット線条体 シナプトゾーム	ラット線条体 シナプトゾーム
報告者	Richelson et al, 1984[11]	Sulser et al, 1980[12]	M-Nielsen, 1980[15]

ミン取り込み阻害作用が広く再検討された結果を含め，表4～6にモノアミン別に取り込み阻害の強さを示した[11~15]。

アミンの選択性に関しては *in vitro* のデータがそれを比較的よく反映しているように思われる。fluoxetine，クロミプラミン，フルボキサミンについては，*in vitro* 同様，*in vivo* でも強い 5-HT を強める効果が認められたが，*in vitro* でかなり強い阻害作用を示すイミプラミンやアミトリプチリンが *in vivo* ではその作用が確認されないというデータがあるが，*in vitro* のデータのみを表にした。

II SSRI の薬物相互作用

薬剤が肝臓で代謝される時に関与するチトクローム P450 アイソ酵素の種類が，SSRI の薬物相互作用に関連する。SSRI と抗うつ薬に関するアイソ酵素を表7に示している[16]。

パロキセチンは CYP2D6 を抑制するし，またパロキセチン自体も CYP2D6 の媒介で代謝する。このアイソ酵素に対するパロキセチンの親和性は，すべての SSRI のうちで最も強い。パロキセチンとの併用で CYP2D6 が抑制されて，血中濃度が変化する薬物としては，TCA（アミトリプチリンなど）やトラゾドン，抗精神病薬（ハロペリドール，リスペリドン，ペルフェナジンなど），抗不整脈薬などがある（表8）。たとえば，アミトリプチリンとパロキセチンの併用では，どちらの薬物も血中濃度が上昇する。したがって，併用する場合には，低

表7 SSRI と他の抗うつ薬の肝代謝における CYP アイソ酵素

抗うつ薬	アイソ酵素
パロキセチン	CYP2D6
セルトラリン	CYP2D6
フルボキサミン	CYP1A2/2C19/3A4
fluoxetine	CYP2D6/3A4
アミトリプチリン	CYP1A2/2D6
クロミプラミン	CYP1A2/2D6/2C19
イミプラミン	CYP1A2/2D6
ノルトリプチリン	CYP2D6
ミアンセリン	CYP2D6

Aronson[3,16] により改変。

表8 SSRIなどのCYP450アイソ酵素による阻害薬と代謝基質

アイソ酵素	代謝基質	阻害薬（SSRI）
1A2	フェナセチン，カフェイン，テオフィリン，ハロペリドール	フルボキサミン
2C9	ジアゼパム，TCAs，ワルファリン，フェニトイン	fluoxetine，フルボキサミン，セルトラリン
2D6	ハロペリドール，ペルフェナジン，リスペリドン，TCAs，パロキセチン，コデイン，β-遮断薬，タイプ１C抗不整脈薬，ベラパミル	fluoxetine，パロキセチン，セルトラリン
3A4	TCAs，トリアゾラム，アルプラゾラム，カルバマゼピン，キニジン，リドカイン	fluoxetine，フルボキサミン

Hemeryckら[17]，Leonardら[2,3]により改変。

用量から投与すべきである。また，トラゾドンとパロキセチンとの併用でセロトニン症候群を誘発した症例が報告されている。

　フルボキサミンはCYP3A4の阻害作用をもち，アルプラゾラムの代謝にもCYP3A4が関与するために，アルプラゾラムの血中濃度を上昇させる。また，1A2，2C9はフルボキサミンやクロミプラミンの代謝に関与している。フェニトインは2C9によって代謝されるので，フルボキサミンなどのSSRIと併用するとフェニトイン血中濃度に影響する可能性が高いといわれており，併用時には血中濃度の上昇に注意すべきである。1A2で代謝されるイミプラミンやテオフィリンは，強い1A2阻害作用をもつフルボキサミンによって血中濃度が上昇するので，併用には注意が必要である。

III　TCAを主とする抗うつ薬の神経伝達物質受容体に対する作用

1．親和性

　抗うつ薬がムスカリン性アセチルコリン受容体，アドレナリン α_1，α_2 受容体，セロトニン 5-HT_2 受容体，ヒスタミン H_1 受容体などに強い親和性を示すことはよく知られている[18]（表9，10）。

a）ムスカリン性アセチルコリン受容体

　古典的な三環系抗うつ薬のほとんどが ³H-キヌクリジニル・ベンジル酸

表9 TCAを主とする抗うつ薬の神経伝達物質受容体に対する阻害能（nM）

抗うつ薬 （カタカナは本 邦発売のもの）	臨床 用量 (mg/d)	アドレナリン			ドパ ミンD_2	ムスカリン 性アセチル コリン	セロトニン		ヒスタミン		抗うつ薬
		α_1	α_2	β			5-HT_1	5-HT_2	H_1	H_2	
fluoxetine	60	8,000	—	>10,000	6,600	>10,000	10,000	1,300	—	—	—
ミアンセリン	65	86	35	4,400	2,200	3,900	500	—	3.3	67	—
ノルトリプチリン	100	71	1,700	15,000	800	950	920	41	17	417	100
クロミプラミン	125	55	—	—	—	500	—	—	—	50	8
アミトリプチリン	150	24	620	6,800	290	50	1,480	13	0.13	54	20
イミプラミン	150	56	1,000	38,000	610	280	5,000	245	16	153	10
トリミプラミン	150	45	1,430	—	—	125	42	—	0.1	—	—
トラゾドン	300	103	1,500	>10,000	3,000	>50,000	1,700	111	460	50,000	—
クロルプロマジン*	300	4.3	—	>10,000	25	5,700	3,500	15	28	41	300
^{3}H-リガンドま たは用いられた テスト		(WB -4101)	(クロニ ジン)	(Dihydr- oxy-alpr- enolol)	(スピペ ロン,線 条体)	(リガン ド+モル モット回 腸)	(5-HT)	(スピペ ロン,皮 質)	Mepyr- amine または cGMP	cAMP	イミ プラ ミン

Richelson & Divenetz-Romero (1977)[19], Peroutka & Snyder (1980)[20], 1981[21], Möller-Nielsen(1980)[15], Fuller(1981)[22], Richelson (1981)[23] のデータを Baldessarini がまとめたもの(1983)[13]

* 抗うつ薬ではないが参考のため

表10 TCAを主とする抗うつ薬のヒト脳における神経伝達物質受容体に対する阻害能（nM）

抗うつ薬 （カタカナは本 邦発売のもの）	$Kd^{24)}$	$Kd^{24)}$	$IC_{50}^{25)}$	$Kd^{24)}$	$Kd^{24)}$	$Kd^{24)}$	$IC_{50}^{25)}$
	H_1	Mus-ACh	Mus-ACh	α_1	α_2	D_2	D_2
リガンド	Doxepin (前頭葉皮質)	QNB (尾状核)	QNB (後頭葉皮質)	プラゾシン (前頭葉皮質)	Rauwolscine (前頭葉皮質)	スピロピタン (尾状核)	スピロピタン (被殻)
三環系							
イミプラミン	11	90	393	90	3,200	2,000	6,460
クロミプラミン	31	37	300	38	3,200	190	346
アミトリプチリン	1.1	18	71.4	27	940	1,000	1,990
ノルトリプチリン	10	150	382	60	2,500	1,200	2,500
トリミプラミン	0.27	58	273	24	680	180	—
ロフェプラミン	—	—	499	—	—	—	2,510
非定型							
マプロチリン	2.0	570	2,530	90	9,400	350	7,170
ミアンセリン	0.40	820	1,730	34	73	2,100	3,010
アモキサピン	25	1,000	16,000	50	2,600	160	271
トラゾドン	350	324,000	—	36	490	3,800	—
citalopram	470	2,200	—	1,900	15,300	—	—
fluoxetine	6,200	2,000	—	5,900	13,000	—	—
フルボキサミン	109,000	24,000	—	7,500	15,000	—	—
bupropion	6,600	48,000	—	4,600	81,000	—	—

H_1：ヒスタミンH_1受容体，Mus-ACh：ムスカリン性アセチルコリン受容体，α_1：アドレナリンα_1受容体，α_2：アドレナリンα_2受容体，D_2：ドパミンD_2受容体

(QNB)で標識されるアセチルコリン受容体に対する高い親和性を有する。筆者ら[25]が調べた範囲ではアミトリプチリンが最も強い抗コリン作用をもっていた。このほかに，ノルトリプチリン，クロミプラミン，イミプラミン，トリミプラミンなどほとんどの抗うつ薬が臨床的に用いる用量でムスカリン性アセチルコリン受容体を遮断していることが推定された。それに対し，いわゆる第二世代のマプロチリン，ロフェプラミン，アモキサピン，ミアンセリンなどの親和性は弱くなっている。以上の事実からわかるように，抗うつ薬の抗コリン作用は抗うつ作用に直接関係はなく，副作用の発現に関与していると考えられている。口渇，羞明，便秘，排尿障害，記憶障害，意識障害などが代表的な抗コリン性副作用である。

b) アドレナリン受容体

α_1 受容体に対し強い親和性を示す抗うつ薬は多い。三環系抗うつ薬はほとんどが 10^{-8} M オーダーの Kd を示す。α_1 受容体遮断作用も副作用に関したものと考えられており，起立性低血圧，反射性頻拍症，鎮静がそれに当たる。

α_2 受容体を遮断するものはわずかで，ミアンセリンが最も顕著な作用をもつ。この抗うつ薬の NA の取り込み阻害作用は *in vivo* では証明されないことは前述したとおりである。この薬物は，このほか，ヒスタミン H_1，アドレナリン α_1, α_2 受容体をかなり強力に遮断することが確かめられているが，この中から抗うつ作用と結びつけて考えやすいものとして，α_2 受容体遮断作用が取り上げられている。現在では α_2 受容体が脳のすべての部位でシナプス前膜，神経細胞，樹状突起に局在しているとは信じられてはいないが，ミアンセリンの抗うつ作用を説明するには，シナプス前膜の自己受容体である α_2 受容体を遮断して NA の遊出を増加させると考えるのが合理的である。

c) ヒスタミン受容体

かなり多くの抗うつ薬，主として三環系が H_1 受容体の遮断作用をもつ。この作用も副作用（ねむけや鎮静）と関連したものと考えられている。

d）ドパミン受容体

表10に示したように，筆者らの測定による抗うつ薬のD_2受容体遮断作用は臨床上，無視し得ないものがある。とくにアモキサピンとクロミプラミンのIC_{50}は$10^{-7}M$で何らかの効果が出ているものと思われる。副作用としてこれらの抗うつ薬で生ずる，高プロラクチン血症を伴う乳汁分泌，振戦，アカシジア，急性ジストニア，遅発性ジスキネジア，悪性症候群はD_2受容体遮断作用が関連したものであろう。一方，D_2受容体遮断作用の強い抗うつ薬は，精神病的で妄想をもつうつ病に効くことが経験されていることを考え合わせると興味深い。

e）セロトニン受容体

精神機能との関連をつけにくい受容体であるが，いくつかの抗うつ薬，アミトリプチリンなどが比較的強い$5-HT_2$受容体遮断薬である。抗うつ薬トラゾドンの抗うつ作用は$5-HT_2$受容体遮断作用によるとの説もあるが，その代謝物m-chlorophenylpiperazineが強い5-HTのアゴニストであり，それが抗うつ作用を発揮しているといわれている[26]。この薬は1982年以降ヨーロッパやアメリカで発売され，1991年からわが国でも用いられているもので，抗うつ作用のほか強迫症状や過食症にも有効と伝えられるが，副作用（ねむけ，集中困難，記銘力低下，プリアピズムなど）もあるという[27]。$5-HT_2$受容体遮断作用が抗うつ作用とつながるとすると，ある種のうつ病では5-HTの過剰活動があると考える[28]か，この遮断作用を介してうつ病に直接的に関与している神経伝達物質系の正常化が生ずるか，などの機構が推定される。

文献

1) Owens MJ, Knight DL, Nemeroff CB: Second-generation. SSRIs. Biol Psychiatry 50: 345-350, 2001
2) Leonard BE: Fundamentals of psychopharmacology, 2nd ed. John Wiley and sons, Chichester, 1997
3) 若松昇：パロキセチンの前臨床および臨床-総説(1)前臨床編．薬理と治療　31：283-327, 2003
4) Mann JJ, Huang YY, Underwood MD, et al: A serotonin transporter gene promoter polymorphism (5-HTTLPR) and prefrontal cortical binding in major depression and suicide. Arch Gen Psychiatry 57: 729-738, 2000

5) Malison RT, Price LH, Berman R, et al: Reduced brain serotonin transporter availability in major depression measured by [^{123}I]-2β-carbomethoxy-3β-(4-iodophenyl)trophane and single photon emission computed tomography. Biol Psychiatry 44: 1090-1098, 1998

6) Perry EK, Marshall EF, Blessed G, et al: Decreased imipramine binding in the brains of patients with depressive illness. Br J psychiatry 142: 188-192, 1983

7) Gunasekara NS, Noble S, Benfield P: Paroxetine; An update of its pharmacology and therapeutic use in depression and a review of its use in other disorders. Drugs 55: 85-120, 1998

8) de Jonghe F, Swinkels J: Selective serotonin reuptake inhibitors; Relevance of differences in their pharmacological and clinical profiles. CNS Drugs 7: 452-467, 1997

9) Glowinski J, Axelrod J: Inhibition of uptake of tritiated noradrenaline in the intact rat brain by imipramine and structurally related compounds. Nature 204: 1318-1319, 1964

10) Ross SB, Renyi AL: Inhibition of the uptake of tritiated 5-hydroxytryptamine in brain tissue. Eur J Pharmacol 7: 270-277, 1969

11) Richelson E, Pfenning M: Blockade by antidepressants and related compounds of biogenic amine uptake into rat brain synaptosomes; most antidepressants selectively block norepinephrine uptake. Eur J Pharmacol 104: 277-286, 1984

12) Sulser F, Mobley PL: Biochemical effects of antidepressants in animals. In: Hoffmeister F, Stilie G (eds), Psychotropic Agents: Antipsychotics and Antidepressants, Handbook of Experimental Pharmacology, Vol. 55, Part Ⅰ. Springer-Verlag, Berlin, pp471-499, 1980

13) Baldessarini RJ: How do antidepressants work? In: Davis JM, Mass JW (eds), The Effective Disorders, American Psychiatric Press, Inc, Washington, DC, pp243-260, 1983

14) Hyttel J: Neurochemical characterization of a new potent and selective serotonin uptake inhibitor: Lu 10-171. Psychopharmacology 51: 225-233, 1977

15) Möller-Nielsen I: Tricyclic antidepressants: General pharmacology. In: Hoffmeister F, Stille G (eds), Psychotropic Agents: Antipsychotics and Antidepressants, Handbook of Experimental Pharmacology, Vol.55, Part Ⅰ. Springer-Verlag, Berlin, pp399-410, 1980

16) Aronson JK: General principle of drug therapy. In: Gelder M G et al (eds). New Oxford Textbook of Psychiatry, Vol 2. Oxford University Press, Oxford, pp1278-1284, 2001

17) Hemeryck A, Belpaire FM: Selective serotonin reuptake inhibitors and cytochrome P-450 mediated drug-drug interactions; An update. Curr Drug Metab 3: 13-37, 2002

18) Vetulani J, Lebrecht U, Nowak JZ: Enhancement of responsiveness of the central serotonergic system and serotonin-2 receptor density in rat frontal cortex by electroconvulsive shock treatment. Eur J Pharmacol 76: 81-85, 1981

19) Richelson E, Divenetz-Romeros: Blockade by psychotropic drugs of the muscarinic acetylcholine receptor in cultured nerve cells. Biol Psychiatry 12: 771-785, 1977
20) Peroutka SJ, Snyder SH: Long-term antidepressant treatment decreases spiroperidol labelled serotonin receptor binding. Science 210: 88-90, 1980
21) Peroutka SJ, Snyder SH: Interactions of antidepressants with neurotransmitter preceptor sites. In: Enna SJ, Malick JB, Richelson E (eds), Antidepressants: Neurochemical, Behavioral and Clinical Prespective, Raven Press, New York, pp75-90, 1981
22) Fuller RW: Enhancement of monoaminergic neurotransmission by antidepressant drugs. In: Enna SJ, Malic JB, Richelson E (eds), Antidepressants: Neurochemical, Behavioral and Clinical Perpectives, Raven Press, New York, pp1-12, 1981
23) Richelson E: Tricyclic antidepressants: Interactions with histamine and muscarinic acetylcholine receptors. In: Enna S J, Malick J B, Richelson E (eds), Antidepressants: Neurochemical, Behavioral and Clinical Perspectives, Raven Press, New York, pp53-73, 1981
24) Richelson E, Nelson A: Antagonism by antidepressants of neurotransmitter receptors of normal human brain *in vitro*. J Pharm Exp Ther 230: 94-102, 1984
25) 清水浩光, 畑　典男, 小片　寛ほか：ヒト死後脳膜標品を用いた向精神薬のドーパミン, ノルアドレナリン, アセチルコリン受容体遮断作用の研究. 精神薬療基金研究年報 17: 140-147, 1985
26) Sanson M, Melzacka M, Hano J, et al: Reversal of depressant action of trazodone on avoidance behaviour by its metabolite, m-chlorophenylpiperazine. J Pharm Pharmacol 35: 189-190, 1983
27) Åsberg M, Eriksson B, Mårtensson B, et al: Therapeutic effects of serotonin uptake inhibitors in depression. J Clin Psychiatry 47 (4) (Suppl): 23-35, 1986
28) Takahashi R, Tachiki KH, Nishiwaki K, et al: Biochemical basis of an animal model of depressive illness —— a preliminary report ——. Folia Psychiat Neurol Jpn 30: 207-218, 1976

D　抗うつ薬・抗躁薬の種類と特徴

　抗うつ薬はその出現順に第一世代，第二世代，第三世代，第四世代などと呼ばれることがあるが，表11には現在わが国で使用されている抗うつ薬を構造別に分類して示した．抗うつ薬の適応は表12に示すように，うつ病以外にもかなり有効で，広く用いられている．

　第一世代の三環系抗うつ薬（アミトリプチリン，イミプラミン，トリミプラミン，クロミプラミン，ノルトリプチリン）は，構造が類似しており，セロトニン（5-HT）とノルアドレナリン（NA）の非選択的な取り込み阻害作用を有する．この世代の抗うつ薬の特徴は副作用が多いことで，これは各種の神経伝達物質受容体に対する遮断作用によって説明できる．とくにムスカリン性アセチルコリン受容体とアドレナリンα_1受容体に対する遮断作用が強いものが多い．

　第二世代と称される抗うつ薬は，わが国で1980年代以降に発売されたもので，アモキサピン，ロフェプラミン，マプロチリン，ミアンセリン，セチプチリン，トラゾドンなどを指す．これらの新しい抗うつ薬の特徴は，副作用が軽減化されていることである．とくに抗コリン作用が弱められている．たとえばフィゾスチグミンによるマウスの致死作用に対する拮抗（抗コリン作用）を指標にすると，ロフェプラミン，マプロチリンはアミトリプチリンより1桁この作用が弱い．ヒトの脳組織を使い，^{3}H-キヌクジニル・ベンジル酸の結合阻害をみると，アミトリプチリンに比し，ロフェプラミンは約7倍，マプロチリンは35倍，アモキサピンは220倍，ミアンセリンは24倍のIC_{50}値を示した（前節「C 抗うつ薬の薬理」文献25）．

　三環系抗うつ薬やマプロチリンなどでしばしばみられる心循環系の副作用は，ミアンセリン，セチプチリンでは少なくなっており，過量服薬時も安全性が高いといわれる．

　第三世代と呼ばれるのは，選択的セロトニン再取り込み阻害薬（SSRI）で，フルボキサミン，パロキセチンとセルトラリンがある．

　第四世代は，「イミプラミンの第四世代」などと称されるが，それはセロトニ

ン・ノルアドレナリン再取り込み阻害薬である。ミルナシプランが使用中である。

I 三環系抗うつ薬　tricyclic antidepressants（TCA）

TCAは最も古い抗うつ薬でありながら，現在も広く使われている。その理由は，抗コリン作用をはじめ多くの副作用があるにもかかわらず，うつ病に対する改善率は70〜80％と非常に高いことがあげられよう。

TCAのそれぞれの特徴は表11に示すとおりである。TCAはどれもほぼ等しい力価をもち，その効果にも際立った差はない。ただ，ある患者に特異的に有効なTCAが時にあることも事実である。過去にうつ病相がある場合には薬歴を知ることが重要である。TCAのなかで第二世代に属するもののうち，とくにロフェプラミン，アモキサピンは抗コリン作用が第一世代に比べ非常に弱くなっている。TCA全体を通じてのいくつかの特徴としては，①三級アミンは，二級アミンに比し，鎮静作用が強く，抗コリン作用も強いものが多く，また起立性低血圧をきたすものが多い。②鎮静と体重増加の副作用はヒスタミンH_1受容体に対する親和性の強さと相関している。③起立性低血圧はアドレナリンα_1受容体に対する親和性と相関している。④心伝導障害は水酸基をもつ代謝物の量に関係があるという報告がある。⑤性機能障害は複雑であるが，5-HTが関与している可能性がある。

1. アミトリプチリン　amitriptyline

抗コリン作用が最も強く（表11参照），鎮静作用も強い。末梢性の抗コリン作用だけでなく，軽い意識障害，錯乱，記憶障害，せん妄などの中枢性抗コリン性副作用も生じやすい。起立性低血圧も起こりやすい（表11参照）。どのTCAでもみられるが，性機能障害（逆行性射精，インポテンス，オルガズム障害）もよく起こる。アミトリプチリンは，強い激越状態にあり，入眠障害のある比較的若い成人が最もよい適応である。一方，排尿障害，房室ブロック，軽度認知症，精神運動緩徐あるいは傾眠傾向にある高齢者には処方を避けたほうがよい。たとえ若い患者に処方する場合でも抗コリン性副作用を十分警戒しながら処方

第2章 抗うつ薬(抗躁薬を含む)

表11 各種抗うつ薬の薬理学的特徴

区分		一般名 主な製品名	構造式	剤形*	用量 (mg/日)	t_{max} (時間)	$t_{1/2}$ (時間)
三環系	三級アミン	アミトリプチリン アデプレス, トリプタノール, ラントロン		⑩10, 25	30-150		15.1
		イミプラミン イミドール, トフラニール		⑩10, 25	25-200		7.6
		トリミプラミン スルモンチール		⑩10, 25 ㊥	50-200	3.1	24
		クロミプラミン アナフラニール		⑩10, 25 ㊟	50-225	1.5-4	約21
		ロフェプラミン アンプリット		⑩10, 25	20-150	1-2	2.7
		ドスレピン プロチアデン		⑩25	75-150	3	14
	二級アミン	ノルトリプチリン ノリトレン		⑩10, 25	30-150		26.6
サジベゼンピゾキシンピン系		アモキサピン アモキサン		㊙10, 25, 50 ㊤	25-300	1.5	8

D　抗うつ薬・抗躁薬の種類と特徴

*錠：錠剤，散：散剤，注：注射剤，カ：カプセル　[錠，カの後の数字は規格単位(mg)]

蛋白結合率(%)	モノアミン取り込み阻害		副作用							
	ノルアドレナリン	セロトニン	抗コリン作用	鎮静，ねむけ	起立性低血圧	心毒性	けいれん	振戦	体重増加	消化管障害
90–95	+	++++	++++	+++	++	++	++	++	++	
85	++	+++	++++	+++	+++	+++	++	+/++	+	
95	+	+++	+++	+++	++	+++	++	++	++	
96	++	++++	++++	+++	++	+++	++/+++	++	+	
99.3	++	—	+/++	+/++	++	+	+	+	+	
93.7–94.4	++	+++	+++	+++	++	++	++	++	+	
90–95	+++	++	+++	++	++	++	++	+/++	++	
90	++++	+	++	++	+	++	++/+++	++	+/—	

第2章　抗うつ薬(抗躁薬を含む)

区分	一般名 主な製品名	構造式	剤形*	用量 (mg/日)	t_{max} (時間)	$t_{1/2}$ (時間)
四環系	マプロチリン ルジオミール		㊺10, 25, 50	30-75	6-12	約46
四環系	ミアンセリン テトラミド		㊺10, 30	30-60	2	3.6-4.4
四環系	セチプチリン テシプール		㊺1	3-6	1-3	24
トリアゾロピリジン系	トラゾドン デジレル, レスリン		㊺25, 50	75-200	3-4	6-7
SSRI	フルボキサミン デプロメール, ルボックス		㊺25, 50, 75	50-150	4-5	9-14
SSRI	パロキセチン パキシル		㊺5, 10, 20	10-40	5	15
SSRI	セルトラリン ジェイゾロフト		㊺25, 50	25-100	5.7-10.8	22.5-24.1
SNRI	ミルナシプラン トレドミン		㊺12.5, 15, 25, 50	50-100	2.6	8.2

D 抗うつ薬・抗躁薬の種類と特徴

蛋白結合率(%)	モノアミン取り込み阻害		副作用							
	ノルアドレナリン	セロトニン	抗コリン作用	鎮静,ねむけ	起立性低血圧	心毒性	けいれん	振戦	体重増加	消化管障害
88	₩	―	╂	₩	╂	╂	₩	╂	＋	
90	╂	―	±/╂	₩	＋	±	＋	＋/╂	＋	
88.3（ラット）	╂	―	±/╂	₩	＋	±	＋	＋	＋	
94-95	―	₩	＋/╂	₩	＋	╂	＋	＋	＋/―	
81	―	₩	―	╂	±	―	―	±	―	╂
95	±	₩	＋	╂	―	―	―	±	―	╂
98.4-98.6	―	₩	＋	╂	―	―	―	±	―	╂
36-39	₩	₩	±	＋	―	―	―	±	―	╂

表12 抗うつ薬の適応

感情障害（双極性感情障害，うつ病エピソード，反復性うつ病性障害，持続性感情障害，その他）
その他の精神障害
- 統合失調感情障害
- 統合失調症後うつ病
- 神経症性障害（パニック障害を含む恐怖性不安障害，強迫性障害，全般性不安障害，重度ストレス反応，適応障害，解離性障害）
- 身体表現性障害（身体化障害，心気障害，自律神経機能不全，疼痛障害）
- 症状性を含む器質性感情障害
- 摂食障害（神経性大食症，神経性無食欲症）
- 睡眠障害

その他（過敏性腸症候群，夜尿症，月経前不快気分障害など）

する必要がある．その傾眠作用を利用して夜間就寝前に多く飲ませる処方がすすめられる．脱メチル化されてノルトリプチリンとなり，これはさらに10位が水酸化され，これも活性代謝物と考えられている．

2. イミプラミン　imipramine

　最初に用いられた抗うつ薬であり，TCAの原形である．アミトリプチリンほど抗コリン作用も鎮静作用も強くないがノルトリプチリンよりは強い．起立性低血圧も比較的少ない．パニック障害に用いられ効果があることがある．一般にTCAは肝ミクロゾーム酵素で2位に酸化され，次いでグルクロン抱合される．一方脱メチル化されるとdesipramineとなり，これも2-水酸化代謝物となりグルクロン抱合で排泄される．2-水酸化代謝物は心機能を抑制しやすいという報告がある．表11にみるように，アミトリプチリンの脱メチル化代謝物（ノルトリプチリン）も，イミプラミンのそれ（desipramine）も半減期がかなり長くなっている．多くのTCAは内服中断後1週間は体内にとどまるといわれる．

3. クロミプラミン　clomipramine

　5-HTの取り込み阻害作用が強い．強迫性障害に有効であることが最初に二重盲検法で確認された薬物である．うつ病をともなわない場合でも同程度に効く．抗コリン，抗α_1，抗H_1作用も強いので副作用をかなりみる．けいれんの起こる頻度が他のTCAより多い．クロミプラミンはアモキサピンと並んでド

パミン D_2 受容体遮断作用が TCA のなかで最も強い。注射薬（25 mg/2 ml）があり，うつ病の不穏，焦燥に対して 2〜3 時間かけて点滴静注する。代謝物 nor-clomipramine は強い NA 取り込み阻害作用をもつ。強迫性障害に有効といわれる。

4. ノルトリプチリン　nortriptyline

desipramine とともに三級アミン TCA の脱メチル化代謝物であり，5-HT より NA の取り込みを強く遮断する。副作用も弱くなっている。desipramine より賦活作用が弱く，焦燥感を起こすことが少ない。心毒性が比較的弱いので高齢者にもすすめられている。他の TCA と比べ，治療量の幅が狭いので処方が難しい抗うつ薬といわれる。50〜150 ng/ml が至適血中濃度とされる。

5. アモキサピン　amoxapine

TCA に含まれているが，強力な抗精神病薬である loxapine の類似化合物であるアモキサピンは dibenzoxazepine 系薬物で，四環構造をもっている。その代謝物 7-hydroxyamoxapine はドパミン受容体の遮断作用をもつ。アモキサピン自身も筆者らの測定でかなりの D_2 受容体遮断作用を認めた。このような理由でアモキサピンが，急性，遅発性の錐体外路症状を起こすことが懸念されているが，臨床場面でそれほど大きな問題は起こっていないようである。アモキサピンの効果発現が他の TCA より早いという意見もあるが確認されていない。妄想性うつ病に有効であるという示唆もある。速効的であるとされる。

II 四環系抗うつ薬　tetracyclic antidepressants

1. マプロチリン　maprotiline

わが国で広範に使われている抗うつ薬である。NA のトランスポーターを選択的に阻害し，5-HT への作用はほとんどない。側鎖は desipramine と同じであり，両者には NA 取り込み阻害作用が強いという共通点がある。マプロチリンは抗コリン作用は軽減されているが，けいれん惹起性が他の抗うつ薬より少し高いことが注意されている。抗不安薬や睡眠薬を併用する場合には抗けいれん作用の強いもの（たとえばジアゼパム，ブロマゼパム，ニトラゼパムなど）を

使うことをすすめたい。また，この薬は半減期が他の抗うつ薬より長いことにも注意すべきである。

2. ミアンセリン　mianserin

シナプス前のアドレナリン $α_2$ 受容体（自己受容体）遮断作用により，ノルアドレナリン放出を促進し，受容体への刺激を増加させる。抗ヒスタミン作用が強い。最大の利点は心毒性が少ないことで，高齢者や心機能に不安のある患者に使い得る。欠点はねむけをきたす副作用のあることであるが，これは就寝前に服用させることでうつ病患者の睡眠障害の改善に役立て得る。せん妄に有効であるという報告[1]がなされており，せん妄患者には 30〜60 mg を就寝前に服用させるとよいといわれる。呼吸抑制作用があるため呼吸器疾患の患者には与えない。また稀に顆粒球減少症が起こるといわれる。鎮静効果があるという。

3. セチプチリン　setiptiline

ミアンセリンを基礎にして，四環構造をもつ抗うつ薬をさらに発展させ，より低用量で抗うつ効果を発揮する piperidine 誘導体として開発されたものである。ミアンセリンと同様にシナプス前 $α_2$-アドレナリン受容体を遮断し，中枢ノルアドレナリンの代謝回転を亢進させ，ノルアドレナリン神経活動を増強させ，うつ病，うつ状態を改善する。中枢性セロトニン作用も有する。中枢コリン作用およびシナプス前部のモノアミン取り込み阻害作用はミアンセリンより弱い。通常成人 1 日 3 mg を初期用量とし，1 日 6 mg まで漸増し，分割投与する。最大使用投与量は 1 日量 21 mg である。副作用として主なものは，ねむけ(4.5%)，口渇(2.3%)，めまい・ふらつき・立ちくらみ(2.0%)，便秘(1.1%)などである。

III トリアゾロピリジン系抗うつ薬　triazolopyridine antidepressants(serotonin 2 antagonist/reuptake inhibitor, SARI)

1. トラゾドン　trazodone

現行の抗うつ薬のなかでは最も選択的に 5-HT の取り込みを阻害する薬物である。トラゾドンを大量(250 mg/日以上)投与した場合，代謝物 m-chlorophenylpiperazine (m-CPP)が不安を惹起してトラゾドンの効果を妨げるといわれる。トラゾドンは睡眠に対してよい影響がある。総睡眠時間を延長させ，第4段階の睡眠を減少させない（REM 睡眠は減少させる）。ミアンセリン，セチプチリンと同様に就寝前に服用させる量を多くするとよい。α_1，α_2 遮断作用があり，抗ヒスタミン作用もあるが，抗コリン作用はあまり強くない。体重増加は通常きたさない。稀な副作用として持続性勃起症 priapism がある。これは α_2 受容体拮抗によるといわれており，治療（α-アドレナリンアゴニストであるメタラミノールなどを陰茎海綿体に注入）が困難なので，勃起の回数が増加するなどの徴候を見逃さないようにする。抗不安・鎮痛作用があるといわれる。

IV 選択的セロトニン再取り込み阻害薬　selective serotonin reuptake inhibitor(SSRI)

SSRIには，fluoxetine，パロキセチン，フルボキサミン，citalopram，セルトラリンなどがあり，わが国ではフルボキサミンが 1999 年 4 月に承認され，次に 2000 年 11 月にパロキセチンが承認され，セルトラリンは 2006 年 7 月に市販された。

三環系，四環系，トリアゾロピリジン系抗うつ薬と異なり，SSRI は第三世代抗うつ薬と呼ばれる。表13に示すように，ほとんどの各種神経伝達物質受容体に対する親和性が弱いため，心・血管副作用や抗コリン性副作用などの第一，

表13　抗うつ薬（SSRI と TCA）の神経伝達物質受容体およびモノアミン再取り込み阻害能

		神経伝達物質受容体に対する阻害能								モノアミン再取り込み阻害能		
		α_1	α_2	β	D_2	$5\text{-}HT_1$	$5\text{-}HT_2$	H_1	m-ACh	5-HTT	NAT	DAT
SSRI	fluoxetine	—	—	—	—	—	—	—	+	‖‖‖	—	—
	セルトラリン	—	—	—	—	—	—	—	—	‖‖‖	±	±
	フルボキサミン	—	—	—	—	—	—	—	—	‖‖‖	—	—
	パロキセチン	—	—	—	+	—	—	—	+	‖‖‖	±	—
TCA	アミトリプチリン	++	++	—	+	+	+++	++	+++	+++	+	—
	イミプラミン	++	+	—	+	+	++	++	++	++	++	—
	クロミプラミン	++	+	—	+	++	++	++	++	+++	++	—

Dechant & Clissold (1991)[2]，Hyttel et al (1995)[3]，Stanford (1996)[4]，小山ら (1999)[5]，村崎 (1999)[6]，本書第 2 章の表9 などからまとめて，受容体とモノアミン再取り込み阻害能（モノアミン・トランスポーター）に対する親和性（IC_{50}，K_i）の強さから推定して，‖‖‖（阻害能が最強）から—（阻害能がない）まで 6 段階で結果を表にした。

二世代の有する有害作用が少なくなっている。

1991年報告[7]では，それまでイギリスで1年間に抗うつ薬による死亡が約300例あり，そのうち96%は三環系抗うつ薬によるという。イギリスにおいて1987年にSSRIが使用されるようになり，大量服用に対して安全性が評価されている。⇒付録「2. 向精神薬過量服用とその処置(2)」336頁参照

わが国でも，2006年1月にすべての抗うつ薬に注意の警告文の記載が命ぜられ，同年2月には，パロキセチンの小児うつ病への投与禁忌措置が解除された[8]〔第2章F I 「9. 賦活症候群」(222頁)参照〕。

パロキセチンの警告は以下のようである。

> **警告!!** 海外で7〜18歳の大うつ病を対象としたプラセボ対照試験において有効性が確認できなかった報告あり。自殺に関するリスクが増大するとの報告もあり，本剤を18歳未満の大うつ病患者に投与する場合には適応を慎重に検討

作用機序

三環系抗うつ薬はセロトニンとノルアドレナリン取り込み阻害作用のほかに，アセチルコリンのムスカリン M_1 受容体を阻害し，ヒスタミン H_1 受容体，アドレナリン α_1 受容体も阻害するので，優れた抗うつ作用をもつが，さまざまな副作用が知られている。

SSRIは，セロトニンを選択的に取り込み阻害することで，精神薬理学の領域で，大きな進歩と考えてよいであろう。作用機序について簡潔に図にまとめた(図9)。

中枢のセロトニンの神経細胞は，橋から延髄の正中線に存在する縫線核にある。セロトニン作動性神経は，縫線核群から放散型の神経構築として，大脳皮質，辺縁系，基底核群，中隔，小脳，視床下部など，更に下位脳幹や脊髄へと広範な部位に投射している。

神経細胞が，必須アミノ酸のトリプトファンを取り込む。血漿から神経細胞を取り込むのはトリプトファンポンプである。トリプトファンはトリプトファ

D 抗うつ薬・抗躁薬の種類と特徴

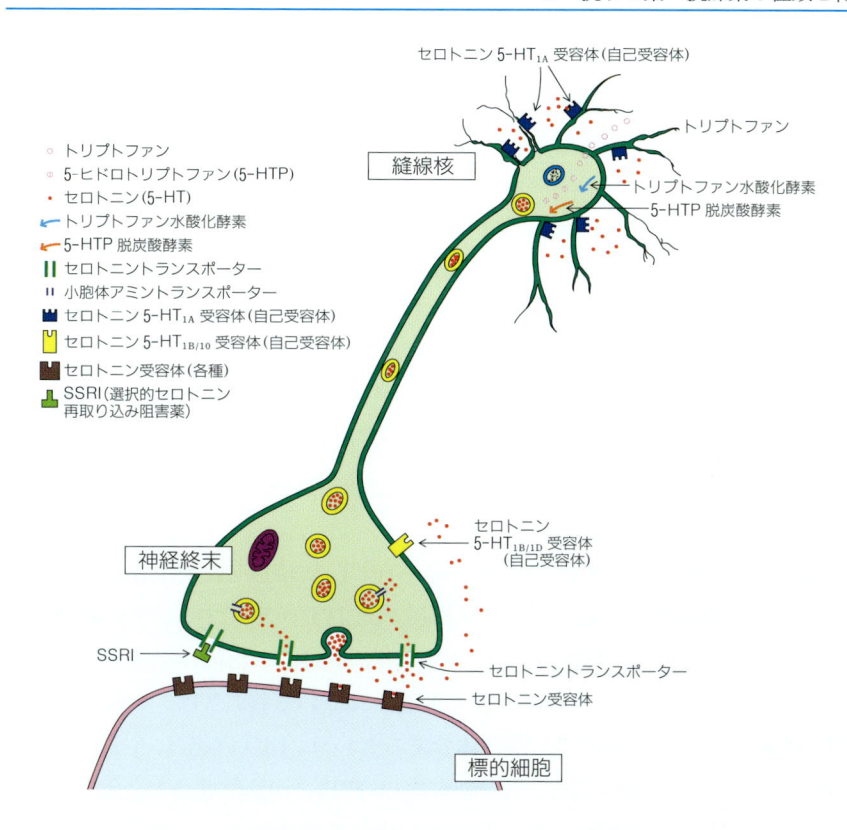

図9 セロトニン（5-HT）ニューロン模図

中枢の橋から延髄に存在する縫線核は、5-HT の神経細胞である。5-HT 作動性神経は、縫線核から放散型の神経構築として、脳各部、更に下位脳幹や脊髄へ広範に投射している。必須アミノ酸のトリプトファンは 5-HT ニューロンで取り込まれ、トリプトファン水酸化酵素によって 5-HTP になり、脱炭酸されて 5-HT になる。シナプス小胞に取り込まれた 5-HT は、神経終末から放出され、標的細胞の後シナプス神経細胞の 5-HT 受容体のサブタイプの一種に作用し、情報を伝達する。放出された 5-HT の大部分は、神経終末部の細胞膜における 5-HT トランスポーターの作用により、終末部に取り込まれ、シナプス小胞に取り込まれる。放出された 5-HT の一部は、神経終末部にある 5-HT 自己受容体（5-HT$_{1B/1D}$）に作用すると、5-HT の放出は抑制される。一部の 5-HT が神経細胞の樹状突起から自発放出され、その部位にある 5-HT$_{1A}$ 自己受容体に作用し、5-HT の合成を抑制し、神経終末からの放出も抑制する。SSRI は図に示すように、5-HT トランスポーターと結合し、放出された 5-HT の取り込みを阻害するため、シナプス間隙の 5-HT が増加し、標的細胞の受容体が 5-HT を多く受容するので、5-HT の機能が増強する。しかし、5-HT が多くなった時の自己受容体の存在については、本文に若干の説明を加えた。

ン水酸化酵素によって5-ヒドロキシトリプトファン(5-HTP)へ転換され，芳香族アミノ酸脱炭酸酵素によってセロトニン(5-HT)になる。この酵素過程では，トリプトファン水酸化酵素が律速段階である。合成された5-HTは，アミントランスポーターによって，シナプス小胞内に取り込まれ，神経終末から5-HTが放出され，一部は標的細胞である後シナプス神経細胞の5-HT受容体サブタイプの一種に作用し，情報を伝達する。一方，一部の神経終末部の$5\text{-HT}_{1B/1D}$自己受容体に作用すると，5-HTの放出を抑制する。放出された大部分の5-HTは，神経終末部の細胞膜にある5-HTトランスポータータンパクの作用により，終末部に取り込まれ，シナプス小胞内に取り込まれる。他方，一部の5-HTは神経細胞の樹状突起から自発放出され，樹状突起にある5-HT_{1A}自己受容体に作用し，セロトニンの合成を抑制し，神経終末からの放出も抑制する。

SSRIはセロトニントランスポーター(5-HTT)に結合し，放出された5-HTの取り込みを阻害するため，シナプス間隙の5-HTが増加する。その結果，シナプス後膜の5-HT受容体に結合が多くなり，5-HTの機能が増強する。中枢のシナプス後膜の5-HT受容体がよく推論されている報告[9]は，大脳皮質，基底核，辺縁系などでは5-HT_{2A}受容体であるという。樹状突起は，5-HTTが阻害されて5-HTが増量すると，自己受容体(5-HT_{1A})が活性化され，合成が抑制され，その結果神経終末からの5-HTの放出が減少することになる。神経終末のシナプス前膜にある自己受容体(5-HT_{1D}受容体と推定)によって，シナプス間隙に5-HTが増量すれば，5-HTの放出は抑制されるであろう。SSRIによって5-HTTを阻害して増加した5-HTによって自己受容体が活性化されれば，シナプス後膜の5-HT受容体が脱分極され機能が活性化することを，説明しなければならない。

SSRIを連用すると，細胞樹状突起の5-HTが増量した結果，5-HT_{1A}自己受容体に脱感作を生じるので，神経終末からの5-HTの放出が抑制されず，シナプス間隙の5-HTが増量する。また神経終末に存在する5-HT_{1D}自己受容体も，SSRIの連用により，脱感作され，5-HTの放出が抑制されなくなる。この連用期間は2～3週間と考えられ，SSRIの臨床的な効果発現が，この程度の期間を要する事実と対応している[10]。

1. フルボキサミン　fluvoxamine

a）適応

適応は，うつ病・うつ状態のほかに，強迫性障害の社会不安障害が承認されている。

SSRIの特徴として，気分変調症，妄想性うつ病，器質性うつ病などはわが国ですでに効果が報告されている。感情障害のほかに，摂食障害（神経性大食症，むちゃ食い，神経性無食欲症，肥満など）によく処方されている。その他，社会恐怖，全般性不安障害，月経性気分変調障害，早漏，PTSD，慢性疼痛，アルコール依存症なども適応と考えてよいであろう。

海外で，フルボキサミン 50～150 mg/日，パロキセチン 20～50 mg/日を用いて，うつ病患者 30 名ずつを対象として，7週間の二重盲検試験を行い，HDRSの平均総得点が両群ほぼ同等の改善をしたという[11]。

b）副作用

副作用としては，嘔気，悪心などの消化器症状，ねむけなどの精神神経症状（めまい，ふらつきもある）と，錐体外路症状が出現することもある。セロトニン症候群（219頁参照）が起こる時は，錯乱に注意する。リチウムやTCA，ベンゾジアゼピン系薬剤の一部についても併用を注意したい。

消化器系副作用は，よくみられる嘔気，悪心（頻度 11.8％）については，服用継続中に消失することが多いが，メトプラミド，ドンペリドンで改善することができる（これらの薬は抗精神病薬と併用注意）。フルボキサミンがCYP3A4阻害作用をもつため，同じ酵素で代謝されるシサプリドの血中濃度が上昇すると，心血管系の副作用が出現する。

c）薬物動態と薬物相互作用[12]

SSRIのうち，フルボキサミンは活性代謝物がない。

薬物相互作用が生じるのは，肝ミクロソーム中の酸化的薬物酵素チトクロームP450（cytochrome P450：CYP）の関与する酵素によることが多い。SSRIの代謝に関与するP450はある程度解明されている[13,14]。

フルボキサミン代謝に関与する酵素は，1A2，2C9/19，3A4である（表14）。

表14 チトクローム P450(CYP450)酵素系に対する抗うつ薬の阻害能

阻害能強度性	1A2	2C9/19	2D6	3A4
高度	フルボキサミン fluoxetine	フルボキサミン fluoxetine	パロキセチン fluoxetine	フルボキサミン nefazodone fluoxetine
中等度－低度	三級三環系 fluoxetine パロキセチン	セルトラリン fluoxetine	二級三環系	セルトラリン 三環系 パロキセチン
低度－最小限度	venlafaxine bupropion citalopram reboxetine mirtazapine セルトラリン nefazodone	venlafaxine bupropion citalopram reboxetine mirtazapine nefazodone パロキセチン	venlafaxine bupropion citalopram reboxetine mirtazapine セルトラリン nefazodone フルボキサミン	venlafaxine bupropion citalopram reboxetine mirtazapine

Stahl(2000)[14]

うつ病に対してフルボキサミンを投与する時は三級アミンの TCA(アミトリプチリン，イミプラミン，トリミプラミン，クロミプラミンなど)を併用することを考えなければならない。フルボキサミンは 1A2 に対する高度な阻害能をもつので，併用すれば 1A2 が脱メチル化に関与している三級アミン抗うつ薬の血中濃度が上昇する[15](表1, 2, 14)。

2．パロキセチン　paroxetine

a）適応

適応はうつ病，うつ状態およびパニック障害が承認されている。

成人に対して 1 日 1 回夕食後，20〜40 mg/日を投与する。投与は 1 回 10〜20 mg/日より開始し，原則として 1 週ごとに 10 mg/日ずつ増量する。症状により 40 mg/日を超えないように適宜増減する。

パニック障害には，投与は 10 mg/日より開始し，1 日 1 回夕食後服用するようにし，原則として 1 週ごとに 10 mg/日ずつ増量する。1 日 30 mg を超えない範囲で適宜増減する。

セロトニン再取り込み作用の親和性は，パロキセンはセルトラリンとともに強い。

D 抗うつ薬・抗躁薬の種類と特徴

パニック障害に対しては，短期，長期効果，予期不安などについてパロキセチンがフルボキサミンより優れていると報告されている。全般性不安障害，PTSD，月経前症候群，慢性疼痛などに対する有効性も報告されている。

b）副作用

パロキセチンは，1990年にイギリスで発売されて以来，世界で使用されてきた。Boyerら[16]が，世界的な規模で集めたこの薬物の臨床試験から6,705名のうつ病患者の副作用を分析した。そのうち4,126例が，パロキセチンを7年間以内でさまざまな期間で服用しており，その結果から，10%以上の頻度でみられた副作用を報告した。悪心(23%)(以下順次に)頭痛，傾眠(17%)，口渇，不眠(13%)，無力感，発汗(12%)，便秘，めまい，振戦(10%)が認められたという。

わが国で458例のうつ病および192例のパニック障害患者を対象とした臨床試験によると，パロキセチンの副作用は，嘔気(14.3%)，傾眠(13.1%)口渇(9.2%)，めまい(6.0%)などであった。

重大な副作用は0.1%未満であるが，セロトニン症候群，悪性症候群，錯乱，痙攣，SIADH，重篤な肝機能障害などがある。

c）薬物動態と薬物相互作用

パロキセチンにも活性代謝物はない。パロキセチンはCYP2D6により代謝されるが，表14を見ると，高度に阻害するようにみられる。2D6は個人差があり，正常代謝酵素量が少ない場合や代謝に飽和を生じやすい場合などは，代謝が遅くなり併用薬の阻害が高度に起こる。併用禁忌のthioridazineは2D6で阻害されるので，パロキセチンとの併用により血中濃度が上昇し，QT延長，心室性不整脈などの心臓血管系の副作用が出現する場合がある。

併用注意のうち，リチウムがあるが，機序はよくわかっていない。抗精神病薬ペルフェナジンは2D6により阻害されるので，併用で血中濃度が上昇し，悪性症候群が発現した症例報告がある。TCA(アミトリプチリン，ノルトリプチリン，イミプラミン)をパロキセチンと併用すると，2D6を阻害することにより，TCAの血中濃度が上昇する(表1，2，14)。

3. セルトラリン sertraline

a）適応

適応としてはうつ病・うつ状態およびパニック障害が承認されている。

成人に対して，セルトラリン1日 25 mg を初期用量とし，1日 100 mg まで漸増し，1日1回投与する。なお，年齢，症状により1日 100 mg を超えない範囲で適宜増減する。

2006年5月現在，うつ病，パニック障害，強迫性障害，外傷後ストレス障害，社会不安障害，月経前不快気分障害などの治療薬として，110カ国で承認されており，同年7月に市販された。

セロトニン再取り込み作用の親和性は，セルトラリンはパロキセチンと同じように強い。わが国でも240例のパニック障害に対して，プラセボ群に比して重症度評価尺度（PDSS）が有意に減少した（有効であった）との報告がある[17]。セルトラリンは，パロキセチンと比較してパニック障害の治療において同等な効果を有したが，安全性はやや優れていたという報告[18]もある。社会不安障害に対しては，FDA で適応とされており，50～200 mg/日が使用されている[19]。強迫性障害も FDA で認可されており，小児・青年（6～17歳）の強迫性障害に有効であると報告されている[20]。Bergeron ら[21]によると，強迫障害に対して，Y-BOCS の評価による24週間の治療経過において，セルトラリンにより，fluoxetine と比較して 4，6，8，12週目で有意な改善が得られている。セルトラリンは強迫障害に対して，早期に効果がみられると考えられる。Newhouse ら[22]は，大うつ病の外来の加齢患者に対して，セルトラリン（N=117）と fluoxetine（N=119）を12週間の治療経過で評価した。その結果，セルトラリン群が第2，4週目に fluoxetine 群より有意に改善し，セルトラリンはうつ病についてもより早く改善させると報じた。

b）副作用

副作用は，悪心（18.9％），傾眠（15.2％），口内乾燥（9.3％），頭痛（7.8％），下痢（6.4％），浮動性めまい（5.0％）などであった。重大な副作用は，セロトニン症候群，悪性症候群，けいれん，昏睡，SIADH，肝機能障害である。海外で，本剤 13.5 g の過量投与が報告されている。その症状は，傾眠，胃腸症状，振戦，

不安，焦燥，興奮，浮動性めまいのようなセロトニン性の副作用である。特異的な解毒剤は知られていないので，気道確保，胃洗浄，活性炭投与などの適切な処置を行う必要がある。

c）薬物動態と薬物相互作用

セルトラリン 100 mg を投与した時に，最高血漿中濃度（C_{max}）は 30.8 ng/ml，血漿中濃度－時間曲線下面積（$AUC_{0-\infty}$）は 1.081 μg・hr/ml であり，血漿中濃度半減期（$t_{1/2}$）は 24.1 時間であった。

セルトラリンは，SSRI の中では，セロトニン再取り込み作用が最も強く，ドパミン再取り込み阻害作用が弱い。主要活性代謝物は N-desmethyl-sertraline であるが，活性価は低い。

肝代謝酵素 CYP2C19，CYP2C9，CYP2B6，CYP3A4，CYP2D6 などがあるが，セルトラリンの P 450 酵素の阻害活性は極小であり，薬物相互作用は比較的少ない[23]（表1，2，14 を参照）。

Ⅴ セロトニン-ノルアドレナリン再取り込み阻害薬　serotonin-noradrenaline reuptake inhibitor（SNRI）

1．ミルナシプラン　milnacipran

a）作用機序

SNRI は，セロトニン（5-HT）とノルアドレナリン（NA）の神経終末に存在する再取り込み部（それぞれ 5-HT トランスポーター，NA トランスポーター）に結合し，それを同程度に阻害し，両モノアミンをバランスよくシナプス間隙に増加させ，情報伝達を正常化させる。SNRI を投与してもすぐに効果は現れず，2〜4 週間を要する。これは，SSRI と同じように，SNRI でも縫線核において 5-HT 濃度が増加すると，自己受容体（$5-HT_{1A}$）が活性化され，神経終末の 5-HT 放出が減少するので，SNRI を反復投与した後，$5-HT_{1A}$ 受容体が脱感作され，5-HT 放出が増加した後に遅れて効果が現れるという説明がある。

SNRI としては，ミルナシプランがわが国で 2000 年 10 月に発売されたが，ほかに duloxetine，venlafaxine，mirtazapine がある。強力な 5-HT と NA の再取り込み阻害作用の比はほぼ同程度である。SRNI 群の，この 3 者は，α_1，α_2，

5-HT$_{1A}$, 5-HT$_{2A}$, DAD$_1$, DAD$_2$, H$_1$, m-ACh 受容体に対する親和性がほとんどなく、TCA にみられるような抗コリン作用、抗アドレナリン作用、抗ヒスタミン作用など、各種受容体に関する副作用が少なくなっている。

b）適応

TCA と同等な抗うつ作用をもつ。cyclopropan 誘導体のミルナシプランに、TCA のような抗コリン性副作用や、心毒性、鎮静作用が少ないのは、各種神経伝達物質受容体に対する本剤の親和性がほとんど認められないことによる。

SNRI は SSRI に比べると、効果発現が少し速いといわれている。1週間以内に効果がみられ、2週間後は効果が少しずつ高まってくるという。

ミルナシプランは半減期（t$_{1/2}$）が8時間ぐらいで、SSRI の t$_{1/2}$ は、フルボキサミン 15 時間、パロキセチン 18 時間で長い。成人には、ミルナシプラン1日 50 mg を初期用量とし、1日 100 mg まで漸増し、食後分割投与する。

ミルナシプランは、クロナゼパムと併用すると、うつ状態、急速交代型が改善することがある[24]〔Ⅵ「4. 急速交代型（ラピッド・サイクラー）の治療」（204 頁）参照〕。

ミルナシプランは、安全性については、過量では最高 2,800 mg までを自殺目的で摂取した 15 例の報告[25] がある。⇒**付録 2. 向精神薬過量服用とその処置**(2)（336 頁）

c）副作用

TCA によくみられる副作用と比較すると、口渇、便秘、振戦、発汗、ねむけ、倦怠感、めまい、視覚調節障害、味覚障害、下痢などでミルナシプランのほうが少なく、排尿障害だけが高かった（2.1％）という[26,27]。SSRI と比較すると、嘔気、下痢、低血圧などはミルナシプランの頻度が少ないが、頭痛（8.4％）、口渇（7.9％）、排尿障害は多かった[26,27]。わが国の研究では、動物実験でイミプラミン、マプロチリンと比較して、脳波、循環器に対する影響はミルナシプランのほうが少ないと報告している[28]。治療試験では、口渇（7.5％）、悪心・嘔吐（6.0％）、便秘（5.8％）、ねむけ（4.1％）などが副作用の代表的なものであろう。

ミルナシプランの副作用を、SSRI、TCA と比較した表 15[25] を示す。

表15 大うつ病患者でプラセボ，ミルナシプラン，SSRI，TCA服用に際して自発的に報告された副作用の頻度(%)(Briley[25])

副作用	プラセボ($n=395$)	ミルナシプラン($n=1871$)	SSRI($n=344$)	TCA($n=940$)
悪心	10.9	11.2	20.1	8.4
頭痛	17.0	8.4	4.1	9.7
口渇	5.6	7.9	3.8	37.3
腹痛	5.1	6.5	8.7	5.5
便秘	4.3	6.5	5.2	14.9
不眠	10.7	6.1	4.7	6.9
めまい	1.8	5.0	3.5	8.7
発汗	1.3	4.3	2.6	12.2
不安	1.3	4.1	5.8	3.9
振戦	1.5	2.5	3.5	12.8
疲労感	3.0	2.5	2.9	8.9
嗜眠	3.8	2.3	2.9	10.5

副作用のうち，いずれかの治療グループの患者5%以上が報告された項目。

d）薬物動態と薬物相互作用

　ミルナシプランは肝臓のCYP450系では代謝されず[28]，そのため薬物相互作用がある薬物は少ない。本剤には活性代謝産物がない。大部分は母体のまま尿排泄されるが，残りはグルクロン酸抱合体として排泄される。

　向精神薬との併用相互作用はほとんどないが，腎クリアランスにより，レボメプロマジンは軽度上昇し，カルバマゼピンは軽度低下すると報告[29]がある。

VI 抗躁薬

1. 炭酸リチウム　lithium carbonate

　リチウムはすぐれた抗躁作用と双極性感情障害の再発予防効果で広く使われているが，その正確な作用機序はよくわかっていない。治療用量で考えられる作用としては，Gタンパク結合型受容体(NA, 5-HT, ドパミンの受容体のほとんどがこれに属する)の二次メッセンジャー系においてイノシトール1リン酸を代謝するイノシトール・リン酸ホスファターゼを阻害し，その結果二次メッセンジャー系で重要な働きをするイノシトールを産生できなくなる(図10)。リ

第2章　抗うつ薬（抗躁薬を含む）

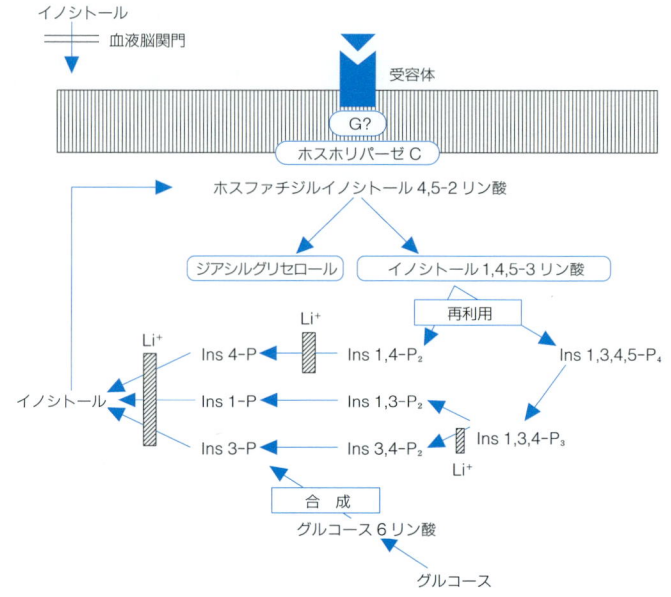

図10　ホスファチジルイノシトールサイクルに対するリチウムの効果

多くの神経伝達物質受容体はGタンパク（G）（G_1, G_o, G_q）を通じホスホリパーゼCに結合している。ホスホリパーゼCはホスファチジルイノシトール4,5-2リン酸（PIP_2）を水解してジアシルグリセロールとイノシトール1,4,5-3リン酸（Ins 1,4,5-P 3，一般にはIP_3と略）の二つの2次メッセンジャーを産生する。細胞内貯蔵庫からCa^{2+}の放出へと作用した後，Ins 1,4,5-P 3は神経シグナル伝達において不活性な物質―イノシトール1,3,4,5-4リン酸（Ins 1,3,4,5-P_4）など―に代謝される。それらは最終的にリン酸基が付く炭素原子が違うだけの3つの異なったイノシトール1リン酸（Ins 4-P, Ins 1-P, Ins 3-P）へと代謝される。グルコース-6-リン酸からイノシトールが合成される時もまたイノシトール1リン酸中間物を経なければならない。

すべてのイノシトール1リン酸はイノシトール-リン酸ホスファターゼという酵素によって代謝される。この酵素は臨床的治療濃度のリチウムで阻害される。その結果，リチウム存在下ではこれらのイノシトール1リン酸は脱リン酸化してホスファジルイノシトール4,5-2リン酸の再生に必要な遊離イノシトールを産生できなくなる。再利用経路での手前の二つの段階に必要な経路（イノシトールポリリン酸1ホスファターゼ）において付加酵素を阻害するリチウムの効果も図に示されている。リチウム慢性投与後のホスファチジルイノシトールサイクルへのリチウム効果がまだわかっていないことは重要事項として強調したい。
(Hyman SE, Nestler EJ著，融　道男，澁谷治男監訳「精神医学の分子生物学」p171，金剛出版，1997)

チウムはこのようにホスファチジルイノシトールサイクルの重要な段階を阻害し，これが薬理作用に関連があるのではないかと推定されている[30]。

リチウムは胃腸管で速やかに吸収され，1〜6時間の間に最高値に達する（t_{max}：2〜4時間，$t_{1/2}$：10〜24時間）。

躁病の軽症例はリチウム単独療法で十分治療できる。ただし効果が出るまでに2〜3週を要する。重症な急性躁状態の治療には抗精神病薬（たとえばハロペリドールやゾテピンあるいはスルトプリドなど）を併用することが多い。力価の高いベンゾジアゼピン（ロラゼパムやクロナゼパム）の併用も勧められる。リチウムは重篤な中毒症状（後述225頁）を生じることがあるので，血中濃度を測定しながら使用することが望ましい。治療域の血中濃度は0.5〜1.0 mEq/l といわれる（最後の内服12時間後に採血した場合）。

2. 抗てんかん薬
a）カルバマゼピン　carbamazepine

これは iminostilbene の誘導体であるが，TCA と類似の化学構造を有する。5位にカルバミル側鎖をもつことで抗てんかん作用を示す。t_{max} 4〜24時間でゆっくりと吸収され，血漿タンパクと75〜80％が結合し，$t_{1/2}$ は投与初期は36時間であるが，肝のP450ⅡD6酵素を誘導し（このためハロペリドールを併用していればハロペリドールの血中濃度が下る），$t_{1/2}$ も反復投与後は16〜24時間となる。P450系を阻害する薬物と併用するとカルバマゼピンの血中濃度が上昇する。これにはシメチジン，エリスロマイシン，イソニアジド，Caチャネルブロッカーなどがある。カルバマゼピンはラットの青斑核のNAニューロンの発火を増加させる。またアデノシン受容体のアンタゴニストであり，これは感情障害に対する作用と関係があると推定されている。末梢ベンゾジアゼピンの受容体への作用ももつ。双極性感情障害に対しては血中濃度4〜12 μg/ml が適当であり，これには100〜1,000 mg/日の服用を要する。カルバマゼピンは副作用の多いことでも知られる。良性の白血球減少症から重篤な顆粒球減少症や再生不良性貧血を生ずる。活性代謝物の 10, 11-epoxide はカルバマゼピンの副作用を増強する。

カルバマゼピンは，急性の躁状態あるいは双極性感情障害の予防，とくにラ

表16　バルプロ酸の副作用

ふつうにみられるもの
　　　消化器：悪心，嘔吐，食欲不振，胸やけ，下痢
　　　血　液：血小板減少症，血小板機能異常
　　　肝　　：(良性)トランスアミナーゼ上昇
　　　中　枢：鎮静，振戦，失調
　　　ほ　か：禿頭，体重増加
それ程多くないもの
　　　血　液：出血傾向
　　　代　謝：高アンモニア血症
　　　中　枢：協同運動失調，アステレキシス，昏迷，昏睡，行動的自動症
重篤な特発性副作用
　　　劇症肝炎／肝不全
　　　膵炎
　　　薬疹，多形性紅斑

ピッド・サイクリングの治療にしばしば有効である。リチウムが無効であった症例に，単味またはリチウムと併用して用いられる。ただこの薬は，比較的副作用が多く，めまい，ねむけなどのほか，皮疹，無顆粒球症，Stevens-Johnson症候群，Lyell症候群など重篤な症状をきたすことがあるので注意を要する。

b) バルプロ酸　valproic acid

　バルプロ酸はてんかんの全般発作の第一選択薬として広く用いられている。2002年に，躁病が適応となり，広範囲に精神病症状，急速交代型を伴う躁病に有効で，単独で，あるいはリチウム，カルバマゼピンと併用で処方される。双極性感情障害の再発予防に用いられるが，うつ病より躁病の予防に効果があるといわれる。急速交代型の患者，または不機嫌な躁病患者に有効であるとされる。バルプロ酸はグルタミン酸脱炭酸酵素を刺激し，GABAトランスアミナーゼを阻害し，GABAの活性を高める。治療には血清濃度50～125 μg/mlが必要とされるが，500～1,500 mg/日で始める。長期投与は1,000～2,000 mg/日が目安となる。副作用(表16)は消化器系のものが多い(約16%の患者にみられる)。中枢系の副作用は頻度が多くなく，減量で消失する。肝トランスアミナーゼの上昇はよくみられ(服薬患者の40%という統計もある)，投与初期数カ月は無症状に過ぎる。稀に生じる劇症肝炎はしばしば致死的である。10歳以上の患

者で死の転帰をとったものはいないが，リチウムとの併用例など精神科での使用例に頻度が多いという意見もある．高アンモニア血症は錯乱や傾眠を生じるが減量で改善する．

c）クロナゼパム　clonazepam

クロナゼパムだけでなくロラゼパム lorazepam も躁病の治療によく用いられる．身体疾患，医薬品，薬物依存などで生じた二次性躁病にとくに使われる．また抗精神病薬で錐体外路症状を起こした患者にも使われる．クロナゼパムの半減期（$t_{1/2}$：18〜50 時間）のほうがロラゼパム（8〜24 時間）より長く，t_{max} はクロナゼパム（1〜2 時間）のほうがロラゼパム（1〜6 時間）より短い．内服量はクロナゼパムは 0.5〜6 mg/日（海外では 1.5〜20.0 mg/日），ロラゼパムは 1〜3 mg/日（海外では 2〜10 mg/日）である．両薬物の副作用としては，鎮静があり，これは作用時間が長いことと関係があろう．クロナゼパムでは日中のねむけが訴えられることがある．躁性興奮状態に高用量用いた場合，どちらの薬でも，前向健忘が起こる．

d）ガバペンチン　gabapentin

新しい抗てんかん薬ガバペンチンは，GABA 濃度を増加させ，グルタミン酸を低下させる[31]．部分てんかんに使う場合は他の抗てんかん薬との併用が必要である．Stanton ら[32]が，急性躁病にリチウムなどの併与によって効果があることを報告した[33]．また，本薬は抗不安作用をもつ[34]．

e）ゾニサミド　zonisamide

1989 年からわが国で部分発作，全般発作に使用されているが，躁病にも有効であるとした 1994 年の報告[35]がある．また，双極性障害にゾニサミド 100〜600 mg/日を投与して有効であり，肥満に対して体重が減少しているという報告[36]がある．

f）トピラマート　topiramate

トピラマートは 2007 年 7 月，わが国で「他の抗てんかん薬で十分な効果が認

められないてんかん患者の部分発作に対する抗てんかん薬との併用療法」を承認された。米国においては，てんかん以外にも成人の片頭痛発作予防に対して承認を得ている。Brandes ら[37]は片頭痛を対象としたプラセボ対照二重盲検比較試験によって，トピラマート群(50，100，200 mg/日)とプラセボの4群で比較して，プラセボ群に比して有意な片頭痛発作回数の減少が 100 mg/日群($p=0.008$)，200 mg/日群($p<0.001$)で認められた。適応と承認はされていないが，双極性感情障害[38,39]や肥満症[40]，疼痛などの，てんかん以外の多くの疾患に対してトピラマートは臨床応用されている[41]。

トピラマートは薬理的に，ナトリウムチャネル，L型カルシウムチャネルの抑制，$GABA_A$ 受容体機能増強作用，AMPA/カイニン酸型グルタミン酸受容体機能抑制作用など多彩な作用機序を有するために，幅広い臨床作用が期待される。

抗てんかん薬としては，部分発作に対して抗てんかん薬の併用療法をする。

用法・用量は成人にはトピラマートとして1回量 50 mg を1日1回または1日2回の経口投与で始め，1週間以上の間隔をあけて漸増し，維持量は 200～400 mg/日を2回投与する。

3. 非定型抗精神病薬による躁病の治療[42]〔第1章 C「IX 非定型抗精神病薬について」(61頁)参照〕

Tohen ら[43,44]はオランザピンが急性躁病に効果があることを，プラセボ対比で発表した。2000年に，FDA によってオランザピンが急性躁病の適応として承認された[45]。また，2002年に Sachs ら[46]が急性躁病に対して，リスペリドン，ハロペリドールとプラセボの二重盲検比較試験で，リチウム，バルプロ酸との併用療法を検討した結果，リスペリドンが有用と認められた。こうして2003年12月に，リスペリドンも躁病が適応となった(FDA)。クエチアピンについても，Sachs ら[47]がリチウムと併用してプラセボ二重盲検比較試験を行いクエチアピン併用療法の有用性が明らかとなり，2004年に急性躁病の適応として FDA が承認した。

わが国でも，非定型抗精神病薬による躁病の治療報告がみられる。都甲ら[48]は，躁状態で入院した46歳男性に，リチウムの増量に追加してオランザピン20

mg/日を併用し，症状は速やかに改善した。谷川ら[49]は，躁状態の63歳男性に，狭心症を合併しているためにリチウムを避けて，リスペリドン4mg/日をバルプロ酸と併用して有効であった。また，ペロスピロンについても，躁状態に効いた症例がある。Kuniyoshiら[50]が双極性感情障害の躁病エピソード（F 31.1）と診断された7例に対して，クエチアピンなどで効果がないため，ペロスピロンを8mgから24mg/日まで投与したところ，1〜2カ月で改善したと報告した。山本ら[51]は，興奮，暴言，暴力が著しい状態で入院した躁状態の女性(36歳)に対し，ハロペリドールの持続点滴のあと，ペロスピロン32mg/日，タンドスピロン40mg/日，リチウム600mg/日を投与したところ，投与2日後には攻撃的な態度が消失して，7日後には落ち着いて家人と話すようになったと報告している。

アリピプラゾールも，Keckら[52]により双極性躁病に有効と認められ，2004年に急性躁病の適応をFDAが承認している（参照55頁）。

4. 急速交代型（ラピッド・サイクラー）の治療

ラピッド・サイクラーの治療には，気分安定薬（mood stabilizer）[53]のリチウム，バルプロ酸，カルバマゼピンや非定型抗精神病薬が使われることが多いが，難しいケースが多い。海外では，部分てんかんに対して使われるlamotrigineが，ラピッド・サイクラーにも使われている[54]。

その他，激しいラピッド・サイクラーの女性患者に対して，リチウム800mg/日，バルプロ酸R 400mg/日，ミルナシプランを175mg/日に，クロナゼパム1mg/日を追加して，今まで年に数回あった病相が改善して，間歇期が続くようになり，1，2年間は病相が短くなったというケースもある[24]。

文献

1) Uchiyama M, Tanaka K, Isse K, et al: Efficacy of mianserin on symptoms of delirium in the aged; An open trial study. Prog Neuro-Psychopharmacol & Biol Psychiat 20: 651-656, 1996
2) Dechant KL, Clissold SP: Paroxetine; A review of its pharmacologic, and pharmacokinetic properties, and therapeutic potential in depressive illness. Drugs 41: 225-253, 1991

3) Hyttel J, Arnt J, Sanchez C: The pharmacology of citalopram. Rev Contemp Pharmacother 6: 271-281, 1995
4) Stanford SC: Prozac; Panacea or puzzle? Tips 17: 150-154, 1996
5) 小山　司，村木衣穂子，井上　猛：セロトニン作動薬におけるSSRIの位置づけ．Prog Med 19：2558-2562,1999
6) 村崎光邦：SSRIへの期待．臨床精神薬理 2：691-710，1999
7) Henry JA: Overdose and safety with fluvoxamine. Int Clin Psychopharmacol 6 (Suppl 3): 41-47, 1991
8) 辻敬一郎，田島　治：気分障害における自殺と薬物療法のあり方．臨床精神薬理 9：1545-1552，2006
9) Eison AS, Mullins UJ: Regulation of central 5-HT_{2A} receptors—a review of in $vivo$ studies. Behav Brain Ros 73: 177-181, 1996
10) Rutler JJ, Gundlah C, et al: Increase in extracellular serotonin produced by uptake inhibitors in enhanced after chronic treatment with fluoxetine. Neurosci Lett 171: 163-186, 1994
11) Kiev A, Feiger A: A double-blind comparison of fluvoxamine and paroxetine in the treatment of depressed outpatients. J Clin Psychiatry 58: 146-152, 1997
12) Hiemke C, Härtter S: Pharmacokinetics of selective serotonin reuptake inhibitors. Pharmacol Ther 85: 11-28, 2000
13) Greenblatt DJ, von Moltke LL, Harmatz JS, et al: Drug interactions with newer antidepressants. Role of human cytochromes P450. J Clin Psychiatry 59 (Suppl 15): 19-27, 1998
14) Stahl SM: Essential Psychopharmacology, 2nd ed, Cambridge Univ Press, 2000
15) Härtter S, Wetzel H, Hammes E, et al: Inhibition of antidepressant demethylation and hydroxylation by fluvoxamine in depressed patients. Psychopharmacology Berl 110: 302-308, 1993
16) Boyer WF, Blumhardt CL: The safety profile of paroxetine. J Clin Psychiatry 53 (2, suppl): 61-66, 1992
17) Kamijima K, Kuboki T, Kumano H, et al: A placebo-controlled, randomized withdrawal study of sertraline for panic disorder in Japan. Int Clin Psychopharmacol 20: 265-273, 2005
18) Bandelow B, Behnke K, Lenoirs S, et al: Sertraline versus paroxetine in the treatment of panic disorder; An acute, double-blind, non-inferiority comparison. J Clin Psychiatry 65: 405-413, 2004
19) van Ameringen M, Lane RM, Walker JR, et al: Sertraline treatment of generalized social phobia; A 20-week, double-blind, placebo-controlled study. Am J Psychiatry 158: 275-281, 2001
20) 中前　貴，吉田卓史，福居顕二：SSRI／SNRIの強迫性障害への適応．臨床精神医学 34：1381-1387，2005
21) Bergeron R, Ravindran AV, Chaput Y, et al: Sertraline and fluoxetine treatment of

obsessive-compulsive disorders; Results of a double-blind, 6-month treatment study. J Clin Psychopharmacol 22: 148-154, 2002
22) Newhouse PA, Krishnan KRR, Doraiswamy PM, et al: A double-blind comparison of sertraline and fluoxetine in depressed elderly outpatients. J Clin Psychiatry 61: 559-568, 2000
23) DeVane CL, Liston HL, Markowitz JS: Clinical pharmacokinetics of sertraline. Clin Pharmacokinet 41: 1247-1266, 2002
24) 融　道男：クロナゼパムを処方する．最新精神医学 11：277-278，2006
25) Briley, M: Milnacipran, a well-tolerated specific serotonin and noradrenaline reuptake inhibiting antidepressant. CNS Drugs 4: 137-148, 1998
26) Lopez-Ibor J, Guelfi JD, Pletan Y, et al: Milnacipran and selective serotonin reuptake inhibitors in major depression. Int Clin Psychopharmacol 11 (Suppl 4): 41-46, 1996
27) Montgomery SA, Prost JF, Solles A, et al: Efficacy and tolerability of milnacipran; An overview. Int Clin Psychopharmacol 11 (suppl 4): 47-51, 1996
28) 川崎博己，山本隆一，占部正信ほか：新規抗うつ薬 milnacipran hydrochloride (TN-912) の脳波および循環器に対する作用．日薬理誌 98：345-355, 1991
29) Puozzo C, Leonard BE: Pharmacokinetics of milnacipran in comparison with other antidepressants. Int Clin Psychopharmal 11 (suppl 4): 15-27, 1996
30) Hymam SE, Nestler EJ: The Molecular Foundations of Psychiatry. American Psychiatric Press, Washington, DC, 1993 (融　道男，澁谷治男監訳：精神医学の分子生物学，金剛出版，1997)
31) Stahl SM: Essential Psychopharmacology, Neuroscientific Basis and Practical Applications, 2nd ed, Cambridge Univ Press, 2000
32) Stanton SP, Keck PE Jr, McElroy SL: Treatment of acute mania with gabapentin. Am J Psychiatry 154: 287, 1997
33) Altshuler LL, Keck PE Jr, McElroy SL, et al: Gabapentin in the acute treatment of refractory bipolar disorder. Bipolar Disord 1: 61-65, 1999
34) Singh L, Field MJ, Ferris P, et al: The antiepileptic agent gabapentin (Neurontin) posesses anxiolytic-like and anti-nociceptive actions that are reversed by D-serine. Psychopharmacol (Berl) 127: 1-9, 1996
35) Kanba S, Yagi G, Kamijima K, et al: The first open study of zonisamide, a novel anticonvulsant, shows efficacy in mania. Prog Neuropsychopharmacol Biol Psychiatry 18: 707-715, 1994
36) Wang PW, Ketter TA, Becker OV, et al: New anticonvulsant medication uses in bipolar disorder. CNS Spect 8: 930-932, 941-947, 2000
37) Brandes J, et al: Topiramate for migraine prevention; A randomized control trial. JAMA 291: 965-973, 2004
38) Grunze HCR, et al: Antimanic efficacy of topiramate in 11 patients in an open trial with an on-off-on design. J Clin Psychiatry 62: 464-468, 2001
39) Marcotte D: Use of topiramate; A new antiepileptic as a mood stabilizer. J Affect

Dis 50: 245-251, 1998
40) Bray GA, et al: A 6-month randomized, placebo-controlled, dose-ranging trial of topiramate for weight loss in obecity. Obes Res 11: 722-733, 2003
41) 八木和一：新規てんかん薬トピラマート．新薬と臨床 56：1373-1384，2007
42) McElroy SL, Keck PE Jr: Pharmacologic agents for the treatment of acute bipolar mania. Biol Psychiat 48: 539-557, 2000
43) Tohen M, Sanger TM, McElroy SL, et al: Olanzapine versus placebo in the treatment of acute mania. Am J Psychiatry 156: 702-709, 1999
44) Tohen M, Jacobs TG, Grundy SL, et al: Efficacy of olanzapine in acute bipolar mania; A double-blind, placebo-controlled study. Arch Gen Psychiatry 57: 841-849, 2000
45) 尾鷲登志美，大坪天平：双極性障害に対する非定型抗精神病薬の有用性．臨床精神薬理 8：297-306，2005
46) Sachs GS, Grossman F, Ghaemi SN, et al: Combination of a mood stabilizer with risperidone or haloperidol for treatment of acute mania; A double-blind, placebo-controlled comparison of efficacy and safety. Am J Psychiatry 159: 1146-1154, 2002
47) Sachs GS, Chengappa KN, Suppes T, et al: Quetiapine with lithium or divalproex for the treatment of bipolar mania; A randomized, double-blind, placebo-controlled study. Bipolar Disord 6: 213-223, 2004
48) 都甲　崇，井関栄三，加瀬昭彦ほか：Olanzapine が奏効した躁病の1症例．精神医学 45：183-186，2003
49) 谷川真道，城間清剛，古謝　淳ほか：Risperidone が躁病エピソードの改善に有効であった労作性狭心症治療中の1症例．精神医学 45：771-774，2003
50) Kuniyoshi M, Ohyama S, Nishi S, et al: Effect of perospirone hydrochloride on manic episodes. J New Rem Clin(新薬と臨床)56：70-75，2007
51) 山本健治，原田研一，吉川憲人ほか：Perospirone と tandospirone の併用投与が奏効した3例．精神医学 45：81-83，2003
52) Keck PE, Marcus R, Tourkodimitris S, et al: A placebo-controlled, double-blind study of the efficiency and safety of aripiprazole in patients with acute bipolar mania. Am J Psychiatry 160: 1651-1658, 2003
53) Bauer MS, Mitchner L: What is a "mood stabilizer"?; An evidence-based response. Am J Psychiatry 161: 3-18, 2004
54) Calabrese JR, Suppes T, Bowden CL, et al: A double-blind, placebo-controlled, prophylaxis study of lamotrigine in rapid-cycling bipolar disorder. J Clin Psychiatry 61: 841-850, 2000

E　抗うつ薬・抗躁薬の使い方

I　うつ病の薬物治療

　抗うつ薬のうつ病改善率は70〜80％といわれる。現在の個々の抗うつ薬はうつ病に対する効果の点ではそれほど大きな差がない。ここではまず抗うつ薬処方上の基本的な事柄をいくつか略説したあとに，患者に応じた使用法について述べてみたい。

抗うつ薬処方の基本
①ほとんどの抗うつ薬は投与し始めてから2〜3週間しないと効果が発現しない。
②患者によって思いがけぬ副作用を生じることがあるので，投与は漸増法が基本である。老人や虚弱な患者には三環系抗うつ薬(TCA)として30 mg/日程度から開始する。
③うつ病の患者の特徴を考え，効果が急には出ないこと，いくつかの副作用が出るおそれのあることを最初によく説明しておく。
④睡眠障害のある患者には，ねむけや鎮静作用のある抗うつ薬，例えばトラゾドン，ミアンセリン，セチプチリンなど，あるいは抗コリン性副作用を伴うが鎮静作用の強いアミトリプチリン，トリミプラミンなどを使う場合，就寝前に服用させるのがよい方法である。
⑤うつ病の治療には，病気の説明や見通しを含めた精神療法が重要である。
⑥うつ病の発症や経過には，家族や職場でのトラブルが関与していることも多く，その調整が治療に影響を与えるので，注意深い対応が求められる。
⑦抗うつ薬は副作用がないかぎり最高用量まで用いることが必要であることが多い。心循環系の副作用と突然のけいれんに注意する。心電図を時どき調べることと，けいれんを起こしやすい抗うつ薬(マプロチリンなど)を大量服用させる時は，抗けいれん作用の強い抗不安薬(ジアゼパムやブロマゼパムなど)を併用する方法もある。心循環系に不安のある患者にはミアンセリン，セ

チプチリンが安全であるといわれている。これらの新しい抗うつ薬は過量服用しても三環系抗うつ薬より安全であるが，顆粒球減少症などの副作用が報告されている(既述188頁)。

⑧第三世代の抗うつ薬として，SSRI(フルボキサミン，パロキセチン，セルトラリン)が登場して，よい薬が出たといってよい。第一，第二世代と異なる点は，まず，安全性であろう。5-HTトランスポーターを阻害することが主要で，他の受容体に関与が少ないから，抗コリン性，中枢系，心循環系の副作用が少ないのである。うつ病患者によくある自殺企図の大量服用は，TCAでは危険である。不快な副作用が少なくなれば，コンプライアンスがよくなる。SSRIの一つの他の特長は，強迫障害，摂食障害，パニック障害，社会恐怖などに広い適応をもっていることである。SSRIの副作用は，消化管障害があり，焦燥とアカシジアなどもあり，セロトニン症候群，離脱症候群なども稀に起こる。一つ注意すべきなのは，SSRIと他薬剤を併用する時の相互作用である。チオリダジン，テルフェナジン，シサプリド，MAO阻害薬(セレギリン)，ピモジドなどとの併用は禁忌，併用注意としてペルフェナジン，リスペリドンは悪性症候群が現れるおそれがある。本章のSSRIの項(173頁)，DI集(366頁)を参照のこと。

⑨第四世代のSNRI(ミルナシプラン)は5-HTとNAのトランスポーターと結合し，同様に阻害するので，イミプラミンがプロトタイプといってもよい。しかしTCAとは異なり，他の受容体とは親和性が弱いので，抗コリン作用，抗アドレナリン作用，抗ヒスタミン作用が少なく，心毒性は少ない。抗うつ作用が強く，副作用が少ない特徴がある。ミルナシプランは肝臓のCYP450系で代謝されないので，薬物相互作用がある薬物が少ないのも特色といえよう。副作用には頭痛，口渇などがあるほか，排尿障害がある。

II 患者による抗うつ薬の使い方

①内因性うつ病の治療には，十分な量の抗うつ薬を十分な期間用いることが肝要である。したがって副作用の出現に注意を払いながら適切な薬物を選ぶ工夫が必要となる。現存の抗うつ薬には併用してよい効果が現れるものは知られていないので，単剤で用いるのを原則とする。ベンゾジアゼピン系抗不安

薬は，単独では抗うつ作用がないばかりか，それだけでうつ病を治療することはよくないといわれている．しかし，抗うつ薬が奏効するまでに不安を標的として，抗うつ薬より早く効果の現れる抗不安薬を併用することは通常よく行われている．

②難治うつ病の治療の場合：抗うつ薬の適切な使用によっても反応しないうつ病が20〜30％あるといわれる（図11では無反応群は40％と高く見積られている）．

- 抗うつ薬の量は十分であるか．抗うつ薬は服用期間とともに，その量も容認されている最大用量まで注意深く増量する必要がある．
- 抗うつ薬には，既述したように5-HTあるいはNAにそれぞれ選択的に働くものがある．また作用機序が若干異なるものもあり，抗コリン性副作用が少ないものもある．このような薬理学的な差を参考にして抗うつ薬を変更することにより治療効果があがることがある．
- それまで服用していたTCAの効果を高めるために様々な工夫がなされている．最もよく用いられるのは，炭酸リチウムの併用療法で600〜900 mg/日を加えることにより改善が得られることがある．このほか，甲状腺ホルモン（triiodothyronineや甲状腺末）の併用が効を奏することがある．また少量の抗精神病薬を併用してよい結果を得ることもある．

III　リタリン®の問題 ── 偽造処方箋[1]

メチルフェニデート（リタリン®）は，わが国ではナルコレプシーと難治性うつ病，遷延性うつ病が適応となっていた．米国では，この適応は注意欠陥多動性障害とナルコレプシーである．現在，世界で処方されるリタリン®の80％以上が米国で使用されている．米国では，リタリン®は青年や大学生の間では，街頭で得られる"Skippy"や"Vitamin R"と呼ばれて，処方箋のない乱用がされている[2]．麻薬取締局（DEA 米国）の発表によると，米国のメチルフェニデートの生産量は1990年に1,768 kgであったのに，1999年に14,957 kgと急上昇している．その結果，メチルフェニデートが"Skippy"に流用されている可能性が増してきて，乱用の増加について懸念を表明している（2000年）[3]．

リタリン®は精神刺激薬で，薬理作用はコカインと同じように，脳のドパミ

ン・トランスポーターを阻害することにより，線条体でドパミンが増強されて覚醒効果が高まり，コカインのように快感を出現させる．しかし，コカインほどの乱用頻度はないものの，慢性に乱用すれば，著しい耐性を形成して精神依存を生じ，さらに幻覚，妄想を惹起する可能性がある．

わが国では，うつ状態の補強治療としてリタリン®が処方されているが，ここで処方薬乱用が起こっているのである．乱用をする患者は，今までは複数のクリニックへ通院して，処方を入手しているのがふつうであった．一般の精神科医は，リタリン®依存症の重症性を考えて，乱用を阻止するために，不必要な処方をしないように注意していると思う．さらに，初診患者が「ナルコレプシーと診断された」，「以前うつ気分がリタリン®で回復した」などと訴える場合には，精神科医は注意を払うであろう．この点で，とくに他科の医師に対する啓蒙，時には警告や行政指導の必要があると考えられる．報告によれば，リタリン®内服日用量が60 mg以上になると，統合失調症様の幻覚妄想状態が出現するし，100 mgを飲んで興奮状態をきたした症例もある．さらに，患者が担当医によりリタリン®の処方を断られても，他の薬を処方されていると，処方箋をカラーコピーで巧妙に偽造して，薬局に提出する時代になっているのである．近くの薬局で偽造を見破られた時には，区外の薬局へ行って何とかリタリン®を入手した例もある．

メチルフェニデート（リタリン®）は「麻薬及び向精神薬取締法」で，第一種向精神薬として広く規制されている[4]．偽造処方箋により向精神薬を入手した場合は，同取締法72条4号（向精神薬処方せん偽造・変造），刑法159条および161条（有印私文書偽造罪，同行使罪）で罰せられて，三月以上五年以下の懲役刑が科せられる．実際に入手する場合には詐欺罪（刑法246条）にも抵触する．向精神薬の詐取行為は営利目的で譲渡する違法行為（同取締法66条）などにつながる可能性があることにも注意する必要がある．

2007年10月にリタリン®の適応からうつ病が削除された．今後は，世界中で認められている注意欠陥多動性障害（ADHD）に対する適応を考える意見[5]に賛成である．

モダフィニル modafinil

　モダフィニルは，フランスの L. Lafon 社が開発した，強力な覚醒促進作用を有する化合物で，1976 年に発見された。ドパミン神経系の賦活化作用は弱く，覚醒のために覚醒中枢である結節乳頭核(視床下部)を活性化し，ヒスタミン神経系を介して大脳皮質を賦活化することが示唆される。フランスでは，依存性形成のリスクが低く，覚醒を選択する薬物を目指して 1981 年から開発を始め，1994 年 9 月より発売された。わが国では，2000 年から臨床試験を始めて，2007 年 1 月に「ナルコレプシーに伴う日中の過度の眠気」への効果で承認された。モダフィニルとして 1 日 1 回 200 mg を朝に経口投与する。適宜増減するが，1 日最大投与量は 300 mg までとする。

IV　感情障害の再発予防[6,7]

　躁またはうつ病相が消退し，正常に戻った時に，再発予防のための薬物維持療法を行うか，また行う場合用いる薬物の種類，実施期間などが問題になる。

1. 維持療法の適応

　感情障害の再発率は外国の研究で 50～80％と算定されており，双極性障害のほうが高いといわれる。反復性うつ病では回復後 2 年以内に 50％が再発し，とくに 4～6 カ月目に高く，1 年半過ぎると再発率は低下してくるという。再発予防の維持療法は次のような患者が適応となる。今回の病相以外にも病相がある，病相期に精神病症状を示す，自殺危険率が高く，破壊的行動がある，病相期に日常機能が著しく障害される。また家族に双極性障害や精神病，あるいは自殺者などの負因がある場合などである。

　逆に，病相が今回初めての場合，過去にあったとしても軽症であったり，病相の間隔が 5 年以上の場合などは必ずしも予防を講じなくてもよいとする考えもある。この場合でも再発率の高い回復後 6 カ月間程度は服薬を維持するのが一般的である。服薬を打ち切る場合にも，再発の徴候をみたら早めに来院するよう本人および家族に指導しておくことが肝要である。

2. 再発予防維持療法

a）双極性感情障害

　双極性感情障害の再発予防にリチウムが有効であることはよく知られている。1970年代に行われたプラセボを用いた初期の比較試験における再発率は，プラセボの81％に対し，リチウム服用群では33％という明確な差があった。そのなかでもとくに有効率の高かったのは，病相間欠期の日常機能が高いもの，病相期に混合躁状態や不機嫌病像がみられないもの，経過が躁病相で始まり，うつ病相，正常期と続くもの，双極性感情障害の家族負因のあるもの，今までの病相が3回以下であり，リチウム血中濃度 0.8〜1.0 mEq/l で治療されたもの，さらに初期6カ月の治療でリチウムに反応したものが挙げられている。

　躁病相が軽躁病にとどまる双極II型障害の再発予防にもリチウムは使われているが，予防効果は双極I型に劣るとされる。

　維持療法中に再発した場合には，リチウムの血中濃度を確認し，抑うつを誘発する甲状腺機能低下症状を生じていないかを調べる。リチウム量が不十分であることもあるので，維持療法再開時にはリチウムの増量あるいはカルバマゼピンへの切り替え，または併用などを考える。

b）単極性感情障害

　単極性感情障害についても予防的維持療法が試みられている。リチウムは双極性障害ほど予防効果を発揮しない。病相期に用いた抗うつ薬の量を少し減らして維持する方法も行われており，プラセボより有意に再発を予防したという報告もある。リチウムと抗うつ薬の併用を推奨する研究報告もある。単極性うつ病患者の10〜15％が将来躁または軽躁状態を発するという統計を考えると，中等量以上の抗うつ薬単独による維持療法には注意を要するといえよう。

　しかし最近，単極性うつ病についても慢性疾患であるという理由で，長期間の維持療法が必要であるという見解が出ている[8]。図11に示すように，うつ病相から完全に回復してもその反応を維持することが必要であるとする考え方があり，その場合抗うつ薬の用量も急性治療期に用いた量を維持すべきであるという意見もある[8]。このように維持療法を行えば再発率は15％に抑えることができるという。うつ病相を脱してから1年以内に抗うつ薬を中断すると50％が

E 抗うつ薬・抗躁薬の使い方

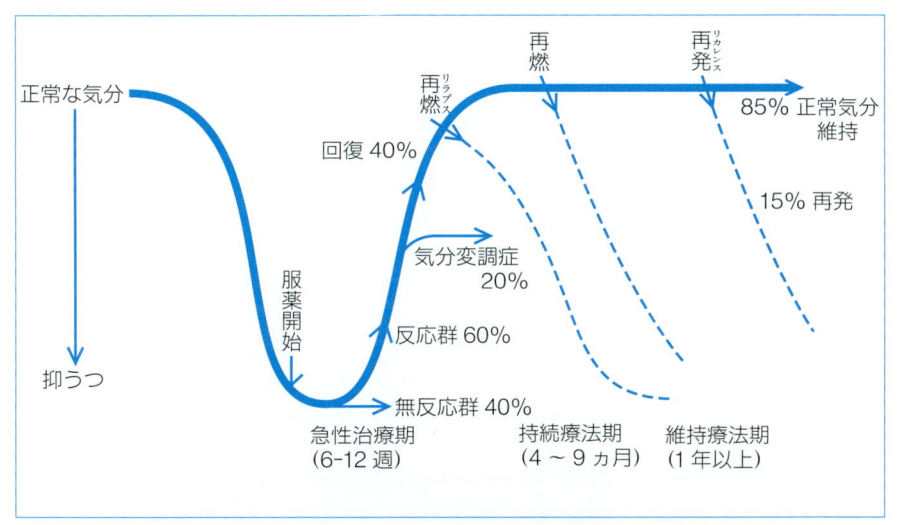

図11 うつ病治療と病相の経過

　急性治療期は診断から治療開始，薬物の効果判定，副作用の評価などを含む。
持続療法期は薬物への反応を持続させるための時期で，4〜9カ月間ぐらいを目安
とし，この期間に治療中断すると再燃しやすい。
　維持療法期は病相予防の時期であり，薬物療法を維持していれば再発率は1年
で15%にとどまるという。
　再燃(relapse)は改善(remission)後2カ月以内に抑うつ症状が再び現れること
で，再発(recurrence)は改善が2カ月以上続いた回復(recovery)後に症状が再現
することと定義する。
Kupferら[9]，Stahl[10] より改変。

再発するという。また，3年間にわたり大量のイミプラミンで改善状態を維持されていた大うつ病の患者の70〜90%が，プラセボで再発したという報告もある[11]。現在，単極性うつ病の維持療法についてはまとまった結論は出ていないが，改善後少なくとも6カ月(WHOの提案)から1年ぐらいは服薬をすすめるべきであろう。1年以上については，症例ごとに検討しながら決定していくべきであり，用量についても患者の日常生活の質を低下させないよう配慮することが必要ではなかろうか。

文献

1) 融　道男：リタリンと偽造処方箋．最新精神医学　9：99, 2004
2) Kollins SH, MacDonald EK, Rush CR: Assessing the abuse potential of methyl-

phenidate in nonhuman and human subjects; A review. Pharmacol Bioch Beh 68; 611-627, 2001
3) Drug Enforcement Administration: World Wide Web URL, Accessed May 16, 2000
4) 尾崎　茂：メチルフェニデート関連精神障害.「精神医学症候群Ⅲ」, 日本臨牀社, pp 522-526, 2003
5) 風祭　元：「精神医学」への手紙. 精神医学　45；554-555, 2003
6) NIMH/NIH consensus development conference statement: Mood disorders; Pharmacologic prevention of recurrences. Am J Psychiatry 142: 469-476, 1985
7) Prien RF: Maintenance treatment. Paykel ES (ed), Handbook of Affective Disorders, Churchill Livingstone, Edinburgh, pp419-435, 1992
8) Kupfer DJ, Frank E, Perel JM, et al: Five-year outcome for maintenance therapies in recurrent depression. Arch Gen Psychiatry 49: 769-773, 1992
9) Kupfer DJ: Long-term treatment of depression. J Clin Psychiatry 52 (Suppl5): 28-34, 1991
10) Stahl SM: Essential Psychopharmacology, Neuroscientific Basis and Practical Applications. 2nd ed, Cambridge University Press, New York, 2000(仙波純一訳：精神薬理学エセンシャルズ, 神経科学的基礎と応用. 第2版メディカル・サイエンス・インターナショナル, 2002)
11) Frank E, Kupfer DJ, Perel JM, et al: Three-year outcomes for maintenance therapies in recurrent depression. ibid. 47: 1093-1099, 1990

F 抗うつ薬・抗躁薬の副作用

I 抗うつ薬の副作用(表11, 表15も参照されたい)

1. 抗コリン性副作用

多くの三環系抗うつ薬(TCA), 四環系抗うつ薬がムスカリン性アセチルコリン受容体を中枢・末梢で遮断するので, 共通な抗コリン性副作用を生ずる。表17によく遭遇する抗コリン性副作用を掲げたが, 末梢のムスカリン性アセチルコリン受容体が遮断された結果, 口腔咽頭・気管支の分泌が減少するため口渇, 眼の乾燥を生じ, 毛様体筋に麻痺を生じ, 眼の焦点が合わないという症状(かすみ目, 散瞳)を生ずる。腸管の蠕動や膀胱壁平滑筋(排尿筋)の運動もアセチルコリン支配であるため, このムスカリン性アセチルコリン受容体が遮断されることにより便秘や排尿障害が生ずる。この状態では発汗は通常減少するはずであるが, 増加する場合もある。また心血管系を興奮させ頻脈を起こす。中枢のムスカリン性アセチルコリン受容体が遮断されると, 意識障害を基底にもった脳症が現れる。軽度の意識障害では, 記銘障害, 多弁・多動などの脱抑制症状を示すので, 意識障害が関与した症状であることを見抜くのが困難なことがある。典型的な症状としては, 短期記憶の障害, 錯乱, 錯覚と, 同時に末梢性症状として口渇, 散瞳, 皮膚・粘膜の乾燥がみられる。高齢者で時にみられる。

2. 中枢作用

抗うつ薬は中枢性副作用としてねむけを生ずるものが多い。ねむけや鎮静作用を惹起する機序は単一な伝達物質の関与では説明できないが, アドレナリンα_1あるいはヒスタミンH_1受容体遮断作用が最も関連あるであろう。鎮静作用の強い抗うつ薬を用いるときは, 就寝前に服用させることがすすめられる。しかし就寝前にすべての抗うつ薬をまとめて飲むと, 悪夢が現れることがある。

意識障害が抗コリン作用で生ずることは上述したが, けいれん大発作が突然起こることがある。抗コリン薬でけいれんが惹起されることは知られているが, この副作用が比較的弱いマプロチリンでけいれん惹起作用が高いことは, 別の

第2章　抗うつ薬（抗躁薬を含む）

表17　抗うつ薬の副作用

抗コリン作用
- 口渇
- 便秘
- 眼の調節障害
- 尿の貯留
- 麻痺性イレウス（腸蠕動音の消失）
- 狭隅角緑内障の誘発
- 記憶障害
- 中枢性の抗コリン中毒
  - 錯乱
  - 失見当識
  - せん妄
  - 幻視および幻聴
  - 焦燥
  - 異常高熱
  - 付随する抗コリン症状

鎮静作用
- 疲労
- エネルギーの減少
- 倦怠
- 過眠

心拍数，心電図，リズム，収縮性に対する心血管作用
- 心悸亢進
- 軽度の頻拍
- 伝導の遅延（キニジン様，抗不整脈作用）
  - PR，QRS，QT 間隔の延長
  - T 波の平坦化
- 臨床的な重要性
  - すでに存在する心血管系の状態に依存する
  - 治療濃度では機械的働きに対する効果は無視できる
- 過量投与
  - 100 msec 以上の QRS は重度の中毒を示唆する
  - すでに存在する伝導障害の悪化
- 特別な治療が必要な場合
  - 心筋梗塞で房室ブロックが起こったとき
  - キニジン，リドカイン，フェニトイン，甲状腺薬を投与するとき

起立性低血圧
- 約 20％の患者が最高 25 mmHg までの収縮期血圧の低下を経験する
- 臨床的な予測因子：治療前に 15 mmHg 以上の変化がある
- 高いリスク：高齢者およびうっ血性心不全の患者
- 用量，血漿濃度とは無関係

行動に及ぼす作用
- 躁転，興奮，焦燥
- 中枢性抗コリン症候群
- 神経過敏

神経学的作用
- 振戦
- 感覚異常
- 末梢性ニューロパチー
- パーキンソン症候群（アモキサピンで）
- 全般性けいれん
- ミオクローヌス

睡眠に及ぼす作用
- 抑制された睡眠の正常化
  - REM の抑制
  - 第 4 段階の増加
  - 夜間の覚醒の減少
- 睡眠の中断
- 睡眠驚愕障害
- 悪夢
- 夜間ミオクローヌス

性的な障害
- リビドーの減少
- 勃起不全，射精不全，プリアピズム

その他
- 消化器症状
- セロトニン症候群
- 体重増加
- 発汗
- 皮膚の発疹
- 紅潮
- 無顆粒球症，白血球減少症，好酸球増加症

離脱反応（投与中断後最初の 1 週以内に生じ，数日間持続する）
- 消化器症状
- 不安
- 焦燥
- ふるえ

過量投与
- ミオクローヌス発作
- 焦燥，せん妄，昏睡
- 代謝性アシドーシス
- 異常高熱症，神経・筋の易興奮性けいれん
- 正常な瞳孔反射に伴う眼筋麻痺
- 麻痺性イレウス
- 心血管系の徴候（低血圧，QRS の延長，不整脈）
- 呼吸抑制

融　道男・岩脇　淳監訳：カプラン臨床精神医学ハンドブック．メディカル・サイエンス・インターナショナル，2000 より改変．

要因の関与を示唆している。

振戦，アカシジア，遅発性ジスキネジア，悪性症候群などが稀ではあるが起こることも知られている。弱いとはいえ，ドパミン D_2 遮断作用をもつアモキサピンやクロミプラミンで生ずるアカシジアや遅発性ジスキネジア以外に，抗うつ薬で錐体外路症状類似の副作用がみられる理由はまだ十分解明されていないが，NA 取り込み阻害が振戦に関係しているという考えもある。

3. 心循環系への作用

洞性頻脈，上室性頻脈，心室性頻脈，脚ブロック，PQ，QRS または QT 間隔の延長，ST および T 波の変化などが報告されている。この副作用は抗うつ薬の有するキニジン様作用，抗コリン作用，あるいはアドレナリン $α_1$ 遮断作用などによるものであろうと考えられている。このうち，用量依存性に生じてくるものには，頻脈，心室伝導の延長(PR，QRS，QTc 間隔の延長)などがある。

三環系抗うつ薬に比し，非定型抗うつ薬であるミアンセリン，セチプチリンなどの新しい薬物は，心循環系に対する副作用は少ないとされる。

4. 胃腸症状

食欲不振，悪心，嘔吐，下痢，腹痛，心窩部不快，口腔内異常味覚などが訴えられ，原因不明であるが体重増加もみられる。SSRI，SNRI は消化器症状がよく現れる。SSRI や SNRI を投与すると，消化器粘膜筋層間神経叢で 5-HT の再取り込みが阻害され，シナプス間隙の 5-HT が増加する。増加した 5-HT は，迷走神経の末端に存在する $5-HT_3$ 受容体を刺激し，孤束核に伝達され，延髄背側にある嘔吐中枢が興奮し，末端の腹筋収縮，胃収縮を生じて嘔吐を生じる。増加した 5-HT は，筋原間神経叢の $5-HT_3$，$5-HT_4$ 受容体を刺激し，消化管の推進運動を起こし，強ければ下痢を起こす[1]。

5. セロトニン症候群　serotonin syndrome

セロトニン症候群は，脳内のセロトニン機能の異常亢進により，中枢・自律神経系の症状を呈する症候群である。臨床では，抗うつ薬の投与中に発現する医原性の症候群である。SSRI や MAO 阻害薬が原因薬剤となり得る。1991 年に

表18　セロトニン症候群の診断基準

A） セロトニン作動薬の追加投与や投薬量の増量と一致して，次の症状の少なくとも3つ以上を認める。
(1)精神状態の変化(錯乱，軽躁状態)，(2)焦燥，(3)ミオクローヌス，(4)反射亢進，(5)発汗，(6)悪寒，(7)振戦，(8)下痢，(9)協調運動障害，(10)発熱
B） 他の疾患(たとえば感染症，代謝疾患，物質乱用やその離脱)が否定されること。
C） 上に挙げた臨床症状の出現前に抗精神病薬が投与されたり，その用量が増量されていないこと。

(Sternbach[2], 1991)

Sternbach[2]が，38例を検討して，本症候群の診断基準を発表した(表18)。さらに，Radomskiら[3]は24例を加えて，別の診断基準を提案した。本症候群の主な臨床的特徴は，まず，精神症状としては，意識障害(失見当識，錯乱)，不安，焦燥，不眠，気分高揚などがみられる。次に神経・筋症状として，腱反射亢進，ミオクローヌス，筋強剛，振戦，失調(協調運動障害)，けいれんなどを生じる。自律神経症状としては，発熱，下痢，発汗，頻脈，血圧不安定，流涙，尿閉などを出現する。

　原因薬剤としては，SSRI，SNRIのほか，三環系抗うつ薬でも報告がある。併用薬としてリチウム，アルプラゾラムなども報告されている。MAO阻害薬としては，抗パーキンソン薬のセレギリン(MAO阻害薬)でみられる。

　セロトニン症候群が重症になると，悪性症候群(NMS)との鑑別が問題となる[4]。セロトニン症候群は急速に発症する(24時間内に70%が発症[2])が，NMSは最低約9日かかる。NMSは，個体の脱水，疲弊状態時に発症し，高温・多湿の環境で発症しやすい。NMSでは，ミオクローヌス，腱反射亢進は稀である。セロトニン症候群では，不安・焦燥が高頻度にみられる[5]。

　セロトニン症候群の治療は，セロトニン活性の亢進が原因と考えられている[2]ので，セロトニン拮抗薬が有効といわれている。シプロヘプタジン(ペリアクチン®，蕁麻疹に効く)やβ-ブロッカーのプロプラノロールを使う。精神症状やミオクローヌスに対しては，ジアゼパム，クロナゼパムを用いる。

6. 離脱症候群[6,7]

　抗うつ薬の服薬を中断する時，急速でも，漸減でも，TCAあるいはSSRIの

どちらの抗うつ薬でも，身体的および心理的な症状が起こってくる。

離脱症状が起こる危険因子は，大量と長期間の服薬である。抗うつ薬の種類についても離脱症状を生じる頻度も異なっている。思春期の患者がイミプラミンを漸減した場合で，22例の症例が100%離脱症状が出現したという報告は極端な数字で，表を示した論文[6]からみると，イミプラミンで21.5%などの数字になる。SSRIでも頻度は同程度になるようである。

パロキセチン($t_{1/2}$＝20時間)，セルトラリン($t_{1/2}$＝24時間)などの半減期が少し短いSSRIが離脱症状について報告されるようになった。

SSRIの離脱症候群[6,8]は，特異的ではないが最も多い症状は，不安，焦燥，神経過敏，情緒不安定などの精神症状，鼻漏，筋痛，不快，嘔吐，下痢，悪寒戦慄などの感冒様症状である。患者がよく訴える症状は，めまい，ふらつきであるが，運動すると非常に悪くなり，泳いでいる，宙に飛んでいる，酔っているなどと訴える。知覚異常は次に多い症状で，燃えるように熱い，蟻走感，電気ショックのような感じなどと報告されている。若干の患者には，嗜眠，悪夢，不眠などの症状や悪心，嘔吐，下痢，腹痛などの消化器症状もみられる。

離脱時の症状は，医師がSSRIをゆっくり減量する患者より，急激に中断する患者のほうが頻発する。患者が薬を飲み忘れたり，休暇や旅行になって家に置き忘れたときも，このような症候群に陥る。SSRI投与の開始時に，離脱症状があるので，急に中断しないように注意する。

一般にSSRIの離脱症候群は，薬を止めると2，3日以内に突然始まるが，再び薬を飲み始めると非常に早く（ふつう24時間以内に）回復する。離脱症候群をうつ病の再燃と鑑別するには，薬を飲み始めて徐々にしか回復しない場合には再燃と疑わねばならぬであろう。離脱時の症状とうつ病の再燃を鑑別することは簡単ではない。

パロキセチンは20 mgを用いるときには，5～10 mg毎の減量がすすめられる。10 mgの割錠を利用する。パロキセチンは，抗コリン作用が比較的強いので，コリン性反跳現象が加わる。

抗うつ薬の離脱症候群をdiscontinuation syndromeとするのは，withdrawal syndromeは依存性を示す用語のほうで使われているからである[7]。ICD-10のF1x.3 離脱状態 withdrawal stateの診断ガイドラインに，離脱症状

は依存症候群（F1x.2）の一つの指標であると記述されている。

7. 躁転

　抗うつ薬の発見は抗結核薬イプロニアジドが患者に軽躁状態を起こしたことから始まっている。1972年に, TCAとモノアミン酸化酵素阻害薬による躁転はおよそ10%と計算された。躁転した患者の60%は過去に躁病相をもつものであった。

　四環系はもちろん, トラゾドンなどの新しい抗うつ薬も躁転を起こしたという報告がある。

8. ラピッド・サイクルの誘発

　抗うつ薬が躁病を起こすだけでなく, その後の病気の経過に影響を与えているのではないかという議論がなされている。抗うつ薬を飲むようになってから, 軽躁病相を繰り返し起こすようになる症例がみられる。しかし本当に抗うつ薬がラピッド・サイクルを誘発するどうかについては, 今後の厳密な研究が必要である。

9. 賦活症候群 activation syndrome

　抗うつ薬は, 三環系抗うつ薬の時代から, 投与直後に中枢刺激症状として, 神経過敏, 不安, 焦燥などの症状を生じることが知られていた[9]。SSRIについても, Teicherら[10]が, 治療開始時には自殺念慮のみられなかった患者がfluoxetine投与中に自殺念慮を出現した6症例を報告した。この報告の後に, SSRI, SNRIの投与により小児における自傷や自殺の危険性が高まることが指摘されるようになった。2003年9月に, 英国医薬品庁MHRA（Medicines and Healthcare products Regulatory Agency）はSNRIのvenlafaxineについて, 18歳未満への使用を禁忌とした。同年12月にセルトラリン, citalopramについても18歳未満のうつ病に対する使用を禁忌とし, フルボキサミンは使用を推奨しないと報告した。欧州医薬品審査庁EMEA（European Medicines Agency）は, MHRAからパロキセチンの安全性について審査依頼を受けて, 2004年4月に, パロキセチンは小児・青年期の患者には投与すべきではなく, 若年成人でも自

表19 賦活症候群の症状

・不安	・敵意
・焦燥	・衝動性
・パニック発作	・アカシジア
・不眠	・軽躁
・易刺激性	・躁状態

FDA Talk Paper より引用

殺関連事象の危険性があると発表した。

　Beasley[11]が，fluoxetineで治療した患者の38％は，神経過敏症，不安，焦燥，不眠の症状を発現したので，"activation"と定義したが，プラセボ投与者は19％であった。Breggin ら[12]は，SSRI投与後に中枢刺激症状として，不眠，神経過敏，不安，易刺激性などを挙げて，これは抗うつ薬による行動毒性であると考え，Beasleyらは，これらの症状をactivation syndrome（賦活症候群）と呼んだ。賦活症候群の症状は，FDAが2004年3月のTalk Paperで10症状を挙げている（表19）。これらの症状の多くは，原疾患の病状の悪化によるもので，境界パーソナリティの症状などと類似している。賦活症候群は自殺関連事象の危険性を高める可能性がある。この症候群に対しては，原因薬剤の減薬や中止を早急に行い，ベンゾジアゼピンや気分安定薬などの使用も必要となる。Culpepper ら[13]は，自殺関連の症状が出現したときには原因薬剤の減量を勧め，投与開始2週間以内であれば中止が望ましいとしている。

　吉池ら[14]は，うつ病の2症例を報告した。23歳，男性は，パロキセチン10 mg/日から20 mg/日に増量して，抑制症状が改善する一方，焦燥感，不安，睡眠障害とアカシジアの症状が出現し，壁を蹴るなどの攻撃的行動が出現し，衝動的にリストカットをした。ロラゼパムを増やして，パロキセチンを中止し，アミトリプチリン85 mg/日で改善した。他の症例は，42歳，男性が，交通事故による頭部打撲，肋骨骨折などで整形外科に2ヵ月入院し，入眠困難が出現した。退院後うつ病になり，近医内科でパロキセチン20 mg/日，スルピリド150 mg/日を投与され，自宅療養したが改善がなく，罪責感が強まり，些細なことでいらいらするようになり，服用13日目に10日分の処方薬を服用して自殺を企図し，精神病院に入院して治療された。この2症例は，パロキセチンによる賦活症候群が考えられ，彼らの症状は，不安・焦燥，軽躁状態，アカシジアなどで

あり，セロトニン性有害反応であるとされた。

Edwardsら[15]は，英国のPEM(Prescription-Event Monitoring)により，賦活症候群について，SSRIのfluoxetine($N=10,102$)，フルボキサミン($N=7,179$)，パロキセチン($N=11,046$)の投与開始1カ月間に，それぞれ激越が0.59％，0.93％，0.5％であり，不安は0.83％，0.91％，0.43％，過活動は1.1％，0.1％，0.5％，焦燥は0.06％，0.01％，0.05％などと報告している。

10. 過量服用

TCAの平均致死量は若い成人で約30 mg/kg（子供では20 mg/kg）といわれ，常用量と致死量の幅が狭いことに注意する必要がある（25 mg錠70錠で危険）。自殺念慮の強い患者に長期間の抗うつ薬を処方することは避けるべきである。過量に服用した場合，初期症状としては発熱，せん妄，錯乱，不穏，興奮，ミオクローヌス，舞踏病様運動，高血圧，反射亢進，眼球振盪などがあり，パーキンソン症状がみられることもある。さらに，けいれんを生じることもあり，末梢性抗コリン症状（潮紅，乾燥した皮膚，散瞳，口内乾燥，排尿障害，便秘，腸音減弱）を認める。初期症状に引き続き，中枢神経抑制状態に陥る。すなわち，反射減弱，傾眠～昏睡，体温低下，血圧低下，チアノーゼ，呼吸抑制などである。心機能不全が起こり，生命の危険をもたらす。頻脈，伝導障害がよくみられ，心臓性呼吸停止，うっ血性心不全，ショックが起こる。抗うつ薬の有するキニジン様作用により心室内伝導障害によりQRSの延長が起こる。QRSが0.1秒以上になることは重篤の指標とされ，ICUの治療を要する。⇒**付録「1. 向精神薬過量服用とその処置(1)」334頁参照**

II リチウムの副作用

リチウムの副作用は用量依存的に現れる。リチウムを内服中の患者では血中濃度を測定することが慣例となっているが，1.0 mEq/l以内に保っていればまず重篤な副作用に遭遇することはない。

リチウムを飲みはじめたごく初期に，ほとんどの患者が訴える副作用は，口渇，吐き気などの胃腸症状，手指振戦であり，このほか多尿，記憶障害，体重増加，ねむけ，疲労感，下痢，筋力低下などが訴えられる。

1. リチウム中毒

　リチウムの過量投与や，腎機能の低下による血中濃度増加により中毒症状が発生する。よくみられる症状としては，発熱，嘔吐，下痢などがある。

　振戦，悪心，下痢などの初期症状に続いて，ねむけ，めまい，アパシー，錯乱，粗大な振戦，構語障害などがみられる。さらに進行すると，筋肉れん縮，舞踏病アテトーゼ様運動，意識障害，昏睡，けいれんなどを生じ，これは重篤な中毒症状であり，心循環系虚脱状態に陥り死亡する。血清リチウム濃度が，3.5 mEq/l 以上では死亡する例が多い。

　リチウムはこのように治療域と中毒域がきわめて接近しており，ふだんは何でもなくても，排泄が遅れるような状態になると中毒症状が発生し，危険にいたる。

　治療は，リチウムの中止と，リチウムの体内からの排泄を促進することである。電解質の点滴静注，利尿薬の投与，3 mEq/l 以上あった場合には血液透析を行う。⇒付録「1. 向精神薬過量服用とその処置(1)」334 頁参照

2. リチウムの離脱

　双極性感情障害の再燃を予防するために用いられるリチウムから離脱する試みがいくつか研究されている。長期間リチウムを維持投与していた群を，5 カ月間プラセボを飲ませた群と比較したが，リチウムを離脱した群では 54％が再燃したが，維持投与群では再燃がなかった[16]。この研究は，1970 年頃で予防のためにリチウムを維持投与しないで，離脱すると再燃が起こることを報告していた。その後 Baldessarini らのグループは，向精神薬の維持投与から離脱する状況について，長期間にわたり研究していた。双極性感情障害の患者がリチウムを離脱すると，維持投与している時に比べ，自殺率が 13 倍に上がり，離脱した 1 年以内に自殺企図が 20 倍に高くなると報告されている[17]。治療を急激に離脱すると，リスクが高くなり，とくにハイリスクの患者は，衝動的になり，アルコールや麻薬を乱用し，医療者の忠告を守らなくなるという。

3. リチウムの薬物相互作用[18]

　リチウムは，タンパクと結合することなく，また肝で代謝されることもなく，

胃で再吸収され排泄される。したがってリチウムの腎クリアランスに影響を与える薬物と相互作用がある。まず，利尿薬はリチウムの腎排泄を低下させて血中濃度を上昇させる。チアジド（サイアザイド）系，フロセミド，スピロノラクトン，トリアムテレンなどである。非ステロイド系抗炎症薬であるインドメタシン，フェニルブタゾン，イブプロフェン，ナプロキセン，ピロキシカム，スリンダクなどもリチウムの血中濃度を上昇させる。

リチウム服用中の患者に無けいれん性電気けいれん療法を行うに当たり，パンクロニウムやサクシニルコリンなどの筋弛緩薬を与えると筋麻痺の回復が遅れるという報告がある。またリチウム服用中の患者の電気けいれん療法で錯乱や記憶障害が起こるなどの注意もされている。

4. リチウム長期内服時の副作用

心電図上，T波の陰性化が起こることがあり，平坦化はさらによくみられる（約1/3の患者にみられるという）。低カリウム血症のときと似た所見である。房室ブロックなども稀にみられることもあり，心疾患をもつ患者には原則としてリチウムは投与しない。房室ブロックはリチウムの投与中に発現することもよくあるので，定期的に心電図検査をしなければならない。内分泌的な副作用としては，甲状腺機能低下症がよく知られている。海外の統計では，長期投与中の患者の4％にみられるという。甲状腺腫がみられ，T_3，T_4が低下し，TSHが上昇する。これはリチウムがサイロトロピンの遊離を増加させる結果，甲状腺が刺激され生じるとされる。

文献

1) 福土　審：消化器の副作用；悪心・嘔吐と下痢．臨床精神医学 36(増刊号)：172-177, 2007
2) Sternbach H: The serotonin syndrome. Am J Psychiatry 148: 705-713, 1991
3) Radomski JW, Dursun SM, Reveley MA: Toxic serotonin syndrome (TSS); An update and revised diagnostic criteria. Psychopharmacol 9 (suppl 2): A 21, 1995
4) Mills KC: Serotonin syndrome. Crit Care Clin 13: 763-783, 1997
5) 西嶋康一：セロトニン症候群と悪性症候群の鑑別．脳と精神の医学 10：35-42, 1999
6) Lejoyeux M, Adès J: Antidepressant discontinuation; A review of the literature. J Clin Psychiatry 58[suppl.7]: 11-16, 1997

7) Withdrawing patients from antidepressants. Drug Ther Bull 37: 49-52, 1999
8) Black K, Shea C, Dursun S, et al: Selective serotonin reuptake inhibitor discontinuation syndrome; Proposed diagnostic criteria. J Psychiatry Neurosci 25: 255-261, 2000
9) 辻敬一郎, 田島 治：抗うつ薬による activation syndrome. 臨床精神薬理 8：1697-1704, 2005
10) Teicher MH, Cole JO, Glod C: Emergence of intense suicidal preoccupation during fluoxetine treatment. Am J Psychiatry 147: 207-210, 1990
11) Beasley C: Activation and sedation in fluoxetine clinical studies. Unpublished in house document generated by Eli Lilly and Company during the FDA-approval process of Prozac for depression and obtained during discovery for Fentress v. Shay Communications et al., Fentress Trial exhibit 70, 1988
12) Breggin PR: Suicidality, violence and mania caused by selective serotonin reuptake inhibitors (SSRIs); A review and analysis. Int J Risk Safty Med 16: 31-49, 2003/2004
13) Culpepper L, Davidson JR, Dietrich AJ, et al:Suicidality as a possible side effect of antidepressant treatment. J Clin Psychiatry 65: 742-749, 2004
14) 吉池卓也, 堀 彰, 中村研之ほか：Paroxetine による治療中に自殺企図のみられたうつ病の2症例. 精神医学 48：1077-1083, 2006
15) Edwards JG, et al: Drug safety monitoring of 12692 patients treated with fluoxetine. Hum Psychopharmacol Clin Exp 12: 127-137, 1997
16) Abou-Saleh MT: Lithium. In: Paykel ES (ed), Handbook of Affective Disorders. Churchill Livingstone, Edinburgh, pp.369-385, 1992
17) Tondo L, Baldessarini RJ: Reduced suicide risk during lithium maintenance treatment. J Clin Psychiatry 61 (suppl 9): 97-104, 2000
18) Guze BH, Ferng H-K, Szuba MP, et al (eds): The Psychiatric Drug Handbook, Mosby Year Book, St Lowis, 1992

第3章
抗不安薬と睡眠薬

A 抗不安薬

I 抗不安薬・睡眠薬開発の歴史[1]

　古典的な抗不安薬であるアルコールから始まり，一時カノコソウやブロム化合物が不安に対して用いられていた．1903年，最初のバルビツール酸としてバルビタール barbital（ベロナール®）が合成され睡眠薬として用いられ，次いで1912年にフェノバルビタール phenobarbital が使われるようになってその効果が認められてから2,500種にものぼるバルビツール酸が合成され，その中から約50種が世に出た．しかしそのうちにバルビツール酸の欠点として依存を生じることと，治療量と致死量の幅が狭いことがわかってきた．

　現在の抗不安薬の母型ともいうものにメフェネシン mephenesine がある．メフェネシンは第二次大戦直後に，ペニシリンに抵抗性の細菌に対する活性物質探索の過程で見出された．強い筋弛緩作用があることがわかったが，同時に不安軽減作用があることに気づかれた．しかしこの薬物の作用時間は非常に短いことが欠点で，作用時間の長いものが探索された結果，強力な筋弛緩薬として作られたメプロバメート meprobamate が抗不安作用をもつことがわかり，1955年に抗不安薬として導入された．メプロバメートは，わが国ではアトラキシン®の商品名で，トランキライザーという新しい呼び声で華々しく登場した．

最初はバルビツール酸と違って依存を起こさないといわれていたが，そのうちに長時間服用していた患者が突然服用を中断した時にけいれんやせん妄を起こす例が出現し，バルビツール酸と同じような身体依存のあることが指摘された。この薬は，わが国で長い間薬局で自由に販売され，多くの乱用患者が出た。

a）ベンゾジアゼピンの開発

このような背景の中で1957年にLeo Henryk Sternbach（図1）が合成した最初のベンゾジアゼピンが世に出た。クロルプロマジンやメプロバメートの成功をみて，初めて精神薬理活性をもつ薬物の開発に取りかかったホフマン・ラ・ロシュ社にいた化学者Sternbachは，1930年代半ばにポーランドの大学でポスドクとして研究中に合成した化合物から出発し，1955年にRo-5-0690と番号を付けた物質を合成したが，そのまま棚に放置していた。1957年5月に棚の上に埃をかぶっていたその化合物を見つけた彼は，一応念のために薬理実験に回した。1957年6月26日，薬理研のLowell Randall部長（図2）から意外な吉報が届いた。すなわち「この物質は，マウスでメプロバメートと同様の催眠作用，鎮静作用，抗ストリキニン作用をもつ。ネコを用いた薬理実験で筋弛緩作用がメプロバメートより2倍強く，屈筋反射の抑制が10倍強い」という内容であった。1958年初頭に試みられた高齢患者への治療研究では，使用量が多すぎて重篤な失調と言語障害を生じ，失敗に終わっている。しかしまもなく，この薬物は緊張や不安を軽減し，ほとんど副作用なく鎮静作用を発揮することが明らかとなった。1959年末にテキサス大学で開かれた会合で，この薬物が抗不安，筋弛緩，抗けいれん作用をもつことが確認された。これはリブリウム®Librium®（クロルジアゼポキシド chlordiazepoxide）と命名され，その後世界中で広く使われるようになり，一時期あらゆる薬物の中でもっとも多く処方される薬となった。これが最初のベンゾジアゼピンである。

b）ベンゾジアゼピンの現況

1961年にわが国でクロルジアゼポキシドが発売されたのに続いて，ジアゼパム diazepam，さらにオキサゾラム oxazolam，メダゼパム medazepam，クロキサゾラム cloxazolam，ブロマゼパム bromazepam，ロラゼパム lorazepam，

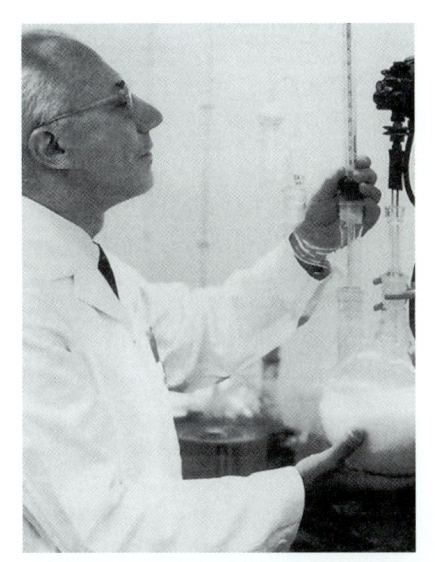

図1 Leo Henryk Sternbach
最初のベンゾジアゼピン，クロルジアゼポキシドを合成したホフマン・ラ・ロシュ社の化学者。彼はジアゼパムも創った(Roche Magazine No.53, January, 1996)。

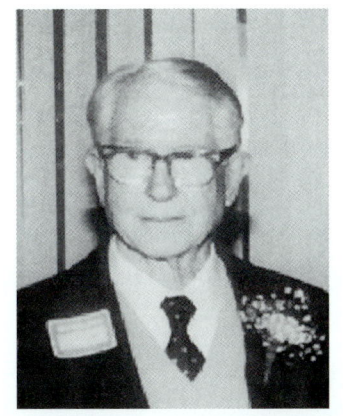

図2 Lowell Randall
クロルジアゼポキシドの薬理作用を証明したホフマン・ラ・ロシュ社の薬理学者。

　アルプラゾラム alprazolam，フルジアゼパム fludiazepam，クロラゼプ酸二カリウム dipotassium clorazepate，プラゼパム prazepam，メキサゾラム mexazolam，フルトプラゼパム flutoprazepam，ロフラゼプ酸エチル ethyl loflazepate，クロチアゼパム clotiazepam，エチゾラム etizolam などが開発発売され，現在わが国では18種のベンゾジアゼピン系抗不安薬が使われている。

　ベンゾジアゼピン系薬物開発の一つの課題は，その作用のうち，筋弛緩，運動失調，健忘，ねむけ，抗けいれん作用など，使い方によっては副作用となる作用を分離除去することであるが，現在同定されている $\omega_{1\sim3}$ の受容体サブタイプにこれらの作用は局在する訳ではないので，なお研究が必要な段階である。

　1996年，抗不安薬として5-HT_{1A} 受容体アゴニストのタンドスピロン tandospirone が発売され，抗不安薬は19種となった。

　ベンゾジアゼピンの化合物は，その開発の初期から睡眠薬としても使われており，最初に出たニトラゼパム nitrazepam をはじめ12種が用いられている。

従来依存性が強く，常用量と致死量の幅が狭い点で問題があったバルビツール酸にほぼ置換しつつある。

睡眠薬は速効性のある血中半減期の短いものが求められる傾向があり，トリアゾラム triazolam やブロチゾラム brotizolam が多く使われており，過量に服用したり，アルコールと一緒に飲んだりして健忘を生じることが問題になっている。

超短時間型の睡眠薬で非ベンゾジアゼピン化合物である cyclopyrrolone 系のゾピクロン zopiclone はベンゾジアゼピン受容体に作用する。imidazopyridine 系のゾルピデム zolpidem も 2000 年から使用されるようになったが，超短時間型でベンゾジアゼピン受容体 ω_1 サイト選択的に親和性がある。また，1999 年にクアゼパム quazepam が使用されるようになり，ベンゾジアゼピン BZ_1 受容体選択性で，長時間型に属する。

II　ベンゾジアゼピン系薬物の薬理[2]

わが国の神経症薬物療法史のなかで，1960 年代にベンゾジアゼピン benzodiazepine（BZ）系のクロルジアゼポキシド chlordiazepoxide が使用されたのが，抗不安薬による神経症圏障害の治療の始まりである。その後，BZ 系抗不安薬は発展して，今では 18 種にものぼる。そして，抗不安薬は精神疾患全体に使われるようになった。うつ病や統合失調症のみならず，心身症にも有効で，臨床全科で処方されている。

神経症圏障害においては不安が主要症状の一つであり，従来は，BZ 系抗不安薬を第一選択薬として治療に用いるのが一般的であった。全般性不安障害には，BZ 系抗不安薬の有効性は十分に証明されており，ジアゼパム，クロルジアゼポキシドなどはよく処方される[3]。また，パニック障害において高力値 BZ のアルプラゾラムは選択的セロトニン再取り込み阻害薬（SSRI）とともに FDA（米国食品薬品局）で認可されている。アルプラゾラム，ロラゼパム，クロナゼパムなどの BZ をパニック障害に対して使うと，速効的で，初期に効果が現れる。社会不安障害に対しても，アルプラゾラムやクロナゼパムが用いられるが，SSRI が第一選択薬となっている。強迫性障害においても SSRI が第一選択薬であるが，ブロマゼパム，クロナゼパム，ジアゼパムなども利用される。しかし，神経症

に関しては，BZ系抗不安薬による治療のみでは不十分な場合もある．

最近では，障害の種類によってBZ系抗不安薬の効果が異なり，BZ系抗不安薬以外の向精神薬のほうが高い改善度が得られる障害があることが明らかにされている．したがって，神経症圏障害の薬物療法では，抗不安薬に限定せずに，病態に合わせてより有効な向精神薬を選ぶことが，原則の一つと考えられる．とくに抗うつ薬の重要性が増し，多くの神経症圏障害に対して第一選択薬として投与されるようになった．さらに現在では，かつて頻用されてきた三環系抗うつ薬に代わり，SSRIが優先的に使用されている．

ここでは神経症の薬物療法に関して，BZ系抗不安薬について記した後，他の向精神薬について記述する．

III ベンゾジアゼピン受容体[2]

1977年に脳内にベンゾジアゼピンが特異的に親和性をもつベンゾジアゼピン受容体が見出されたことから，ベンゾジアゼピン系抗不安薬や睡眠薬の作用機序の理解が大きく前進した．まだ不明の部分が多いが，現時点におけるベンゾジアゼピン系向精神薬の薬理を理解するための基礎となるこの受容体について解説する．

1. 抗不安薬[4,5]の薬理と治療 ── $GABA_A$ 受容体/BZ薬[4~6]

γ-アミノ酪酸（GABA）は哺乳動物の中枢神経系における主要な抑制性神経伝達物質である．GABA受容体には，$GABA_{A,B,C}$ 受容体があるが，BZに関与するのは $GABA_A$ 受容体である．$GABA_A$ 受容体はもっとも重要であり，脳の興奮性の調節機能をしている．この受容体は，BZのみでなく，多数の化合物がアロステリックに調節して機能するため，治療薬の発展に関与する標的受容体であろう．$GABA_A$ 受容体は五量体のタンパク複合物で，細胞膜に存在する．後シナプスの受容体に局在し，GABAが結合すると Cl^- イオンチャネルが開口し，膜の過分極や膜コンダクタンスの増大を伴う抑制性シナプス後電位が生じ，興奮性が低下する．

$GABA_A$ 受容体は，α，β，γ，δ，ε，π など16個のサブタイプのうち，$\alpha_1\beta_2\gamma_2$ サブユニットによって構成されている．$GABA_A$ 受容体にBZがサイトに結合

し機能を発揮する機序に関しては，このサブユニットの組み合わせが重要である，という研究が1990年代早期から始められてきた。1993年に，Imら[7]はGABA$_A$受容体をクローニングし，その機能を調べた。その結果，$\alpha_1\gamma_2$-，$\beta_2\gamma_2$-および$\alpha_1\beta_2\gamma$y-サブタイプを組み合わせて構成し，BZアゴニストがBZサイトに結合した時に，GABAによるCl$^-$イオン流入が増強されると報告した。

　BZ結合に際して，サブユニットがいかにアミノ酸残基と関与するかが注目されている。γ_2サブユニットは，完全アゴニストによるBZサイトに対し必須であると思われてきた。しかしγ_2のアミノ酸残基(threonine)の点突然変異を導入した研究では，α_1，α_2，α_3，α_5など，いくつかのアミノ酸残基が結合に関与すると報告されている。GABA$_A$受容体がα_4かα_6サブユニットを含有すると，ふつうのBZに感受性をもたない。たとえば，histidineはαサブユニットで感受的であるが，arginineに対してはαサブユニットは非感受性になる[4]。このように，BZについてはGABA$_A$受容体に対する関与が検討されてきたが，まだ未解決の部分が多い。

2．BZ受容体のサブタイプ

　哺乳類脳におけるBZ受容体には2種類のサブタイプがあると考えられている。BZ$_1$（あるいはω_1）受容体は，triazolopyridazine系のCL218872, pyrazoloquinoline系のCGS8216，β-カルボリン系のβ-カルボリン-3-カルボキシル酸エチルエステル(β-CCE), imidazopyridine系のゾルピデムなどに高い親和性をもつものとして分類された。BZ$_2$（あるいはω_2）受容体はこれらの薬物に対する親和性は低く，BZ全般に高い親和性を示すものである。BZ$_1$は小脳に多く，一方，BZ$_2$は脊髄に多く分布し，大脳皮質，海馬にはBZ$_1$とほぼ同程度に分布するとされているが，解剖学的な分布は必ずしも両サブタイプを分けるための基準にはならない。同時にこの二つの受容体は末梢にもあり，副腎髄質のクロマフィン細胞に多く存在する。これらのBZ$_1$およびBZ$_2$タイプの受容体の分布や分布密度のちがいから，異なる機能をもつことが考えられているが，現在のところ詳しいことはわかっていない。

　さらにもう一つのサブタイプとして末梢型BZ(ω_3)受容体がある(表1)。このサブタイプは，末梢の副腎，睾丸，肝，腎などの非神経組織のグリア細胞に

表1 ベンゾジアゼピン受容体の分類（Langer ら[8]）を改変）

受容体の名称		選択的リガンド	
名称	別称	化合物	系統
中枢BZ_1	$Omega_1$ (ω_1)	ゾルピデム クアゼパム CL218872 CGS8216 β-CCE	imidazopyridine trifluoroethylbenzodiazepine triazolopyridazine pyrazoloquinoline β-carboline
中枢BZ_2	$Omega_2$ (ω_2)	(−)*	(−)*
末梢BZ	$Omega_3$ (ω_3)	Ro5-4864 PK11195	ベンゾジアゼピン isoquinoline-carboxamide

*選択的リガンドがない。

広く分布し，最初は末梢の BZ 受容体と考えられていたが，中枢にもあることがわかり，ミトコンドリア膜（ミトコンドリアの外層にある）に濃厚に存在する BZ が結合する受容体であることがわかった．さらにこの受容体には，$GABA_A$ 受容体がリンクしていないという大きな特徴があることも明らかとなった（表2）．このミトコンドリアにリンクした BZ 結合部位は，Ro5-4864（4-chlorodiazepam）や PK11195（isoquinoline carboxamide）に親和性が高い．これらのリガンドは $GABA_A$ とリンクしたふつうの BZ 受容体には作用しない．ミトコンドリア局在型 BZ 受容体には β-カルボリン類は結合しないが，ジアゼパムをはじめとする $GABA_A$/BZ 受容体のアゴニストは結合する．しかし，親和性は 1 桁低い．

グリア細胞をはじめとするさまざまな細胞に存在するミトコンドリア局在型 BZ 認識部位の生理学的意義は今のところ不明であるが，イオンや他の化学物質をミトコンドリアに流入させる働きが推定されている[10]．グリア細胞ではこの部位が刺激されると，中枢の興奮性が変化することが考えられている．実際 Ro5-4864 をラットに大量に与えるとけいれんが起こり，これはこの部位の特異的なブロッカーである PK11195 で抑止される[11]．さらにこの認識部位はプロトオンコジーンの調節に関与していることも推定されている．

最近になってミトコンドリア型の受容体を介して代謝されたステロイド（pregnenolone, dehydroepiandrosterone, allopregnanolone, tetrahydrode-

表2 中枢型および末梢型（ミトコンドリア-リンク）ベンゾジアゼピン受容体の比較（Guidotti ら[9]）

	$GABA_A$受容体リンク	ミトコンドリア-リンク
リガンド	ジアゼパム，クロナゼパム，フルマゼニル，β-carboline-3-carboxylate	Ro5-4864，PK11195，ジアゼパム
特異的結合リガンド	^{3}H-フルニトラゼパム	^{3}H-PK1543
結合サブユニットの分子量	50-55kDa	18kDa
密度		
ニューロン	高い	低い
グリア	低い	高い
細胞内分布	ニューロン膜（シナプトゾーム）	細胞内器官（ミトコンドリア）
GABAシフト	あり	なし
Cl^-シフト	あり	なし
バルビツレートシフト	あり	なし
個体発生	遅い	早い
系統発生		
昆虫類	＋	－
鳥類	＋	－
爬虫類	＋	－
両生類	＋	－
魚類	＋	－
哺乳類	＋	＋

oxycorticosterone などの神経ステロイド）が，$GABA_A$/BZ-Cl^- 複合体に作用して鎮静効果を表すことも報告されている[12,13]。この受容体は，コレステロールを特異的なチトクローム P450 の存在するミトコンドリア内膜に導き，これをステロイドに代謝する働きをしており，最近これはミトコンドリア BZ 受容体とも呼ばれている。

3．GABA 受容体（図3）

脊椎動物の中枢神経系において，GABA 作動性ニューロンはもっとも広範に分布する抑制の神経伝達である。GABA 受容体には，$GABA_{A,B,C}$ 受容体と3種ある。$GABA_A$ と $GABA_C$ 受容体は Cl^- イオンチャネル開口型であり，$GABA_B$ 受容体は G- タンパクによる共役して機能する代謝共役型であり，比較的緩徐な抑制を生起させる。

GABA_A 受容体はもっとも重要な受容体で，BZ も受容体が関与している。バルビツール酸，神経ステロイド，エタノールなども $GABA_A$ 受容体に関わっている。

$GABA_B$ 受容体は，Ca^{2+} および K^+ イオンチャネル共役で，G^- タンパクと二次メッセンジャー型である。この受容体は $GABA_A$ 受容体に内層が接しているが，baclofen で活性化され，$GABA_A$ 受容体と調節する薬物には拮抗するという関係がある[15]。

3 個の GABA 受容体については，図 3 にて図示した。

4. BZ 受容体作動薬

BZ 受容体に対する作用薬は次のように分類される。

a）アゴニスト

BZ 受容体に作用して受容体に認識され結合し，受容体に内在する情報伝達機能を生じさせるもので，内在効果を発揮するものといえよう。現行のほとんどの BZ がこれに当たる。BZ 受容体のクロライドコンダクタンスは GABA がないと起こらないことが知られているが，アゴニストの BZ 存在下ではこの GABA の量が BZ のない場合に比べ少量でクロライドコンダクタンスを生ずる(左方移動)(図 4)。BZ アゴニストは $GABA_A$ 受容体に対し陽性に作用し，$GABA_A$ 受容体と GABA の親和性(K_D)を高め，GABA 結合値(B_{max})を上昇させる。これが低濃度の GABA で Cl^- チャネルを開口する機序と考えられている。

b）アンタゴニスト

BZ の研究で現在大きな役割を果たしているのはアンタゴニスト，フルマゼニル flumazenil である。ホフマン・ラ・ロシュ研究所の化学療法部で住血吸虫症の特効薬としてクロナゼパムの 3-メチル体を開発したが，それが非常に強い中枢性の BZ 様作用を生ずることで使用できないことが明らかとなった。そこで中枢の BZ 様作用に拮抗する物質を探すことになり，1979 年に Ro15-1788（フルマゼニル）が合成され，BZ の選択的なアンタゴニストとして登場した。フ

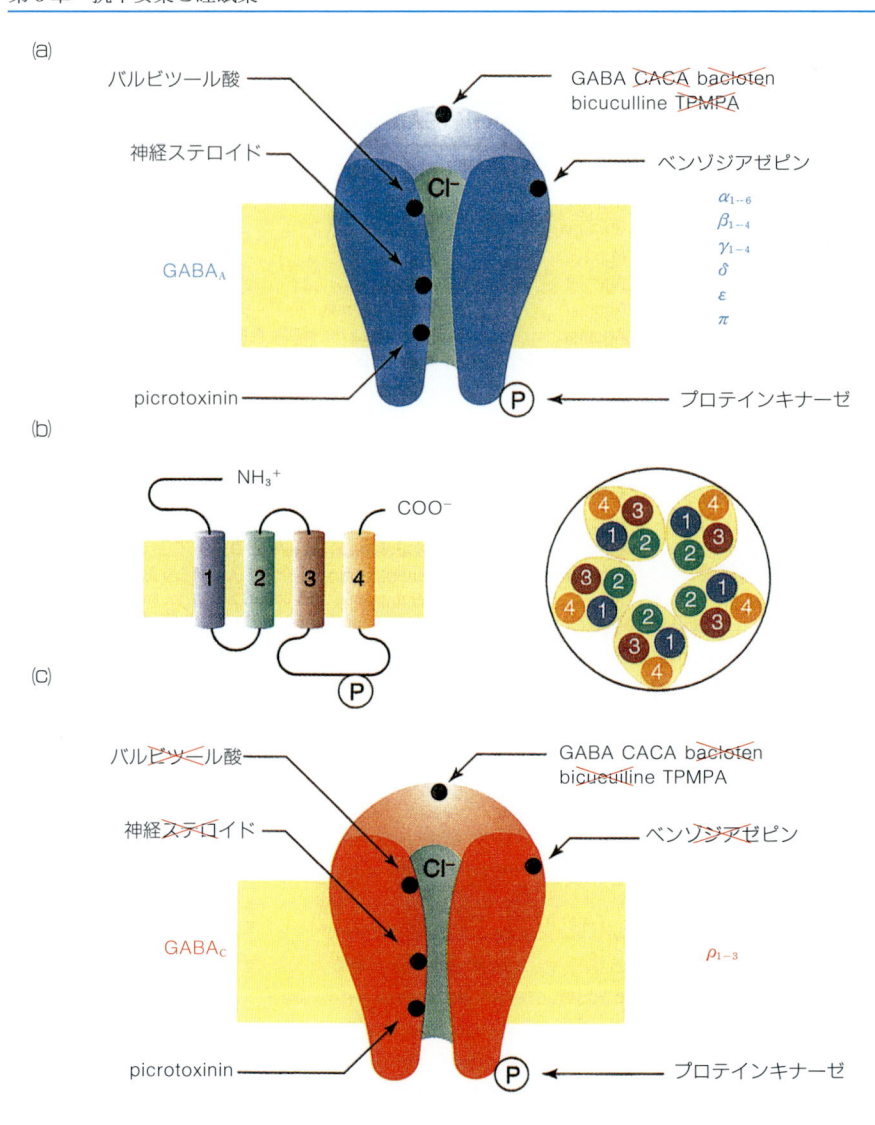

図3 イオンチャネルGABA受容体の多様性
（Bormann J: The 'ABC' of GABA receptors.
Trends Pharmacol Sci 21: 16-19, 2000. Fig.1を転載）

ルマゼニルはヒトでBZによって誘発された重篤な鎮静状態や，てんかん重積の治療として大量のジアゼパムによって生じた医原性昏睡状態に対して劇的な回復効果を示した．この薬はわが国でもBZによる鎮静や呼吸抑制の拮抗薬としてすでに発売されている．海外では肝性脳症を覚醒させるためにも用いられている．

c）逆アゴニスト

インバースアゴニスト inverse agonist は，受容体の活性型と不活性型の平衡状態を，積極的に不活性化状態に維持する薬物と定義される[17]．このため，受容体の基礎活性を抑制することになる．今まで見つかってきたアンタゴニストのほとんどが，インバースアゴニストであり，これはアンタゴニストに拮抗する

図3 イオンチャネルGABA受容体の多様性[6]（左頁の説明）

(a) $GABA_A$受容体は〜5Å直径のCl^-開口である．ベンゾジアゼピン(BZ)，バルビツール酸，神経ステロイドによる調節結合サイトをもつ．GABA反応はbiculine により競合的に，picrotoxininにより非競合的に遮断される．この反応は，プロテインキナーゼA, Cのようなプロテインキナーゼにより細胞内で調節される．$GABA_C$受容体アゴニストCACA(cis-4-aminocrotonic acid)および$GABA_C$受容体アンタゴニスト TPMPA〔1, 2, 5, 6-tetrahydropyridine-4-yl(methyl-phosphinic acid)〕は作用がない（✕）．同じように，$GABA_B$受容体アゴニストbaclofenは不活性化する．脊椎動物の$GABA_A$受容体複合は，さまざまなサブユニットが複雑に組み合わさり構成される．このサブユニットの分子イソフォームが$\alpha_{1-6}, \beta_{1-4}, \gamma_{1-4}, \delta, \varepsilon, \pi$などと非常に多く，$\alpha$-サブユニットがあるものでも$GABA_{A1}$-$GABA_{A6}$が$\alpha\beta\gamma$-サブユニット含有受容体と分類されている．ほかには，BZ非感受性の$\alpha\beta\delta$あるいは$\alpha\beta\varepsilon$イソフォームは$GABA_{A0}$受容体と分類される．$GABA_B$受容体は，G-タンパクによるCa^{2+}およびK^+チャネルと共役し，二次メッセンジャーとなる．$GABA_B$受容体のアゴニストbaclofenは不活性である．この受容体は，$GABA_A$受容体を調節する薬物には拮抗する[9]．
(b) 各サブユニットから4回の膜貫通ドメイン(TM1-TM4)を構成する．TM3とTM4の間の大きな細胞内ループ内に，プロテインキナーゼ(P)によるリン酸化のコンセンサスサイトを含有する．親水，親油の両親媒性のTM2が五量体に対して内在性のCl^-開口の内層を形成している．脳内でもっとも豊富に存在する$GABA_A$受容体は$\alpha_1\beta_2\gamma_2$イソフォームである．
(c) $GABA_C$受容体の膜のトポロジーは，$GABA_A$受容体とよく似ているように見える．しかし，$GABA_C$受容体は$\rho(\rho_{1-3})$サブユニットだけを使用し，ホモポリマーが，偽ホモポリマー(たとえば$\rho_1\rho_2$)受容体を構成している．

$GABA_C$受容体はCl^-開口であり，CACAにより選択的に活性化される．TPMPAにより競合的に，picrotoxininにより非競合的に遮断される．bicuculineおよび$GABA_A$受容体調節薬物と同様に，baclofenがこの受容体は両者ともinactiveである（✕）．$GABA_C$反応は，プロテインキナーゼCによる細胞内リン酸化により脱感作される．$GABA_C$受容体は，哺乳類の網膜ニューロンで関与しているといわれ，光受容器の双極細胞における色彩化反応について報告[9]があるが，空間的，機能的には$GABA_A$あるいはglycine受容体が関与する[14]．

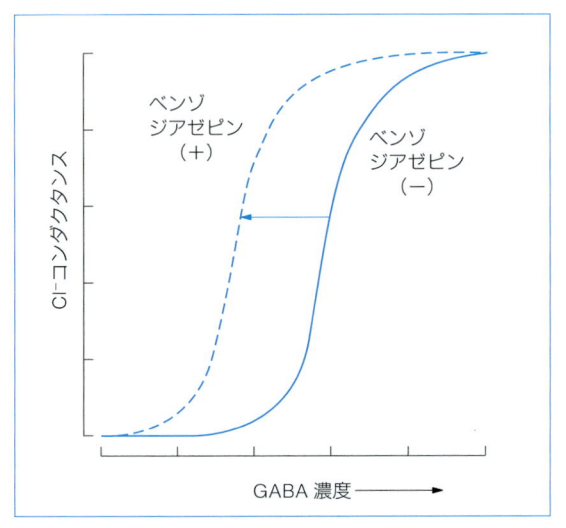

図4 GABA容量反応曲線のベンゾジアゼピンアゴニストによる平行左方移動（Haefley[16]より改変）

作用がある。この逆作用の効力も薬物間で差があり，活性型の活性を完全に抑制する薬物を full inverse agonist，部分的に抑制するものを partial inverse agonist と呼ぶ。β-アドレナリン受容体遮断薬のプロプラノロールやムスカリン受容体遮断薬のアトロピンは，full inverse agonist である[18]。

5. その他の薬物

一覧表(表4)の中にあるトフィソパム，タンドスピロンの2抗不安薬以外に，抗てんかん薬のクロナゼパムについて記述した。

a) タンドスピロン tandospirone

抗不安薬の中でセロトニン(5-HT)が関与しているのは，アザピロン系に属する薬物であり，buspirone が $5-HT_{1A}$ 受容体のアゴニストの原型である。buspirone は縫線核の自己受容体である $5-HT_{1A}$ 受容体に対し，部分アゴニストとして抗不安作用を示して，各国で使用されている。アザピロン系の類似薬物は，gepirone, ipsapirone があり，わが国ではタンドスピロンが1996年に創

製された。タンドスピロンは D_2 受容体や $α_1$ 受容体に感受性が弱く，5-HT_{1A} 受容体に対して選択性が高い。大脳辺縁系に局在するシナプス後膜 5-HT_{1A} 受容体に作用し，亢進している 5-HT 神経活動を抑制することにより，選択的に抗不安作用を示すという[19]。縫線核と自己受容体の作用によって 5-HT 神経伝達を減ずる働きには，セロトニンとドパミンの関連が重要である。BZ 系と類似した抗不安，抗うつ作用を示すが，BZ 系と異なり，筋弛緩作用，麻酔増強作用，自発運動抑制作用，協調運動抑制作用などの副作用をほとんど示さず，抗けいれん作用も認められない。薬物依存性はないが，BZ 系誘導体と交差依存性がないので，BZ から本剤に変更すると BZ 系薬物の離脱症状を予防できないことがある。BZ に比し，効果発現が遅く 1〜2 週間を要する。

b）トフィソパム tofisopam

トフィソパムは 2,3-BZ 誘導体であり，ジアゼパムなどの 1,4-BZ 誘導体と異なり，BZ サイトに作用しないという特徴がある。ほかに girisopam, nerisopam も 2,3-BZ 誘導体であり，中枢神経系の神経細胞に作用し，大脳基底核中心に結合部位が局在していると考えられる[20]。自律神経系の不均衡を改善するので，視床下部も関与していると思われる[21]。実験動物の視床下部を電気刺激すると，血管収縮，耳朶温の低下，瞳孔径の増大などの交感神経系の興奮による異常反応が生起する。この異常反応はジアゼパムでは影響されないが，2,3-BZ のトフィソパムにより抑制されることから，視床下部に作用すると考えられる。ストレスを動物に負荷すると，自律神経系の緊張不均衡を生じ，胃酸分泌は増加するが胃粘膜血流は増加せず，潰瘍を形成する。ところが，トフィソパムを前投与すると胃粘膜血流が有意に増加して潰瘍はできなかったという。トフィソパムの有効性は，各種の身体症状，自律神経失調症，更年期障害などで示されており，臨床各科で使用されている。

1,4-BZ 系抗不安薬・睡眠薬にみられる睡眠増強作用，協調運動失調，筋弛緩作用，抗けいれん作用などの副作用はない。ねむけ，悪心・嘔吐，めまい・ふらつき，倦怠感・脱力感などの副作用はあるが，頻度は少ないといわれる。疼痛性障害に対しても効果があり[20]，そのシグナル伝達経過がさらに明らかになってくると期待されている。

c) クロナゼパム clonazepam

クロナゼパムは，わが国では主に抗てんかん薬として，小型発作，ミオクロニー発作，点頭てんかんなどに使われている。しかし，海外ではパニック障害も適応となっている。本薬のパニック障害の治療は1980年代から始められており，当時の処方は0.25～4.5 mg/日だった。Tesnarら[22]は，パニック障害患者に対するクロナゼパム，アルプラゾラム，プラセボの二重盲検比較試験を実施し，両薬とも有効であった。Rosenbaumら[23]は，413名のパニック障害患者に，クロナゼパムを0.5～4.0 mg/日投与して，プラセボ群とともに3～7週間続けた。その結果，パニック発作の回数を評価して，1～2 mg/日が有効性と耐性のバランスが最良である，とした。

強迫性障害に対しては，クロナゼパム3～5 mg/日ぐらいで強迫観念が消失することもある[24]。1例報告[25]では，9歳からはじまった重篤な強迫障害に対して，クロミプラミン，フルボキサミンなどの大量・長期間投与は無効で，20歳時にはfluoxetine大量投与を行ったがやはり無効であった。そこで，fluoxetine 60 mg/日にクロナゼパム6 mg/日を併用したところ，症状が劇的に改善した。

社会恐怖（社会不安障害）は，0.75～3 mg/日のクロナゼパムを1～2週間投与すると改善すると報告されている[26]。社会不安障害患者52名にパロキセチン10 mg/日を投与中に，49名(91.3%)でクロナゼパムを併用して有効であった，との報告がある[27]。

クロナゼパムの作用は，セロトニン作動性ニューロンが関与しており[28]，不安に関係する$5\text{-}HT_{1A}$受容体を介して発揮される可能性がある[29]。ラットの実験[30]で，クロナゼパムを10日間投与すると，海馬の$5\text{-}HT_{1A}$受容体はdown-regulationされて，セロトニントランスポーターはup-regulationを示し，クロナゼパムはシナプスではセロトニンの作用を減弱させると考えられる。

IV 不安と神経伝達物質

統合失調症に対する抗精神病薬や，うつ病に対する抗うつ薬のように，抗不安薬は神経症全体に有効な向精神薬ではない。神経症は不安を前景とする代表的な精神疾患であるが，パニック障害と強迫神経症は全く異なった病態を呈し，従来これらが神経症として一括されていたことがむしろ不自然で，薬物に対す

る反応からも新しい分類を考えなければならない。不安はいわゆる神経症だけでなく，うつ病や統合失調症にも日常存在する症状であり，健常者でも不安を経験したことがない人はいないであろう。しかしここでは，不安と神経伝達物質について，神経症を中心とした不安の治療に用いられている抗不安薬の作用機序を手がかりに考えてみたい。

1. GABA/ベンゾジアゼピン(BZ)系

不安の軽減に BZ が役立っていることから BZ/$GABA_A$ 受容体が，不安，恐怖，さらに神経症症状の病態に関与している可能性についてもさまざまに論議されている。

まず動物実験でストレスを与えた時のこの受容体への影響が調べられている。ラットに水浸拘束ストレスを負荷すると，線条体や視床下部で GABA が増加し，合成酵素(GAD)も増加する一方，^{3}H-muscimol 結合は低下する。またラットにフットショックストレスを与えたり，薬物(FG7142)によって不安を誘発すると，BZ/$GABA_A$ 受容体にカップルしたクロライドチャネルの機能が大脳皮質で低下するという事実も見出されている[31]。以上の事実は動物にストレスを負荷すると，GABA 量が増加するが，BZ/$GABA_A$ 受容体機能が低下することを示唆している。

a) 逆アゴニスト

BZ/$GABA_A$ 受容体に作用する内在性リガンドを探索する過程で見出された β-carboline 化合物が，BZ と全く逆の作用，すなわち不安を惹起し，けいれんを起こし，筋緊張を高め，覚醒作用をもたらすなどアゴニストと逆の作用をする点から逆アゴニストと呼ばれる。この作用はフルマゼニルなどのアンタゴニストで拮抗されることから BZ 受容体を介して作用していると考えられている。逆アゴニストはクロライドコンダクタンスに対する GABA の作用を減弱させる。GABA はアゴニストの結合を促進し，アンタゴニストの結合には影響せず，逆アゴニストの結合を減弱する，という違いのあることが指摘されている(参照 239 頁)。

b) 内在性リガンド

BZ受容体に作用する脳の内在物質を検索する過程で見出された β-carboline-3-carboxylate などは，抽出過程で生じた人工産物であることがわかったが，β-カルボリン類は BZ 受容体の理解に多大な影響を与えた[32]。このほか，初期に報告された inosine，hypoxanthine，pyridine nicotinamide は受容体に対する親和性が内在性リガンドとしては低すぎるということになった。

結局，現在のところ DBI (diazepam-binding inhibitor) と，"endozepine" と呼ばれる酷似するタンパク[33]が有力な候補となっている。

DBI は 9 kDa のポリペプチドで，最初は 1983 年に BZ 認識部位でジアゼパムを置換する機能を指標としてラット脳から分離された。DBI は脳ばかりでなく，副腎，睾丸など末梢組織にも分布する。ミトコンドリアの BZ 受容体は，DBI により刺激され，ミトコンドリアによるコレステロールの取り込みと pregnenolone 合成を導く。DBI は $GABA_A$ 受容体にカップルした BZ 受容体にも作用し，逆アゴニスト様の作用を示す[34]。DBI の臨床的意義についても研究が着手されはじめており，肝性脳症の重症度に応じて髄液中の DBI が増加するという報告[35]や，重篤な不安をもつ内因性うつ病患者の髄液中の DBI が増加していたとする発表[36]もなされている。

c) 脳内に存在する BZ

ジアゼパムやその代謝物 (desmethyldiazepam) あるいは delorazepam, deschloro-diazepam, delormetazepam, isodiazepam, ロルメタゼパム, oxazepam がヒトを含めたさまざまな動物の組織に存在することが報告された。しかし，ジアゼパムは 1 ng/g まで，desmethyldiazepam は 0.5 ng/g までというごく微量である[37]。クロルジアゼポキシドが治療に導入された 1960 年以前の，1940 年にパラフィン包埋された 6 名のヒト脳からも BZ が見出されている[38]。

さて，ヒトの組織に存在する BZ はどこから由来するのだろうか。小麦にはジアゼパムが 0.2 ng/g，desmethyldiazepam が 0.3 ng/g 存在する。また，ラット飼料，魚粉，大麦，トウモロコシ，キビ，米，ソバ，ジャガイモ，大豆などにもジアゼパム換算として 2〜20 ng/g 存在するといわれる。現在までの研究で哺

乳類の脳内に存在する BZ は植物から取り込まれたものと考えられている。

ヒト脳内に存在する BZ は,きわめて微量であるので,薬理学的効果をもたらしているとは考えられないが,BZ は脳内でニューロンの膜タンパクに存在し,大部分はシナプス小胞に見出される。したがって,内在性 BZ は神経伝達物質ないし修飾物質として作用している可能性もあり,他の内在性の逆アゴニストと拮抗的にバランスをとって覚醒や不安を調整しているとみることもできる。重篤な肝性脳症患者の髄液中の BZ 様物質が 900 ng/ml と異常に高値を示したという報告[37]もある。

2. セロトニン(5-HT)

パニック障害に有効として広く使われているイミプラミンは 5-HT トランスポーターの阻害薬であり,症状の改善度はイミプラミンの血中濃度に相関するといわれる。その後海外で用いられている選択的セロトニン再取り込み阻害薬(SSRI)では,抗不安作用が現れるまでの間に症状の悪化(考えの空まわり,焦燥,不機嫌など)が,とくにパニック発作をもつ患者で生じることが知られ,不安症状のある患者には少量からの漸増法がすすめられている。この時期に自殺が起こりやすいことも注意されている。この事実からパニック障害の患者は 5-HT 受容体の過感受性があるという考えが出された。SSRI による治療初期に悪化する不安症状は 5-HT 受容体が脱感作されるまで続き,この受容体のダウン・レギュレーションが治療効果を惹き起こすという仮説である。これは他の 5-HT 刺激薬,たとえば 5-HT の遊離薬 fenfluramine, 5-HT のアゴニストである m-chlorophenylpiperazine(m-CPP, 抗うつ薬トラゾドンの代謝物), あるいは $5-HT_{1A}$ アゴニストの ipsapirone によっても同じ現象が起こることで支持される。しかしパニック障害の患者はほとんどの不安誘発薬に過感受性があるので,その理由を 5-HT だけに結びつけることはできない。

これに代わる考えもある。SSRI が縫線核の 5-HT 量を増加し,その結果,細胞体-樹状突起に局在する $5-HT_{1A}$ 自己受容体は 5-HT の刺激の結果ニューロンの発火が抑止され,終末部の 5-HT の抑制が解除されて不安が出現する。SSRI の反復投与を 2 週間続けると,$5-HT_{1A}$ 受容体のダウン・レギュレーションが生じ,ニューロンの発火は回復し,神経終末における 5-HT の抑制は

強くなり治療効果が発揮されるというものである．しかし最近の *in vivo* マイクロダイアリシス法を用いた研究では，SSRI を与えると最初前脳部でわずかに増加した細胞外 5-HT が，2〜3 週後には 6 倍まで増えるという結果が出ており，上述のダウン・レギュレーション仮説は支持されない（第 2 章 SSRI の項 169，189 頁参照）[39]．

強迫性障害に対してクロミプラミンや新しい SSRI が効くことは，この疾患に 5-HT が関与していることを示唆している．しかし SSRI によく反応した 15 名の強迫性障害患者の食事中のトリプトファンを減らしても強迫症状は悪化しなかったという報告[40] もある（うつ病の症状は悪化したという）．

5-HT_{1A} 受容体の部分アゴニスト，アザピロン誘導体が全般性不安障害，うつ病あるいは両者の混合状態に効くことも広く認められている．パニック障害や強迫性障害には効果が認められないという．効果発現までに抗うつ薬のような時間の遅れがあるが，一方離脱症状は生じないという利点もある．その一つ，buspirone は縫線核の 5-HT ニューロンの発火を抑止し，その結果神経終末の 5-HT 遊出を減らす作用があるが，慢性投与後にはじめて効果が出現する機序については十分な説明はない．

5-HT の機能が減退すると，GABA 受容体を介するクロライドチャネルの開口が促進し，5-HT を枯渇する抗不安作用が GABA_A 受容体のアンタゴニストで遮断されるという[41]．

このほか表 3 に挙げたように，5-HT_2 のアンタゴニスト，5-HT_3 のアンタゴニスト，さらに 5-HT_{1A} のアンタゴニスト，5-HT_{1A} の部分アゴニストの抗不安作用について臨床で使用されるようになったのは，タンドスピロンである（⇒「VI 抗不安薬の使い方」259 頁）[42]．

5-HT_{1A} などが PET を用いて研究されている．

3. ドパミン

1976 年に Thierry ら[43] はラットを用いてカテコールアミンの合成を阻止した条件下で 20 分間の電気ショックストレスを与え，線条体，嗅結節，側坐核，前頭皮質でドパミン（DA）消費量を比較した．その結果，線条体と嗅結節では DA 消費が目立たず，側坐核で対照群の 25%，前頭皮質で 60% の DA の減少が

表3 抗不安薬候補のセロトニン受容体リガンド

5-HT$_{1A}$ 部分アゴニスト	5-HT$_{2A}$ アンタゴニスト
binospirone	ketanserin
buspirone	serazepine
gepirone	
ipsapirone	5-HT$_{2C}$ アンタゴニスト
タンドスピロン	SB 200646 A
umespirone	
	5-HT$_3$ アンタゴニスト
5-HT$_{1A}$ アンタゴニスト	bemesetron
(S)-UH 301	granisetron
WAY 100135	itasetron
WAY 100635	ondansetron
	RS 42358197
5-HT$_2$ アンタゴニスト	tropisetron
ICI 169369	zacopride
LY 053857	
ritanserin	

Handley(1994)[42] より

みられた。前頭皮質でのノルアドレナリンの消費は対照と差がなかったという。

また Blanc ら[44]はラットを8～12週間隔離飼育すると，前頭皮質において DOPAC〔ジヒドロキシフェニル酢酸，DA のモノアミン酸化酵素(MAO)によって生じる〕および DOPAC/DA 比が対照群に比し有意に減少していることを見出し，これは中脳皮質系の DA ニューロンの活動性が低下しているためであると考えた。しかし長期隔離後に3分間のフットショックを与えると，DOPAC および DOPAC/DA 比の上昇率が対照群より高くなり，ストレスに対する反応性はかえって増大していることがわかった。

以上の研究からストレスによって前頭葉皮質を中心に DA 代謝が亢進することが考えられる。ヒトの場合でも，ストレスによって生じた神経症あるいは心因反応が一過性に精神病反応を呈することがあり，また神経症の一部は抗精神病薬，とくにスルピリドによく反応することを考えると，不安やストレス反応に前頭皮質の DA が関与している可能性はあると考えられる。

フットショックによる前頭前野の DA 代謝回転の増加が見つかって間もない1978年，この増加がベンゾジアゼピン(BZ)によって拮抗されるという興味深い事実が報告された。この BZ による DOPAC 上昇の拮抗は，BZ アンタゴニ

スト（フルマゼニル）により消失することが確かめられ[45]，ストレスによる前頭前野のDA代謝の亢進にBZ/GABA受容体が関与していることが示唆された。さらに前頭前野のDAニューロンは，フットショックと同時に与えた条件刺激のみによっても生ずることが明らかとなり，前頭前野DAニューロン系は恐怖や不安の生化学的機序に関与していることが推定された。

4. コレシストキニン cholecystokinin（CCK）

　CCK作動薬が動物に不安を惹起し，CCK受容体のアンタゴニストが不安を軽減することから，CCKが不安，とくにパニック障害に関与している可能性が考えられるようになった。

　CCKは体内ではほとんどCCK_8として存在し，中枢神経系にもっとも豊富にある神経ペプチドであるが，ここでは硫酸基を有するCCK_{8S}として存在する。脳では大脳皮質，海馬，視床下部，中脳中心灰白質など，不安に関与する部位に高濃度に存在する。CCKニューロンは大脳皮質のI〜II層にたくさん分布し，そこではGABA含有細胞に共存している。またCCKはドパミン（DA）とも共存しており，黒質－腹側被蓋野では広範囲な共存がみられ[46]，腹側被蓋野，黒質の背側および中間葉，外側黒質はCCKとDAの共存率がもっとも高い部位といわれる。CCK_{8S}を静脈に投与すると側坐核からのDA遊出が用量依存的に抑制され，CCK受容体のアンタゴニスト proglumide を前処置するとこの抑制はみられなくなる。この結果は，CCK_{8S}を側脳室内に注入しても同じであったという[47]。

　CCKには2つの受容体が知られており，CCK_A受容体は主として末梢組織にあり，脳では脚間核，孤束核，最後野など限られた領域にあるのみである。この受容体はCCK_{8S}で賦活される。CCK_B（あるいはCCK_B/ガストリン）受容体は広く中枢神経系に分布し，C末のペプチド断片，たとえばCCK_4やガストリンとも結合する。

　CCKと不安との関係が注目されたのは，CCK_4を健康成人またはパニック障害をもつ患者に静注すると，どちらの被検者にも用量依存的にパニック発作が起こったという研究[48]による。この発作はCCK_Bアンタゴニスト（L365,260）やベンゾジアゼピンで拮抗され，イミプラミンで長期間治療されていた患者で

はCCK$_4$の発作誘発効果は減じた。さらにCCKの不安惹起作用は，不安の動物モデルを用いてCCK$_{8,8S,4}$あるいはペンタガストリンなどで確認されている。

末梢から与えられたCCKのどれだけが脳に入るかに疑問がもたれているが，ヒトや動物でCCK化合物が不安を惹起することは確かなことであるようだ。そこで，CCKの作用に拮抗する物質が探索され，試験されている。なかでもCCK$_B$受容体のアンタゴニストであるL-365,260[49]やCI 988[50]はパニック障害患者を対象として臨床試験が行われている。

V 抗不安薬(ベンゾジアゼピン)による神経症の薬物療法(表4)

1. 種類

ベンゾジアゼピン(BZ)はそれまで使われていたバルビツール酸やメプロバメートと比べ，次のような利点があると考えられた。①抗不安をもたらす量と鎮静をもたらす量の間に大きな開きがある，②耐性や依存を生ずる傾向が少ない，③乱用の可能性が少ない，④治療量に対する致死量の比が大きい[51]。

しかし，多くの使用経験ののち，BZにも依存や乱用があることがわかり，現在は慎重な使用法が求められている。BZは，抗不安，催眠，抗けいれん，骨格筋弛緩作用などを特徴としている。これらの作用がGABA系への作用を通じて生じていることはⅢ項(233頁)で述べたとおりである。

現在わが国には，類似の構造であるチエノジアゼピン誘導体に属する2剤を含め18種のBZ誘導体抗不安薬がある。そのほか，アザピロン系のタンドスピロンを含め，抗不安薬は19種となる。

2. 薬物動態からみた特徴

BZは血漿タンパクと結合する。脂溶性の高いものほどタンパク結合率は高くなり，アルプラゾラムの70%からジアゼパムの99%までさまざまである。ロラゼパムはもっとも脂溶性が低い。脂溶性の高いものほど脳血液関門を容易に通過するが，同時に脳や血中から末梢組織，筋や脂肪内への移行も早く，半減期の長いものでも作用時間がロラゼパムより短くなることもある。

BZは体内に取り込まれるとまず完全に吸収される。例外はクロラゼプ酸で，これ自身は不活性で胃酸中で脱炭酸され，N-methyldiazepamとなり，この活

性代謝物が完全に吸収される。プラゼパムや睡眠薬のフルラゼパムも体循環では活性代謝物しか見出されない。

BZ は，肝の何種類かのミクロゾーム酵素で脱メチル化，水酸化あるいは他の酸化物に代謝され，これらの代謝物は活性をもっている（図5）。活性代謝物はグルクロン酸に抱合され，グルクロン酸化物は不活性で，水溶性となり，尿中に排泄される。脱メチル体などの活性代謝物はグルクロン酸抱合を受けるまで長時間を要するので，これが薬効を長引かせる。表4は新しく相互作用の欄を入れた[53]。BZ 誘導体の一つの特徴は，この活性代謝物の存在で，表4に示したように，半減期が3～4日間に達するものが多くあり，連続投与によりその傾向はさらに強くなる。アルプラゾラム，睡眠薬のトリアゾラム，麻酔前薬のミダゾラムなどは，活性代謝物が α-水酸化体で迅速にグルクロン酸抱合を受けてしまうので臨床的に問題にならない。ロラゼパム，oxazepam は直接グルクロン酸抱合を受けて代謝されるので活性代謝物はない。肝硬変や高齢者で肝機能が

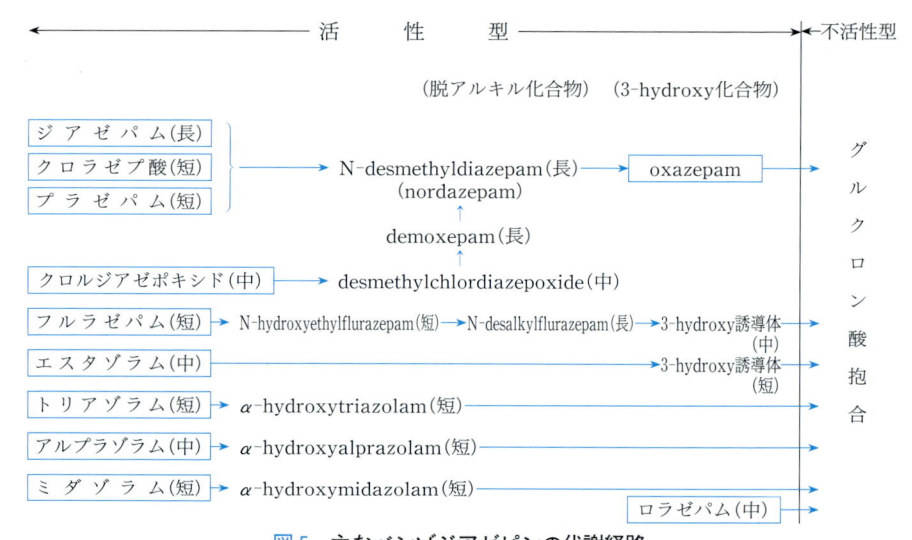

図5　主なベンゾジアゼピンの代謝経路

　　　　内はわが国で発売されているもの。( )内におよその半減期を示す。(短)：6時間以内，(中)6～20時間，(長)：20時間以上。クロラゼプ酸自身は活性がなく，desmethyldiazepam のプロドラッグである。フルラゼパムの 3-hydroxy 誘導体は未同定。（Hobbs WR et al[52]を改変）

低下している患者には，肝硬変により影響を受けないグルクロン酸抱合で代謝されるこの2種のBZがすすめられよう。肝機能障害ではアルプラゾラム，トリアゾラム，ミダゾラムも蓄積し中毒量に達する。

3. 抗けいれん作用

　動物(主としてマウス)を用いてペンチレンテトラゾールによるけいれんを抑止するED_{50}を測定することは，BZの抗不安効果を予測するうえでも重要なスクリーニング法となっている。クロナゼパムはすぐれた抗てんかん薬として使用されているが，ペンチレンテトラゾールけいれんに対する拮抗がきわめて高い。しかし電気ショックによるけいれん(MES)にはほとんど拮抗しない。表4には，現行の抗不安薬について抗ペンチレンテトラゾール，抗ベメグライド，Elマウスのけいれんの抑止などの指標を用い，ジアゼパムと比較して算出された抗けいれん作用の強さを，個々の薬の等力価(推定)で除し，常用量における抗けいれん作用の強さを推測して示した(抗ストリキニンけいれんに対する拮抗作用もMESと同様に数値が外れるものが多かったので除いた)。表4にみるように，かなり強い抗けいれん作用をもつジアゼパムより強い作用を示すものとして，オキサゼパム，クロチアゼパム，ブロマゼパム，フルタゾラムなどがあり，ロラゼパム，プラゼパム，ロフラゼプ酸エチル，エチゾラム，クロラゼプ酸なども常用量でジアゼパムと匹敵する抗けいれん作用を有する。次項の筋弛緩作用も同様であるが，あくまで限られた数のデータの動物実験からの推測であるので，ここで挙げた抗けいれん作用の強弱がそのままヒトの臨床に適用できるか否かは今後の臨床経験に待たねばならない。

　この抗けいれん作用はBZ化合物がBZ/$GABA_A$受容体に働き，クロライドのコンダクタンスを増加させるために生じると解されている。

　高濃度になると，ジアゼパムを含め抗けいれん作用のあるBZは，ニューロンの高頻度発射活動を減少させる働きを示し，これは抗てんかん薬のフェニトイン，カルバマゼピン，バルプロ酸と同じ作用である。したがって，抗けいれん作用の強いBZを急激に中断することによりけいれんを誘発することがあり得る。

第3章 抗不安薬と睡眠薬

表4 各種抗不安薬の薬理学的特徴　　剤形）錠：錠剤，散：散剤，細：細粒，シ：シロップ，

作用型[*]	区分	一般名／主な製品名	構造式	剤形	用量(mg/日)	t_{max}(時間)	$t_{1/2}$(時間)
短期作用型	チエノジアゼピン	エチゾラム／デパス		錠0.5, 1 細	1.5-3	3(2 mg, 経口)	約6(未変化体)
	BZ	フルタゾラム／コレミナール		錠4 細	12	1(12 mg, 経口)	3.5
	チエノジアゼピン	クロチアゼパム／リーゼ		錠5, 10 散	15-30	0.78	6.29
	2,3-BZ	トフィソパム／グランダキシン		錠50 細	150	1(150 mg, 経口)	0.78(150 mg, 経口)
中期作用型	BZ	ロラゼパム／ワイパックス，ユーパン		錠0.5, 1	1-3	約2(1 mg, 経口)	約12
	BZ	アルプラゾラム／コンスタン，ソラナックス		錠0.4, 0.8	1.2-2.4	約2(0.4 mg, 経口)	約14(0.4 mg, 経口)

A 抗不安薬

㋕：カプセル，㊧：坐薬，㋖：顆粒［㊡，㋕の後の数字は規格単位(mg)］

活性代謝物 ($t_{1/2}$)(時間)	相互作用 →表中の抗不安薬に同一の表現を用いてある項目を指示してある	抗けいれん作用 ジアゼパム**との比 （データ数）	常用量での抗けいれん作用	筋弛緩作用 ジアゼパム***との比 （データ数）	常用量での筋弛緩作用	常用量の薬理作用計算のための等力価換算
8位エチル基水酸化体 (16) 1位メチル基水酸化体 (8)	併用注意：1)中枢神経抑制剤(フェノチアジン系，バルビツール酸) 2)アルコール，相加的に作用増加	4.2 (2) (5.75, 2.63)	ﾄｶ	2.6±1.6 (4)	ﾄ	1.5★
desoxasoloflu-tazolam (3.6)	併用注意：→エチゾラム 3)四環系抗うつ薬(マプロチリンなど)減量，中止するとけいれん発作	ほぼ同等	ﾄｶ	ジアゼパムの1/2−1/3	ﾄ	7.5★
N-脱メチル化体，α-水酸化体 (4−5) α，β水酸化体，α-水酸化・N-脱メチル化体，α-オキソ化-N-脱メチル化体 (18)	併用注意：→エチゾラム	1.5±1.1 (5)	ﾄｶ	0.87±0.54 (5)	ﾄｶ	10★
なし		<0.001 (ED$_{50}$算出不可能)	±	<0.01	±	100★
直接グルクロン酸抱合され排泄	併用注意：→エチゾラム 3)マプロチリン，作用増強。また減量，中止するとけいれん発作	5.5±1.3 (3)	ﾄｶ	1.9±0.80 (6)	＋	1
α-hydroxyal-prazolam あり	併用禁忌：インジナビル，リトナビル本剤を上昇。 併用注意：→エチゾラム 3)シメチジン。本剤の代謝が阻害される 4)イミプラミンなど。本剤により血中濃度上昇。 5)カルバマゼピン本剤の代謝が促進により血中濃度低下 6)エリスロマイシン。本剤の上昇	2.6 (1)	＋	2.2±0.83 (3)	＋	0.75★

253

第3章 抗不安薬と睡眠薬

表4 つづき

作用型[*]	区分	一般名 主な製品名	構造式	剤形	用量 (mg/日)	t_{max} (時間)	$t_{1/2}$ (時間)
中期作用型	BZ	ブロマゼパム レキソタン		錠1, 2, 5 細	3-15	1 (5 mg, 経口)	8-19
長期作用型	BZ	フルジアゼパム エリスパン		錠0.25 細	0.75	約1 (0.25 mg, 経口)	約23
		メキサゾラム メレックス		錠0.5, 1 細	1.5-3	1-2 (1.5-4 mg)	60-150
		クロキサゾラム エナデール, セパゾン		錠1, 2 散	3-12		休薬で 11-21 (3-12 mg)
		ジアゼパム セルシン, セレンジン, ソナコン, ダイアップ, ホリゾン		錠2, 3, 5, 10 散細シ坐 注	4-20	1 (10 mg, 経口)	27-28 (10-30 mg, 経口)
		メダゼパム パムネース, レスミット		錠2, 5 細	10-30	0.5-1.5 (10-30 mg, 経口)	2-5 (10-30 mg, 経口)
		クロラゼプ酸 二カリウム メンドン		力7.5	9-30	0.5-1 (15 mg, 経口)	24以上 (活性代謝 物として)

A 抗不安薬

活性代謝物 ($t_{1/2}$)(時間)	相互作用 →表中の抗不安薬に同一の表現を用いてある項目を指示してある	抗けいれん作用 ジアゼパム**との比（データ数）	常用量での抗けいれん作用	筋弛緩作用 ジアゼパム***との比（データ数）	常用量での筋弛緩作用	常用量の薬理作用計算のための等力価換算
活性代謝物あり	併用注意：→エチゾラム 3)鎮痛薬，麻酔薬，相互に作用増強	2.6 (2) (2, 3.2)	╫╫	1.6 (2) (2, 1.11)	╫╫	4★
1-desmethyl体, 3-hydroxy体, 1-desmethyl-3-hydroxy体	併用注意：→エチゾラム	3.50±2.1 (3)	╫	3.1±1.9 (3)	＋	0.75
chlorodesmethyl-diazepam(主要), chloroxazepam(わずか) (60-150)	併用注意：→エチゾラム	3.6 (2) (4.6, 2.5)	╫	0.61±0.28 (5)	＋	1★
chloro-N-desmethyldiazepam, chlorooxazepam	併用注意：→エチゾラム	1.9±0.56 (3)	╫	0.88±0.55 (5)	＋	2★
desmethyldiazepam (50-100)	併用禁忌：リトナビル，ノービア，CYP障害により本剤上昇。併用注意：→エチゾラム 3)シメチジン，オメプラゾール。本剤が減少 4)マプロチリン。相互に増強，減量・中止によりけいれん作用	1	╫╫	1	╫╫	5 (基準薬物)
diazepam, desmethyldiazepam	併用注意：→エチゾラム 3)シメチジン。本剤の代謝抑制により血中濃度上昇	0.21±0.14 (7)	＋	0.31±0.19 (11)	＋	7.5
(クロラゼブ酸は不活性のプロドラッグ) desmethyldiazepam (50-100)	併用禁忌：リトナビル。3Aに対する競合的に本剤の代謝抑制され血中濃度上昇。使用注意：→エチゾラム	1.2 (1)	╫╫	0.54±0.49 (3)	╫	7.5

第3章 抗不安薬と睡眠薬

表4 つづき

作用型*	区分	一般名/主な製品名	構造式	剤形	用量(mg/日)	t_{max}(時間)	$t_{1/2}$(時間)
長期作用型	BZ	クロルジアゼポキシド / コントール, バランス		錠5, 10 散	20-60	1 (50 mg, 経口)	6.6-28 (25 mg, 経口)
長期作用型	BZ	オキサゾラム / セレナール		錠5, 10 散	30-60	8.22 (20 mg)	55〜62 (20 mg)
超長期作用型	BZ	ロフラゼプ酸エチル / メイラックス		錠1, 2 細	2	1.2	122
超長期作用型	BZ	フルトプラゼパム / レスタス		錠2	2-4	4-8 (2-16 mg, 経口)	190
超長期作用型	BZ	プラゼパム / セダプランコーワ		錠5, 10 細	10-20	1.3±0.7 (原薬) 96±34 (代謝物)	94 (20 mg, 経口)
	アザピロン系	タンドスピロン / セディール		錠5, 10, 20	30-60	0.8 (20 mg, 経口, 絶食) 1.4 (同, 食後)	1.2 (20 mg, 経口, 絶食) 1.4 (同, 食後)

*作用時間による分類：各作用型のうち力価の高い順に配列
**動物を用いた薬理試験のデータから，抗ペンチレンテトラゾールけいれん作用，抗ペメグライドけいれん作用，Elマウスのけいれん抑止作用の ED_{50} 値のジアゼパムとの比を計算(平均値±標準偏差)．
***動物を用いた薬理試験のデータから，回転かご，回転棒，傾斜板を用いた時の ED_{50} 値のジアゼパムとの比を計算(平均値±標準偏差)．

A　抗不安薬

活性代謝物 ($t_{1/2}$)（時間）	相互作用 →表中の抗不安薬に同一の表現を用いてある項目を指示してある	抗けいれん作用		筋弛緩作用		常用量の薬理作用計算のための等力価換算
		ジアゼパム**との比（データ数）	常用量での抗けいれん作用	ジアゼパム***との比（データ数）	常用量での筋弛緩作用	
desmethylchlor-diazepoxide, demoxepam (24-96)	併用注意：→エチゾラム　3）マプロチリン→ジアゼパム　4）ダントロレン：相互に筋弛緩作用増強	0.22±0.11 (9)	＋	0.36±0.21 (10)	＋＋	10
desmethyldiaze-pam, オキサゼパム (50-80)	併用注意：→エチゾラム	0.30±0.18 (3)	＋＋	0.18±0.10 (5)	＋	10★
（ロフラゼプ酸はプロドラッグ） (122)	併用注意：→エチゾラム　3）シメチジン。酸化を抑制し本剤の血中濃度上昇　4）マプロチリン→ジアゼパム	6.7 (1)	＋＋＋	0.81±0.50 (3)	＋	1★
desalkylfluto-prazepam (190)	併用注意：→エチゾラム　3）シメチジン併用により本剤の作用増強　4）オメプラゾール。ジアゼパムのクリアランスが本剤との併用により減少する　5）マプロチリン→ジアゼパム　6）ダントロレン→CDP	3.4(2) (3.9, 2.9)	＋＋	1.59(2) (1.4, 1.78)	＋	1.2★
desalkylprazepam, desmethyldiazepam (50-100)	併用注意：エチゾラム　3）シメチジン→フルトプラゼパム	0.70±0.17 (6)	＋＋＋	0.45(2) (0.2, 0.7)	＋＋	10
なし	併用注意：1）ブチロフェノン系抗精神病薬：本剤の弱い抗ドパミン作用により錐体外路症状増強　2）Ca拮抗薬：セロトニン受容体を介し降圧作用増強	0	―	0	―	15

★本表作成のために筆者が二重盲検試験データなどから試算したもの。

4. 筋弛緩作用

1977年にMöhlerとOkada[54]は，脳内の^{3}H-ジアゼパム特異結合に対するBZの親和性が，ネコで測定したBZの筋弛緩作用と高い相関を示したと報告した(図6)。このことからも筋弛緩作用がBZ系抗不安薬の重要な特徴であることが，理解できる。

表4は，回転かご，回転棒，傾斜板などを用いてマウスなどの動物で得られたED$_{50}$値から常用量で予測される筋弛緩作用の強さを算定したものである。その結果をみると，ジアゼパムより筋弛緩作用の強いBZとしては，ブロマゼパムとクロチアゼパム，同等のものとしてoxazepamが目についた。ED$_{50}$値だけではエチゾラム，アルプラゾラム，ロラゼパムなどが強い筋弛緩作用を示した

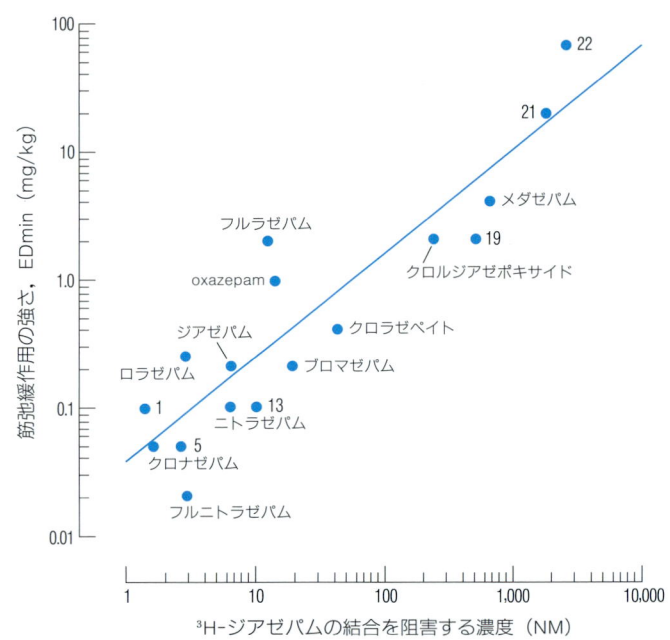

図6 ラット大脳皮質のシナプトゾーム標品に対する^{3}H-ジアゼパムの特異結合に対するさまざまなベンゾジアゼピンの阻害濃度とネコで測定された筋弛緩作用の強さとの相関

略号 1：Ro5-3027, 5：Ro5-3590, 13：Ro5-2904, 19：Ro5-2904, 21：Ro5-5807, 22：Ro5-4933

Möhler H, Okada T[54]

が，高力価であるため常用量ではそれ程の筋弛緩作用を示さないという結果になった。これらは前項の抗けいれん作用と同じく，あくまでも中枢薬理学的なデータであり，個々のデータ数も結論を出すには少なすぎる。さらにこのデータがヒトで同じ傾向をもつか否かについても問題がある。あくまで参考の資料であり，臨床上はすべてのBZがこの作用をもつと認識しておく必要があろう。

Ⅵ 抗不安薬の使い方

ここでは抗不安薬の代表であるベンゾジアゼピン（BZ）の使い方について述べる。睡眠薬としてのBZの使い方については後述するが，BZは，抗不安作用のほかに，催眠作用，鎮静作用，抗けいれん作用，筋弛緩作用を共通に保有し，神経症以外にもかなり広く用いられているので，その一部についても述べたい。

1．神経症圏

BZを抗不安薬として神経症圏の患者に使う場合，いくつかの原則がある。
①非薬物的治療，すなわち精神療法，家族療法，生活上の指導などを同時に行わねばならないこと。
②身体症状（心循環系，胃腸管系の症状など）の訴えに対しては，基礎疾患（たとえば甲状腺疾患などを含め）を除外することに常に心がけること。
③治療期間をある程度設定して治療を開始すること。
④アルコールや薬物乱用歴のある患者にはBZ依存にならぬよう注意して処方すること。
⑤ねむけや注意力・集中力・反射運動能力などの低下が起こることがあること。
⑥無効な場合，診断を再考すること。

a）全般性不安障害（GAD）

GADの患者の50％は身体的苦痛をもっているため，精神科以外の科で身体検索とともに鎮静・睡眠薬の処方を受けていることが多い。精神科では，薬物も用いるが，同時に非薬物療法である短期精神療法，家族療法，ストレスへの対処について患者とともに考え，身体の運動をすすめることもある。

まずGADと診断する前に，他の身体疾患や医薬品などによる二次的な不安

ではないか，あるいは他の精神疾患，たとえばうつ病の症状ではないか，よく調べる。すなわち，不安症状は狭心症，うっ血性心不全，不整脈，喘息，閉塞性肺疾患，甲状腺機能亢進症，あるいはアミノフィリン，甲状腺製剤，カフェイン，薬局で購入した食欲減退薬などの過量使用によっても生じる。二次性の不安は，アルコールや中枢抑制薬の離脱症状としても起こる。原疾患が見つかった場合，その治療が優先されるが，その間にBZを短期間使って効果を得ることもある。ただし，呼吸器疾患の場合はBZは避ける。

BZとして何を使用してもよいが，急速に吸収されるジアゼパムが早期に不安を消退させるのによいであろう。吸収の早いBZは気分を上昇させ，依存欲求を生じさせる傾向があるので，その場合は吸収の遅いBZ（たとえばプラゼパム）あるいは依存を生じないタンドスピロンに置換することを考える。吸収の早いものは，ジアゼパムのほかにクロラゼプ酸があり，クロルジアゼポキシド，ロラゼパム，アルプラゾラムなどの吸収は中間とされている。一方，アルプラゾラムやロラゼパムは高力価で，作用時間も短いので依存への傾向と，作用が切れた時の反跳性不安への対策が必要となる。

b）パニック障害

パニック発作の予防，予期不安，アゴラフォビアの治療が主眼になるが，パニック発作の予防には，現在はSSRI（パロキセチン）か，クロミプラミン，イミプラミンなどの三環系抗うつ薬か，高力価のBZが使われている。BZは予期不安やアゴラフォビアに有効とされる。もちろん行動療法などが重要な治療である。

高力価，中期作用型のアルプラゾラムと長期作用型のクロナゼパムがよい効果をあげることが比較試験で確かめられている。ロラゼパム（高力価，中期作用型）も有用であるとされている。アルプラゾラムは作用持続が短いので，1日3～4回に分服させる。クロナゼパムは1日2分服でよい。

アルコール・薬物の依存症の前歴がある患者に対しては抗うつ薬を主として用い，抗うつ薬に対する耐性が低い患者にはBZを用いる。BZは効果発現が早く，副作用も少ないので使いやすいのが特徴である。

パロキセチンは，2000年9月承認され，市販されているが，うつ病・うつ状

態のほかパニック障害の適応がある(194頁参照)。

c) 社会恐怖

　社会恐怖を対象として，アルプラゾラム，クロナゼパム，ロラゼパムなどについて比較研究が行われている。ロラゼパムとジアゼパムをプラセボと比較した研究では，ロラゼパムのみがプラセボより優れているという結果が出ている。また，75名の患者でクロナゼパムとプラセボを比較した研究では，クロナゼパム(平均2.4 mg)で78%，プラセボで20%が中等度以上の改善を示し，この差は有意であったという[55]。フルボキサミンは社会不安障害が適応である。

d) 強迫性障害

　クロミプラミンやSSRI(フルボキサミンなど)が優先的に使われているが，BZでもアルプラゾラム，ブロマゼパム，クロナゼパム，ジアゼパムなどの効果についての症例報告がある。クロナゼパム，クロミプラミン，クロニジン，ジフェンヒドラミンの効果を28名の患者について，クロスオーバー法で比較した研究では，クロナゼパムが2週目より有意な改善を示し，3週目になるとクロミプラミンも改善を示した。クロナゼパムはそれ以上に改善が進まなかったが，クロミプラミンは6週目まで改善が進行したと報告されている[56]。

　適応として，SSRIの中で最初に(1999年)登場したフルボキサミンがうつ病およびうつ状態と強迫性障害への適応を承認されている(192頁参照)。また，非定型抗精神病薬による治療もある(262頁)。

e) 抗不安薬以外による神経症薬物療法

  1) 抗うつ薬

　抗うつ薬は，神経症治療の根幹となっている。

　三環系抗うつ薬では，イミプラミンがパニック障害によく使われてきた。クロミプラミンは強迫性障害の第一選択薬となり，両薬とも現在も用いられる。

　SSRIでは，パロキセチンがパニック障害の適応として承認され，社会不安障害や全般性不安障害についても，FDAで認可され適応となっている。パロキセチンは重症対人恐怖症(40 mg/日まで)[57]，身体表現性障害(20 mg/日)[58]，同(40

mg/日)[59]，解離症状（自傷行為）(10 mg/日)[60] などに対して，広く使われている．さらに強迫性障害への使用も FDA では認可されている[61]．

　フルボキサミンは強迫性障害と社会不安障害が適応となっている．パニック障害に対しては，二重盲検試験などで 13 例を検討して，中等度の量で有効と報告された[62]．また，身体表現性障害の長期間の原因がない疼痛などに対して，少量の 50 mg/日投与して速やかに症状が消失した数例が報告されている[63]．全般性不安障害に効くという報告もある[64]．

　セルトラリンは 2006 年に市販されたが，わが国でも 240 例のパニック障害に対して，プラセボ群に比して重症度尺度（PDSS）が有意に減少した（有効であった）との報告がある[65]．セルトラリンは，パロキセチンと比較してパニック障害の治療において同等な効果を有したが，安全性はやや優れていたという報告[66]がある．社会不安障害に対しては，FDA で適応とされており，50〜200 mg/日を使用されている[67]．強迫性障害についても FDA で認可されており，小児・青年（6〜17 歳）の強迫性障害の治療が承認されている[61]．

　ミルナシプランは，対人恐怖症に有効であると報告されている[68]．また，いくつかの神経症に効くと報じられている[69]．

2） 抗精神病薬[70〜72]〔第 1 章 表 8（53 頁）〕

　抗精神病薬，抗潰瘍薬であるスルピリドは，うつ病・うつ状態の適応となっている．スルピリドにおける抗うつ薬としての日用量は，150〜300 mg，最高 600 mg であり，胃・十二指腸潰瘍に対しては 1 日 150 mg である．定型抗精神病薬より非定型抗精神病薬に近いスルピリドは，不安障害や心身症に対しては，抗潰瘍薬の用量ぐらい少量の 100〜150 mg/日を使うことが多い．ストレスを受け，イライラして不安状態から不眠や食欲不振を生じた 1 例に対して，スルピリド 150 mg/日，ジアゼパム 6 mg/日と睡眠薬を与え，速やかに改善がみられた[73]．筆者ら[74] が神経症を対象として，クロルジアゼポキシド 10 mg 対スルピリド 50 mg を二重盲検比較試験したところ，両剤の改善性，有効性に有意差はなかった．ある報告では社会不安障害の 52 名に対して，パロキセチン投与で不十分な例 48 名（91.3%）にスルピリド 200〜300 mg/日を付加併用し有効であった，としている[27]．このように，神経症圏障害の軽症，非定型の神経症，抑うつ

あるいは胃腸症状をもつ不安症状に対しては，スルピリドの少量を与える方法も考えられる。この際，少量でも血中プロラクチンの上昇に注意したい。

強迫性障害の治療としてフルボキサミンを投与中にチック障害を併存した症例に定型抗精神病薬のハロペリドール 6 mg/日を追加して，有意に改善した報告がある[75]。Fineberg ら[76] は SSRI に治療抵抗である強迫性障害に対して，抗精神病薬を併用することをすすめている。

非定型抗精神病薬は，適応の統合失調症以外の精神障害・症状のために処方されるケースが 70％以上にものぼるといわれている[77,78]。リスペリドンは強迫性障害で SSRI に治療抵抗な症例に 2.2 mg/日で付加併用する二重盲検試験で，プラセボと比して有意に改善が得られている[79]。45 名の強迫性障害に対して，フルボキサミンを標準的な量を用いても治療に抵抗する症例に対してリスペリドン 0.5 mg/日を付加併用すると有効であった，との報告もある[80]。近藤ら[81] も，強迫性障害に対して，ミルナシプラン 30 mg/日にリスペリドン 0.5 mg/日を付加併用して改善した 1 症例を報告している。

別の非定型抗精神病薬であるオランザピンについてもいくつか報告がある。D'Amico ら[82] がパロキセチン 60 mg/日投与で治療抵抗性の強迫性障害 21 例に対して，オランザピン 10 mg/日を追加して，18 例は Y-BOCS が有意に減少したと報告している。Bogetto ら[83] は，23 例の強迫性障害に対して，フルボキサミン 300 mg/日を 3 カ月投与後，オランザピン 5 mg/日を併用したところ，Y-BOCS の平均評価点が有意に減少して，10 例は改善したが，そのうち 2 例はチック障害，4 例はシゾイドパーソナリティ障害が併存した，としている。

Denys ら[84] は強迫性障害の 40 症例に対して，8 週間 SSRI を投与後治療抵抗の患者群 20 名にクエチアピン 300 mg/日を追加投与し，プラセボ群 20 名と比較して，二重盲検試験を施行したところ，反応した患者は，クエチアピン群 8 名（40％）で，プラセボ群は 2 名（10％）で，有意差がみられた。Y-BOCS もクエチアピン群は 31％有意に減少した。菅原[85] は，強迫性障害の 15 歳の男性患者に対して，フルボキサミン 150 mg/日を投与したが治療抵抗性だったため，クエチアピン 75 mg/日を 300 mg/日に増量したところ，強迫症状が改善し，Y-BOCS は 27 から 5 まで減少した。辻ら[86] は，不潔恐怖のある 17 歳の男性に対しクロミプラミン 150 mg/日を投与したが，効果が乏しいので 50 mg/日に減らして，クエ

チアピン 400 mg/日を追加併用して改善した。

吉田ら[87]は，巻き込み型強迫性障害5症例に対して，フルボキサミン200〜300 mg/日にリスペリドンを付加併用したが，効果なく，ペロスピロンに換えて4〜8〜24 mg/日を付加療法して有効であった。Y-BOCSも全症例，平均21点減少した。本薬は5-HT_{1A}受容体のパーシャルアゴニスト作用を有する。一ノ瀬ら[88]は1症例の軽度精神遅滞の強迫症状に対して，パロキセチン10〜20 mg/日，ペロスピロン8〜12〜16 mg/日にパロキセチン10〜20 mg/日を併用投与し，確認行為などの改善により，Y-BOCSが14から4まで減点することを報告した。

アリピプラゾールは，ドパミンD_2，5-HT_{1A}受容体のパーシャルアゴニストおよび5-HT_{2A}受容体のアンタゴニストで，DA-5-HT安定剤といわれており，わが国でも最近市販された。気分障害には有効であると考えられているが，強迫性障害に対しても有効例の報告がある。Connorら[89]は，8例の強迫性障害に対して，アリピプラゾール10〜30 mg/日を8週間投与したところ，Y-BOCSは23.9から17.6まで減少したと報告している。顕著な改善は，強迫観念より強迫行為でみられた。3例は治療に反応して，Y-BOCSは30％と大きく減少した。Worthingtonら[90]は，SSRI無効の不安障害（パニック障害，全般性不安障害，社会不安障害，PTSD）に対して，アリピプラゾール15〜30 mg/日を12週間増強併用して，CGI-S，I尺度で59％の被検者に有効であったと報告している。

このように，SSRIで効果不十分なケースに非定型抗精神病薬との併用による増強作用で改善が期待できる。

3）抗てんかん薬

パニック障害のなかに，突発脳波異常を有する例[91]で，バルプロ酸やカルバマゼピンが有効なこともある。賦活脳波で棘徐波を有する対人恐怖・自己臭恐怖の18歳の女性例は，カルバマゼピン200 mg/日投与6カ月で治癒した報告がある[92]。

Deltito[93]は，強迫性障害8例にパロキセチン，セルトラリンなどの副作用を生じないようにバルプロ酸を併用した。バルプロ酸を250 mg/日から始めて最

終的に750〜2,000 mg/日投与した上でSSRIを投与したところ，SSRIによる不安や激越感がなく治療が成功した。白井ら[94]は，16歳で発症した強迫性障害をもつ20歳の男性のクロミプラミン抵抗性の症状に対して，バルプロ酸を追加投与したところ，2週目に強迫行為が，3週目に強迫観念もほとんど消失した。また，12症例のパニック障害に対して，バルプロ酸500〜2,000 mg/日を投与して，9例が著明に改善した報告もある[95]。

このように，抗てんかん薬(クロナゼパムはⅢベンゾジアゼピン受容体 5. その他の薬物 c) 242頁に記述)も神経症治療の選択肢の一つとなり得る。

4) リチウム

木戸ら[96]は，37歳の女性の強迫性障害に対して，カルバマゼピン125 mg/日を投与後リチウム600 mg/日を付加投与したところ，強迫観念は軽減して，日常生活上の支障は減少した，としている。橋口ら[97]は16歳の全身性エリテマトーデスの女性で，ステロイドを使った後に強迫症状が出現し，情動不安定，興奮がみられるため，レボメプロマジン600 mg/日投与したが改善しない例に，リチウムに変更し800 mg/日まで漸増して，急速に強迫症状が改善し，情動不安定も消失した症例を報告している。小児期の強迫性障害[98]には，患児46例に対して，カルバマゼピンとフルボキサミンが使用されることが多いが，リチウム(6例)，カルバマゼピン(4例)も有効であったという。

5) β-遮断薬

いくつかの神経症に対して，二重盲検比較試験を欠くが，臨床的に使用した歴史がある[99]。プロプラノロール，アテノロール，ピンドロールなどとわが国で開発されたカルテオロールは，β-遮断作用が強く，心臓神経症が適応になっており，動悸，不整脈と胸部症状の不安に対して，10〜15 mg/日を用いている[100]。

f）神経症に対する薬物増強療法[2]

前項では，BZ系薬物の効果が不十分な神経症圏障害に対する治療の多くは，抗うつ薬が応用されることを強調した。さらに抗うつ薬治療の抵抗症例に対しては，非定型抗精神病薬を併用する増強療法が，一つの原則であると考えられ

る。この点では，神経症圏障害のなかでもっとも難治症である強迫性障害の改善症例が参考になる。本障害の治療の第一選択薬は抗うつ薬のSSRIが使われている。うつ病でもよく体験されるようにSSRI投与中に，効果の乏しい時や発現が遅れることがある。その場合は，増強療法として第二の治療薬を追加する。SSRIを投与中に他の向精神薬を使うことは，add-on法，または付加併用療法（combination/adjunctive/augmentation therapy）と呼ばれる。たとえば，付加併用療法として強迫性障害に対して，リスペリドン0.5 mg/日，オランザピン5 mg/日，クエチアピン75〜300 mg/日，ペロスピロン4〜8 mg/日などの非定型抗精神病薬をSSRIに加えて投与し，改善がみられることがある。

　この増強療法の機序についてはいくつか考えられている。神経症に対して，SSRIを投与するとシナプスのセロトニンが増加し，各5-HT受容体が刺激されてセロトニン伝達が亢進する。少量の非定型抗精神病薬でも，5-HT$_{2A}$受容体が強く遮断されるが，5-HT$_{1A}$受容体は刺激され続けるので，SSRIの効果が増強されると，Nemeroff[101]は考えている。強迫性障害の治療のSSRIと非定型抗精神病薬による増強療法の機序には，いくつかの仮説が考えられる。強迫性障害は5-HT受容体が豊富な大脳基底核が関与しているので，Denysら[84]は，クエチアピンの5-HT$_{2A,2C}$受容体遮断作用が，治療効果に関係すると推測している。しかし，clozapine monotherapyは5-HT$_{2A,2C}$受容体を強く遮断するにもかかわらず，強迫性障害に対して無効であった[102]。一方，5-HT$_{2A}$受容体遮断剤のmirtazapineが強迫性障害に有効であった[103]。強迫性障害の動物モデルを用いた実験では，D_1, D_2受容体の遮断が重要であるという[104]。Saxenaら[105]は強迫性障害の脳イメージングで，眼窩前頭葉，腹内側尾状核の直接経路の"tone"が，D_1受容体の特異的遮断により，減弱される可能性を提唱した。SSRIと非定型抗精神病薬を付加併用すると，セロトニントランスポーター阻害，5-HT$_{2A,2C}$受容体遮断，およびD_1/D_2受容体拮抗が同時に生じることによって，強迫性障害がより効果的に治療できると考えられている[84]。非定型抗精神病薬は，D_2受容体より5-HT$_{2A}$受容体の親和性のほうが強くなっている[106]ために，増強療法が効くのである。

　また，BZを用いる増強療法には付加する時期が重要である。Goddardら[107]は，パニック障害50症例に対して，二重盲検試験でセルトラリン100 mg/日投

与時に，クロナゼパム 1.5 mg/日，またはプラセボを併用した。投与 1 週目に改善がみられたのはセルトラリン/クロナゼパム群では 41％であったのに対して，セルトラリン/プラセボ群は 4％のみで，治療反応性の差異は有意であった。Nardi ら[108] は，いくつかの研究からセルトラリンとクロナゼパムを組み合わせることにより，パニック障害が早期に改善することを明らかにし，その症状を急速に軽減するための役立つ処方戦略であると提唱した。一般に，SSRI/SNRIをパニック障害に処方すると，効果発現は 2，3 週間かかる。クロナゼパム co-therapy をすると，パロキセチンのみでは，投与初期では不安とパニックを悪化することがあり得るが，クロナゼパムを併用すると，増強療法が可能と考えられ，これらの有害作用も抑えられる[109]。クロナゼパム以外の BZ 系抗不安薬も，イミプラミン/アルプラゾラムの組み合わせで，早期の抗パニック効果が報告[110]されたことがある。

クロナゼパム，タンドスピロン[111] などの増強作用には，$5\text{-}HT_{1A}$ 受容体が強く関与し，BZ 系薬物の増強療法には GABA への影響が重要である。

g）抗不安薬の副作用[53,71]

主として BZ の副作用について書く。向精神薬のなかで副作用はもっとも少ないが，相互作用については若干あるので表示した（表 4）。常用量でみられる軽い副作用は，ねむけ，ふらつき，失調，めまい，脱力感，倦怠感，もうろう感などが一般に指摘されている。BZ の副作用である呼吸抑制は，用量依存的に強くなることが知られている。BZ には活性代謝物のあるものが多く，そのため半減期が長く，体内に蓄積するため鎮静作用を生じる。奇異反応あるいは逆説反応は，BZ 治療中に静穏化作用と違う怒りや攻撃行動がみられるといわれるが，出現頻度は多くない。一種の脱抑制と解することもできる。

BZ の健忘は重要である。ジアゼパムを麻酔前投薬として用いた時に前向性健忘が注目された。睡眠薬による健忘についてはよく知られている。BZ の健忘としては，GABA の関連について 1990 年早期から研究が多くされる。GABA 受容体のアゴニストは記憶を障害し，アンタゴニストは記憶を促進することが示されている。この研究では，扁桃体，前脳基底部，中隔 - 海馬系，内嗅皮質における GABA の役割が注目されている。ラットを用いた明暗実験箱の受動

回避反応テストによって，少量の BZ(ミダゾラム 2 mg/kg)を与えると，記憶の獲得，保持とも障害された。両側扁桃体に $GABA_A$ 受容体アンタゴニストのbicuculline を微量注入すると，ミダゾラムの効果が阻害された。GABA 系が扁桃体における記憶の保持または固定化に関与していると推論できる。

BZ 服用の時にアルコールにより精神運動機能障害が増強されることは，社会的な問題になる。アルコールは BZ とバルビツール酸といくつかの薬理作用を共有しており，そのいくつかの効果は $GABA_A$ 受容体を介して調節されている。

BZ の依存，乱用を生じる患者がある。臨床用量で依存性が生じた時は離脱症状が出現してくる。離脱症状は，不安，心配，いら立ち，不眠，不機嫌(心理的)，振戦，動悸，めまい，発汗，筋れん縮(生理的)，光・音・触覚・痛覚に対する過感受性，離人症，運動感覚，金属味(知覚障害)などである。離脱症状は離脱数日後にピークに達し，1～3 週かけてゆっくり消退してゆく。症状の再発，より強い症状を体験する反跳現象も現れる。

離脱症状が重篤になるのは，BZ の大量投与，半減期の短い BZ，長期的な BZ 服用，急速な中断などの場合である。病態としては，パニック障害，人格的な精神病理性，アルコールや物質依存/乱用などがあれば，予見できるであろう。

2. 身体疾患に伴う不安

抗不安薬，睡眠薬は，内科はじめ各科で使用頻度がきわめて高い薬である。アメリカでは BZ の全使用量のうち，2/3 がプライマリケアの内科医によって処方されているという。わが国でも村崎[112]によると，北里大学病院・東病院外来で処方された BZ 系抗不安薬・睡眠薬のうち，精神科で処方されたのは 11%に過ぎず，残りの 89%は，内科(40%)，皮膚科(9%)，外科(9%)，整形外科(8%)ほか眼科，小児科，耳鼻咽喉科，泌尿器科などあらゆる科で処方されていたという。

一般に身体疾患のうちでも，心循環系(19%)，筋骨格系(9%)の障害に処方されることが多い[113]。

身体疾患の経過に不安がどのように関与しているか十分な解明はなされていないが，身体管理の医師にとって，情動をコントロールすることが身体疾患の

治療に不可欠であると認識されているのであろう。

　身体疾患に対するBZの効果については，多くの比較研究がある。急性心筋梗塞の男性患者38名を対象とし，無作為にジアゼパムを入院時に10 mg静注し，1時間後から8時間毎に15 mgずつ3日間内服させ，対照と比較した研究[114]では，ジアゼパム群では不穏，不安などが少なかっただけでなく，鎮痛薬の要求も少なく，CCUにいた最初の24時間の記憶がなくなっていたという。心不全，低血圧，心原性ショックなどの頻度には差がなかったが，悪性の不整脈(心室性頻脈，第3度心ブロック，心室細動)は対照群で4名に生じたのに，ジアゼパム群では一人も起こらなかったという。これはジアゼパム群ではドパミンの尿中排泄が正常であり，エピネフリンの尿中排泄も正常化したことと関係があろう。このほか，冠状動脈性心臓病，高血圧などで比較研究が行われている。BZとしては，ジアゼパムが多いが，クロルジアゼポキシド，クロラゼプ酸，アルプラゾラム，メダゼパムなども取り上げられている。

　2, 3-BZ化合物であるトフィソパムは，自律神経調整剤とされているが，頭痛，頭重，めまい(ふらつき)，倦怠感，肩こり，発汗，心悸亢進，および更年期の症状などに有効であるとされている。薬理作用としては，視床下部に作用し，自律神経系の緊張不均衡を改善するという。頭痛，頭重，肩こりなどに対しては，末梢血流量が増加するという実験動物の薬理作用によると考える。

3. 緊張病症状(カタトニア)

　アモバルビタールの静注が緊張病症状を寛解する目的で使われてきたが，最近ではBZが使用されている。

　ジアゼパムがよく用いられており，多くは10〜20 mgの静注が効果をあげている。わが国では使われていないが，ロラゼパムの静注(1〜2 mg)あるいは内服(2〜6 mg)もよく用いられており，有用のようである。ミダゾラム5〜10 mg(静注または筋注)も用いられている。

　大うつ病で昏迷と緘黙状態に陥った患者に2.5 mgのロラゼパムを内服させ，1時間で症状が完全に寛解した時に，BZのアンタゴニスト(フルマゼニル)を静注したところ直ちに元の昏迷に陥ったという興味深い報告[115]もある。

　緊張病症状に対するBZの奏効機序については，いくつかの説がある。一つ

は，患者の極度の不安，怯えが無動化をもたらしているので，抗不安薬が効くという考え。第二は，カタトニアはドパミンの異常で生じ，BZ の GABA 系の賦活によってその異常が解消されるというもので，第三の説は，BZ の有する抗コリン作用が抗精神病薬によって生じた錐体外路症状であるカタトニアを消退させるというもの。さらに，BZ の抗けいれん作用が非発作性の皮質下電気発射の伝達を妨げることによりカタトニアの筋強剛が改善されるという説もある。しかし，上述したフルマゼニルによる逆転が事実なら，BZ/GABA 受容体を介した作用であると思われる。

4．けいれん重積状態

けいれん重積状態はあまり長く続くと，不可逆的な神経学的損傷を残すし，代謝的にも乳酸血症，高体温，脱水，ショックなどを生じる。この状態に最初にジアゼパムを用いたのは Gastaut, Naquet らのグループ[116]で，1965 年に報告されて以来，BZ が広く用いられるようになり，ジアゼパム，ロラゼパム，クロナゼパムなどが注射薬として用いられ，47 篇の研究で報告された 1,346 名の患者のうち 79％でけいれんを終止させている[117]。

わが国ではジアゼパムの静注がもっぱら用いられており，脂溶性が極めて高いので中枢への吸収が早く，重積状態も脳波も静注開始後 20 秒で改善するといわれる。初回 10 mg を 2 分ぐらいかけて静注する。子どもの重積状態に対してもよく用いられ，5〜10 mg を筋注または静注するが，静注のほうが推奨されている。子どもにはジアゼパムの坐薬も用いられている。小児 1 回 0.4〜0.5 mg/kg を 1 日 1〜2 回直腸内に入れる。4, 6, 10 mg の坐薬が入手できる。

最近ミダゾラムの静注も用いられている。ジアゼパムが無効の時に効果をあげたという報告もある。初回量は 2.5 mg で，必要に応じ 15 mg まで用いる。

5．不随意運動

a）レストレス・レッグス症候群 restless legs syndrome：RLS（むずむず脚症候群）

下肢を中心に夜間睡眠時に，不快な耐え難い異常感覚が起こり，そのためじっとしていられず不穏な下肢の運動を生じる病態をいう。異常感覚は，「痛み」「む

ずむず」「虫が這う感じ」「むず痒い」などと多くの症状がある。この異常感覚は，脛腹筋を中心にみられるが，大腿部，上肢にも出現する。通常両側性であるが，一側性に生じることもある。臨床的な特徴は，①感覚異常のために足を動かしたい衝動がある，②落ち着きのない運動，③安静臥床状態でむずむず脚の不快な症状が出現し，体や四肢を動かすことにより改善する，④夕方から夜間に増悪する，などで診断される。有病率は1～3%とされる。40歳以降に発症したRLSでは，鉄欠乏性貧血が関与することもあり，血清フェリチン値は重症度と逆相関して低値とみられる。その場合，鉄製剤の投与をすすめる。治療としてはクロナゼパム0.5～1.0 mg，レボドパ100～200 mg，ペルゴリド，タリペキソール，ブロモクリプチンを用いる。

b）周期性四肢運動障害 periodic limb movement disorder：PLMD

周期性四肢運動障害では，夜間睡眠中に，片側あるいは両側の足関節の背屈運動を主体とする，周期的な不随意運動が反復して起こるので，睡眠障害を呈する。足の背屈と，第1趾あるいは全趾の背屈と，膝関節と股関節の屈曲もみられる。1回の筋収縮は0.5～5秒持続し，4回以上連続する。浅いノンレム睡眠の時に多く，深いノンレム睡眠では少なく，覚醒時に出現する。

RLSとPLMDは共通した病態（ドパミン関与）があるので，両者は治療も共通している。ドパミン，ドパミン受容体作動薬，ベンゾジアゼピン系薬剤（クロナゼパム），カルバマゼピン，クロニジンなどを使用する。

6．アルコール，薬物依存症
a）アルコール離脱

アルコール依存症者の離脱症状では，自律神経系の過活動，錯覚をはじめ，時に致死的であるけいれんや振戦せん妄を生じる。これに対し，BZが有用であることは広く認められている。わが国ではジアゼパムの静注を用いることが多い。けいれんの既往のある患者にはフェニトイン（300 mg/日）を併用する。ロラゼパム，アルプラゾラムも有効である。

b) その他

オピウム中毒の解毒に BZ が有効であるとされている。たとえばクロルジアゼポキシドはヘロイン離脱時の症状を抑制する。ジアゼパムも解毒を促進し，オピウムの再使用を抑止する。

コカインや他の中枢興奮薬の中毒にジアゼパムが用いられている。けいれんを抑え，抗不安，催眠作用が役立つ。

文献

1) Spiegel R: Psychopharmacology; An Introduction. 2nd ed, John Wiley & Sons, Chichester, 1989
2) 融　道男：神経症圏障害の薬物療法の原則．臨床精神医学 35：679-693, 2006
3) Hollister LE, Muller-Oerlinhausen B, Pickels K, et al: Cinical uses of benzodiazepines. J Clin Psychopharmacol 13 (Suppl 1): S1-S169, 1993
4) Sigel E, Buhr A: The benzodiazepine binding site of $GABA_A$ receptors. Trends Pharmacol Sci 18: 425-429, 1997
5) Teuber L, Waetjen F, Jensen LH: Ligands for the benzodiazepine binding site; A survey. Curr Pharmaceut Des 5: 317-343, 1999
6) Bormann J: The 'ABC' of GABA receptors. Trends Pharmacol Sci 21; 16-19, 2000
7) Im HK, Im WB, Judge TM, et al: Potentiation of γ-aminobtyric acid-induced chroride currents by various benzodiazepine site agonists with the $\alpha 1\gamma 2$-, $\beta 2\gamma 2$- and $\alpha 1\beta 2\gamma\gamma$-subtypes of cloned γ-aminobutyric acid type A receptors. Mol Pharmacol 44: 866-870, 1993
8) Langer SZ, Arbilla S, Scatton B, et al: Receptors involved in the mechanism of action of zolpidem. In: Biggio G, Costa E (eds), Chloride Channels and Their Modulation by Neurotransmission and Drugs. Raven Press, New York, pp.55-70, 1988
9) Guidotti A, Berkovich A, Ferrarese C, et al: Neuronal-Glial differential processing of DBI to yield ligands to central or peripheral benzodiazepine recognition sites. In: Sauvanet JP, Langer SZ, Morselli PL (eds), Imidazopyridines in Sleep Disorders, Raven Press, New York, pp.25-38, 1988
10) Anholt NH, Pendersen PL, De Souza EB, et al: The peripheral-type benzodiazepine receptor; Location to mitochondrial outer membrane. J Biol Chem 261: 576-583, 1986
11) Pellow S, File S: Behavioral action of Ro5-4864; A peripheral-type benzodiazepine. Life Sci 35: 229-240, 1984
12) Puia G, Santi M, Vicini S, et al: Neurosteroids act on recombinant human $GABA_A$ receptors. Neuron 4: 759-765, 1990
13) Costa E, Guidotti A: Diazepam binding inhibitor(DBI); A peptide with multiple

biological actions. Life Sci 49: 325-344, 1991
14) Feigenspan A, Bormann J: GABA-gated Cl⁻ channels in the rat retina. Prog Retinal Eye Res 17: 99-126, 1998
15) Marshall FH, Jones KA, Kaufman K, et al: $GABA_B$ receptors—the first 7TM heterodimers. Trends Pharmacol Sci 20: 396-399, 1999
16) Haefley W: Partial agonists of the benzodiazepine receptor; From animal data to results in patients. In: Biggio G, Costa E (eds), Chloride Channels and Their Modulation by Neurotransmission and Drugs. Raven Press, New York, pp.275-292, 1988
17) 飯利太朗：受容体シグナルとインバースアゴニスト．Medical Science Digest 32: 97-98, 2006
18) 村松郁延，鈴木史子，森島　繁：受容体の構成的活性化とインバースアゴニスト．Medical Science Digest 32: 103-106, 2006
19) Shimizu H, Karai N, Hirose A, et al: Interaction of SM-3997 with serotonin receptors in rat brain. Jpn J Pharmacol 46: 311-314, 1988
20) Horvath EJ, Horvath K, Hamori T, et al: Anxiolytic 2,3-benzodiazepines, their specific binding to the basal ganglia. Progr Neurobiol 60: 309-342, 2000
21) 大橋清和，高橋宏昌：自律神経調整剤トフィソパム（グランダキシンR）の有用性について．医学と薬学 44：511-520，2000
22) Tesnar GF, Rosenbaum JF, Pollack MH, et al: Clonazepam versus alprazolam in the treatment panic disorder; Interim analysis of data from a prospective, double-blind, placebo-controlled trial. J Clin Psychiatry 48 (Suppl 10): 16-21, 1987
23) Rosenbaum JF, Moroz G, Bowden CL; for the Clonazepam Panic Disorders Dose-Response Study Group: Clonazepam in the treatment panic disorders with or without agoraphobia; A dose-response study of efficacy, safety and discontinuance. J Clin Psychopharmacol 17: 390-400, 1997
24) Hewlett WA, Vinogradov S, Agras WS: Clomipramine, clonazepam, and clonidine treatment of obsessive-compulsive disorder. J Clin Psychopharmacol 12: 420-430, 1992
25) Leonard HL, Topol D, Bukstein O, et al: Clonazepam as an augmenting agent in the treatment of childhood-onset obsessive-compulsive disorder. J Am Acad Child Adolesc Psychiatry 33: 792-794, 1994
26) Reiter SR, Pollack MH, Rosenbaum JF, et al: Clonazepam for the treatment of social phobia. J Clin Psychiatry 51: 470-472, 1990
27) 貝谷久宣，横山知加，岩佐玲子ほか：我が国における社会不安障害の特徴と治療の実際．臨床精神薬理 6：1309-1320，2003
28) Chouinard G: Issues in the clinical use of benzodiazepines; Potency, withdrawal, and rebound. J Clin Psychiatry 65 (suppl 5): 7-12, 2004
29) Hamon M: Neuropharmacology of anxiety; Perspectives and prospects. Trends Pharmac Sci 15: 36-39, 1994
30) Lima L, Trejo E, Urbina M: Serotonin turnover rate, [³H] paroxetine binding sites, and $5-HT_{1A}$ receptors in the hippocampus of rats subchronically treated with clonaze-

pam. Neuropharmacol 34: 1327-1333, 1995
31) Concas A, Serra M, Sann E, et al: The action of stress of GABAergic transmission. Clin Neuropharmacol 13 (Suppl 2): 384-385, 1990
32) Haefley W: Endogenous ligands of the benzodiazepine receptor. Pharmacopsychiat 21: 43-46, 1988
33) Marquardt H, Todaro GJ, Shoyab M: Complete amino acid sequences of bovine and human endozepines; Homology with rat diazepam binding inhibitor. J Biol Chem 261: 9727-9731, 1986
34) Costa E, Guidotti A: Diazepam binding inhibitor (DBI); A peptide with multiple biological actions. Life Sci 49: 325-344, 1991
35) Rothstein JD, Mckhann G, Guarneri P, et al: Cerebrospinal fluid content of diazepam binding inhibitor in chronic hepatic encephalopathy. Ann Neurol 26: 57-62, 1989
36) Barbaccia ML, Costa E, Ferrero P, et al: Diazepam-binding inhibitor; A brain neuropeptide present in human spinal fluid; Studies in depression, schizophrenia, and Alzheimer's disease. Arch Gen Psychiatry 43: 1143-1147, 1986
37) Klotz U: Occurrence of "natural" benzodiazepines. Life Sci 48: 209-215, 1991
38) Sangameswaran L, Fales HM, Friedrich P, et al: Purification of a benzodiazepine from bovine brain and detection of benzodiazepine like immunoreactivity in human brain. Proc Natl Acad Sci USA 83: 9236-9240, 1986
39) Artigas F: 5-HT and antidepressants; New views from microdialysis studies. Trends Pharmacol Sci 14: 262, 1993
40) Barr LC, Goodman WK, McDougle CJ, et al: Tryptophan depletion in patients with obsessive-compulsive disorder who respond to serotonin reuptake inhibitors. Arch Gen Psychiatry 51: 309-317, 1994
41) Söderpalm B, Andersson G, Johansson K, et al: Intracerebroventricular 5, 7-DHT alters the in vitro function of rat corfical $GABA_A$/benzodiazepine chloride ionophore receptor complexes. Life Sci 51: 327-335, 1992
42) Handley S: Future prospects for the pharmacological treatment of anxiety. CNS Drugs 2: 397-414, 1994
43) Thierry AM, Tassin JP, Blanc G, et al: Selective activation of the mesocortical dopaminergic system by stress. Nature 263: 242-244, 1976
44) Blanc G, Herve D, Simon H, et al: Response to stress of mesocortico-frontal dopaminergic neurones in rats after long-term isolation. Nature 284: 265-267, 1980
45) Roth RH, Tam S-Y, Ida Y, et al: Stress and the mesocorticolimbic dopamine systems. Ann NY Acad Sci 537: 138-147, 1988
46) Fallon JH: Topographic organization of ascending dopaminergic projections. Ann NY Acad Sci 537: 1-9, 1988
47) Phillips AG, Blaha CD, Fibiger HC, et al: Interactions between mesolimbic dopamine neurons, cholecystokinin, and neurotensin; Evidence using in vivo voltammetry. Ann NY Acad Sci 537: 347-361, 1988

48) De Montigny C: Cholecystokinin tetrapeptide induces panic-like attacks in healthy volunteers. Arch Gen Psychiatry 46: 511-517, 1989
49) Kramer MS, Cutler NR, Ballenger JC, et al: A placebo-controlled trial of L-365,260, a CCK_B antagonist, in panic disorder. Biol Psychiatry 37: 462-466, 1995
50) Adams JB, Pyke RE, Costa J, et al: A double-blind, placebo-controlled study of a CCK-B receptor antagonist, CI-988, in patients with generalized anxiety disorder. J Clin Psychopharmacol 15: 428-434, 1995
51) Hyman SE, Arana GW, Rosenbaum JF: Handbook of Psychiatric Therapy. 3rd ed, Little Brown, Boston, 1995
52) Hobbs WR, Rall TW, Verdoon TA: Hypnotics and sedatives; ethanol. In: Hardman JG, Limbird LE (eds), Goodman and Gilman's The Pharmacological Basis of Therapeutics. 9th ed, McGraw-Hill, New York, pp.361-396, 1996
53) 融　道男：抗不安薬の薬理と治療. 精神医学レビュー No.39；不安の精神医学, ライフ・サイエンス, pp.84-92, 2001
54) Möler H, Okada T: Benzodiazepine receptor; Demonstration in the central nervous system. Science 198: 849-851, 1977
55) Davidson JRT, Pett N, Richichi E, et al: Treatment of social phobia with clonazepam and placebo. J Clin Psychopharmacol 13: 423-428, 1993
56) Hewlett WA, Vinogradov S, Agras WS: Clomipramine, clonazepam and clonidine treatment of obsessive-compulsive disorder. J Clin Psychopharmacol 12: 420-430, 1992
57) 大原一幸, 中島貴也, 西井理恵ほか：増悪時に疼痛性障害を呈した重症対人恐怖症の1症例. 臨床精神医学 33：1625-1632, 2004
58) 小野　信, 北村秀明, 渋谷太志ほか：頭痛・めまいを主とした身体表現性障害に paroxetine が奏効した1例. 臨床精神薬理 7：733-736, 2004
59) 市場美緒, 赤崎安昭, 水野謙太郎ほか：Paroxetine が著効した身体表現性障害の3症例. 九神精医 50：125-131, 2004
60) 松本俊彦：習慣性自傷に対するパロキセチンの有効性；自傷行為, 解離症状, 摂食障害を呈した1例. Pharma Medica 21: 81-84, 2003
61) 中前　貴, 吉田卓史, 福居顕二：SSRI／SNRI の強迫性障害への適応. 臨床精神医学 34：1381-1387, 2005
62) Bellodi L, Bertani A: Fluvoxamine and panic disorder. Adv Preclin Clin Psychiatry 1: 49-59, 2000
63) 小野正美, 菅野智行, 沼田吉彦ほか：身体表現性障害に対する fluvoxamine の治療効果. 臨床精神薬理 7：855-862, 2004
64) Belzer K, Schneier FR: Comorbidity of anxiety and depressive disorders; Issues in conceptualization, assessment, and treatment. J Psychiatr Pract 10: 296-306, 2004
65) Kamijima K, Kuboki T, Kumano H, et al: A placebo-controlled, randomized withdrawal study of sertraline for panic disorder in Japan. Int Clin Psychopharmacol 20: 265-273, 2005

66) Bandelow B, Behnke K, Lenoirs S, et al: Sertraline versus paroxetine in the treatment of panic disorder; An acute, double-blind, non-inferiority comparison. J Clin Psychiatry 65: 405-413, 2004
67) van Ameringen M, Lane RM, Walker JR, et al: Sertraline treatment of generalized social phobia; A 20-week, double-blind, placebo-controlled study. Am J Psychiatry 158: 275-281, 2001
68) Nagata T, Oshima J, Wada A, et al: Open trial of milnacipran for Taijin-kyofushou in Japanese patients with social anxiety disorder. Int J Psych Clin Pract 7: 107-112, 2003
69) 鎌田光宏, 吉田契造, 樋口　久：Milnacipran のうつ病以外の疾患に対する臨床効果について. 臨床精神薬理 5：1777-1782, 2002
70) Kato T, Hirose A, Ohno Y, et al: Binding profile of SM-9018, a novel antipsychotic candidate. Jpn J Pharmacol 54: 478-481, 1990
71) 融　道男：向精神薬マニュアル, 第2版, 医学書院, 2001
72) Weinberger DR: Pharmacological mechanism of atypical antipsychotic drugs. 臨床精神薬理 7: 232-248, 2004
73) 融　道男：半減期を考えた睡眠薬の副作用—私の処方. 上島国利（編）, 睡眠障害診療のコツと落とし穴, 中山書店, pp.62-64, 2006
74) Toru M, Moriya H, Yamamoto K, et al: A double-blind comparison of sulpiride with chlordiazepoxide in neurosis. Folia Psychiat Neurol Jpn 30: 153-164, 1976
75) McDougle CJ, Goodman WK, Leckman JF, et al: Haloperidol addition in fluvoxamine-refractory obsessive-compulsive disorder; A double-blind, placebo-controlled study in patients with or without tics. Arch Gen Psychiatry 51: 302-308, 1994
76) Fineberg NA, Gale TM, Sivakumaran T: A review of antipsychotics in the treatment of obsessive-compulsive disorder. J Psychopharmacol 20: 97-103, 2006
77) Buckley PF: New antipsychotic agnts; Emerging clinical profiles. J Clin Psychiatry 60: 12-17, 1999
78) Jeste DV, Dolder CR: Treatment of non-schizophrenic disorders; Focus on atypical antipsychotics. J Psychiat Res 38: 73-103, 2004
79) McDougle CJ, Eppeson CN, Pelton GH, et al: A double-blind, placebo-controlled study of risperidone addition in serotonin reuptake inhibitor-refractory obsessive-compulsive disorder. Arch Gen Psychiatry 57: 794-801, 2000
80) Erzegovesi S, Guglielmo E, Siliprandi F, et al: Low-dose risperidone augmentation of fluvoxamine treatment in obsessive-compulsive disorder; A double-blind, placebo-controlled study. Eur Psychopharmacol 15: 69-74, 2005
81) 近藤　等, 浅野弘毅：少量のリスペリドン追加により著明な改善をみた強迫性障害の1例. 精神医学 44：302-304, 2002
82) D'Amico G, Cedro C, Muscatello MR, et al: Olanzapine augmentation of paroxetine-refractory obsessive-compulsive disorder. Prog Neuropsychopharmacol Biol Psychiatry 27: 619-623, 2003

83) Bogetto F, Bellino S, Vaschetto P, et al: Olanzapine augmentation of fluvoxamine-refractory obsessive-compulsive disorder; A 12-week open trial. Psychiat Res 96: 91-98, 2000
84) Denys D, de Geus F, van Megen HJGM, et al: A double-blind, randomized, placebo-controlled trial of quetiapine addition in patients with obsessive-compultive disorder refractory to serotonin reuptake inhibitors. J Clin Psychiatry 65: 1040-1048, 2004
85) 菅原圭吾：Fluvoxamine と quetiapine の併用が奏効した治療抵抗性強迫性障害の1症例．精神医学 47：1309-1311，2005
86) 辻敬一郎，堤祐一郎，田島　治：クエチアピンとクロミプラミンの併用投与が奏効した重症強迫性障害の1症例．Pharma Medica 22: 83-87, 2004
87) 吉田卓史,秋篠雄哉,松本良平ほか：セロトニン再取り込み阻害薬に perospirone の付加投与が有効であった巻き込み型強迫性障害の5症例．8：449-456，2005
88) 一ノ瀬真琴,倉田健一：軽度精神遅滞患者の強迫症状に paroxetine と perospirone の併用が奏効した1例．臨床精神薬理 7：65-69，2004
89) Connor KM, Payne VM, Gadde KM, et al: The use of aripiprazole in obsessive-compulsive disorder; Preliminary observations in 8 patients. J Clin Psychiatry 66: 49-51, 2005
90) Worthington III JJ, Kinrys G, Wygant LE, et al: Aripiprazole as an augmentor of selective serotonin reuptake inhibitors in depression and anxiety disorder patients. Int Clin Psychopharmacol 20: 9-11, 2005
91) 林　果林，菅　重博，山田宇以ほか：突発性脳波異常を有するパニック障害症例の治療―治療奏効例と治療抵抗例より―．心身医 46：233-241，2006
92) 服部隆夫：発作波を伴う神経症状態．臨床脳波 23：319-325，1981
93) Deltito JA: Valproate pretreatment for the difficult-to-treat patient with OCD. J Clin Psychiatry 55: 500, 1994
94) 白井　豊，片山桂子，杉浦　卓ほか：バルプロ酸ナトリウムが有効であった強迫性障害の1例．精神経誌 100：1013，1998
95) Woodman CL, Noyes Jr R: Panic disorder; Treatment with valproate. J Clin Psychiatry 55: 134-136, 1994
96) 木戸日出喜,坂本　宏,住吉太幹ほか：炭酸リチウム付加であった clomipramine による強迫性障害の1治験例．臨床精神医学 20：1787-1792，1991
97) 橋口　渡，赤崎安昭，長友医継ほか：Systemic lupus erythematosus(SLE)の治療経過中に強迫症状を呈した1症例．九神精医 46：149-154，2000
98) 新井　卓：小児期の強迫性障害の薬物療法．臨床精神薬理 3：1161-1166，2000
99) Nutt DV: Overview of diagnosis and drug treatments of anxiety disorders. CNS Spectr 10: 49-56, 2005
100) 森下　茂，笹野友寿，馬場信二ほか：胸部症状を有する不安に対する carteolol の臨床効果．診断と治療 75：2763-2769，1987
101) Nemeroff CB: Use of atypical antipsychotics in refractory depression and anxiety. J Clin Psychiatry 66 [Suppl 8]: 13-21, 2005

102) LaPorta LD: More on obsessive-compulsive symptoms and clozapine [letter]. J Clin Psychiatry 55: 312, 1994
103) Koran LM, Quirk T, Lorberbaum JP, et al: Mirtazapine treatment of obsessive-compulsive disorder. J Clin Psychopharmacol 21: 537-539, 2001
104) Joel D, Doljansky J: Selective alleviation of compulsive lever-pressing in rats by D_1, but not D_2, blockade; Possible obsessive-compulsive disorder. Neuropsychopharmacol 28: 77-85, 2003
105) Saxena S, Brody AL, Schwartz JM, et al: Neuroimaging and frontal-subcortical circuitry in obsessive-compulsive disorder. Br J Psychiatry 173 (suppl 35): 26-37, 1998
106) Richelson E: Preclinical pharmacology of neuroleptics; Focus on new generation compounds. J Clin Psychiatry 57 (Suppl 11): 4-11, 1996
107) Goddard AW, Brouette T, Almai A, et al: Early coadministration of clonazepam with sertraline for panic disorder. Arch Gen Psychiatry 58: 681-686, 2001
108) Nardi AE, Perna G: Clonazepam in the treatment of psychiatric disorders; An update. Int Clin Psychopharmacol 21: 131-142, 2006
109) Pollack MH, Simon NM, Worthington JJ, et al: Combined paroxetine and clonazepam treatment strategies compared to paroxetine monotherapy for panic disorder. J Psychopharmacol 17: 276-282, 2003
110) Woods SW, Nagy LM, Koleszar AS, et al: Controlled trial of alprazolam supplementation during imipramine treatment of panic disorder. J Clin Psychopharmacol 12: 32-38, 1992
111) 姜　昌勲，杉原克比古，五十嵐潤ほか：タンドスピロンとSSRIによる併用療法が奏効した強迫性障害の1例．精神医学 44：299-301，2002
112) 村崎光邦：抗不安薬，睡眠薬．In：精神治療薬大系第4巻(三浦貞則監修)，星和書店，1997
113) Hollister LE, Müller-Oerlinghausen B, Pickels K, et al: Clinical uses of benzodiazepines. J Clin Psychopharmacol 13 (Suppl 1): 1S-169S, 1993
114) Melsom M, Andreassen P, Melsom H, et al: Diazepam in acute myocardial infarction; Clinical effects and effects on catecholamines, free fatty acids, and cortisol. Br Heart J 38: 804-810, 1976
115) Wetzel H, Heuser I, Benkert O: Stupor and affective state; Alleviation of psychomotor disturbances by lorazepam and recurrence of symptoms after Ro15-1788. J Nerv Ment Dis 175: 240-242, 1987
116) Gastaut H, Naquet R, Poire R, et al: Treatment of status epilepticus with diazepam (Valium). Epilepsia 6: 167-182, 1965
117) Treiman DM: Pharmacokinetics and clinical use of benzodiazepines in the management of status epilepticus. Epilepsia 30 (Suppl 2): S4-S10, 1989

B 睡眠薬

I 睡眠薬の薬理

1. ベンゾジアゼピン(BZ)系睡眠薬
a) BZとBZ受容体

　BZは睡眠薬としてだけでなく，広く抗不安薬として用いられており，あるものは抗てんかん薬としても使われている。BZ系薬物がそれぞれ異なるスペクトルをもち，その中で睡眠作用が強いものが睡眠薬として用いられているのが現実であるが，その薬理学的背景はまだ明らかではない。したがって，ここではBZ全般の作用機序について論ずる。

　BZの薬理作用が上述のBZ受容体に対する作用を介して生じていることは，各種BZのこの受容体に対する親和性の強さがBZの抗不安作用，抗けいれん作用，筋弛緩作用などの強さと相関することからも示唆される。筆者ら[1]はヒトの大脳皮質膜標品を用い，^{3}H-フルニトラゼパム結合に対する各種睡眠薬の阻害作用の強さ(IC_{50})を調べ，IC_{50}と睡眠薬としての臨床投与量との間の相関をみたところ，BZ系睡眠薬8種(ブロチゾラム，トリアゾラム，エチゾラム，フルニトラゼパム，ニトラゼパム，エスタゾラム，ニメタゼパム，フルラゼパム)および非BZ系睡眠薬のゾピクロンについて高い相関($r=0.96$，$p<0.001$)が得られた(図7)。

　AⅢ「2. BZ受容体のサブタイプ」(234頁)で述べたように，BZ受容体にはBZ$_1$(ω_1)とBZ$_2$(ω_2)および末梢型BZ(ω_3)受容体の3種類の結合部位が区別されているが，ほとんどのBZはω_1とω_2の認識部位を区別しないと考えられている。睡眠薬や抗不安薬として用いられている多くのBZが鎮静や筋弛緩などを有しているのは，この特異性の欠如によるという意見もある[2](図8)。

　しかし一方，GABAのアゴニストであるprogabide, fengabine, muscimolなどには催眠作用や抗不安作用がまったくないことも注意すべきであろう。すなわち，これらの作用の発現にはGABA/BZ/Cl$^-$チャネルと複合体が必要であると考えられる。

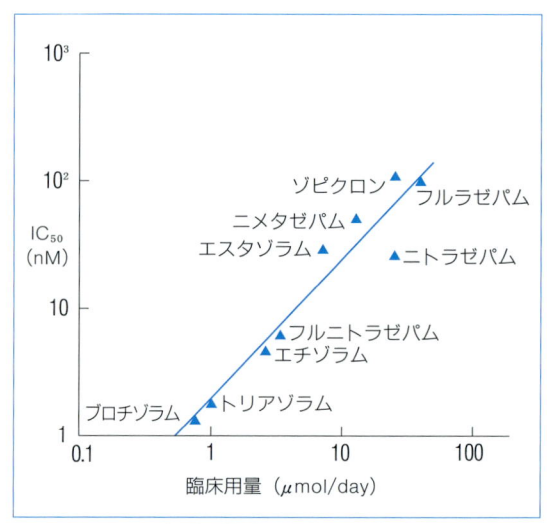

図7 ヒト大脳皮質膜標品を用いた³H-フルニトラゼパム結合に対する睡眠薬の阻害効果（IC_{50}）と睡眠薬としての臨床用量との相関（小林ら[1]）
（$r=0.96$, $p<0.001$）

b) BZとGABA_A受容体（図8）

　BZはGABAによって生ずるクロライド（Cl^-）のコンダクタンス（透過性）をアロステリックな調節で増強することがよく知られている。図4（240頁）に示すように，GABAによる用量依存性のCl^-コンダクタンス増強反応は，BZを入れることによりGABA単独で生ずる最大反応をそれ以上増加することなく左方に移動させる。このことは，BZはGABA濃度がCl^-チャネルを開口するには不足な状態で$GABA_A$受容体の機能を高め，Cl^-コンダクタンスを生じさせる可能性を示唆している。しかし，その反応はGABA単独で生ずる反応を上回ることはないことも示している。これは，BZの臨床効果が，他の中枢神経抑制薬が高濃度になると正常範囲を大きく逸脱した神経機能抑制を起こすのと異なり，適切な範囲にとどまっていることを薬理学的に説明すると思われる[3]。

　BZの作用でさらに重要なことはBZ/$GABA_A$受容体に対するBZの効果は，GABAで賦活されている場合だけでみられるという事実である。これは，BZの$GABA_A$受容体賦活作用は，GABAのシナプスでのみ起こり，シナプス外の

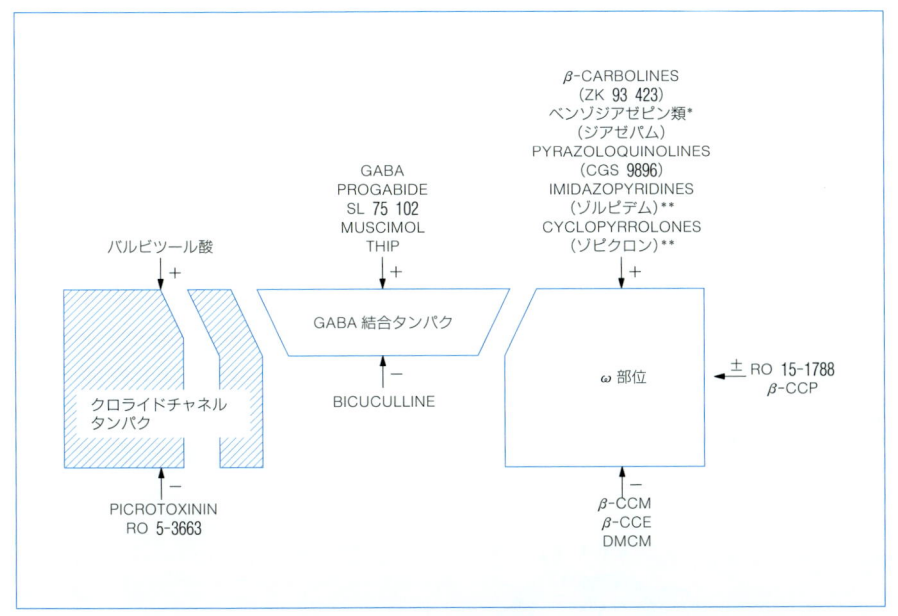

図8 GABA/ベンゾジアゼピン/Cl⁻チャネル受容体複合モデルと作用薬（Bartholini[2]）
　　*完全アゴニスト，**部分アゴニスト

$GABA_A$ 受容体では起こらないことを意味しているといえよう。

c）部分アゴニストと完全アゴニスト（図8）

　BZ 各種の作用にはかなりの差があるが，この差は何に由来するか正確にはわかっていない。一つの説明は，その BZ が内在性効果を完全に発現させるか（完全アゴニスト），あるいは部分的な発現にとどめるか（部分アゴニスト）の違いであるとするものである。実際，不十分な量の GABA による Cl⁻ コンダクタンスを各種の BZ がどのように賦活するかを調べると，フルニトラゼパムやジアゼパムは完全に賦活するのに，クロルジアゼポキシド，クロナゼパム，フルラゼパムなどはその賦活が不完全である。Haefley[4] によると前者は完全アゴニスト，後者は部分アゴニストとされる。

　完全アゴニストでは，BZ 受容体の占有率の度合いに応じて，抗不安，抗けいれん，鎮静，睡眠，健忘，運動失調，筋弛緩作用が順に発現するという仮説が考え

第3章 抗不安薬と睡眠薬

られている[5]。上述のHaefleyの考えにもかかわらず，現行の抗不安薬，睡眠薬はほとんどが完全アゴニストであるとする考えが一般的であり，BZ受容体に作用し，副作用を選択的に発現しない部分アゴニストの開発が急がれていた[6]。

2．非BZ系睡眠薬(図9参照)

BZと異なる構造をもち，BZ受容体に作用する薬物としては，triazolopyridazine系，pyrazoloquinoline系，pyrrolopyrazine系，imidazopyridine系などがあるが，この種の睡眠薬も最近開発されている。わが国ですでに発売されているものとしては，ゾピクロンzopiclone，ゾルピデムzolpidemがある(図10)。

従来の超短時間型睡眠薬は，速やかに効果をあらわし，短い半減期を示すた

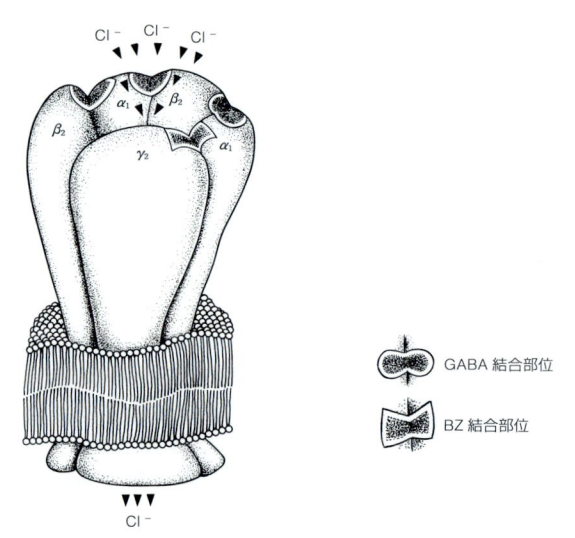

図9　$GABA_A$受容体のGABA/BZサイト[8]の模図

　$GABA_A$受容体は，神経細胞の膜に存在し，α, β, γなどのサブユニットの組み合わせにより構成される五量体である。GABAサイトはα_1-とβ_2-サブユニット界面に局在し，BZ型サイトはγ_2-とα_1-サブユニット界面に存在する。GABA分子がGABAサイトに結合すると，BZリガンドがサブユニットを共有しているBZ型サイトに結合し，アロステリックに調節し$GABA_A$受容体が開口し，Cl^-イオンの細胞内流入が誘発される。その結果，速い抑制性シナプス後電位が生じて，GABAの抑制作用が発揮される。非BZ系睡眠薬は，BZ型サイトと違うα-サブユニットのアミノ酸配列をもつサイト(ω_1受容体？)に結合するため，作用が異なる可能性がある[9]。

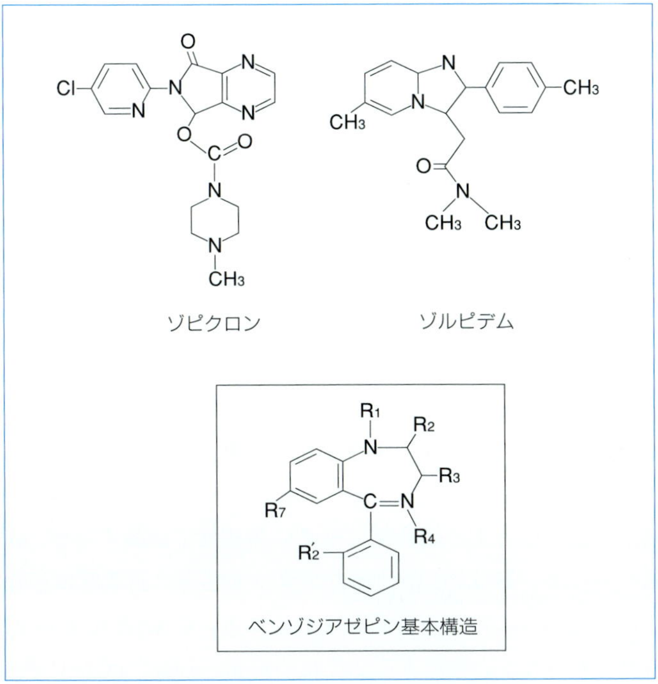

図10 非ベンゾジアゼピン系睡眠薬2種

めに，トリアゾラムなどのBZがよく使われてきた。これまではBZ類がほとんどすべて完全アゴニストであったが，ゾピクロン，ゾルピデム，zaleplonなどの非BZ系睡眠薬は，部分アゴニストである。ゾルピデムとzaleplonは，選択的なω_1BZ受容体で鎮静作用をもつが，ω_2BZ受容体には作用しないので，この領野に存在する認知，記憶，運動機能を障害しない。非BZ系睡眠薬は，そのため反跳性不眠の副作用はなく，依存性もほぼない。また離脱症候群も生じない。長期間の使用で効果がなくなることもないといわれる[7]（「j」非BZ系睡眠薬の依存・乱用」319頁参照）。

a）ゾピクロン zopiclone(ZPC)[10]

cyclopyrrolone系の睡眠薬で，BZ結合部位への親和性はBZ化合物同様に高い(図7参照)。

^{3}H-ZPC 結合の特徴を BZ 結合と比較すると，まず BZ 類（フルニトラゼパム＞ニトラゼパム＞ジアゼパム≫クロルジアゼポキシド）は，海馬，小脳でこの部位を認識する。フルマゼニルも強い親和性をもつ。CL218,877（triazolopyridazine 系）と PK8165（quinoline 系）も親和性をもつ。これらはほとんど BZ 結合に対する作用と類似しているといえよう。

バルビツール酸やメプロバメートは，^{3}H-ZPC 結合部位を認識せず，これも BZ 結合部位と同様である。

BZ 結合が GABA で増強されることはよく知られているが，ラットの海馬に対する ^{3}H-ZPC 結合は GABA（100 μM）による増強が起こらなかったという。しかし，ZPC 結合の熱（60℃）による不活性化が，GABA を加えることによって予防されることから，この部位に GABA を認識する部位があることが推定されている。

以上の結果は，ZPC は BZ 結合部位を高い親和性で認識するが，$ω_3$ 受容体には親和性はないこと，^{3}H-ZPC 結合部位がラット脳内に高濃度に存在し，BZ 受容体に親和性をもつものによって認識されること，GABA による ZPC 結合の増強はみられなかったが，熱による活性化の抑止，小脳の cGMP 濃度の減少など，ZPC の作用にも GABA 系が関与していることが十分考えられることを示している。一方，ZPC は BZ と異なる部位に作用している可能性も主張されている[11]。

睡眠脳波では BZ とは異なり，自然型に近いパターンが得られること[12]から作用機序の研究の進むことが期待される。わが国の研究でも，BZ が海馬律動波を抑制するのに対し，ZPC は抑制しないことから，辺縁系以外の部位に作用して睡眠作用を示すのではないかと推定されている[13]。

b）ゾルピデム zolpidem

BZ 構造と異なる imidazopyridine をプロトタイプとして，1980 年にゾルピデムが合成発見されている。ゾルピデムは，$ω_1$ 受容体（小脳，嗅球，淡蒼球，大脳皮質第 4 層などに存在）に特異性が高く，$GABA_A$ 系の抑制機構を増強し，催眠鎮静作用を示すと考えられる。抗不安作用，抗けいれん作用，筋弛緩作用は BZ 系薬物より弱く，鎮静作用が優位になっている[14]。

2000年11月から新しく処方できるようになったゾルピデムは，通常，成人には1回5〜10 mgを就寝直前に経口投与する．なお，高齢者には1回5 mgから投与を開始する．加齢に伴う体脂肪率の増加によって，脂溶性薬物であるBZ系抗不安薬・睡眠薬は分布しやすいので，血中濃度は低下し，消失半減期が延長して作用は長く続くのである．例として，使用したゾルピデムについて図11に示した．脂溶性の高い睡眠薬の血中濃度は，高齢者では若い人の2倍以上になると報告されている[15]．1日10 mgを超えないこととする．t_{max}は0.8時間，$t_{1/2}$は2.3時間であるが，投与中止後の反跳性不眠は考えられていない[16]．また，活性代謝物がなく，半減期が非常に短いために，反復投与によって蓄積されないといわれる[17]．

ゾルピデムは忍容性が良好で，副作用としては，ふらつき，ねむけ，頭痛，倦怠感，残眠感，悪心などがあるが，頻度は4%以下である．最近では，ゾルピデム10 mgにより幻視などのせん妄を出現するとの報告もある．5 mg/日以下

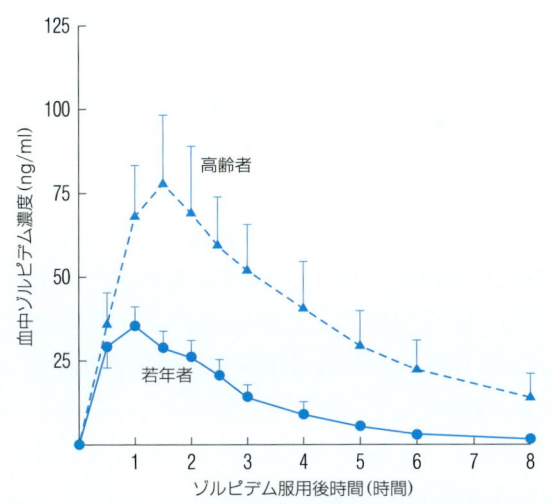

図11　ゾルピデム5 mg服用時の高齢者の血中濃度(ng/ml)
若年者に比べ高く推移する．データは下記に示す(男性ボランティア)．

高齢者($n=8$)	73.1±8.5(歳)	$C_{max}=93±45$(ng/ml)	総AUC=400±326(ng/ml 時間)
若年者($n=8$)	23.4±5.5(歳)	$C_{max}=40±16$(ng/ml)	総AUC=110±68(ng/ml 時間)
	($p<0.001$)	($p<0.01$)	($p<0.01$)

Olubodun JO, et al. Br J Clin Pharmacol 2003; 56: 297-304

の使用なら副作用がない(「d) ゾルピデムで起こるせん妄」312 頁参照)。

　ゾルピデムは，チトクローム P450 アイソザイム，とくに CYP3A4，CYP2C9，CYP1A2 などで広範に代謝され，3 種の不活性代謝産物になる。

　薬物相互作用として，フェノチアジン誘導体，バルビツール酸誘導体で，相互に中枢神経抑制作用を増強するとされている(併用注意)。

3. バルビツール酸系睡眠薬

　アモバルビタールやペントバルビタールがもっともよく用いられているバルビツール酸系睡眠薬であるが，現在不眠の治療の主流は，安全性と，依存を生じにくいという点から BZ 化合物に移っている。

　バルビツール酸系の作用機序はかなり複雑で，明快に解説することは難しい。この系の薬物は大量に与えると麻酔作用を生ずるが，ペントバルビタールは麻酔を起こす量では，神経筋接合部，交感神経節，脊髄の単・複シナプス反射，楔状束核，嗅球，皮質の神経伝達を抑止するが，このような大量による作用が睡眠作用と関連あるものか否かはわかっていない。

　神経伝達の抑制過程に関してもよく研究されている。ペントバルビタールは GABA と同様にカエルの一次求心路を脱分極するが，この作用はピクロトキシンおよび bicuculline で遮断される。ペントバルビタールのこの作用は興奮性神経伝達物質の遊出を減少させることで説明された。ペントバルビタール，フェノバルビタールは尾状核でシナプス前部の抑制を増加させる。

　睡眠薬の抑制過程に関する作用は，内在性の抑制過程を増強するものではないかと考えられている。GABA 系との関与がもっとも重要で，バルビツール酸は，GABA によるシナプス前部および後部電位抑制を増強し，延長させる。ペントバルビタールが海馬の反復性抑制を増強するという研究もある。ペントバルビタールは GABA による抑制を著明に増強するが，Na^+ 非依存性 GABA 結合部位に対する GABA 結合には影響しない。

　以上のようにバルビツール酸は脳内各部位のシナプス反応を抑制するが，このシナプスは GABA が伝達物質になっているものに限られるといわれる[18]。

　バルビツール酸が GABA による抑制を増強する作用は BZ の作用と似ているが，チャネルの開口時間の延長であり，開口の頻度を増す BZ の作用とは異な

る。バルビツール酸の作用がBZともっとも異なるのは，Cl^-チャネルに作用しGABAの作用を強めることと，興奮性神経伝達を抑止することで，この結果，神経系の機能によって全般的な影響を及ぼすことである[3]。

バルビツール酸は上記$GABA_A$/Cl^-複合体のClチャネルに結合部位をもつと推定されている[19]が，BZのBZ受容体との結合に置換することなく，かえって結合を強める。これらの強化現象はCl^-イオンや他の陰イオンの存在下でしか起こらず，picrotoxininで競合的に拮抗される。

$GABA_A$受容体をコードするmRNAをアフリカツメガエルの卵母細胞に注入した最近の実験からも，バルビツール酸のこの受容体に対するアロステリックな効果は明らかなようである。とくにαとβを発現させるとバルビツール酸の効果は大きくなる。なお，BZの効果はこれではみられないが，α，βと同時にγ_2サブユニットを発現させると効果がみられるようになる[20]。バルビツール酸の催眠作用や脳機能の抑制作用はGABAとCl^-チャネルを有するタンパク結合体を介して生ずる部分があると考えられる。

従来，バルビツール酸の強力な抑制作用については，BZが辺縁系を主に抑制するのに対し，バルビツール酸は脳全体，とくに脳幹網様体を抑制するためである[21]ともいわれてきたが，同時に上述のように，Cl^-チャネルへの直接的な作用を有するためということが重要であろう。

以上をまとめると，広く用いられている睡眠薬であるBZもバルビツール酸も，BZ受容体複合体に対して重要な作用を与えていることは明らかであるが，睡眠惹起作用の機序についてはまだ不明の点が多い。

BZのなかで睡眠薬の特徴をもつものについても研究が進められているが，動物実験で睡眠作用のないBZに比し，BZ系睡眠薬はBZ受容体に対する親和性には差はなく"GABA"シフト(BZ結合がGABAあるいはmuscimolにより強められること)が大きく[22]，さらにGABAによるCl^-イオンの膜への取り込みが大きいこと[23]が示唆されている。

超短時間型睡眠薬の副作用が社会的問題を引き起こし，依存性が少ないと考えられていたBZ系睡眠薬の依存性が報告されるようになった。睡眠薬の主流であるBZ系睡眠薬の睡眠惹起作用機序の解明が現在もっとも求められている

ものと考えられる。BZ系薬物の多様な作用からみると，まだ未開拓な医薬品としての可能性が含まれているように思われるし，BZ受容体の機能もさらに広範な精神機能に関与していることが予想される。今後の研究の新たな展開がもっとも期待される分野である。

II 睡眠薬の種類と特徴

　睡眠薬は使い方も難しいが，止め方はなお難しい。臨床では，よく効く睡眠薬がしばしば患者を依存状態に陥れ，その後の断薬を困難にするという経験をする。しかし，睡眠薬開発の方向は，よく効くだけに患者の好む超短半減期のものに向かっているようにみえる。中年以上の患者は睡眠薬は恐ろしいものだと考えており[24]，とくに習慣性や副作用を心配している。これはおそらくバルビツール酸系睡眠薬が広範に用いられていた時代の名残であろうが，患者が適度な恐れをもっているほうが安全かも知れない。実際，まだバルビツール酸は結構使われている。

　ベンゾジアゼピン(BZ)系睡眠薬も，超短半減期から超長半減期のものまでさまざまなものが使われるようになった。そこで，超短半減期のものより長半減期のもののほうが服薬中止にもっていきやすい点を考え，睡眠薬を長半減期のものに変更して止めることに成功することもある。

1. バルビツール酸(表1)

　バルビツール酸が合成されたのは1864年のことであり，最初のバルビツール酸系睡眠薬であるバルビタール barbital が臨床で用いられたのは1903年といわれる。その後多くの誘導体が作られ，フェノバルビタール phenobarbital は1912年に導入されている。

　バルビツール酸系睡眠薬はなお使用されているものの，最近はBZ系睡眠薬が好んで用いられるようになっている。その理由は，バルビツール酸の特徴として，次のような問題点があるためと考えられる。

①常用量と致死量の幅が狭く，外来で処方した2週間分をまとめて服用すれば重篤な昏睡状態に陥る。フェノバルビタールの致死量は6〜10gと比較的高いが，アモバルビタール amobarbital やペントバルビタール pentobarbital

B 睡眠薬

表1 バルビツール酸系および尿素系睡眠薬

	一般名 商品名	化学構造	1日用量 (mg)	半減期 (時間)	効力を発現 する時間 (分)	持続時間 (時間)
バルビツール酸系						
就眠薬	ペントバルビタール カルシウム ラボナ	(構造式)	100-200	15-48	20-30	3-4
熟眠薬	アモバルビタール イソミタール	(構造式)	100-500	16-24	20-30	6-7
持続性睡眠薬	フェノバルビタール フェノバール	(構造式)	15-120	24-140	60-120	6-8
持続性睡眠薬	バルビタール バルビタール	(構造式)	100-600		60-120	6-7
尿素系						
就眠熟眠薬	ブロムワレリル尿素 ブロバリン	(構造式)	500-800	12	20-30	3-4

は2〜3gである。アルコールや他の中枢抑制薬を同時に飲んだ場合には致死量はさらに低くなる[18]。

② 薬理学的耐性が急速に(2, 3日目から1カ月ぐらいの間に)生じ，用量を増加しないと睡眠効果が得られなくなる。

③ 常用量を連用している限りでは，身体依存(中断時に離脱症状を生じる)は起こらないが，精神依存(薬物を求める衝動がある)を生じる。大量を連用すると身体依存を生じ，離脱時にさまざまな身体症状を呈する：不穏，不安，不眠，振戦，脱力，腹痛，悪心，嘔吐，起立性低血圧，深部反射亢進，せん妄(意識障害)，けいれん発作，ときに重積発作など。短時間作用型バルビツール酸(ペントバルビタール，アモバルビタール)では，薬物中断12〜16時間後に離脱症状が始まり，第2〜3日目にピークに達し，このときけいれんなどを生じる。それに対し，長時間作用型(フェノバルビタール)では，第2, 3日目までは症状は起こらず，ピークも遅くなり，けいれんは起こるとしても中断後第7〜8日頃である。

④バルビツール酸系睡眠薬は，入眠潜時を短縮し，中途覚醒時間を減じ，3，4段階の睡眠を減らすが，もっとも顕著な変化は，REM睡眠潜時を延長し，REM睡眠時間を短縮し，REM睡眠周期の回数を減らすなどREM睡眠活動を減弱させることである。慢性にバルビツール酸を服用したあと急に中断すると，REM睡眠が反跳的に増加し，悪夢を伴う不眠を生じる。前項③で述べた離脱時の症状のいくつかは，このREM睡眠の反跳的増加で説明される。

⑤バルビツール酸が肝の薬物代謝酵素を誘導することはよく知られている。したがって，肝で代謝を受けるような薬剤を併用している場合，その薬物の効果が低下する。たとえば，鎮痛薬，抗凝固薬，抗ヒスタミン薬，抗炎症薬，ジフェニルヒダントイン diphenylhydantoin（フェニトイン phenytoin），ステロイドなどが該当し，バルビツール酸自身の代謝も促進し，耐性形成が早められる（薬物素因耐性）。

2. 抗ヒスタミン薬(表2)

a) ヒドロキシジン hydroxyzine

抗アレルギー作用および神経症における不安・緊張・焦燥に対して適応をもつ薬剤である。筋弛緩作用や抗けいれん作用は弱く，過度の鎮静，呼吸抑制，意識障害などを起こさないなど，BZ系化合物とはまったく性質が異なる。また，依存性も低いとされる。高齢者の不眠に対し安全に用いられるとする報告がある[25]。

b) ジフェンヒドラミン diphenhydramine

ヒスタミン H_1 受容体拮抗薬で，もっとも古くから用いられているもので，副作用として生じるねむけを利用してOTC（非要指示）薬として売られる睡眠薬の中に混ぜて用いられている。

c) プロメタジン promethazine

プロメタジンは，他の抗ヒスタミン薬同様，催眠作用があることが知られており，依存性や乱用の可能性が低い点から，イギリスではOTC睡眠薬（「ソミネックス®」）として売られているという[26]。20 mgおよび40 mgを12名の被検者に与えたポリソムノグラフィの結果は表4にまとめたように，睡眠時間は約

表2　その他の睡眠薬と抗ヒスタミン薬

| | 一般名
商品名 | 化学構造 | 1日用量
(mg) | 半減期
(時間) | 薬理学的特徴 | | その他 |
					筋弛緩作用	抗けいれん作用	
その他	セミコハク酸ブトクタミド リストミンS	CH₃CHCH₂CONHCH₂CH(CH₂)₃CH₃ の構造 OCOCH₂CH₂COOH	600	約1 (t_{max})	±	−	副作用としてめまい，ふらつき，ねむけ，頭痛
	パッシフローラエキス パシフラミン	Passiflora incarnata L. （チャボトケイソウ）の乾燥エキス	90				副作用としてねむけ，口渇，掻痒感
抗ヒスタミン薬	ヒドロキシジン アタラックスP	CH₂CH₂OCH₂CH₂OH を持つピペラジン-CH(C₆H₅)(C₆H₄Cl)	25-75 （神経症に対しては1日量128-255）	7-20 （排泄半減期）	±	−	適応症は「神経症における不安・緊張・焦燥」
	ジフェンヒドラミン ベナ，レスタミン	(C₆H₅)₂CHOCH₂CH₂N(CH₃)₂・HCl	10-50 （抗アレルギー薬としては1日量60-150）	2-4/5-8 ($t_{max}/t_{1/2}$)			適応症はじんましん等アレルギー疾患
	プロメタジン ヒベルナ，ピレチア	フェノチアジン環 N-CH₂CHN(CH₃)CH₃ ・HCl	5-25-50 （抗アレルギー薬としては1日量5-75，抗パーキンソン薬としては1日量25-200）	12 （排泄半減期）			適応症はアレルギー疾患およびパーキンソニズム

1時間増加し，第2段階の増加が顕著である。40 mg 服用で REM 睡眠の減少が観察されている。わが国ではアレルギー疾患やパーキンソニズムだけが適応症となっているが，抗精神病薬に併用して抗パーキンソン薬として用いるとき，就寝前服用が役に立つことがある。

3. ベンゾジアゼピン受容体作動睡眠薬（表3）

最近，BZ 骨格をもたないが，BZ 受容体に対して親和性のある睡眠薬が登場している。

a）超短時間型

トリアゾラム triazolam を代表としていたが，非ベンゾジアゼピン系睡眠薬が現在よく用いられている。トリアゾラムは，かつてバルビツール酸系睡眠薬

表3 ベンゾジアゼピン受容体作動睡眠薬

	一般名/商品名	化学構造	1日用量 (mg)	t_{max}*/$t_{1/2}$** (時間)	薬理学的特徴 筋弛緩作用	薬理学的特徴 抗けいれん作用	その他
超短時間型	トリアゾラム / ハルシオン		0.125-0.25	1.2/2.9	＋	＋	活性代謝物として7-α-ヒドロキシ誘導体あり，$t_{1/2}$は4.1時間
超短時間型	ミダゾラム / ドルミカム		0.15-0.3/kg (注)	(筋注) 0.28/2.1 (静注) −/1.8	＋	＋	麻酔前薬としては0.08-0.1 mg/kg筋注，全麻導入には0.15-0.3 mg/kgを緩徐に静注，呼吸抑制に注意
超短時間型	ゾピクロン / アモバン		7.5-10	0.8/3.9	±	±	cyclopyrrolone系非ベンゾジアゼピン化合物
超短時間型	ゾルピデム / マイスリー		5-10	0.7-0.8/ 1.8-2.3	±	＋	imidazopyridine系非ベンゾジアゼピン化合物 ω_1特異的
短時間型	エチゾラム / デパス		0.5-3	3.3/6.3	＋	±	活性代謝物ヒドロキシ誘導体の$t_{1/2}$は8-16時間
短時間型	ブロチゾラム / レンドルミン		0.25	約1.5/約7	±〜＋	＋	麻酔前には0.5 mg投与
短時間型	リルマザホン / リスミー		1-2	3.0/10.7	±	＋	脱グリシル化され非酵素的に閉環して活性代謝物となる
短時間型	ロルメタゼパム / エバミール / ロラメット		1-2	1-2/約10	＋	＋	6%が脱メチル化されlorazepam ($t_{1/2}$：12時間) となる (図12)

B 睡眠薬

	一般名/商品名	化学構造	1日用量 (mg)	t_{max}*/$t_{1/2}$** (時間)	薬理学的特徴 筋弛緩作用	薬理学的特徴 抗けいれん作用	その他
長時間型	フルニトラゼパム / ロヒプノール / サイレース	(構造式)	0.5-2 / 0.01〜0.03/kg (注)	1-2/約7	＋〜#	#	活性代謝物として 7-amino-flunitrazepam ($t_{1/2}$：23時間) と N-demethyl-flunitrazepam (31時間) がある
	ニメタゼパム / エリミン	(構造式)	3-5	2-4/26	#〜#	#	動物では図13のように速やかに nitrazepam となるが、ヒトでは2時間後に代謝体は20%
	エスタゾラム / ユーロジン	(構造式)	1-4	約5/約24	#	#	活性代謝物として 1-oxy-estazolam がある
	ニトラゼパム / ベンザリン / ネルボン	(構造式)	5-10	2/25.1	#	#	筋弛緩作用は diazepam の3-8倍、抗けいれん作用は6倍
	クアゼパム / ドラール	(構造式)	15-20(30)	3.42/36.6 (絶食時) 3.67/31.9 (食後30分)	＋	＋	$BZ_1(\omega_1)$受容体に選択的に結合する。活性がある代謝物は血中濃度は低いので、薬理作用に関与していない。
超長時間型	フルラゼパム / ベノジール / ダルメート	(構造式) ・HCl	10-30	約1/5.9 (未変化体) 1-8/23.6 (活性代謝物)	#〜#	＋	活性代謝物 N-desalkyl-flurazepam の $t_{1/2}$ を含む
	ハロキサゾラム / ソメリン	(構造式)	5-10	約1/24-72 (尿中・糞中の排泄)	#	#	オキサゾリジン環のはずれた2種のBZ化合物の活性は未変化体より強く長い $t_{1/2}$ をもつ

* 最高血中濃度に達するまでの時間
** 血中半減期（β相）

で就眠薬と呼ばれていたものに似ており，速やかに効果をあらわし，短い半減期を有するため目覚める頃には体内から大部分排泄されており，持ち越し効果が少ない．このような薬理学的特性を有すると同時に，高力価であるためにトリアゾラムは耐性を生じやすいと考えられている．反跳性不眠 rebound insomnia を最初に報告した Kales ら[28]は，BZ系睡眠薬を中止したときに生じる強い不眠をこう名づけたが，半減期の短いものほどこの不眠現象が強く現れると述べている．この反跳性不眠は高力価で超短半減期の睡眠薬を数夜用いただけで生じることがあるという．一方，超短半減期をもつ睡眠薬の長所は，就寝時に毎日用いても蓄積することがなく，日中にねむけが残るようなことがない点である．

　ミダゾラム midazolam は注射薬しかなく，主として麻酔導入薬として使用されており，睡眠薬としてはあまり用いられていない．しかし，静注により急速に入眠させることができる．静注は1分以上かけて行い，呼吸抑制に注意する．

　ゾピクロンは BZ 骨格をもたないシクロピロロン系の睡眠薬で，BZ 受容体に親和性がある．臨床的に BZ 系睡眠薬と異なる点は，筋弛緩作用がきわめて弱

表4　各種睡眠薬の各睡眠段階に及ぼす影響

		睡眠段階						離脱時
		覚醒	1	2	3+4 第1夜	3+4 第2夜以降	REM	REM反跳
バルビツール酸系睡眠薬	アモバルビタール	↓	↑	↑	↓	↓	↓↓	↑↑
	ペントバルビタール	↓	0	↑	↓↓	↓↓	↓	↑↑
ベンゾジアゼピン系睡眠薬	トリアゾラム	↓↓	↑	0	0	0	0~↓	0
	フルニトラゼパム	↓	↑	↑	0	↓	↓	↑
	ニトラゼパム	↓↓	↑	↑↑	0	↓	0~↓	0
	フルラゼパム	↓↓	↑	↑↑	0	↓↓	0~↓	0
ベンゾジアゼピン系抗不安薬	クロルジアゼポキシド	↓	↑	↑	0	↓	↓	0
	ジアゼパム	↓	↑	↑	0	↓	0	0
非ベンゾジアゼピン系ベンゾジアゼピン受容体作動睡眠薬	ゾピクロン	↓↓	↓↓	0	↑	↑	0	0
	ゾルピデム	↓	0	0~↑	↑↑	↑	0	0
抗ヒスタミン薬	プロメタジン	↓	0	↑	0	0	0~↓	0

↑：増加　　↑↑：強く増加　　↓：減少　　↓↓：強く減少　　0：不変

いこと，睡眠段階(3+4)を減少させることなく，むしろ増加させる(表4)ことである。BZ系薬剤の特徴は抗けいれん作用と筋弛緩作用を有することであるが，両作用とも睡眠薬にとっては必ずしも利点とはいえない。抗けいれん作用の強い睡眠薬を長期間連用したのちに中断すればけいれんを惹起することがある。また，筋弛緩作用の強い睡眠薬をとくに高齢者に用いた場合，転倒事故などを起こすことがある。ゾピクロンは高齢者に投薬しても副作用が少ないといわれる[29]。

ゾルピデムもBZ骨格をもたないイミダゾピリジン系の睡眠薬で，ゾピクロンと異なり$BZ_1(\omega_1)$受容体に特異的に親和性をもつ[27]。抗不安作用，筋弛緩作用は弱く，鎮静作用が特異的に強い。各睡眠段階に与える影響としては，段階(3+4)を増加させる点がゾピクロンと同様である。2000年から使用されている。

b）短時間型
半減期が6～10時間の4種がある。

エチゾラム etizolam は，脳内ノルアドレナリンの再取り込みを抑制し，3 mg を3分服すれば，抗うつ作用を示す。神経症，心身症も適応とされており，統合失調症，うつ病，神経症，心身症の睡眠障害に用いられる。筋弛緩作用は中等度に強いが，抗けいれん作用はほとんどない。終夜睡眠脳波では，全睡眠時間を延長させるが，徐波睡眠には影響なく，REM睡眠を抑制する。

ブロチゾラム brotizolam は，入眠作用の強い睡眠薬で，第2睡眠段階を増加させるが，徐波睡眠，REM睡眠には影響がないとされている。短半減期のため持ち越し効果は目立たないが，健忘を惹起した報告がある[30]。抗けいれん作用が強い。

リルマザホン rilmazafone は，未変化体はベンゾジアゼピン受容体に親和性がなく，閉環して活性代謝物であるM-1，M-2，M-A，M-3，M-4は活性を有し，とくにM-2とM-Aの活性はニトラゼパムより強い。これら代謝物の半減期はM-3(12時間)を除き3～4時間である。10時間の半減期は，これらの活性代謝物から算定されたものである。筋弛緩作用がほとんどないのが一つの特徴であろう。

ロルメタゼパム lormetazepam の数パーセントはN-脱メチル化されてロラ

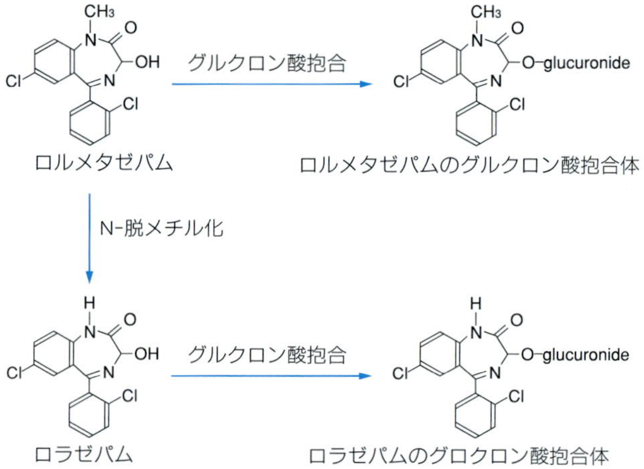

図 12　ロルメタゼパムの代謝
N-脱メチル化されてロラゼパム（抗不安薬）となるが，未変化体のままグルクロン酸抱合されるのが大部分である。

ゼパムとなるが，残りはそのまま肝でグルクロン酸抱合される(図12)。肝硬変の場合，酸化や脱メチル化による BZ の処理は 1/5 程度に減じ，重篤な毒性を惹起するが，肝障害や加齢はグルクロン酸抱合には影響しないという[31]。高齢者や肝障害の患者にはロラゼパムがよいとされているが，睡眠薬ではロルメタゼパムが推奨されよう。

c）長時間型

フルニトラゼパム flunitrazepam は内服薬と注射薬がある。高齢者には内服薬 1 mg までとされる。注射薬は全身麻酔の導入に用いられるが，強い不眠に対し 1〜2 mg を静注することもある。未変化体の半減期は 6〜7 時間であるが，活性代謝物の半減期が 20〜30 時間であるため長時間型に分類されている。筋弛緩，抗けいれん作用も強い。

ニメタゼパム nimetazepam は脱メチル化されてニトラゼパム nitrazepam

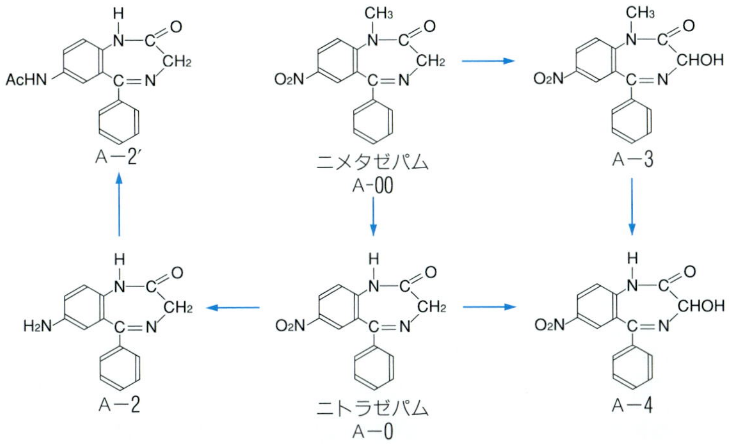

図13 ニメタゼパムの代謝

ニメタゼパムは，N-脱メチル化されてニトラゼパムとなるが，マウスに経口投与後1時間で，脳内にA-00が14％，A-0が47％，A-3が34％，A-4が3％認められ，8時間後には，A-0が66％，A-4が24％存在したという。ニトラゼパムだけでなく，A-3，A-4も活性代謝物であるので，N-脱メチル化と3-C-水酸化反応は，この薬物の効力と関連深い代謝過程である。

になり(図13)，この両者はほぼ同等の活性を有するが，動物実験ではニメタゼパムのほうが，ニトラゼパムより血液から脳への移行が早いという。筋弛緩作用も抗けいれん作用も強い薬である。

エスタゾラム estazolam はわが国で開発されたはじめてのBZ系睡眠薬で，ニトラゼパム(1967年)に次いで1975年に発売された。比較的長い半減期をもつため，中途覚醒型不眠に用いられる。ニトラゼパム nitrazepam，フルラゼパム flurazepam と同様に，睡眠第2段階を増加し，(3＋4)段階を減少させる。筋弛緩，抗けいれん作用も強い。

ニトラゼパムはもっとも古典的，標準的なBZで，筋弛緩作用とともに抗けいれん作用が強く，乳児，小児のてんかんにも用いられる。ニトラゼパムの活性代謝物としては3-hydroxy-nitrazepamがあるが，濃度が低く臨床的意義はな

いと考えられている。他の代謝物には活性がない[32]。睡眠(3+4)段階だけでなく，REM睡眠段階も減少させ，REM反跳があるという[33]。

クアゼパム quazepam は，欧米では1980年代から使用されていたが，1999年11月からわが国でも使用できるようになった。クアゼパムは，BZ_1 受容体に選択的に結合することにより，GABAの伝達を促進するものと思われている。

クアゼパムは速やかに代謝される。分子間のSが酸素に置換され，薬理活性を有するのでオキソ体(OQ)は，BZ_1 受容体への選択性が高い。しかしOQがN-脱アルキル化される活性化代謝物(DOQ)となるが，BZ_1 受容体選択性は消失するという。OQは，一方水酸化され，HOQになり，DOQも水酸化され，HDOQになる。DOQ, HOQ, HDOQはグルクロン酸抱合体として排泄される。

相互作用は肝代謝酵素CYP2C9，CYP3A4で代謝される。本剤は水にほとんど溶けない薬物であるので，胃内容物の残留によって吸収性が向上し，未変化体およびその代謝物の血漿中濃度が空腹時の2〜3倍に高まると報告されている[34]。食物は「併用禁忌」となっている。空腹時の服用をすすめる。

クアゼパムの半減期が35時間以上であり，活性化代謝物は40時間近い $t_{1/2}$ を示すので，長時間型である。適応は，一過性，慢性不眠症患者に対してクアゼパム20 mgを5日間投与すると，十分な睡眠効果が得られる。術前患者には，手術前夜にクアゼパム30 mgを単回投与する。副作用としては，クアゼパム15 mg投与時は忍容性がほぼ良好であるが，30 mg投与時になると，とくに日中の傾眠がよくみられ，ねむけ，倦怠感の発現が多くなる。高齢者には7.5 mgに減量するほうが望ましい。クアゼパムを3日間あるいは2週間投与した後に離脱しても，離脱後1夜目には持続的睡眠効果を示す傾向がある。超短時間型でみられるような反跳性不眠の発現はあまりない。

d）超長時間型

フルラゼパムは，ニトラゼパムに次いでエスタゾラムと同年に発売された。超長時間型の睡眠薬の特徴として，代謝物の活性が強く，代謝物の半減期を含めて長時間にわたり作用が持続する。就寝前服用を2週間続けていると，長半減期の代謝物 N-desalkyl-flurazepam がしだいに蓄積し，これが薬効の大部分を占めるようになる[31]。このため早朝覚醒は改善され，日中の不安も消退する

が，その代わり日中にねむけが残ることがあり，神経精神機能の抑制や，アルコールとの相互作用に，とくに高齢者では注意しなければならない．筋弛緩作用や抗けいれん作用は弱い．睡眠段階に対する作用はニトラゼパムと同傾向である．

ハロキサゾラム haloxazolam の長時間作用も活性代謝物の存在による．酸化されてオキサゾリジン環がとれた化合物（No.574）とそれがさらに水酸化された化合物（No.609）に薬理活性があり，BZ 受容体に対する親和性は，No.574＞No.609＞ハロキサゾラムであり，表3 には No.574 の半減期を示してある．筋弛緩作用，抗けいれん作用は比較的強い．睡眠段階に及ぼす影響では，徐波睡眠と REM 睡眠段階を軽度に減少させる．

III 睡眠薬の使い方

1. 不眠の型による睡眠薬の使い方

不眠にはさまざまな型がある．まず，入眠までに時間がかかる入眠障害，朝の覚醒が早くなる早朝覚醒，睡眠中に何回か覚醒し再入眠しにくい中途覚醒（睡眠持続障害），眠りが浅く不十分であるという熟眠障害などに分けられる．

このような型に対して睡眠薬を選ぶ際に参考になるのは，作用発現までの時間と，作用持続時間である．前者は最高血中濃度に達する時間（t_{max}）がある程度参考になるが，服薬量によって作用発現の時間は異なってくる．後者は血中半減期（$t_{1/2}$, β 相）を参考にすることができる．表3（292頁）の超短時間型から超長時間型までの分類は半減期によるもので，作用持続時間の差を表したものとみなしてよい．$t_{1/2}$ の長いものでもフルラゼパムのように t_{max} が短い（0.5～1時間）ものがある．

入眠障害のみを主として訴える患者は，精神疾患などの合併がなければ，おそらくどの睡眠薬でも有効であろう．抗不安薬も効くであろうし，表2（291頁）にかかげた抗ヒスタミン薬もよいであろう．理論的には睡眠持続障害がないので超短時間型でよいことになる．とくに入眠障害が一過性のもの（表5 の 1. 環境因・行動因による不眠，7 のうちジェット・ラグ，交代性勤務など）である場合は，翌日への持ち越し効果のない超短時間型のものが推奨されよう．睡眠薬

使用が長期にわたる場合は，中止によって不安や不眠が反跳的に起こるといわれる超短時間型のものを避けて，むしろ長時間型のものを用いるか，途中で長時間型に変更してから中止するのがよいとされる。

早朝覚醒，中途覚醒，熟眠障害には，半減期の長い長時間型〜超長時間型を用いるのが原則である。不眠の基礎に精神疾患のある場合が多いので次項を参照されたい。

2. 不眠の原因による睡眠薬の使い方

a) 精神疾患に伴う不眠の治療

原因疾患の治療が大切であることはいうまでもないが，併発している不眠が改善すると原疾患にもよい影響を与えることはしばしば経験される。

精神疾患に伴う不眠を睡眠薬だけで治療するのは難しいことが多く，大量の睡眠薬を必要とするため，依存や副作用についても対策を講じなければならなくなる。それぞれの精神疾患に使用している向精神薬のうち，鎮静，睡眠作用のあるものを就寝時に服用させるのが一つの方法である。

たとえば，うつ病の患者では，睡眠薬の代わりにトラゾドン 25〜50 mg，あるいはセチプチリン 1〜3 mg，あるいはミアンセリン 10〜30 mg など睡眠作用の強い抗うつ薬を就寝前に用い得る。睡眠薬と併用してもよいであろう。三環系抗うつ薬でもアミトリプチリンなどは催眠作用が強いことが知られている。内

表5　原因による不眠の分類

1. 環境因・行動因による不眠(環境の変化，生活上のストレス，一過性の不眠など)
2. 本態性不眠(いわゆる不眠症，神経質性不眠，特発性不眠，体質性不眠とよばれるもの)
3. 精神疾患に伴う不眠(神経症性障害，感情障害〔躁病やうつ病〕，統合失調症など)
4. 身体疾患に伴う不眠(疼痛，下痢，咳嗽，夜尿，高血圧，甲状腺機能亢進，症状精神病，睡眠時無呼吸，レストレス・レッグス症候群，夜間ミオクローヌスなど)
5. 脳器質疾患に伴う不眠(加齢によるものを含む)(脳血管障害，脳動脈硬化症，頭部外傷，認知症，加齢に伴う生理的不眠など)
6. 薬物・アルコールなどの使用による不眠(薬物やアルコールなど精神作用物質の依存症や離脱，カフェイン，ステロイド，降圧薬など不眠を生じる薬物の使用)
7. 睡眠・覚醒スケジュール障害(ジェット・ラグ，交代制勤務，不規則睡眠・覚醒パターン，睡眠相遅延または前進症候群，非 24 時間睡眠・覚醒症候群など)

因性のうつ病でなくても抑うつ症状をもつ神経症性障害や，症例によっては統合失調症でも抗うつ薬の就寝前投与の効果は期待できる。

統合失調症の睡眠障害も治療が困難なものである。入眠障害が多いが，熟眠障害や睡眠持続障害も訴えられる。抗精神病薬で傾眠作用が強いものとしては，クロルプロマジン，レボメプロマジン，プロペリシアジンなどのフェノチアジン系誘導体のほか，ゾテピンなども挙げられる。統合失調症の不眠に精神症状が関与していることもよくあるので，その場合は，ブチロフェノン系誘導体やスルトプリドなどドパミンD_2遮断作用の強いものを使って効を奏することもある。非定型抗精神病薬のうちで，ヒスタミンH_1受容体に親和性が高いためかクエチアピンはねむけがでるので，就眠前に飲むことがある。クエチアピン25 mg以内は不眠に対しても有効である。

また，抗ヒスタミン薬として挙げたプロメタジン(表2)を抗パーキソン薬として使用する場合，その催眠作用を利用して就寝前に寄せて処方するのも一法である。

神経症でも処方中の抗不安薬の一部を睡眠薬と同時に就眠時に与えることができる。超短時間型のものも抗不安薬と併用すれば反跳性不眠・不安を避けることができよう。

b) 高齢者の不眠の治療

加齢によって睡眠が変化することはよく知られている[35]が，高齢者が不眠を訴えて来院したときには睡眠薬を処方する前に睡眠障害を起こしている要因についてチェックすることが望ましい。たとえば，日中に昼寝などをしすぎて睡眠・覚醒スケジュールが乱れていないか，カフェイン含有飲料やアルコール類などの摂取の仕方，身体疾患の治療を受けている場合，副作用として不眠を生じ得る薬(たとえば，降圧薬)などを使用していないか，などである。

高齢者は薬物代謝が緩徐になっているので睡眠薬を使う場合，活性代謝物などの蓄積によりBZの副作用として，健忘，意識障害，錯乱などの精神機能への影響と，筋弛緩作用による転倒，骨折が問題になる。

そこで以下のようないくつかの注意が必要になる。

①高齢者に対する用量を設定してある睡眠薬もあるが，成人量の1/2量を目安

とすべきであろう〔図 11 (285 頁) 参照〕。

② 代謝物を含めて長半減期の睡眠薬を長期間連用すると蓄積による思わぬ副作用に遭遇するので，比較的半減期の短いものがすすめられる。連用する場合は患者の精神機能，筋力などに注意を怠らないようにする。

③ 筋弛緩作用の強い BZ 化合物は避ける。筋弛緩作用のほとんどないものとしてはゾピクロン，ゾルピデム，リルマザホンがある。

④ 肝機能が低下している高齢の患者には，ほとんどがグルクロン酸抱合で代謝され，酸化や脱メチル化など肝機能が関与する過程が少ないロルメタゼパムが推奨される。

⑤ せん妄に対しては，ハロペリドールの少量 (0.5〜1.0〜2.0 mg) に睡眠薬としては筋弛緩作用の少ないゾピクロン (5〜7.5 mg)，ゾルピデム (5 mg) などを用い，ハロペリドールにより錐体外路系副作用が生じるようであればプロメタジン (10〜25 mg) を加える。ヒドロキシジン (25 mg) も用いられる。最近わが国でせん妄にミアンセリン (10〜30 mg) が有効であることが報告されている[36]。非定型抗精神病薬はせん妄に対して少用量で改善する (68 頁参照)。

3. ベンゾジアゼピン化合物使用上の注意
—とくに相互作用について—

BZ のうち，アルプラゾラム，ミダゾラム，temazepam，トリアゾラムは，チトクローム P450 CYP3A4 の基質である[37]。たとえばアルプラゾラム代謝は，エリスロマイシン (マクロライド系抗生物質) の投与により，強く阻害され，アルプラゾラムの作用は増強する。マクロライド系抗生物質との併用を避けるか，BZ を減量するかが問題になる[38]。ミダゾラムやトリアゾラムをマクロライド系抗生物質 (エリスロマイシン，クラリスロマイシンなどは強い阻害作用がある) と併用すると，両 BZ の C_{max} が上昇し，AUC が増大し，$t_{1/2}$ の延長を引き起こす。また経口クリアランスが減少する。トリアゾラムの臨床効果は少し強まる程度であるが，ミダゾラムの催眠作用はとくに増強するので，これは減量すべきである。

Ⅳ 睡眠薬の副作用[39]

　睡眠薬は処方する医師も多く，その使い方は簡単なようでも，難しい面もある。実際患者は毎日同じように薬を飲んでいても，すぐ寝つけずに困ることもある。そのような場合，睡眠薬の効果が不十分である可能性や，薬に対して耐性ができた可能性も考慮し，睡眠薬を変更・調節するのも一つの方法であるが，生活指導も大事である。気持ちよく眠れるためには，①眠る前にはリラックスを。②毎朝同じ時間に起床する。③規則正しい食事，運動を習慣づける。④昼寝するなら30分以内。⑤眠りが浅い時は遅寝して早起きするのがよい。⑥太陽光を浴びる，といったことを患者に指導するのがよいであろう。

　また，睡眠薬に限らないが，処方する医師は副作用については熟知していなければならない。本項では，主に非ベンゾジアゼピン（BZ）系睡眠薬（ゾルピデムとゾピクロン）の副作用および依存と乱用につき記述した。依存と乱用については，ヨーロッパの精神科医による多くの症例報告がなされているが，ギリシャやルーマニアでは薬局・薬店でゾルピデムとゾピクロンを購入できるといった社会状況も関係しているかも知れない。

1. ベンゾジアゼピン（BZ）系睡眠薬の副作用[40〜42]

　BZは向精神薬のなかで副作用がもっとも少ない薬物である。とくに自律神経機能への影響がほとんどなく，脈拍，血圧，心循環系への副作用はあまり心配いらない。しかし呼吸抑制の副作用はある。

a）残遺効果 residual effects（持ち越し効果 hangover effects）

　睡眠薬の効果は夜間に主作用として働くが，翌日昼間にも残る鎮静は残遺効果といわれる副作用である。鎮静作用，催眠作用により，ねむけ，頭重，頭痛，脱力，倦怠感，めまい，ふらつき，構語障害などが出現する。これらは精神運動機能や認知行動機能を障害する。注意力や集中力の低下により交通事故なども起こし得るので，注意が必要である。

　この作用には，睡眠薬の半減期と薬用量が関係する。超短時間型睡眠薬ではあまり起こらず，短時間型睡眠薬も翌朝までに排泄されるので，蓄積が少なく

起こりにくい。しかし，高齢者は睡眠薬の血中濃度が高くなるので，蓄積される可能性がある。また，中時間型と長時間型睡眠薬を毎日服用すると，徐々に体内に蓄積して，持ち越し効果が起きやすい。しかし，不安障害や不眠が強い患者にとっては，昼間の鎮静が望ましいので，長時間型睡眠薬が適っていることもある。本来の不眠患者では，昼間鎮静を避ける超短時間型睡眠薬が望ましい。

b）認知・記憶障害

BZ の急性投与で一過性の前向健忘を生じる。これは鎮静とは無関係で，BZ 服用後に新しい情報を獲得することができなくなる。健忘はアルコールとの併用で強くなる。短期作用型の高力価の BZ のほうが健忘を起こしやすいことが知られている。BZ 系睡眠薬による健忘は重要であるので，次項で詳しく述べる。

c）逆説反応（脱抑制）

これは BZ により治療を受けている患者が，BZ の有効なはずの静穏化作用と反対の怒りと敵意の感情をもつことをいう。一種の脱抑制と解してもよい。衝動性が亢進し，好機嫌になるものもある。人格障害の患者では脱抑制が起こりやすい。脱抑制が起こったらハロペリドール 5 mg の筋注などで対応する。

d）離脱症状

BZ の最大の問題は，依存，乱用を生じる患者があることである。ほとんどの患者は処方された量より少なめを服用しているが，多剤乱用の傾向のある患者は時がたつにつれて量が多くなってくる。吸収の早い BZ（たとえばジアゼパム）のほうが遅いものより依存に陥りやすい。離脱症状は 1 年以上 BZ を服用している患者の約半数でみられるという。離脱症状の重篤度は，BZ の量，服薬期間，患者の人格，それにおそらく遺伝的な背景に関係があろう。何らかの依存症の既往歴や家族にアルコール依存症者がいる場合は BZ 依存に陥りやすい。

BZ の離脱症状は不安症状に似ている。あたかも BZ で抑制されていた不安が再現するようにみえることがある。離脱症状は次の 3 つに分けられる[43]。

①心理的症状：不安，心配，いら立ち，不眠，不機嫌など
②生理的症状：振戦，動悸，めまい，発汗，筋れん縮など
③知覚障害：光・音・触覚・痛覚に対する過感受性，また離人症，運動感覚，金属味など

　離脱症状の開始は，短期型の BZ では中断 1～2 日後，長い半減期の BZ では 2～5 日目になる。7～10 日後に始まったという報告もある。離脱症状は離脱数日後にピークに達し，1～3 週かけてゆっくり消退していく。症状の再発や反跳現象とちがう点は今まで体験したことのない症状が現れることである。

　BZ 離脱症候群の治療には，BZ をフェノバルビタールに置換して減量する方法があった[44]。BZ を漸減する時に，カルバマゼピン，イミプラミン，バルプロ酸，トラゾドンなどが使用されることもある[45]。離脱時の BZ を等力価で換算して，ジアゼパム，ロラゼパム，アルプラゾラムなどで置換する方法が最近では用いられている。慶應義塾大学の臨床精神薬理研究班で作った「抗不安薬・睡眠薬の等価換算」の表[46] は，バルビツール酸から BZ まで，それも抗不安薬と睡眠薬を含めて全薬物 40 種以上を網羅しており，新薬であるクアゼパムやゾルピデムも入っている。本書には BZ 系の等力価を記載してあるから，置換する薬を選択して，他の BZ を使用することがよいであろう（表紙裏の「向精神薬・精神科関連薬一覧表」参照）。離脱時の症状を診断して，抗うつ薬，抗精神病薬，抗てんかん薬などを併用することも必要であろう。

2. ベンゾジアゼピン系睡眠薬による健忘とせん妄

　1950 年代の終わりに不安の治療薬として，BZ，クロルジアゼポキシドがはじめて世に出，メプロバメートと置き換わり，やがて催眠作用のある BZ がバルビツール酸系睡眠薬の代わりに頻用されるようになった。

　BZ の健忘惹起作用は，はじめ 1960 年代の末頃に手術時の麻酔前投薬としてジアゼパムを用いた時に生ずる前向性健忘について注目された[47,48]。これは主としてジアゼパムの静脈内投与によるものであったが，その後，健忘は投与法にかかわらず，どの BZ 系睡眠薬でも起こることがわかり，麻酔時に有用な作用が，抗不安や催眠を期待して使用する時には有害な作用であることも判明した。

　健忘 amnestic effects は，睡眠薬の鎮静作用に関連する副作用である。この

場合の健忘は前向性健忘で，薬を服用する前の記憶は保たれるが，薬を飲んだ後から眠るまでのことや，寝入ってから途中で目覚めた後のできごとなどを覚えていない。機序としては睡眠薬の投与によって出現する情報の記憶機能不全である。健忘は薬の作用が続く間は存在する。催眠効果を生じるBZ受容体アゴニスト，アルコール，バルビツール酸のすべての薬剤が健忘に関与する。健忘の程度は，薬剤の血中濃度に関連する。処方量は健忘の程度に直接影響して，その処方量の血中濃度の最高値近くで出現する。

a）トリアゾラムによる健忘・せん妄[49]

　トリアゾラムは1970年頃からヒトでの研究が続けられた超短期型の睡眠薬で，1977年にベルギーで最初に発売された。わが国では1983年に市場に現れ，現在約90ヵ国で使用されている。

　トリアゾラムによる健忘については，海外でマスメディアに取り上げられたことがよく知られているが，1979年にオランダでvan der Kroefが最初に問題にしたのは，健忘も含まれていたが，むしろ精神病症状（妄想反応）であった[50〜52]。1980年から1990年代にかけて，アメリカのKalesら[53,54]はトリアゾラムによる反跳性不眠や早朝不眠および記憶の障害について取り上げ，スコットランドのMorganとOswald[55]は，トリアゾラムの半減期が4時間（最近のデータでは2.9時間）と短いために，2週間，3週間と服用し続けているうちに日中の不安が強くなることを，21名の被検者について半減期の長い睡眠薬との二重盲検，クロスオーバー法で比較して主張した。

　トリアゾラムによる前向性健忘の報告は1976年になされている[56]が，1980年代になってから報告が相次いだ。その代表的な報告の一つとして，MorrisとEstes[57]による，この睡眠薬で惹起された一過性全健忘と診断された「旅行者健忘」がある。ニューヨークからヨーロッパの学会に参加した2名の神経学者，1名の神経解剖学者が，トリアゾラムがジェット・ラグを少なくするという報告を信じて，着陸数時間前にその当時の適正用量である0.5 mg錠をアルコールと一緒に服用したところ，服用後8〜11時間にわたる健忘を生じたというものである。このような症例はシフト・ワーカーに起こるBZによる意識障害とともに時間生物学的観点から解釈する必要があろう[58]。

わが国でトリアゾラムの健忘について最初の報告は，本薬がまだ治験中であった 1981 年の挾間ら[59]による自験例であろう。これは 1 mg を就寝前に服用し，翌日午前中の一過性・部分健忘を生じたものである。アルコールと併用せずに健忘を惹起した例は，0.5 mg 以上を飲んだ症例が多い。0.25 mg で健忘を生じた 2 症例の報告は，65 歳以上の高齢者である。ある報告[60]では，医師が当直勤務の際，23 時頃，0.5 mg を服用してすぐ入眠し，早朝 2 時から 3 時半の間，病棟で患者を誤りなく診察したが，その内容を覚えていなかった。また，夜中に電話をかけたが，内容については完全に健忘があった。その時は，非常に上機嫌でいつもより話が長かったという(表 6)。

　常用量の 0.25 mg でもアルコールを併用すると健忘を生じた症例が多い[60,61]。医師の症例が多い理由は，入眠後起こされることの多い当直業務に従事すること，日ごろ十分な睡眠を取っていない例があること，情報が得やすく症例に組み入れやすいことなどが挙げられるであろう。しかし，情報を得やすい医師での頻度からみるとトリアゾラムだけでなく，他の BZ 系睡眠薬や抗不安薬により健忘を生じている例は報告された以外にも多数あるのではないかと推測できる。

　常用量の 0.25 mg を 30 歳代の人が服用してもアルコールにより作用が強まることが推察される。その機序については後述するが，どの程度強まるかは，人により，また飲酒量により異なるであろう。症例 6 は看護婦として職業的な関心から，0.25 mg とチューハイ約 200 ml の併用で 2 回とも同じ健忘を生じることを自ら確かめた。アルコールとの併用なしに 0.75 mg を服用したときにも同様の症状を生じることが報告されているので，参考になる。

　トリアゾラムは現在 0.125 mg が広く用いられており，とくに高齢者はこの剤型をまず用いることがすすめられる。わが国で 60〜81 歳の 32 例に 0.125 mg を 2 週間投与したところ，78％以上の症例が中等度改善以上の成績を示し，健忘は 1 例も生じなかったという報告[63]がある。

b) ブロチゾラムによる健忘[49]

　ブロチゾラムは睡眠薬としては短時間作用型に属し，半減期はトリアゾラムより長く約 7 時間とされるが，ゾピクロンとともにトリアゾラムに次いで頻用

表6　トリアゾラムの服用により健忘をきたした症例

非飲酒例

症例	性別	年齢（歳）	原疾患（合併症）	トリアゾラム服用量	併用薬	精神症状
1	女性	66	なし	0.25 mg	なし	数回服用し，1回のみ発現。翌日午後から約1日の意識障害をきたした。
2	男性	43	不眠症（一過性・入眠障害）	0.5 mg	なし	当直医として勤務の際，23時ころ0.5 mgを服用し，すぐ入眠。翌朝7時30分起床。早暁2時～3時30分の間，病棟で患者を誤りなく診察したが，その内容を覚えていない。2カ月後，当直のとき再び0.5 mgを服用し，深夜病棟よりの電話に対応したが，翌朝電話があったらしいことしか思い出せなかった。
3	男性	31	なし	0.5 mg	なし	寝つかれず，0.5 mgを服用し，その後自宅や友人宅など数か所に電話をかけたが，のちに電話をかけたことをはっきりと覚えておらず，内容については完全に健忘があった。その時の様子は，非常に上機嫌でいつもより話が長かったという。
4	男性	32	なし	0.5 mg	なし	ほとんど徹夜した翌日の午後0.5 mg服用し，3時間余の睡眠をとり覚醒後にその日の午前中の記憶がまったくないことに気づく。当日の覚醒後の記憶にも部分健忘を残した。また当直時，1時に0.5 mgを服用し入眠して，2時ころによばれて行った処置をあとでまったく覚えていなかった。当夜は上機嫌で，やや誇大的であったという。
5	女性	17	不眠	2.5 mg	なし	服薬法を教わらずに家人よりもらった0.25 mg錠を5錠のんだが入眠せず翌日夕方ころに再び5錠（1.25 mg）服用し，入眠したが，それから2日間の病院を受診したことなどはまったく覚えていない。健忘状態時の脳波は，持続的なβ波であった。

トリアゾラムとアルコールの併用により健忘をきたした症例

症例	性別	年齢（歳）	原疾患	トリアゾラム服用量	併用薬	アルコール類併用	精神症状
6	女性	36	なし	0.25 mg	なし	チューハイ約200 ml	アルコールと0.25 mgを就床前に飲み，就床後しばらくして起き出し，暑いと言って衣類を脱ぎ始めた。夫が注意したが表情がぼんやりしており，会話が意味不明であった。着せても脱いでしまい，裸のまま寝てしまったが，翌朝就床以降のことは記憶になかった。後日，これを確認するため同じ併用を行ったところ，再びもうろう状態を生じ健忘を残した。飲酒せずに，0.25 mgまたは0.5 mgを服用したときは良眠できているが，0.75 mgではろれつが回らなくなり，友人宅へ盛んに電話をかけてあやまったりし，入浴したことについてあとで記憶がなかった。
7	男性	29	なし	0.5 mg	なし	焼酎2～3杯	飲酒して帰宅し，0.5 mgを服用したが寝つかれず，近所の食堂で食事をし，帰って寝た。翌日になると食事に行った記憶はあるが，なにを食べ，いくら払ったか，帰宅したかの記憶もなかった。後日その店に聞くと，いつもより上機嫌で多弁であったらしいが，代金は払っていた。
8	女性	27		0.75 mg		水割り400～600 ml	0.75 mgと併用し，軽躁状態ともうろう状態を生じた。0.25 mgと併用した場合，発現せず。

症例 1，2，6，8）杉本ら[60]，3，4，7）稲見ら[61]，5）中村ら[62]

B 睡眠薬

表7 ブロチゾラムにより健忘をきたした症例

症例	性別	年齢(歳)	原疾患(合併症)	ブロチゾラム服用量	併用薬	アルコール類併用	精神症状
1	男性	42	統合失調症	1錠	スルピリド，ブロムペリドール，ビペリデン，トリアゾラム0.5 mg	なし	夜間徘徊するが，翌朝には記憶がない。投与継続によりその後も同様の症状が2回あり。トリアゾラムだけでは症状出現せず。
2	男性	62	不眠症(心疾患)	1錠	不詳	なし	禁煙し，就寝時に1錠服用開始。深夜覚醒，妻を起こし説教するが，のちに記憶なし。エチゾラムに変更し，症状消失。
3	女性	23	不眠症，摂食障害	4錠	なし	なし	4錠で前向性健忘出現。陽気で多幸的であった。その後1錠に減量し，症状発現なし。
4	女性	21	不眠症，不安神経症	1錠	ロラゼパム1.5 mg，昼間のみ	なし	来院時，軽いもうろう状態であり，前夜のことをなにも覚えていない。脳波正常。翌日症状消失。両薬物を継続投与中であるが，その後症状は出現しない。
5	男性	49	パーキンソン病	1錠	レボドパ＋カルビドパ	なし	夜間に起きて徘徊するが，翌日には覚えていない。ニトラゼパム5 mgあるいはエチゾラム1 mgでも同様症状あり。
6	男性	60	大うつ病	2錠	なし	ウイスキー水割りダブル3杯	21時ころ2錠服用後，水割り3杯を飲む。その後の記憶がまったくなく，2時ころ，自宅近くの路上でパジャマ姿で自家用車を運転し，電柱に衝突して気づく。
7	男性	34	一過性精神生理的不眠，心因関与あり	6錠	なし	なし	眠前1錠を処方したが，15時ころ，自家用車内で「一刻も早く眠りたい」と6錠服用。その後13時間の記憶がまったくなく，翌朝4時ころ大阪駅で警察に保護された。福井駅まで自家用車で行き，大阪まで列車で行ったと推定される。
8	女性	44	統合失調症(狭心症)	10錠	ハロペリドール，トリヘキシフェニジル，ミアンセリンほか	なし	昼食後10錠を服用，妄想，幻覚が増悪。激しく興奮し，不穏となり，入院。翌朝まで熟睡し，覚醒後前日のことは覚えていないが，妄想，幻覚は消失した。
9	女性	68	なし	6錠(推定)	なし	焼酎のウーロン茶割り(アルコール量約25 g)	服用4〜5時間たったころ，隣家の長女宅を訪れ，夫を絞殺したことを告げた。自首して逮捕されたが，入眠して覚醒した翌日以降は犯行時の記憶がないと主張。

症例1)村田ら[64]，2〜7)森川[65]より引用，8)松岡ら[66]，9)工藤ら[67]

されている。

　本薬によって健忘を生じた例は，わが国で報告されたものだけで9例ある(表7)。本薬の1日用量は0.25 mg/1錠，就寝前とされているが，表7に示すように，5例では2〜10錠と過剰に服用していることが目につく。1錠で健忘を惹起した症例は，症例1の統合失調症(トリアゾラム0.5 mgとの併用が問題)と，症

例2の常用していたパイプタバコを止めて本薬1錠の服用を開始した時に健忘が生じた症例である。症例4は日中服用しているロラゼパムの関与も疑われるが，症状の出現は1回のみで，その後は両薬剤投与中であるにもかかわらず健忘が起こっていないことから意味づけは困難であろう。

　本薬2錠をアルコールと併用した症例6，6錠を服用した症例7，9など，本薬は過剰服用によりかなり危険なもうろう状態を惹起するように思われる。統合失調症患者が10錠を服用して幻覚，妄想，興奮を起こした症例8は，ブロチゾラムの大量服用に伴う脱抑制作用により統合失調症症状が表面化し，軽度の意識混濁下に興奮状態を呈したと解されている[66]。

　トリアゾラムによる健忘例にも統合失調症患者が3例みられたが，統合失調症症状の悪化に至った症例はない。しかし，後述するフルニトラゼパム過剰量（4 mg）を服用した緊張型統合失調症（表10，症例2）は攻撃的，興奮，暴力などを生じ，妄想型統合失調症（表10，症例3）も易刺激性，問題行動を生じている[68]。ともに幻覚，妄想を再燃していない点はブロチゾラムによる場合と異なるが，統合失調症のBZ過剰投与が関与している点では共通しており，あとに健忘を残している点から程度の差はあれ，意識障害下に統合失調症症状が悪化したとみてよいのではないだろうか。脱抑制[66,69]の概念でこれを説明することもできるであろう。BZ導入直後から精神疾患への影響は研究されており[70,71]，ニトラゼパムの統合失調症患者への悪影響についても論じられている[72]。ニトラゼパムの場合も20 mgという過量服用が問題視されているので，BZの過量服用によって軽い意識障害を生じ，脱抑制時に精神症状が解放されると解釈し得るが，薬理学的な機序解明が待たれるところである。ブロチゾラム0.25 mgでも健忘症例があるが，0.5〜1.5 mgを服用する例では，危険なもうろう状態を惹起している[65,67]。せん妄の副作用があるので注意を要する。

c）ゾピクロンによる健忘・せん妄[49]

　ゾピクロンはBZ構造ではないが，BZ受容体に結合する点から，健忘惹起作用を有するものと思われるが，3例が報告されているのみである（表8）。症例1は7.5 mgをアミトリプチリンと併用したところせん妄が毎晩起こり，2日間は夜食をしている。BZによるせん妄ないしもうろう状態における過食はすでに

表8 ゾピクロンの服用により健忘をきたした症例

症例	性別	年齢(歳)	原疾患	ゾピクロン服用量	併用薬	精神症状
1	女性	56	内因性うつ病	7.5 mg	アミトリプチリン150 mg	併用薬をセチプチリンからアミトリプチリンに変更してから、2～3時ころまで入眠できなくなり、いままでしたことがない夜食をし、歯を磨いて寝るが翌日記憶がない。娘に対し隣家の主婦に対するような話し方をし、遠洋航海に出ている夫が帰っている、あるいは客がいると言って余分な夜具を敷く行動が毎日みられた。1日だけゾピクロンのみ中止した夜はまったく不眠であったが、上記のような言動はなかった。エスタゾラムに変更し、アミトリプチリンの夕食後の服用を25 mgに減量したところ異常行動は完全に消失した。
2	女性	65	うつ病	15 mg	イミプラミン30 mg, セチプチリン3 mg, インデロキサジン60 mg	うつ病で入院したところ、12日目に急に元気になり不眠となったので、1錠投与するが眠らず、1時間後に1錠追加投与。間もなく、窓のところに人がいる、そこにご飯がある、おいしそうだとしゃべり続け落ち着かなくなった。ジアゼパムさらにレボメプロマジンの筋注にて眠ったが、翌朝前夜のことはまったく覚えていない。中間半減期睡眠薬に変更したところ、問題なく経過する。
3	女性	21	統合失調症	15 mg	ハロペリドール18 mg, クロルプロマジン75 mg, ビペリデン6 mg	統合失調症症状のため入院し、3日目に不眠のため1錠を投与したところ、約2時間後に他患のベッドに座り天井を指差し、独語して眠らないので1錠追加投与したが状態はかわらず、12時間後に意識清明となったが、この間のことは覚えていなかった。

症例1)池ら[73], 2, 3)高橋ら[74]

報告[75,76]されている。本例では，セチプチリン（3 mg/日）との併用時にはこのような症状はなく，抑うつ，不安を強く訴えたため抗うつ薬を変更して健忘を生じたものである。アミトリプチリンの強い抗コリン作用との相互作用の可能性も考えられる。

　症例2, 3はともにやや過剰投与であるが，うつ病例では躁転時に15 mgを投与して錯覚，せん妄状態を生じ健忘を残し，統合失調症例では，軽度の意識混濁下で精神症状が賦活されているとみることもできる。

　56歳の女性が内因性うつ病[73]にて，ゾピクロン7.5 mgとアミトリプチリン150 mgを併用したところ，2～3時頃まで入眠できなくなり，今までしたことがない夜食をし，歯を磨いて寝るが翌日記憶がない。娘に対し隣家の主婦に対するように話す，遠洋航海に出ている夫が帰ってくると言う，などのせん妄が毎晩起こった。せん妄やもうろう状態にみられる過食を伴ったと考えられる。ゾピクロンを中止した夜は異常な言動はなかった。

65歳の女性がうつ病[74]で，ゾピクロン15 mgとイミプラミン30 mg，セチプチリン3 mgを併用したところ，窓のところに人がいる，そこにご飯がある，おいしそうだとしゃべり続け落ち着かなくなった。翌朝前夜のことはまったく覚えていない。錯覚，せん妄状態を生じ，健忘を残した。

　報告例は精神疾患ばかりであったが，現在かなり広範に使用されているので，過剰投与や，他剤との相互作用について注意する必要があろう。

d）ゾルピデムで起こるせん妄（表9）

　Pitnerら[81]はゾルピデムによる幻覚は用量依存的であると報告した。Iruela[78]らは，無食欲症で体重33 kgで無月経が2年続いている女性がゾルピデムによる幻覚を呈した例について，ゾルピデム血中量は女性では男性より高くなりやすいことと，低アルブミン血症があったことによって中毒症となったと説明した。Markowitzら[87]は，ゾルピデムを少なくとも10 mg服用した女性患者で，幻覚が起こりやすいと報告した。Elkoら[88]はSSRIを併用した例でゾルピデムの治療量でさえ幻覚を惹起した例を報告しているが，両薬の相互作用は不明のままであると記述した。しかし，Katzら[80]は，ゾルピデムによる中毒レベルは，パロキセチンが輸送タンパクと結合してゾルピデムが解離されることにより左右されると考えた。また，パロキセチンはチトクロームP450阻害が2D6アイソ酵素を阻害する一方，ゾルピデムは3A4アイソ酵素を介して代謝されるので，P450阻害がゾルピデムの中毒の原因とは考えられないとした。

　Tonerら[82]は，これらの議論をまとめて，ゾルピデムの使用によって，どのような患者がせん妄を発現し得るか予想ができるとした。ゾルピデムを処方する際，考えるべき4個の主な因子があり，それは，性，ゾルピデム用量，タンパク結合親和性，併用する抗うつ薬のチトクロームP450 3A4アイソ酵素阻害である。

　まず，性については，女性患者が圧倒的に多い。Tonerら[82]が集めた17例のゾルピデムによる幻覚症例では，女性患者が82.4％である。女性は，ゾルピデムを同量投与すると男性より血中濃度が有意に高く（40％）なることが見出されている[89]。したがって，男性は許容し得るゾルピデムの量でも，女性では同量で中毒を起こす可能性がある。

表9 ゾルピデムのせん妄

症例	性別	年齢(歳)	原疾患(合併症)	服用量(mg)	併用薬	発症時間	精神症状
1	女性	27	―	10	―	30分	壁が動いて近寄る。天井の大理石が転がり落ちる。物が近寄り形が変わる。30分続いた。
2	女性	26	―	10	―	20分	ベッドが傾いてヨットに乗っている。少なくとも25人の知らない人の群が周りにいる。息苦しくなる。色のついた点が見える。15分続き、その後眠った。
3	女性	20	神経性無食欲症	10	―	20分	人の腕が大きく見えたり、家具の数が増えて見え、怯えた。大視症を体験し、数分続いたが、7時間後覚醒した時に、その体験を思い出した。5 mgで再挑戦したところ、より軽い同じ症状を体験。
4	女性	34	慢性不眠症	10	―	20分	方向感覚喪失。水のベッドの上にいるようでベッドが動いている。自分の腕や足が実際よりはるか遠くまで動かされている。
5	女性	16	大うつ病	10	パロキセチン20 mg	70分	幻覚と失見当識。家族のメンバーを認知できない。4時間後に症状は消失したが、しばしば悪夢を見た。
6	女性	71	―	20	―	?	幻覚と錯乱を体験。別々の機会に二度とも20 mgを飲んで、ベッドから幻視を見てナンセンスな話をした。中止して回復した。
7	男性	20	交通事故で前頭頭頂部骨折	5〜10	―	―	鮮明な悪夢が毎晩続き、恐ろしく、不安を引き起こした。ゾルピデムを拒絶して、悪夢は消失。
8	女性	24	交通事故で左手・手首外傷，コカイン使用歴，大うつ病	10	パロキセチン，acetaminophen，コデイン	3時間	強い失見当識と錯乱。幻触、幻視を体験。場所の失見当識。世話する看護師に猜疑心。翌朝に元に戻って今までの出来事を思い出せたが、ゾルピデムを拒絶して症状が消えた。
9	女性	26	―	10	―	20分	吐き気、嘔吐、全身の震え。ふらふらする歩行で「くるくる回る感覚」を訴えた。「色のついた下心がある薄気味悪い顔」の幻視を体験。奇矯な話し方をし、他人の話を理解できない。30分間続き、眠りに落ちて症状がなくなった。
10	女性	26	psychotic depression	10	fluoxetine 20 mg，リスペリドン6 mg，benztropine 2 mg	30分	いらいらして錯乱となり、岸辺に行きたいとふらふらと歩いた。会話は支離滅裂で、幻視を見た。歩行は失調様であった。翌朝にせん妄は消失した。
11	女性	86	頭部外傷，脊柱管狭窄，黄斑変性	5	ガバペンチン600 mg，celecoxib 200 mg，furosemide 20 mg	2.5時間	非常に不穏となり、看護スタッフの指導に従わず、ベッド柵を乗り越えて、ふらふらと歩き始めた。人はわかるが、場所と時間の失見当識となった。ハロペリドール投与で5日目で回復した。
12	女性	23	不眠症	10	―	20〜30分	寝室の物が変わった。ベッドの前にある机がふつうの形でなくなった。扇風機の形もおかしくなった。その幻視が20分続いたあと眠った。その間何回か服用して祖母の顔がわからない時もあった。47時間後に10 mgを飲んで、部屋の物のサイズが変わった幻視を体験した。5 mgでは、副作用はなくなった。
13	女性	31	うつ状態	10	パロキセチン10 mg	10〜15分	「人が見えて、その人が自分の髪を引っ張る」「自分の手の指が20本もある」「子どもの顔が黒い」「部屋の電灯がたくさん見える」など、まとまりのない発言あり、その後すぐに寝ついた。この症状はゾルピデムを服用した6日間、同じようにみられた。

症例1, 2) Ansseau ら[77]，3) Iruela ら[78]，4) Pies[79]，5) Katz[80]，6) Pitner ら[81]，7〜9) Toner ら[82]，10) Freudenreich ら[83]，11) Brodeur ら[84]，12) Tsai ら[85]，13) 稲見ら[86]

次に，ゾルピデムの処方用量が，考慮すべき因子である。彼らの表では，ゾルピデムの処方用量は 10〜20 mg/日となっている。5 mg/日以下の少量の用量を服用して，幻覚を生じた報告はない。

さらに，タンパク結合が他の重要な因子である。ゾルピデムは高度にタンパクと結合する薬である[90]ので，併用される抗うつ薬などタンパク結合の程度が強い薬剤を併用すると，ゾルピデムが担体タンパクから解離されて，遊離して活性のあるゾルピデムの量が増加する。その結果，中毒となる。SSRI のタンパク結合率は，フルボキサミン 80％，パロキセチン 95％，セルトラリン 98％と高いのである[91]。

最後の因子は，抗うつ薬を併用した場合のチトクローム P450 の 3A4 アイソ酵素の阻害の程度である。ゾルピデムは 3A4 アイソ酵素で代謝される[92]。したがって，たとえばフルボキサミンを併用すると，3A4 アイソ酵素が阻害されて，ゾルピデムの代謝が減少するので中毒になることがある。

Ganzoni ら[93]は，スイスで多施設のゾルピデム市販後のサーベイランス研究を，本薬によって治療した 1,972 名の不眠症の患者を対象として，525 名の医師(GP，内科医，精神科医，老年科医)の協力によって実施した。患者は，65％が女性で，平均年齢は 55 歳で，65 歳以上の患者は 29％であった。ゾルピデムの処方用量は，10 mg/日は 1,705 名(86.9％)，5 mg/日は 208 名(10.6％)，15 mg/日以上使った患者は 49 名(2.5％)であった。平均投与量は 9.7＋2.3 mg/日であった。平均投与期間は 30 日間であった。

175 名の患者(8.9％)に 343 件の有害事象があった。中枢神経の副作用としては，残遺昼間鎮静は 73 名(3.7％)，睡眠効果なしは 31 名(1.6％)であった。錯乱(8 名)，失見当識(7 名)，せん妄(1 名)，幻覚(5 名)，錯覚(1 名)もみられており，ゾルピデムによる副作用のせん妄・幻覚の発現率は 1％程度であると考えられるであろう。

Toner ら[82]は，結論として多くの患者にとってはゾルピデムは比較的に軽い副作用プロファイルをもつ薬剤であるとした。しかし，場合によって，幻覚，せん妄や悪夢を含む副作用があり得る。いくつかの幻覚は非中毒性域レベルで起こる[88]が，多くの幻覚，せん妄はゾルピデムの中毒の現れであるとみられる。ゾルピデムの中毒は，上に挙げた 4 つの因子，つまり，ゾルピデム量，性，タ

ンパク結合，チトクローム P450 3A4 アイソ酵素阻害を介するものであると考えられる。臨床医はゾルピデムを処方する時には，これらの因子を考えて，副作用を最小限にするよう注意するべきである。多くの副作用が，ゾルピデムを中止すれば自然に回復することも重要である。

わが国では，やっと 2000 年からゾルピデムを使うようになったが，5 mg/日の処方が多いためか，幻覚やせん妄の副作用はごく少ない現況であるが，10～20 mg/日を用いられている例もある。併用に関しては，とくに SSRI による相互作用に注意が必要である。原則的に 5 mg/日の処方とし，さらに半錠(2.5 mg)を夜中の目覚めに対して使うことをすすめる(半減期 2.3 時間)。

e）フルニトラゼパムによる健忘・せん妄[49]

本薬は長時間型(中期作用型)に分類される睡眠薬で，わが国では特に精神科領域でよく用いられている。表 10 に示すように，健忘惹起例はすべて適正使用量(0.5～2.0 mg)を超えた 4 mg 使用例である。症例 1，2，3 は症状精神病あるいは統合失調症の患者であるが，4 mg 服用により入眠前に焦燥とともに異常な言動を呈している。杉浦ら[68]は奇異反応(逆説反応)としてとらえているが，この副作用は BZ によって敵意が解放される現象と解されており[96]，軽い意識障害とは考えられていない。抑制されたはずの不安や敵意がかえって強くなる逆説的な状態に，健忘を伴う場合とそうでない場合があるのであろうか。今後の観察に期待したい。

2～4 mg の過量を使っている症例での報告がある。健忘のみでなく，不穏，異常言動，興奮，暴言などを呈した[68]。これらの 4 例は，症状精神病，非定型精神病，統合失調症などの原疾患をもっていた。適正使用量(0.5～2.0 mg)を使うことが重要であろう。

f）その他の BZ 系睡眠薬による健忘

リルマザホンによる健忘が，わが国で 2 例報告されている[97]。1 例は適正使用量(1～2 mg/日)を上回る 4 mg を服用し，朝食を夜のうちにとり，それを忘れたという例である。他の 1 例は統合失調症で，眠前にレボメプロマジン 100 mg，プロメタジン 50 mg とともに 2 mg を服用したところ，2 日目から中途覚醒時

第3章 抗不安薬と睡眠薬

表10 フルニトラゼパムにより健忘をきたした症例

症例	性別	年齢(歳)	原疾患	フルニトラゼパム服用量	併用薬	精神症状
1	男性	34	原発性甲状腺機能亢進症による症状精神病,胃潰瘍	2→4 mg	ハロペリドール 12 mg, レボメプロマジン 150 mg, ビペリデン 5 mg, ファモチジン 40 mg, チアマゾール 15 mg ほか	市販の鎮痛薬の乱用後,焦燥感,興奮のため精神科に入院。原疾患による症状精神病と診断し,2 mg を併用薬と投与。14日目に不眠のため2 mg を追加したところ,入眠困難,不安,焦燥,異常な言動を認め,翌朝には前夜の行為に関して健忘あり。20日目まで持続したため,21日目に中止し,ペントバルビタール 50 mg に換えたところ正常化。25日目に早朝覚醒を改善するため再び4 mg 投与したところ,異常言動,健忘が再現。中止で正常化。
2	男性	28	緊張型統合失調症	2→4 mg	ハロペリドール 15 mg, レボメプロマジン 100 mg, ビペリデン 6 mg, Veg A 1錠	入院後,睡眠薬として Veg A とともに 2 mg 投与開始。3時ころ中途覚醒するため Veg A を増量したが変化がないので 4 mg に増量。増量6日目より服薬1時間の消灯後焦燥,攻撃的,興奮,暴言,暴力行為が1~3時間続いたのちに入眠し,翌朝に健忘を残した。2 mg に減量し,中途覚醒時にペントバルビタール 50 mg 投与で改善。
3	男性	40	妄想型統合失調症	4 mg	ハロペリドール 20 mg, クロルプロマジン 400 mg, ビペリデン 6 mg, Veg A 2錠	入院後,睡眠薬として Veg A とともに 4 mg 投与開始。睡眠薬服用約1時間後,不眠,不穏,焦燥感,易刺激性が高まり,問題行動や他患とのトラブルが認められ,翌朝に健忘を残した。4 mg を中止し,バルビツール酸系睡眠薬に置換したところ改善。
4	男性	記載なし	なし	4 mg	なし	19時に 4 mg を服用し,同僚と仕事をし,22時に就床したが,翌朝には前夜20時ころから入眠時までの記憶がほとんどない。その間ふだんより多弁で,抑制を欠いた言動がみられた。
5	女性	49	非定型精神病	4 mg	スルトプリド 600 mg, リチウム 600 mg, ペルフェナジン 16 mg, ビペリデン 3 mg(3分服)カルバマゼピン 200 mg, ゾテピン 100 mg(夕食後)Veg A 1錠, リチウム 200 mg, カルバマゼピン 200 mg, ゾテピン 100 mg(眠前)	中途覚醒,早朝覚醒があるため 4 mg を眠前薬と併用したところ,1週間後より服薬後,就床までの約30分の自らの行動が翌朝に想起できないと訴えた。さらに2週間後にはいったん就床後起き出してはなにか行動するらしいが思い出せない。4 mg をブロチゾラム 0.5 mg と置換し,健忘はなくなったが睡眠時間が短くなったため再び本剤 2 mg に置換したところ,2日後より健忘が再現。2 mg をニトラゼパム 10 mg に変更し,改善。

Veg A；ベゲタミンA錠
すべてアルコール類の併用はない。
症例1~3)杉浦ら[68], 4)多田ら[94], 5)大山ら[95]

の行動を思い出せなくなり,リルマザホンの中止により,健忘が起こらなくなったという症例である。

エチゾラムによる健忘の症例も国内で自発報告が3例あり,0.5 mgで惹起されたもの2例,1 mgで徘徊を生じ健忘を残した1例のデータが社内資料として保存されている。ロルメタゼパムも社内資料として2件の健忘例があるという。

ニメタゼパム,フルラゼパムの健忘発現例はわが国では自発報告もないとのことであるが,外科の入院患者でフルラゼパム(15〜30 mg)服用者,トリアゾラム(0.125, 0.25, 0.5 mg)服用者およびプラセボ服用者の計154名を対象とした前向性健忘についての比較研究がある[98]。深夜前に服薬して入眠し,翌朝8時にいくつかのことを記憶させ,11時に再生させるテストを行った結果,フルラゼパム服用者は54人中10人が再生に失敗し,これはトリアゾラム群(49人中2人)またはプラセボ群(51人中2人)より有意に多かったという。フルラゼパムは半減期が長く,活性代謝物(N-desalkylflurazepam)まで含めると7〜289時間といわれるのでこのような結果になったものと思われるが,BZ化合物として健忘惹起の可能性があると考えておくべきであろう。

g) BZ系睡眠薬による健忘の分類

本項では,軽い意識障害を主とする症状がみられるものを健忘としてまとめたが,その内容は表6〜10に示した症例によりかなり異なる。

1) 分別もうろう状態に近い群

表6-2(表6の症例2,以下同様に表番号と症例番号を略記する)のように,当直医が深夜に起こされて診療行為を誤りなく行い,あとで記憶していないというもので,6-4,6-7,7-7などもこれに属する。海外でも類似例について多くの報告がある。

2) せん妄群

上述の分別もうろう状態に近い群に比べるとまとまりのない異常行動をきたした症例もあり,仮にせん妄群とした。6-6,7-6,8-2などが該当すると思われるが,7-6は分別もうろう状態に近い。表9は幻覚,錯乱を含めせん妄群の症例

が多い。

3）精神病症状悪化群

ブロチゾラム，フルニトラゼパムによる健忘の項で述べたが，統合失調症の患者に BZ を過量に投与し，統合失調症様症状が悪化する症例があることに注意したい。のちに健忘を残している点から，従来いわれている逆説反応とは異なるものであろう。症例は 7-8，10-2，10-3 が該当する。

4）軽い脱抑制群

分別もうろう状態などと同時にみられるもので，普段より陽気で上機嫌な様子で，多弁であったと居合わせた人の証言が得られている。6-3, 6-4, 6-7, 10-4 などで記載があった。

h）BZ の種類，基礎疾患，相互作用

BZ 系睡眠薬による健忘は，従来指摘されているように，どの種類でもみられると考えてよいであろう。BZ 系抗不安薬に健忘作用があることもよく知られている[48]。実験的に各種 BZ の健忘作用を比較した研究も多数あるが，とくにトリアゾラムが強い作用をもつという結論は出されていない[99,100]。トリアゾラムは血中半減期($t_{1/2}$)が短く，服用後最高血中濃度に達する時間(t_{max})が 1.2 時間であるため，その時間帯に覚醒すると軽い意識障害を生じやすいのであろう。データをみると用量が多かったり，アルコールと併用することによって，より重篤になり，もうろう状態が翌日まで長引く傾向がある。ブロチゾラムも t_{max} が 1.5 時間，$t_{1/2}$ が 3.7～7 時間で速効性であり，持ち越し効果が少ないためよく使用されており，健忘の報告も増えている。従来指摘されているように，適正用量を守ることと，アルコールと併用しないことが重要であるが，そのほかに，時間生物学的観点から服用時間帯に注意する必要があり[57,58]，また前夜不眠のあとに服用して意識障害を生じた例(6-4)もある。

基礎疾患については，本項に記載した例ではパーキンソン病が多かった(7-5)が，一般に脳器質疾患が要注意とされている。高齢者は代謝機能が衰えている点で注意を要し，代謝・排泄機能がおかされる疾患についても気をつけなけれ

ばならない。また，前述のように統合失調症の症状を悪化させることもある。

薬物の相互作用については，8-1ではアミトリプチリンとの併用が関与している可能性が示唆された。これまで報告されている薬物でBZの作用を強めるものは，シメチジン，ジスルフィラム，アルコール（後述），オメプラゾール，プロプラノロール，バルプロ酸などである。なお，BZの併用によってレボドパの抗パーキンソン作用が減弱するといわれる。

i）BZとアルコール

アルコールによってBZの作用が強められることは，臨床的，実験的に確かめられている。最近はアルコールの薬理作用も興奮性（グルタミン酸）あるいは抑制性（GABA）アミノ酸との関連で考えられるようになり[101]，エタノールも麻酔性バルビツール酸もGABAによるシナプス抑制を強め[102]，この作用およびエタノールの鎮静-失調作用はGABA$_A$受容体のアンタゴニストであるbicuculineで拮抗されるという。エタノールはグルタミン酸NMDA（N-methyl-D-aspartate）受容体を抑制し[103]，バルビツール酸はAMPA（α-amino-3-hydroxy-5-methyl-isoxazole-4-propionic acid）受容体を抑制するという研究もある。

エタノールのGABA/BZ受容体複合体への作用も検討されており，用量依存的に^{3}H-フルマゼニル結合を海馬などで高めるという興味深い結果も示されている[104]。

j）非BZ系睡眠薬（ゾルピデムとゾピクロン）の依存・乱用[39]

BZ系睡眠薬と同様に非BZ系睡眠薬でも依存・乱用は問題になる。Hajakら[105]（ドイツ）は，非BZ系睡眠薬のゾルピデムとゾピクロンの依存・乱用の2002年までの症例をレビューした。これによると，ゾルピデムについては1988年に発売されてから1993年にはじめて報告され，以後36症例の報告がある。ゾピクロンについても1985年に市場に登場し，1991年以降22症例の報告がある。両薬剤の処方量からすると，同程度の比率で依存・乱用は起きているが，BZ系睡眠薬と比べると明らかに少なく，比較的安全な薬剤であるとしている。依存・乱用を起こした症例の多くは，薬物やアルコール依存の既往歴があるか，

他の精神的疾患があった。

Hajak らの発表以降の最近の文献から症例報告をいくつか紹介する。

1）ゾルピデム

Quaglio ら[106]のイタリアの症例は，38 歳の管理人の男性で依存・乱用の既往はない。2 年前より不眠症があり，入院後，ゾルピデム 10 mg を 1～2 錠処方されていた。彼は錠剤を砕いて，鼻で吸うことを始めたが，早くから耐性ができたので，徐々に増量した。次第にうつ状態になって，すべての生活に興味がなく，不安と不眠が強くなった。ゾルピデムにより症状は改善したので，用量を増やした。彼は入院する約 6 カ月前から，ゾルピデム 70～90 錠（700～900 mg）/日を服用した。薬を中止しようと試みたが，48～96 時間後に離脱症状として振戦，発汗，吐気，焦燥，怒り，精神運動，激越状態を生じた。入院後フルマゼニル 0.5 mg を初日に用い，続いて 1 mg/日に増加して，7 日間使用し改善した。

Sethi ら[107]の症例は，42 歳のインド人のビジネスマンで飛行機内でのパニック発作に罹患していた。1 年半前に，ゾルピデム 10 mg 錠を飛行機に乗る前に飲んで，眠れるようにした。頻回に飛行機に乗るために，次第に搭乗前に自分で 40～50 mg まで増量したが，それから 1 日 200 mg まで飲むようになり，薬の依存症となった。その後，自身で常習から脱すると決心し，50 mg/日まで漸減した。ある日，彼は乗る前にゾルピデムを飲まないようにしたところ，48 時間後にけいれんを起こした。入院して，フェニトインの投与を受け，不穏状態のためにゾルピデムを 20 mg/日から再開し，徐々に漸減した。

Liappas ら[108]は，ギリシャから 8 症例のゾルピデム依存症を報告しているが，依存/乱用の精神症状を記述しているので，抜粋を紹介する。

〈症例1〉 28 歳，女性。軽うつ状態，不安と強い不眠を訴えて，ゾルピデム開始 1 カ月後からゾルピデム 100～150 mg/日を 1 日 2 回で服用した。さらに 1 カ月後に 300 mg/日とした。彼女は眠るためではなく，うつ気分を刺激するために内服した。中毒下で，発揚状態，多幸感，子どもじみた行動，前向性健忘を呈した。

〈症例2〉 35 歳，女性。不安，不機嫌，強い不眠に対して，1 カ月後から 100～150

mg/日を1日2，3回で服用した。彼女は日常生活に立ち向かうために，刺激効果としてゾルピデムを使った。中毒下では，彼女はエネルギッシュで多幸感，構語障害，発揚状態，衝動的な行動，前向性健忘を生じる。

〈症例3〉 29歳，男性。不安，軽うつ病で入院して，抗うつ薬，抗不安薬とゾルピデム 10 mg を処方された。その後，ゾルピデムを漸増して 300 mg/日になった。中毒状態では，衝動的で要求が強い行動，多幸感，前向性健忘，構語障害，焦燥を呈した。彼がゾルピデムを使ったのは，エネルギーを得て，日常の問題をうまく処理するためである。

〈症例4〉 80歳，女性。軽うつ病と強い不眠がある。自分で抗うつ薬を止めて，ゾルピデム 100 mg/日まで飲んだところ，穏やかになり，睡眠もとれるようになった。彼女はその後 20 mg に減らしたが，不快感，焦燥がみられたので，薬をまた増加した。次の2カ月には，彼女は錠剤の代わりに，伝統的なギリシアの酒(tsipouro，アルコール分40%)のグラス1杯を，朝と正午に飲むようになった。

〈症例5〉 35歳，男性。アルコール依存の既往あり。兄の急死でゾルピデムを使い始めた。3カ月内に 250 mg/日に増加して，気分がよくなり，不快な考えがなくなり，リラックスでき，睡眠できた。次の4カ月は，彼は 350〜450 mg/日を飲み依存が強くなった。

〈症例6〉 33歳，女性，秘書。4年前から不眠に対して，ゾルピデムを飲み始めた。この時は非常に強い不安があり，朝にゾルピデムを飲むようにした。彼女は穏やかになるだけでなく，ゾルピデムが発揚感を誘発すると感じ，1〜2錠を毎朝飲むことを始めた。数カ月後，薬に対する耐性ができたので，朝に服用する量を増加した。そして，最近の6カ月間は1日，600 mg になった。しかしはじめほどは気分がよく感じなくなった。

〈症例7〉 46歳，女性，看護師。BZ系睡眠薬依存の既往あり。気分変調障害，重症な不眠のために，ゾルピデム 200 mg/日を飲むようになった。中毒下では，前向性健忘と錯乱を訴えた。

〈症例8〉 30歳，女性。気分変調障害と重症な睡眠障害を呈した。不眠に対してゾルピデムを飲み始めた。数カ月の間に約 300 mg/日を使うようになり，次の 2.5 年間はゾルピデムの乱用者になった。この薬により毎日の問題に立ち向か

えるようになった。薬の大量服用により，彼女は鎮静の代わりに刺激と発揚感を得ている。

2) ゾピクロン

スイスの Kuntze ら[109] の症例は，67 歳の男性で，不眠症，うつ病性障害，ゾピクロンの乱用と診断された。彼の不眠症は椎骨間ヘルニアの手術と最初の離婚の後に始まった。彼は鎮静薬を使うことを始めた。最初はフルニトラゼパム 3 mg/日まで，約 20 年間飲んだ。その後，ゾルピデム（約半年間，20 mg/日使用），そしてゾピクロンの使用を 7.5 mg/日で始めた。彼の後妻が心不全と診断された頃から，彼はゾピクロンの使用を 337.5 mg/日まで増加した。彼が薬物を離脱するために受診した際には，抑うつ，不機嫌，絶望感を呈した。彼の思考は遅く，社会的に恵まれていないと感じていた。不眠は，ゾピクロン 337.5 mg/日を飲んでも改善しなかった。そこで，カルバマゼピンを 400 mg/日まで投与するとともに，ゾピクロンを 15 mg/日に減量した。さらに，睡眠を持続するために，トリミプラミン（100 mg/日まで）を飲み始めた。4 日目に副作用（悪心）のために，カルバマゼピンをジアゼパム（10 mg/日）に換えた。その後 4 週間でゾピクロンから離脱できた。

3) 非 BZ 系睡眠薬の依存・乱用の神経生物学的機序

ゾルピデムの依存・乱用をする多くの患者は，使用により鎮静の代わりに多幸感と発揚感を体験している。ゾルピデムは，$GABA_A$ 受容体の $α_1$ サブユニットに選択的に働き，鎮静・催眠作用をするが，高用量を服用すると，$GABA_A$ 受容体への通常の親和性とは別の働きをする。患者が乱用した時に生じる刺激や発揚感，多幸感のような症状は，ドパミン経路への関与があると考えられている[110]。Liappas ら[108] の症例 4 で，ゾルピデムの代わりにアルコールを飲んだのは，多幸感と快楽を得るためであった。エタノールによる多幸感にも神経伝達物質のドパミンの放出が関係する。

Liappas ら[111] の 3 症例には，ゾルピデム 100〜300 mg/日に対して，fluoxetine（SSRI）40〜60 mg/日を投与することで離脱症状は出現しなかった。ゾルピデムは海馬，線条体，前頭葉でセロトニン合成を減らすとされる[112]。さらに，

前シナプスのセロトニン受容体の活性化がシナプスの GABA の放出を抑止すると報告されている[113]。ゾルピデムの乱用をアルコールのそれと比べると，同じ神経伝達(GABA)の共通な経路が関与している。また，セロトニン機能が減弱していると考えられるアルコール中毒者に対しても，SSRI が効果を果たすことが知られている[110,114]。これらの事実が，SSRI がゾルピデムの乱用の治療に有効であることと関連していると推測できる。

k) ベンゾジアゼピンの健忘作用
 1) 記憶のどの機能を障害するのか
　BZ をヒトに与えて記銘再生テストを行った研究で，BZ は短期記憶は障害せず，長期記憶を低下させると報告されている。たとえば，BZ 服用下で数唱テストは影響されないが，同じ数唱テストでも，一定の桁数の数字を記憶させ，可能なかぎり多く再生させる実験では影響が現れる。これは長期記憶の障害であると解されている。
　長期記憶は，情報の獲得(acquisition)，保持(retention)および再生(retrieval)などの成分からなる。このどの成分がおかされるかについて，いくつかの実験が行われている。
　BZ 服用の前あるいは後に，一連の言葉を記憶させ，翌朝それを再生させるテストを行うと，BZ 服用前に記憶した言葉は対照と遜色なく再生されるが，服用後に記憶した言葉は再生が有意に悪いという結果を示す。この実験結果は，BZ は記憶の保持や再生は障害せず，獲得を障害することを示唆している[115]。
　BZ による記憶の獲得の障害は言語課題だけでなく，絵を使った記憶でも確かめられている。この障害が知覚の障害のためであるという仮説は，短期記憶がおかされないことにより否定できる。
　BZ によって記憶の encoding の機序が障害されるという仮説がある。これを検証するために，具体的および抽象的な記憶課題を用いて比較した研究[116]では，ジアゼパムを与えられた被検者も対照者と同様に具体的課題の再生に優れていた。同様に音声的あるいは意味的に関与する言語や，カテゴリー化される対象のほうが再生しやすいという傾向もジアゼパム服用で変わらなかったため，BZ は記憶の encoding には影響しないのであろうと推定される。

一方，記憶の保持については，多少矛盾したデータはあるが，ジアゼパムやロラゼパムを服用したあとに最初の記憶の獲得が障害されるが，その後獲得された記憶はあとまで保持される[47,48]。すでに述べたようにBZ服用直前に記憶した事象が障害されずに再生されるという事実も含めて，BZは記憶保持機構を障害しないと推定される。

2）BZによる健忘の脳内機序

BZによって生じる健忘の脳内機構を知るために，実験動物を用いて得られた結果についてまとめる。

回避行動，T迷路，空間的水中迷路，放射状迷路その他を用い，ラットあるいはマウスにBZを与えると，前向性の記憶障害が起こることが確かめられている[117]。この機構には，BZによるGABA活性の修飾が関与していると考えられている。すなわち，全身的にGABA作動薬を投与するとBZによる記憶への作用（健忘）を強め[102]，反対にGABAアンタゴニストを与えるとBZの健忘作用を遮断することができる[118]。

BZの健忘作用はその鎮静作用や抗不安作用によるものではなく，記憶過程の障害によるものと考えられている。一方GABA$_A$受容体のリガンドは記憶過程のなかでも保持機能に影響を与えるという実験結果もある。GABA$_A$作動薬をさまざまな学習課題の学習後に全身投与もしくは直接扁桃体中に注入すると，記憶の保持が悪くなる[119]。たとえばGABA$_A$作動薬の muscimol，あるいはGABAアミノ基転移酵素阻害薬であるα-アミノ・オキシ酢酸（α-aminooxyacetic acid）を学習後に全身投与すると，記憶の保持が障害される。

扁桃体あるいはその周辺領域へのGABA作動薬の注入実験も数多く行われており，破壊実験も含めると興味深い結果も示されている。内嗅領皮質，扁桃体，海馬は単シナプス性に相互連絡している[120]。内嗅領皮質の実験的破壊[121]あるいは扁桃体や海馬の破壊[122]によって重篤な健忘が起こることが知られている。これはアルツハイマー病の特徴を有するとされ[123]，この疾患の初期のマーカーを示すといわれる[124]。ラットの両側扁桃体に，回避行動学習直後に muscimolを注入すると，逆向性健忘が生じ，両側海馬や両側内嗅領皮質への注入によって健忘を生じる[125,126]。

一方，GABA作動薬を扁桃体内部に注入すると，実験的に誘発された恐怖や不安が減じ，アンタゴニストはこれを高めることが知られている。扁桃体の破壊は，GABA作動薬の抗不安作用や記憶減弱作用を弱める。BZに関しては，抗不安作用が扁桃体を介して発現していることを示唆する実験結果がある。BZを扁桃体内に注入すると抗不安作用を生じ，また全身投与されたBZの抗不安効果を扁桃体内に注入されたフルマゼニルが打ち消す。学習訓練後にフルマゼニルを扁桃体に注入すると記憶力を促進し，これはフルマゼニルの代わりにmuscimolを注入して生じる健忘作用を全身投与のフルマゼニルが減弱する事実を裏づけている。

　以上の事実は，BZの抗不安効果と健忘惹起作用が扁桃体を介して生じていることを示唆している。Tomazら[119]は扁桃体内の局在を確かめる破壊実験を行い，基底外側核がジアゼパムによる健忘に重要であることを明らかにした。

　BZによる健忘と抗不安作用は，麻酔の前投薬の効果からみても切り離せない関係にある。扁桃体内部の核におけるBZ/GABA$_A$受容体がこの作用を介しているというのが，現在までの仮説である。BZを睡眠薬として使用する場合，危険な意識障害を生じる副作用を薬理学的に切り離すことができないか，今後の研究に期待が寄せられているが，現在は過去の経験に学んで副作用を起こさないように注意を怠らないようにしたい。

文献

1) 小林利雄，木内祐二，清水浩光ほか：ヒト死後脳のベンゾジアゼピン受容体に関する研究．精神薬療基金研究年報 20：113-119，1989
2) Bartholini G: Growing aspects of hypnotic drugs. In: Sauvanet JP, Langer SZ, Morselli PL (eds), Imidazopyridines and Sleep Disorders, Raven Press, New York, pp 1-9, 1988
3) Enna SJ, Möhler H: γ-Aminobutyric acid (GABA) receptors and their association with benzodiazepine recognition sites. In: Meltzer HY (ed), Psychopharmacology; The Third Generation of Progress, Raven Press, New York, pp 265-272, 1987
4) Haefley W: Partial agonists of the benzodiazepine receptor; From animal data to results in patients. In: Biggio G, Costa E (eds), Chloride Channels and Their Modulation by Neurotransmission and Drugs. Raven Press, New York, pp 275-292, 1988
5) Petersen EN, Jensen LH, Drejer J, et al: New perspectives in benzodiazepine receptor pharmacology. Pharmacopsychiatry 19: 4-6, 1986

6) 木内祐二, 融 道男: 不安の精神薬理. 精神医学 33: 1327-1333, 1991
7) Stahl SM: Essential Psychopharmacology. 2nd ed, Cambridge Univ Press, 2000
8) Sigel E, Buhr A: The benzodiazepine binding site of GABA$_A$ receptors. Trends Pharmacol Sci 18: 425-429, 1997
9) Amin J, Brooks-Kayal AR, Weiss DS: Two tyrosine residues on the α subunit are crucial for benzodiazepine binding and allosteric modulation of γ-aminobutyric acid$_A$ receptors. Mol Pharmacol 51: 833-841, 1997
10) Blanchard J-C, Boireau A, Julou L: Brain receptors and zopiclone. Int Pharmacopsychiat 17 (Suppl 2): 59-69, 1982
11) Blanchard J-C, Boireau A, Garret C: Binding properties of zopiclone. Nord Psykiatr Tidsskr (Suppl 10): 21-27, 1984
12) Jovanović UJ, Dreyfus JF: Polygraphical sleep recordings in insomniac patients under zopiclone or nitrazepam. Pharmacology 27 (Suppl 2): 136-145, 1983
13) 山口成良, 清田吉和, 久保田陽介ほか: ベンゾジアゼピン系とシクロピロロン系睡眠薬のネコの海馬律動波ならびに睡眠・覚醒周期に及ぼす影響についての比較研究. 精神薬療基金研究年報 22: 27-33, 1991
14) Sanger DJ, Depoortere H: The pharmacology and mechanism of action of zolpidam, CNS Drugs Rev 4: 323-340, 1998
15) 融 道男: 半減期を考えた睡眠薬の副作用—私の処方. 上島国利(編)睡眠障害診療のコツと落とし穴, 中山書店, pp 62-64, 2006
16) 風祭 元, 金野 滋, 山下 格ほか: 精神神経科領域における睡眠障害に対する zolpidem の臨床効果. 臨床医薬 9(Suppl 2): 23-39, 1993
17) Darcourt G, Pringney D, Sallière D, et al: The safety and tolerability of zolpidem; An update. J Psychopharmacol 13: 81-93, 1999
18) Rall TW: Hypnotics and sedatives; Ethanol. In: Gilman AG, Rall TW, Nies AS, et al (eds), The Pharmacological Basis of Therapeutics, 8th ed, Pergamon Press, New York, pp 345-382, 1990
19) Ticku MK, Olsen RW: Interaction of barbiturates with dihydropicrotoxinin binding sites related to the GABA receptor-ionophore system. Life Sci 22: 1943-1951, 1978
20) Pritchett DB, Sontheimer H, Shivers BD, et al: Importance of a novel GABA$_A$ receptor subunit for benzodiazepine pharmacology. Nature 338: 582-585, 1989
21) Pöldinger W: Compendium of Psychopharmacology. F. Hoffman-La Roche & Co. Ltd., 1975
22) Chweh AY, Lin YB, Swinyard EA: Hypnotic action of benzodiazepines; A possible mechanism. Life Sci 34: 1763-1768, 1984
23) Ikeda M, Weber KH, Bechtel WD, et al: Relative efficacies of 1,4-diazepines on GABA-stimulated chloride influx in rat brain vesicles. Life Sci 45: 349-358, 1989
24) 中沢洋一: 睡眠薬の種類と使い方のアドバイス. 中沢洋一(編)睡眠・覚醒障害, 診断と治療ハンドブック, メディカルレビュー社, pp 267-283, 1991
25) 炭谷信行, 金 英道, 小山善子ほか: 老人の睡眠障害に対する Hydroxyzine pamoate

(Atarax-P)の臨床効果，医学と薬学 10：2092-2100，1983
26) Adam K, Oswald I: The hypnotic effects of an antihistamine; Promethazine. Br J Clin Pharmac 22: 715-717, 1986
27) 融 道男，小林利雄：ベンゾジアゼピン受容体と睡眠薬，II．睡眠薬とベンゾジアゼピン受容体，中外医薬 46：47-52，1993
28) Kales A, Scharf MB, Kales JD: Rebound insomnia; A new clinical syndrome. Science 201: 1039-1041, 1978
29) Nicholson AN, Stone BM: Zopiclone; Sleep and performance studies in healthy man. Pharmacology 27 S2: 92-97, 1983
30) 森川恵一，松原六郎，村田哲人ほか：Brotizolam 投与後出現した健忘を主症状とする異常行動の2症例．精神医学 34：265-268，1992
31) Arana GW, Hyman SE: Handbook of Psychiatric Drug Therapy, 2nd ed, Little, Brown & Company(井上令一，岡田滋子，河村 哲訳：精神科薬物療法ハンドブック．メディカル・サイエンス・インターナショナル，1992)
32) Kangas L, Breimer DD: Clinical pharmacokinetics of nitrazepam. Clin Pharmacokinetics 6: 346-366, 1981
33) 菅野 道，渡辺洋文，渕野和子：健康成人の夜間睡眠に及ぼす zopiclone と nitrazepam の影響についてのポリグラフィ的研究，帝京医誌 6：311-320，1983
34) 澤田康広，三木晶子，佐田宏子ほか：クアゼパムと食事．医薬ジャーナル 40：173-178，2004
35) 平沢秀人，渥美義賢，融 道男：加齢と睡眠―睡眠の生理学―．中外医薬 45：235-245，1992
36) Uchiyama M, Tanaka K, Isse K, et al: Efficacy of mianserin on symptoms of delirium in the aged; An open trial study. Prog Neuro-Psychopharmacol & Biol Psychiat 20: 651-656, 1996
37) Von Moltke LL, Greenblatt DJ, Schmider J, et al: Metabolism of drugs by P450, 3A isoforms; Implications for drug interactions in psychopharmacology. Clin Pharmacokinet 29 (Suppl 1): 33-44, 1995
38) Westphal JF: Macrolide―induced clinically relevant drug interactions with cychrome P-450A (CYP) 3A4; An update focused on clarithromycin, azithromycin and dirithromycin. Br J Clin Pharmacol 50: 285-295, 2000
39) 融 道男：睡眠薬の副作用―依存・乱用を中心に．最新精神医学 12：75-80，2007
40) 小島卓也，荻原隆二(編)：すやすやねむる．(財)健康・体力づくり事業財団，ぎょうせい，2000
41) Roehrs T, Roth T: Hypnotics; An update. Curr Neurol Neurosci Rep 3: 181-184, 2003
42) 内山 真(編)：睡眠障害の対応と治療ガイドライン．じほう，2002
43) Brown CS, Rakel RE, Wells BG, et al: A practical update on anxiety disorders and their pharmacologic treatment. Arch Intern Med 151: 873-884, 1991
44) Rickels K, DeMartinis N, Rynn M, et al: Pharmacologic strategies for discontinuing benzodiazepine treatment. J Clin Psychopharmacol 19 (Suppl 2): 12S-16S, 1999

45) 藤井康男：薬物依存および退薬症候．三浦貞則(監)，精神治療薬大系第5巻，星和書店，pp 295-320，1997
46) 稲垣 中，稲田俊也，藤井康男ほか：向精神薬の等価換算．星和書店，1999
47) Brown J, Brown M, Bowes JB: Effects of lorazepam on rate of forgetting, on retrieval from semantic memory and on manual dexterity. Neuropsychologia 21: 501-512, 1983
48) Clarke PRF, Eccersley PS, Frisby JP, et al: The amnesic effect of diazepam (Valium). Br J Anaesth 42: 690-697, 1970
49) 融 道男：向精神薬マニュアル．第2版，医学書院，2001
50) Lasagna L: The halcion story; Trial by media. Lancet i: 815-816, 1980
51) 村崎光邦：短時間作用型睡眠薬の動向―triazolam storyを通して―．精神医学レビュー 4：80-92，1992
52) Van der Kroef: Reactions to triazolam. Lancet ii: 526, 1979
53) Bixter EO, Kales A, Manfredi RL, et al: Next-day memory impairment with triazolam use. Lancet 337: 827-831, 1991
54) Kales A, Kales JD: Evaluation and Treatment of Insomnia. Oxford Univ Press, New York, 1984
55) Morgan K, Oswald I: Anxiety caused by a short-life hypnotic. Br Med J 284: 942, 1982
56) Kales A, Kales JD, Bixter EO, et al: Hypnotic efficacy of triazolam; Sleep laboratory evaluation of intermediate-term effectiveness. J Clin Pharmacol 16: 399-406, 1976
57) Morris III HH, Estes ML: Traveler's amnesia; Transient global amnesia secondary to triazolam. JAMA 258: 945-946, 1987
58) 黒田健治，横井昌人，野村吉宣ほか：睡眠導入剤服用後に全健忘をきたした交代制勤務者の一例．精神科治療学 7：661-664，1992
59) 挟間秀文，川原隆造：新 benzodiazepine 製剤(triazolam)による短期記憶の障害．精神医学 23：361-365，1981
60) 杉本浩太郎，森口祥子，木村逸雄ほか：Triazolam による記憶障害．神精会誌 36：3-8，1986
61) 稲見康司，山岡正規，溝渕睦孝ほか：Triazolam 服用後に出現した軽度の意識障害を主症状とする短時間の急性中毒状態．臨床精神医学 16：61-66，1987
62) 中村 祐，本義 彰，相馬容子ほか：トリアゾラム過量服用により一過性全健忘様状態を呈した1症例．日生医誌 20：210-213，1992
63) 菱川泰夫，増田 豊，湊浩一郎ほか：高齢者の睡眠障害に対する triazolam 0.125 mg 錠の有用性の検討．医学と薬学 29：295-304，1993
64) 村田忠良，池田輝明，伊藤公一ほか：精神神経科領域の各種睡眠障害に対する brotizolam(レンドルミン錠)の有効性と安全性の検討；高齢者群と対照群との比較．Geriatr Med 29：1517-1535，1991
65) 森川恵一，松原六郎，村田哲人ほか：Brotizolam 投与後出現した健忘を主症状とする異

常行動の2症例.精神医学 34：265-268,1982
66) 松岡孝裕,高沢 悟,高沢 彰ほか：Brotizolam 大量服用により前向性健忘と一過性の幻覚妄想の増悪をみた精神分裂病の一例.東京精医会誌 13：1-5,1995
67) 工藤行夫,宮崎 清,武正建一：ブロチゾラム過量服用後に殺人を犯し部分健忘を認めた事例.精神医学 38：97-99,1996
68) 杉浦麗子,植本雅治,西野直樹ほか：Flunitrazepam 投与による健忘と異常行動.精神医学 36：185-190,1994
69) Rothschild AJ: Disinhibition, amnestic reactions, and other adverse reactions secondary to triazolam; A review of the literature. J Clin Psychiatry 53 (Suppl 12): 69-79, 1992
70) 金子仁郎,藤井久和,武貞昌志：Diazepam 注射薬の精神症状におよぼす影響とその応用.精神医学 8：57-60,1966
71) 松本 伴,柳田昭二,中島 顕ほか：陳旧分裂病に対する diazepam(Horizon)の「ゆさぶり」の効果について.精神医学 8：49-55,1966
72) 藤井康男：Nitrazepam を分裂病者に連用するのは適当か.精神経誌 84：162-183,1982
73) 池 紀子,山下元司,岡田理之ほか：Zopiclone(Amoban)により反復性の過食,健忘,せん妄をきたした1症例.精神経誌 93：464,1991
74) 高橋 哲,西脇俊二,垣田康秀ほか：超短半減期型眠剤 zopiclone(アモバン)によるせん妄の2例.医療 48：415,1994
75) 前田 潔,吉本祥生,阪井一雄ほか：糖尿病にみられた大食エピソードとその健忘を伴う triazolam 急性中毒.精神科治療学 8：87-89,1993
76) Menkes DB: Triazolam-induced nocturnal bingeing with amnesia. Austr NZJ Psychiatry 26: 320-321, 1992
77) Ansseau M, Pichot W, Hansenne M, et al: Psychotic reactions to zolpidem. Lancet 339: 809, 1992
78) Iruela LM, Ibanez-Rojo V, Baca E: Zolpidem induced macropsia in anorexic woman. Lancet 339: 809, 1993
79) Pies R: Dose related sensory distortions with zolpidem. J Clin Psychiatry 56: 35-36, 1995
80) Katz SE: Possible paroxetine-zolpidem interaction. Am J Psychiatry 152: 1689, 1995
81) Pitner JK, Gardner M, Neville M, et al: Zolpidem-induced psychosis in an older woman. J Am Geriatr Soc 45: 533-534, 1997
82) Toner LC, Tsambiras BM, Catalano G, et al: Central nervous system side effects associated with zolpidem treatment. Clin Neuropharmacol 23: 54-58, 1999
83) Freudenreich O, Menza M: Zolpidem-related delirium; A case report. J Clin Psychiatry 61: 449-450, 2000
84) Brodeur MR, Stirling AL: Delirium associated with zolpidem. Ann Pharmacother 35: 1562-1564, 2001
85) Tsai M-J, Huang Y-B, Wu P-C: A novel clinical pattern of visual hallucination after zolpidem use. J Toxical Clin Toxicol 41: 869-872, 2003

86) 稲見康司,安岡 剛,堀口 淳:SSRI と zolpidem 服用後の幻視と健忘.精神医学 46:985-987,2004
87) Markowitz JS, Rames LJ, Reeves N, et al: Zolpidem and hallucination. Ann Emerg Med 29: 300-301, 1997
88) Elko CJ, Burgess JL, Robertson WO: Zolpidem-associated hallucinations and serotonin reuptake inhibition; A possible interaction. J Toxicol Clin Toxicol 36: 195-203, 1998
89) Bianchetti G, Dubruc C, Thiercelin JP, et al: Clinical pharmacokinetics of zolpidem in various physiological and pathological conditions. In: Sauvanet JP, et al (eds), Imidazo-pyridines in Sleep Disorders. Raven Press, New York, pp 155-163, 1988
90) Langtry HD, Benfield P: Zolpidem; A review of pharmacodynamic and pharmacokinetic properties and therapeutic potential. Drugs 40: 291-313, 1990
91) Preskorn S: Pharmacokinetics of antidepressants; Why and how they are relevant to treatment. J Clin Psychiatry 54 (suppl 9): 14-34, 1993
92) Richelson E: Pharmacokinetic drug interaction of new antidepressants; A review of the effects on the metabolism of other drugs. Mayo Clin Proc 72: 835-847, 1997
93) Ganzoni E, Santoni JP, Chevillard V, et al: Zolpidem in insomnia; A 3-year postmarketing surveillance study in Switzerland. J Int Med Res 23: 61-73, 1995
94) 多田幸司,渡辺治道,石綿 元ほか:睡眠導入剤 flunitrazepam により健忘を来した1症例;薬物の血中濃度と記憶テストよりみた記憶障害との関連について.精神医学 28:553-558,1986
95) 大山 哲,渡部三郎,堀口 淳:Flunitrazepam の投与により健忘を呈した1例.精神医学 39:304-306,1997
96) DiMascio A, Shader RI, Giller DR: Behavioral toxicity. Part III: Perceptualcognitive functions and Part IV: Emotional states. In: Shader RI, DiMascio A (eds), Psychotropic Drug Side Effects; Clinical and Theoretical Perspectives, Williams & Wilkins, Baltimore, pp 132-141, 1970
97) Wada S: Amnesia caused by rilmazafone hydrochloride (Rhythmy), Jpn J Psychiatry Neurol 44: 844-845, 1990
98) Juhl RP, Daugherty VM, Kroboth PD: Incidence of next-day anterograde amnesia caused by flurazepam hydrochloride and triazolam. Clin Pharm 3: 622-625, 1984
99) 石郷岡純,村崎光邦,石井善輝ほか:Flurazepam および triazolam のヒト記憶機能に及ぼす影響.精神薬療基金研究年報 19:290-297,1988
100) Roth T, Roehrs R, Wittig R, et al: Benzodiazepines and memory. Br J Clin Pharmacol 18: 45S-49S, 1984
101) Hobbs WR, Rall TW, Verdoorn TA: Hypnotics and sedatives; Ethanol. In: Hardman JG, Limbird LE, et al (eds), Goodman & Gilman's The pharmacological Basis of Therapeutics. 9th ed, McGraw Hill, New York, pp 361-396, 1996
102) Ticku MK, Kulkarni SK: Molecular interactions of ethanol with GABAergic system and potential of Ro15-4513 as an ethanol antagonist. Pharmacol Biochem

Behav 30: 501-510, 1988
103) Weight FE, Lovenger DM, White G, et al: Alcohol and anesthetic actions on excitatory amino acid-activated ion channels. Ann NY Acad Sci 625: 97-107, 1991
104) Mosaddeghi M, Burke TF, Moerschbaecker JM: Effects of acute administration of alcohol on in vivo binding of [^{3}H] Ro15-1788 to mouse brain. J Pharmacol Exp Ther 263: 639-645, 1992
105) Hajak G, Mueller WE, Wittchen HU, et al: Abuse and dependence potential for the non-benzodiazepine hypnotics zolpidem and zopiclone; A review of case reports and epidemiological data. Addiction 98: 1371-1378, 2003
106) Quaglio GL, Lugoboni F, Fornasiero A, et al: Dependence on zolpidem: two case reports of detoxification with flumazenil infusion. Int Clin Psychopharmacol 20: 285-287, 2005
107) Sethi PK, Khandelwal DC: Zolpidem at supratherapeutic doses can cause drug abuse, dependence and withdrawal seizure. J Assoc Physicians India 53: 139-140, 2005
108) Liappas IA, Malitas PN, Dimopoulos NP, et al: Zolpidem dependence case series: possible neurobiological mechanisms and clinical management. J Psychopharmacol 17: 131-135, 2003
109) Kuntze MF, Bullinger AH, Mueller-Spahn F: Excessive use of zopiclone; A case report. Swiss Med Wkly 132: 523, 2002
110) Nutt D: Alcohol and the brain, pharmacological insights for psychiatrists. Br J Psychiatry 175: 114-119, 1999
111) Liappas IA, Malitas PN, Dimopoulos NP, et al: Three cases of zolpidem dependence treated with fluoxetine; The serotonin hypothesis. World Biol Psychiatry 4: 93-96, 2003
112) Scatton B, Claustre Y, Dennis T, et al: Zolpidem, a novel nonbenzodiazepine hypnotic. II; Effects on cerebellar cGMP and cerebral monoamines. J Pharm Exp Ther 237: 659-665, 1986
113) Koyama S, Kubo C, Rhee JS, et al: Presynaptic serotonergic inhibition of GABAergic synaptic transmission in mechanically dissociated rat basolateral amygdala neurons. J Physiol 518: 525-538, 1999
114) Nutt D: Addiction; Brain mechanisms and their treatment implications. Lancet 347: 31-36, 1996
115) Lister RG: The amnesic action of benzodiazepines in man. Neurosci Biobehav Rev 9: 87-94, 1985
116) Frith CD, Richardson JTE, Samuel M, et al: The effects of intravenous diazepam and hyoscine upon human memory. Q J Exp Psychol [A] 36: 133-144, 1984
117) Dickinson-Anson H, McGaugh JL: Bicuculline administered into the amygdala after training blocks benzodiazepine-induced amnesia. Brain Res 752: 197-202, 1997
118) Tohyama K, Nabeshima T, Ichihara K, et al: Involvement of GABAergic systems in benzodiazepine-induced impairment of passive avoidance learning in mice.

Psychopharmacology 105: 22-26, 1991
119) Tomaz C, Dickinson-Anson H, McGaugh JL, et al: Localization in the amygdala of the amnestic action of diazepam on emotional memory. Behav Brain Res 58: 99-105, 1993
120) Witter MP, Groenewegen HJ, Lopes da Silva FH, et al: Functional organization of the extrinsic and intrinsic circuitry of the parahippocampal region. Prog Neurobiol 33: 161-253, 1989
121) Zola-Morgan S, Squire LR, Clower RP, et al: Damage to the perirhinal cortex exacerbates memory impairment following lesions to the hippocampal formation. J Neurosci 13: 251-265, 1993
122) Bachevalier J: Ontogenetic development of habit and memory formation in primates, Ann NY Acad Sci 608: 457-477, 1990
123) Hyman BD, Van Hoesen GW, Damasio AR: Memory-related neural systems in Alzheimer's disease; An anatomic study. Neurology 40: 1721-1730, 1990
124) DeLeon MJ, George AE, Golomb J, et al: Hippocampal atrophy; An early brain marker for Alzheimer's disease. Beh Pharmacology 3 (Suppl 1): 31, 1992
125) Izquierdo I, DaCunha C, Rosat R, et al: Neurotransmitter receptors involved in memory processing by the amygdala, medial septum and hippocampus of rats. Behav Neural Biol 58: 16-26, 1992
126) Jerusalinsky D, Quillfeldt JA, Walz R, et al: Effect of the infusion of the GABA-A receptor agonist, muscimol, on the role of the entorhinal cortex, amygdala, and hippocampus in memory processes. Behav Neural Biol 61: 132-138, 1994

付録

1．向精神薬過量服用とその処置（1） … 334
2．向精神薬過量服用とその処置（2） … 336
　　── 新薬の大量服用に関する海外文献紹介 ──

　　Ⅰ．非定型抗精神病薬 …………336
　　　1．クエチアピン ……………336
　　　2．オランザピン ……………336
　　Ⅱ．抗うつ薬（SSRI，SNRI）……337
　　　1．フルボキサミン …………337
　　　2．パロキセチン ……………337
　　　3．ミルナシプラン …………338
　　Ⅲ．睡眠薬 ………………………338
　　　1．クアゼパム ………………338
　　　2．ゾルピデム ………………338
　　Ⅳ．大量服用の処置 ……………338
　　　1．初期治療 …………………338
　　　2．全身管理 …………………339
　　　付．中毒情報 …………………339

3．各科医薬品による精神症状 ………… 340
4．向精神薬・精神科関連薬 DI 集 …… 344

　　Ⅰ．抗精神病薬……………………… 345
　　Ⅱ．抗うつ薬・気分安定薬・精神刺激薬… 366
　　Ⅲ．抗不安薬………………………… 385
　　Ⅳ．睡眠・鎮静薬…………………… 396
　　Ⅴ．抗てんかん薬…………………… 414
　　Ⅵ．パーキンソン病/症候群治療薬… 430
　　Ⅶ．脳循環代謝改善薬……………… 447
　　Ⅷ．アルコール中毒治療薬………… 452
　　Ⅸ．その他…………………………… 454

1. 向精神薬過量服用とその処置 (1)

薬　物	中毒量 （血中濃度）	中毒症状	治療および処置
抗精神病薬 （クエチアピン，オランザピンについては，「2. 向精神薬過量服用とその処置(2)」336頁参照）	クロルプロマジン 3-4 g。 クロルプロマジン 26 g で死亡例あり。	脂肪族・ピペリジン側鎖フェノチアジン； 中枢抑制，昏睡，無反応，けいれん，低体温/高体温，頻脈，尿閉，麻痺性イレウス。低血圧，ECG異常（QT延長，ST-Tの変化），心室性頻脈・不整脈 ピペラジン側鎖フェノチアジン，ブチロフェノン； 中枢興奮，激越，せん妄，筋強剛，けい縮，れん縮，反射亢進，振戦，けいれん，急性ジストニア，体温調節障害，自律神経機能異常，心不整脈	1. 胃洗浄をなるべく早く行う。 2. 強制嘔吐は抗精神病薬の制吐作用のため困難。 3. 心電図をモニターする。 4. 血圧低下には α-アドレナリンアゴニスト（ノルエピネフリン，メタラミノール，フェニレフリン）を用いる（β-アゴニスト作用をもつイソプロテレノール，エピネフリンは血圧がかえって下がる）。 5. ジストニアにはジフェンヒドラミン（25 mg/分静注，100 mgまで）。 6. 体温異常に対しては対症的処置。 7. 強制利尿，透析はあまり役に立たない。
三環系抗うつ薬 （フルボキサミン，パロキセチン，ミルナシプランについては，「2. 向精神薬過量服用とその処置(2)」337頁参照）	1 g 以上で中毒。 2 g 以上で死亡。 1.5-2.0 g での血中濃度は 1,000 ng/ml（重篤）。	中枢興奮も中枢抑制もある。 1. 興奮：激越，せん妄，幻聴，れん縮，反射亢進，筋強剛，クローヌス，けいれん。 2. 抗コリン症状：頻脈，尿閉，麻痺性イレウス，散瞳，反射亢進，中枢興奮。 3. 心不整脈：致死的である。非三環系（たとえばトラゾドン，ミアンセリン，セチプチリン）では頻度が少ない。 4. 中枢抑制：アミトリプチリンのほうがイミプラミンより昏睡を起こしやすい。両者ともノルトリプチリン，トラゾドン，ミアンセリン，セチプチリンより危険性が高い。アルコール，ベンゾジアゼピン，鎮静睡眠薬を併用した場合，中枢抑制が増強。	1. 胃洗浄後，30 g の活性炭を 120 mg のクエン酸マグネシウムなどと与える（腸管の蠕動が緩徐のため遅れても試みる）。活性炭は初回 50 g，その後 20-25 g を鼻管より反復投与。 2. 強制利尿，透析はあまり役に立たない。 3. 心電図モニター。 4. 血液 pH を 7.5 に保つ。 5. けいれんにはジアゼパムを緩徐に静注（2 mg/分，5-10 mg）。 6. 三環系抗うつ薬の過量服薬には下記は禁忌：プロカインアミド，ジソピラミド，キニジン，β-アドレナリン受容体拮抗薬（これらは QT 間隔延長と伝導障害を悪化させる）。

1. 向精神薬過量服用とその処置(1)

薬物	中毒量 (血中濃度)	中毒症状	治療および処置
リチウム(Li)	血中濃度2.0 mEq/l で中毒，3.5 mEq/l で致死的。重篤度は血中濃度の高さと，その持続に依存。	初期徴候：悪心，振戦，ねむけ，口渇，筋れん縮，筋線維束れん縮，失調，構語障害，強剛，クローヌス，反射亢進，けいれん，発熱，ぼんやり，昏睡，死。	Li は代謝されず，タンパク結合もせず，すべて腎排泄なので，生理食塩水による強制利尿を即座に行う。Li の腎吸収は Na と競合するので Na 不足は Li 血中濃度を上げる。サイアザイドも血中濃度を上げる。血液透析および持続的血液濾過透析が非常に有効。
ベンゾジアゼピン (クアゼパム，ゾルピデムについては，「2. 向精神薬過量服用とその処置(2)」338頁参照)	クロルジアゼポキシドは 2.25-3.0 g 服用の報告あり。血中濃度は 40-60 μg/ml に達する。ジアゼパムは 1.5-2.0 g 服用の記録あり，単独の過量服薬では致死的となることはまずない。	筋脱力，筋弛緩，失調，構語障害，傾眠，しかし応答可能。昏睡，呼吸抑制，血圧低下，低体温などは超大量服薬の場合。	対症療法以外は必要でないことが多い。強制利尿や血液透析はほとんど意味がない。活性炭による治療でよい(1 mg/kg)。 アンタゴニスト(フルマゼニル) 0.2 mg を緩徐に静注。覚醒が得られない場合は 0.1 mg を追加。以後 1 分間隔で計 1 mg まで。同時に三環系抗うつ薬を服薬している患者ではそちらの中毒症状が増強。ベンゾジアゼピン依存症では離脱症状が出現するので注意。
バルビツール酸	短・中期作用型のバルビツール酸(たとえばペントバルビタール)は 2-3 g(通常用量の 10-30 倍)で死の危険がある。血中濃度 35 μg/ml 以上で致死的。長期作用型のフェノバルビタールは 5 g(通常用量の 50 倍)以上で致死的になる。	軽症：ねむけ，眼振，失調，構語障害，傾眠，軽い錯乱，脱抑制，酒酔いと似る。 重症：深昏睡，反射消失，筋緊張低下，呼吸抑制，血圧低下，低体温	1. 短・中期型バルビツール酸の場合は催吐，胃洗浄，活性炭投与，血液透析，血液灌流を行うが，ペントバルビタールは透析されにくいという見解もある。 2. フェノバルビタール中毒に対しては，胃洗浄，活性炭投与，炭酸水素ナトリウム投与による尿のアルカリ化，利尿薬投与。腹膜透析や血液透析も有効。

過量服用

2. 向精神薬過量服用とその処置 (2)
── 新薬の大量服用に関する海外文献紹介 ──

1 非定型抗精神病薬

1. クエチアピン

クエチアピンを急性中毒様に大量服用した症例を2例提示する。

> 1) 妄想型統合失調症，抑うつ状態を伴う19歳男性[1]が，9,600 mg の錠剤を服用した後，嗜眠状態で，嘔吐しているところを両親が発見した。1時間後，無反応で，低血圧頻脈があったので，挿管され呼吸器を装着，生理食塩水を点滴注射された。22時間後に，なお反応がよく，挿管されたまま GCS 3点であった。心電図 QT_c 間隔 581 ms，低K血症などで昏睡状態に進行していった。活性炭 60 g 投与し，ICU に入院。3時間以内に GCS が7点になり，19時間後に覚醒状態になり命令に従った。心電図は更に48時間は異常が残っていたが，72時間後には ICU から精神科に転院した。
>
> 2) 今まで何回かの自殺企図があった，妄想型統合失調症の26歳女性[2]が 10,000 mg のクエチアピンを服用した。1.5時間後には，目覚めて，覚醒状態であったが，ECG で洞性頻脈を呈した。胃洗浄し，活性炭 50 g を投与した。約2.5時間後に，瞳孔は 3 mm であるが，収縮が遅く，意識水準が低下していき，5時間後には，強い痛み刺激しか反応しない状態になり，GCS 6点とされた。地域中毒治療センターへ転院され，服用16時間後に患者は覚醒していたが，落ち着きなく，点頭していた。18時間後になお洞頻脈があり，40時間後まで続いていた。42時間後に心電図が正常となり，覚醒状態になり，精神病院に転院した。

クエチアピンの H_1 受容体親和性が高いことが，これらの患者にみられた鎮静と昏睡を一部説明するであろう。心電図の異常については難しいが，$α_1$ 受容体だけでなく，ムスカリン・コリン受容体は弱い親和性はないが，大量に服用されれば関与するかも知れない[2]。

2. オランザピン

アメリカでオランザピンが導入市販されたのは1996年である。よく使用されていることから，自殺企図の時に大量服用した報告が多数ある。4篇を選んで紹介する。

> 1) 38歳女性[3]，統合失調症，外来患者。オランザピン 10 mg/日を服用していたが，自殺のために 120 mg を服用した。
> 症状は，疲労感，めまい，頭痛を示した。0.9％食塩水で胃洗浄し，活性炭，利尿剤を入れ，心血管モニターを実施。安定しており，変化がないので，1日で退院し，維持治療によりオランザピン 10 mg/日を服用し，よくなっている。
>
> 2) 22歳男性[4]，統合失調症。オランザピン 10 mg/日を服用中であったが，救急治療室へ搬送された。彼は，約2.5時間前に 800 mg のオランザピンを服用したと話した。入院時のバイタルサインは安定しており，身体検査とルーチン検査テストの結果は正常であった。ICU に入院し，ホルター・モニターを装着され，監視された。オランザピンの血中濃度は最大 200 ng/ml で，治療量 10 mg/日では正常な血中濃度は約 10 ng/ml であるが，これは約20倍である。30分後，患者は次第に傾眠的になった。また，短時間の攻撃的な激昂が時に起こった。オランザピンは胃腸通過を遅延させる抗コリン作用をもつので，挿管し胃洗浄を実施した。胃内容物には，複数の錠剤が認められた。活性炭(4時間毎に 10 g)，重炭酸ナトリウム，硫酸ナトリウムを投与した。終始，バイタルサインは安定していた。患者は8時間後に抜管され，10時間後には，完全に覚醒し，見当識は正常になった。

24時間のホルター心電図には異常なかった。ほかに，不整脈，神経障害，抗コリン性症候群，検査テスト値異常，発熱，横紋筋融解症などはなかった。患者はその後の観察のために精神科に転院した。

3) 29歳女性[5]，統合失調症，体重98 kg，オランザピン30 mg/日を服用していた。命令の幻聴に反応し，10 mg111錠を飲む。1時間後に母に知らせて，地域の救急治療室に直ちに到着。患者は間欠的な自殺念慮の前歴があり，過去に一回の大量服用歴がある。到着時，彼女は闘争的，興奮的であり，頻脈，頻呼吸で酸素飽和度88％であった。活性炭とソルビトールを与え，モニターのため，朝までICUに入院。CBC，電解質，肝酵素，甲状腺刺激ホルモンテストなどは正常関であった。夜中，彼女はうとうとしたり，居眠りしたり，無感覚であるが，時に覚醒し，尿失禁も一回あった。翌朝は，血圧，心電図は洞頻脈以外は正常であった。彼女は，見当識があり，大量服薬を後悔しているが，なお妄想的であった。ICUに入院後11時間たつと，彼女は医学的に安定していたので，メンタルヘルス病棟に転院し，そこでclozapineによる治療を受け，約4週間で退院した。救急室とICUにおいては向精神薬は投与しなかった。

カナダのGardnerら[5]が，オランザピンを市販後1年目の年で，72報の単味大量服用報告がイーライリリー会社にあり，そのうち量がわかっている60報の服用量は40〜1,125 mgであった。その中に2名の死亡例があり，明らかにオランザピンによるものであり，報告[6]もある。死亡例のオランザピン血液濃度は高く，治療時の平均血中濃度より40〜200倍高かった。

オランザピン単味に関与する大量服用には，症状として，頻脈，洞性頻脈，血圧の変動，短期の血中酸素減少がみられる。しかし，呼吸性および心血管性機能は，最小の介入によって服用後16時間以内に正常化する。症例3)の回復が早かったのは，活性炭を早期に投与したからで，活性炭はオランザピンの経口生体内利用率を50％から60％まで減少させることを反映し

ているように思われる。

Ⅱ 抗うつ薬（SSRI，SNRI）

1. フルボキサミン

フルボキサミンの過量投与について，イギリス，フランスなどの症例をまとめた文献[7]は，8例の偶発性なものを含め，310例を研究しており，完全回復294例，死亡13例（死亡例は多くの薬品を含む）であった。フルボキサミンの大量服用例(310例)をまとめると，うとうと状態/傾眠120例，1.5 g以上服用者64例，頻脈37例，低血圧24例，心電図異常22例，20例以下は，嘔吐，徐脈，肝機能障害，けいれん，嚥下性肺炎などの症状が認められる。過量投与による症状は一般に24〜48時間以内に消失する。9 gまで過量服用した症例でも，最小限度の症状であり，完全に回復したと報告されている。

> 12 gのフルボキサミンと，パロキセチン840 mg，ジアゼパム300 mgを服用した22歳の女性[8]は，2.5時間後に，意識は正常であるが，腹痛と嘔吐を生じた。服用8時間後にけいれんを生じ，次いですぐ心臓呼吸不全となった。抵抗的なけいれんに対してジアゼパムでは無効で，チオペンタール600 mgを静注された。胃洗浄を実施し，活性炭を投与した。服用後10時間後に治療により心電図は正常となり，血行動態も安定した。その後はふつうで，後遺症はなかった。

2. パロキセチン

パロキセチンを2,000 mgまで大量に服用した時の徴候と症状は，悪心，嘔吐，鎮静，めまい，発汗，顔面潮紅などである。パロキセチン単味による大量服用では，昏睡やけいれんは報告がない。致死例は稀に報告されており，パロキセチン単剤でもあるが，多くは他の薬品と組み合わせ服用した時である[9]。

3. ミルナシプラン

Briley[10]は，臨床試験において15例にミルナシプランを意図的に過量服用させ，2,800 mgに至る量を単味あるいは他の治療薬と併用させ，その結果を報告した。致死例はなく，この試験の範囲は全例好調であった。

Ⅲ 睡眠薬

1. クアゼパム

社内資料しかないので，一部を紹介すると，成人，男性で，2週間分のクアゼパム15 mg錠を夜全部服用した例では，翌朝は意識レベル，バイタルサインに問題なく，午前，午後の2回に分け，乳酸リンゲルを補液したのみであった。血液検査にも著変がなかったという。

アメリカの社内報告で，成人，男性がクアゼパム15 mg錠を20〜30錠服用し，約2時間後に救急室に搬入された。その時には重度の不明瞭言語，嗜眠が認められ，入院中に下痢が発現した。胃洗浄を実施され，翌朝まで観察，バイタルサインに変化なく，正常のまま経過した。尿中の薬物検査では，低濃度の三環系抗うつ薬と抗精神病薬とともに，高濃度のベンゾジアゼピンが認められた。患者は翌日回復して，精神科の診察を受けた後退院した。

2. ゾルピデム

Darcourtら[11]が，1991から1996年にかけて報告された，ゾルピデムの急性過量服用例をまとめている。Garnierら[12]の報告は，334例のフランスの中毒センターのデータを回顧的に分析したものである。女性が多く（70%），主として30〜40歳代であった。ゾルピデム服用量は，1,400 mgまでにわたるが，80%は200 mgか，それ以下の量であった。48%は他の物質，最も多いのは向精神薬かアルコールを，ゾルピデムと同時に服用していた。ゾルピデムのみのデータは224例中105例であり，1,200 mg以下の量では臨床症候として，ねむけ（84例）に限られていた。5例のみは，昏睡か呼吸抑制を呈し，140〜400 mgの量として報告されていた。心電図（51例），臨床検査（94例）では異常はなかった。中枢神経に関連する症状をもつ184例のうち，167例は急速に回復し，後遺症はなかった。残った17例のうち，5例は集中治療室を経由した後，後遺症なく回復した。1例は神経圧迫症候群があるが回復し，致死例は11例であった。

すべての鎮静剤と同じく，薬を組み合せて服用する中毒はより重篤な症状をきたす。その時は，モニターを用いた適切な医学的介入により，治療する。しかし，ゾルピデム単味は，過量による中毒の程度は重要視することはないように思われる。

ゾルピデムとゾピクロンは，大量服用によって依存・乱用がみられる（参照 319頁）。

Ⅳ 大量服用の処置

新薬について，特異的解毒剤はまだない。薬剤を大量に服用した場合は，自殺企図した例では多剤を同時に服用していることも多く，また薬物や服薬量が不明のこともよくある。まず初期治療を行う。

1. 初期治療

気道確保・補助呼吸が重要である。高度の意識障害があれば，気管内挿管を。呼吸抑制があれば人工呼吸。

血管を確保し，血液検体を採血後，輸液を開始する。乳酸リンゲル液，ブドウ糖加乳酸リンゲル液などを初期は点滴速度を遅くから開始，状態を見て300 ml/時（80滴/分，ブドウ糖加はブドウ糖として 0.5 g/kg/時）ぐらいの速度にする。

次に意識があれば催吐を試みる。服薬24時間以内あるいは時間が不明なら，胃管から胃内容を採取後，胃洗浄を微温湯または生理食塩水を用いて，洗浄液が透明になるまで行う。胃管

より活性炭と下剤を投与する。活性炭は血液中の有害成分を血液吸着 hemoabsorption する治療法である。活性炭はさまざまな溶質に吸着能を有し，タンパク結合型，非結合型の薬物の除去にすぐれているが，血小板や凝固因子などと吸着するため注意も要する。胃洗浄後活性炭30〜50 g，下剤，クエン酸マグネシウム 250 ml を胃管より注入し1時間クランプし，活性炭の混じる下痢を確認するまで6〜8時間毎に投与する。

2. 全身管理

保温と加温が必要である。

血圧低下には，まず補液。なお血圧低下には，抗精神病薬，抗うつ薬の場合，新薬でもエピネフリンは禁忌である(エピネフリン逆転現象の項参照 134 頁)。

呼吸管理として誤嚥があれば，抗生物質を投与する。

循環虚脱に対し適切な対症治療法を行う。

けいれんが持続すると，アシドーシス，高体温，横紋筋融解症も生じるので注意する。

付．中毒情報(日本中毒情報センター)

大阪(24時間対応)；0990-50-2499(ダイヤルQ²)・06-878-1232*

筑波(午前9時〜午後5時，月〜金)；0990-52-9899(ダイヤルQ²)・0298-51-9999*

＊医療機関用(有料)

文献

1) Hustey FM: Acute quetiapine poisoning. J Emerg Med 17: 995-997, 1999
2) Haymon TJ, Benitez JG, Krenzelok EP, et al: Loss of consciousness from acute quetiapine overdose. J Toxicol Clin Toxicol 36: 599-602, 1998
3) Dobrusin M, Lokshin P, Belmaker RH: Acute olanzapine overdose. Hum Psychopharmacol Clin Exp 14: 355-356, 1999
4) Bosch RF, Baumbach A, Bitzer M, et al: Intoxication with olanzapine. Am J Psychiatry 157: 304-305, 2000
5) Gardner DM, Milliken J, Dursun SM: Olanzapine overdose. Am J Psychiatry 156: 1118-1119, 1999
6) Stephens, BG, Coleman DE, Baselt RC: Olanzapine-related fatality. J Forensic Sci 43: 1252-1253, 1998
7) Henry JA: Overdose and safety with fluvoxamine. Int Clin Psychopharmacol 6 (Suppl 3): 41-47, 1991
8) Chen Y, Barboten M, Taboulet P, et al: Convulsions et arrêt circulatôire lors d'une intoxication par la fluvoxamine et la paroxétine. Therapie 53: 165-167, 1998
9) PDR 2001. pp 3119-3120, 2001
10) Briley M: Milnacipran, a well-tolerated specific serotonin and norepinephrine reuptake inhibiting antidepressant. CNS Drug Rev 4: 137-148, 1998
11) Darcourt G, Pringney D, Sallière D, et al: The safety and tolerability of zolpidem; An update. J Psychopharmacol 13: 81-93, 1999
12) Garnier R, Guerault E, Muzard D, et al: Acute zolpidem poisoning; Analysis of 344 cases. J Toxicol Clin Toxicol 32: 391-404, 1994

3. 各科医薬品による精神症状[1,2]

　医薬品によって起こる精神症状にはいくつかの特徴がある。比較的共通にみられる精神症状としては，不眠，不安，落ちつきなさ，精神集中困難，多弁，多幸感，性格の変化，物忘れ，錯乱などがある。軽度の意識障害がみられることがよくあり，これは症状精神病に特徴的な外因性を示唆する病像であるが，降圧薬によるうつ病像のように意識の障害が認められないものもある。症状精神病あるいは中毒精神病の特徴として服薬と精神症状発現の時間的関連，あるいは服薬量と病像の頻度との関連が診断の際に参考になる。しかし，長期に投与した後に精神症状を生じるという例外（たとえばレセルピンによるうつ病）もある。

I 治療法

　医薬品による精神障害の治療は，原因となる薬の中止がすべてであるといってよい。したがって的確な診断がきわめて重要である。表1に今まで精神症状を惹起することが報告されている薬物を示し，以下に簡単に解説する。薬の中止は大量の場合漸減するのが安全であろう。薬を中止できない場合は，今まで精神症状惹起性が報告されていないものに変更する。原因薬剤中止後も精神症状が持続する場合は，向精神薬を用いて治療するが，中止できずに併用する場合は，相互作用に注意したい。とくに，三環系抗うつ薬は併用により，エフェドリン，クロニジン，グアネチジン，バクロフェン，β遮断薬，シメチジン，ジスルフィラム，L-DOPA，レセルピンなどと相互作用があると報告されている。

　抗うつ薬のSSRIは相互作用が重要である。パロキセチンは，CYP450の2D6活性を強く阻害し，定型抗精神病薬のペルフェナジンと併用すると，ペルフェナジンの血中濃度が6倍に上昇する。また，抗不整脈剤のプロフェノン，フレカイニドやβ遮断薬などをパロキセチンと併用すると，血中濃度が上昇する。

　フルボキサミンは，CYP1A2, 2C19, 3A3/4を強く阻害するので，アルプラゾラム，ブロマゼパム，ジアゼパムなどの抗不安薬とフルボキサミンと併用すると，これらの抗不安薬の血中濃度が上昇し，半減期を延長させる。ワルファリン，プロプラノロール，テオフィリン，カフェインなど，抗てんかん薬，非定型抗精神病薬のリスペリドン，オランザピンなども，フルボキサミンと併用すると，血中濃度が増加する。

　ミルナシプランは，CYP450代謝に対する影響は少ない。セルトラリンもCYP450による抑制作用は低いとみられる。

II 各医薬品による精神症状

1. 鎮痛剤

　インドメタシンは離人症，抑うつ，錯乱，昏睡，けいれん，幻聴などを起こす。スリンダク，ナプロキセン，イブプロフェンなどとともにプロスタグランジン合成酵素を阻害し，チアラミドは同$F_2\alpha$，E2に拮抗することが関係あることがある。ペンタゾシンは静注時に幻覚や錯乱を生じることがあり，大量連用後に離脱症状が起こることがあるので漸減する。依存が生じることもある。

2. パーキンソン症候群治療薬

　L-DOPAの精神症状発現率はかなり高頻度であり，重篤な症状に限っても平均15％とされ，そのうち不穏・激越状態と，精神病像を伴った錯乱・せん妄状態が2大頻発症状である。それぞれ服用者の3～5％に現れるという。抑うつ，妄想，軽躁状態なども1～3％にみられる。

3. 各科医薬品による精神症状

表1 精神症状を生ずる医薬品一覧

薬効別分類	精神症状を生ずる医薬品
1. 鎮痛剤	サリチル酸製剤(アスピリンなど), インドメタシン*(インダシン, インテバン), スリンダク, チアラミド, イブプロフェン, ペンタゾシン*(ソセゴン, ペンタジン)
2. パーキンソン症候群治療薬	L-DOPA製剤**(ドパストン, メネシット, ネオドパゾール), トリヘキシフェニジル(アーテン), ビペリデン(アキネトン), アマンタジン**(シンメトレル), タリペキソール(ドミン), ブロモクリプチン(パーロデル), ペルゴリド(ペルマックス), マザチコール(ペントナ)
3. 筋弛緩薬	バクロフェン(ギャバロン, リオレザール)
4. アレルギー用薬	ジフェンヒドラミン(ベナ, レスタミン), クレマスチン, アリメマジン, エメダスチン
5. 循環器官用薬	ジギタリス類, ニトログリセリン, β遮断薬, アプリンジン, プロカインアミド, リドカイン, シベンゾリン, メキシレチン
6. 降圧薬	レセルピン(ローウオルフィア剤)**, アンジオテンシン変換酵素阻害薬, ヒドララジン(アプレゾリン), ベタニジン, グアネチジン, メチルドパ, プラゾシン(ミニプレス), クロニジン(カタプレス)
7. 脂質低下薬	プラバスタチン(メバロチン), シンバスタチン(リポバス)
8. 呼吸器官用薬	ドキサプラム(ドプラム), エフェドリン, サルブタモール, キサンチン誘導体
9. 消化器官用薬	H_2受容体拮抗薬：シメチジン(タガメット), ファモチジン(ガスター), ラニチジン(ザンタック), メトクロプラミド(プリンペラン)
10. 糖尿病用薬	インスリン製剤, スルホニル尿素系薬
11. ホルモン剤	副腎皮質ホルモン剤**, 甲状腺剤, 性腺刺激ホルモン(ゴナドトロピン), バゾプレッシン(ピトレシン), デスモプレシン, 男性ホルモン剤, 女性ホルモン剤, 蛋白同化ホルモン剤, サケカルシトニン
12. ビタミン剤	ビタミンA, D剤
13. 抗生物質	セファロスポリン系, アミノ配糖体系, グリセオフルビン
14. 抗結核薬	サイクロセリン**(サイクロセリン), リファンピシン(リファジン), イソニアジド*(ネオイスコチン), エタンブトール(エサンブトール), エチオナミド*(ツベルミン), PAS(ニッパスカルシウム)
15. 化学療法薬	ニューキノロン系, ナリジクス酸, アシクロビル(ゾビラックス), ザルシタビン(ハイビッド), オセルタミビル(タミフル)
16. 眼科用薬	散瞳薬：シクロペントレート点眼液(サイクロジル, サイプレジン), アトロピン製剤(アトロピン), 縮瞳薬：ピロカルピン製剤, チモロール点眼液(チモロール)
17. 抗がん・抗白血病薬	イホスファミド(イホマイド), 代謝拮抗薬：カルモフール(ミフロール, ヤマフール), テガフール(イカルスE, サンフラール), 5-FU(FU, 5-FU), ビンクリスチン(オンコビン), ビンデシン(フィルデシン), タモキシフェン, オペプリム インターロイキン製剤**, プロスタグランジン製剤
18. 中毒治療薬	フルマゼニル(アネキセート), シアナミド(シアナマイド), ジスルフィラム(アンタブス, ノックビン), ジメルカプロール(BAL), レバロルファン(ロルファン)

( )商品名, *精神症状を起こす頻度が比較的高いもの, **頻度が高いもの

3. 各科医薬品による精神症状

アマンタジンは10～40%に精神症状(不安,焦燥,幻視,錯乱,せん妄など)が出現する。

3. 筋弛緩薬

バクロフェンは依存性があるとされ,長期連用後の中断で幻覚・錯乱・興奮・けいれんがみられる。

4. アレルギー用薬

ジフェンヒドラミンは中毒量で錯乱,せん妄,幻覚,けいれん,昏睡を生じる。

5. 循環器官用薬

β遮断薬のプロプラノロール,アルプレノロール,ピンドロールなどで抑うつ,不眠,悪夢,仮性認知症などを生じる。

6. 降圧薬

降圧薬のほとんどが精神症状を惹起し,主としてうつ病を生じることが特徴的である。レセルピン(ローウオルフィア製剤)によるうつ病は有名であり,発現頻度は15%と高い。平均5カ月の服薬後に症状が発現する。

7. 脂質低下薬

コレステロール合成抑制剤のプラバスタチンなどは,稀に横紋筋融解症を生じ,その結果精神症状を生じることがある。

8. 呼吸器官用薬

ドキサプラム静注時に興奮,振戦,けいれんを生じることがある。エフェドリン連用により妄想,幻聴,不眠,興奮などが報告されている。アミノフィリンなどのキサンチン誘導体により不眠,興奮,不安,けいれん,せん妄,意識障害,横紋筋融解症が起こる。

9. 消化器官用薬

シメチジンは初回投与1～2日後に不穏,錯乱,失見当識,興奮などを生じる場合と,服薬数週から数カ月してうつ状態を生じる場合がある。メトクロプラミド,ドンペリドンは抗ドパミン作用があり,錐体外路症状をきたすことがある。メトクロプラミドは興奮,不安,うつ状態を生じることがある。

10. 糖尿病用薬

低血糖により意識障害,けいれんなどをみる。

11. ホルモン剤

精神症状を起こす代表的なホルモンは,副腎皮質ホルモンであり,発現率は10～15%と高い。不眠,多幸感,抑うつ,易刺激性などさまざまな気分の変化がみられる。甲状腺剤では振戦,不眠,神経過敏,躁うつ,不安,興奮などが報告されている。

12. ビタミン剤

A剤で神経過敏,D剤で記憶力減退,不眠,興奮などの報告がある。ともに大量長期投与の場合である。

13. 抗生物質

セファロスポリン系では大量でけいれん,意識障害を生じた報告がある。グリセオフルビンでは不眠,精神錯乱,抑うつ,ポルフィリン症などが起こる。

14. 抗結核薬

サイクロセリンは高頻度に(50%)精神症状(神経過敏,不安,記憶減退,錯乱,せん妄など)を惹起する。このほかの抗結核薬にも精神症状を起こすものが多い。

15. 化学療法薬

ニューキノロン系化学療法薬は頭痛,不眠,感覚異常,横紋筋融解症などが報告されている。ナリジクス酸によりけいれん,抑うつ,興奮,幻覚,錯乱が起こる。

タミフルはA型・B型インフルエンザウイルスに有効とされ，2001年からわが国で市販された。2004年にはじめて異常行動の副作用の可能性があると指摘された。10歳代を中心に，服用後1〜2日目に異常行動が出現し，意識レベルの低下やせん妄を生じて，転落などの事故に至った例が報告されている。2007年4月現在，10歳代以下の投与は禁止となっている。ただ，厚労省の見解は，タミフルと異常な行動との因果関係について「十分な資料がなく判断が難しい」と結論を見送り，さらに詳細な調査が行われている。

16. 眼科用薬

散瞳薬のシクロペントレート（合成副交感神経抑制剤）で一過性の幻覚，運動失調，情動錯乱が起こることがある。小児でよくみられる。

17. 抗がん・抗白血病薬

インターフェロン製剤では，うつ状態，自殺企図などの副作用が，肝炎に投与した場合10〜15%みられる。このほか，不安・焦燥状態，躁状態，幻覚妄想状態，せん妄などがみられ，睡眠障害を伴うものが非常に多い。意識障害，けいれんなどの症状は，悪性腫瘍に大量投与した例でよくみられる。抗がん剤では代謝拮抗薬であるフルオロウラシル系のものが白質脳症，意識障害，錐体外路症状を生ずる。

18. 中毒治療薬

シアナミドは倦怠感，過敏症を，ジスルフィラムは不眠，けいれんを起こす。

文献

1) 融　道男：医薬品による精神症状．大原健士郎，広瀬徹也（監）今日の精神科治療指針，星和書店，pp 190-192，1997
2) 融　道男：医薬原精神障害．精神医学 15：480-496，1973

4. 向精神薬・精神科関連薬 DI 集

Ⅰ．抗精神病薬 ……………345	Ⅵ．パーキンソン病/症候群治療薬……430
Ⅱ．抗うつ薬・気分安定薬・精神刺激薬…366	Ⅶ．脳循環代謝改善薬 ………447
Ⅲ．抗不安薬 ………………385	Ⅷ．アルコール中毒治療薬 …452
Ⅳ．睡眠・鎮静薬 …………396	Ⅸ．その他 …………………454
Ⅴ．抗てんかん薬 …………414	

凡例

1. 本付録は，一部の新薬を除き，『治療薬マニュアル2008』(医学書院)から抜粋・一部改変して作成されている(一部の新薬は添付文書から抜粋した)．最新かつ正確な情報は添付文書またはインタビューフォームを参照のこと．また，各薬剤情報の表記方法も「治療薬マニュアル」に準拠しているので，詳しくは「治療薬マニュアル」の凡例を参照のこと．

2. 2008年3月31日現在で承認されている向精神薬(精神科臨床で使用される可能性がある抗パーキンソン薬や脳循環代謝改善薬を含む)をほぼ網羅した．また，2007年8月までに薬価基準収載された，ほぼすべての後発品についても商品名を網羅している．

3. 一部の新薬を除き，各薬剤情報は2007年10月末日入手分までの添付文書，医薬品副作用情報，医薬品安全対策情報，その他の資料に基づいて作成されている．

4. 紙数の制限により，同一項目で同様の表現を用いている場合は，適宜⇨で代表的な記述箇所を参照するように指示している．

    その際，参照先の薬剤名は次のような略語を用いた．

ハロペリドール：HP(抗精神病薬)	アモバルビタール：AMB(睡眠・鎮静薬)
クロルプロマジン：CP(抗精神病薬)	ニトラゼパム：NTZ(睡眠・鎮静薬)
イミプラミン：IMI(抗うつ薬)	トリアゾラム：TRZ(睡眠・鎮静薬)
アミトリプチリン：AMI(抗うつ薬)	フェニトイン：PHT(抗てんかん薬)
ジアゼパム：DZP(抗不安薬)	トリヘキシフェニジル：THP(パーキンソン病/症候群治療薬)
クロルジアゼポキシド：CDP(抗不安薬)	

5. 各剤形は下記の略記号を用いた．

内：内服薬	注：注射薬	外：外用薬	徐：徐放薬	坐：坐薬	錠：錠剤
カ：カプセル	液：液剤	散：散剤	顆：顆粒	末：原末	細：細粒
OD錠：口腔内崩壊錠	シ：シロップ	静：静注	筋：筋注		
点滴：点滴静注	皮：皮下注				

Ⅰ．抗精神病薬

Ⅰ．抗精神病薬
(注意：ハロペリドール⇨HP，クロルプロマジン⇨CPと略す)

セロトニン・ドパミン拮抗薬

■ **リスペリドン** risperidone　1179

リスパダール Risperdal(ヤンセン)
　錠：1・2・3 mg　OD錠：1・2 mg
　細粒：1%　10 mg/g
　液：1 mg/mL(30・100 mL/瓶, 0.5・1・2・3 mL/包)

1回1 mg1日2回より始め，徐々に増量
維持量：1日2〜6 mg　原則として分2
　＊1日量は12 mgを超えない

[禁忌] 1)昏睡状態(悪化)　2)バルビツール酸誘導体等の中枢神経抑制薬の強い影響下(中枢神経抑制作用増強)　3)エピネフリン投与中　4)本剤の成分に過敏症
[作用] 行動薬理並びに神経化学的実験の結果より，主としてドパミンD_2受容体拮抗作用及びセロトニン$5-HT_2$受容体拮抗作用に基づく，中枢神経系の調節によるものと考えられる
[適応] 統合失調症
[相互] 〈併用禁忌〉⇨HP参照(350頁)〈併用注意〉1)中枢神経抑制薬⇨HP参照(350頁)　2)ドパミン作動薬⇨HP参照(350頁)　3)降圧薬の降圧作用増強　4)アルコール⇨HP参照(350頁)　5)カルバマゼピン：本剤と活性代謝物の血中濃度が低下
[慎重] 1)心・血管疾患，低血圧，又はそれらの疑い(一過性の血圧降下)　2)パーキンソン病(錐体外路症状悪化)　3)てんかん等の痙攣性疾患又はこれらの既往歴(痙攣閾値低下)　4)自殺企図の既往及び自殺念慮のある患者(悪化)　5)肝障害(悪化)　6)腎障害(本剤の半減期の延長及びAUC増大の報告)　7)糖尿病・既往歴あるいは，糖尿病の家族歴・高血糖・肥満等の糖尿病の危険因子を有する患者(血糖値の上昇)　8)高齢者　9)小児　10)薬物過敏症　11)脱水・栄養不良状態等を伴う身体的疲弊のある患者〔悪性症候群(Syndrome malin)〕
[動態] (健康成人液又は錠)血漿中未変化体濃度：Tmax：約1時間，T½：約4時間　主代謝物9-ヒドロキシリスペリドン：Tmax：約3時間，T½：約21時間　排泄(72時間尿中)：未変化体　約2%，主代謝物　約20%
[注意] ❶治療初期にα交感神経遮断作用に基づく起立性低血圧→少量から徐々に増量し，低血圧が現れた場合は減量等処置　❷眠気，注意力・集中力・反射運動能力等の低下→運転等注意　❸興奮，誇大性，敵意等の陽性症状悪化の可能性→他の治療法に切り替える等処置　❹高血糖・糖尿病の悪化から糖尿病性ケトアシドーシス，糖尿病性昏睡→口渇，多飲，多尿，頻尿等に注意．特に糖尿病またはその既往歴あるいはその危険因子を有する場合は血糖値の測定等の観察を十分に　❺上記❹について患者および家族に十分に説明し，口渇，多飲，多尿，頻尿等の場合はすぐに投与を中止し医師の診察を受けるよう指導〈用法・用量〉❶液 直接服用か，水・ジュース・汁物に混ぜて150 mL程度の希釈して使用．希釈後は速やかに使用〈報告〉❶治療中，原因不明の突然死の報告　❷外国で認知症に関連した精神症状を有する高齢者を対象とした試験でプラセボ群と比して死亡率が1.6〜1.7倍高かったとの報告〈配合〉❶液 茶葉抽出飲料(紅茶，烏龍茶，日本茶等)及びコーラは含量低下があるので回避　❷ザロンチンシロップ，デパケンシロップ，アタラックスPシロップとの配合で混濁・沈殿→配合回避
[児] 未確立 [妊] 有益のみ(未確立) [授乳婦] 授乳中止(移行)
[高齢] 少量(1回0.5 mg)から投与等慎重に(錐体外路症状等の出現，又，腎機能障害患者ではTmaxの上昇及びT½の延長の報告)
[過量投与] 症状：主な症状は本剤の症状が過剰に発現したものであり，嗜眠状態，鎮静，頻脈，低血圧，錐体外路症状，まれにQT延長等　処置：気道確保し，酸素の供給・換気，胃洗浄・活性炭・緩下剤の投与等検討し，不整脈検出のための継続的な心・血管系のモニタリングを速やかに開始，特別な解毒剤はないので適切な処置
[副作用]〈重大〉1)悪性症候群(Syndrome malin)⇨HP参照(350頁)　2)遅発性ジスキネジア(長期投与：口周部等の不随意運動)→中止後も持続あり　3)麻痺性イレウス⇨HP参照(350頁)　4)抗利尿ホルモン不適合分泌症候群(SIADH)⇨HP参照(350頁)　5)肝機能障害，黄疸(AST・ALT・γ-GTPの上昇等を伴う)→中止等処置　6)横紋筋融解症(筋肉痛，脱力感，CK上昇，血中・尿中ミオグロビン上昇)→中止し処置，急性腎不全の発症に注意　7)不整脈(心房細動，心室性期外収縮等)→中止等処置　8)脳血管障害→中止等処置　9)高血糖・糖尿病性ケトアシドーシス，糖尿病性昏睡→口渇，多飲，多尿，頻尿等に注意．血糖値の測定等の観察．→インスリンの投与等処置
〈その他〉1)循環器(頻脈，血圧低下，起立性低血圧，動悸，高血圧，不整脈，末梢循環不全)→増量は徐々等慎重に，(心電図異常)→中止等処置　2)錐体外路症状⇨HP参照(350頁)　3)肝臓(肝機能異常)→中止等処置　4)眼(調節障害)　5)過敏症(発疹)→中止等処置　6)消化器(便秘，悪心・嘔吐，食欲不振，食欲亢進，腹部膨満感，胃不快感，下痢・腹痛)　7)内分泌(女性型乳房，月経異常，乳汁分泌，射精障害，高プロラクチン血症，勃起不全，持続勃起症)　8)泌尿器(尿失禁，排尿障害，頻尿，BUN及びクレアチニンの上昇)→処置　9)精神神経(自殺企図，不眠，眠気，不安・焦燥，痙攣発作，興奮，ふらつき，過剰鎮静，立ちくらみ，抑うつ，めまい，頭痛・頭重，ぼんやり，幻覚，妄想，緊張，しびれ感，性欲異常)　10)血液(貧血，白血球減少，白血球増多，血小板減少)　11)その他(倦怠感，口渇，発熱，浮腫，体重増加，鼻閉，脱力感，疲労感，発汗，CK・TGの上昇，高血糖)
[規制]劇指定処方せん

■ **塩酸ペロスピロン水和物**
　perospirone hydrochloride hydrate　1179

ルーラン Lullan(大日本住友)
　錠：4・8・16 mg

1回4mg1日3回より始め，徐々に増量．維持量として1日12〜48mg 分3
　＊1日量は48mgを超えないこと

[禁忌]　1)昏睡状態(悪化)　2)バルビツール酸誘導体等の中枢神経抑制薬の強い影響下にある患者(中枢神経抑制作用が増強)　3)本剤に対し過敏症の既往歴　4)エピネフリン投与中
[作用]　ベンズイソチアゾール骨格を有する錐体外路系副作用の弱い抗精神病薬で，脳内においてドパミンD_2受容体及びセロトニン$5-HT_2$受容体に高い結合親和性を示し，拮抗的に作用する．D_2受容体拮抗作用を介して統合失調症の陽性症状を改善し，$5-HT_2$受容体拮抗作用を介して統合失調症の陰性症状を改善すると考えられている
[適応]　統合失調症
[相互]〈併用禁忌〉⇒HP参照(350頁)〈併用注意〉1)中枢神経抑制薬⇒HP参照(350頁)　2)ドパミン作動薬⇒HP参照(350頁)　3)降圧薬：相互に降圧作用を増強の可能性あり→減量等慎重に　4)ドンペリドン，メトクロプラミド⇒HP参照(350頁)　5)アルコール(飲酒)⇒HP参照(350頁)　6)H_2受容体遮断薬(シメチジン等)：相互に胃酸分泌抑制作用を増強の可能性→慎重に　7)CYP3A4の選択的阻害薬(マクロライド系抗生物質等)：本剤による副作用が強く現れる可能性あり→慎重に(本剤の代謝が阻害され，血中濃度が上昇の可能性)　8)CYP3A4によって代謝される薬剤(シサプリド，トリアゾラム等)：両剤による副作用が強く現れる可能性あり(代謝酵素が同じであるため，代謝を競合的に阻害する可能性あり)
[慎重]　1)肝障害(肝障害モデル動物で血中濃度の増大)　2)腎障害(腎障害モデル動物で血中濃度の増大)　3)高齢者　4)心・血管疾患，低血圧，脱水の疑い(一過性の血圧降下あり)　5)パーキンソン病(錐体外路症状が悪化)　6)てんかん等の痙攣性疾患，又はこれらの既往歴(痙攣閾値を低下)　7)小児　8)薬物過敏症　9)脱水・栄養不良状態で身体の疲労を伴う身体的疲労(悪性症候群(Syndrome malin)が起こりやすい)　10)自殺企図の既往及び自殺念慮を有する(悪化)　11)糖尿病・既往歴，糖尿病の家族歴，高血圧，肥満等の危険因子を有する(血糖値上昇)
[動態]　血中濃度(健常成人8mg単回経口)：Cmax：2.2〜5.7ng/mL Tmax：1.4〜2.3時間　AUC：10.1〜15.7ng・hr/mL T½：α相1〜3時間　β相5〜8時間　(健常成人に1回2mgを経口投与したとき，食後投与におけるCmax及びAUCはそれぞれ絶食下投与の1.6倍及び2.4倍)　排泄：(健常成人4及び8mg単回経口，24時間尿中未変化体)約0.3%
[注意]〈基本〉①悪性症候群(Syndrome malin)の発現に伴いCKが上昇すること，又，本剤によりCKが高くなる場合あり→異常の際は中止等処置，他の抗精神病薬で，急激な増量により悪性症候群の報告あり　❷眠気，注意力・集中力・反射運動能力等の低下→運転等注意　③興奮，非協調性，緊張，衝動性の調節障害等の陽性症状を悪化→悪化の際は他の治療法に切り替え等処置　④制吐作用を有することから，他の薬剤に基づく中毒，腸閉塞，脳腫瘍投与による嘔吐症状を不顕性化→注意　❺吸収は食事の影響あり→食後に服用するよう指導．本剤は肝酵素により代謝を受けやすく，血中濃度が変動しやすいため，特に肝及び腎障害患者，高齢者，マクロライド系抗生

物質等の代謝阻害剤併用中の患者では，血中濃度が高くなる可能性あり→慎重に　⑥本剤による治療中原因不明の突然死の報告あり
[妊]未確立　[姙]有益のみ(未確立)　[授乳婦]授乳中止(動物で移行)　[高齢]少量(1回4mg)から開始等慎重に(錐体外路症状が出現しやすく，動物で血清中濃度の増大等あり)
[副作用]〈重大〉1)悪性症候群(Syndrome malin)：0.1〜5%未満⇒HP参照(350頁)　2)遅発性ジスキネジア：0.1〜5%未満⇒HP参照(350頁)　3)麻痺性イレウス⇒HP参照(350頁)　4)抗利尿ホルモン不適合分泌症候群(SIADH)：0.1〜5%未満⇒HP参照(350頁)　5)痙攣＋中止等処置　6)横紋筋融解症⇒HP参照(350頁)，急性腎不全の発現に注意　〈その他〉1)循環器(心悸亢進，胸内苦悶感，血圧低下，頻脈，心室性期外収縮，徐脈，血圧上昇)→慎重に　2)錐体外路症状⇒HP参照(350頁)　3)肝臓(LDH・AST・ALT・Al-P・γ-GTP上昇)　4)眼(視力障害，眼のかすみ，角膜びらん)　5)過敏症(発疹，紅斑)　中止　6)消化器(便秘，食欲減退，悪心・嘔吐，食欲亢進，腹部不快感，下痢，腹痛)　7)内分泌[プロラクチン上昇(乳汁分泌)，月経異常]　8)泌尿器(排尿障害，頻尿)　9)血液(白血球増加・減少，赤血球増加・減少，ヘモグロビン増加・減少，ヘマトクリット増加・減少，血小板減少，白血球分類異常)→減量又は中止　10)精神神経(不眠，眠気，焦燥・不安，めまい・ふらつき，過度鎮静，自殺企図，痙攣発作，幻覚，妄想，躁状態，衝動行為，思考異常，精神failed状態の増悪，興奮・易刺激性，頭重・頭痛，うつ状態，眼瞼下垂，頭鳴，頭部異常感，手のしびれ感)　11)その他(脱力倦怠感，口渇，CK上昇，血糖上昇，無力感，発汗，発熱，ほてり(顔面紅潮)，射精障害，気分不快感，鼻閉，咯疾，体重増加，水中毒，多飲症，総コレステロール上昇・低下，総蛋白低下，血清Na低下，血清Cl低下，尿蛋白，尿糖，尿ウロビリノーゲン)
[規制]　[劇]指定　[処方せん]

クロザピン類似化合物

■ **オランザピン** olanzapine　　　　　　　1179

ジプレキサ Zyprexa(イーライリリー)
　　錠：2.5・5・10mg
　　ザイディス錠(口腔崩壊)：5・10mg
　　細粒：1%　10mg/g

1日1回5〜10mgより開始し，維持量として1日1回10mg
　＊1日量は20mgを超えない

警告!!　1)著しい血糖の上昇から，糖尿病性ケトアシドーシス，糖尿病性昏睡等の重大な副作用が出現し死亡の可能性→血糖値の測定等観察を十分に　2)上記副作用があることを患者および家族に十分に説明し，口渇・多飲・多尿・頻尿等の異常が出現したら直ちに投与中断し医師の診察を受けるよう指導する

[禁忌]　1)昏睡状態(悪化)　2)バルビツール酸誘導体等の

Ⅰ．抗精神病薬

中枢神経抑制薬の強い影響下(中枢神経抑制作用が増強) 3)本剤の成分に過敏症の既往歴 4)エピネフリンを投与中 5)糖尿病，糖尿病の既往歴
【作用】 チエノベンゾジアゼピン骨格を有する非定型抗精神病薬であり，多元受容体標的化抗精神病薬に分類され，統合失調症に対して広範な薬理作用を示し，脳内作用部位への選択性が明らかにされている
【適応】 統合失調症
【相互】 本剤の代謝にはCYP1A2・CYP2D6が関与 〈併用禁忌〉⇒HP参照(350頁) 〈併用注意〉1)中枢神経抑制薬⇒HP参照(350頁) 2)アルコール⇒HP参照(350頁) 3)抗コリン作用を有する薬剤⇒HP参照(350頁) 4)ドパミン作動薬⇒HP参照(350頁) 5)フルボキサミン：血漿中濃度を増加(これらの薬剤はCYP1A2阻害作用を有するため本剤のクリアランスを低下) 6)塩酸シプロフロキサシン：血漿中濃度を増加の可能性(これらの薬剤はCYP1A2阻害作用を有するため本剤のクリアランスを低下) 7)カルバマゼピン：血漿中濃度を低下(これらの薬剤はCYP1A2を誘導するため本剤のクリアランスを増加) 8)オメプラゾール，リファンピシン：血漿中濃度を低下の可能性(これらの薬剤はCYP1A2を誘導するため本剤のクリアランスを増加) 9)喫煙：血漿中濃度を低下(CYP1A2を誘導するため本剤のクリアランスを増加)
【慎重】 1)尿閉，麻痺性イレウス，狭隅角緑内障(抗コリン作用により症状増悪) 2)てんかん等の痙攣性疾患又はこれらの既往歴(痙攣閾値を低下) 3)肝障害又は肝毒性のある薬剤による治療を受けている患者(肝障害を悪化) 4)高齢者 5)本剤のクリアランスを低下させる要因(非喫煙者，女性，高齢者)を併せ持つ患者(本剤の血漿中濃度が増加) 6)糖尿病の家族歴，高血糖，あるいは肥満等の危険因子を有する患者
【動態】 血漿中濃度：(健康成人男子5 mg空腹時単回経口)Tmax：4.8±1.2時間 Cmax：10.5±2.2 ng/mL T½：28.5±6.1時間 AUC₀₋₉₆：279±86.6 ng・hr/mL 食事による吸収への影響なし 蛋白結合：約93％ 排泄：(外国)21日間で全放射活性の約57％及び30％がそれぞれ尿中及び糞中に排泄 性別・喫煙：(外国)平均クリアランス値は男性喫煙者で最も高く，次いで女性喫煙者，男性非喫煙者の順で，女性非喫煙者が最も低かった
【注意】【用法・用量】(口腔崩壊錠)唾液のみでも服用可能であるが粘膜からの吸収で効果を期待しないので飲み込むこと 【基本】①著しい血糖値の上昇から糖尿病性ケトアシドーシス・糖尿病性昏睡等の致命的な経過をたどることがあり→血糖値の測定や口渇・多飲・多尿・頻尿等の観察を十分に．特に高血糖・肥満等の危険因子を有する患者では急激に発症させることがある ②上記の副作用について本人・家族に十分に説明し，口渇・多飲・多尿・頻尿の異常に注意しこのような症状が現れた場合には直ちに中止し診察を受けるよう指導 ③投与により体重増加あり→肥満に注意し，徴候が現れたら食事療法，運動療法を考慮 ④治療初期に，めまい，頻脈，起立性低血圧等あり→心・血管疾患(心筋梗塞あるいは心筋虚血の既往，心不全，伝導異常等)，脳血管疾患及び低血圧が起こりやすい状態(脱水，血液量減少，血圧降下剤投与による治療等)が認められる場合には注意 ⑤制吐作用を有し，他の薬剤に基づく中毒，閉塞，脳腫瘍等による嘔吐症状を不顕在化→注意 ❻傾眠，注意力・反射運動能力の低下あり→運転等注意 ❼(口腔崩壊錠)寝たままで水なしで服用しない

〈報告〉①治療中，原因不明の突然死の報告 ②外国で認知症に関連した精神病症状の高齢患者を対象とした試験において死亡・脳血管障害の発現がプラセボに比して高かった報告あり．危険因子として80歳以上・鎮静状態・ベンゾジアゼピン系薬物の併用・呼吸器疾患・脳血管障害・一過性脳虚血発作・高血圧の既往・合併・喫煙が報告
児 未確立 妊 有益のみ(未確立) 授乳婦 授乳中止(移行)
高齢 慎重に(本剤のクリアランスを低下させる他の要因を併せ持つ高齢者では2.5～5 mgの少量から開始learn)
【過量投与】 徴候・症状：頻脈，激越/攻撃性，構語障害，種々の錐体外路症状，及び鎮静から昏睡に至る意識障害が一般的な症状(頻度10％以上)として出現の報告あり．又他の重大な症状として，せん妄，痙攣，悪性症候群(Syndrome malin)様症状，呼吸抑制，吸引，高血圧あるいは低血圧，不整脈(頻度2％以下)及び心肺停止の出現あり．450 mg程度の急性過量投与による死亡例の報告があるが，1,500 mgの急性過量投与で生存例も報告 処置：特異的解毒剤はない．催吐は行わないこと．胃洗浄あるいは活性炭の投与．本剤は活性炭との併用時に生物学的利用率が50～60％低下する．心機能や呼吸機能等のモニターを行いながら，低血圧，循環虚脱及び呼吸機能低下に対し，適切な対症療法を行う．エピネフリン，ドパミン，あるいは他のβ受容体アゴニスト活性を有する薬剤は低血圧を更に悪化させる可能性があるので使用してはならない
【副作用】〈重大〉1)高血糖，糖尿病性ケトアシドーシス，糖尿病性昏睡→致命的経過をたどることがあるので，血糖値の測定，口渇・多飲・多尿・頻尿等の観察を十分に→投与中止しインスリン製剤の投与を行うなど処置 2)悪性症候群(Syndrome malin)⇒HP参照(350頁) 3)肝機能障害・黄疸(AST・ALT・γ-GTP・Al-Pの上昇を伴う)→中止等処置 4)痙攣(強直間代性，部分発作，ミオクロヌス発作等)→中止等処置 5)遅発性ジスキネジア⇒HP参照(350頁) 6)横紋筋融解症(筋肉痛・脱力感，CK上昇，血中・尿中ミオグロビン上昇等)→中止し処置．急性腎不全の発症に注意 〈その他〉＊必要に応じ減量，投与中止等処置(*印は外国) 1)精神神経(不眠，傾眠，頭痛・頭重，めまい・ふらつき，抑うつ気分，性欲亢進，立ちくらみ，構音障害，意識喪失，脱抑制，違和感，感覚鈍麻，記憶障害，自殺企図，空笑，躁状態，知覚過敏，独語，もうろう状態，不安，焦燥，興奮，易刺激性，幻覚，しびれ感，妄想，会話障害，歩行異常) 2)錐体外路症状〔アカシジア(静座不能)，振戦，筋強剛，流涎，ジストニア，ジスキネジア，ジスキネア(動作緩慢)，歩行異常，嚥下障害，眼球挙上，運動減少，下肢不安定，からだのこわばり，舌の運動障害，パーキンソン病徴候*〕 3)循環器(血圧低下，血圧上昇，動悸，頻脈，起立性低血圧，徐脈，心室性期外収縮，心房細動，血栓) 4)消化器(便秘，口渇，食欲亢進・不振，嘔気，胃不快感，嘔吐，下痢，腹痛，胃濃痛，口角炎，黒色便，痔出血，軟便，胃炎，膵炎*) 5)血液(好酸球増多，白血球減少・増多，Hb減少，Ht値減少，貧血，赤血球減少・増多，白血球減少・増多，リンパ球増多，単球増多・減少，血小板減少・増多，好塩基球減少) 6)内分泌(プロラクチン上昇，月経異常，プロラクチン低下，乳汁分泌，乳房肥大，甲状腺機能亢進症*) 7)肝臓(AST・ALT・γ-GTP上昇，Al-P・LDH上昇，ウロビリノーゲン陽性，総ビリルビン上昇，肝炎*) 8)腎臓(蛋白尿，腎盂炎，尿沈渣異常，BUN上昇・低下，クレアチニン低下) 9)泌尿器(排尿障害，頻尿，尿閉，尿失禁) 10)過敏症(発疹，小丘疹，瘙痒症，顔面浮腫，光

4．向精神薬・精神科関連薬 DI 集

線過敏症*，血管浮腫*，蕁麻疹*） 11）**代謝異常**〔TG 上昇，総蛋白低下，コレステロール上昇，Na 低下，Cl 低下，K 上昇，尿糖，高血糖，糖尿病，水中毒，高 K 血症，脱水症，低 K 血症，低 Na 血症，K 低下，Na 上昇，Cl 上昇，TG 低下，TG 低下，血糖値低下，高血糖*，糖尿病性昏睡*，糖尿病性ケトアシドーシス*，高 TG 血症*〕 12）**呼吸器**（鼻閉，嚥下性肺炎） 13）**その他**〔体重増加，倦怠感，CK 上昇，脱力感，発熱，体重減少〔発汗，浮腫，アルブミン低下，グロブリン上昇，A/G 比異常，霧視感，眼のチカチカ，肩こり，骨折，腰痛，胸痛，死亡，低体温，ほてり，転倒，末梢性浮腫*，疲労*，持続勃起*，離脱反応（発汗，嘔気，嘔吐）〕

〖規制〗 〖劇〗〖指定〗〖処方せん〗

■ フマル酸クエチアピン
quetiapine fumarate　　　　　　　　　　1179

セロクエル Seroquel（アステラス）
錠：25・100 mg（クエチアピンとして）
細粒：50%　500 mg/g

1 回 25 mg　1 日 2 回又は 3 回より開始し，状態に応じ徐々に増量．通常，1 日投与量 150〜600 mg　分 2 又は分 3
　＊1 日量として 750 mg を超えないこと

〖警告!!〗 ⇒オランザピン参照（346 頁）

〖禁忌〗 ⇒オランザピン参照（346 頁）

〖作用〗 ドパミン D_2 受容体に比してセロトニン 5-HT_2 受容体に対する親和性が高いこと，及び種々の受容体に対して親和性があり，作用を現すと考えられている

〖適応〗 統合失調症

〖相互〗〖併用禁忌〗⇒HP 参照（350 頁）〖併用注意〗1）**中枢神経抑制薬，アルコール**：中枢神経抑制作用が増強→個々の症状及び忍容性に注意し，慎重に 2）**CYP3A4 誘導作用を有する薬剤**（フェニトイン，カルバマゼピン，バルビツール酸誘導体，リファンピシン）：作用減弱（酵素誘導により本剤のクリアランスが増加：外国人でフェニトイン併用例において，クリアランスが約 5 倍に増加，Cmax 及び AUC はそれぞれ 66% 及び 80% 低下） 3）**チオリダジン**：作用減弱（外国人で，本剤の経口クリアランスが 1.7 倍に増加，又，Cmax 及び AUC が 40〜50% 低下）→中止の際は，本剤の減量を要することあり 4）**CYP3A4 阻害作用を有する薬剤**（エリスロマイシン，イトラコナゾール等）：作用増強（CYP3A4 を非競合的に阻害→クリアランスが減少の可能性あり）

〖慎重〗 1）肝障害〔主に肝臓で代謝→クリアランスが減少し，血中濃度が上昇．少量（1 回 25 mg 1 日 1 回）から開始し，1 日増量幅を 25〜50 mg にする等慎重に〕 2）心・血管疾患，脳血管障害，低血圧又はそれらの疑い（投与初期に一過性の血圧降下あり） 3）てんかん等の痙攣性疾患，又は既往歴〔痙攣閾値を低下〕 4）自殺企図の既往及び自殺念慮を有する患者（悪化） 5）高齢者 6）本剤の家族歴，高血糖あるいは肥満等の糖尿病の危険因子を有する

〖動態〗 （非高齢者 100 mg を 1 日 2 回反復投与）Tmax：約 2.6 時間　Cmax：397 ng/mL　$T_{1/2}$：3.5 時間　高齢者の AUC_{0-12h} は非高齢者の約 1.5 倍　肝障害の影響（外国）（25 mg 単回経口）：Cmax 及び $AUC_{0-∞}$ は健常人よりも高く（約 1.5 倍），$T_{1/2}$ は長かった（約 1.8 倍）　**食事の影響**：経口吸収性は良好，食事の影響認められず　**蛋白結合率**：83.0%　排泄（25 mg 単回経口）：尿中未変化体 1% 未満

〖注意〗〈基本〉①〜③⇒オランザピン①〜③参照（346 頁）④特に治療開始初期に起立性低血圧あり（立ちくらみ，めまい等）→減量等処置 ❺眠気，注意力・集中力・反射運動能力の低下→運転等注意 ⑥前治療薬からの切り替えの際，精神症状の悪化あり→前治療薬の用量を減らしつつ，本剤を徐々に増量→症状の悪化の際は，他の治療法に切り替える等処置 〈報告〉①治療中，原因不明の突然死の報告 ②国内臨床試験で，因果関係不明の心筋梗塞，出血性胃潰瘍の報告，外国長期投与試験で急性腎不全の報告 ③外国で認知症に関連した精神症状を有する高齢患者を対象とした 17 の臨床試験において本剤を含む非定型抗精神病薬投与群はプラセボ群に比較して死亡率が 1.6〜1.7 倍高かったとの報告
〖妊〗 未確立　〈有益のみ〉未確立，動物で胎児への移行が報告）〖授乳婦〗 授乳中止（動物で移行）〖高齢〗 少量（1 回 25 mg 1 日 1 回）から開始し，1 日増量幅を 25〜50 mg にする等慎重に（非高齢者に比べてクリアランスが 30〜50% 低く，AUC は約 1.5 倍であり，高い血中濃度が持続の傾向あり）

〖過量投与〗 徴候・症状：傾眠，鎮静，頻脈，低血圧等．まれに昏睡，死亡に至る例が報告　処置：特異的な解毒剤はないため維持療法を行う．早期の胃洗浄は有効．呼吸抑制の際は気道の確保，人工呼吸等の処置

〖副作用〗〈重大〉1）**高血糖，糖尿病性ケトアシドーシス，糖尿病性昏睡**⇒オランザピン参照（346 頁） 2）**悪性症候群**（Syndrome malin）：0.2%⇒HP 参照（350 頁） 3）**痙攣**→中止等処置 4）**無顆粒球症，白血球減少**→中止等処置 5）**肝機能障害・黄疸**：AST・ALT・γ-GTP・Al-P の上昇等→中止等処置 6）**遅発性ジスキネジア**：0.9%（口周部等の不随意運動）→投与中止後も持続あり 〈その他〉（国内臨床試験）1）**精神神経**（不眠，不安，神経過敏，頭痛，めまい，幻覚の顕在化，健忘，攻撃的反応，昏迷，神経症，妄想の顕在化，リビドー亢進，感情不安定，激越，錯乱，思考異常，自殺企図，人格障害，躁病反応，多幸感，舞踏病様アテトーシス，片頭痛，悪夢，うつ病，独語，衝動行為，自動症，統合失調症反応，協調不能，せん妄，敵意） 2）**錐体外路症状**（アカシジア，振戦，構音障害，筋強剛，流涎，ブラジキネジア，歩行異常，ジスキネジア，ジストニア，眼球回転発作，仮面様顔貌） 3）**血液**（顆粒球減少，好酸球増加，貧血，血小板減少） 4）**循環器**（頻脈，起立性低血圧，心悸亢進，低血圧，高血圧，徐脈，不整脈，失神，心電図異常，血管拡張） 5）**肝臓**（AST・ALT・LDH・Al-P・γ-GTP 上昇，ビリルビン血症） 6）**呼吸器**（去痰困難，鼻炎，咳嗽増） 7）**消化器**（便秘，食欲不振，食欲亢進，嘔気，嘔吐，腹痛，下痢，イレウス，消化不良，鼓腸放屁，胃炎，消化管障害，吐血，消化管出血，痔核，舌浮腫，口渇，結腸炎） 8）**眼**（瞳孔反射異常，弱視，結膜炎） 9）**内分泌**（高プロラクチン血症，T_4 減少，月経異常，甲状腺疾患，高コレステロール血症，高脂血症，T_3 減少） 10）**過敏症**（発疹，血管浮腫，瘙痒） 11）**泌尿器**（排尿障害，排尿困難，尿失禁，閉尿，BUN 上昇，持続勃起，射精異常，インポテンス） 12）**その他**（倦怠感，無力症，CK 上昇，口内乾燥，多汗，発熱，体重増加，体重減少，胸痛，筋痛，高 K 血症，舌麻痺，知覚減退，背部痛，肥満症，浮腫，ほてり，歯痛，顔面浮腫，頸部硬直，末梢性浮腫，腫

Ⅰ．抗精神病薬

瘤，過量投与，骨盤痛，歯牙障害，痛風，関節痛，関節症，滑液包炎，筋無力症，痙縮，悪化反応，偶発外傷，耳の障害，味覚倒錯，痙そう）
【規制】劇 指定 処方せん

ドパミン受容体部分アゴニスト

■ **アリピプラゾール** aripiprazole　1179

エビリファイ Abilify（大塚）
　錠：3・6・12 mg　散：1％

〔開始用量〕1日 6～12 mg
〔維持用量〕1日 6～24 mg，分 1～2（適宜増減）
　＊1日量は 30 mg を超えないこと

【警告‼】 1）糖尿病性ケトアシドーシス，糖尿病性昏睡等の死亡に至ることもある重大な副作用の発現あり→投与中は高血糖の徴候・症状に注意．特に，糖尿病又はその既往歴もしくはその危険因子を有する患者には，治療上の有益性が危険性を上回ると判断される場合のみ投与することとし，投与にあたっては，血糖値の測定等の観察を十分に行うこと　2）投与に際し，あらかじめ上記副作用が発現する場合があることを，患者及びその家族に十分に説明し，口渇，多飲，多尿，頻尿，多食，脱力感等の異常に注意し，このような症状が現れた場合には，直ちに投与を中断し，医師の診察を受けるよう指導すること
【禁忌】 1）昏睡状態（昏睡状態を悪化）　2）バルビツール酸誘導体・麻酔薬等の中枢神経抑制剤の強い影響下（中枢神経抑制作用が増強）　3）アドレナリンを投与中　4）本剤の成分に対し過敏症の既往歴
【作用】 キノリン骨格を有するドパミン・システムスタビライザー（dopamine system stabilizer：DSS）．DSSとはドパミン作動性神経伝達が過剰活動状態の場合にはドパミン D_2 受容体のアゴニストとして作用し，ドパミン作動性神経伝達が低下している場合にはドパミン D_2 受容体のアゴニストとして作用し，ドパミン神経伝達を安定化させることをいう．さらに本剤はセロトニン 5-HT_{1A} 受容体部分アゴニスト作用及び 5-HT_{2A} 受容体アンタゴニスト作用を併せ持っており，これらのことから，統合失調症に対する有用性を示すことや，錐体外路系の副作用が少なく，プロラクチン値が上昇しない等の特性を持つものと推測されている
【適応】 統合失調症
【相互】〈併用禁忌〉⇒HP 参照（350 頁）〈併用注意〉1）中枢神経抑制薬（バルビツール酸誘導体，麻酔薬等）⇒HP 参照（350 頁）　2）降圧薬：相互に降圧作用を増強→減量等慎重に　3）抗コリン作用を有する薬剤：抗コリン作用を増強→減量等慎重に　4）ドパミン作動薬（レボドパ製剤）：ドパミン作動作用を減弱→投与量調整等慎重に　5）アルコール（飲酒）⇒HP 参照（350 頁）　6）CYP 2 D 6 阻害作用を有する薬剤：作用増強→本剤を減量等考慮（本剤の主要代謝酵素 CYP 2 D 6 を阻害→血中濃度が上昇）　7）CYP 3 A 4 阻害作用を有する薬剤（イトラコナゾール，ケトコナゾール等）：作用増強→，本剤を減量等考慮（本剤の主要代謝酵素 CYP 3 A 4 を阻害→血中濃度が上昇）　8）肝代謝酵素（特に CYP 3 A 4）誘導作用を有する薬剤（カルバマゼピン等）：作用減弱（本剤の主要代謝酵素 CYP 3 A 4 の誘導→血中濃度低下）
【慎重】 1）肝障害（肝障害を悪化）　2）心・血管疾患，低血圧又はそれらの疑い（一過性の血圧降下）　3）てんかん等の痙攣性疾患又はこれらの既往歴（痙攣閾値を低下）　4）糖尿病又はその既往歴，もしくは糖尿病の家族歴，高血糖，肥満等の糖尿病の危険因子（血糖値が上昇）　5）自殺企図の既往及び自殺念慮を有する（症状を悪化）　6）高齢者
【動態】（健康成人 6 mg 空腹時単回経口）Tmax：3.6±2.5 時間　Cmax：30.96±5.39 ng/mL　T½：61.03±19.59 時間　AUC_{168hr}：1692.9±431.7 ng・hr/mL　代謝：アリピプラゾールは主に肝臓で代謝，初回通過効果は少ない．主として CYP 3 A 4 と CYP 2 D 6 によって脱水素化と水酸化を受け，また CYP 3 A 4 によって N-脱アルキル化を受ける　排泄（外国）：健康成人に ^{14}C 標識 20 mg を経口投与→投与放射能の約 27％及び 60％がそれぞれ尿中及び糞中に排泄，未変化体は糞中に約 18％排泄され，尿中には未検出　相互作用：健康成人で，CYP 3 A 4 の阻害作用を有するイトラコナゾール 100 mg と本剤 3 mg の併用により，本剤の Cmax 及び AUC はそれぞれ 19％及び 48％増加
【注意】〈用法・用量〉①定常状態に達するまでに約 2 週間を要する→2 週間以内に増量しないことが望ましい　②投与量は必要最小限となるよう，慎重に観察しながら調節（増量による効果の増強は未検証）　③前治療薬から本剤に変更する患者よりも，新たに統合失調症の治療を開始する患者で副作用が発現しやすい→より慎重に症状を観察しながら用量調節　〈基本〉❶眠気，注意力・集中力・反射運動能力等の低下→運転注意　②他の抗精神病薬からの切り替えの際，興奮，敵意，誇大性等の精神症状の悪化あり→観察を十分に行いながら前治療薬の用量を徐々に減らしつつ，本剤投与が望ましい．尚，悪化の際は他の治療方法に切り替え等処置　③急性に不安，焦燥，興奮の症状に対し，本剤投与にて十分な効果ない場合には，鎮静薬の投与等，他の対処方法も考慮　④糖尿病性ケトアシドーシス，糖尿病性昏睡等の死亡に至ることもある重大な副作用あり→投与中は，口渇，多飲，多尿，頻尿，多食，脱力感等の高血糖の徴候・症状に注意するとともに，糖尿病又はその既往歴もしくはその危険因子を有する患者については，血糖値の測定等の観察を十分に　❺投与に際し，あらかじめ上記④の副作用が発現する場合があることを，患者及びその家族に十分に説明し，口渇，多飲，多尿，頻尿，多食，脱力感等の異常に注意→直ちに投与を中断し，医師の診察を受けるよう指導　⑥体重減少発現時には，糖尿病の発症・増悪，悪性腫瘍の発生等の合併症も考えられるため，経過を慎重に観察し，体重減少の原因精査などを実施し，適切な処置　⑦他の抗精神病薬を既に投与等，血清プロラクチン濃度が高い場合に投与→血清プロラクチン濃度が低下し月経再開あり．月経過多，貧血，子宮内膜症等の発現に十分注意　⑧嚥下障害が発現あり→特に誤嚥性肺炎のリスクに投与する際は，慎重に経過を観察〈報告〉本剤による治療中原因不明の突然死の報告
[兒] 低出生体重児，新生児，乳児，幼児又は小児に対する安全性は未確立　[妊] 有益のみ（未確立）　[授乳婦] 授乳中止

4．向精神薬・精神科関連薬 DI 集

（動物で移行） 高齢 慎重に
【過量投与】徴候・症状：報告は少ない．外国で最高 1,260 mg まで偶発的又は企図的に急性過量投与された成人において嗜眠，傾眠，血圧上昇，頻脈，嘔吐等の症状が報告されているが，死亡例はない．又最高 195 mg まで偶発的に服用した小児において，一過性の意識消失，傾眠等の症状が発現したが，死亡例はない 処置：特異的解毒剤は知られていない．補助療法，気道確保，酸素吸入，換気及び循環管理に集中．直ちに心機能のモニターを開始し，心電図で不整脈の発現を継続的にモニターしながら患者が回復するまで十分に観察．活性炭の早期投与は有用である．血液透析は有用でないと考えられる．尚，他剤服用の可能性の場合にはその影響にも留意
【副作用】〈重大〉1) **悪性症候群(Syndrome malin)**：0.3%⇒HP 参照(350 頁) 2) **遅発性ジスキネジア**(長期投与：口周部等の不随意運動)→減量又は中止を考慮．尚，投与中止後も症状持続あり 3) **麻痺性イレウス**：0.3%⇒HP 参照(350 頁) 4) **アナフィラキシー様症状**→中止し処置 5) **横紋筋融解症**⇒HP 参照(350 頁) 6) **糖尿病性ケトアシドーシス，糖尿病性昏睡**(死亡に至るなどの致命的な経過をたどった症例が報告：投与中は口渇，多飲，多尿，頻尿，多食，脱力感等の発現に注意)→血糖値の測定，異常の際はインスリン製剤の投与等処置 7) **痙攣**→中止等処置 〈その他(国内)〉1) **精神神経**〔不眠，神経過敏，不安，めまい，頭痛，傾眠，うつ病，幻覚，妄想，リビドー亢進，昏迷，自殺企図，攻撃的衝動，異常思考，拒食，独語，知覚減退，もやもや感，末梢神経障害，持続勃起，失神，感情不安定，錯乱，神経症，せん妄，躁病反応，精神症状，激越(不安，焦燥，興奮)〕 2) **錐体外路症状**〔アカシジア，筋硬直，筋強剛，流涎，振戦，寡動，歩行異常，ジストニア(筋緊張異常)，ジスキネジア，構音障害，嚥下障害，体のこわばり，口のもつれ，眼瞼下垂，パーキンソン症候群，眼球挙上〕 3) **循環器**(頻脈，低血圧，高血圧，心悸亢進，徐脈，起立性低血圧) 4) **消化器**(食欲不振，便秘，悪心，腹痛，嘔吐，下痢，胃炎，消化不良，食欲亢進) 5) **血液**(赤血球減少，白血球減少・増多，好中球減少・増多，好酸球減少・増多，単球減少・増多，リンパ球減少・増多，Hb 低下，ヘマトクリット低下，貧血，赤血球増多，好塩基球増多，血小板減少・増多，Hb 上昇，ヘマトクリット上昇) 6) **内分泌**(プロラクチン低下，月経異常，プロラクチン上昇) 7) **肝臓**(ALT・AST・LDH・γ-GTP 上昇，Al-P 上昇・低下，LDH 低下，総ビリルビン上昇・低下) 8) **腎臓**(BUN 上昇・低下，多尿，尿沈渣異常，尿比重上昇，クレアチニン上昇，尿糖，尿ウロビリノーゲン上昇，尿ビリルビン上昇，尿中 NAG 上昇，尿比重低下) 9) **泌尿器**(尿潜血，排尿障害，尿失禁，膀胱炎，尿閉，頻尿，尿失禁) 10) **過敏症**(発疹，光線過敏性反応) 11) **代謝異常**(CK 上昇，口渇，コレステロール上昇・低下，HDL-コレステロール上昇，TG 上昇，リン脂質低下，多飲症，高血糖，水中毒，HDL-コレステロール低下，TG 低下，CK 低下) 12) **呼吸器**(鼻炎，咽頭炎，気管支炎，気管支痙攣，咽喉頭症状，しゃっくり) 13) **その他**(体重減少，倦怠感，体重増加，発熱，脱力感，多汗，総蛋白減少，グロブリン分画異常，Na・K・Cl 低下，ほてり，熱感，胸部痛，肩こり，悪寒，性器出血，胸痛，四肢痛，総蛋白異常，A/G 上昇・低下，アルブミン上昇・低下，Na・K・Cl 上昇，筋痛，脱毛)
【規制】劇 指定 処方せん

A 群：高力価群

ブチロフェノン誘導体

■ **ハロペリドール** haloperidol 1179

セレネース Serenace（大日本住友）
　錠：0.75・1・1.5・3 mg
　細粒：1%　10 mg/g　液：2 mg/mL
　注：5 mg/1 mL/A

エセックチン(キョーリン)，コスミナール(東和薬品)，スイロリン(辰巳)，ハロジャスト(鶴原)，ハロステン(塩野義)，ハロマンドール(長生堂)，ヨウペリドール(陽進堂)，レモナミン(共和)，リントン(田辺三菱，錠(全星))

内 初期：1 日 0.75〜2.25 mg　徐々に増量
維持量：1 日 3〜6 mg
注 1 回 5 mg　1 日 1〜2 回　筋注・静注
　＊急激な精神運動興奮などで，緊急を要する場合に用いる

【禁忌】1) 昏睡状態(悪化) 2) バルビツール酸誘導体等の中枢神経抑制薬の強い影響下(中枢神経抑制作用増強) 3) 重症の心不全(心筋に対する障害作用や血圧降下の報告) 4) パーキンソン病(錐体外路症状悪化) 5) 本剤又はブチロフェノン系化合物に対して過敏症 6) エピネフリン投与中 7) 妊婦又は妊娠の可能性 8) テルフェナジン又はアステミゾール投与中(QT 延長，心室性不整脈出現)
【作用】作用機序は中枢神経系におけるドパミン作動系，ノルエピネフリン作動系に対する抑制作用による．本剤はブチロフェノン系薬物に属し neuroleptic な作用はクロルプロマジンより強い
【適応】統合失調症，躁病
【相互】〈併用禁忌〉アドレナリン(ボスミン)の作用逆転させ，血圧降下(本剤の α 遮断作用により，β 刺激作用が優位となるため) 〈併用注意〉1) 中枢神経抑制薬(バルビツール酸誘導体等)：相互に中枢神経抑制作用増強→減量等注意 2) アルコール：相互に中枢神経抑制作用増強 3) リチウム：心電図変化，重症の錐体外路症状，持続性のジスキネジア，突発性の悪性症候群(Syndrome malin)，非可逆性の脳障害出現の報告→中止 4) 抗コリン作動薬(抗コリン作動性抗パーキンソン薬，フェノチアジン系化合物，三環系うつ薬等)：抗コリン作用増強(腸管麻痺等の抗コリン系の副作用)，また精神症状悪化の報告 5) 抗ドパミン作用を有する薬剤，ベンザミド系薬剤(メトクロプラミド，スルピリド，チアプリド等)，ドンペリドン：内分泌機能異常，錐体外路症状発現(共にドパミン受容体遮断作用を有する) 6) クエン酸タンドスピロン：錐体外路症状増強(クエン酸タンドスピロンは弱い抗ドパミン作用を有する) 7) ドパミン作動薬(レボドパ製剤，メシル酸ブロモクリプチン等)の作用減弱(本剤のドパミン受容体遮断作用による) 8) カルバマゼピン：作用減弱(カルバマゼピンの薬物代謝酵素誘導作用による)

Ⅰ．抗精神病薬

【慎重】1)肝障害(血中濃度上昇) 2)心・血管疾患，低血圧，又はそれらの疑い(一過性の血圧降下) 3)てんかん等の痙攣性疾患，又は既往歴(痙攣閾値低下) 4)甲状腺機能亢進状態(錐体外路症状) 5)高齢者 6)小児(錐体外路症状，特にジスキネジア) 7)薬物過敏症 8)脱水・栄養不良状態等を伴う身体の疲弊〔悪性症候群(Syndrome malin)〕，脳に器質的障害 9)高温環境下(体温調節中枢抑制)
【動態】Tmax：平均5.1時間(10 mg，経口) T½：平均24.1時間 有効血中濃度：5～50 ng/mL
【注意】〈用法・用量〉増量する場合は慎重に〔急激な増量により悪性症候群(Syndrome malin)〕 ❶眠気等→運転等注意 ②制吐作用を有するため，本剤に基づく中毒，腸閉塞，脳腫瘍等による嘔吐症状を不顕性化することあり注意 ③治療中，原因不明の突然死の報告
兒 慎重に(錐体外路症状，特にジスキネジア発現) 妊 禁忌(催奇形を疑う報告，動物で催奇形性，胎仔毒性) 授乳婦 授乳中止(母乳中移行) 高齢 慎重に(錐体外路症状等→少量から開始等)
【過量投与】徴候・症状：低血圧，過度の鎮静，重症の錐体外路症状(筋強剛，振戦，ジストニア症状)等，呼吸抑制及び昏睡状態を伴う昏睡状態や心電図異常(torsades de pointesを含む)．小児では血圧上昇の報告 処置：特異的解毒剤なし，維持療法 呼吸抑制：気道確保，人工呼吸等．低血圧や循環虚脱が現れた場合：輸液，血漿，アルブミン製剤，ノルアドレナリン等昇圧薬(アドレナリン禁忌)投与により血圧確保等．QT延長，不整脈等の心電図異常に注意．重症の錐体外路症状には，抗パーキンソン薬投与〕
【副作用】〈重大〉1)悪性症候群(Syndrome malin)(無動緘黙，強度の筋強剛，嚥下困難，頻脈，血圧変動，発汗等に引き続き発熱)→中止，体冷却，水分補給等の全身管理とともに処置．本症発症時には白血球増加，血清CK上昇，またミオグロビン尿を伴う腎障害・筋強剛を伴う嚥下困難から嚥下性肺炎あり(高熱が持続し，意識障害，呼吸困難，循環虚脱，脱水症状，急性腎不全へ移行し，死亡例の報告) 2)心室頻拍(torsades de pointesを含む)→減量又は中止等処置 3)麻痺性イレウス〔腸管麻痺(食欲不振，悪心・嘔吐，著しい便秘，腹部の膨満あるいは弛緩及び腸内容物のうっ滞等)を来し麻痺性イレウスに移行〕→中止．この悪心・嘔吐は，本剤の制吐作用により不顕性化することあり注意 4)遅発性ジスキネジア(長期投与：口周部，四肢等の不随意運動あり→中止後も持続あり．パーキンソン薬を投与しても症状が軽減しない場合には，本剤の継続投与の必要性を他の抗精神病薬への変更も考慮して慎重に判断 5)抗利尿ホルモン不適合分泌症候群(SIADH)(低Na血症，低浸透圧血症，尿中Na排泄増加，高張尿，痙攣，意識障害等を伴うSIADH)→中止，水分摂取制限等処置 6)無顆粒球症(初期症状：発熱，咽頭痛，全身倦怠感等)→中止，血液検査 7)横紋筋融解症→CK上昇，血中及び尿中ミオグロビン上昇等に注意
〈その他〉1)循環器〔心電図異常(QT間隔の延長，T波の変化等)，起立性低血圧，血圧低下，頻脈〕→減量又は中止等処置 2)肝臓(黄疸，肝障害)→中止し，処置 3)錐体外路症状(パーキンソン症候群(振戦，筋強剛，流涎，寡動，歩行障害，仮面様顔貌，嚥下障害等)，アカシジア(静座不能)，ジスキネジア(口周部，四肢等の不随意運動等)，ジストニア(痙攣性斜頸，顔面・喉頭・頸部の攣縮，後弓反張，眼球回転発作等)〕→抗パーキンソン薬投与等に注意

4)眼(調節障害) (長期又は大量投与：角膜・水晶体の混濁，角膜等の色素沈着) 5)過敏症(発疹，瘙痒感，光線過敏症)→中止し，処置 6)血液(貧血，白血球減少) 7)消化器(食欲不振，悪心・嘔吐，便秘，下痢，口渇) 8)内分泌(高プロラクチン血症，インポテンツ，持続勃起，女性型乳房，乳汁分泌，月経異常，体重増加) 9)呼吸器(喉頭攣縮，呼吸困難)→中止，処置 10)精神神経(不眠，神経過敏，性欲異常，知覚変容発作，痙攣，焦燥感，眠気，眩暈，頭重・頭痛，不安，抑うつ，幻覚，興奮) 11)その他(脱力感，排尿困難，体温調節障害，鼻閉，倦怠感，疲労感，発熱，発汗，潮紅，浮腫)
【保存】遮光(錠1・3 mg除く)
【規制】劇 指定 処方せん

スピペロン spiperone　　　1179

スピロピタン Spiropitan
(サンノーバーエーザイ)
錠：0.25・1 mg　散：0.3%　3 mg/g

最初約1週間：1日0.45～1.5 mg
以後漸増し1日1.5～4.5 mg

【禁忌】1)昏睡状態又はバルビツール酸誘導体等の中枢神経抑制薬の強い影響下(中枢神経抑制作用増強) 2)重症の心不全(悪化) 3)パーキンソン病(錐体外路症状出現) 4)ブチロフェノン系化合物に過敏症の既往歴 5)エピネフリン投与中
【作用】抗ノルアドレナリン作用，条件回避反応抑制作用，眼瞼下垂作用，抗トリプタミン作用，抗アンフェタミン作用があり，また特にカタレプシー惹起作用，抗アポモルフィン作用は強力である
【特徴】最も力価値の高い抗精神病薬
【適応】統合失調症
【相互】〈併用禁忌〉⇒HP参照(350頁) 〈併用注意〉1)中枢神経抑制薬⇒HP参照(350頁) 2)アルコール⇒HP参照(350頁) 3)クエン酸タンドスピロン⇒HP参照(350頁)
【慎重】1)肝障害(悪化) 2)心・血管疾患，低血圧又はその疑い(一過性の血圧降下) 3)てんかん等の痙攣性疾患又は既往歴(痙攣閾値の低下) 4)高齢者 5)小児 6)薬物過敏症の既往歴
【注意】❶眠気等→運転等注意 ②テルフェナジン又はアステミゾールとの併用で，QT延長，心室性不整脈→併用禁忌 ③制吐作用を有するため，本剤に基づく中毒，腸閉塞，脳腫瘍等による嘔吐症状を不顕性化することあり注意 ④他のブチロフェノン系化合物で光線過敏症出現の報告
兒 未確立 妊 回避(他のブチロフェノン系化合物により動物で胎仔吸収，流産等の胎仔毒性) 授乳婦 回避(動物で移行) 高齢 慎重に(錐体外路症状等→少量から開始等)
【副作用】〈重大〉1)悪性症候群(Syndrome malin)⇒HP参照(350頁) 2)腸管麻痺⇒HP参照(350頁) 3)突然死(他のブチロフェノン系化合物で原因不明の突然死の報告) 4)抗利尿ホルモン不適合分泌症候群(SIADH)⇒HP参照(350頁) 〈その他〉1)循環器〔血圧低下，頻脈，心電図変化(QT間隔延長，T波変化等)〕→減量又は中止 2)肝臓(肝障害)→中止 3)錐体外路症状⇒HP参照(350頁) 4)

4．向精神薬・精神科関連薬 DI 集

眼(調節障害)(長期又は大量投与：角膜・水晶体の混濁，角膜の色素沈着)　5)過敏症(発疹，瘙痒)→中止　6)消化器(食欲不振，悪心・嘔吐，便秘，下痢，腹痛)　7)内分泌(体重増加)　8)精神神経(不眠，焦燥感，眠気，眩暈，頭痛・頭重，興奮)　9)その他(口渇，倦怠感，鼻閉，発汗，排尿障害)
【規制】　劇　指定　処方せん

■チミペロン timiperone　1179

トロペロン Tolopelone(第一三共-田辺三菱)
　　錠：0.5・1・3 mg　細粒：1%　10 mg/g
　　注：4 mg/2 mL/A

セルマニル(共和)

内　初期：1日 0.5～3 mg
徐々に増量し1日 3～12 mg　分服
注　急性期症状において緊急を要する場合および経口投与が困難な場合：
1回 4 mg　1日 1～2 回　筋注・静注

【禁忌】　⇒HP 参照(350 頁)
【作用】　ドパミン作動性神経等に対する抑制作用が考えられる。抗メタンフェタミン作用，抗アポモルフィン作用及び条件回避反応抑制作用はクロルプロマジン及びハロペリドールに比し強力であるが，錐体外路系副作用と関連するカタレプシー引き起こし作用，協調運動抑制作用等の非特異的作用が比較的弱い
【特徴】　日本で開発されたブチロフェノン系抗精神病薬
【適応】　内　統合失調症　注　統合失調症，躁病
【相互】　〈併用禁忌〉⇒HP 参照(350 頁)　〈併用注意〉1)中枢神経抑制薬⇒HP 参照(350 頁)　2)アルコール⇒HP 参照(350 頁)　3)リチウム⇒HP 参照(350 頁)　4)メトクロプラミド，ドンペリドン⇒HP 参照(350 頁)　5)クエン酸タンドスピロン⇒HP 参照(350 頁)　6)ドパミン作動薬⇒HP 参照(350 頁)　7)カルバマゼピン⇒HP 参照(350 頁)
【慎重】　⇒HP 1)～8)参照(350 頁)，注　著しい血圧低下〕
【動態】　内　Tmax：3.3 時間，Cmax：5.9 ng/mL，T½：5.9 時間(6 mg，経口)　注　Tmax：0.5～8 時間(平均 3.7 時間)〔成人 7 名，4 mg 単回筋注〕
【注意】　❶眠気等の運転等注意　②制吐作用を有するため，他の薬剤に基づく中毒，腸閉塞，脳腫瘍等の嘔吐症状を不顕性化することあり注意　③類似化合物による治療中，原因不明の突然死の報告
(配合)注　ジアゼパムと混合不可(白濁)
妊　慎重に(錐体外路症状等中枢神経系の副作用)　妊　禁忌〔類似化合物(ハロペリドール)で催奇形性を疑う報告〕
授乳婦　授乳中止(類似化合物(ハロペリドール)で母乳中への移行報告)　高齢　慎重に(錐体外路症状増→少量から開始)
(過量投与)　症状：主な症状は，低血圧，過度の鎮静，重症の錐体外路症状(筋強剛，振戦，ジストニア症状)等である。また，呼吸抑制及び低血圧を伴う昏睡状態や心電図異常(torsades de pointes を含む)出現，小児では血圧上昇の報告もあり　処置：特異的な解毒剤はないので維持療法，呼吸抑制には気道確保，人工呼吸等処置。低血圧や循環虚脱の場合には，輸液・血漿製剤，アルブミン，ノルエピネフリン等の昇圧剤(エピネフリン禁忌)等による血圧の確保等処置，QT 延長，不整脈等の心電図異常に注意。重症の錐体外路症状に対しては，抗パーキンソン薬投与
【副作用】　〈重大〉1)悪性症候群(Syndrome malin)⇒HP 参照(350 頁)　2)麻痺性イレウス⇒HP 参照(350 頁)　3)遅発性ジスキネジア(長期投与：口周部等の不随意運動)→中止後も持続あり　〈重大(類薬)〉1)心室頻拍(torsades de pointes を含む)〔類似化合物(ハロペリドール)で報告〕→減量又は中止等処置　2)抗利尿ホルモン不適合分泌症候群(SIADH)⇒HP 参照(350 頁)　〈その他〉1)循環器〔血圧低下，頻脈，血圧上昇，胸部苦悶感，心電図変化(洞性徐脈，洞性頻脈，洞性不整脈，不完全脚ブロック，T 波の変化，QT 間隔の延長等)，徐脈〕(内)動悸)→中止等処置　2)肝臓(AST・ALT の上昇等)(注)LDH の上昇等)→中止等処置　3)錐体外路症状⇒HP 参照(350 頁)　4)眼(視調節障害，かすみ目)→中止等処置　5)過敏症(発疹等)→中止等処置　6)血液(白血球減少あるいは増加，血小板減少あるいは増加，血糖低下あるいは上昇)(内)貧血，顆粒球減少)→中止等処置　7)消化器(口渇，食欲不振，便秘，悪心・嘔吐，下痢)(内)腹痛，食欲亢進)→中止等処置　8)内分泌(月経異常，乳汁分泌，血中プロラクチン値上昇)(内)乳房痛)→中止等処置　9)精神神経(睡眠障害，痙攣，意識障害，錯乱，眠気，不安・焦燥，興奮・易刺激性，めまい・ふらつき，頭痛，知覚異常)(内)衝動行為，性的高揚，抑うつ，しびれ感)→中止等処置　10)その他(倦怠感，脱力感，立ちくらみ，鼻閉，発汗，排尿障害，発熱，総コレステロール，BUN，クレアチニンの上昇，尿蛋白，ウロビリノーゲン，尿糖等が偽陽性化しうる陽性化，浮腫)(内)耳鳴，鼻血)(注)CK 上昇)→中止等処置
【規制】　劇　指定　処方せん

フェノチアジン誘導体

■マレイン酸フルフェナジン
fluphenazine maleate　1172

フルメジン Flumezin(田辺三菱-吉富)
　　錠：0.25・0.5・1 mg　散：0.2%　2 mg/g

1日 1～10 mg　分服

【禁忌】　⇒CP 参照(355 頁)　〈原則禁忌〉⇒CP 参照(355 頁)
【作用】　網様体内の神経側枝シナプス後膜部に作用し，シナプスにおけるドパミン伝達の遮断により網様体賦活系を抑制
【特徴】　最も用量力価が高いフェノチアジン系抗精神病薬。高力価薬の中では，ドパミン D_2，$5\text{-}HT_2$ 遮断作用が比較的強いとされる
【適応】　統合失調症
【相互】　〈併用禁忌〉⇒HP 参照(350 頁)　〈併用注意〉1)中枢神経抑制薬(バルビツール酸誘導体・麻酔薬等)⇒HP 参照(350 頁)　2)降圧薬：相互に降圧作用増強(起立性低血圧等)→減量等慎重に　3)アトロピン様作用を有する薬剤：相互にアトロピン様作用増強(口渇，眼圧上昇，排尿

Ⅰ．抗精神病薬

障害，頻脈，腸管麻痺等）→減量等慎重に　4）アルコール⇒HP参照（350頁）　5）メトクロプラミド，ドンペリドン⇒HP参照（350頁）　6）リチウム⇒HP参照（350頁）　7）ドパミン作動薬⇒HP参照（350頁）　〈接触注意〉有機リン殺虫剤の抗ChE作用増強（縮瞳，徐脈）〔飲食物〕
【慎重】　⇒CP参照（355頁）
【動態】　Tmax：約2時間後（経口）　T½：16±13時間（経口）　有効血中濃度：0.2〜2.8 ng/mL
【注意】　❶眠気等→運転等注意　②制吐作用を有するため，他の薬剤にもとづく中毒，腸閉塞，脳腫瘍等による嘔吐症状を不顕性化することあり注意　③治療初期に起立性低血圧→減量等処置　④他のフェノチアジン系化合物による治療中，原因不明の突然死の報告
〔兕〕慎重に（錐体外路症状，特にジスキネジア）〔妊〕回避（動物で催奇形性，胎仔死亡等）〔高齢〕慎重に（起立性低血圧，錐体外路症状，脱力感，運動失調，排泄障害等）
【過量投与】　症状：傾眠から昏睡までの中枢神経系抑制，血圧低下と錐体外路症状，その他，激越と情緒不安，痙攣，口渇，腸閉塞，心電図変化及び不整脈等　処置：本質的には対症療法かつ補助療法．早期の胃洗浄は有効
【副作用】〖重大〗1）悪性症候群（Syndrome malin）⇒HP参照（350頁）　2）麻痺性イレウス：（0.1％未満）⇒HP参照（350頁）　3）遅発性ジスキネジア：（0.1〜5％未満）（長期投与：口周部等の不随意運動）→中止後も持続あり　4）抗利尿ホルモン不適合分泌症候群（SIADH）：（0.1％未満）⇒HP参照（350頁）　5）眼障害（長期又は大量投与で角膜・水晶体の混濁，角膜の色素沈着）〖重大（類薬）〗1）突然死⇒レボメプロマジン参照（356頁）　2）再生不良性貧血〔他のフェノチアジン系化合物（クロルプロマジン）で再生不良性貧血の報告〕→減量又は中止　3）SLE様症状〔他のフェノチアジン系化合物（クロルプロマジン）でSLE様症状の報告〕　〈その他〉1）循環器（血圧降下，頻脈，心疾患悪化）→慎重に　2）血液（白血球減少症，顆粒球減少症，血小板減少性紫斑病）→減量又は中止　3）消化器（食欲不振，悪心・嘔吐，便秘）　4）肝臓（肝障害）→減量又は中止　5）錐体外路症状⇒HP参照（350頁）　6）眼（視覚障害）　7）内分泌（乳汁分泌，射精不能，月経異常）　8）精神神経（不眠，眩暈，頭痛，不安，興奮，易刺激）　9）過敏症（過敏症状，光線過敏症）→中止　10）その他（口渇，鼻閉，倦怠感，浮腫）
【保存】　遮光
【規制】　錠：〖指定〗〖処方せん〗　散：〖劇〗〖指定〗〖処方せん〗

■マレイン酸トリフロペラジン
trifluoperazine maleate　　1172

トリフロペラジン　Trifluoperazine
（田辺三菱-吉富）
錠：2.5・5 mg　散：1％　10 mg/g

1日5〜30 mg　分服

【禁忌】　1）昏睡状態，循環虚脱状態（悪化）　2）バルビツール酸誘導体・麻酔薬等の中枢神経抑制薬の強い影響下（中枢神経抑制作用延長，増強）　3）エピネフリン投与中　4）フェノチアジン系化合物及びその類似化合物に対し過敏症　〈原則禁忌〉⇒CP参照（355頁）
【作用】　ラットによるクロルプロマジンとの比較．条件回避抑制作用：8〜12倍，カタレプシー惹起作用：6〜19倍，抗アンフェタミン作用：約4倍，抗アポモルヒネ作用：約12倍，自発運動抑制作用：約6倍，眼瞼下垂作用：約2倍
【適応】　統合失調症
【相互】〈併用禁忌〉⇒HP参照（350頁）　〈併用注意〉1）中枢神経抑制薬（バルビツール酸誘導体・麻酔薬等）⇒HP参照（350頁）　2）降圧薬：相互に降圧作用増強（起立性低血圧）→減量等慎重に　3）アトロピン様作用を有する薬剤：相互にアトロピン様作用増強（口渇，眼圧上昇，排尿障害，頻脈，腸管麻痺等）→減量等慎重に　4）アルコール⇒CP参照（355頁）　5）メトクロプラミド，ドンペリドン⇒HP参照（350頁）　6）リチウム⇒HP参照（350頁）　7）ドパミン作動薬⇒HP参照（350頁）　〈接触注意〉有機リン殺虫剤の抗ChE作用増強（縮瞳，徐脈）〔飲食物〕
【慎重】　⇒CP参照（355頁）
【注意】　❶眠気等→運転等注意　②制吐作用を有するため，他の薬剤にもとづく中毒，腸閉塞，脳腫瘍等による嘔吐症状を不顕性化することあり注意　③治療初期に起立性低血圧→減量等処置　④治療中，原因不明の突然死の報告
〔兕〕慎重に（錐体外路症状，特にジスキネジア）〔妊〕回避（動物で胎児毒性の報告）〔授乳婦〕回避（母乳中移行）〔高齢〕慎重に（起立性低血圧，錐体外路症状，脱力感，運動失調，排泄障害等）
【過量投与】　症状：傾眠から昏睡までの中枢神経系抑制，血圧低下と錐体外路症状，その他，激越と情緒不安，痙攣，口渇，腸閉塞，心電図変化及び不整脈等　処置：本質的には対症療法かつ補助療法．早期の胃洗浄は有効
【副作用】〖重大〗1）悪性症候群（Syndrome malin）⇒HP参照（350頁）　2）突然死⇒レボメプロマジン参照（356頁）　3）麻痺性イレウス：（0.1％未満）⇒HP参照（350頁）　4）遅発性ジスキネジア：（0.1〜5％未満）（長期投与：口周部等の不随意運動）→中止後も持続あり　5）眼障害（長期又は大量投与で角膜・水晶体の混濁，角膜の色素沈着）〖重大（類薬）〗1）抗利尿ホルモン不適合分泌症候群（SIADH）⇒HP参照（350頁）　2）再生不良性貧血〔他のフェノチアジン系化合物（クロルプロマジン）で再生不良性貧血の報告〕→減量又は中止　3）SLE様症状〔他のフェノチアジン系化合物（クロルプロマジン）でSLE様症状の報告〕　〈その他〉1）循環器（血圧降下，頻脈，心疾患悪化）→慎重に　2）血液（白血球減少症，顆粒球減少症，血小板減少性紫斑病）→減量又は中止　3）消化器（食欲不振，悪心・嘔吐，便秘）　4）肝臓（肝障害）→減量又は中止　5）錐体外路症状⇒HP参照（350頁）　6）眼（視覚障害）　7）内分泌（乳汁分泌，月経異常）　8）精神神経（不眠，眩暈，頭痛，不安，興奮，易刺激）　9）過敏症（過敏症状，光線過敏症）→中止　10）その他（口渇，鼻閉，倦怠感，浮腫）
【保存】　散：遮光　【規制】〖劇〗〖指定〗〖処方せん〗

■ペルフェナジン　perphenazine　　1172

トリラホン　Trilafon（共和）
錠：2・4・8 mg　散：1％　10 mg/g

ピーゼットシー　PZC（田辺三菱-吉富）
糖衣錠：2・4・8 mg（マレイン酸塩）
散：1％　10 mg/g（フェンジゾ酸塩）
注：2 mg/1 mL/A（塩酸塩）

4．向精神薬・精神科関連薬 DI 集

内 通常：1日6〜24 mg　分服

精神科領域：1日6〜48 mg　分服

注 1回2〜5 mg　筋注

【禁忌】 1)昏睡状態，循環虚脱状態(悪化)　2)バルビツール酸誘導体・麻酔薬等の中枢神経抑制薬の強い影響下(中枢神経抑制作用延長，増強)　3)エピネフリン投与中　4)フェノチアジン系化合物及びその類似化合物に対し過敏症〈原則禁忌〉⇒CP参照(355頁)

【作用】 基本的にはクロルプロマジンとほとんど同一の作用を有するが，自発運動の抑制，条件逃避反応の抑制，静穏作用，カタレプシー発現などいずれもクロルプロマジンより強く，殊にイヌのアポモルヒネによる嘔吐抑制に対してはクロルプロマジンの11〜56倍強力に作用する

【適応】 統合失調症，術前・術後の悪心・嘔吐，メニエル症候群(眩暈，耳鳴)

【相互】 本剤はCYP2D6で代謝される　〈併用禁忌〉⇒HP参照(350頁)　〈併用注意〉1)中枢神経抑制薬(バルビツール酸誘導体・麻酔薬等)⇒HP参照(350頁)　2)降圧薬：相互に降圧作用増強(起立性低血圧等)→減量等慎重に　3)アトロピン様作用を有する薬剤：相互にアトロピン様作用増強(口渇，眼圧上昇，排尿障害，頻脈，腸管麻痺等)→減量等慎重に　4)アルコール⇒CP参照(355頁)　5)メトクロプラミド，ドンペリドン⇒HP参照(350頁)　6)リチウム⇒HP参照(350頁)　7)ドパミン作動薬⇒HP参照(350頁)　8)塩酸パロキセチンの代謝が阻害され血中濃度が上昇：作用が増強され過鎮静，錐体外路症状が発現→減量等慎重に　〈接触注意〉有機リン殺虫剤：相互に作用増強(縮瞳，徐脈等)　飲食物

【慎重】 ⇒CP参照(355頁)

【動態】 T½：平均9.4(8.4〜12.3)時間　有効血中濃度：2〜3 nmol/L

【注意】 ❶眠気等→運転等注意　②制吐作用を有するため，他の薬剤に基づく中毒，腸閉塞，脳腫瘍等による嘔吐症状を不顕性化させない注意　③治療初期に起立性低血圧の出現→減量等処置 注 注射速度はできるだけ遅く)　④ 注 内服が困難場合や緊急の場合，内服が不十分な場合のみ使用　⑤ 筋 局所の発赤，発熱，腫脹，壊死，化膿　⑥治療中，原因不明の突然死の報告　⑦ 注 光により分解着色→着色の認められるものは使用不可　児 慎重に(錐体外路症状，特にジスキネジア)　妊 回避(動物で催奇形性)　高齢 慎重に(起立性低血圧，錐体外路症状，脱力感，運動障害，排泄障害等)

【過量投与】 徴候・症状：傾眠から昏睡までの中枢神経系抑制，血圧低下と錐体外路症状，その他，激越と情緒不安，痙攣，口渇，腸閉塞，心電図変化及び不整脈等　治療：本質的には対症療法かつ補助療法，早期胃洗浄は有効

【副作用】【重大】1)悪性症候群(Syndrome malin)⇒HP参照(350頁)　2)突然死→レボメプロマジン参照(356頁)　3)麻痺性イレウス(0.1%未満)⇒HP参照(350頁)　4)遅発性ジスキネジア(0.1〜5%未満)(長期投与で口周部等の不随意運動)→中止後も持続あり　5)眼障害(長期大量投与で角膜・水晶体の混濁，角膜の色素沈着)　6)SLE様症状【重大】【類薬】)抗利尿ホルモン不適合分泌症候群(SIADH)⇒HP参照(350頁)　2)再生不良性貧血(他のフェノチアジン系化合物(クロルプロマジン)で再生不良性貧血の報告)→減量又は中止　〈その他〉1)循環器(血圧降下，頻脈，不整脈又は心疾患悪化)→慎重に　2)血液(白血球減少症，顆粒球減少症，血小板減少性紫斑病)→減量又は中止　3)消化器(食欲亢進，食欲不振，悪心・嘔吐，下痢，便秘)　4)肝臓(肝障害)→減量又は中止　5)錐体外路症状〔パーキンソン症候群(手指振戦，筋強剛，流涎等)，ジスキネジア(口周部，四肢等の不随意運動等)，ジストニア(眼球上転，眼瞼痙攣，舌突出，痙性斜頸，頸後屈，体幹側屈，後弓反張等)アカシジア(静座不能)〕　6)眼(縮瞳，視覚障害)　7)内分泌(体重増加，女性化乳房，乳汁分泌，月経異常)　8)精神神経(不眠，眩暈，頭痛，不安，興奮，易刺激)　9)過敏症(過敏症状，光線過敏症)→中止　10)その他(口渇，鼻閉，倦怠感，浮腫，皮膚の色素沈着)

【保存】 遮光

【規制】 錠：指定 処方せん　散・注：劇 指定 処方せん

■ **プロクロルペラジン**

prochlorperazine　　　　　　　　　　　1172

ノバミン　Novamin（塩野義）
　錠：5 mg(マレイン酸塩)
　注：5 mg/1 mL/A(メシル酸塩)

内〔悪心・嘔吐〕1日5〜20 mg　分服

〔統合失調症〕1日15〜45 mg　分服

注 1日1回5 mg　筋注

児 内 1回2.5 mg　1日1〜3回

注 0.1 mg/kg 筋注

＊内服は体重15 kg以下は1日7.5 mgまで

＊生後6カ月未満は使用回避

【禁忌】 1)昏睡状態，循環虚脱状態(悪化)　2)バルビツール酸誘導体・麻酔薬等の中枢神経抑制薬の強い影響下(中枢神経抑制作用延長，増強)　3)エピネフリン投与中　4)フェノチアジン系化合物及びその類似化合物に対し過敏症〈原則禁忌〉⇒CP参照(355頁)

【作用】 クロルプロマジンとの比較：自発運動抑制作用，条件逃避反応の抑制，静穏作用，抗嘔吐作用，カタレプシー発現などいずれもクロルプロマジンより強い，睡眠薬との協力作用，抗ニコチン作用はクロルプロマジンに匹敵．鎮痛薬との協力効果，体温降下作用，抗コリン作用，抗ヒスタミン作用，抗バリウム作用はクロルプロマジンより弱い．抗アドレナリン作用は著しく弱く，クロルプロマジンの1/5〜1/25

【適応】 内 統合失調症，術前・術後等の悪心・嘔吐　注 術前・術後等の悪心・嘔吐

【相互】〈併用禁忌〉⇒HP参照(350頁)　〈併用注意〉1)中枢神経抑制薬(バルビツール酸誘導体・麻酔薬等)⇒HP参照(350頁)　2)アルコール⇒HP参照(350頁)　3)降圧薬：相互に降圧作用増強→減量等慎重に　4)アトロピン様作用を有する薬剤：相互に抗コリン作用増強→減量等慎重に　5)リチウム⇒HP参照(350頁)　6)メトクロプラミド，ドンペリドン⇒HP参照(350頁)　7)ドパミン作動薬⇒HP参照(350頁)　〈接触注意〉有機リン殺虫剤の毒性増強(共にChE阻害作用を有する)

【慎重】⇒CP参照(355頁)

【注意】❶眠気等→運転等注意　②制吐作用を有するため，

I．抗精神病薬

他の薬剤に基づく中毒，腸閉塞，脳腫瘍等による嘔吐症状を不顕性化することあり注意　③ときに接触性皮膚炎等の過敏症状あり．付着のときはよく洗浄する　④**内** 治療初期に起立性低血圧出現→減量等処置　⑤**注** 起立性低血圧出現→注射速度をできるだけ遅く　⑥**注** 筋注により局所の発赤，発熱，腫脹，壊死，化膿，硬結等　⑦治療中，原因不明の突然死の報告　⑧**注** 光により徐々に赤色変色→着色の認められるものは使用不可

児 慎重に（錐体外路症状，特にジスキネジア）　**妊** 回避（動物で催奇形性）　**授乳婦** 回避（母乳中移行）　**高齢** 慎重に（起立性低血圧，錐体外路症状，脱力感，運動失調，排泄障害）

【過量投与】　ペルフェナジン参照

【副作用】〈重大〉1)悪性症候群(Syndrome malin)⇒HP参照(350頁)　2)突然死⇒レボメプロマジン参照(356頁)　3)再生不良性貧血〔他のフェノチアジン系（クロルプロマジン）で再生不良性貧血の報告〕→減量又は中止　4)麻痺性イレウス：(0.1%未満)⇒HP参照(350頁)　5)遅発性ジスキネジア：(0.1〜5%未満)(長期投与：口周部等の不随意運動)→中止後も持続あり　6)抗利尿ホルモン不適合分泌症候群(SIADH)：(0.1%未満)⇒HP参照(350頁)　7)眼障害(長期又は大量投与：角膜・水晶体の混濁，角膜の色素沈着)　8)SLE様症状〈その他〉1)過敏症(過敏症状，光線過敏症)→中止　2)錐体外路症状⇒HP参照(350頁)　3)血液(白血球減少症，顆粒球減少症，血小板減少性紫斑病等)→減量又は中止　4)肝臓(肝障害)→減量又は中止　5)循環器(血圧降下，頻脈，不整脈又は心疾患悪化)→慎重に　6)消化器(食欲亢進，食欲不振，舌苔，悪心・嘔吐，下痢，便秘等)　7)眼(縮瞳，眼内圧亢進，視覚障害)　8)内分泌(体重増加，女性化乳房，乳汁分泌，射精不能，月経異常，糖尿等)　9)精神神経(錯乱，不眠，眩暈，頭痛，不安，興奮，易刺激等)　10)その他(口渇，鼻閉，倦怠感，発熱，浮腫，尿閉，無尿，頻尿，尿失禁，皮膚の色素沈着等)

【保存】遮光　【規制】**処方せん**

ベンザミド誘導体

■ ネモナプリド nemonapride　1179

エミレース Emilace（アステラス）
　錠：3・10 mg　細粒：2%　20 mg/g

1日9〜36 mg　食後に分服
1日60 mg まで増量可

【禁忌】　1)昏睡状態，又はバルビツール酸誘導体等の中枢神経抑制薬の強い影響下(作用が過度に出現)　2)パーキンソン病(悪化)

【作用】　ベンザミド系の抗精神病薬で，主としてドパミンD_2受容体遮断作用に基づき，α_1-アドレナリン受容体やムスカリン受容体に対する作用は弱く，自律神経系に対する影響はわずかである

【特徴】　日本で開発された用量力価が最も高いベンザミド系抗精神病薬．現在の高力価薬の中では血中半減期が最も短い

【適応】　統合失調症

【相互】〈併用注意〉1)中枢神経抑制薬⇒HP参照(350頁)　2)アルコール(飲酒)⇒HP参照(350頁)

【慎重】　1)心・血管疾患，低血圧又はそれらの疑い(心電図変化，血圧低下等)　2)てんかん等の痙攣性疾患又はこれらの既往歴(痙攣閾値低下)　3)肝障害(副作用強く発現)　4)脱水・栄養不良状態等を伴う身体的疲弊症状〔悪性症候群(Syndrome malin)〕　5)高齢者

【動態】　Tmax：2〜3時間　T½：2.3〜4.5時間

【注意】　❶眠気等→運転等注意　❷制吐作用を有するため，他の薬剤に基づく中毒，腸閉塞，脳腫瘍等による嘔吐症状を不顕性化することあり注意

児 未確立　**妊** 有益のみ（未確立，動物で周産期死亡増加の報告）　**授乳婦** 回避．やむを得ない場合は授乳回避（動物で乳汁中への移行）　**高齢** 慎重に（低用量から開始）

【副作用】〈重大〉1)悪性症候群(Syndrome malin)⇒HP参照(350頁)　2)肝機能障害，黄疸(AST・ALT・LDHの上昇等)→中止等処置　〈その他〉1)錐体外路症状⇒HP参照(350頁)　2)精神神経(不眠，不安，傾眠，眠気，過剰鎮静，興奮，無力症，うつ状態，知覚異常，脱力倦怠感，焦燥感，イライラ感，頭痛，めまい，ふらつき，痙攣発作，躁状態)　3)自律神経系(口渇，発汗，尿閉)　4)内分泌(不整脈，心悸亢進，乳汁分泌)　5)循環器(血圧低下，心悸亢進，血圧上昇，徐脈，心電図変化等)　7)肝臓(AST・ALT・Al-P・γ-GTP上昇等の肝機能障害)　8)消化器(便秘，嘔気・嘔吐，食欲不振，食欲亢進，下痢等)　9)皮膚(発疹)　10)その他(貧血，体重増加，体重減少等)

【規制】　**劇** **指定** **処方せん**

B群：低力価群

フェノチアジン誘導体

■ クロルプロマジン chlorpromazine　1171

ウインタミン Wintermin（塩野義）
　錠：12.5・25・50・100 mg（塩酸塩）
　細粒：10%　100 mg/g（フェノールフタレイン酸塩）

コントミン Contomin（田辺三菱-吉富）
　糖衣錠：12.5・25・50・100 mg（塩酸塩）
　散：10%　100 mg/g（ヒベンズ酸塩）
　顆粒：10%　100 mg/g（ヒベンズ酸塩）
　注：10 mg/2 mL/A，25・50 mg/5 mL/A（塩酸塩）

内 通常：1日30〜100 mg　分服
精神科領域：1日50〜450 mg　分服
注 1回10〜50 mg　緩徐に筋注

児 内（ウインタミン）発達段階や症状の程度により，個人差が特に著しいが
通常1回0.5〜1 mg/kg　1日3〜4回

＊児 生後6カ月未満回避

【禁忌】 1)昏睡状態，循環虚脱状態(悪化) 2)バルビツール酸誘導体・麻酔薬等の中枢神経抑制薬の強い影響下(中枢神経抑制作用延長，増強) 3)エピネフリン投与中 4)フェノチアジン系化合物及びその類似化合物に対し過敏症 5)テルフェナジン又はアステミゾール投与中(QT延長，心室性不整脈発現) 〈原則禁忌〉皮質下部の脳障害(脳炎，脳腫瘍，頭部外傷後遺症等)の疑い(高熱反応→全身冷却又は解熱薬投与等処置)

【作用】 〔中枢神経〕特異の抑制作用を現し，催眠量以下で精神不安や焦燥感を鎮静し，情動を静穏化する．中枢興奮薬による興奮，痙攣等は抑制し，麻酔薬，催眠薬，筋弛緩薬，鎮痛薬及び局所麻酔薬などの効力を増強する．視床下部に作用し，体温調節機能を低下させる．延髄の第4脳室底に存在するCTZに直接作用して強い鎮吐作用を示す．〔自律神経〕強い交感神経遮断作用を有する．コリン作動節後線維や自律神経遮断作用は弱い．〔循環器〕心臓及び血管平滑筋に対し直接抑制する．〔その他〕かなり強い局所麻酔作用を有するが臨床的用途なし．

【特長】 最初の抗精神病薬．臨床・薬理学的資料が最も豊富

【適応】 統合失調症，躁病，神経症における不安・緊張・抑うつ，悪心・嘔吐，吃逆，破傷風に伴う痙攣，麻酔前投与，人工冬眠，催眠・鎮静・鎮痛薬の効力増強

【相互】〈併用禁忌〉⇒HP参照(350頁) 〈併用注意〉1)中枢神経抑制薬(バルビツール酸誘導体・麻酔薬等)：相互に中枢神経抑制作用増強〔睡眠(催眠)・精神機能抑制の増強，麻酔効果の増強・延長，血圧降下等〕→減量等慎重に 2)降圧薬：相互に降圧作用増強(起立性低血圧等)→減量等慎重に 3)アトロピン様作用を有する薬剤：相互にアトロピン様作用増強(口渇，眼圧上昇，排尿障害，頻脈，腸管麻痺等)→減量等慎重に 4)アルコール⇒HP参照(350頁) 5)メトクロプラミド，ドンペリドン⇒HP参照(350頁) 6)リチウム⇒HP参照(350頁) 7)ドパミン作動薬⇒HP参照(350頁) 〈接触注意〉有機リン殺虫剤：相互に作用増強(縮瞳，徐脈等)

【慎重】 1)肝障害又は血液障害(悪化) 2)褐色細胞腫，動脈硬化症あるいは心疾患の疑い(血圧の急速な変動) 3)重症喘息，肺気腫，呼吸器感染症(呼吸抑制) 4)てんかん等の痙攣性疾患又は既往歴(痙攣閾値低下) 5)幼・小児(錐体外路症状，特にジスキネジア) 6)高齢者 7)高温環境(体温調節中枢抑制，環境温度に影響) 8)脱水・栄養不良状態等を有する身体的疲労(悪性症候群(Syndrome malin))

【動態】 Tmax：約2時間(0.5～8.0時間) T½：6～24時間 有効血中濃度：50～300 ng/mL 排泄：尿中 70～80% 母乳中移行：微量 蛋白結合率：90%以上 その他：活性代謝産物あり．

【注意】 ❶眠気等→運転等注意 ②制吐作用を有するため，他の薬剤に基づく中毒，腸閉塞，脳腫瘍等による嘔吐症状を不顕性化することあり注意 ③内 治療初期に起立性低血圧→減量等処置，注 起立性低血圧+注射速度はできるだけ遅く ④注 筋注により局所の疼痛，発赤，発熱，腫脹，壊死，化膿，硬結等 ⑤注 経口投与が困難な場合や緊急の場合や経口投与が不十分と考えられる場合のみ使用 ⑥治療中，原因不明の突然死の報告 ⑦散細 時に接触性皮膚炎→取り扱い注意 ⑧〈コントミン顆粒〉特殊被膜を施してあるので調剤時乳棒で強く研磨しない

児 慎重に(錐体外路症状，ジスキネジア) 妊 回避(動物で胎仔死亡・流産・早産等の胎仔毒性，新生児に振戦等) 授乳婦 回避(母乳中移行) 高齢 慎重に(起立性低血圧，錐体外路症状，脱力感，運動失調，排泄障害等)

【過量投与】 症状：傾眠から昏睡までの中枢神経系抑制，血圧低下と錐体外路症状．その他，激越と情緒不安，痙攣，口渇，腸閉塞，心電図変化及び不整脈等 処置：本質的には対症療法かつ補助療法．内服時，早期の胃洗浄は有効

【副作用】〈重大〉1)悪性症候群(Syndrome malin)⇒HP参照(350頁) 2)突然死，心室頻拍〔血圧降下，心電図異常(QT間隔延長，T波の平低化や逆転，二峰性T波ないしU波の出現)につづく突然死，心室頻拍(Torsades de pointes含む)の報告〕→QT部分に変化あれば中止(フェノチアジン系化合物投与中の心電図異常は，大量投与例に多いとの報告) 3)再生不良性貧血，溶血性貧血，無顆粒球症→減量又は中止 4)麻痺性イレウス(0.1%未満)⇒HP参照(350頁) 5)遅発性ジスキネジア(0.1～5%未満)，遅発性ジストニア(長期投与で口周部等の不随意運動)→中止後も持続あり 6)抗利尿ホルモン不適合分泌症候群(SIADH)(0.1%未満)⇒HP参照(350頁) 7)眼障害(長期又は大量投与：角膜・水晶体の混濁，網膜・角膜の色素沈着)(重篤な場合：視力低下，夜盲，暗順応障害．休薬しても旧に復さないとの報告) 8)SLE様症状 9)肝機能障害，黄疸〔AST・ALT・γ-GTPの上昇を伴う肝機能障害〕→中止等処置 10)横紋筋融解症(CK上昇，血中・尿中ミオグロビン上昇) 〈その他〉1)過敏症(過敏症状，光線過敏症)→中止 2)循環器(血圧降下，頻脈，不整脈は心疾患悪化)→慎重に 3)血液(白血球減少症，顆粒球減少症，血小板減少性紫斑病)→減量又は中止 4)消化器(食欲亢進，食欲不振，舌苔，悪心・嘔吐，下痢，便秘) 5)錐体外路症状⇒HP参照(350頁) 6)眼(縮瞳，眼内圧亢進，視覚障害) 7)内分泌(体重増加，女性化乳房，乳汁分泌，射精不能，月経異常，糖尿) 8)精神神経(錯乱，不眠，眩暈，頭痛，不安，興奮，易刺激，痙攣) 9)その他(口渇，鼻閉，倦怠感，発熱，浮腫，尿閉，無尿，頻尿，尿失禁，皮膚色素沈着)

【保存】 遮光
【規制】 劇 (25 mg錠以下除く) 指定 処方せん

■レボメプロマジン levomepromazine 1172

ヒルナミン Hirnamin(塩野義)
 錠：5・25・50 mg(マレイン酸塩)
 散：50% 500 mg/g(マレイン酸塩)
 細粒：10% 100 mg/g(マレイン酸塩)
 注：25 mg/1 mL/A(塩酸塩)

レボトミン Levotomin(田辺三菱)
 錠：5・25・50 mg(マレイン酸塩)
 散：10・50% 100・500 mg/g(マレイン酸塩)
 顆粒：10% 100 mg/g(マレイン酸塩)
 注：25 mg/1 mL/A(塩酸塩)

ソフミン(共和)，プロクラジン(キョーリン)，レボホルテ(鶴原)

Ⅰ．抗精神病薬

【内】1日25〜200 mg　分服
【注】1回25 mg　筋注

【禁忌】1)昏睡状態，循環虚脱状態(悪化)　2)バルビツール酸誘導体・麻酔薬等の中枢神経抑制薬の強い影響下(中枢神経抑制作用延長，増強)　3)エピネフリン投与中　4)フェノチアジン系化合物及びその類似化合物に対し過敏症
〈原則禁忌〉⇨CP参照(355頁)
【作用】アポモルヒネの嘔吐に対する抑制作用はクロルプロマジンとほぼ同等，条件回避反応の抑制作用はクロルプロマジンの約2倍，鎮痛作用はクロルプロマジンの約2.5倍，強化麻酔作用，鎮痛増強作用はクロルプロマジンの約4倍である
【特徴】催眠・鎮静作用の特に強い抗精神病薬
【適応】統合失調症，躁病，うつ病における不安・緊張
【相互】〈併用禁忌〉エピネフリン⇨HP参照(350頁)
〈併用注意〉1)中枢神経抑制薬(バルビツール酸誘導体・麻酔薬等)：相互に中枢神経抑制作用増強→減量等慎重に(バルビツール酸誘導体等の抗痙攣作用は，フェノチアジン系薬剤との併用によっても増強されないので，この場合抗痙攣薬は減量してはならない)　2)アルコール⇨HP参照(350頁)　3)降圧薬：相互に降圧作用増強→減量等慎重に　4)アトロピン様作用を有する薬剤：相互に抗コリン作用増強→減量等慎重に　5)リチウム⇨HP参照(350頁)　6)メトクロプラミド，ドンペリドン⇨HP参照(350頁)　7)ドパミン作動薬⇨HP参照(350頁)　〈接触注意〉有機リン殺虫剤：相互に作用増強(共にChE阻害作用を有する)
【慎重】⇨CP参照(355頁)
【動態】Tmax：1〜3時間　T½：15〜30時間　排泄：50%尿中排泄，残りの約50%が糞便中排泄　その他：活性代謝産物あり
【注意】①〜⑤⇨CP①〜④参照(355頁)　⑥治療中，原因不明の突然死の報告　⑦【注】光により分解変色　⑧【散】【細】時に接触性皮膚炎の報告・取り扱い注意．多量ないし恒常的に取扱うときは一般的保護手段を講じる
〔レボトミン顆粒〕特殊被膜を施してあるので調剤時乳棒で強く研磨しない
【兒】慎重に(錐体外路症状，特にジスキネジア)　【妊】回避(動物で胎仔死亡等，クロルプロマジンで新生児に振戦等)
【授乳婦】回避(母乳中移行)　【高齢】慎重に(起立性低血圧，錐体外路症状，脱力感，運動失調，排泄障害等)
【過量投与】クロルプロマジン参照
【副作用】【重大】1)悪性症候群(Syndrome malin)⇨HP参照(350頁)　2)突然死〔血圧降下，心電図異常(QT間隔延長，T波の平低化や逆転，二相性T波ないしU波の出現)につづく突然死の報告〕→QT部分に変化あれば中止(フェノチアジン系化合物投与中の心電図異常は，大量投与例に多いとの報告)　3)再生不良性貧血，無顆粒球症→減量又は中止　4)麻痺性イレウス：(0.1%未満)⇨HP参照(350頁)　5)遅発性ジスキネジア：(0.1〜5%未満)，遅発性ジストニア(長期投与：口周辺等の不随意運動)→中止後も持続あり　6)抗利尿ホルモン不適合分泌症候群(SIADH)(0.1%未満)⇨HP参照(350頁)　7)眼障害(長期又は大量投与：角膜・水晶体の混濁，網膜・角膜の色素沈着)　8)SLE様症状　9)横紋筋融解症(CK上昇，血中・尿中ミオグロビン上昇)→中止　【その他】(過敏症(過敏症状，光線過敏症)→中止　血液(白血球減少症，顆粒球減少症，血小板減少性紫斑病等)→減量又は中止　3)肝臓(肝障害)→減量又は中止　4)循環器(血圧降下，頻脈，不整脈，心疾患悪化)→慎重に　5)消化器(食欲亢進，食欲不振，舌苔，悪心・嘔吐，下痢，便秘等)　6)錐体外路症状⇨HP参照(350頁)　7)眼(縮瞳，眼内圧亢進，視覚障害)　8)内分泌(体重増加，女性化乳房，乳汁分泌，射精不能，月経異常，糖原)　9)精神神経(錯乱，不眠，眩暈，頭痛，不安，興奮，易刺激，痙攣等)　10)その他(口渇，鼻閉，倦怠感，発熱，浮腫，尿閉，無尿，頻尿，尿失禁，皮膚色素沈着等)
【保存】遮光
【規制】【劇】(25 mg 錠以下除く)　【指定】【処方せん】

ブチロフェノン誘導体

■ 塩酸フロロピパミド（塩酸ピパンペロン）floropipamide hydrochloride (pipamperone hydrochloride)　1179

プロピタン Propitan（サンノーバ-エーザイ）
　錠：50 mg　散：10%　100 mg/g

最初の1〜2週間：1日50〜150 mg　分3
それ以後：1日150〜600 mg　分3

【禁忌】1)昏睡状態，又はバルビツール酸誘導体等の中枢神経抑制薬の強い影響下(中枢神経抑制作用増強)　2)重症の心不全(悪化)　3)パーキンソン病(錐体外路症状出現)　4)ブチロフェノン系化合物に対し過敏症の既往歴　5)エピネフリン投与中
【作用】黒質-線条体系をはじめとするドパミン作動性中枢神経におけるドパミン受容体遮断作用がある．抗ノルアドレナリン作用，条件回避反応抑制作用，カタレプシー引き起こし作用，眼瞼下垂作用，抗アポモルヒネ作用，抗トリプタミン作用，抗アンフェタミン作用がある．また幻覚・妄想に対する消退作用がある
【特徴】ブチロフェノン誘導体の中で最も鎮静作用が強い
【適応】統合失調症
【相互】〈併用禁忌〉⇨HP参照(350頁)　〈併用注意〉1)中枢神経抑制薬⇨HP参照(350頁)　2)アルコール⇨HP参照(350頁)　3)クエン酸タンドスピロン⇨HP参照(350頁)
【慎重】1)肝障害(悪化)　2)心・血管疾患，低血圧，又はそれらの疑い(一過性の血圧降下)　3)てんかん等の痙攣性疾患又は既往歴(痙攣閾値低下)　4)高齢者　5)小児　6)薬物過敏症の既往歴
【注意】❶眠気等→運転等注意　②テルフェナジン又はアステミゾールとの併用で，QT延長，心室性不整脈→併用禁忌　③制吐作用を有するため，他の薬剤に基づく中毒，腸閉塞，脳腫瘍等による嘔吐症状を不顕性化することあり注意
【兒】未確立　【妊】回避(他のブチロフェノン系化合物により動物で胎仔毒性等)　【授乳婦】回避(他のブチロフェノン系化合物で動物の乳汁中移行)　【高齢】慎重に(錐体外路症状が起こりやすいので，少量から開始等)
【副作用】【重大】1)悪性症候群(Syndrome malin)⇨HP参照(350頁)　2)腸管麻痺⇨HP参照(350頁)　3)突然死

(他のブチロフェノン系化合物による治療中，原因不明の突然死の報告） 4)**抗利尿ホルモン不適合分泌症候群(SIADH)**⇒HP参照(350頁)〈その他〉1)**循環器**(血圧降下，頻脈)→慎重投与，〔他のブチロフェノン系化合物：心電図変化(QT間隔の延長，T波の変化等)〕→減量又は中止 2)**肝臓**(肝障害)→中止 3)**錐体外路症状**〔パーキンソン症候群(手指振戦，筋強剛，流涎等)，ジスキネジア(痙攣性斜頸，顔面及び頸部の攣縮，後弓反張，眼球回転発作等)，アカシジア(静座不能)〕(長期投与：口周部等の不随意運動→中止後も持続あり）(長期又は大量投与：角膜・水晶体の混濁，角膜等の色素沈着) 5)**皮膚**(光線過敏性)→中止 6)**過敏症**(発疹，瘙痒)→中止 7)**消化器**(食欲不振，悪心・嘔吐，便秘，腹痛) 8)**内分泌**(体重増加) 9)**精神神経**(不眠，焦燥感，眠気，眩暈，頭痛・頭重，興奮) 10)**その他**(口渇，鼻閉，倦怠感)
【保存】散：防湿 【規制】処方せん

C群：中間・異型群

フェノチアジン誘導体

■ **プロペリシアジン** propericiazine　　1172

ニューレプチル Neuleptil(塩野義)
　　錠：5・10・25 mg　細粒：10%　100 mg/g
　　液：10 mg/mL

イリヤキン(キョーリン)

1日10〜60 mg　分服
　＊液剤の使用方法
　　①誤用(過量を飲み込むなど)の危険を避けるため，原液のままは避け必ず希釈して使用する
　　②希釈後はなるべく速やかに使用すること
　　③添付のスポイトの目盛はそれぞれ約 0.5 mL，1 mL，2 mL，3 mL に相当する

【禁忌】⇒CP参照(355頁)　〈原則禁忌〉⇒CP参照(355頁)
【作用】ドパミン受容体遮断による抗精神病作用を示す．鎮静・催眠作用ももち副作用は比較的少ないが，錐体外路症状，血圧下降や心電図変化などが起こる
【特徴】統合失調症のほか，強迫神経症，気分変動，攻撃性のある性格異常，てんかん衝動性にも有効とされる
適応 統合失調症
【相互】〈併用禁忌〉⇒HP参照(350頁) 〈併用注意〉1)**中枢神経抑制薬**(バルビツール酸誘導体・麻酔薬等)：相互に中枢神経抑制作用増強→減量等慎重に〔バルビツール酸誘導体等の抗痙攣作用は，フェノチアジン系剤との併用によっても増強されないので，この場合抗痙攣薬は減量してはならない〕 2)**降圧薬**：相互に降圧作用増強→減量等慎重に 3)**アトロピン様作用を有する薬剤**：相互にアトロピン様作用増強→減量等慎重に 4)**アルコール**⇒HP参照(350頁) 5)**メトクロプラミド，ドンペリドン**⇒HP参照(350頁) 6)**リチウム**⇒HP参照(350頁) 7)**ドパミン作動薬**⇒HP参照(350頁) 〈接触注意〉**有機リン殺虫剤**：相互に作用増強(共に ChE 阻害作用を有する)
【慎重】⇒CP参照(355頁)
【注意】❶眠気等→運転等注意　②制吐作用を有するため，他の薬剤に基づく中毒，腸閉塞，脳腫瘍等による嘔吐症状を不顕性化することあり注意　③治療初期に起立性低血圧→減量等処置　④治療中，原因不明の突然死の報告　⑤細光により分解変色する　⑥液開封後は必ず冷蔵庫に保存し，8週間以内に使用．光又は高温下で分解変色→変色の認められるものは使用不可　⑦過敏症(接触皮膚炎等)→直接接触を避ける
妊 慎重に(錐体外路症状，特にジスキネジア発現) 妊 回避(動物で胎児毒性の報告) 高齢 慎重に(起立性低血圧，錐体外路症状，脱力感，運動失調，排泄障害等)
【過量投与】症状：傾眠から昏睡までの中枢神経系抑制，血圧低下と錐体外路症状．その他，激越と情緒不安，痙攣，口渇，腸閉塞，心電図変化及び不整脈等　処置：本質的には対症療法かつ補助療法．早期の胃洗浄は有効
【副作用】〈重大〉1)**悪性症候群(Syndrome malin)**⇒HP参照(350頁) 2)**突然死**⇒レボメプロマジン参照(356頁) 3)**再生不良性貧血**→減量又は中止 4)**麻痺性イレウス**：(0.1%未満)⇒HP参照(350頁) 5)**遅発性ジスキネジア**：(0.1〜5%未満)(長期投与：口周部等の不随意運動)→中止後も持続あり 6)**抗利尿ホルモン不適合分泌症候群(SIADH)**(0.1%未満)⇒HP参照(350頁) 7)**眼障害**(長期又は大量投与で角膜・水晶体の混濁，網膜・角膜の色素沈着) 8)**SLE様症状**〈その他〉1)**循環器**(血圧低下，頻脈，心疾患悪化)→慎重に 2)**肝臓**(肝障害)→減量又は中止 3)**錐体外路症状**⇒HP参照(350頁) 4)**眼**(視覚障害) 5)**過敏症**(過敏症状，光線過敏症)→中止 6)**血液**(白血球減少症，血小板減少性紫斑病，顆粒球減少症)→減量又は中止 7)**消化器**(食欲不振，悪心・嘔吐，下痢，便秘) 8)**内分泌**(月経異常，体重増加，女性化乳房，乳汁分泌，射精不能) 9)**生殖器**(持続勃起，射精不能) 10)**精神神経**(不眠，不安，易刺激，眩暈，頭痛，興奮) 11)**その他**(口渇，鼻閉，倦怠感，発熱，浮腫，尿閉，皮膚の色素沈着)
【保存】遮光　液：冷所
【規制】錠：処方せん　細粒・液：劇 指定 処方せん

チエピン誘導体

■ **ゾテピン** zotepine　　1179

ロドピン Lodopin(アステラス)
　　錠：25・50・100 mg
　　細粒：10・50%　100・500 mg/g

セトウス(高田)，メジャピン(共和)，ロシゾピロン(長生堂)

1日75〜150 mg　分服
　＊1日450 mgまで増量可能

【禁忌】⇒CP参照(355頁)　〈原則禁忌〉⇒CP参照(355頁)
【作用】1)中枢神経系のドパミン受容体を遮断することにより，抗アポモルヒネ作用，抗アンフェタミン作用又は嘔

I．抗精神病薬

吐抑制作用を示す．2)中枢性のセロトニン5-HT$_{2A}$受容体に対し強い遮断作用を示すことから，非定型抗精神病薬にも分類される

【特徴】　日本で開発された，独自の化学構造をもつ抗精神病薬．血中尿酸値低下作用があるとされる．躁病に対する有効性が報告されている．作用発現は比較的速い
【適応】　統合失調症
【相互】〈併用禁忌〉⇒HP参照(350頁)　〈併用注意〉1)中枢神経抑制薬(バルビツール酸誘導体・麻酔薬等)⇒HP参照(350頁)　2)降圧薬：相互に降圧作用増強　3)抗コリン作動薬(抗コリン性抗パーキンソン薬，三環系抗うつ薬等)：相互に抗コリン作用増強　4)メトクロプラミド，ドンペリドン⇒HP参照(350頁)　5)ドパミン作動薬(レボドパ⇒HP参照(350頁)　6)アルコール(飲酒)⇒HP参照(350頁)　〈接触注意〉有機リン殺虫剤：相互に作用増強
【慎重】　1)肝障害又は血液障害(悪化)　2)褐色細胞腫，動脈硬化症，心疾患の疑い(フェノチアジン系化合物で血圧の急速な変動)　3)重症喘息，肺気腫，呼吸器感染症等(フェノチアジン系化合物で呼吸抑制)　4)てんかん等の痙攣性疾患又は既往歴及び過去にロボトミーや電撃療法を受け不顕性化している者(痙攣閾値低下)　5)高齢者　6)高温環境(高熱反応出現)　7)脱水・栄養不良状態を伴う身体的疲弊〔悪性症候群(Syndrome malin)〕
【動態】　Tmax：1〜4時間(統合失調症患者，経口)　T½：約8時間　排泄：24時間までの尿への未変化体の排泄率は投与量の0.03〜0.07%，大部分は代謝物　蛋白結合率：ヒト血清アルブミンとの結合率は約97%
【注意】　❶眠気等→運転等注意　②制吐作用を有するため，他の薬剤に基づく中毒，腸閉塞，脳腫瘍等による嘔吐症状を不顕性化することあり注意　③治療中，原因不明の突然死の報告
【妊】未確立　【婦】回避(動物で新生仔死亡率増加)　【授乳婦】回避．やむを得ない場合は授乳回避(母乳中移行)　【高齢】慎重に(錐体外路症状等)
【過量投与】　徴候・症状：傾眠から昏睡までの中枢神経系抑制，血圧低下と錐体外路症状，その他，激越と情緒不安，痙攣，口渇，腸閉塞，心電図変化及び不整脈等　治療：特異的な解毒剤はない．対症療法及び維持療法
【副作用】〈重大〉1)悪性症候群(Syndrome malin)(0.1%未満)⇒HP参照(350頁)　2)心電図異常(0.1〜5%未満)→減量又は中止等処置　3)麻痺性イレウス(0.1%未満)⇒HP参照(350頁)　4)痙攣発作(0.1%未満)⇒HP参照(350頁)→減量又は中止等処置　〈重大(類薬)〉1)遅発性ジスキネジア(フェノチアジン系化合物の長期投与：口周部等の不随意運動)→中止後も持続あり　2)抗利尿ホルモン不適合分泌症候群(SIADH)⇒HP参照(350頁)　〈その他〉1)循環器(血圧低下，頻脈，不整脈，息苦しさ)→慎重投与　2)消化器(便秘，悪心・嘔吐，食欲不振，腹部不快感，下痢，口内炎，食欲亢進，腹部膨満感)　3)肝臓(肝障害)→減量又は中止　4)錐体外路症状⇒HP参照(350頁)　5)精神神経症状(眠気，脳波異常，不眠，抑うつ(筆者追加)，不安・焦燥，不穏・興奮，易刺激，意識障害，性欲亢進等)　6)過敏症(発疹，皮膚掻痒感)→中止　7)自律神経(脱力・倦怠感，口渇，めまい，頭痛・頭重，鼻閉，排尿困難，しびれ感，失禁，発汗，頻尿等)　8)内分泌(月経異常，乳汁分泌)　9)その他(血清尿酸低下，視覚障害，浮腫，発熱，味覚異常，体重増加，食欲減少，瞳孔散大)
【規制】　【劇】指定　【処方せん】

イミノジベンジル誘導体

■ カルピプラミン carpipramine　1179

デフェクトン Defekton (田辺三菱-吉冨)
錠：25・50 mg(塩酸塩)
散：10%　100 mg/g(マレイン酸塩)

1日75〜225 mg　分3
＊他の抗精神病薬の効果が不十分な場合に付加して使用する

【禁忌】　1)昏睡状態，循環虚脱状態(悪化)　2)バルビツール酸誘導体・麻酔薬等の中枢神経抑制薬の強い影響下(中枢神経抑制薬の作用延長，増強)　3)エピネフリン投与中　4)精神運動興奮，衝動行為，攻撃性等の認められる患者及び幻覚，妄想等の異常体験が前景に認められる患者(鎮静作用がないので症状増悪)　5)本剤の成分又はイミノジベンジル系化合物に過敏症　6)本剤の成分又はイミノジベンジル系化合物に過敏症
【作用】　特有の発動性亢進作用を示し，接触性を拡大し，自閉の殻を破り，疎通性を回復させるが，有効と無効の差が症例により著しく現れるといわれる
【特徴】　日本で開発された最初の抗精神病薬
【適応】　意欲減退，抑うつ，心気を主症状とする慢性統合失調症
【相互】〈併用禁忌〉⇒HP参照(350頁)　〈併用注意〉1)中枢神経抑制薬⇒CP参照(355頁)　2)アルコール⇒CP参照(355頁)　3)メトクロプラミド，ドンペリドン⇒HP参照(350頁)　4)リチウム⇒HP参照(350頁)　5)ドパミン作動薬⇒HP参照(350頁)
【慎重】　1)心・血管疾患，低血圧又は疑い(一過性の血圧降下)　2)肝障害(悪化)　3)血液障害(悪化)　4)てんかん等の痙攣性疾患又は既往歴(痙攣閾値低下)　5)甲状腺機能亢進状態(錐体外路症状)　6)高齢者　7)小児(錐体外路症状，特にジスキネジア)　8)薬物過敏症　9)脱水・栄養不良状態を伴う身体的疲弊〔悪性症候群(Syndrome malin)〕
【注意】　①慢性統合失調症に対しては他の薬で効果不十分な場合にのみ付加的に使用　❷眠気等→運転等注意　③制吐作用を有するため，他の薬剤に基づく中毒，腸閉塞，脳腫瘍等による嘔吐症状を不顕性化することあり注意　④フェノチアジン系化合物及びブチロフェノン系化合物による治療中，原因不明の突然死の報告
【妊】未確立　【婦】回避(動物で催奇形性)　【高齢】慎重に(錐体外路症状等出現→少量から開始等)
【過量投与】　症状：傾眠から昏睡までの中枢神経系抑制，血圧低下と錐体外路症状，その他，激越と情緒不安，痙攣，口渇，腸閉塞，心電図変化及び不整脈等　処置：本質的には対症療法かつ補助療法．早期の胃洗浄は有効
【副作用】〈重大〉1)悪性症候群(Syndrome malin)⇒HP参照(350頁)　2)遅発性ジスキネジア(長期投与：口周部等の不随意運動)　3)麻痺性イレウス⇒HP参照(350頁)　4)抗利尿ホルモン不適合分泌症候群(SIADH)⇒HP参照(350頁)　〈重大(類薬)〉1)心室頻拍(含：torsades de pointes)〔ブチロフェノン系(ハロペリドール)で心室頻拍の報告〕→減量又は中止等処置　2)眼障害(フェノチア

ン系及びブチロフェノン系化合物の長期又は大量連用で角膜・水晶体の混濁，角膜等の色素沈着が報告　〈その他〉 1)**循環器**(頻脈等心障害，血圧降下)→減量又は中止　2)**血液**(血液障害)→減量又は中止　3)**肝臓**(肝障害)→減量又は中止　4)**錐体外路症状**⇒HP参照(350頁)　5)**精神神経**(不眠，焦燥感，不穏，不安，興奮，眠気，眩暈，頭痛・頭重)　6)**消化器**(食欲不振，悪心・嘔吐，便秘，下痢，胃部不快感)　7)**内分泌**(体重増加，性欲亢進)　8)**過敏症**→中止　9)**眼**(複視)　10)**その他**(倦怠感，口渇，発汗，頻尿，乏尿)
【保存】　散：遮光
【規制】　錠：処方せん　散：劇 指定 処方せん

■ クロカプラミン塩酸塩
clocapramine hydrochloride　　　　　　1179

クロフェクトン Clofekton（全星-田辺三菱）
　　錠：10・25・50 mg
　　顆粒：10%　100 mg/g

パドラセン（共和）

1日30〜150 mg　分3

【禁忌】　1)昏睡状態，循環虚脱状態(状態悪化)　2)バルビツール酸誘導体・麻酔薬等の中枢神経抑制薬の強い影響下(中枢神経抑制薬の作用延長，増強)　3)アドレナリン投与中　4)本剤の成分又はイミノジベンジル系化合物に過敏症
【作用】　抗セロトニン，抗アポモルヒネ作用が強く，自発運動の抑制，麻酔増強，順応，性格回避，抗ノルアドレナリン作用はクロルプロマジンより弱いが，カルピプラミンよりやや強いとされている
【特徴】　日本で開発されたイミノジベンジル系抗精神病薬
【適応】　統合失調症
【相互】　〈併用禁忌〉⇒HP参照(350頁)　〈併用注意〉 1)中枢神経抑制薬⇒CP参照(355頁)　2)アルコール⇒CP参照(355頁)　3)ドンペリドン，メトクロプラミド⇒HP参照(350頁)　4)リチウム⇒HP参照(350頁)　5)ドパミン作動薬⇒HP参照(350頁)
【慎重】　1)心・血管疾患，低血圧又は疑い(一過性の血圧降下)　2)肝障害(悪化)　3)血液障害(悪化)　4)てんかん等の痙攣性疾患又は既往歴(痙攣閾値低下)　5)甲状腺機能亢進状態(錐体外路症状)　6)高齢者　7)小児(錐体外路症状，特にジスキネジア)　8)薬物過敏症　9)脱水・栄養不良状態等を伴う身体的疲弊〔悪性症候群(Syndrome malin)〕
【注意】　❶眠気等→運転等注意　②制吐作用を有するため，他の薬剤に基づく中毒，腸閉塞，脳腫瘍等による嘔吐症状を不顕性化することあり注意　③治療中，原因不明の突然死の報告
児 未確立　妊 回避(動物で催奇形性)　高齢 慎重に(錐体外路症状等出現→少量から開始等)
【過量投与】　カルピプラミン参照
【副作用】　〈重大〉 1)悪性症候群(Syndrome malin)⇒HP参照(350頁)　2)遅発性ジスキネジア(長期投与：口周部等の不随意運動)　3)麻痺性イレウス⇒HP参照(350頁)　4)抗利尿ホルモン不適合分泌症候群(SIADH)⇒HP参照(350頁)　〈重大(類薬)〉 1)心室頻拍(含：torsades de pointes)〔ブチロフェノン系(ハロペリドール)で心室頻拍の報告〕→減量又は中止等処置　2)眼障害：フェノチアジ

ン及びブチロフェノン系化合物の長期又は大量連用で角膜・水晶体の混濁，角膜等の色素沈着が報告　〈その他〉 1)**循環器**(頻脈，胸内苦悶等心障害，血圧降下)→減量又は中止　2)**血液**(血液障害)→減量又は中止　3)**肝臓**(肝障害)→減量又は中止　4)**錐体外路症状**⇒HP参照(350頁)　5)**精神神経**(不眠，焦燥感，不穏，不安，興奮，幻覚・妄想の顕在化，衝動性の増悪，眠気，眩暈，頭痛・頭重，言語障害，立ちくらみ)　6)**消化器**(食欲不振，悪心・嘔吐，便秘，胃部不快感，腹部膨満感)　7)**内分泌**(体重増加，性欲亢進，乳汁分泌，月経異常)　8)**過敏症**(瘙痒感，発疹)→中止　9)**眼**(複視)　10)**その他**(倦怠感，口渇，発汗，乏尿，PBI上昇)
【保存】　遮光　【規制】　指定 処方せん

■ 塩酸モサプラミン
mosapramine hydrochloride　　　　　　1179

クレミン Cremin（田辺三菱）
　　錠：10・25・50 mg
　　顆粒：10%　100 mg/g

1日30〜150 mg　分3
＊1日300 mgまで増量可能

【禁忌】　1)昏睡状態，循環虚脱状態(状態悪化)　2)バルビツール酸誘導体・麻酔薬等の中枢神経抑制薬の強い影響下(中枢神経抑制作用延長，増強)　3)エピネフリン投与中　4)パーキンソン病(錐体外路症状悪化)　5)本剤成分又はイミノジベンジル系化合物に過敏症　6)妊婦又は妊娠の可能性
【作用】　本剤は強力な中枢ドパミン受容体遮断作用を示すことが確認されている．また，抗精神病薬の自閉，接触性障害，感情・意欲鈍麻に対する効果との関係が注目されているセロトニン2受容体遮断作用も有している
【特徴】　3番目のイミノジベンジル系抗精神病薬．クロカプラミンより用量力価はやや高い
【適応】　統合失調症
【相互】　〈併用禁忌〉⇒HP参照(350頁)　〈併用注意〉 1)中枢神経抑制薬⇒CP参照(355頁)　2)アルコール⇒CP参照(355頁)　3)ドンペリドン，メトクロプラミド⇒HP参照(350頁)　4)リチウム⇒HP参照(350頁)　5)ドパミン作動薬⇒HP参照(350頁)
【慎重】　1)肝障害(悪化)　2)心・血管疾患，低血圧又はそれらの疑い(一過性の血圧降下)　3)血液障害(悪化)　4)てんかん等の痙攣性疾患又はそれらの既往歴(痙攣閾値低下)　5)甲状腺機能亢進状態(錐体外路症状)　6)高齢者　7)小児(錐体外路症状，特にジスキネジア)　8)薬物過敏症　9)脱水・栄養不良状態等を伴う身体的疲弊〔悪性症候群(Syndrome malin)〕
【動態】　Tmax：6〜7時間　T½：約15時間(25 mg投与)
【注意】　❶眠気等→運転等注意　②制吐作用を有するため，他の薬剤に基づく中毒，腸閉塞，脳腫瘍等による嘔吐症状を不顕性化することあり注意　③治療中，原因不明の突然死の報告
児 未確立　妊 禁忌(動物で催奇形性)　授乳婦 授乳中止(動物で移行)　高齢 慎重に(錐体外路症状等出現→少量から開始等)
【過量投与】　カルピプラミン参照

Ⅰ．抗精神病薬

【副作用】〈重大〉悪性症候群(Syndrome malin)(0.1%未満)⇒HP参照(350頁)　2)遅発性ジスキネジア(0.1%未満)(長期投与：口周部等の不随意運動)　〈重大(類薬)〉1)麻痺性イレウス⇒HP参照(350頁)　2)抗利尿ホルモン不適合分泌症候群(SIADH)⇒HP参照(350頁)　3)心室頻拍(含：torsades de pointes)〔ブチロフェノン系(ハロペリドール)で、心室頻拍の報告〕→減量又は中止等処置　4)眼障害(フェノチアジン系及びブチロフェノン系の長期又は大量連用で角膜・水晶体の混濁、角膜等の色素沈着が報告)　〈その他〉1)循環器(胸内苦悶感、心悸亢進、顔面紅潮、心電図変化(QT間隔延長、T波変化等)、低血圧〕　2)精神神経(眠気、睡眠障害、めまい・ふらつき、痙攣、頭痛・頭重、知覚異常、運動失調、性欲異常、意識障害、焦燥感、不安、幻覚・妄想の顕在化、易刺激、過鎮静)　3)肝臓(肝機能異常)→減量又は中止　4)錐体外路症状⇒HP参照(350頁)　5)眼(調節障害)　6)過敏症(瘙痒感、発疹)→中止　7)消化器(便秘、口渇、食欲不振、悪心・嘔吐、食欲亢進)　8)内分泌(月経異常、乳汁分泌、女性化乳房)　9)血液〔貧血、赤血球・Hb・白血球・血小板の減少、Ht値低下〕　10)その他(脱力倦怠感、CK上昇、尿閉、尿失禁、排尿障害、発汗、鼻閉、顔面浮腫、発熱)
【保存】遮光　【規制】劇　指定　処方せん

ブチロフェノン系薬物

■ 塩酸モペロン
moperone hydrochloride　　1179

ルバトレン Luvatren(アステラス)
　錠：5mg　散：10%　100mg/g

初期：1日10〜15mgから始め漸増
以後，症状改善まで1日20〜30mg
維持量：1日10〜15mg

【禁忌】1)昏睡状態(悪化)　2)バルビツール酸誘導体等の中枢神経抑制薬の強い影響下(作用が過度に出現)　3)重症の心不全(悪化)　4)パーキンソン病(悪化)　5)ブチロフェノン系化合物に過敏症　6)エピネフリン投与中　7)テルフェナジン又はアステミゾール投与中
【作用】中枢神経抑制作用は、抗アンフェタミン作用、抗アポモルヒネ作用、麻酔睡眠増強作用を示し、条件反射抑制作用を示し、ハロペリドールと同様の作用を示す
【適応】統合失調症
【相互】〈併用禁忌〉1)エピネフリン⇒HP参照(350頁)　2)テルフェナジン、アステミゾール：QT延長、心室性不整脈　〈併用注意〉1)中枢神経抑制薬⇒HP参照(350頁)　2)アルコール⇒HP参照(350頁)
【慎重】1)肝障害(血中濃度上昇)　2)心・血管疾患、低血圧、又はそれらの疑い(一過性の血圧降下)　3)てんかん等の痙攣性疾患又は既往歴(痙攣閾値低下)　4)高齢者　5)小児　6)薬物過敏症
【注意】❶眠気等→運転等注意　❷制吐作用を有するため、他の薬剤に基づく中毒、腸閉塞、脳腫瘍等による嘔吐症状を不顕性化することあり注意　❸他のブチロフェノン系化合物による治療中、原因不明の突然死の報告

妊未確立　妊回避(他のブチロフェノン系化合物により動物で胎仔毒性等)　授乳回避(動物で移行)　高齢慎重に(錐体外路症状等が発現しやすいので少量から開始)
【副作用】〈重大〉悪性症候群(Syndrome malin)⇒HP参照(350頁)　〈その他〉1)循環器(血圧上昇、血圧降下、頻脈)〔心電図変化(QT間隔の延長、T波の変化等)〕→減量又は中止　2)肝臓(肝障害)→中止　3)錐体外路症状⇒HP参照(350頁)　4)眼(調節障害)(長期又は大量投与：角膜・水晶体の混濁、角膜等の色素沈着)　5)過敏症(発疹・瘙痒感)→中止　6)消化器(腸管麻痺(食欲不振、悪心・嘔吐、著しい便秘、腹部の膨満あるいは弛緩及び腸内容物のうっ滞)→中止、〔食欲不振、悪心・嘔吐、便秘、腹痛等〕)　7)内分泌(体重増加等)　8)精神神経(不眠、焦燥感、眠気、眩暈、頭痛・頭重、興奮、言語障害等)　9)その他(口渇、鼻閉、倦怠感、発熱、発汗、排尿障害)
【規制】劇　指定　処方せん

■ ブロムペリドール bromperidol　　1179

インプロメン Impromen(ヤンセン-田辺三菱)
　錠：1・3・6mg　細粒：1%　10mg/g

プリベリドール(陽進堂)，ブリンドリル(メディサ)，メルカイック(シオノ)，ルナブロン(共和)

1日3〜18mg　分服
　＊1日36mgまで増量可能

【禁忌】⇒HP参照(350頁)
【作用】強力な中枢性抗ドパミン作用を示す
【適応】統合失調症
【相互】〈併用禁忌〉⇒HP参照(350頁)　〈併用注意〉1)中枢神経抑制薬⇒HP参照(350頁)　2)アルコール(飲酒)⇒HP参照(350頁)　3)リチウム⇒HP参照(350頁)　4)抗コリン作動薬⇒HP参照(350頁)　5)メトクロプラミド、ドンペリドン⇒HP参照(350頁)　6)クエン酸タンドスピロン⇒HP参照(350頁)　7)ドパミン作動薬⇒HP参照(350頁)　8)カルバマゼピン⇒HP参照(350頁)
【慎重】⇒HP参照(350頁)
【動態】Tmax：4〜6時間(3mg，経口)　$T_{1/2}$：20.2〜31.0時間　排泄：尿中18%(72時間後)
【注意】❶眠気等→運転等注意　❷制吐作用を有するため、他剤に基づく中毒、腸閉塞、脳腫瘍等による嘔吐症状を不顕性化することあり注意　❸治療中、原因不明の突然死の報告

妊慎重に(錐体外路症状、特にジスキネジア発現)　妊禁忌〔動物で胎仔毒性が、類薬(ハロペリドール)で催奇形性の疑い〕　授乳授乳中止(類薬(ハロペリドール)で母乳中移行)　高齢慎重に(錐体外路系の副作用→少量から開始等)
【過量投与】症状：低血圧、過度の鎮静、重症の錐体外路症状(筋強剛、振戦、ジストニア症状)等、呼吸抑制及び低血圧を伴う昏睡状態や心電図異常(torsades de pointes を含む)。小児では血圧上昇の報告　処置：特異的解毒剤なし、維持療法〔呼吸抑制：気道確保、人工呼吸等、低血圧や循環虚脱が現れた場合：輸液、血漿、アルブミン製剤、ノルエピネフリン等の昇圧薬(エピネフリン禁忌)投与により血圧確保等。QT延長、不整脈等の心電図異常に注意。重症の錐体外路症状には、抗パーキンソン薬投与〕

【副作用】〈重大〉1)悪性症候群（Syndrome malin）⇨HP参照（350頁） 2)遅発性ジスキネジア：（0.1％未満）（長期投与：口周部，四肢等の不随意運動）→中止後も持続あり。抗パーキンソン薬を投与しても症状が軽減しない場合には，本剤の継続投与の必要性を他の抗精神病薬への変更も考慮して慎重に判断 3)抗利尿ホルモン不適合分泌症候群（SIADH）⇨HP参照（350頁） 4)麻痺性イレウス⇨HP参照（350頁） 5)横紋筋融解症→筋肉痛，脱力感，CK上昇，血中及び尿中ミオグロビン上昇等に注意 〈重大（類薬）〉1)心室頻拍（torsades de pointesを含む）〔類薬（ハロペリドール）で心室頻拍の報告〕→減量又は中止等処置 2)無顆粒球症〔類薬（ハロペリドール）で報告，初期症状：発熱，咽頭痛，全身倦怠感等〕→中止，血液検査 〈その他〉1)循環器〔心電図変化（QT間隔延長，T波変化等）〕→中止〔血圧降下，頻脈・動悸，胸内苦悶等〕 2)肝臓（肝障害）→中止 3)錐体外路症状⇨HP参照（350頁） 4)眼（調節障害）⇨HP参照（350頁） 5)過敏症（発疹等）→中止 6)血液（貧血，白血球減少） 7)消化器（食欲不振，悪心，嘔吐，胸やけ，便秘，腹部膨満感，下痢，胃部不快感） 8)内分泌（月経異常，体重増加，体重減少，女性化乳房，乳汁分泌） 9)精神神経（睡眠障害，焦燥感，眠気，めまい・ふらつき，抑うつ，頭痛・頭重，知覚異常，情緒不安，痙攣発作，意識障害，もの忘れ） 10)その他（口渇，脱力・倦怠感，鼻閉，発汗，排尿障害，立ちくらみ，しびれ感，潮紅，浮腫，運動失調，発熱）
【保存】遮光 【規制】劇 指定 処方せん

■ **ピモジド** pimozide　　　　　　　　　　　　1179

オーラップ Orap（アステラス）
錠：1・3 mg　細粒：1%　10 mg/g

〔統合失調症〕初期量：1日1回1〜3 mg
症状に応じ1日4〜6 mgに漸増
最高量：1日9 mg　必要に応じ分2〜3
維持量：通常6 mg以下　1日1回は朝投与
児〔自閉性障害等〕1日1回1〜3 mg　1日量6 mgまで増量可能，場合により1日2回に分割投与
＊安定した状態が得られた場合，適当な休薬期間を設け，その後の投薬継続の可否を決める

【禁忌】1)先天性QT延長症候群，先天性QT延長症候群の家族歴，不整脈又はその既往歴（QT延長，心室性不整脈） 2)QT延長を起こしやすい〔QT延長を起こすことが知られている薬剤（テルフェナジン，アステミゾール）投与中，低K血症，低Mg血症，著明な徐脈〕（QT延長，心室性不整脈） 3)CYP3A4を阻害する薬剤（HIVプロテアーゼ阻害薬，アゾール系抗真菌薬，クラリスロマイシン，エリスロマイシン，パロキセチン，フルボキサミン投与中 4)昏睡状態，バルビツール酸誘導体，麻酔薬等の中枢神経抑制薬の強い影響下（中枢神経抑制作用増強） 5)内因性うつ病・パーキンソン病（悪化） 6)本剤の成分に過敏症の既往歴
【作用】強い条件反射抑制作用・抗アポモルヒネ作用・抗アンフェタミン作用・カタレプシー惹起作用を示し（動物），これらの作用はクロルプロマジンよりも強く，ハロペリドールと同等もしくはやや強い。さらに作用持続は長い
【特徴】統合失調症の慢性状態に賦活効果があるとされ，躁病急性期に対する有効性が立証されている。抗ドパミン作用とCa拮抗作用を併せ持つとされる
適応 1)統合失調症 2)小児の自閉性障害，精神遅滞に伴う以下の症状：動き，情動，意欲，対人関係等にみられる異常行動，睡眠，食事，排泄，言語等にみられる病的症状，常同症等がみられる精神症状
【相互】1)本剤の代謝には主にCYP3A4，またCYP2D6が関与。CYP1A2が関与の可能性〈併用禁忌〉2)HIVプロテアーゼ阻害薬〔リトナビル（ノービア）等〕，アゾール系抗真菌薬（外用剤を除く）〔イトラコナゾール（イトリゾール）等〕，クラリスロマイシン（クラリス，クラリシッド），エリスロマイシン（アイロタイシン，アイロゾン，エリスロシン等）：重篤な副作用（QT延長，心室性不整脈）〔これら薬剤がCYP3A4による薬物代謝を阻害し，本剤の血中濃度上昇〕 3)パロキセチン，フルボキサミン：重篤な副作用（QT延長，心室性不整脈）〔これら薬剤が本剤の薬物代謝を阻害し本剤の血中濃度上昇〕〈併用注意〉4)メトクロプラミド，ドンペリドン⇨HP参照（350頁） 5)中枢神経抑制薬（バルビツール酸誘導体，麻酔薬等）：相互に中枢神経抑制作用増強 6)アルコール（飲酒）⇨HP参照（350頁） 7)ドパミン作動薬⇨HP参照（350頁） 8)グレープフルーツジュース：重篤な副作用（QT延長，心室性不整脈）→同時服用注意〔グレープフルーツジュースがCYP3A4による薬物代謝を阻害し，本剤の血中濃度上昇〕
【慎重】1)肝障害（悪化） 2)腎障害（心電図異常） 3)心疾患（うっ血性心不全等）（心電図異常） 4)高齢者 5)てんかん等の痙攣性疾患又は既往歴（痙攣発作） 6)脱水・栄養不良状態等伴う身体的疲労〔悪性症候群（Syndrome malin）〕
【動態】Tmax：約8時間後（統合失調症患者，24 mg，経口）　T½：53時間　排泄：尿中0.12%（未変化体，72時間後）
【注意】❶眠気等→運転等注意 ❷制吐作用を有するため，他の薬剤に基づく中毒，腸閉塞，脳腫瘍等による嘔吐症状を不顕性化することあり注意 ❸疲労，原因不明の突然死の報告→大量投与例に多いので投与量に注意 〈小児の自閉性障害の場合〉①てんかん等痙攣性疾患または既往歴のある場合，抗痙攣薬，精神安定薬等併用し，観察を十分に ②本剤の投与により安定した状態が認められた場合，適当な休薬期間を設け，その後の投薬継続の可否を決めるが，学齢期の小児では学校の長期休暇に合わせて休薬期間を設ける等の配慮
妊 授乳婦 有益のみ（未確立） 高齢 慎重に（錐体外路症状）
【過量投与】徴候・症状：心電図異常，錐体外路症状等を引き起こす　処置：特異的解毒剤はないので対症療法（心電図異常が認められた場合は心電図モニタリングを行い正常化するまで継続）
【副作用】〈重大〉1)心室頻拍（0.1％未満），突然死（心室頻拍）→中止等処置，心電図異常（QT間隔の延長，T波の平低化や逆転，二峰性T波，U波の出現等）に続く突然死の報告→特にQT部分の変化に注意 2)悪性症候群（Syndrome malin）⇨HP参照（350頁） 3)低Na血症（意識障害，痙攣等を伴う低Na血症）→中止し，Na補正等処置 4)痙攣発作（0.1〜5％未満）→中止 〈その他〉1)錐体外路

Ⅰ．抗精神病薬

症状⇨HP参照（350頁）　2）**精神神経**〔不眠，不穏，興奮，易刺激，眠気，幻覚・妄想の顕性化，多動（特に前治療薬から本剤療法に移行する場合に前治療薬を急激に中止又は減量すると，前記症状が現れやすいので，前治療薬は徐々に減量）〕前記症状発現時→減量・休薬や前治療薬の量を元に戻す等処置　3）**循環器**（低血圧）　4）**肝臓**（AST・ALTの上昇）　5）**眼**（調節障害）　6）**過敏症**（発疹，瘙痒感）→中止　7）**消化器**（悪心・嘔吐，食欲不振，胃部不快感，便秘，腹痛，下痢）　8）**泌尿器**（排尿障害，頻尿，夜尿）　9）**内分泌**〔プロラクチン値上昇（長期投与に際しては乳汁分泌，月経異常等の発現に留意）〕→減量又は休薬等　10）**その他**（口渇，発汗，頭痛，倦怠感，性欲亢進，頻脈，めまい・ふらつき，顔面浮腫，便失禁，肥満，鼻出血，体温調節障害）
【規制】　錠：指定 処方せん　細粒：劇 指定 処方せん

インドール系薬物

■ **オキシペルチン** oxypertine　　　1179

ホーリット　Forit（第一三共）
　　錠：20・40 mg　散：10%　100 mg/g

最初：1回20 mg　1日2〜3回
　以後漸次増量して
維持量：1回40〜80 mg　1日2〜3回
　＊場合により1回100 mg　1日3回

【作用】　クロルプロマジンと作用スペクトラムは類似している．ドパミンに対してレセプター遮断ないし枯渇作用を有するとされる
【適応】　統合失調症
【相互】〈併用注意〉MAO阻害薬：相互に作用増強（中枢神経系の興奮及び心悸亢進，血圧上昇等）
【慎重】　1）低血圧（一過性の血圧降下）　2）肝障害又は血液障害（悪化）　3）脱水・栄養不良状態等を伴う身体的疲弊のある患者〔悪性症候群（Syndrome malin）〕
【動態】　Tmax：4時間以内（経口）
【注意】　❶眠気等の運転等注意
妊　回避（動物で胎仔毒性等）　高齢　注意（少量から開始等）
【副作用】〈重大〉1）悪性症候群（Syndrome malin）⇨HP参照（350頁）　2）麻痺性イレウス⇨HP参照（350頁）〈その他〉1）循環器（起立性低血圧，血圧降下又は上昇，心悸亢進）　2）血液（白血球数異常）　3）肝臓（肝機能検査値異常）　4）精神神経（手指振戦，アカシジア，筋強剛，眼球挙上等）→減量又は抗パーキンソン薬を併用，（不眠，焦燥，不安等）　5）消化器（食欲不振，悪心，便秘，下痢）　6）皮膚（発疹）　7）その他（眠気，倦怠感，流涎，口渇，鼻閉，めまい）
【保存】　散：遮光　【規制】　指定 処方せん

ベンザミド誘導体

■ **スルピリド** sulpiride　　　1179・2329

ドグマチール　Dogmatyl（アステラス）
　　錠：50・100・200 mg　カプセル：50 mg
　　細粒：10・50%　100・500 mg/g
　　注：50・100 mg/2 mL/A

アビリット（大日本住友），クールスパン（ニプロファーマ），ケイチール（三恵），シーグル（ナガセ），スカノーゼン（鶴原），スタマクリット（東和薬品），スプロチン（大洋），スペサニール（長生堂），トーピリド（キョーリン），ニチマール（日新・山形），ピリカップル（イセイ），ベタマックT（沢井），マーゲノール（辰巳），ミラドール（シエーリング），ヨウマチール（陽進堂）

＊100 mg含量以上の錠と注射剤は〔胃・十二指腸潰瘍〕の適応をもたない
内〔統合失調症〕1日300〜600 mg　分服
　＊1日1,200 mgまで増量可能
〔うつ病・うつ状態〕1日150〜300 mg　分服
　＊1日600 mgまで増量可能
注〔統合失調症〕1回100〜200 mg　筋注
　＊1日600 mgまで増量可能
〔胃・十二指腸潰瘍〕の用量・用法⇨p.752

【禁忌】　1）本剤の成分に過敏症の既往歴　2）プロラクチン分泌性の下垂体腫瘍（プロラクチノーマ）の患者（抗ドパミン作用によるプロラクチン分泌が促進し病態悪化）　3）褐色細胞腫の疑い（急激な昇圧発作）
【作用】　選択的ドパミンD₂受容体遮断作用がある
【特徴】　少量で抗うつ効果・抗潰瘍効果，大量で抗精神病効果を現す．血中プロラクチン上昇作用が強い．薬理学的には非定型抗精神病薬とされる
【適応】　内 1）胃・十二指腸潰瘍　2）統合失調症　3）うつ病・うつ状態　注 1）胃・十二指腸潰瘍　2）統合失調症〔統合失調症，うつ病・うつ状態の場合〕
【相互】〈併用注意〉1）ジギタリス製剤（ジゴキシン，ジギトキシン等）：ジギタリス製剤飽和時の指標となる悪心・嘔吐，食欲不振症状を不顕性化（本剤の制吐作用による）　2）ベンザミド系薬剤（メトクロプラミド，チアプリド等），フェノチアジン系薬剤（クロルプロマジン等），ブチロフェノン系薬剤（ハロペリドール等）：内分泌機能調節異常，錐体外路症状出現（共に抗ドパミン作用を有する）　3）QT延長を起こすことが知られている薬剤（チオリダジン，イミプラミン，ピモジド等）：QT延長，心室性不整脈等の重篤な副作用（併用により作用増強）　4）中枢神経抑制薬（バルビツール酸誘導体，麻酔薬等）⇨HP参照（350頁）　5）ドパミン作動薬⇨HP参照（350頁）　6）アルコール（飲酒）⇨HP参照（350頁）
【慎重】　1）心・血管疾患，低血圧又はそれらの疑い（悪化）　2）QT延長（悪化）　3）QT延長を起こしやすい（発現のおそれ）a）著明な徐脈　b）低K血症等　4）腎障害（高い血中濃度持続）　5）パーキンソン病（錐体外路症状悪化）　6）脱

363

水・栄養不良状態等を伴う身体的疲弊〔悪性症候群(Syndrome malin)〕 7)高齢者 8)小児
【動態】 Tmax：約2時間(3～6時間)(経口) T½：7時間(経口)6.7時間(注射) 排泄：尿中26～30%(24時間後，経口)，93%(48時間後，注射)
【注意】 ❶内分泌機能異常(プロラクチン値上昇)，錐体外路症状等の副作用→有効性と安全性を考慮の上使用 ❷眠気等→運転等注意 ③制吐作用を有するため，他の薬剤に基づく中毒，腸閉塞，脳腫瘍等嘔吐症状の不顕性化することあり注意 ④注経口投与が困難な場合や，緊急の場合又は経口投与で効果が不十分な場合のみ使用 ⑤注低温保存の場合，凍結によりスルピリドの結晶析出あり→温湯で温めると容易に溶ける
児未確立 妊有益のみ(未確立) 授乳婦回避．やむを得ない場合は授乳回避(母乳中移行) 高齢慎重に(腎機能が低下→用量，投与間隔に留意)
【過量投与】 徴候・症状：錐体外路症状，昏睡出現 処置：主として対症療法及び維持療法(輸液等)
【副作用】〈重大〉1)悪性症候群(Syndrome malin)(0.1%未満)⇒HP参照(350頁) 2)痙攣(0.1%未満)→中止 3)QT延長，心室頻拍(torsades de pointesを含む)→中止し処置 4)肝機能障害・黄疸(AST・ALT・γ-GTP・Al-Pの上昇を伴う)→中止し処置 5)遅発性ジスキネジア(0.1%未満)(長期投与で口周部等の不随意運動)→中止後も持続あり 〈その他〉1)心・血管(急激な増量で心電図に変化)→慎重に，(血圧下降，血圧上昇，胸内苦悶，頻脈) 2)錐体外路症状⇒HP参照(350頁) 3)内分泌〔間脳の内分泌機能調節異常(ゴナドトロピン分泌及びプロラクチン分泌異常)に由来すると推定される乳汁分泌，女性化乳房，月経異常，射精不能〕→慎重に 4)精神神経(睡眠障害，不穏，焦燥，眠気，頭痛，頭重，めまい，浮遊感，興奮，物忘れ，ぼんやり，徘徊，多動，抑制欠如，無欲状態，躁転，躁状態，しびれ，運動失調) 5)消化器(悪心・嘔吐，口渇，便秘，食欲不振，腹部不快感，下痢，胸やけ，腹痛，食欲亢進) 6)肝臓(AST・ALT・γ-GTP・Al-Pの上昇) 7)皮膚(発疹，瘙痒感)→中止 8)眼(視力障害，眼球冷感・重感，眼のちらつき) 9)その他(浮腫)→中止，(体重増加，脱力感，倦怠感，排尿困難，性欲減退，頻尿，腰痛，肩こり，熱感，発熱，発汗，鼻閉)
【保存】 カプセル：防湿
【規制】 劇(50 mg錠・カプセルを除く) 指定処方せん

■塩酸スルトプリド
sultopride hydrochloride　　　　　　　　1179

バルネチール Barnetil
（バイエル，大日本住友）
錠：50・100・200 mg
細粒：50％　500 mg/g

スタドルフ（共和），バチール（全星）

1日 300～600 mg　分服
1日 1,800 mg まで増量可

【禁忌】 1)本剤の成分に過敏症の既往歴 2)プロラクチン分泌性の下垂体腫瘍(プロラクチノーマ)の患者(抗ドパミン作用によりプロラクチン分泌が促進し病態悪化) 3)昏睡状態(悪化) 4)バルビツール酸誘導体等の中枢神経抑制薬の強い影響下(中枢神経抑制作用増強) 5)重症心不全(悪化) 6)パーキンソン病(錐体外路症状の発現頻度が高いため，悪化) 7)脳障害(脳炎，脳腫瘍，頭部外傷後遺症等)(高熱反応→全身冷却又は解熱剤投与等処置)
【作用】 行動薬理学的に抗アポモルヒネ作用，抗メタンフェタミン作用を示し，中枢性抗ドパミン作用を示す
【特徴】 血中半減期の短い抗精神病薬で，低力価であるが，錐体外路症状が多く，自律神経症状が少ない
【適応】 躁病，統合失調症の興奮及び幻覚・妄想状態
【相互】〈併用注意〉1)中枢神経抑制薬(バルビツール酸誘導体等)，アルコール(飲酒)：相互に中枢神経抑制作用増強→減量等慎重に 2)エピネフリン(ボスミン)の作用逆転させ，重篤な血圧降下(本剤のα遮断作用により，β刺激作用が優位となるため) 3)QT延長を起こすことが知られている薬剤(チオリダジン，イミプラミン，ピモジド等)：QT延長，心室性不整脈等の重篤な副作用(併用により作用増強) 4)ドパミン作動薬⇒HP参照(350頁)
【慎重】 1)心・血管疾患，低血圧又はそれらの疑い(一過性の血圧下降) 2)QT延長(悪化) 3)QT延長を起こしやすい(発現のおそれ)a)著明な徐脈　b)低K血症等　4)てんかん等の痙攣性疾患又はこれらの既往歴(痙攣閾値低下) 5)自殺企図の既往及び自殺念慮(悪化) 6)うつ状態(鎮静作用により躁うつ病患者ではうつ転しやすい) 7)甲状腺機能亢進状態(錐体外路症状起こりやすい) 8)肝障害(副作用強い出現) 9)腎障害(高い血中濃度持続) 10)高齢者 11)脱水・栄養不良状態等を伴う身体的疲弊〔悪性症候群(Syndrome malin)〕 12)褐色細胞腫の疑い〔類似化合物(スルピリド)で急激な昇圧発作の報告〕
【動態】 Tmax：1.4～1.7時間　T½：3.6時間　排泄：72時間，未変化体88％，代謝物4％尿中排泄　母乳中移行：動物で移行あり
【注意】 ❶眠気等→運転等注意 ②制吐作用を有するため，他の薬剤に基づく中毒，腸閉塞，脳腫瘍等による嘔吐症状を不顕性化することあり注意 ③治療中，原因不明の突然死の報告
児未確立 妊有益のみ(未確立) 授乳婦授乳回避(動物で移行) 高齢慎重に(過剰鎮静，錐体外路症状等出現→少量から開始等)
【過量投与】 徴候・症状：発熱，意識障害，頸部及び上下肢の筋硬直，心電図異常(torsades de pointes) 処置：投与中止し，対症療法
【副作用】〈重大〉1)悪性症候群(Syndrome malin)(0.1～5％未満)⇒HP参照(350頁) 2)麻痺性イレウス(0.1～5％未満)⇒HP参照(350頁) 3)痙攣(0.1～5％未満)→中止 4)遅発性ジスキネジア(0.1％未満)(長期投与：口周部等の不随意運動)→中止後も持続あり 5)QT延長，心室頻拍(torsades de pointesを含む)→中止し処置 〈その他〉1)循環器(頻脈，動悸，血圧下降，血圧上昇，徐脈，顔面紅潮，心電図変化等)→慎重に，異常認められたら減量又は休薬 2)肝障害(肝障害等)→中止 3)錐体外路症状⇒HP参照(350頁) 4)眼(眼の調節障害，羞明，散瞳等) 5)皮膚(発疹，瘙痒感等)→中止 6)血液(貧血，白血球減少あるいは増加，顆粒球増加等) 7)消化器(便秘，悪心・嘔吐，食欲不振，口渇，下痢，食欲亢進，胃症状(胸やけ，胃部不快感等)，吐血，腹痛，鼓腸，口内炎等) 8)内分泌(月経異常，乳汁分泌，女性化乳房，射精不能等) 9)精神神経(眠気・傾眠，不眠，不安・焦燥，うつ状態，過剰鎮静，脱力・倦怠感，意欲減退・無力症，頭

I．抗精神病薬

痛・頭重，衝動行為，意識障害，四肢しびれ感，めまい・ふらつき，立ちくらみ，健忘，知覚異常，眼瞼下垂，自殺企図，せん妄等）10）その他(体重増加，排尿障害，体重減少，胸部痛・苦悶感，鼻閉，頻尿，浮腫，呼吸困難，腰痛，貧血，CK上昇，尿失禁，発汗，発熱，流涙，失神）
【規制】劇 指定 処方せん

D群：持効型抗精神病薬

4週持効型

■デカン酸ハロペリドール
haloperidol decanoate　　　　　　　　1179

ネオペリドール Neoperidol(J＆J-ヤンセン)
ハロマンス Halomonth(ヤンセン-大日本住友)
注：50・100 mg/1 mL/A

1回 50〜150 mg（ハロペリドールとして）
4週間隔で筋注（深部に注射）
＊投薬量，注射間隔は症状に応じて適宜増減並びに間隔を調節
＊可能な限り少量から始める（経口ハロペリドールの1日量の10〜15倍を目安）
＊初回用量は 100 mg を超えない

【禁忌】⇒HP参照(350頁)
【作用】本剤はそれ自体活性をもたず，かつ，血液-脳関門を通過しない．筋肉内投与で徐々に放出され，末梢組織で緩徐に加水分解を受けて，ハロペリドールに変換される．そして，中枢神経系におけるドパミン作動系，ノルエピネフリン作動系等に対する抑制作用によって効果を発現する
【適応】統合失調症
【相互】〈併用禁忌〉⇒HP参照(350頁) 〈併用注意〉⇒HP参照(350頁) 飲食物
【慎重】⇒HP1)〜5)，7)〜9)参照(350頁)
【動態】Tmax：7〜11日　T½：12.7日(10 mg, 筋注, 健康成人) Tmax：5〜14日　T½：27.2日(100 mg, 筋注, 患者)　尿中排泄：14日間(筋注, 10 mg, 健康成人) 蛋白結合率：90.9％　4週1回投与すると12〜20週で定常状態に達する
【注意】〈用法・用量〉増量する場合には慎重に〔急激な増量により悪性症候群(Syndrome malin)〕〈基本〉①抗精神病薬の長期投与が必要な慢性精神病患者に使用．過去の治療で抗精神病薬の投与により症状が安定した患者で，現在，ハロペリドール以外を使用している場合は，ハロペリドールに対する予期せぬ副作用が起こりうるので，経口ハロペリドール製剤を投与後，本剤に切り替える　②持効性製剤であることを考慮して低用量から投与し，投与初期に用量不足による精神症状の再発→原則として本剤以外のハロペリドール製剤を追加　③持効性製剤であり，直ちに薬物を体外に排除する方法がない．副作用発現時の処置，過量投与等に留意 ❹眠気等→運転等注意 ⑤制吐作用を

有するため，他剤に基づく中毒，腸閉塞，脳腫瘍等による嘔吐を不顕性化することあり注意 〈その他〉①治療中，原因不明の突然死の報告 ②寒冷時，白色の析出物を生ずることがあるが，室温放置あるいは微温湯又は掌中での加温により，透明に溶解する
児 未確立　妊 禁忌(動物で胎仔死亡率，新生仔死亡率の増加，ハロペリドールで催奇形性等報告) 授乳婦 授乳中止(動物で移行，ハロペリドールで母乳中移行) 高齢 慎重に(錐体外路症状等の副作用が多い→少量から投与)
【過量投与】症状：低血圧，過度の鎮静，重症の錐体外路症状(筋強剛，振戦，ジストニア症状)等，呼吸抑制及び低血圧を伴う昏睡状態や心電図異常(torsades de pointesを含む)　処置：特異的解毒剤ないので支持・対症療法〔呼吸抑制：気道確保，人工呼吸等．低血圧や循環虚脱が現れた場合：輸液，血漿，アルブミン製剤，ノルアドレナリン等の昇圧薬(アドレナリン禁忌)投与により血圧確保等．QT延長，不整脈等の心電図異常に注意．重症の錐体外路症状には，抗パーキンソン薬投与〕
【副作用】〈重大〉1)悪性症候群(Syndrome malin)：(0.1％未満)⇒HP参照(350頁) 2)麻痺性イレウス：(0.1％未満)⇒HP参照(350頁) 3)遅発性ジスキネジア(0.1％未満)⇒HP参照(350頁) 〈重大(類薬)〉1)心室頻脈(torsades de pointesを含む)(ハロペリドール等で報告)→減量又は中止等処置 2)抗利尿ホルモン不適合分泌症候群(SIADH)⇒HP参照(350頁) 3)無顆粒球症⇒HP参照(350頁) 4)横紋筋融解症⇒HP参照(350頁) 〈その他〉1)循環器〔動悸，頻脈，血圧低下，徐脈，胸内苦悶感，血圧上昇，心電図異常(心室性期外収縮，心房性期外収縮等)〕→減量又は中止 2)肝臓〔肝障害(AST・ALT・γ-GTP・Al-P・LDH・ビリルビン等上昇)〕→中止し，処置 3)錐体外路症状⇒HP参照(350頁) 4)眼(眼の調節障害) 5)過敏症(発疹)→中止し，処置 6)血液(白血球・顆粒球の増加，白血球減少，貧血，赤沈の亢進) 7)消化器(食欲不振，口渇，悪心・嘔吐，下痢，便秘，下血，腹痛，食欲亢進，腹部膨満感) 8)内分泌(体重増加，体重減少，月経異常，乳汁分泌，インポテンツ) 9)呼吸器(喉頭攣縮，呼吸困難)→中止し，処置 10)精神神経(不安・焦燥感，興奮・易刺激性，頭痛・頭重，睡眠障害，眠気，抑うつ，脳波異常，緊張，離人感，意識障害) 11)注射部位(発赤，腫脹，疼痛，硬結等) 12)その他(脱力感・倦怠感，めまい・ふらつき・立ちくらみ，発汗，発熱，鼻閉，排尿障害，のぼせ，浮腫，CK上昇，高脂血症，BUNの上昇，血糖の陽性化)
【保存】遮光　【規制】劇 指定 処方せん

■デカン酸フルフェナジン
fluphenazine decanoate　　　　　　　1172

フルデカシン Fludecasin(田辺三菱)
注：25 mg/1 mL/V　筋注キット：25 mg

1回 12.5〜75 mg　4週間隔で筋注
＊薬量及び注射間隔は病状又は本剤による随伴症状の程度に応じ適宜増減並びに間隔を調節
＊初回用量は可能な限り少量より始め，50 mgを超えないものとする

【禁忌】 1)昏睡状態(悪化) 2)バルビツール酸誘導体・麻酔薬等の中枢神経抑制薬の強い影響下(中枢神経抑制作用延長,増強) 3)重症の心不全(悪化) 4)パーキンソン病(悪化) 5)フェノチアジン系化合物及びその類似化合物に対し過敏症の既往歴 6)アドレナリン投与 7)妊婦,又は妊娠の可能性 〈原則禁忌〉⇒CP参照(355頁)
【作用】 筋注後緩徐に血中へ移行し,移行後は速やかに加水分解されてフルフェナジンとなる.フルフェナジンの作用機序は中枢神経におけるドパミン作動性,ノルエピネフリン作動性神経等に対する抑制作用による
【適応】 統合失調症
【相互】 本剤は主としてCYP2D6で代謝 〈併用禁忌〉⇒HP参照(350頁) 〈併用注意〉1)中枢神経抑制薬⇒CP参照(355頁) 2)降圧薬:相互に降圧作用増強(起立性低血圧等)→減量等慎重に 3)アトロピン様作用を有する薬剤:相互にアトロピン様作用増強(口渇,眼圧上昇,排尿障害,頻脈,腸管麻痺等)→減量等慎重に 4)アルコール⇒CP参照(355頁) 5)メトクロプラミド,ドンペリドン⇒HP参照(350頁) 6)リチウム⇒HP参照(350頁) 7)ドパミン作動薬⇒HP参照(350頁) 〈接触注意〉有機リン殺虫剤:相互に作用増強(縮瞳,徐脈等) 〔飲食物〕
【慎重】 1)肝障害又は血液障害の既往 2)褐色細胞腫,動脈硬化症あるいは心疾患の疑い(急激な血圧変動) 3)重症喘息,肺気腫,呼吸器感染症等(呼吸抑制) 4)てんかん等の痙攣性疾患又はこれらの既往歴(痙攣閾値低下) 5)薬物過敏症 6)脱水・栄養不良状態等を伴う身体的疲弊(悪性症候群(Syndrome malin)) 7)高齢者 8)高温環境(体温調節中枢抑制,環境温度に影響)
【動態】 (25 mg 1回筋注) 血中濃度:1回目以降0.12〜0.64 ng/mL 投与後28日目には0.15〜0.21 ng/mL 代謝・排泄:エステラーゼによりフルフェナジンに変換後,肝臓で代謝され主として糞中に排泄.累積尿糞中回収率(30日間)は10〜23% CYPの分子種:CYP2D6
【注意】 〈投与前〉抗精神病薬の長期投与が必要な慢性精神病患者に使用.過去の治療で抗精神病薬の投与により症状が安定した患者に投与が望ましい 〈投与時〉①投与にあたっては,本剤が持続性製剤であることを考慮して,初回用量は患者の既往歴,病状,過去の抗精神病薬への反応に基づいて決める.複数の抗精神病薬を用いている場合は可能な限り整理した後低用量より開始,必要に応じ漸増,投与初期の用量不足による精神症状の発現には本剤以外の薬の追加が望ましい,次回投与時にはその間の十分な臨床観察を参考に用量調節 ②副作用の種類はフルフェナジン製剤のそれと同様のものであるが,本剤が持続性製剤であり,直ちに薬物を体外に排除する方法がないため,副作用の予防,副作用発現時の処置,過量投与等について十分留意する,悪性症候群(Syndrome malin)や重篤な錐体外路症状に対しては抗パーキンソン薬等による対症療法を速やかに行う b)誤用等による過量投与により呼吸抑制,血圧低下,過度の鎮静等が生じた場合には,気道の確保,人工呼吸,輸液,血漿製剤・アルブミン製剤・ノルエピネフリン等の昇圧剤(エピネフリンは禁忌)等による血圧の確保等の処置 ❸眠気等→運転等注意 ④制吐作用を有するため,他の薬剤に基づく中毒,腸閉塞,脳腫瘍等による嘔吐症状を不顕性化することあり注意 ⑤筋注により局所の硬結,疼痛,発赤,腫脹等 ⑥筋注のみ,深部に注射 〈その他〉①治療中,原因不明の突然死の報告 ②冷蔵庫又は約10℃以下に保存するとデカン酸フルフェナジンの結晶が一部析出し,更にゴマ油が一部固体油を析出するた

め混濁するが,15℃以上に放置すると速やかに再溶解し澄明となる
〔児〕未確立 〔妊〕禁忌(動物で死産児増加) 〔授乳婦〕授乳中止(動物で移行) 〔高齢〕慎重に(錐体外路症状等が起こりやすい)
【過量投与】 徴候・症状:呼吸抑制,血圧低下,過度の鎮静等 治療:気道確保,人工呼吸,輸液・血漿製剤・アルブミン製剤・ノルエピネフリン等の昇圧薬(エピネフリン禁忌)等による血圧確保等の処置
【副作用】〈重大〉1)悪性症候群(Syndrome malin):(0.1%未満)⇒HP参照(350頁) 2)麻痺性イレウス(0.1%未満)⇒HP参照(350頁) 3)抗利尿ホルモン不適合分泌症候群(SIADH)⇒HP参照(350頁) 4)遅発性ジスキネジア⇒HP参照(350頁) 〈重大(外国)〉1)突然死⇒レボメプロマジン参照(356頁) 2)再生不良性貧血〔他のフェノチアジン系(クロルプロマジン)で,再生不良性貧血の報告〕→減量又は中止 3)眼障害〔他のフェノチアジン系(クロルプロマジン)の長期又は大量投与:角膜・水晶体の混濁,網膜・角膜の色素沈着の報告〕 4)SLE様症状〔他のフェノチアジン系(クロルプロマジン)で,SLE様症状の報告〕〈その他〉1)循環器(脈拍上昇,血圧低下,頻脈,心悸亢進,心電図異常) 2)肝臓(ビリルビン,AST,ALT,Al-P,LDH,γ-GTP,A/G比上昇,総蛋白減少,アルブミン減少)→中止等処置 3)錐体外路症状⇒HP参照(350頁) 4)眼(視覚障害) 5)過敏症(発疹,光線過敏症)→中止 6)血液(リンパ球減少,単球減少,血小板減少,血小板減少性紫斑病→中止等処置,貧血,顆粒球減少) 7)消化器(便秘,口渇,悪心・嘔吐,腹部膨満,食欲亢進等) 8)内分泌(月経異常,射精不能,体重増加,体重減少) 9)精神神経(不眠,不安,易刺激,眠気,眩暈,頭痛,興奮,抑うつ,昏迷,焦燥感) 10)その他(BUN上昇,倦怠感,鼻閉,脱力感,発熱,CK上昇,脱毛,発汗,集中力障害,痙攣)
【保存】遮光 【規制】劇指定 処方せん

II. 抗うつ薬・気分安定薬・精神刺激薬

(注意:イミプラミン⇒IMI,アミトリプチリン⇒AMI,ハロペリドール⇒HP,クロルプロマジン⇒CPと略す)

抗うつ薬

モノアミン再取り込み阻害薬

A. 選択的セロトニン再取り込み阻害薬(SSRI)

■ **マレイン酸フルボキサミン**
fluvoxamine maleate　　　　　　　　1179

デプロメール Depromel(明治製菓)
ルボックス Luvox(ソルベイ-アステラス)

錠：25・50 mg

初期用量：1日50 mg　分2
1日150 mg　分2まで増量
＊必要最小限となるよう患者毎に慎重に調節

【禁忌】 1)本剤の成分に過敏症の既往歴　2)MAO阻害剤（選択的B型MAO阻害剤（塩酸セレギリン）を含む）を投与中　3)チオリダジン，ピモジド，塩酸チザニジン投与中　〈原則禁忌〉シサプリドを投与中〔併用によりQT延長，心室性不整脈等の可能性〕→治療上やむを得ないと判断された場合にのみ慎重に
【作用】　本剤はセロトニンの再取り込みを選択的に阻害する．ノルアドレナリン及びドパミン取り込み阻害に対する選択性をIC_{50}の比で表すとそれぞれ130及び160と，他の六リガンドに明確に異なっている（ラット脳シナプトソーム）．なお，各種神経伝達物質受容体にはほとんど親和性を示さず，MAO阻害作用も示さなかった
適応　うつ病及びうつ状態，強迫性障害，社会不安障害
注意　1)24歳未満の患者に投与する際はリスクとベネフィットを考慮　2)社会不安障害の診断はDSM-IVに基づき慎重に
【相互】　本剤の代謝にはCYP2D6が関与．CYP1A2,3A4,2D6,2C19を阻害し，特にCYP1A2の阻害作用は強いと考えられる　〈併用禁忌〉1)MAO阻害薬〔選択的B型MAO阻害薬（塩酸セレギリン）を含む〕：相互に作用増強（発現機序不明）→MAO阻害剤の中止後本剤を投与する場合は2週間以上の間隔をあけること．又，本剤投与後MAO阻害薬に切り替える場合は少なくとも1週間以上の間隔をあけること．本剤の類薬とMAO阻害薬との併用によりセロトニン症候群出現の報告（外国）あり　2)チオリダジン（メレリル），ピモジド（オーラップ）の血中濃度上昇及び半減期延長によりQT延長，心室性不整脈（torsades de pointesを含む）等の心血管系の副作用発現（肝臓で酸化的に代謝されるこれらの薬剤の代謝を阻害し血中濃度を上昇させると推察）　3)塩酸チザニジン（テルネリン）の血中濃度が上昇した半減期が延長，著しい血圧低下等の副作用の発現（肝臓で酸化的に代謝されるこれらの薬剤の代謝を阻害し血中濃度を上昇させると推察）　〈原則併用禁忌〉シサプリドの血中濃度上昇の可能性，QT延長，心室性不整脈等出現のおそれ（肝臓で酸化的に代謝されるシサプリドの代謝を阻害し血中濃度を上昇させると推察）→やむを得ず併用する場合は，定期的に心機能検査等を実施，異常が認められた場合は直ちに中止　〈併用注意〉1)炭酸リチウム：相互に作用増強（発現機序不明）→炭酸リチウムの用量を減量等注意．併用によりセロトニン症候群発現の報告　2)L-トリプトファンを含有（アミノ酸製剤，経腸成分栄養剤等）：L-トリプトファンはセロトニンの前駆物質であるため脳内セロトニン濃度が高まりセロトニン症候群のおそれ　3)セロトニン作用薬〔トリプタン系薬剤（コハク酸スマトリプタン等）〕，SSRI，トラマドール：セロトニン作用増強（共にセロトニン作用を有する）→注意．セロトニン症候群発現のおそれ　4)抗てんかん薬（フェニトイン，カルバマゼピン），三環系抗うつ薬（塩酸イミプラミン，塩酸アミトリプチリン，塩酸クロミプラミン），ベンゾジアゼピン系薬剤（アルプラゾラム，ブロマゼパム，ジアゼパム等），オランザピン，塩酸メキシレチンの血中濃度上昇（肝臓で酸化的に代謝されるこれらの薬剤の代謝を阻害し血中濃度上昇，血中半減期延長，又はAUCを増加）→これらの薬剤の用量を減量等注意　5)β遮断薬（塩酸プロプラノロール）の血中濃度上昇によると考えられる徐脈，低血圧等が報告（肝臓で酸化的に代謝されるこれらの薬剤の代謝を阻害し血中濃度上昇，血中半減期延長，又はAUCを増加）→注意　6)キサンチン系気管支拡張薬（テオフィリン）のクリアランスを1/3に低下させる→テオフィリンの用量を1/3に減量等注意．併用により，めまい，傾眠，不整脈等の報告（肝臓で酸化的に代謝されるこれらの薬剤の代謝を阻害し血中濃度上昇，血中半減期延長，又はAUCを増加）　7)シクロスポリンの血中濃度上昇が報告（肝臓で酸化的に代謝されるシクロスポリンの代謝を阻害し血中濃度上昇，血中半減期延長，又はAUCを増加）→注意　8)クマリン系抗血液凝固薬（ワルファリン）の血中濃度上昇が報告（肝臓で酸化的に代謝されるワルファリンの代謝を阻害し血中濃度上昇，血中半減期延長，又はAUCを増加）→プロトロンビン時間を測定，ワルファリンの用量調節等注意　9)出血傾向が増強する薬剤（非定型抗精神病薬，フェノチアジン系薬剤，三環系抗うつ薬，アスピリン等のNSAIDs，ワルファリンカリウム等）：血小板凝集が阻害され出血傾向増強，皮膚の異常出血（斑状出血，紫斑等），出血症状（胃腸出血等）が報告　10)アルコール（飲酒）：本剤服用中は飲酒回避が望ましい（相互作用は認められていないが，他の抗うつ剤で作用増強が報告）
【慎重】　1)肝障害（AUC増大又は半減期延長）　2)重篤な腎障害（排泄遅延）　3)てんかんの痙攣性疾患又はこれらの既往歴（痙攣誘発）　4)自殺念慮・自殺企図の既往，自殺念慮のある患者（自殺念慮，自殺企図のおそれ）　5)躁うつ病患者（躁転，自殺企図出現）　6)脳の器質障害又は統合失調症の素因のある患者（精神症状増悪）　7)心疾患（房室ブロック，心室頻拍等の報告）　8)出血性疾患の既往または出血性素因（出血傾向増強）　9)高齢者　10)小児
【動態】　（健康成人男子6名に1回25～200 mg単回経口投与）Tmax：約4～5 hr後，T½：約9～14 hr，（健康成人男子5名に75 mgを1日1回反復経口投与）投与3日目でほぼ定常状態　蛋白結合（平衡透析法）（外国人データ）：0.1μg/mLと0.5μg/mLの濃度で約81%（in vitro）　代謝・排泄：肝臓で酸化的に脱メチル化されて薬理活性を持たない代謝物となり，尿中に排泄
【注意】〈基本〉❶眠気，意識レベルの低下，意識消失等の意識障害→運転等注意　❷うつ症状を呈する患者は希死念慮あり→自殺企図のおそれ注意．投与開始早期・用量変更時は観察．新たな自傷，気分変動，アカシジア等の情動不安定の発現，もしくは増悪が観察された場合は服薬量を増量せず徐々に減量し中止する等処置　❸自殺目的での過量服用を防ぐため1回分の処方を最低限にとどめる　❹家族等に自殺念慮・自殺企図のリスクについて十分に説明し，医師と緊密に連絡を取り合うよう指導　⑤投与量の急激な減少・中止により，頭痛，嘔気，めまい，不安感，不眠，集中力低下等→徐々に減量等慎重に　〈適用上〉①海外で本剤を含むうつ剤で24歳以下では自殺念慮や自殺企図のリスクが高かった試験結果あり．なお25歳以上ではリスク上昇は認められず65歳以上では減少した　❷服用時：十分な水とともに服用し，かみ砕かないよう指導（かみ砕くと苦みがあり，舌のしびれ等が発現）　〈その他〉①サルを用いた身体依存性及び精神依存性試験の結果，依存性は認められなかった．しかし，誤用，気分転換等の使用を防止するため，本剤の誤用あるいは乱用の徴候について観察を十分に行うことが望ましい　②自殺，心筋梗塞，AV

ブロック，動脈瘤，肺塞栓症・肺炎・出血性胸膜炎等の呼吸器系障害，再生不良性貧血，脳内出血，肺高血圧症，低Na血症，腫瘍又はがん，膵炎，糖尿病による死亡例が報告（因果関係不明）　③国内臨床試験における副作用として嘔気・悪心が11.8％に認められたが，その半数は服用の中止又は減量を要さず，服用を継続するうちに消失→特別の対症療法は定まっていないが，ドンペリドンやメトクロプラミド等嘔気に対して汎用される薬剤により症状が消失した例も報告

[小児] 未確立（低出生体重児，新生児，乳児，幼児又は小児）（使用経験がないまたは少ない）　類薬で海外で7〜18歳の大うつ病障害を対象とした試験で有効性が確認できなかった．海外で強迫性障害の小児にSSRI投与下で食欲低下，体重減少・増加の報告→長期に服用の場合は身長・体重の観察　[妊] 回避（安全性未確立．新生児に呼吸困難，振戦，筋緊張，痙攣等，離脱症状が報告→投与中に妊娠が判明した場合は投与中止が望ましい．海外疫学調査では妊娠20週以降にSSRIを投与された新生児に新生児遷延性肺高血圧症のリスク増の報告　[授乳婦] 回避→やむを得ず投与する場合は授乳回避（ヒト母乳中へ移行が報告）　[高齢] 慎重に（主として肝臓で代謝，肝機能低下が多く高い血中濃度持続し，出血傾向の増強等）→増量に際しては用量等に注意．SIADHは主に高齢者で報告されているので注意．因果関係は不明であるが心疾患のある高齢者で房室ブロック，心室頻拍等の報告

【過量投与】徴候・症状：特徴的な症状は，悪心・嘔吐，下痢等の胃腸症状，眠気及びめまい．その他に頻脈・徐脈・低血圧等の循環器症状，肝機能障害，痙攣及び昏睡がみられる　処置：特異的な解毒剤は知られていない．直ちに胃洗浄を行い対症療法実施．活性炭投与が推奨．強制排尿や透析はほとんど無効

【副作用】【重大】1)痙攣，せん妄，錯乱，幻覚，妄想(0.1〜5%未満)→中止し，処置　2)意識障害(意識レベルの低下，意識消失等)→中止し，処置　3)ショック，アナフィラキシー様症状→中止し，処置　4)セロトニン症候群(錯乱，発熱，ミオクローヌス，振戦，協調異常，発汗等の副作用発現)→中止し，水分補給等の全身管理とともに処置．なお，セロトニン作用薬との併用において昏睡状態となり急性腎不全へと移行し死亡した例が報告　5)悪性症候群(Syndrome malin)〔向精神薬(抗精神病薬，抗うつ薬)との併用により悪性症候群出現あり．⇨HP参照(350頁)　6)白血球減少，血小板減少(血液検査等で観察)→中止し処置　7)肝機能障害，黄疸(AST，ALT，γ-GTP，総ビリルビン等の上昇，黄疸)→中止し処置　8)抗利尿ホルモン不適合分泌症候群(SIADH)⇨HP参照(350頁)　〈その他〉1)精神神経(眠気，めまい・ふらつき・立ちくらみ，振戦・アカシジア様症状・顎の不随意運動・開口障害・筋肉の痙攣等の錐体外路障害，頭痛，不眠，頭がボーッとする，ぼんやり，集中力低下，記憶減退，動作緩慢，あくび，圧迫感，抑うつ感，神経過敏，焦燥感，不安感，躁転，気分高揚，舌麻痺，言語障害，口渇，発汗，不眠，知覚異常，異常感覚・冷感，激越，性欲障害)→中止等処置　2)循環器(頻脈，動悸，血圧上昇，低血圧，起立性低血圧，徐脈)→中止等処置　3)過敏症(発疹，蕁麻疹，湿疹，瘙痒感，光線過敏性症状)→中止し等処置　4)血液(白血球減少，ヘモグロビン減少，紫斑，胃腸出血，斑状出血等の異常出血，貧血)→中止等処置　5)肝臓(AST・ALT・γ-GTP・LDH・Al-P上昇等の肝機能障害)→中止等処置　6)消化器(嘔気・悪心，口渇，便秘，嘔吐，下痢，腹痛，腹部膨

満感，食欲不振，消化不良，空腹感，口腔内粘膜腫脹)→中止等処置　7)泌尿器(排尿困難，排尿障害，頻尿，乏尿，BUN上昇，尿蛋白陽性，尿失禁，尿閉)→中止等処置　8)血清電解質(血清K上昇あるいは低下，血中Na低下，低Na血症)→中止等処置　9)その他(倦怠感，脱力感，下肢の虚脱，息切れ，胸痛，熱感，ほてり，灼熱感，発汗，視調節障害，眼痛，眼圧迫感，眼がチカチカする，耳鳴，鼻閉，苦味，歯がカチカチする，体重増加，脱毛，CK上昇，血清鉄上昇あるいは低下，乳汁漏出，月経異常，勃起障害・射精障害等の性機能異常，関節痛，筋肉痛，浮腫，発熱，しゃっくり，味覚異常)→中止等処置

【規制】[指定][処方せん]

■ 塩酸パロキセチン水和物
paroxetine hydrochloride hydrate　　　　1179

パキシル Paxil(gsk)
錠：10・20 mg

（うつ病・うつ状態）
1日1回20〜40 mg　夕食後
＊投与は1回10〜20 mgより開始し，原則として1週毎に10 mg/日ずつ増量
＊1日40 mgを超えない範囲で増減

（パニック障害）1日1回30 mg　夕食後
＊投与は1回10 mgより開始し，原則として1週毎に10 mg/日ずつ増量

（強迫性障害）1日1回40 mg　夕食後
＊投与は1回20 mgより開始し，原則として1週毎に10 mg/日ずつ増量
＊1日50 mgを超えない範囲で増減

警告!!　海外で7〜18歳の大うつ病を対象としたプラセボ対照試験において有効性が確認できなかった報告あり．自殺に関するリスクが増大するとの報告もあり，本剤を18歳未満の大うつ病患者に投与する場合には適応を慎重に検討

【禁忌】1)本剤の成分に過敏症の既往歴　2)MAO阻害薬を投与中あるいは投与中止後2週間以内　3)塩酸チオリダジンを投与中　4)ピモジドを投与中

【作用】選択的なセロトニン(5-HT)取り込み阻害作用を示し，神経間隙内の5-HT濃度を上昇させ，反復経口投与によって5-HT$_{2C}$受容体のdown-regulationを誘発することにより，抗うつ作用及び抗不安作用を示すと考えられている

【適応】うつ病・うつ状態，パニック障害，強迫性障害
【注意】⇨IMI参照(375頁)

【相互】本剤は主としてCYP2D6で代謝．またCYP2D6の阻害作用を持つ　〈併用禁忌〉1)MAO阻害薬(塩酸セレギリン)：脳内セロトニン濃度が高まると考えられており，セロトニン症候群が現れることあり→MAO阻害薬投与中あるいは投与中止後2週間以内の患者には投与禁忌．又，本剤の投与中止後2週間以内にMAO阻害薬の投与を開始しないこと　2)塩酸チオリダジン(メレリル)：

II. 抗うつ薬・気分安定薬・精神刺激薬

本剤がCYP2D6を阻害することにより、チオリダジンの血中濃度上昇あり→QT延長、心室性不整脈(torsades de pointesを含む)等の重篤な心臓血管系の副作用のおそれ 3)ピモジド(オーラップ)との併用でピモジドの血中濃度上昇の報告→QT延長、心室性不整脈(torsades de pointes含む)等の重篤な心臓血管系の副作用のおそれ 〈併用注意〉1)セロトニン作用薬(炭酸リチウム、SSRI、トリプタン系薬剤、セロトニン前駆物質(L-トリプトファン、5-ヒドロキシトリプトファン含有製剤・食品)、トラマドール、リネゾリド、セイヨウオトギリソウ含有食品等相互にセロトニン作用増強→セロトニン症候群) 2)フェノチアジン系抗精神病薬(ペルフェナジン)、リスペリドン:併用で悪性症候群(Syndrome malin)が現れるおそれ、これらの作用が増強され、過鎮静・錐体外路症状等の発現が報告(本剤がCYP2D6を阻害→血中濃度上昇:約6倍の増加報告) 3)三環系抗うつ薬(塩酸アミトリプチリン、塩酸ノルトリプチリン、塩酸イミプラミン)の作用増強あり(本剤がCYP2D6を阻害→血中濃度上昇:イミプラミンのAUCが約1.7倍の増加報告) 4)抗不整脈剤(塩酸プロパフェノン、酢酸フレカイニド)、β遮断薬(マレイン酸チモロール)の作用増強あり(本剤がCYP2D6を阻害→血中濃度上昇) 5)酒石酸メトプロロールとの併用により、重度の血圧低下あり[本剤がCYP2D6を阻害→メトプロロールの(S)-体及び(R)-体のT½がそれぞれ約2.1及び2.5倍、AUCがそれぞれ約5及び8倍増加の報告] 6)キニジン、シメチジンの肝薬物代謝酵素阻害作用で、本剤の血中濃度が上昇→作用が増強(本剤の血中濃度が約50%増加の報告) 7)フェニトイン、フェノバルビタール、カルバマゼピン、リファンピシンの肝薬物代謝酵素誘導作用により、本剤の血中濃度が低下→作用が減弱(本剤のAUC及びT½がそれぞれ平均25及び38%減少の報告) 8)ホスアンプレナビルとリトナビルの併用時:作用減弱(血中濃度が約60%減少の報告) 9)ワルファリンの作用増強のおそれ(他の抗うつ薬で報告) 10)ジゴキシンの作用減弱のおそれ(ジゴキシンの血中濃度の低下あり) 11)止血・血液凝固を阻害する薬剤(NSAIDs、アスピリン、ワルファリン等)、出血症状の報告のある薬剤(フェノチアジン系、非定型抗精神病薬、三環系抗うつ薬)→出血傾向増強 12)アルコール(飲酒):他の抗うつ薬で作用の増強の報告→回避 【慎重】 1)躁病の既往歴(躁転が現れることあり) 2)自殺念慮・自殺企図の既往、自殺念慮のある患者 3)てんかんの既往歴(てんかん発作) 4)緑内障(散瞳) 5)抗精神病剤を投与中〔悪性症候群(Syndrome malin)〕 6)高齢者 7)出血性の危険性を高める薬剤を併用している患者、出血傾向又は出血性素因のある患者(皮膚・粘膜出血の報告) 【動態】 血中濃度:(健康成人20 mg単回経口) Cmax:6.48±4.10 ng/mL Tmax:5.05±1.22時間 T½:14.35±10.99時間 食事の影響はないと考えられている 排泄:(外国)30 mg単回経口)投与後168時間以内に投与量の約64%が尿中にほとんど代謝物として排泄され、糞中には約35%排泄 腎機能障害時:(外国)高度の腎機能障害(Ccr<30 mL/分未満)において、血漿中濃度の上昇及びAUCの増大あり 肝機能障害時:(外国)T½の延長及びAUCの増大あり 【注意】〈用法・用量〉肝障害、高度の腎障害のある患者では、血中濃度の上昇あり→増量が必要な場合は、最小限にとどめること 〈基本〉❶眠気、めまい等→運転等注意 ②うつ病・うつ状態の患者は自殺企図のおそれあり。特に治療開始早期・用量変更時は注意深く観察。新たな自傷、気分変動、アカシジア、精神運動不安等の発現、増悪が見られた場合は服薬量を増量せず徐々に減量し中止する等処置。うつ病・うつ状態以外で本剤適応となる精神疾患においても自殺企図:うつ病・うつ状態を伴うことあり→注意深く観察しながら投与 ③若年成人(特に大うつ病患者)において投与中に自殺行動(自殺既遂、自殺企図)のリスクが高くなる可能性が報告されているため注意深く観察 ④自殺目的の過量服用を防ぐため1回分の処方は最低限にとどめる ❺家族等に自殺念慮・自殺企図のリスクについて十分に説明し、医師と緊密に連絡を取り合うよう指導 ⑥大うつ病エピソードは双極性障害の初発症状である可能性があり、抗うつ剤単剤で治療した場合、躁転や病相の不安定を招く→双極性障害を適切に鑑別 ⑦投与中止(特に突然の中止)により、めまい、知覚障害(錯感覚、電気ショック様感覚等)、睡眠障害(悪夢含む)、不安、焦燥、興奮、嘔気、振戦、錯乱、発汗、頭痛、下痢等:投与中止後数日以内に現れ軽症から中等症で2週間ほどで軽快するが、患者によっては重症であったり回復まで2,3カ月要する場合のあり。薬物依存によるものではないと考えられている→a)突然の中止回避、数週間から数カ月かけて徐々に減量 b)減量または中止後に耐えられない症状が発現した場合は中止前の用量で投与を再開し、より緩やかに減量 c)患者の判断で服用中止しないよう服薬指導。飲み忘れでめまい、知覚障害等あり→必ず指定通り服用するよう指導 ⑧本剤を投与された婦人が出産した新生児では先天異常のリスクが増大するとの報告→妊婦、妊娠の可能性のある女性には有益性が危険性を上回ると判断される場合以外は投与しない 〈その他〉①海外で実施された大うつ病性障害等の精神疾患を有する患者を含む複数の抗うつ剤の短期プラセボ対照臨床試験の検討結果において、24歳以下の患者では、自殺念慮や自殺企図の発現のリスクが抗うつ剤投与群でプラセボ群と比較して高かった。なお、25歳以上の患者における自殺念慮や自殺企図の発現のリスクの上昇は認められず、65歳以上においてはそのリスクが減少した ②海外で大うつ病患者において、プラセボと比して自殺企図が有意に高かった ③うつ症状を呈する患者は自殺企図のおそれがあるので注意深く観察しながら投与 児未確立。海外で実施した7〜18歳の大うつ病性障害患者を対象とした臨床試験において本剤の有効性が確認できなかった。7〜18歳の大うつ病性障害、強迫性障害、社会不安障害患者を対象とした臨床試験を集計した結果、2%以上・プラセボの2倍以上の有害事象は以下のとおり:本剤投与中:食欲減退、振戦、発汗、運動過多、敵意、激越、情動不安定(泣き、気分変動、自傷、自殺念慮、自殺企図等:自殺念慮・自殺企図は12〜18歳の大うつ病で観察。敵意(攻撃性、敵対的行為、怒り等)は主に強迫性障害又は12歳未満で観察)本剤減量中・中止後:神経過敏、めまい、嘔気、情動不安定、腹痛 妊 有益のみ(未確立)投与中に妊娠が判明した場合は投与継続が治療と妥当と判断される場合以外は投与を中止するか代替治療を実施(新生児で先天異常、特に心血管系異常のリスクが増加) 妊娠末期:出産後新生児に呼吸抑制、無呼吸、チアノーゼ、多呼吸、てんかん様発作、振戦、筋緊張低下・亢進、反射亢進、びくつき、易刺激性、持続的な泣き、嗜眠、傾眠、発熱、低体温、哺乳障害、嘔吐、低血糖等の症状の報告:出産直後〜24時間までに発現。これらは新生児仮死、薬物離脱症状として報告された場合もあり 海外疫学調査では

妊娠20週以降にSSRIを投与された新生児に新生児遷延性肺高血圧症のリスク増の報告 【授乳婦】回避，やむを得ない場合は授乳回避(移行) 【高齢】注意(血中濃度上昇，抗利尿ホルモン不適合分泌症候群の報告あり)
【過量投与】症状・徴候：(外国で単独2,000 mgまでの，又，他剤との併用による報告)主な症状は副作用の項の他，瞳孔散大，発熱，不随意筋収縮及び不安，飲酒の有無にかかわらず他の精神病用薬と併用した場合に，昏睡，心電図の変化あり 処置：特異的な解毒剤は知られていない→嘔吐，胃洗浄等を行うとともに，活性炭投与等処置
【副作用】〈重大〉1)セロトニン症候群(激越，錯乱，発汗，幻覚，反射亢進，ミオクローヌス，戦慄，頻脈，振戦等)→中止等処置 2)悪性症候群(Syndrome malin)(抗精神病薬との併用⇒HP参照(350頁)) 3)錯乱，幻覚，せん妄，痙攣→減量又は中止等処置 4)抗利尿ホルモン不適合分泌症候群(SIADH)⇒HP参照(350頁) 5)重篤な肝機能障害(肝不全，肝壊死，肝炎，黄疸等)→必要に応じ肝機能検査を行い，以上の際は中止等処置 〈その他〉1)全身症状(倦怠(感)，疲労，ほてり，無力症) 2)精神神経(傾眠，めまい，頭痛，不眠，振戦，神経過敏，感情鈍麻，緊張亢進，錐体外路障害，知覚減退，躁状，ミオクローヌス，躁状，アカシジア) 3)消化器(嘔気，口渇，便秘，食欲不振，腹痛，嘔吐，下痢，消化不良) 4)循環器(心悸亢進，頻脈，一過性の血圧上昇又は低下，起立性低血圧) 5)過敏症(発疹，瘙痒，血管浮腫，光線過敏症，蕁麻疹，紅斑性発疹) 6)血液〔赤血球減少，Hb減少，ヘマトクリット値増加又は減少，白血球増多又は減少，血小板減少症，異常出血(皮下溢血，紫斑，胃腸出血等)〕 7)肝臓(ALT・γ-GTP・AST・LDH・Al-P・総ビリルビンの上昇，ウロビリノーゲン陽性) 8)腎臓(BUN上昇，尿沈渣(赤血球，白血球)，尿蛋白〕 9)その他(発汗，排尿困難，性機能異常，視力異常，総コレステロール及び血清Kの上昇，総蛋白減少，急性緑内障，霧視，尿閉，高プロラクチン血症，乳汁漏出，末梢性浮腫，体重増加，散瞳，尿失禁)
【規制】【劇】【指定】【処方箋】

■ 塩酸セルトラリン
sertraline hydrochloride　　　　1179

ジェイゾロフト　Jzoloft(ファイザー)
錠：25・50 mg

1日25 mgを初期用量とし，1日100 mgまで漸増し，1日1回経口
＊1日100 mgを超えない範囲で適宜増減

【禁忌】1)本剤の成分に対し過敏症の既往歴 2)MAO阻害薬を投与中あるいは投与中止後14日間以内 3)ピモジドを投与中
【作用】選択的セロトニン再取り込み阻害剤(SSRI)である．セロトニンは，脳内の神経伝達物質のひとつで，セロトニンが不足するとうつ状態になりやすいなどといわれている．本剤は，脳内においてセロトニンの再取り込みを選択的かつ強力に阻害し，シナプス間隙のセロトニン量を増加させることにより，抗うつ作用及び抗不安・パニック障害作用を発揮するとされる．半減期が長く，1日1回投与

である
【適応】うつ病・うつ状態，パニック障害 【注意】⇒IMI参照(374頁)
【相互】〈併用禁忌〉1)MAO阻害薬〔塩酸セレギリン(エフピー)〕：発汗，不穏，全身痙攣，異常高熱，昏睡等の症状発現あり→MAO阻害薬の投与を受けた患者に本剤を投与，又本剤投与後にMAO阻害薬を投与の際は，14日以上の間隔をおく(セロトニンの分解が阻害され，脳内セロトニン濃度が高まると考えられる) 2)ピモジド(オーラップ)：ピモジドのAUC及びCmaxがそれぞれ1.4倍増加の報告あり→QT延長を引き起こすことがあり 〈併用注意〉1)5-HT$_{1B/1D}$受容体作動薬(コハク酸スマトリプタン，ゾルミトリプタン，臭化水素酸エレトリプタン)：脱力，反射亢進，協調運動障害，錯乱，不安，焦燥，興奮あり(相互に作用を増強) 2)L-トリプトファンを含有製剤(アミノ酸製剤，経腸成分栄養剤)：セロトニン作用増強(L-トリプトファンはセロトニンの前駆物質で脳内セロトニン濃度上昇あり) 3)炭酸リチウム：セロトニンに関連した副作用(振戦等)増大の報告(相互に作用増強) 4)三環系抗うつ薬(塩酸クロミプラミン，塩酸イミプラミン，塩酸アミトリプチリン)の血中濃度上昇あり，作用が増強(これらの薬剤の代謝を阻害) 5)ワルファリンのプロトロンビン反応時間曲線下面積が軽度増加(8%)の報告→本剤の投与を開始もしくは中止の際は，PT時間を慎重にモニター 6)出血傾向が増強する薬剤(非定型精神病薬，フェノチアジン系薬剤，三環系抗うつ薬，アスピリン等のNSAIDs，ワルファリン等)：異常出血(鼻出血，胃腸出血，血尿等)の報告→注意して投与(SSRIの投与により血小板凝集能が阻害される，これらの薬剤との併用により出血傾向が増す) 7)血糖降下薬(トルブタミド)のクリアランスが減少(16%)の報告(代謝を阻害) 8)シメチジン：本剤のAUC及びCmaxの増大(50%，24%)及びT$_{1/2}$の延長(26%)の報告(本剤の代謝が阻害) 9)アルコール(飲酒)：投与中は飲酒回避(相互作用は認められていないが，他の抗うつ薬で作用の増強が報告)
【慎重】1)肝機能障害(T$_{1/2}$延長し，AUC及びCmax増大) 2)躁病の既往歴(躁転あり) 3)自殺念慮又は自殺企図の既往，自殺念慮のある患者(自殺念慮，自殺企図あり) 4)てんかん等の痙攣性疾患又はこれらの既往歴(痙攣発作あり) 5)出血の危険性を高める薬剤を併用，出血傾向又は出血性素因のある患者(鼻出血，胃腸出血，血尿等が報告) 6)高齢者 7)小児
【動態】(健康成人男性100 mg食後に単回経口)Cmax：30.8 ng/mL AUC$_{0-∞}$：1.081 μg・hr/mL T$_{1/2}$：24.1時間 反復投与：5日目に定常状態，蓄積性は認められず ヒト血清蛋白結合率：約98.5%　代謝：CYP 2C19，CYP 2C 9，CYP 2B 6及びCYP 3A 4など少なくとも4種の肝薬物代謝酵素が関与→多代謝経路を示す 腎機能障害(外国)：血漿中濃度上昇だか，程度は小 肝機能障害(外国)：慢性非活動性肝不全患者(Child-Pughの分類A及びB)でCmaxが約1.7倍，AUC$_{0-∞}$が4.4倍増加し，T$_{1/2}$は2.3倍延長
【注意】〈用法・用量〉投与量は，予測される効果を十分に考慮し，必要最小限となるよう，患者毎に慎重に観察しながら調節　❶〈基本〉①⇒IMI①参照(374頁) ②自殺目的での過量服用を防止→自殺傾向のある患者に処方の際は，1回分の処方日数を最小限に ❸家族等に自殺念慮や自殺企図のリスク等について十分説明を行い，医師と緊密に連絡を取り合うよう指導 ❹眠気，めまい等→運転等注意

II．抗うつ薬・気分安定薬・精神刺激薬

❺投与中止（突然の中止）により、不安、焦燥、興奮、浮動性めまい、錯感覚、頭痛及び悪心等の報告→中止の際は、突然の中止を避け、状態を観察しながら徐々に減量 〈その他〉①⇒IMI ①参照（374 頁） ②電気痙攣療法との併用については、その有効性及び安全性は未確立

[小児] 低出生体重児、新生児、乳児、幼児又は小児に対する安全性は国内未確立 ①海外で実施された 6～17 歳の大うつ病性障害を対象としたプラセボ対照二重盲検比較試験において、本剤群でみられた自殺企図は、プラセボ群と同様であり、自殺念慮は本剤群で 1.6%にみられた．これらの事象と本剤との関連性は明らかではない（海外において本剤は小児大うつ病性障害患者に対する適応を有していない） [妊婦] 有益のみ（未確立） [授乳婦] 投与回避、やむを得ない場合は授乳回避（移行） [高齢] 主として肝臓で代謝、肝機能が低下していることが多いため、高い血中濃度が持続し、出血傾向の増悪等のおそれあり→肝機能、腎機能の低下を考慮し、用量等に注意して慎重に

【過量投与】 外国で本剤 13.5g までの過量投与が報告．又、過量投与と他剤又はアルコールとの併用による死亡例が海外で報告．**症状**：傾眠、胃腸障害（悪心・嘔吐等）、頻脈、振戦、不安、焦燥、興奮、浮動性めまいのようなセロトニン性の副作用、まれに昏睡 **処置**：特異的な解毒剤は知られていない．必要に応じて気道確保、酸素吸入等を行い、胃洗浄、活性炭投与等の適切な処置．催吐は勧められない．一般的な対症療法とともに心・呼吸機能のモニターが望ましい．分布容積が大きいので、強制利尿、透析、血液灌流及び交換輸血はあまり効果的でない

【副作用】 〈重大〉1) セロトニン症候群（不安、焦燥、興奮、錯乱、発汗、下痢、発熱、高血圧、固縮、頻脈、ミオクローヌス、自律神経不安定等）→中止し、体温管理、水分補給等の全身管理とともに適切な処置　2) 悪性症候群⇒HP 参照（350 頁）　3) 痙攣、昏睡→中止し処置　4) 肝機能障害（肝不全、肝炎、黄疸）→必要に応じて肝機能検査→中止し処置　5) 抗利尿ホルモン不適合分泌症候群（SIADH）⇒HP 参照（350 頁）　6) 皮膚粘膜眼症候群（Stevens-Johnson 症候群）、中毒性表皮壊死融解症（Lyell 症候群）→中止し、副腎皮質ホルモン製剤の投与等処置　7) アナフィラキシー様症状（呼吸困難、喘鳴、血管浮腫等）→中止し処置 〈その他〉→必要に応じ、減量、投与中止等処置 1) 精神系〔睡眠障害（不眠等）、錯乱状態、悪夢、易刺激性、易興奮性、うつ病、躁病、精神症、多幸症、リビドー減退、記憶障害、注意力障害、攻撃的反応、不安、焦燥、興奮、幻覚〕　2) 神経系〔頭痛、頭痛、浮動性めまい、振戦、感覚減退、起立性めまい、味覚異常、頭部不快感、運動障害（アカシジア）、錐体外路症状、運動過多、歯ぎしり、歩行異常等〕、錯感覚、不随意筋収縮、片頭痛、失神〕　3) 感覚器〔調節障害、視覚異常（霧視、羞明、視力低下〕、耳鳴、耳閉感、回転性眩暈、散瞳〕　4) 循環器（動悸、起立性低血圧、血圧低下、血圧上昇、頻脈）　5) 肝臓（ALT・AST・γ-GTP 増加、LDH・Al-P・総ビリルビン・直接ビリルビン増加）　6) 血液（白血球数増加又は減少、単球増加、血小板数減少、出血傾向（鼻出血、胃腸出血、皮下出血等）、血小板機能異常、紫斑〕　7) 消化器系（悪心・嘔吐、口内乾燥、下痢・軟便、便秘、腹部不快感、腹痛、腹部膨満、消化不良、食欲増加又は減退、食欲亢進、腸管炎、膵炎）　8) 過敏症（発疹、蕁麻疹、瘙痒症、顔面浮腫、眼窩周囲浮腫、光線過敏性反応〕　9) 泌尿器・生殖器〔排尿困難、尿閉、頻尿、性機能障害（射精遅延、持続勃起症等）、月経障害、尿失禁、乳汁漏出症、女性化乳房〕　10) 筋・骨格系〔背部痛、関節痛、筋緊張異常（筋硬直、筋緊張亢進、筋痙攣等）〕　11) 代謝・内分泌（総蛋白減少、総コレステロール増加、尿糖、尿蛋白、甲状腺機能低下症、低 Na 血症、高プロラクチン血症）　12) その他〔倦怠感、多汗（発汗、盗汗等）、無力症、熱感、異常感、胸痛、胸部圧迫感、疲労、発熱、ほてり、悪寒、体重減少、体重増加、末梢性浮腫、あくび、脱毛症、気管支痙攣〕

【規制】 [劇] [指定] [処方せん]

B．セロトニン・ノルアドレナリン再取り込み阻害薬（SNRI）

■ 塩酸ミルナシプラン
milnacipran hydrochloride　　　　　1179

トレドミン Toledomin（旭化成-ヤンセン）

錠：15・25 mg

1 日 50 mg を初期用量とし、1 日 100 mg まで漸増し、分服

＊高齢者には、1 日 30 mg を初期用量とし、1 日 60 mg まで漸増し、分服

【禁忌】 1) 本剤の成分に過敏症の既往歴　2) MAO 阻害剤を投与中　3) 尿閉（前立腺疾患等）（本剤はノルアドレナリン再取り込み阻害作用を有するため症状悪化のおそれ）

【作用】 SNRI（セロトニン・ノルアドレナリン再取り込み阻害薬）であり、その機序は、神経終末でのセロトニン及びノルアドレナリン再取り込み部位に選択的に結合し、これらのモノアミンの再取り込みを阻害することにより、うつ病で低下していると考えられているシナプス間隙のセロトニンとノルアドレナリンの濃度を増加させるといわれている

【適応】 うつ病・うつ状態 [注意] ⇒IMI 参照（374 頁）

【相互】 〈併用禁忌〉MAO 阻害薬（塩酸セレギリン）：他の抗うつ薬で発汗、不穏、全身痙攣、異常高熱、昏睡等の症状の報告→MAO 阻害薬の投与を受けた患者に本剤を投与する場合には、少なくとも 2 週間の間隔をおき、本剤から MAO 阻害薬に切り替えるときは 2～3 日間の間隔をおくことが望ましい（主に MAO 阻害薬による神経外アミン総量の増加及び抗うつ剤によるモノアミン再取り込み阻害によると考えられている）　〈併用注意〉1) アルコール：他の抗うつ剤で相互に作用を増強の報告（アルコールは中枢神経抑制作用を有する）　2) 中枢神経抑制薬（バルビツール酸誘導体等）：相互に作用増強（機序不明）　3) 降圧薬（クロニジン等）の作用減弱の可能性→観察を十分に（本剤のノルアドレナリン再取り込み阻害作用による）　4) 炭酸リチウム：他のうつ薬でセロトニン症候群　5) 5 HT$_{1B/1D}$ 受容体作動薬：セロトニン作用の増強　6) ジゴキシン：静注との併用で起立性低血圧、頻脈の報告　7) エピネフリン、ノルエピネフリン：血圧上昇等増強の恐れ

【慎重】 1) 排尿困難（症状悪化）　2) 緑内障・眼内圧亢進（ノルアドレナリン再取り込み阻害作用のため症状悪化）　3) 心疾患（血圧上昇、頻脈等が現れ、症状悪化）　4) 肝障害（高い血中濃度が持続）　5) 腎障害（外国で高い血中濃度持続の傾向→投与量を減じて使用）　6) てんかん等の痙攣性疾患又はこれらの既往歴（痙攣を起こすことあり）　7) 躁う

つ病患者(躁転、自殺企図あり) 8)自殺念慮・自殺企図の既往、自殺念慮のある患者 9)脳の器質障害又は統合失調症の素因(精神症状を増悪) 10)小児 11)高齢者
【動態】(健康成人男子食後単回経口)Tmax：2～3時間 T½β：約8時間(健康高齢者男子では AUC が有意に増加) 排泄：(尿中48時間後、未変化体と代謝物)約85%
【注意】①⇒IMI 参照(374頁) ❷自殺目的の過量服用を防ぐため1回分の処方は最低限にとどめる ❸家族等に自殺念慮・自殺企図のリスクについて十分に説明し、医師と緊密に連絡を取り合うよう指導 ❹眠気、めまい等→運転等注意 ❺空腹時に服用すると嘔気・嘔吐が強く出現の報告→空腹時服用回避 〈その他〉⇒IMI①参照(374頁)
児 未確立。海外でパロキセチンで実施された7～18歳の大うつ病性障害を対象とした試験において有効性が確認できなかったとの報告がある 妊 有益のみ(動物で胎児への移行・死産児の増加等) 授乳婦 回避、やむを得ない場合、授乳回避(動物で移行) 高齢 少量(1日30mg)から開始し、慎重に(高齢者体内動態試験で血中濃度上昇、薬物消失が遅延の傾向あり)低 Na 血症、抗利尿ホルモン不適合分泌症候群は主として高齢者で報告→注意
【過量投与】徴候・症状：外国において、本剤0.8～1g で、嘔吐、呼吸困難(無呼吸期)、頻脈がみられている。1.9～2.8g を他の薬剤(特にベンゾジアゼピン系薬剤)と併用した場合、傾眠、高炭酸血症、意識障害がみられている 処置：特異的な解毒剤は知られていない。できるだけ速やかに胃洗浄、活性炭投与等の適切な処置を行うこと
【副作用】〈重大〉1)悪性症候群(Syndrome malin)(無動緘黙、強度の筋強剛、嚥下困難、頻脈、血圧の変動、発汗等)→中止し、体冷却、水分補給等の全身管理とともに処置 2)セロトニン症候群(激越、錯乱、発汗、紅潮、反射亢進、ミオクローヌス、戦慄、頻脈、振戦、発熱、協調異常)→中止し水分補給等の全身管理とともに処置 3)痙攣→中止し処置 4)白血球減少：検査を十分行い異常で中止し処置 5)重篤な皮膚障害(皮膚粘膜眼症候群(Stevens-Johnson 症候群)等)：発熱、紅斑、瘙痒感、眼充血、口内炎等)→中止し処置 6)抗利尿ホルモン不適合分泌症候群(SIADH)⇒HP 参照(350頁) 7)肝機能障害・黄疸(AST・ALT・γ-GTP の上昇)→中止し処置 〈その他〉1)循環器(起立性低血圧、頻脈、動悸、血圧上昇) 2)精神神経(眠気、めまい、ふらつき、立ちくらみ、頭痛、振戦、視調節障害、躁転、焦燥感、知覚減退(しびれ感等)、不眠、頭がボーッとする、筋緊張亢進、アカシジア、不安、被注察感、聴覚過敏、口部ジスキネジア、パーキンソン様症状等の錐体外路障害、自生思考、せん妄、幻覚)→減量・休薬等処置 3)過敏症(発疹、瘙痒感)→中止等処置 4)消化器(口渇、悪心・嘔吐、便秘、腹痛、胸やけ、味覚異常、舌異常、食欲不振、食欲亢進、口内炎、下痢、飲水量増加、腹部膨満感) 5)肝臓(AST・ALT・γ-GTP の上昇)→中止等処置 6)泌尿器(排尿障害、頻尿、尿蛋白陽性、尿失禁) 7)その他(倦怠感、発汗、鼻閉、浮動感、熱感、発熱、虚脱、寒冷、関節痛、耳鳴、浮腫、息苦しい、性機能異常(勃起力減退、射精障害、精巣腫、精液漏)、TG 上昇、脱毛、CK 上昇、脱力感、胸痛)
【規制】劇 指定 処方せん

C. ノルアドレナリン系＞セロトニン系

■ 塩酸ノルトリプチリン
nortriptyline hydrochloride　　　1179

ノリトレン Noritren(大日本住友)
錠：10・25 mg

1回10～25 mg　1日3回　又はその1日量を分2
＊最大投与量：1日150 mg　分2～3

【禁忌】⇒AMI 参照(376頁)
【作用】1)レセルピンの電撃痙攣閾値低下作用及び体温下降作用を強く抑制する 2)自発運動及びメタンフェタミンによる自発運動亢進を抑制する 3)ヘキソバルビタール睡眠の睡眠時間を延長する 4)脳波覚醒反応を抑制する
【特徴】三環系抗うつ薬の中では心毒性が比較的弱いとされる
適応 精神科領域によるうつ病及びうつ状態(内因性うつ病、反応性うつ病、退行期うつ病、神経症性うつ状態、脳器質性精神障害時のうつ状態) 注意 ⇒IMI 参照(374頁)
【相互】〈併用禁忌〉MAO 阻害薬 ⇒IMI 参照(374頁) 〈併用注意〉1)アルコール：中枢神経抑制作用増強 2)抗コリン作動薬(フェノチアジン系薬剤、ブチロフェノン系薬剤等)：相互に抗コリン作用増強(口渇、便秘、排尿困難、眼内圧亢進等) 3)アドレナリン作動薬(エピネフリン、ノルエピネフリン等)の作用(過度の交感神経興奮、重篤な高血圧、異常高熱等)増強(本剤による交感神経系終末へのノルエピネフリン取り込み抑制) 4)中枢神経抑制薬(バルビツール酸誘導体等)：相互に中枢神経抑制作用増強(眠気、脱力感、倦怠感、ふらつき) 5)降圧薬(グアネチジン、ベタニジン等)の降圧作用減弱(本剤による交感神経系終末への降圧薬の取り込み抑制) 6)リファンピシン：作用減弱(リファンピシンの肝 CYP 誘導作用) 7)スルファメトキサゾール・トリメトプリム：作用減弱 8)キニジン：血中濃度上昇(キニジンの肝 CYP 2 D 6 阻害作用) 9)クマリン系抗凝血薬(ワルファリン)の血中濃度半減期延長(本剤によるワルファリンの肝代謝抑制) 10)血糖降下薬(インスリン、経口血糖降下薬)の血糖降下作用増強
【慎重】1)排尿困難(悪化) 2)眼内圧亢進(増強) 3)心不全・心筋梗塞・狭心症・不整脈(発作性頻拍・刺激伝導障害等)等の心疾患又は甲状腺機能亢進症(循環器系に影響) 4)てんかん等の痙攣性疾患又は既往歴(痙攣誘発) 5)躁うつ病患者(躁転、自殺企図) 6)脳の器質障害又は統合失調症の素因(精神症状増悪) 7)小児又は高齢者
【動態】T½：平均26.6(12.8～46.2)時間　有効血中濃度：60～150μg/L　蛋白結合率：90～95%
【注意】〈重要〉⇒IMI 参照(374頁) 〈その他〉⇒IMI①参照(374頁)
児 未確立 妊 有益のみ〔三環系抗うつ薬(イミプラミン)において動物で催奇形性〕 高齢 慎重に(少量から開始等)
【副作用】〈重大〉1)てんかん発作→減量又は休薬等処置 2)無顆粒球症(前駆症状：発熱、咽頭痛、インフルエンザ様症状等)→中止 3)麻痺性イレウス⇒HP 参照(350頁) 〈重大(類薬)〉1)悪性症候群(Syndrome malin)⇒HP 参照(350頁) 2)抗利尿ホルモン不適合分泌症候群

II．抗うつ薬・気分安定薬・精神刺激薬

(SIADH)⇒HP参照(350頁)　3)**心室性頻拍**(torsades de pointes含む)の報告〔四環系抗うつ薬(マプロチン)で〕→心電図検査，中止，処置　〈その他〉1)循環器〔血圧降下，血圧上昇，頻脈，動悸，心電図異常(QT延長等)〕　2)精神神経(振戦等のパーキンソン症状，運動失調，知覚異常，幻覚，せん妄，精神錯乱，不眠，不安，焦燥，耳鳴，眠気)→減量又は休薬等処置　3)**抗コリン作用**(口渇，排尿困難，眼内圧亢進，視調節障害，便秘，鼻閉)　4)過敏症(発疹，瘙痒感)→中止　5)血液(白血球減少)→定期的に血液検査　6)肝臓(黄疸，AST・ALTの上昇等の肝障害)→中止　7)消化器(悪心・嘔吐，食欲不振，下痢，味覚異常)　8)長期投与(口周部の不随意運動)→投与中止後も持続　9)その他(ふらつき，眩暈，倦怠感，頭痛，発汗)
【規制】劇 指定 処方せん

■ アモキサピン amoxapine　　1179

アモキサン　Amoxan(ワイス-武田)
　　カプセル：10・25・50 mg
　　細粒：10％　100 mg/g

通常：1日25～75 mg　1～数回分服
効果不十分の場合：1日150 mg
重篤な場合：1日300 mg

【禁忌】1)緑内障(悪化)　2)三環系抗うつ薬に過敏症　3)心筋梗塞の回復初期(循環器系に影響)　4)MAO阻害薬投与中又は中止後2週以内(発汗，不穏，全身痙攣，異常高熱，昏睡等出現)
【作用】脳神経細胞への遊離カテコールアミンの再取り込みを阻害することにより，シナプスにおけるカテコールアミンの濃度を上昇させる
【特徴】第2世代の三環系抗うつ薬で，速効性があるとされている．錐体外路系副作用を起こさせることが少ない
適応　うつ病・うつ状態　注意　⇒IMI参照(374頁)
【相互】〈併用禁忌〉MAO阻害薬　⇒IMI参照(374頁)
〈併用注意〉1)アルコール：中枢神経抑制作用増強　2)抗コリン作動薬(塩酸トリヘキシフェニジル等)：相互に抗コリン作用増強(口渇，排尿困難・乏尿，眼内圧亢進，視調節障害，便秘，鼻閉等)　3)アドレナリン作動薬⇒塩酸ノルトリプチリン参照(372頁)　4)中枢神経抑制薬(バルビツール酸誘導体等)：相互に中枢神経抑制作用増強　5)シメチジン：作用増強(シメチジンによる本剤の代謝阻害)　6)降圧薬(グアネチジン)の作用減弱(本剤によるアドレナリン作動性ニューロンでのグアネチジンの取り込み阻害)　7)スルファメトキサゾール・トリメトプリム：作用減弱　8)SSRI：作用増強(代謝が阻害)
【慎重】⇒塩酸ノルトリプチリン参照(372頁)
【動態】Tmax：1.5時間(経口50 mg)　T½：8時間(50 mg)　排泄：尿中43%(48時間)
【注意】【重要】⇒IMI参照(374頁)　〈その他〉①ラットで雌性動物で乳腺小葉-腺房の発達　②⇒IMI①参照(374頁)
妊　有益のみ(動物で催奇形性)　授乳婦　有益のみ(動物で母乳中移行)　高齢　慎重に(少量から開始等)
【過量投与】徴候・症状：痙攣(てんかん重積状態を含む)，昏睡，膵炎，QT延長及びアシドーシス．また，数日後に

横紋筋融解に伴う急性腎尿細管壊死及びミオグロビン尿を合併し急性腎不全　処置：特に痙攣の発現に注意し，対症療法及び補助療法を行う．患者に意識がある場合はできるだけ速やかに嘔吐させ，その後胃洗浄を行う．また，活性炭を繰り返し投与し，薬物の吸収を阻害し排出を促進する
【副作用】【重大】1)悪性症候群(Syndrome malin)⇒HP参照(350頁)　2)痙攣，精神錯乱，幻覚，せん妄(0.1％未満)→減量又は休薬等処置　3)無顆粒球症(無顆粒症，白血球減少等の血液障害)→定期的に血液検査(前駆症状：発熱，咽頭痛，インフルエンザ様症状)→中止等処置　4)麻痺性イレウス⇒HP参照(350頁)　5)遅発性ジスキネジア〔長期投与により遅発性ジスキネジア(口周部の不随意運動)〕→中止　6)皮膚粘膜眼症候群(Stevens-Johnson症候群)，中毒性表皮壊死症(Lyell症候群)，急性汎発性発疹性膿疱症→中止　【重大(類ások)】抗利尿ホルモン不適合分泌症候群(SIADH)⇒HP参照(350頁)　〈その他〉1)循環器(血圧降下，血圧上昇，頻脈，動悸，不整脈，心ブロック，心不全)　2)精神神経(振戦等のパーキンソン症状，アカシジア(静座不能)等の錐体外路症状，不眠，耳鳴，眠気，躁転，四肢の知覚異常，運動失調，構音障害，知覚異常，頭痛・頭重，興奮，不安，焦燥)→減量又は休薬等処置　3)抗コリン作用(口渇，排尿困難，眼内圧亢進，視調節障害，便秘，鼻閉)→中止　4)過敏症(顔・舌部の浮腫，発疹，紅斑，瘙痒)→中止等処置　5)肝臓(黄疸等の肝障害)→中止等処置　6)消化器(悪心・嘔吐，食欲不振，下痢，味覚異常，胃部不快感，胃痛・腹痛，口内不快感，口内炎)　7)内分泌(月経異常，高プロラクチン血症，乳汁漏出，女性化乳房)　8)その他(眩暈，倦怠感，脱力感，発熱，発汗，頻尿，四肢冷感，顔面や身体の違和感，性欲亢進又は減退，脱毛，性機能障害)
【規制】劇 指定 処方せん

■ 塩酸マプロチリン
maprotiline hydrochloride　　1179

ルジオミール　Ludiomil(ノバルティス)
　　錠：10・25・50 mg

クロンモリン(高田)，ノイオミール(共和)，マプロミール(小林化工)

1日30～75 mg　分2～3
又は　1日1回(夕食後又は就寝前)

【禁忌】1)緑内障(眼圧上昇)　2)本剤の成分に過敏症　3)心筋梗塞の回復初期(悪化)　4)てんかん等の痙攣性疾患又は既往歴(痙攣)　5)尿閉(前立腺疾患等)(悪化)　6)MAO阻害薬の投与中(発汗，不穏，全身痙攣，異常高熱，昏睡等出現)
【作用】抗レセルピン作用，抗テトラベナジン作用及びカテコールアミン取り込み阻害作用を有するところは従来の抗うつ薬に類似しているが，セロトニンの取り込み阻害作用がないこと，中枢性抗コリン作用がないことなど三環系抗うつ薬と異なる点がある
【特徴】最初の四環系抗うつ薬
適応　うつ病・うつ状態　注意　⇒IMI参照(374頁)
【相互】本剤の代謝は主としてCYP2D6が関与　〈併用禁忌〉MAO阻害薬(発汗，不穏，全身痙攣，異常高熱，昏睡等発現)→MAO阻害薬の投与を受けた患者に本剤を

373

投与する場合には，少なくとも2週間の間隔をおき，本剤からMAO阻害薬に切り替えるときには，2〜3日間おく〈併用注意〉1)痙攣閾値を低下させる薬剤(フェノチアジン誘導体等)：痙攣発作発現(痙攣閾値低下) 2)副交感神経刺激剤(ピロカルピン)の作用減弱 3)ベンゾジアゼピン誘導体：痙攣発作発現(併用中のベンゾジアゼピン誘導体を中止する場合) 4)抗コリン作用を有する薬剤(トリヘキシフェニジル，アトロピン等)：相互に抗コリン作用増強(口渇，便秘，尿閉，視力障害，眠気等) 5)アドレナリン作動薬(エピネフリン，ノルエピネフリン，フェニレフリン等)の心血管作用(高血圧等)増強(本剤による交感神経末梢へのノルエピネフリン等の取り込み抑制) 6)フェノチアジン誘導体：鎮静，抗コリン作用の増強 7)リスペリドン，SSRI：血中濃度上昇し作用増強 8)抗不安薬(ベンゾジアゼピン誘導体等)，中枢神経抑制薬(バルビツール酸誘導体等)，全身麻酔薬(ハロタン)，アルコール：相互に中枢神経抑制作用増強 9)アドレナリン作動性神経遮断作用を有する降圧薬(グアネチジン等)の降圧作用減弱(本剤による交感神経ニューロンへの降圧薬の取り込み阻害) 10)肝初回通過効果を受けやすいβ遮断薬(塩酸プロプラノロール等)：起立性低血圧，鎮静，口渇，霧視，運動失調等が発現(競合的に本剤の代謝が阻害される) 11)肝薬素誘導作用をもつ医薬品(バルビツール酸誘導体，フェニトイン等)：三環系抗うつ薬(イミプラミン)の作用が減弱されるとの報告(これら薬剤の肝酵素誘導作用によりイミプラミンの代謝促進) 12)フェニトインの代謝阻害〔三環系抗うつ薬(イミプラミン)で報告〕(フェニトインの代謝阻害) 13)電気ショック療法：痙攣閾値を低下 14)抗不整脈剤(キニジン，プロパフェノン)，メチルフェニデート，シメチジン：三環系抗うつ薬(イミプラミン)の作用増強の報告(これら薬剤によるイミプラミンの肝代謝阻害) 15)インスリン製剤，スルホニルウレア系糖尿病用薬(グリベンクラミド)：三環系抗うつ薬(ドキセピン)との併用により過度の血糖低下の報告 16)クマリン系抗凝血薬(ワルファリン)：三環系抗うつ薬(ノルトリプチリン)との併用によりクマリン系抗凝血薬の血中濃度半減期延長の報告 17)スルファメトキサゾール・トリメトプリム：三環系抗うつ薬(イミプラミン)との併用により抑うつが再発または悪化の報告
【慎重】 1)排尿困難又は眼内圧亢進(抗コリン作用により悪化) 2)心不全・心筋梗塞・狭心症・不整脈(発作性頻拍・刺激伝導障害等)等の心疾患又は甲状腺機能亢進症(又は甲状腺ホルモン剤投与中)(循環器系に影響) 3)躁うつ病(躁転，自殺企図) 4)脳の器質障害又は統合失調症の素因(精神症状増悪) 5)副腎髄質腫瘍(褐色細胞腫，神経芽細胞腫等)(高血圧発作) 6)重篤な肝・腎障害 7)低血圧(高度の血圧低下) 8)高度な慢性の便秘(悪化) 9)三環系抗うつ薬に対し過敏症(交差過敏反応) 10)小児又は高齢者
【動態】 Tmax：約6〜12時間(25,75 mg，経口) T½：約46時間(25 mg，経口) 約45時間(75 mg，経口) 排泄：尿中48時間以内30%，96時間以内48%
【注意】〈重要〉⇒IMI参照(374頁) 〈その他〉⇒IMI参照(374頁)
兒 未確立 妊 回避(未確立，三環系抗うつ剤で新生児に呼吸困難，徐脈，チアノーゼ，興奮性，低血圧，高血圧，痙攣，筋痙縮，振戦等の離脱症状) 授乳婦 授乳回避(母乳中移行) 高齢 慎重に(少量から開始)
【過量投与】 徴候，症状：1〜2時間後に現れる．中枢神経系：昏睡，痙攣，意識障害，嗜眠状態，運動失調，情動不安，心血管系：低血圧，頻脈，不整脈，伝導障害，ショック，心不全，非常に稀にQT延長，torsades de pointes，心停止　その他：呼吸抑制，異常高熱等　処置：特異的解毒剤は知られていない．ChE阻害剤(ネオスチグミン等)は痙攣の危険性を増大させるので不適当．胃洗浄により薬物の排除を図り，以下の処置 1)呼吸抑制→人工呼吸 2)低血圧，循環虚脱→血漿増量剤，炭酸水素Na(アシドーシスのある場合)，DOA，DOBの点滴静注(心筋機能低下のある場合) 3)不整脈→炭酸水素Naの静注(アシドーシスの是正)，K剤投与(血清低K値補正)，徐脈不整脈又はAVブロックが現れた場合はペースメーカーの挿入 4)痙攣→ジアゼパム静注(但し，ジアゼパムによる呼吸抑制，低血圧，昏睡の悪化に注意)少なくとも48時間は心モニターを継続し，約12時間は痙攣発作発現に対して特に注意
【副作用】〈重大〉1)悪性症候群(Syndrome malin)⇒HP参照(350頁) 2)てんかん発作(0.1〜5%未満)→中止し処置，3)横紋筋融解症(筋肉痛，脱力感，CK上昇，血中・尿中ミオグロビン上昇を特徴とする横紋筋融解症)→中止し処置，横紋筋融解症による急性腎不全に注意 4)皮膚粘膜眼症候群(Stevens-Johnson症候群)→中止し処置 5)無顆粒球症→定期的に血液検査を実施する等観察→中止し処置 6)麻痺性イレウス(0.1%未満)⇒HP参照(350頁) 7)間質性肺炎，好酸球性肺炎〔発熱，咳嗽，呼吸困難，肺音の異常(捻髪音)等〕→中止し速やかに胸部X線等を実施し副腎皮質ホルモン等の処置 8)QT延長，心室頻拍(torsades de pointes)：定期的に心電図検査を行う等，投与を中止し処置 9)肝機能障害，黄疸(AST・ALT・γ-GTPの上昇等)→中止し処置 〈その他〉1)循環器〔起立性低血圧，血圧降下，心悸亢進，心電図異常(QT延長等)，心ブロック，頻脈(アシドーシスの是正)，K剤投与(血清低K値補正)，徐脈不整脈又はAVブロックが現れた場合，失神〕 2)精神神経〔眠気，パーキンソン様症状・振戦・アカシジア等の錐体外路症状，言語障害，知覚異常，睡眠障害(不眠等)，神経過敏，激越，不安，運動失調，ミオクローヌス，集中力欠如(思考力低下，頭がボーッとする等)，躁状態，幻覚，陰萎，せん妄，錯乱状態，情緒不安，悪夢，記憶障害，離人症〕→減量又は休薬等処置 3)抗コリン作用〔口渇，緑内障，尿閉，便秘，排尿困難，視調節障害(散瞳等)，鼻閉〕 4)皮膚(紫斑，脱毛，多形毛，皮膚血管炎，発熱)→中止 5)過敏症(発疹，蕁麻疹，瘙痒感，皮膚血管炎，発熱)→中止 6)血液(白血球減少)→中止（血小板減少，白血球増多，好酸球増多） 7)肝臓(AST・ALT・Al-P・γ-GTPの上昇等)→中止，等処置 8)消化器(悪心・嘔吐，胃部不快感等の胃腸症状，食欲不振，口内苦味感，味覚異常，異常食欲亢進，口内炎，腹痛，下痢，嚥下困難) 9)内分泌(乳房肥大，乳汁漏出，体重増加) 10)呼吸器(気管支攣縮) 11)その他(めまい，ふらつき，倦怠感，脱力感，発汗，頭痛・頭重，頻尿，夜尿，浮腫，耳鳴，熱感，流涎)
【規制】 指定 処方せん

D. セロトニン系＞ノルアドレナリン系

■ 塩酸イミプラミン
imipramine hydrochloride　　　　　1174

イミドール Imidol(田辺三菱)
トフラニール Tofranil(ノバルティス)
　錠：10・25 mg

II. 抗うつ薬・気分安定薬・精神刺激薬

〔うつ病・うつ状態〕
初期用量：1日25〜75 mg
1日200 mgまで漸増　分服
　＊300 mgまで増量可能
〔遺尿症〕学童：1日25〜50 mg　分1〜2
　幼児：1日1回25 mg

禁忌 1) 緑内障(眼圧上昇)　2) 本剤の成分・三環系抗うつ薬に過敏症の既往歴　3) 心筋梗塞の回復初期(悪化)　4) 尿閉(前立腺疾患等)(悪化)　5) MAO阻害薬投与中・投与中止後2週間以内(発汗, 不穏, 全身痙攣, 異常高熱, 昏睡等出現)　6) チオリダジンを投与中(QT延長, 心室性不整脈)　7) QT延長症候群(心室性不整脈)

作用 主としてうつ病・うつ状態の中核を形成する気分の変調を正常化し, さらに抑制や不安を緩和する効果を有している. 作用機序は遊離モノアミンの神経細胞内への再取り込みを阻害し, 神経シナプス部にモノアミンを貯留させ, 受容体への接続的刺激を強くするためと考えられている

特徴 最初の三環系抗うつ薬. パニック障害, 全般性不安障害, 恐怖症, 慢性疼痛に対する有効性の報告もある

適応 1) 精神科領域におけるうつ病・うつ状態　2) 遺尿症(昼, 夜)　**注意** 24歳以下の患者で自殺念慮・自殺企図のリスク増加. 投与にあたってはリスクとベネフィットを考慮すること

相互 本剤の代謝にはCYP2D6が関与. CYP1A2, CYP3A4, CYP2C19も関与していると考えられる
〈併用禁忌〉1) MAO阻害薬(セレギリン)(発汗, 不穏, 全身痙攣, 異常高熱, 昏睡等出現)→MAO阻害薬の投与を受けた場合, 少なくとも2週間の間隔をおき, また本剤からMAO阻害薬に切り替えるときは2〜3日の間隔をおく　2) チオリダジン(メレリル)はCYP2D6を阻害し本剤の代謝を遅延させる. また両剤ともQT延長が報告
〈併用注意〉1) 抗コリン作用を有する(トリヘキシフェニジル, アトロピン等)：相互に抗コリン作用に基づく副作用増強(口渇, 便秘, 尿閉, 視力障害, 眠気等)　2) アドレナリン作動薬(エピネフリン, ノルエピネフリン, フェニレフリン等)：心血管作用増強(高血圧等)　3) フェノチアジン系精神神経用薬(レボメプロマジン等)：鎮静, 抗コリン作用増強　4) SSRI(フルボキサミン, パロキセチン)は本剤の肝臓での酸化的代謝を阻害し血中度を上昇・相互にセロトニン作動性が増強(血中濃度上昇, セロトニン症候群)　5) SNRI(ミルナシプラン), リチウム：相互にセロトニン作動性の増強(セロトニン症候群)　6) 副交感神経刺激剤(ピロカルピン)の作用減弱　7) 肝酵素誘導作用をもつ医薬品バルビツール酸誘導体, フェニトイン, カルバマゼピン, リファンピシン等)の作用減弱　8) 中枢神経抑制剤(バルビツール酸誘導体等)の作用減弱, 全身麻酔薬(ハロタン等), 抗不安薬(アルプラゾラム等), アルコール：中枢神経抑制作用増強　9) 降圧薬(グアネチジン等)の作用減弱　10) 肝酵素誘導作用をもつ医薬品(バルビツール酸誘導体, フェニトイン等) 11) フェニトインの血中濃度上昇　12) 抗不整脈薬(キニジン, プロパフェノン), メチルフェニデート, 黄体・卵胞ホルモン製剤, シメチジン：作用増強　13) グアネチジンの作用減弱　14) テルビナフェン：本剤の活性代謝物の血中濃度上昇　15) ホスアンプレナビル：血中濃度上昇(アンプレナビルが代謝を阻害)　16) インスリン製剤(インスリン), スルホニルウレア系糖尿病用薬(グリベンクラミド等)の血糖低下作用増強　17) クマリン系抗凝血薬(ワルファリン)の血中濃度半減期延長　18) スルファメトキサゾール・トリメトプリム：抑うつが再発又は悪化　19) 電気ショック療法→痙攣閾値を低下させ痙攣状態に陥るおそれ **飲食物**

慎重 1) 排尿困難又は眼内圧亢進等(悪化)　2) 心不全・心筋梗塞・狭心症・不整脈(発作性頻拍・刺激伝導障害)等の心疾患又は甲状腺機能亢進症(循環器系に影響)　3) てんかん等の痙攣性疾患又は既往歴(痙攣誘発)　4) 躁うつ病(躁転, 自殺企図)　5) 脳の器質障害又は統合失調症の素因(精神症状悪化)　6) 副腎髄質腫瘍(褐色細胞腫, 神経芽細胞腫等)(高血圧発作)　7) 重篤な肝・腎障害(副作用発現)　8) 低血圧(高度の血圧低下)　9) 低K血症(QT延長の危険因子)　10) 高度の慢性の便秘(悪化)　11) 小児(4歳以上が望ましい)又は高齢者

動態 T½：平均7.6(4.0〜17.6)時間　有効血中濃度：250〜600μg/L　蛋白結合率：88〜92%　その他：活性代謝産物(デシプラミン)あり　**TDM** 有効濃度域：>200μg/mL　採血時間：投与直前

注意 〈重要〉①うつ症状を呈する患者は希死念慮があり, 自殺企図のおそれがあるので, このような患者は投与開始早期ならびに投与量を変更する際には患者の状態及び病態の変化を注意深く観察すること. また, 新たな自傷, 気分変動, アカシジア/精神運動不穏等の情動不安定の発現, もしくはこれらの症状の増悪が観察された場合には, 服薬量を増量せず, 徐々に減量し, 中止するなど適切な処置を行うこと　②自殺傾向の認められる患者は, 1回の処方日数を最小限に　❸家族等に自殺念慮や自殺企図のリスクについて十分説明し, 医師と緊密に連絡を取り合うように指導　④投与量の急激な減少中止により嘔気, 頭痛, 倦怠感, 易刺激性, 情動不安, 睡眠障害, 筋痙縮等の離脱症状→徐々に減量等慎重に　❺眠気等→運転等注意
〈その他〉①海外で実施された大うつ病性障害等の精神疾患を有する患者を対象とした, 本剤を含む複数の抗うつ剤の短期プラセボ対照臨床試験の検討結果において, 24歳以下の患者では, 自殺念慮や自殺企図の発現のリスクが抗うつ剤投与群でプラセボ群と比較して高かった. なお, 25歳以上の患者における自殺念慮や自殺企図のリスクの上昇は認められず, 65歳以上においてはそのリスクが減少した　②三環系抗うつ薬の長期投与で齲蝕発現の増加の報告　③連用中は定期的に肝・腎機能・血液検査を行う　④コンタクトレンズを使用の場合角膜上皮の障害のおそれ：涙液分泌減少

児 慎重に(4歳未満回避)　**妊** 回避(新生児に呼吸困難, 嗜眠, チアノーゼ, 興奮性, 低血圧, 高血圧, 痙攣, 筋痙縮, 振戦等, 離脱症状や離脱症状後の離脱症状)　**授乳婦** 授乳回避(母乳中移行)　**高齢** 慎重に(少量から開始等)

過量投与 徴候・症状：最初の徴候・症状は通常服用30分〜2時間後に高度の抗コリン作用を主症状として出現. 中枢神経系(眠気, 昏迷, 意識障害, 運動失調, 情動不安, 激越, 反射亢進, 筋強剛, アテトーシス及び舞踏病アテトーシス様運動, 痙攣), 心血管系(低血圧, 不整脈, 頻脈, 伝導障害, 心不全, 非常に稀にQT延長, torsades de pointes, 心停止), 呼吸抑制, チアノーゼ, ショック, 嘔吐, 散瞳, 発汗, 乏尿, 無尿等　処置：特異的な解毒剤は知られていない. 催吐もしくは胃洗浄を行い活性炭投与. 直ちに入院させ, 少なくとも48時間は心モニターを継続. 心電図に異常がみられた患者については,

4．向精神薬・精神科関連薬 DI 集

少なくとも更に 48 時間は，心電図が正常に復した後であっても再発の可能性があるため，心機能の観察を継続．なお，腹膜透析又は血液透析はほとんど無効．各症状に対しては通常，次の様な処置を行う　1）呼吸抑制：挿管及び人工呼吸　2）高度低血圧：患者を適切な姿勢に保ち，血漿増量剤，ドパミン，あるいはドブタミンを点滴静注　3）不整脈：症状に応じた処置，ペースメーカー挿入を必要とする場合もある．低 K 血症及びアシドーシスがみられた場合はこれらを是正　4）痙攣発作：ジアゼパム静注又は他の抗痙攣剤（フェノバルビタール等）投与（ただし，これらの薬剤による呼吸抑制，低血圧，昏睡の増悪に注意）
【副作用】〈重大〉1）悪性症候群（Syndrome malin）⇒HP 参照（350 頁）　2）セロトニン症候群（不安，焦燥，せん妄，興奮，発熱，発汗，頻脈，振戦，ミオクロヌス，反射亢進，下痢等）→中止し水分補給等の全身管理とともに処置　3）てんかん発作→中止し処置　4）無顆粒球症（前駆症状：発熱，咽頭痛，インフルエンザ様症状等）→定期的に血液検査を実施し異常観察→中止し処置　5）麻痺性イレウス（0.1％未満）⇒HP 参照（350 頁）　6）間質性肺炎，好酸球性肺炎（発熱，咳嗽，呼吸困難，肺音の異常（捻髪音）等）→中止し速やかに胸部 X 線等を実施し副腎皮質ホルモン等の処置　7）心不全→中止し処置　8）QT 延長，心室頻拍（torsades de pointes）：定期的に心電図検査を行う等，投与を中止し処置　9）抗利尿ホルモン不適合分泌症候群（SIADH）⇒HP 参照（350 頁）　10）肝機能障害，黄疸（AST・ALT・γ-GTP の上昇，黄疸）→中止し処置
〈その他〉1）循環器（起立性低血圧，心電図異常（QT 延長等），血圧降下，血圧上昇，頻脈，不整脈，動悸，心ブロック）　2）精神神経（パーキンソン症状・振戦・アカシジア等の錐体外路症状，運動失調，言語障害，知覚異常，幻覚，せん妄，精神錯乱，攻撃的反応，激越，躁状態，不眠，不安，焦燥，眠気，ミオクローヌス，性欲減退）→減量又は休薬等処置　3）抗コリン作用〔口渇，尿閉，排尿困難，眼内圧亢進，視調節障害（散瞳等），便秘，鼻閉〕　4）皮膚（光線過敏症）→中止　5）過敏症（顔・舌部の浮腫，発疹，瘙痒感）→中止　6）血液（白血球減少，血小板減少，紫斑，点状出血，好酸球増多）→定期的に血液検査→中止　7）肝臓（AST・ALT の上昇）→中止　8）消化器（悪心・嘔吐，食欲不振，下痢，味覚異常，口内炎，舌炎）　9）内分泌（乳房肥大，乳汁漏出）　10）長期投与（口周部等の不随意運動）→中止後も持続あり　11）その他（ふらつき，眩暈，倦怠感，脱力感，頭痛，発汗，異常高熱，熱感，血管攣縮，脱毛，体重増加，体重減少，血糖値上昇，血糖値低下，耳鳴）
【保存】防湿　【規制】処方せん

■ 塩酸アミトリプチリン
amitriptyline hydrochloride　　1179

トリプタノール Tryptanol（万有）
錠：10・25 mg
アミプリン（小林化工），ノーマルン（沢井）

〈うつ病・うつ状態〉
初期：1 日 30〜75 mg
1 日 150 mg まで漸増　分割投与
＊1 日 300 mg まで増量可

〈夜尿症〉1 日 10〜30 mg　就寝前
【禁忌】1）緑内障（悪化）　2）三環系抗うつ薬に過敏症の既往歴　3）心筋梗塞の回復初期（悪化）　4）尿閉（前立腺疾患等）：抗コリン作用のため悪化　5）MAO 阻害薬投与中　6）チオリダジン投与中
【作用】脳内におけるノルアドレナリン及びセロトニンの再取り込みを抑制する結果，シナプス領域にこれらモノアミン量が増量することにより抗うつ作用を示すと考えられる
【特徴】催眠・鎮静効果が比較的強い抗うつ薬
適応　1）精神科領域におけるうつ病・うつ状態　2）夜尿症　注意　⇒IMI 参照（374 頁）
【相互】本剤は主として CYP 2 D 6 により代謝　〈併用禁忌〉1）MAO 阻害薬⇒IMI 参照（374 頁）　2）チオリダジン（メレリル）：QT 延長，心室性不整脈を引き起こすことがある（競合的な代謝阻害により双方の血中濃度が上昇する）
〈併用注意〉1）アルコール：作用増強（本剤の代謝阻害により血中濃度上昇）　2）抗コリン作動薬（臭化ブチルスコポラミン）：作用増強（併用により受容体部位での抗コリン作用が相加される）　3）コリン作動薬（ピロカルピン）：作用減弱　4）アドレナリン作動薬（エピネフリン，ノルエピネフリン）の作用増強（ノルエピネフリンの取り込みを抑制し，受容体のアドレナリン作動性を上昇）　5）中枢神経抑制薬（バルビツール酸誘導体）：本剤の治療量において血中濃度減少（肝での代謝増加）．また，本剤の中毒量において作用増強（有害作用増強）　6）降圧薬（硫酸グアネチジン，硫酸ベタニジン）の作用減弱（グアネチジンの取り込みを阻害し，降圧作用を減弱）　7）スルファメトキサゾール・トリメトプリム：作用減弱　8）カリウム製剤（徐放性，腸溶性）の消化管粘膜刺激が現われやすい（本剤による消化管運動抑制）　9）クマリン系抗凝血薬（ワルファリン）の抗凝血作用増強（ワルファリンの肝での代謝阻害）　10）塩酸トラマゾール：痙攣発作の危険性が増大するとの報告　11）血糖降下薬（インスリン，経口血糖降下薬）の作用状況（他の三環系抗うつ薬でインスリン感受性を増加の報告）　12）バルプロ酸 Na：血中濃度上昇し作用増強　13）CYP 3 A 4 誘導作用をもつ医薬品（フェニトイン，カルバマゼピン，セイヨウオトギリソウ等）：作用減弱　14）CYP 3 A 4 阻害作用をもつ医薬品（リトナビル，ホスアンプレナビル）：作用増強　15）CYP 2 D 6 阻害作用をもつ医薬品（SSRI，抗不整脈薬，シメチジン，フェノチアジン系）：作用増強
【慎重】⇒塩酸ノルトリプチリン参照（372 頁）
【動態】T½：平均 15.1（10.3〜25.3）時間　有効血中濃度：120〜300 μg/mL　蛋白結合率：90〜95％　その他：活性代謝物（ノルトリプチリン）あり　TDM 有効濃度域：125〜250 μg/mL（活性代謝物も含む）　採血時間：投与直前，副作用あれば随時
【注意】〈重要〉⇒IMI 参照（374 頁）　〈その他〉⇒IMI ①参照（374 頁）
兜 回避（経験が少ない）　妊 有益のみ（三環系抗うつ薬で動物で催奇形性）　授乳婦 授乳中止（母乳中移行）　高齢 慎重に（少量から開始等）
【過量投与】徴候・症状：嗜眠，昏迷，幻視，錯乱，激越，痙攣，筋硬直，反射亢進等の中枢神経症状や重篤な低血圧，不整脈，伝導障害，心不全等の循環器症状並びに呼吸抑制，低体温，異常高熱，嘔吐，散瞳等　処置：特異的解毒剤はないので，対症療法および補助療法を行う．本

II．抗うつ薬・気分安定薬・精神刺激薬

剤を過量に服用した場合は，催吐並びに胃洗浄を行う．胃洗浄後，活性炭を投与してもよい．気道を確保し，補液を十分に行い体温を調節する．また，心電図検査を行い，異常が認められた場合には少なくとも5日間は心機能を十分に観察することが望ましい．全身痙攣の管理には，ジアゼパム静注は他の抗痙攣剤を投与する．ただし，これらの薬剤による呼吸抑制，低血圧，昏睡の増悪に注意する
【副作用】〈重大〉1）悪性症候群（Syndrome malin）⇒HP参照(350頁) 2）セロトニン症候群（不安，焦燥，せん妄，興奮，発熱，発汗，頻脈，振戦，ミオクローヌス，反射亢進，下痢等）→中止し水分の補給等適切な処置 3）心筋梗塞→中止し，処置 4）幻覚，せん妄，精神錯乱，痙攣→減量又は休薬等処置 5）顔・舌部の浮腫（0.1％未満）→中止し処置 6）無顆粒球症，骨髄抑制：定期的に血液検査(前駆症状：発熱，咽頭痛，インフルエンザ様症状等)→中止 7）麻痺性イレウス⇒HP参照(350頁) 8）抗利尿ホルモン不適合分泌症候群（SIADH）⇒HP参照(350頁)〈その他〉1）循環器（血圧降下，血圧上昇，頻脈，動悸，不整脈，心ブロック，心発作） 2）精神神経（振戦等のパーキンソン症状，運動失調，構音障害，四肢の知覚異常，不眠，不安，焦燥，眠気，口周部等の不随意運動） 3）過敏症（発疹，掻痒感） 4）血液（白血球減少） 5）肝臓（肝機能障害，黄疸，AST・ALTの上昇） 6）消化器（口渇，悪心・嘔吐，食欲不振，下痢，便秘，味覚異常） 7）泌尿器（尿閉，排尿困難） 8）その他（体重増加，ふらつき，眩暈，倦怠感，頭痛，発汗，視調節障害，眼内圧亢進）
【保存】〔10 mg〕遮光 【規制】 指定 処方せん

■マレイン酸トリミプラミン
trimipramine maleate　　　　　　　　　1174

スルモンチール Surmontil（塩野義）
錠：10・25 mg　散：10％　100 mg/g

初期：1日50〜100 mg
1日200 mgまで漸増　分服
300 mgまで増量可

【禁忌】1）緑内障（抗コリン作用による急性発作） 2）三環系抗うつ薬に過敏症 3）心筋梗塞の回復初期（心筋に対しキニジン様作用） 4）MAO阻害剤投与中
【作用】薬理作用はイミプラミンと同様，鎮痛強化作用，体温降下作用，自発運動抑制作用等はイミプラミンより強いが，クロルプロマジンよりはるかに弱い．抗うつ作用，抗痙攣作用，抗ヒスタミン作用はイミプラミンと同程度．クロルプロマジンと異なりカタレプシーは認められない．ノルアドレナリンにより血圧上昇を増強するが，アドレナリンによる昇圧効果はむしろ抑制する
【特徴】鎮静効果も比較的に強いとされる
適応　精神科領域におけるうつ病・うつ状態 注意 ⇒IMI参照(374頁)
【相互】〈併用禁忌〉MAO阻害薬：代謝障害（臨床症状：発汗，不穏，全身痙攣，異常高熱，昏睡等出現）→MAO阻害薬の投与を受けた場合，少なくとも2週間の間隔をおく，また本剤からMAO阻害薬に切り替えるときには2〜3日の間隔をおく　〈併用注意〉1）抗コリン作動薬：作用増強（抗コリン作用） 2）アドレナリン作動薬：作用増強

(交感神経終末の受容体でのアドレナリン作用) 3）中枢神経抑制薬（バルビツール酸誘導体等，アルコール）：作用増強（中枢神経抑制作用） 4）降圧薬（グアネチジン，ベタニジン）の作用減弱（交感神経終末への取り込み阻害） 5）スルファメトキサゾール・トリメトプリム：作用減弱（代謝促進）
【慎重】⇒塩酸ノルトリプチリン参照(372頁)
【注意】重要 ⇒IMI参照(374頁)　〈その他〉⇒IMI①参照(374頁)
妊 未確立　妊 有益のみ（三環系抗うつ薬で動物で催奇形性）　高齢 慎重に（少量から開始等）
【過量投与】徴候・症状：服用1〜12時間後に眠気等の中枢神経症状，頻脈及び呼吸抑制等出現．中毒症状では，意識障害，痙攣，低血圧及び重篤な不整脈出現　処置：特異的な解毒剤なし，対症療法かつ補助療法．低血圧や循環虚脱出現の場合，輸液，昇圧剤投与等処置．但し，アドレナリンは投与しない
【副作用】〈重大〉1）悪性症候群（Syndrome malin）⇒HP参照(350頁) 2）無顆粒球症（前駆症状：発熱，咽頭痛，インフルエンザ様症状等）→中止 3）麻痺性イレウス：(0.1％未満)⇒HP参照(350頁) 4）幻覚，せん妄，精神錯乱→減量又は休薬等処置 5）抗利尿ホルモン不適合分泌症候群（SIADH）⇒HP参照(350頁)〈その他〉1）過敏症（発疹，瘙痒感等）→中止 2）肝臓（黄疸，AST・ALTの上昇等）→中止 3）精神神経（振戦等のパーキンソン症状，運動失調，構音障害，四肢の知覚異常，不眠，不安，焦燥感，眠気等）→減量又は休薬等処置 4）血液（白血球減少等）→定期的に血液検査実施 5）循環器（血圧降下，頻脈，動悸等） 6）抗コリン作用（口渇，排尿困難，眼内圧亢進，視調節障害，便秘，鼻閉） 7）消化器（悪心・嘔吐，食欲不振，下痢，味覚異常等） 8）長期投与（口周部等の不随意運動）→中止後も持続あり 9）その他（ふらつき，眩暈，倦怠感，頭痛，発汗等）
【保存】遮光
【規制】錠：処方せん　散：劇 指定 処方せん

■クロミプラミン塩酸塩
clomipramine hydrochloride　　　　　　1174

アナフラニール Anafranil（アルフレッサ）
錠：10・25 mg　注：25 mg/2 mL/A

内 〔うつ病・うつ状態〕
1日50〜100 mg　分1〜3　1日225 mgまで
〔遺尿症〕
6歳未満：1日10〜25 mg　分1〜2
6歳以上：1日20〜50 mg　分1〜2
注 1日1回25 mg　2〜3時間で点滴静注
その後1回75 mgまで
＊生食液又は5％ブドウ糖液250〜500 mLに25 mg（1 A）加える

【禁忌】⇒IMI参照(374頁)
【作用】本剤のレセルピン拮抗作用とカテコールアミン作用の増強はイミプラミン，デシプラミンと比較され，レセルピンによる痙攣閾値低下への作用は上記2剤より強く，

レセルピンによる眼瞼下垂，低体温への作用はイミプラミンと大差がないとされている．本剤は若干の中枢抑制作用を示すが，イミプラミンより弱い．また自律神経系，循環系での作用もイミプラミンと比較し同等である

【特徴】 抗うつ薬の中ではセロトニン再取り込み阻害作用が強いという報告があるが，三環系抗うつ薬の中では**強迫神経症**に対して特異的に有効とされる

【適応】 内 1)精神科領域におけるうつ病・うつ状態 2)遺尿症(内のみ) 注意⇒IMI参照(374頁)

【相互】 代謝にCYP2D6が関与，CYP1A2，CYP3A4，CYP2C19も関与していると考えられる〈併用禁忌〉1)MAO阻害薬(セレギリン)(発汗，不穏，全身痙攣，異常高熱，昏睡等出現)→MAO阻害薬の投与を受けた場合，少なくとも2週間の間隔をおき，また本剤からMAO阻害薬に切り替えるときには2～3日の間隔をおく 2)チオリダジンはCYP2D6を阻害し代謝を遅延させる→QT延長，心室性不整脈，また両剤ともQT延長が報告〈併用注意〉1)副交感神経刺激剤(ピロカルピン)の作用減弱 2)抗コリン作用を有する(トリヘキシフェニジル，アトロピン等)：相互に抗コリン作用増強(口渇，便秘，尿閉，視力障害，眠気等) 3)アドレナリン作動薬(エピネフリン，ノルエピネフリン，フェニレフリン等)の作用(心血管作用)増強(本剤による交感神経末梢へのノルエピネフリン等の取り込み阻害) 4)中枢神経抑制薬(バルビツール酸誘導体等)，全身麻酔薬(ハロタン等)，抗不安薬(アルプラゾラム等)，アルコール：相互に中枢神経抑制作用増強 5)フェノチアジン系精神神経用薬(レボメプロマジン等)：相互に鎮静，抗コリン作用増強 6)SSRI(フルボキサミン，パロキセチン等)：本剤の肝臓での酸化的な代謝を阻害し血中濃度が上昇・相互にセロトニン作動性が増強→血中濃度上昇，抗うつ症候群 7)SNRI(ミルナシプラン)，リチウム：相互にセロトニン作動性が増強(セロトニン症候群) 8)キニジン，プロパフェノン，メチルフェニデート，黄体・卵胞ホルモン製剤，シメチジン：他の三環系抗うつ薬(イミプラミン)で作用増強の報告(本剤によるイミプラミンの肝代謝阻害) 9)テルビナフィン：他の三環系抗うつ薬(イミプラミン)で活性代謝物濃度上昇の報告 10)アンプレナビル，ホスアンプレナビル：血中濃度上昇し作用増強 11)降圧薬の降圧作用減弱(本剤による交感神経ニューロンへの降圧薬の取り込み阻害) 12)肝酵素誘導作用をもつ薬剤(バルビツール酸誘導体，フェニトイン，カルバマゼピン，リファンピシン等)：血中濃度が低下し作用減弱 13)フェニトインの作用増強[他の三環系抗うつ薬(イミプラミン)での報告](フェニトインの代謝阻害) 14)インスリン製剤(インスリン)，スルホニルウレア系糖尿病用薬(グリベンクラミド)の過度の血糖低下を来したとの報告[他の三環系抗うつ薬(ドキセピン)との併用による] 15)クマリン系抗凝血薬(ワルファリン)の血中濃度半減期延長の報告[他の三環系抗うつ薬(ノルトリプチリン)との併用による] 16)スルファメトキサゾール・トリメトプリム：抑うつ再発又は悪化 17)電気ショック療法：痙攣閾値を低下するおそれ

【慎重】 ⇒IMI参照(374頁)
【動態】 Tmax：1.5～4時間 (健康人，1mg/kg，経口) T½：約21時間
【注意】〈重要〉⇒IMI参照(374頁) 〈その他〉⇒IMI参照(374頁)
兒 慎重に(4歳以上が望ましい) 妊 回避(新生児に呼吸困難，嗜眠，チアノーゼ，易刺激性，低血圧，高血圧，痙攣，筋痙縮，振戦等の離脱症状，頻脈で癲奇形性等) 授乳婦 授乳回避(母乳中移行) 高齢 慎重に(少量から開始等)

【過量投与】内 徴候・症状：最初の徴候・症状は通常服用30分～2時間後に高度の抗コリン作用を主症状として出現．中枢神経系(眠気，昏迷，意識障害，運動失調，情動不安，過動，反射亢進，筋強剛，アテトーシス及び舞踏病アテトーシス様運動，痙攣)，心血管系(不整脈，頻脈，伝導障害，心不全，非常に稀にQT延長，torsades de pointes，心停止)，その他に呼吸抑制，チアノーゼ，低血圧，ショック，嘔吐，散瞳，発汗，乏尿，無尿等 処置：特異的な解毒剤は知られていない．催吐もしくは胃洗浄を行い活性炭投与，直ちに入院させ，少なくとも48時間は心モニターを継続．心電図に異常がみられた患者については，少なくとも更に72時間又は，心電図が正常に復した後であっても再発の可能性があるため，心機能の観察を継続．なお，腹膜透析又は血液透析はほとんど無効．各症状に対しては通常，次のような処置 1)呼吸抑制：挿管及び人工呼吸 2)高度低血圧：患者を適切な姿勢に保ち，血塊増量剤，ドパミン，あるいはドブタミンを点滴静注 3)不整脈：症状に応じた処置．ペースメーカー挿入を必要とする場合もある．低K血症及びアシドーシスがみられた場合に処置 4)痙攣発作：ジアゼパム静注又は他の抗痙攣剤(フェノバルビタール等)投与(但し，これらの薬剤による呼吸抑制，低血圧，昏睡の増悪に注意)

【副作用】〈重大〉1)ショック(注のみ)→中止後処置 2)悪性症候群(Syndrome malin)⇒HP参照(350頁) 3)セロトニン症候群(不安，焦燥，せん妄，発熱，発汗，頻脈，振戦，ミオクローヌス，反射亢進，下痢等)→中止し水分補給等の全身管理とともに処置 4)横紋筋融解症(筋肉痛，脱力感，CK上昇，血中・尿中ミオグロビン上昇を特徴)→中止し処置，また，横紋筋融解症による急性腎不全の発症に注意 5)てんかん発作→中止し処置 6)無顆粒球症(前駆症状：発熱，咽頭痛，インフルエンザ様症状等)，汎血球減少→定期的に血液検査を実施する等観察→中止し処置 7)間質性肺炎，好酸球性肺炎(発熱，咳嗽，呼吸困難，肺音の異常(捻髪音)等)→中止し速やかに胸部X線等を実施し副腎皮質ホルモン等の処置 8)麻痺性イレウス⇒HP参照(350頁) 9)QT延長，心室頻拍(torsades de pointes)，心室細動：定期的に心電図検査を行う→投与中止し処置 10)肝機能障害，黄疸(AST・ALT・γ-GTPの上昇等，黄疸)→中止し処置 11)抗利尿ホルモン不適合分泌症候群(SIADH)⇒HP参照(350頁) 〈その他〉1)循環器(起立性低血圧，動悸，頻脈，心電図異常(QT延長等)，不整脈，心ブロック，血圧上昇等) 2)精神神経(眠気，パーキンソン症状・振戦・アカシジア等の錐体外路障害，幻覚，せん妄，精神錯乱，攻撃的反応，激越，不眠，悪夢，不安，抑うつ，記憶障害，離人症，知覚異常，言語障害，集中力欠如，あくび，蹉状態，ミオクローヌス，性機能障害，運動失調等)→減量又は休薬等処置 3)抗コリン作用(口渇，排尿困難，緑内障，尿閉，視調節障害(散瞳等)，便秘) 4)皮膚(光線過敏症，脱毛)→中止 5)過敏症(発疹，瘙痒感等)→中止 6)血液(白血球減少，血小板減少，紫斑，好酸球増多，点状出血等)→定期的に血液検査を行い，異常(無顆粒球症の前駆症状：発熱，咽頭痛，インフルエンザ様症状)→中止 7)肝臓(AST・ALTの上昇等)→中止 8)消化器(悪心・嘔吐，食欲不振，下痢，味覚異常等) 9)内分泌(プロラクチンの分泌促進，乳房肥大，乳汁漏出，体重増加) 10)長期投与(口周部等の不随意運動)→中止後も持続 11)そ

II．抗うつ薬・気分安定薬・精神刺激薬

の他（ふらつき，眩暈，食欲亢進，体重増加，倦怠感，脱力感，頭痛，発汗，熱感，異常高熱，浮腫（静注：血栓性静脈炎）→中止
【保存】　注：遮光
【規制】　錠：処方せん　注：劇 指定 処方せん

■ 塩酸ロフェプラミン
lofepramine hydrochroride　　　　　　　　1174

アンプリット　Amplit（第一三共）
　　錠：10・25 mg

初期：1回 10〜25 mg　1日 2〜3回
1日 150 mg まで漸増

【禁忌】　1）緑内障（悪化）　2）三環系抗うつ薬に過敏症　3）心筋梗塞の回復初期（頻脈等症状悪化）　4）MAO 阻害薬投与中
【作用】　視床下部，大脳辺縁系における前シナプス末端へのモノアミン取り込み阻害作用によると考えられている
【特徴】　薬効はイミプラミンに近く，副作用が少ないといわれる
【適応】　うつ病・うつ状態　注意 ⇒IMI 参照（374 頁）
【相互】　〈併用禁忌〉MAO 阻害薬（発汗，不穏，全身痙攣，異常高熱，昏睡等）→ MAO 阻害薬の投与を受けた患者に投与する場合，少なくとも 2 週間の間隔をおき，本剤から MAO 阻害薬に切り替えるときには，2〜3 日の間隔をおく　〔併用注意〕抗コリン薬：相互に抗コリン作用増強（霧視，便秘，眠気，散瞳，口内乾燥等）　2）アドレナリン作動薬（エピネフリン）の作用（血圧の異常上昇，不整脈等）増強（本剤によるエピネフリン作動性神経末でのカテコールアミンの再取り込み阻害）　3）中枢神経抑制薬（バルビツール酸誘導体等）：相互に中枢神経抑制作用増強（眠気，脱力感，倦怠感，ふらつき等）　4）フェノチアジン系抗精神病薬：類似化合物（イミプラミン）で作用増強の報告（相互に代謝阻害）　5）降圧薬（グアネチジン，ベタニジン等）の作用減弱〔類似化合物（イミプラミン，アミトリプチリン等）で報告〕（本剤によるエピネフリン作動性神経末で降圧薬の取り込み阻害）　6）全身麻酔薬，抗不安薬，アルコール：相互に中枢神経抑制作用増強　7）キニジン，メチルフェニデート，黄体・卵胞ホルモン製剤，シメチジン：類似化合物（イミプラミン）で作用増強の報告（これら薬剤によるイミプラミンの肝代謝阻害）　8）肝代謝酵素誘導作用を持つ薬剤（バルビツール酸誘導体，リファンピシン等）：作用減弱（肝薬物代謝酵素誘導作用による本剤の代謝促進）　9）フェニトインの中毒症状（運動失調等）が現れる〔類似化合物（イミプラミン）での報告〕（イミプラミンによるフェニトインの肝代謝阻害）　10）スルファメトキサゾール・トリメトプリム：類似化合物（イミプラミン）で抑うつが再発又は悪化の報告
【慎重】　1）排尿困難又は眼内圧亢進等（抗コリン作用により悪化）　2）心不全・心筋梗塞・狭心症・不整脈（発作性頻拍・刺激伝導障害等）等の心疾患又は甲状腺機能亢進症（循環器系に影響あり）　3）てんかん等の痙攣性疾患又は既往歴（痙攣誘発）　4）躁うつ病（躁転，自殺企図）　5）脳の器質障害又は統合失調症の素因（症状増悪）　6）重篤な肝・腎障害（代謝・排泄障害により副作用出現）　7）低血圧（高度の血圧低下）　8）高度の慢性便秘（症状悪化）　9）小児　10）高齢者
【動態】　Tmax：1〜2 時間（50 mg，経口）　T½：2.7 時間
その他：脂溶性が強く，中枢神経系に移行しやすい
【注意】　〈重要〉⇒IMI 参照（374 頁）　〈その他〉①⇒IMI ①参照（374 頁）　②動物に大量投与で水晶体の縫合線の明瞭化及び角膜の小空胞化の報告
児 慎重に（未確立）　妊 有益のみ（三環系抗うつ薬で動物で催奇形性）　高齢 慎重に（少量から開始等）
【副作用】　〈重大〉悪性症候群（Syndrome malin）⇒HP 参照（350 頁）　〈重大（類薬）〉麻痺性イレウス⇒HP 参照（350 頁）　2）抗利尿ホルモン不適合分泌症候群（SIADH）⇒HP 参照（350 頁）　〈その他〉1）循環器（動悸，頻脈，血圧低下等）　2）精神神経（めまい，ふらつき，眠気，不眠，振戦等のパーキンソン様症状，倦怠感，頭痛，頭重，焦燥，興奮，知覚異常，身体異常感，しびれ感，運動失調，口周囲不随意運動，構音障害，せん妄，病的体験等）→減量又は休薬等処置　3）抗コリン作用（口渇，便秘，排尿困難，尿閉，視調節障害，鼻閉等）　4）過敏症（発疹等）→中止　5）肝臓（黄疸，AST・ALT・Al-P の上昇）→中止等処置　6）消化器（食欲不振，胃部不快感，悪心・嘔吐，下痢，腹痛，口内苦味感等）　7）その他（発汗，熱感，浮腫）→中止
【規制】　指定 処方せん

■ ドスレピン塩酸塩
dosulepin hydrochloride　　　　　　　　1179

プロチアデン　Prothiaden（科研）
　　錠：25 mg

1日 75〜150 mg　分 2〜3

【禁忌】　1）緑内障（眼圧上昇）　2）三環系抗うつ薬に過敏症　3）心筋梗塞の回復初期（血圧低下，血圧上昇，頻脈，不整脈，心ブロック）　4）MAO 阻害薬投与中　5）尿閉（前立腺疾患等）のある患者　6）チオリダジンを投与中
【作用】　ドパミン，セロトニン，ノルアドレナリンの再取り込み抑制作用があり，動物実験により，自発運動の増加，体温降下，ヘキソバルビタール睡眠の延長，脳波覚醒反応の抑制等の作用を示し，アミトリプチリン，イミプラミンに比し弱いが同程度である
【特徴】　効果はアミトリプチリンに類似，副作用は少ないとされる
【適応】　うつ病・うつ状態　注意 24 歳以下の患者で自殺念慮・自殺企図のリスク増加の報告．投与にあたってはリスクとベネフィットを考慮すること
【相互】　主として CYP 2 D 6 が関与　〈併用禁忌〉1）MAO 阻害薬（発汗，不穏，全身痙攣，異常高熱，昏睡等出現）→ MAO 阻害薬の投与を受けた場合，少なくとも 2 週間の間隔をおき，また本剤から MAO 阻害薬に切り替えるときには 2〜3 日の間隔をおく　2）チオリダジン（メレリル）（QT 延長，心室性不整脈のおそれ）→両剤とも CYP 2 D 6 で代謝されるため併用により競合的に代謝阻害し血中濃度上昇　〔併用注意〕1）アルコール（飲酒）：相互に中枢神経抑制作用増強　2）抗コリン作動薬：相互に抗コリン作用増強　3）アドレナリン作動薬（アドレナリン，ノルアドレナリン等）の作用（特に心血管作用）増強（本剤によるカテコールアミンの再取り込み阻害）　4）中枢神経抑制薬（バルビ

ツール酸誘導体等）：相互に中枢神経抑制作用増強　5)**降圧薬**（グアネチジン等）の作用減弱（本剤によるアドレナリン作動性ニューロンでの降圧薬の取り込み阻害）　6)**スルファメトキサゾール・トリメトプリム（ST合剤），リファンピシン**：作用減弱（これら薬剤による肝代謝酵素系CYP誘導作用）　7)**シメチジン，キニジン**：作用増強（これら薬剤によるCYP阻害）　8)**SSRI**（フルボキサミン・パロキセチン）：本剤の血中濃度が上昇し作用増強（CYP2D6を阻害するため本剤の代謝が抑制）

[慎重]　1)排尿困難又は眼内圧亢進等（悪化）　2)心不全・心筋梗塞・狭心症・不整脈（発作性頻拍・刺激伝導障害等）等の心疾患又は甲状腺機能亢進症（循環器に影響を及ぼし，症状悪化）　3)てんかん等の痙攣性疾患又は既往歴（痙攣誘発）　4)躁うつ病（躁転，自殺企図）　5)脳の器質障害又は統合失調症の素因（症状増悪）　6)重篤な肝・腎障害（代謝・排泄障害により副作用出現）　7)高齢者　8)小児

[動態]　Tmax：（若年者，25 mg，経口）3時間，（高齢者，25 mg，経口）4時間　$T_{1/2}$：（若年者）14時間，（高齢者）22時間　排泄：尿中　約40％（24時間）

[注意]　〈重要〉⇒IMI参照（374頁）　〈その他〉⇒IMI①参照（374頁）

[兒]　未確立　[妊]　有益のみ（三環系抗うつ薬で動物に催奇形性の報告）　[授乳婦]　授乳回避（乳汁中移行）　[高齢]　慎重に（少量から開始等）

[副作用]　〈重大（外国）〉1)**悪性症候群（Syndrome malin）**⇒HP参照（350頁）　2)**抗利尿ホルモン不適合分泌症候群（SIADH）**⇒HP参照（350頁）　〈重大（類薬）〉1)**無顆粒球症**（他の三環系抗うつ薬において報告，前駆症状：発熱，咽頭痛，インフルエンザ様状等）→中止　2)**麻痺性イレウス**⇒HP参照（350頁）　〈その他〉1)**循環器**（血圧低下，動悸，頻脈，心電図異常）　2)**精神神経**（眠気，めまい・ふらつき・立ちくらみ，睡眠障害，頭痛・頭重，振戦，性欲減退，不穏，記憶障害，知覚異常，構音障害，躁転，せん妄，しびれ感，いらいら感，発汗，運動失調，アカシジア，幻覚，興奮）→減量又は中止　3)**抗コリン作用**（口渇，便秘，視調節障害，排尿困難，鼻閉）　4)**過敏症**（発疹）→中止　5)**血液**（白血球減少）→中止　6)**肝臓**（AST・ALT・Al-P・LDHの上昇）　7)**消化器**（食欲不振，悪心・嘔吐，下痢，胃部不快感，腹痛，口中苦味感）　8)**長期投与**（口周部等の不随意運動）→中止　9)**その他**（倦怠感）

[保存]　遮光　[規制]　[指定][処方せん]

■ 塩酸トラゾドン
trazodone hydrochloride　　　　　　　1179

デジレル　Desyrel（ファイザー）
レスリン　Reslin（オルガノン）
　　　錠：25・50 mg
アンデプレ（共和）

1日75〜100 mgを初期用量とし
1日200 mgまで増量　1〜数回に分服

[禁忌]　本剤の成分に過敏症の既往歴
[作用]　トリアゾロピリジン系抗うつ薬で，モノアミン取り込み阻害作用において，ノルアドレナリンに比べ，セロトニンに選択的に作用し，抗うつ作用を示す．抗コリン作用はほとんどみられず，心臓でのノルアドレナリンの取り込みをほとんど阻害しない

[特徴]　単環化合物，精神賦活作用よりも抗不安・鎮静作用が強いとされる
[適応]　うつ病・うつ状態　[注意]⇒IMI参照（374頁）
[相互]　〈併用注意〉主にCYP3A4,2D6で代謝　1)**降圧薬**：起立性低血圧及び失神を含む低血圧→降圧薬の用量調整に注意　2)**アルコール，中枢神経抑制薬**（バルビツール酸誘導体等）：中枢神経抑制作用増強　3)**MAO阻害薬**：作用増大のおそれ→慎重に（徐々に減量等）　4)**強心配糖体**：ジゴキシン等，フェニトインの血清中濃度上昇　5)**フェノチアジン誘導体**（クロルプロマジン）：血圧低下（α受容体遮断作用）　6)**ワルファリンのプロトロンビン時間短縮の報告**　7)**カルバマゼピン**：作用減弱のおそれ（CYP3A4の誘導作用）　8)**リトナビル・インジナビル**：作用増強のおそれ（CYP3A4の阻害作用）

[慎重]　1)心筋梗塞回復初期及び心疾患，既往歴（循環器に影響）　2)緑内障，排尿困難又は眼内圧亢進等（抗コリン作用により悪化）　3)てんかん等の痙攣性疾患又はこれらの既往歴（痙攣発作）　4)躁うつ病（躁転，自殺企図）　5)脳の器質障害又は統合失調症の素因（症状増悪）　6)小児　7)高齢者

[動態]　Tmax：3〜4時間　$T_{1/2}$：6〜7時間（50 mg及び100 mg，単回経口）

[注意]　〈重要〉❶，②⇒IMI②，⑤参照（374頁）　③陰茎及び陰核の持続性勃起が起こることが報告→直ちに投与を中止　④〜⑦⇒IMI①〜④参照（374頁）　〈その他〉①⇒IMI①参照（374頁）　②電気ショック療法との併用は，経験がなければ→回避

[兒]　有益のみ（未確立）　[授乳婦]　回避．やむを得ない場合には授乳回避（ごくわずか母乳中移行）　[高齢]　慎重に（減量等）

[過量投与]　症状：1)本剤過量投与の患者に次の薬剤を併用した症例で死亡例が報告．アルコール，アモバルビタール，クロルジアゼポキシド，メプロバメート又はアルコール・抱水クロラール，ジアゼパム　2)本剤の過量投与により，眠気と嘔吐が最も頻繁にみられ，また，torsades de pointes, QT延長，心電図変化，持続性勃起，呼吸停止，痙攣発作，立ちくらみ，ふらつきが発現することが報告
処置：本剤に対する解毒剤はないので，過量投与の症状が現れた場合には，胃洗浄，輸液等の適切な処置

[副作用]　〈重大〉1)**QT延長，心室性期外収縮**→定期的心電図検査→中止し処置　2)**悪性症候群（Syndrome malin）**⇒HP参照（350頁）　3)**セロトニン症候群**：錯乱，発汗，反射亢進，ミオクローヌス，戦慄，頻脈，振戦，発熱，協調異常等が現れた中止し水分補給など　4)**錯乱，せん妄**（0.07％）→減量又は休薬等処置　5)**麻痺性イレウス**（0.03％）⇒HP参照（350頁）　6)**持続性勃起**：陰茎・陰核の持続性勃起→中止し処置（治療薬としてαアドレナリン作動薬の海綿体内注射および外科的処置の報告）　7)**無顆粒球症**：血液検査等の観察を十分に行い，異常あれば中止等処置　〈その他〉1)**循環器**（低血圧，高血圧，動悸，頻脈，失神，徐脈，不整脈）　2)**精神神経**（見当識障害，興奮，妄想，性欲亢進，振戦等のパーキンソン症状，不眠，めまい・ふらつき，眠気，頭痛・頭重，視調節障害（霧視，複視等），構音障害，頭がボーっとする，知覚障害，躁転，運動過多，運動失調，痙攣，流涎，幻覚，健忘，焦燥感，集中力低下，性欲減退，悪夢，怒り，敵意（攻撃的反応），

II．抗うつ薬・気分安定薬・精神刺激薬

異常感覚，勃起障害，協調運動障害，激越，不安，口周囲不随意運動） 3）**過敏症**（発疹，眼瞼瘙痒感，瘙痒感，浮腫）→中止等処置 4）**血液**（白血球減少，貧血，溶血性貧血，白血球増多） 5）**消化器**（口渇，便秘，悪心・嘔吐，食欲不振，下痢，胃重感，胃部膨満感，味覚異常，食欲亢進，嚥下障害） 6）**肝臓**（AST・ALT・γ-GTP・Al-P の上昇等）→中止等処置 7）**その他**（倦怠感，ほてり，脱力感，排尿障害，鼻閉，関節痛，筋肉痛，発汗，眼精疲労，耳鳴，尿失禁，頻尿，射精障害，乳房痛，乳汁分泌，胸痛，体重減少，体重増加，疲労，息切れ，血尿，眼球充血，悪寒，血清脂質増加）
【保存】 高温多湿回避（着色）
【規制】 劇 指定 処方せん

シナプス前 α_2-アドレナリン受容体を阻害する薬物

■ **塩酸ミアンセリン**
mianserin hydrochloride　　　　1179

テトラミド Tetramide（オルガノン-第一三共）
錠：10・30 mg

初期：1日 30 mg　1日 60 mg まで増量
分服又は1日1回（夕食後・就寝前）でも可

【禁忌】 MAO 阻害薬投与中
【作用】 脳内ノルエピネフリンの turnover を亢進し，シナプス前の α-アドレナリン受容体を阻害によりシナプスにおけるノルエピネフリン放出を促進し，受容体への刺激を増加させる．抗ヒスタミン作用が強いとされる
【特徴】 四環化合物で，従来の抗うつ薬とは異なる作用機序を持つ．催眠・鎮静効果が比較的強い
適応 うつ病・うつ状態 注意 ⇒IMI 参照（374 頁）
【相互】〈併用禁忌〉**MAO 阻害薬**（発汗，不穏，全身痙攣，異常高熱，昏睡等の症状あり）→MAO 阻害薬の投与を受けた患者に投与する場合には，少なくとも2週間の間隔をおき，また本剤から MAO 阻害薬に切り替えるときは，2〜3日間の間隔をおく 〈併用注意〉1）**アルコール**：相互に作用増強（本剤の肝代謝阻害） 2）**中枢神経抑制薬**（バルビツール酸誘導体等）：相互に作用増強 3）**降圧薬**（クロニジン）の作用減弱（本剤の α₂受容体阻害作用）
【慎重】 1）緑内障，排尿困難又は眼内圧亢進症（症状に影響） 2）心疾患（症状に影響） 3）肝・腎障害（代謝，排泄障害による副作用発現） 4）てんかん等の痙攣性疾患又はその既往歴（痙攣） 5）躁うつ病（躁転，自殺企図） 6）脳の器質障害又は統合失調症の素因（症状増悪） 7）コントロール不良の糖尿病（耐糖能の低下） 8）低出生体重児，新生児，乳児，幼児及び小児 9）高齢者
【動態】 Tmax：約2時間（10 mg, 経口）　$T_{1/2}$：3.6〜4.4 時間（投与後 24 時間まで）　排泄：尿中 70％
【注意】〈重要〉⇒IMI 参照（374 頁）〈その他〉①⇒IMI ①参照（374 頁） ②非定型精神病のうつ状態に対しては，十分な効果が得られないとの報告
兒 未確立 妊 有益のみ（未確立） 授乳婦 回避（母乳中移行） 高齢 慎重に（少量から開始等）

【副作用】〈重大〉1）**悪性症候群**（Syndrome malin）⇒HP 参照（350 頁） 2）**無顆粒球症**（前駆症状：発熱，咽頭痛，インフルエンザ様症状等）→中止 〈その他〉1）**過敏症**（発疹，浮腫）→中止 2）**循環器**（頻脈，動悸，血圧降下） 3）**精神神経**（眠気，下肢不安定，振戦等のパーキンソン症状，めまい・ふらつき，頭痛，不眠，視調節障害，躁転，焦燥感，不安，しびれ感，構音障害，アカシジア，運動失調，ぼんやり）→減量又は休薬等処置 4）**消化器**（口渇，便秘，悪心・嘔吐，食欲不振，食欲亢進，胃腸障害，下痢，にがみ，腹痛） 5）**肝臓**（AST・ALT・γ-GTP・Al-P 等の上昇，肝障害）→中止等処置 6）**その他**（脱力感，倦怠感，排尿困難，発汗，鼻閉，体重増加，浮腫）
【規制】 指定 処方せん

■ **マレイン酸セチプチリン**
setiptiline maleate　　　　1179

テシプール Tecipul（持田）
錠：1 mg

ビソプール（メディサ）

初期：1日 3 mg　分服　1日 6 mg まで漸増

【禁忌】 1）MAO 阻害薬投与中
【作用】 シナプス前の α_2-アドレナリン受容体遮断によりシナプス間隙へのアドレナリン遊離を促進，脳内ノルアドレナリンの代謝回転亢進により中枢ノルアドレナリン作動性神経の活動を増強させ，うつ状態を改善
【特徴】 四環化合物で，再取り込み阻害とは異なる作用機序を持つ
適応 うつ病・うつ状態
【相互】〈併用禁忌〉**MAO 阻害薬**（発汗，不穏，全身痙攣，異常高熱，昏睡等の症状あり）→MAO 阻害薬の投与を受けた患者に投与する場合には，少なくとも2週間の間隔をおき，また本剤から MAO 阻害薬に切り替えるときは，2〜3日間の間隔をおく 〈併用注意〉1）**アルコール**：相互に中枢神経抑制作用増強（眠気，脱力感，倦怠感，ふらつき等） 2）**中枢神経抑制薬**（フェノチアジン誘導体，バルビツール酸誘導体等）：相互に中枢神経抑制作用増強（眠気，脱力感，倦怠感，ふらつき等） 3）**降圧薬**（クロニジン，グアンファシン，グアナベンズ等）の作用減弱（本剤の α-アドレナリン受容体遮断作用）
【慎重】 1）緑内障，排尿困難又は眼内圧亢進症（症状に影響） 2）心疾患，肝・腎障害（代謝，排泄能の低下により作用増強） 3）肝・腎障害（代謝，排泄能の低下により作用増強） 4）てんかん等の痙攣性疾患又はこれらの既往歴（痙攣） 5）躁うつ病（躁転，自殺企図） 6）脳の器質障害又は統合失調症の素因（症状増悪） 7）高齢者 8）小児
【動態】 Tmax：1〜3時間　$T_{1/2}$：α 相約2時間，β 相約 24 時間　排泄：48 時間までに約 21％尿中排泄
【注意】〈重要〉①〜④⇒IMI ①〜④参照（374 頁） ⑤緑内障患者→緑内障発作又は前駆症状の有無の問診，眼圧測定等十分確認する．投与中に定期的に眼圧測定 ⑥眠気等の運転等注意 〈その他〉⇒IMI ①参照（374 頁）
兒 慎重に（未確立） 妊 有益のみ（未確立） 授乳婦 回避．やむを得ない場合は授乳回避（動物で乳汁中移行） 高齢 慎重に（80歳以上では血中濃度が高い傾向，少量から開始等）

【過量投与】 徴候・症状：血圧低下，不整脈，精神障害，

4．向精神薬・精神科関連薬 DI 集

痙攣及び呼吸抑制等　処置：1)特異的な解毒剤は知られていないので，催吐(意識が清明な場合)，胃洗浄，あるいは活性炭の投与により薬物を排除　2)気道・血管確保により呼吸・循環系を管理し，心電図モニター　3)症状に応じて昇圧薬(アドレナリンは避ける)，抗不整脈薬，抗痙攣薬投与，体温保持，アシドーシスの補正等処置　4)強制利尿及び人工透析の有用性は確立していない

【副作用】〈重大〉1)悪性症候群(Syndrome malin)⇒HP参照(350頁)　2)無顆粒球症(前駆症状：発熱，咽頭痛，インフルエンザ様症状等)→中止　〈その他〉1)循環器(血圧降下，心悸亢進，頻脈等)　2)精神神経(眠気，めまい・ふらつき・立ちくらみ，脱力・倦怠感，頭痛・頭重，不眠，視調節障害，振戦，構音障害，運動失調，不安・焦燥・苦悶，躁転，アカシジア，せん妄，幻覚，興奮等)→減量又は休薬等処置　3)過敏症(発疹等)→中止　4)血液(白血球減少，貧血，血小板減少等)　5)消化器(口渇，便秘，悪心・嘔吐，食欲不振，下痢等)　6)肝臓(AST・ALT・γ-GTP・Al-Pの上昇等)　7)その他(排尿障害，浮腫等)

【規制】　劇　指定　処方せん

気分安定薬（抗躁薬）

■ **炭酸リチウム** lithium carbonate　1179

リーマス Limas（大正）
錠：100・200 mg

リチオマール（藤永）

開始量：1日400〜600 mg　分2〜3
以後：3〜7日毎に1日1,200 mgまで漸増
維持量：1日200〜800 mg　分1〜3

* 過量投与による中毒を起こすことがあるので，投与初期又は用量を増量したときは1週1〜2回，維持量の投与中には月1回程度，早朝服用前の血清リチウム濃度を測定
* 血清リチウム濃度1.5 mEq/Lを超えたとき：必要に応じて減量又は休薬等
* 血清リチウム濃度2.0 mEq/Lを超えたとき：過量投与による中毒起こすことあり，減量又は休薬

【禁忌】1)てんかん等の脳波異常(脳波異常増悪)　2)重篤な心疾患(増悪)　3)リチウムの体内貯留を起こしやすい状態(腎障害，衰弱又は脱水状態，発熱・発汗又は下痢を伴う疾患，食塩制限患者)　4)妊婦又は妊娠の可能性
【作用】自発運動抑制作用，抗メタンフェタミン作用，条件回避反応抑制作用，闘争行動抑制作用がある．作用機序については，まだ完全には解明されていない
【特徴】抗躁薬(気分安定薬)の原型
【適応】躁病及び躁うつ病の躁状態
【相互】〈併用注意〉1)利尿薬(チアジド系利尿薬，ループ系利尿薬等)：リチウム中毒の報告(利尿薬のNa排泄促進により，腎においてリチウムの再吸収が促進され，血中濃

度上昇)　2)カルバマゼピン：錯乱，粗大振戦，失見当識等の報告　3)向精神薬(ハロペリドール等)：心電図変化，重症の錐体外路症状，持続性のジスキネジア，突発性の悪性症候群(Syndrome malin)，非可逆性の脳障害の報告　4)ACE阻害薬(エナラプリル等)：リチウム中毒の報告(ACE阻害薬がアルドステロン分泌を抑制し，Na排泄を促進することにより，腎においてリチウムの再吸収が促進され，血中濃度上昇)　5)NSAIDs(ロキソプロフェンNa等)：リチウム中毒の報告(NSAIDsのプロスタグランジン合成阻害により，腎の水分及び電解質の代謝に影響し，血中濃度上昇)　6)SSRI(マレイン酸フルボキサミン等)：セロトニン症候群(錯乱，軽躁病，激越，反射亢進，ミオクローヌス，協調異常，振戦，下痢，発汗，悪寒，発熱)の報告　7)電気痙攣療法：通電直後に数秒程度の心停止，施行後に痙攣遷延，せん妄等の報告　8)麻酔用筋弛緩剤(塩化スキサメトニウム等)の筋弛緩作用が増強

【慎重】1)脳に器質的障害(神経毒性出現)　2)心疾患の既往者(心機能障害)　3)リチウムの体内貯留を起こすおそれのある患者(a)腎障害の既往歴　b)食事及び水分摂取量の不足　c)高齢者)　4)肝障害(増悪)　5)甲状腺機能亢進又は低下症　6)リチウムに異常な感受性を示す患者(血清リチウム濃度1.5 mEq/L以下でも中毒症状出現より)
【動態】Tmax：2.6時間　T½：18時間(200 mg，単回投与)　排泄：尿中95％　母乳中移行：母親の血中濃度の約1/2が母乳中に移行　血液透析による除去：有効　蛋白結合率：〜5％　TDM　有効濃度域：0.8〜1.4 mEq/L　採血時間：投与直前
【注意】❶眠気等→運転等注意　②症状の改善がみられたら維持量に漸減(躁状態の発現時は本剤の耐容性が高く，治まると耐容性は低下する)　③他の向精神薬(フェノチアジン・ブチロフェノン系)との併用時，中毒発現で非可逆性小脳症状又は錐体外路症状あり→慎重に　❹中毒に関する注意を患者及び家族に十分徹底
児　有益のみ(未確立)　禁忌(胎児に心臓奇形)，特に妊娠末期禁忌(分娩直前に血清リチウム濃度の異常上昇)
授乳婦　回避，やむを得ない場合は授乳中止(母乳中移行)
高齢　慎重に

【過量投与】1)症状：副作用の項参照　2)処置：特異な解毒剤は見いだされていないので，中止し感染の予防．心・呼吸機能の維持とともに補液・利尿薬(マンニトール，アミノフィリン等)等で血中リチウムの排泄促進，電解質平衡の回復を図る．利尿薬に反応しない場合や腎障害が認められる場合→血液透析を施行(血液透析を施行する場合は，施行後に低下した血清リチウム濃度が再上昇することがあるので施行後血清リチウム濃度測定を行い再上昇がみられた場合には，再度の血液透析等の適切な処置を行う)
【副作用】〈重大〉1)リチウム中毒(中毒の初期症状(食欲低下，嘔吐・嘔気，下痢等の消化器症状，振戦，傾眠，錯乱等の中枢神経症状，運動障害，運動失調等の運動機能症状，発熱，発汗等の全身症状)→減量・中止等処置．中毒が進行すると急性腎不全により電解質異常が発現し全身痙攣，ミオクローヌス等．処置方法：過量投与の項参照)　2)悪性症候群(Syndrome malin)　(向精神薬との併用より無動緘黙，強度の筋強剛，嚥下困難，頻脈，血圧変動，発汗等に引き続き発熱)→中止し，体外冷却，水分補給等の全身管理的に処置．本症発症時には筋肉障害(CK上昇)，横紋筋融解症．この際急性腎不全に至る場合もあり→観察　3)徐脈(洞機能不全等による重度の徐脈)→中止　4)腎性尿崩症(多飲，多尿等)→電解質濃度の測定等の観

II．抗うつ薬・気分安定薬・精神刺激薬

察，中止し処置 5)痴呆様症状，意識障害〔可逆性の痴呆様症状，昏睡に至るような意識障害(脳波所見上，周期性同期性放電：PSD 等を伴う)〕→中止し処置 〈その他〉1)精神神経〔めまい，眠気，言語障害，頭痛，発熱，不眠，脳波異常(基礎波の徐波化等)，知覚異常，記憶障害，焦燥感，失禁，悪寒，耳鳴，一過性暗点，ブラックアウト発作，情動不安〕 2)消化器(口渇，嘔気・嘔吐，下痢，食欲不振，胃部不快感，腹痛，便秘，唾液分泌過多，胃腸障害) 3)循環器(心電図異常，血圧低下，頻脈，不整脈，末梢循環障害) 4)血液(白血球増多) 5)泌尿器(多尿，排尿困難，乏尿，頻尿，腎機能異常，蛋白尿)→乏尿発現で投与中止 6)内分泌〔甲状腺機能異常(T₃，T₄ 及び PBI の低下，甲状腺 ¹³¹I 摂取率の増加及び TRH 負荷後の TSH 分泌反応の増大)，非中毒性甲状腺腫，粘液水腫，甲状腺中毒症〕→甲状腺中毒症が現れた場合には，急激な投与中止により中毒症状の増悪あり 7)中枢神経(振戦，運動障害，緊張亢進又は低下，腱反射亢進，筋攣縮，運動減少，舞踏病様アテトーシス，頭蓋内圧亢進) 8)皮膚(皮疹，瘙痒感，毛嚢炎，下肢濃瘍，毛髪の乾燥及び粗毛化，乾癬又はその悪化) 9)肝臓(肝機能異常) 10)その他(脱力・倦怠感，浮腫，体重増加・減少，性欲減退，血糖上昇，脱水，上皮小体機能亢進症)
【規制】 劇 指定 処方せん

精神刺激薬

■ 塩酸メチルフェニデート
methylphenidate hydrochloride　1179

リタリン　Ritalin（ノバルティス）
　　錠：10 mg　散：1%　10 mg/g

1 日 20～60 mg　分 1～2

【警告!!】 本剤投与は，ナルコレプシーの診断，治療に精通し，薬物依存を含む本剤のリスク等についても十分に管理できる医師・医療機関・管理薬剤師のいる薬局のもとでのみ行うとともに調剤前に当該医師・医療機関を確認したうえで調剤を行うこと

【禁忌】 1)過度の不安，緊張，興奮性(中枢神経刺激作用により症状悪化) 2)緑内障(眼圧上昇) 3)甲状腺機能亢進(循環器系に影響) 4)不整頻拍，狭心症(症状悪化) 5)本剤に過敏症の既往歴 6)運動性チック，Tourette 症候群又は既往歴，家族歴(症状悪化，誘発) 7)重症うつ病(症状悪化) 8)褐色細胞腫(血圧上昇) 9)MAO 阻害剤を投与中又は投与中止後 14 日以内 〈原則禁忌〉6 歳未満の小児
【作用】 大脳半球及び脳幹に高く分布することが認められており，上位運動中枢及び知覚・感覚系に作用することが示唆され，中枢神経興奮作用を有する
【適応】 ナルコレプシー
【相互】〈併用禁忌〉1)MAO 阻害薬(塩酸セレギリン)：作用増強で高血圧(交感神経刺激作用)〈併用注意〉1)昇圧剤の作用増強(交感神経刺激作用) 2)クマリン系抗凝血薬の作用増強(クマリン系抗凝血薬の半減期延長) 3)抗痙攣薬(フェノバルビタール，フェニトイン，プリミドン)の作用増強(本剤によるこれら薬剤の代謝阻害) 4)三環系抗うつ薬(イミプラミン等)，SSRI の作用増強(本剤が代謝を阻害し，血中濃度上昇) 5)クロニジン：突然死の報告 6)アルコール：中枢神経系の副作用増強
【慎重】 1)てんかんまたは既往歴(痙攣閾値を低下) 2)高血圧，心不全，心筋梗塞(血圧又は心拍数上昇) 3)脳血管障害(脳動脈瘤，血管炎，脳卒中等)またはその既往歴(悪化・再発) 4)統合失調症，精神病性障害，双極性障害(行動障害，思考障害，躁病エピソードの症状悪化) 5)薬物依存，アルコール中毒等の既往歴(慢性乱用により過度の耐性及び精神依存の可能性) 6)心臓に構造的異常または他の重篤な問題(突然死の報告)
【動態】 Tmax：2 時間　T½：約 7 時間　排泄：8 時間(尿中 50%)，48 時間(尿中 90%)
【注意】〈基本〉①投与前に患者または家族に対し本剤の治療上の位置づけ，依存性を含む本剤のリスクについて十分な情報提供をするとともに適切な使用法について指導する　②小児に中枢神経刺激剤を長期投与した場合には体重増加の抑制，成長遅延が報告．投与が長期にわたる場合には患児の成長に注意し身長・体重の増加が思わしくない場合には投与中断　③長期間投与する場合には定期的に血液学的検査を実施　④患者の心疾患の病歴，突然死や重篤な心疾患の家族歴等から心臓に異常が認められる可能性が示唆された患者に対し本剤の投与を検討する場合には投与開始前に開始前に心電図検査等により心血管系の状態を評価　⑤心血管系の影響を観察するため定期的に心拍数，血圧を測定する　⑥視覚障害(視調節障害，霧視)の報告→検査を実施し必要に応じ中断または中止　⑦通常の使用量の精神病性障害や躁病の既往がない患者でも躁病や精神病性または躁病の症状の報告→関連性を考慮．投与中止が適切な場合もある　⑧覚醒効果があるので不眠に注意．夕刻以後の服薬は避ける　❾運転等注意　〈その他〉①クロニジンとの併用で突然死の報告(因果関係未確立・α2 作動薬と併用した際の安全性について体系的評価未実施)　②適応外疾患(注意欠落多動性障害：ADHD)において全身痙攣が報告　小児6 歳未満回避(未確立，小児に長期投与した場合，体重増加の抑制，成長遅延が報告)　妊婦回避(動物で大量投与により，催奇形性報告)　授乳婦授乳中止(動物で移行)　高齢注意(減量等)
【過量投与】 徴候・症状：主に中枢神経系の過剰刺激及び過度の交感神経系興奮に起因する症状(嘔吐，激越，振戦，反射亢進，筋攣縮，痙攣(昏睡を続発することがあり)，多幸感，錯乱，幻覚，せん妄，発汗，潮紅，頭痛，高熱，頻脈，心悸亢進，不整脈，高血圧，散瞳，粘膜乾燥)．処置：症状に応じた支持療法を行う．自己損傷の防止，過剰刺激症状を更に悪化させる外部刺激の排除に留意．徴候・症状がそれほど重篤でなく，患者に意識がある場合には催吐あるいは胃洗浄によって胃内容物を除去．重篤な場合は胃洗浄の前に短時間作用型バルビツール酸系薬剤を用量に注意して投与，活性炭，下剤の投与を行う．血液循環と呼吸の維持に集中治療を行う．高熱に対しては物理的な解熱処置をとる．本剤過量服用に対する腹膜透析，血液透析の有効性は未確立
【副作用】〈重大〉1)剥脱性皮膚炎→中止し，処置 2)狭心症→中止し，処置 3)悪性症候群(Syndrome malin)(発熱，高度の筋硬直，CK 上昇等)→体冷却，水分補給等処置 4)脳血管障害(血管炎，脳梗塞，脳出血，脳卒中)→中止し処置　〈その他〉1)過敏症(発疹，関節痛，紅斑等)→

4. 向精神薬・精神科関連薬 DI 集

中止） 2）眼（視調節障害, 霧視） 3）精神神経（興奮, チック, 舞踏病様症状, Tourette 症候群, ジスキネジア等, 痙攣, 常同運動, 運動亢進, 中毒性精神障害）→中枢抑制剤（睡眠薬, 抗不安薬, 抗精神病薬）の投与等処置（作用消失後：眠気, 抑制, 不快嫌・不快感, 倦怠感, 易疲労感）（頭痛・頭重, 注意集中困難, 不眠, 眠気, 不安, 焦燥, 易怒・攻撃的, 行為心迫, うつ状態, 幻覚, 妄想, 眩暈, 振戦） 4）消化器（口渇, 食欲不振, 胃部不快感, 便秘, 悪心・嘔吐, 下痢, 口内炎等） 5）循環器（心悸亢進, 不整脈, 頻脈, 胸部圧迫感, 血圧上昇, 血圧下降等） 6）血液（血小板減少性紫斑, 白血球減少, 血小板減少, 貧血） 7）肝臓〔黄疸, 肝機能検査値の異常（AST・ALT・Al-P 等）〕 8）その他（発熱, 体重減少, 頻尿, 脱毛, 排尿障害, 性欲減退, 発汗, 筋緊張）
【保存】錠：防湿
【規制】 劇 向精神Ⅰ 指定 処方せん 30 日制限

■ ペモリン pemoline　　1179

ベタナミン Betanamin（三和化学）
　　　錠：10・25・50 mg

（うつ病・神経症） 1 日 10～30 mg（朝食後）
（ナルコレプシー）
　　1 日 20～200 mg　分 2（朝・昼食後）

警告!!　海外の市販後報告において重篤な肝障害を発現し死亡に至った症例も報告されていることから投与中は定期的に血液検査等を行うこと

【禁忌】 1）過度の不安, 緊張, 興奮性, 焦燥, 幻覚, 妄想症状, 強迫状態, ヒステリー状態, 舞踏病（悪化） 2）重篤な肝障害 3）緑内障（眼圧上昇） 4）甲状腺機能亢進（循環器系に影響） 5）不整頻拍, 狭心症, 動脈硬化症（悪化） 6）てんかん等の痙攣性疾患（痙攣閾値低下） 7）本剤に過敏症の既往歴
【作用】 ナルコレプシーおよび近縁傾眠疾患に対して, 覚醒作用, 全般的精神賦活作用, 大脳皮質の賦活作用と脳幹の鎮静作用を有する。また, うつ病, うつ状態に対して, 中枢興奮作用に基づく抗うつ作用を有する
【適応】 1）軽症うつ病, 抑うつ神経症 2）以下の疾患に伴う睡眠発作, 傾眠傾向, 精神的緩和の改善：ナルコレプシー, ナルコレプシーの近縁傾眠疾患〔25・50 mg は 2）のみ〕
【相互】 1）昇圧薬の作用増強（本剤の交感神経刺激作用による） 2）MAO 阻害薬の作用増強（本剤の交感神経刺激作用による）→これらの薬剤を減量等慎重に 3）グアネチジンの降圧作用を減弱（本剤が交感神経遮断作用に拮抗）
【慎重】 1）てんかん又はその既往歴（痙攣閾値低下） 2）高血圧（血圧上昇） 3）肝機能障害又はその既往歴（肝機能障害が強く発現） 4）重篤な腎機能障害（腎排泄→副作用強く出現） 5）高齢者 6）小児
【注意】 ❶大量投与により覚醒作用があるので不眠に注意, 夕刻以後の服薬は原則回避　②投与後 15～30 分で, 一過性に逆説的傾眠を生ずることあり→要注意
兒 慎重に（外国で致死的な急性肝不全, 長期投与で発育抑制の報告）　妊 回避（未確立）　高 注意（減量等）
【過量投与】 頻脈, 幻覚, 激越, 情動不安等出現

【副作用】〈重大〉1）重篤な肝障害（肝不全）→定期的な肝機能検査, 処置 2）薬物依存（長期投与で出現）→処置 〈その他〉1）過敏症（発疹）→中止 2）精神神経（めまい, 幻覚, 興奮, 刺激性, 運動亢進, 不眠, 焦燥感, 頭痛, 逆説的傾眠, ुंंंंंंंंंंंंंंंंंंंंंंंंंं, 肩こり, 不安） 3）消化器（口渇, 食欲不振, 嘔気, 便秘, 胃部不快感） 4）循環器（頻脈, 心悸亢進） 5）その他（発熱, 発汗, 疲労）
【規制】 向精神Ⅲ 指定 処方せん 30 日制限

■ モダフィニル modafinil　　1179

モディオダール Modiodal
　　（アルフレッサ）
　　　錠：100 mg

1 日 1 回 200 mg を朝に経口（適宜増減）
＊1 日最大投与量は 300 mg まで
＊覚醒効果あり→不眠に注意し, 夕刻以後は原則回避

【禁忌】 1）重篤な不整脈（症状悪化） 2）本剤の成分に対し過敏症の既往歴
【作用】 詳細な作用機序は不明だか, 視床下部及びその近傍における神経細胞の活性化, GABA 遊離抑制作用及びヒスタミン遊離作用により覚醒促進作用を示すと推定される。ドパミン受容体には親和性を示さないとされる
【適応】 ナルコレプシーに伴う日中の過度の眠気 注意 1）適用にあたり, 米国睡眠医学会が編纂した睡眠障害国際診断分類（ICSD）などの診断基準に基づいてナルコレプシーと確定診断された患者を対象とする 2）カタプレキシー等の日中の過度の眠気以外のナルコレプシー症状に対する効果は認められていない
【相互】 一部 CYP 3 A 4 で代謝。又, CYP 2 C 9, CYP 2 C 19 を阻害し, CYP 1 A 2, CYP 2 B 6, CYP 3 A 4 を誘導と考えられている 〈併用注意〉1）経口避妊薬（エチニルエストラジオール）, シクロスポリン, トリアゾラムの血中濃度低下のおそれ（本剤が CYP 3 A 4 を誘導） 2）昇圧薬の作用増強のおそれ（本剤の交感神経刺激作用） 3）MAO 阻害薬の作用増強のおそれ（本剤の交感神経刺激作用） 4）ワルファリンの作用増強のおそれ（本剤がワルファリン主代謝酵素 CYP 2 C 9 を阻害） 5）フェノバルビタールの血中濃度低下のおそれ（フェノバルビタールが CYP 3 A 4 を誘導→本剤の代謝が促進） 6）CYP 2 C 19 により代謝される薬剤（PPI）の血中濃度上昇のおそれ（本剤が CYP 2 C 19 を阻害）
【慎重】 1）心障害又はその既往歴（症状の悪化） 2）高血圧（血圧上昇） 3）過度の不安, 緊張, 興奮性, 幻覚, 妄想（中枢性神経刺激作用により症状を悪化） 4）てんかん又はその既往歴（痙攣閾値を低下） 5）重篤な肝障害（高い血中濃度が持続し副作用発現→低用量から開始等慎重に） 6）重篤な腎機能障害（排泄が遅延） 7）高齢者
【動態】 （健康成人男子 200 mg 単回経口）C_{max}：6.19±0.87 μg/mL　T_{max}：2.5±0.8 時間　$T_{1/2}$：13.39±3.12 時間　$AUC_{0-\infty}$：83.75±11.59 μg・hr/mL　食事の影響：影響なしと考えられた　ヒト血漿蛋白結合率：約 60%　代謝：加水分解による脱アミド化, S 酸化, 水酸化及びグルクロン酸抱合（未変化体として排泄は 10% 未満）

【注意】〈基本〉①眠気の程度によっては本剤の服用によっても覚醒レベルが正常に復さない可能性あり→日中の眠気等の臨床症状観察→必要に応じ運転等注意　②連用により薬物依存あり→用量及び使用期間に注意し，特に薬物依存，アルコール依存等の既往歴患者には慎重に（動物で精神依存の形成が示唆）
[兒]安全性未確立　[妊]回避（未確立，動物高用量群で胎児に眼瞼開裂，前・後肢の内側転回，指の癒合が報告）[授乳婦]授乳回避（動物で移行）　[高齢]低用量から開始等慎重
【過量投与】症状：不眠症，中枢神経系症状（落ち着きのなさ，失見当識，錯乱，興奮，幻覚），消化器系症状（悪心，下痢），心血管系症状（頻脈，徐脈，高血圧，胸痛）あり．外国でナルコレプシー以外での臨床試験で2例の報告（4,000，4,500 mg 1回服用）：不眠，興奮，激越，循環動態パラメータの上昇あり→致命的ではなく回復　処置：特異的な解毒剤は知られていない→催吐，胃内洗浄等の初期治療→精神運動症状の観察，心血管系のモニタリングを行いながら必要に応じ対症療法．腹膜透析又は血液透析での除去は不明
【副作用】〈重大〉皮膚粘膜眼症候群(Stevens-Johnson症候群)，多形紅斑→中止し処置　〈その他〉→必要に応じ減量，中止等処置　1)過敏症（発疹，瘙痒，血管浮腫）→中止　2)肝臓（AST・ALT・γ-GTPの上昇，Al-P上昇）　3)精神神経（頭痛，不眠，いらいら感，めまい，傾眠，カタプレキシーの増悪，しびれ，神経過敏，ジスキネジー，振戦，不安）　4)循環器（動悸，血圧上昇，頻脈，胸痛）　5)消化器（口渇，食欲不振，胃部不快感，悪心・嘔吐，下痢，便秘，胃炎，腹痛，食欲亢進，鼓腸）　6)その他（発汗，発熱，鼻咽頭炎，TG上昇，倦怠感，肩こり，コレステロール上昇，耳鳴，白血球数減少，熱感，背部痛）
【規制】[劇][向精神Ⅰ][指定][処方せん]

Ⅲ. 抗不安薬
(注意：ジアゼパム⇒DZP，クロルジアゼポキシド⇒CDPと略す)

ベンゾジアゼピン系

短期作用型（6時間以内）

A. 高力価型

■ エチゾラム　etizolam　　　　1179

デパス　Depas（田辺三菱）
　　錠：0.5・1 mg
　　細粒：1%　10 mg/g(0.3 g/包)
アロファルム（テイコク），エチカーム（東和薬品），エチセダン（共和），エチゾラン（小林化工），エチドラール（シオノ），カプセーフ（大原），グペリース（ニプロジェネファ），サイラゼパム（マルコ），セデコパン（長生堂），デゾラム（大正薬品），デムナット（鶴原），ノンネルブ（日新-山形），

パルギン（藤永），メディピース（メディサ），モーズン（辰巳）

(神経症・うつ病) 1日3 mg　分3
(心身症・頸椎症・腰痛症・筋収縮性頭痛)
　　1日1.5 mg　分3
(睡眠障害) 1日1回 1〜3 mg　就寝前
　　＊いずれの場合も高齢者には1日1.5 mgまで

【禁忌】⇒CDP参照(391頁)
【作用】視床下部及び大脳辺縁系，特に扁桃核のベンゾジアゼピン受容体に作用し，不安・緊張などの情動異常を改善する
【特徴】抗ペンチレンテトラゾール作用及び指向性攻撃反応の抑制作用がジアゼパムの5〜6倍強力で，また，脳内アミンの代謝抑制により抗不安作用を示す．さらに，脳内アドレナリンの再取り込み抑制による抗うつ作用をもつ．睡眠作用はREM睡眠を抑制するが，REM反跳現象は認められない．強い筋緊張寛解作用を示す．
【適応】1)神経症における不安・緊張・抑うつ・神経衰弱症状・睡眠障害　2)うつ病における不安・緊張・睡眠障害　3)心身症（高血圧症，胃・十二指腸潰瘍における身体症候並びに不安・緊張・抑うつ・睡眠障害　4)統合失調症における睡眠障害　5)頸椎症・腰痛症・筋収縮性頭痛における不安・緊張・抑うつおよび筋緊張
【相互】本剤はCYP2C9，CYP3A4で代謝　〈併用注意〉1)中枢神経抑制薬（フェノチアジン誘導体，バルビツール酸誘導体等）：相加的に作用増強（眠気，血圧低下，運動失調，意識障害等）　2)MAO阻害薬：作用増強（過鎮静，昏睡，痙攣発作，興奮等）（肝代謝抑制，半減期延長，血中濃度上昇）　3)マレイン酸フルボキサミン：血中濃度上昇→本剤の用量を減量する等注意　4)アルコール：作用増強（精神機能，知覚・運動機能低下）
【慎重】⇒CDP参照(391頁)
【動態】Tmax：約3時間（経口，2 mg，健康成人）　T1/2：約6時間（未変化体）　代謝：肝臓　排泄：尿中約53%　蛋白結合率：93%
【注意】❶眠気等→運転等注意
[兒]未確立　[妊]有益のみ〔動物で催奇形性，後期の連用：新生児に活動低下，哺乳困難，嗜眠，頻脈，無呼吸，チアノーゼ，CK上昇，嘔吐出現，他のベンゾジアゼピン系化合物で新生児に哺乳困難，筋緊張低下，嗜眠，黄疸増強等報告，分娩直前の連用：出産後新生児に無呼吸，チアノーゼ，哺乳力低下，活動低下，離脱症状（神経過敏，振戦，過緊張等）報告〕[授乳婦]回避．やむを得ない場合は授乳回避（母乳中に移行し体重増加不良，黄疸増強，他のベンゾジアゼピン系化合物で嗜眠，体重減少等）　[高齢]慎重に（運動失調等→少量から開始等）
【過量投与】1)過量投与により，運動失調，低血圧・呼吸抑制，意識障害が現れることがある　2)本剤の過量投与が明白又は疑われた場合の処置としてフルマゼニル（ベンゾジアゼピン受容体拮抗剤）を投与する場合には，使用前にフルマゼニルの使用上の注意（禁忌，慎重投与，相互作用等）を必ず読むこと．投与した薬剤が特定されないままにフルマゼニルを投与された患者で，新たに本剤を投与する場合，本剤の鎮静・抗痙攣作用が変化，遅延のおそれ
【副作用】〈重大〉1)依存性⇒DZP参照(389頁)　2)呼吸

4．向精神薬・精神科関連薬 DI 集

抑制，炭酸ガスナルコーシス→気道確保，換気をはかる等処置） ❷**悪性症候群(Syndrome malin)**（本剤の投与・他の抗精神病薬との併用，本剤の急激な減量・中止により発熱，強度の筋強剛，嚥下困難，頻脈，血圧変動，発汗，白血球の増加，血清 CK の上昇等，それに引き続く発熱）→中止，体冷却，水分補給等全身管理．本症候群発病時にはミオグロビン尿を伴う腎機能低下あり） 4)**横紋筋融解症**（筋肉痛，脱力感，CK 上昇，血中・尿中ミオグロビン上昇等）→中止し処置 5)**間質性肺炎**（発熱，咳嗽，呼吸困難，肺音の異常（捻髪音）等）→中止し速やかに胸部 X 線等の検査を実施し，副腎皮質ホルモン剤の投与等処置 6)**肝機能障害・黄疸(AST・ALT・γ-GTP・LDH・Al-P・ビリルビン上昇等，黄疸)→中止等処置 〈その他〉 1)**精神神経**〔a) 統合失調症等精神障害患者：刺激興奮，錯乱等 b) 健忘，眠気，ふらつき，めまい，歩行失調，頭痛・頭重，言語障害，不眠，酩酊感，興奮，焦燥，振戦，眼症状（霧視，調節障害）〕 2)**呼吸器**（呼吸困難感） 3)**循環器**（動悸，立ちくらみ） 4)**消化器**（口渇，悪心・嘔気，食欲不振，胃・腹部不快感，嘔吐，腹痛，便秘，下痢） 5)**過敏症**（発疹，蕁麻疹，瘙痒感，紅斑）→中止 6)**骨格筋**（倦怠感，脱力感，易疲労感，筋弛緩等の筋緊張低下症状） 7)**その他**（発汗，排尿障害，浮腫，鼻閉，乳汁分泌，女性化乳房，高プロラクチン血症，眼瞼痙攣：瞬目過多・羞明感・眼乾燥等の症状→処置）
【保存】遮光 【規制】指定 処方せん

B．低力価型

■ クロチアゼパム clotiazepam 1179

リーゼ Rize（田辺三菱）
錠：5・10 mg　顆粒：10％
イソクリン（沢井），エモレックス（日医工），ナオリーゼ（鶴原），ニラタック（大正薬品），リリフター（マルコ），リルミン（大洋），ロミニアン（東和薬品）

1 日 15～30 mg　分 3
麻酔前投薬：1 回 10～15 mg
就寝前または手術前

【禁忌】⇒CDP 参照(391 頁)
【作用】視床下部及び大脳辺縁系，特に扁桃核に作用し，不安・緊張などの情動異常を改善する
【適応】1)**心身症**(消化器疾患・循環器疾患)における身体症候並びに，不安，緊張，心気，抑うつ，睡眠障害 2)**麻酔前投薬** 3)**自律神経失調症**におけるめまい・肩こり・食欲不振
【相互】〈併用注意〉1)**中枢神経抑制薬**（フェノチアジン誘導体，バルビツール酸誘導体等）：相加的に作用増強（眠気，血圧低下，運動失調等） 2)**MAO 阻害薬**：作用増強（過鎮静，昏睡，痙攣発作，興奮等）（本剤の肝での代謝抑制，半減期延長，血中濃度上昇） 3)**アルコール**：相加的に作用増強
【慎重】⇒CDP 参照(391 頁)
【動態】Tmax：約 1 時間(経口，5 mg，単回，健康成人) T½：約 6.3 時間(未変化体)　排泄：尿中約 33％(未変化体 0.5％以下)　蛋白結合率：約 99％

【注意】❶眠気等→運転等注意
[兒] 未確立(低出生体重児，新生児，乳児，幼児，小児)
[妊] 有益のみ〔動物で催奇形性．後期の連用：新生児に活動低下，哺乳困難，嘔吐出現，他のベンゾジアゼピン系化合物で新生児に哺乳困難，傾眠，黄疸増強等報告．分娩前の連用：他のベンゾジアゼピン系化合物で出産後新生児に禁断症状（神経過敏，振戦，過緊張等）報告〕
[授乳婦] 回避．やむを得ない場合は授乳回避（黄疸増強，他のベンゾジアゼピン系化合物で母乳中移行）　[高齢] 慎重に（運動失調等→少量から開始等）
【過量投与】本剤の過量投与が明白又は疑われた場合の処置としてフルマゼニル（ベンゾジアゼピン受容体拮抗剤）を投与する場合には，使用前にフルマゼニルの使用上の注意（禁忌，慎重投与，相互作用等）を必ず読むこと．投与した薬剤が特定されないままにフルマゼニルを投与された患者で，新たに本剤を投与する場合，本剤の鎮静・抗痙攣作用が変化，遅延のおそれ
【副作用】〈重大〉1)**依存性**⇒DZP 参照(389 頁) 2)**肝機能障害，黄疸**(AST，ALT，γ-GTP，LDH，Al-P，ビリルビン上昇等)→中止し処置 〈その他〉1)**精神神経**（眠気，ふらつき，眩暈，歩行失調，霧視，頭痛・頭重，振戦，手足のしびれ，舌のもつれ） 2)**循環器**（耳鳴，血圧低下，立ちくらみ，頻脈） 3)**消化器**（悪心・嘔吐，食欲不振，胃痛，便秘，口渇等） 4)**皮膚**（発疹，かゆみ） 5)**骨格筋**（易疲労・倦怠感，脱力感等の筋緊張低下症状，筋痛，関節痛） 6)**その他**（浮腫）
【保存】遮光
【規制】向精神Ⅲ 指定 処方せん 30 日制限

■ フルタゾラム flutazolam 1124

コレミナール Coreminal（沢井-田辺三菱）
錠：4 mg　細粒：1％　10 mg/g

1 日 12 mg　分 3

【禁忌】⇒CDP 参照(391 頁)
【作用】中枢網様体，視床下部及び大脳辺縁系に抑制的に作用し，自律神経系を正常化し，また抗不安・緊張・抑うつ作用を現すと考えられる
【特徴】ジアゼパムと比較し，筋緊緩作用は約 1/3，抗痙攣作用はほぼ同等である．さらに胃及び大腸運動亢進に対する抑制作用も認められる
【適応】心身症（過敏性腸症候群，慢性胃炎，胃・十二指腸潰瘍）における身体症候並びに不安・緊張・抑うつ
【相互】〈併用注意〉1)**中枢神経抑制薬**（フェノチアジン誘導体，バルビツール酸誘導体等）：相互に作用増強→減量等注意 2)**MAO 阻害薬**：相互に作用増強→減量等注意 3)**アルコール**：相互に作用増強 4)**四環系抗うつ薬**（塩酸マプロチリン）：併用中の本剤を急速に減量又は中止すると，痙攣発作（本剤の抗痙攣作用が四環系抗うつ薬による痙攣発作を抑えている可能性）
【慎重】⇒CDP 参照(391 頁)
【動態】Tmax：1 時間(12 mg 経口)　T½：3.5 時間　排泄：尿中 20～37％(24 時間以内)　その他：活性代謝産物（デスオキシフルタゾラム）あり
【注意】⇒CDP 参照(391 頁)
【過量投与】本剤の過量投与が明白又は疑われた場合の処

III．抗不安薬

置としてフルマゼニル(ベンゾジアゼピン受容体拮抗剤)を投与する場合には、使用前にフルマゼニルの使用上の注意(禁忌、慎重投与、相互作用等)を必ず読むこと
【副作用】〈重大(類薬)〉⇒DZP 1)、2)参照(389頁)〈その他〉1)精神神経〔眠気、めまい・ふらつき・立ちくらみ、眠症状(調節障害、羞明)、頭痛、頭重感、焦燥感、振戦、夜間せん妄〕 2)肝臓(AST・ALTの上昇) 3)循環器(血圧低下、動悸) 4)消化器〔口渇、胃腸障害(便秘、下痢)、食欲不振、嘔気・嘔吐、胃部不快感、膨満感、胃のもたれ、胸やけ、違和感、のどがつかえる等〕 5)過敏症(発疹、皮膚瘙痒感)→中止 6)骨格筋(易疲労感・倦怠感、筋弛緩、脱力感) 7)その他(排尿困難、発汗、性欲減退)
【保存】 遮光 【規制】 指定 処方せん

中期作用型(12〜24時間以内)

A．高力価型

■ **ロラゼパム** lorazepam 1124

ワイパックス Wypax(ワイス-武田)
錠：0.5・1 mg
アズロゲン(高田)，ユーパン(沢井)，ロコスゲン(辰巳)

1日1〜3 mg 分2〜3

【禁忌】⇒CDP参照(391頁)
【作用】 大脳辺縁系や視床下部および脳幹網様体付近に作用し、セロトニン代謝の抑制により抗不安作用・馴化作用などの静穏作用を現すと考えられる
【特徴】 馴化作用はジアゼパムより強力である．速やかに吸収され、比較的早くグルクロン酸抱合体として排泄される．
【適応】 1)神経症における不安・緊張・抑うつ 2)心身症(自律神経失調症、心臓神経症)における身体症候並びに不安・緊張・抑うつ
【相互】〈併用注意〉1)中枢神経抑制薬(フェノチアジン誘導体、バルビツール酸誘導体等)、MAO阻害薬：相互に作用増強(中枢神経抑制作用) 2)アルコール(飲酒)：相互に作用増強(中枢神経抑制作用) 3)塩酸マプロチリン：作用増強(中枢神経抑制作用)又、併用中の本剤を急速に減量又は中止で痙攣発作のおそれ(本剤の抗痙攣作用により抑制されていたマプロチリンの痙攣発作作用が出現) 4)ダントロレンNa：作用増強(筋弛緩作用)
【慎重】⇒CDP参照(391頁)
【動態】 Tmax：約2時間(1 mg、経口) T½：約12時間
排泄：尿中からは、大部分がグルクロン酸抱合体として排泄 母乳中移行：認められる．血中と同程度の濃度である
発現時間：約30分 持続時間：4〜6時間
【注意】⇒CDP参照(391頁)
【過量投与】 本剤の過量投与が明白又は疑われた場合の処置としてフルマゼニル(ベンゾジアゼピン受容体拮抗剤)を投与する場合には、使用前にフルマゼニルの使用上の注意(禁忌、慎重投与、相互作用等)を必ず読むこと
【副作用】〈重大〉1)依存性(大量連用で薬物依存)→用量を超えないよう慎重に(大量投与又は連用中の急激な減量

いし中止：痙攣発作、せん妄、振戦、不眠、不安、幻覚、妄想等の禁断症状)→中止の際は徐々に減量等慎重に 2)刺激興奮、錯乱(統合失調症等の精神障害者に投与すると逆に刺激興奮、錯乱等)→中止後処置〈重大(類薬)〉呼吸抑制(他のベンゾジアゼピン系化合物で慢性気管支炎等の呼吸器疾患に使用した場合、呼吸抑制が出現の報告)→中止後処置〈その他〉1)精神神経(眠気、ふらつき、めまい、立ちくらみ、頭重・頭痛、頭部圧迫感、耳鳴、不眠、動悸、歩行失調、複視、霧視、舌のもつれ) 2)循環器(動悸、血圧低下) 3)消化器(悪心、下痢、便秘、食欲不振、口渇、胃部不快感、胃部膨満感、上腹部痛、胸やけ等) 4)過敏症(瘙痒感、発疹)→中止 5)その他(倦怠感、脱力感)
【保存】 遮光
【規制】 向精神Ⅲ 指定 処方せん 30日制限

■ **アルプラゾラム** alprazolam 1124

コンスタン Constan(武田)
ソラナックス Solanax(ファイザー)
錠：0.4・0.8 mg
アゾリタン(大洋)，カームダン(共和)，メデポリン(メディサ)，メンビット(東和薬品)

1日1.2 mg 分3
最高用量：1日2.4 mg 分3〜4
＊高齢者では1回0.4 mg 1日1〜2回から開始し、1日1.2 mgを超えない

【禁忌】 1)本剤の成分に過敏症の既往歴 2)急性狭隅角緑内障(弱い抗コリン作用→眼圧上昇、症状悪化) 3)重症筋無力症(筋弛緩作用により症状悪化) 4)HIVプロテアーゼ阻害薬(インジナビル、リトナビル)投与中(血中濃度の大幅な上昇、作用増強、延長)
【作用】 情動活動及び覚醒維持に関与している視床下部、並びに情動面で視床下部に対し促進的に働く大脳辺縁系(扁桃核を含む)神経回路に対する抑制と推定される
【特徴】 葛藤行動寛解作用、馴化作用、鎮静作用においてはジアゼパムの2〜7倍強力
【適応】 心身症(胃・十二指腸潰瘍、過敏性腸症候群、自律神経失調症)における身体症候並びに不安・緊張・抑うつ・睡眠障害
【相互】 CYP3Aで代謝〈併用禁忌〉HIVプロテアーゼ阻害薬(インジナビル、クリキシバン等)：血中濃度の大幅な上昇で過度の鎮静や呼吸抑制等(CYP3A4に対する競合的阻害作用)〈併用注意〉1)中枢神経抑制薬(フェノチアジン誘導体・バルビツール酸誘導体等)、MAO阻害薬：相互に作用増強(中枢神経抑制) 2)アルコール(飲酒)：作用増強(中枢神経抑制)→注意 3)シメチジン：作用増強(代謝阻害→血中濃度上昇、クリアランス低下、半減期延長)→減量又は他の抗潰瘍薬に変更等注意 4)イミプラミン、デシプラミンの血中濃度上昇(肝臓での代謝阻害) 5)カルバマゼピン：本剤の血中濃度低下(肝臓での代謝促進) 6)リトナビル：中枢神経抑制作用増強(肝臓での代謝阻害) 7)イトラコナゾール：中枢神経抑制作用増強(CYP3A4を阻害) 8)マレイン酸フルボキサミン：中枢神経抑制作用増強(肝臓での代謝阻害)

4．向精神薬・精神科関連薬 DI 集

【慎重】⇒CDP 参照（391 頁）
【動態】**Tmax**：約 2 時間（0.4 mg 1 回経口） **T½**：約 14 時間（0.4 mg 1 回経口中） 排泄：尿中排泄 79％（72 時間以内） 母乳中移行：認められる，投与 30 分後に血中濃度の 1.5 倍で以後速やかに消失 発現時間：0.5〜1 時間（0.8 mg 単回投与・抗不安作用） 持続時間：ほぼ 24 時間（0.8 mg 単回投与・抗不安作用） 蛋白結合率：79.5±0.8％（ヒト血清） その他：活性代謝産物（α-ヒドロキシアルプラゾラム）あり
【注意】⇒CDP ①，②参照（391 頁）
[小児] 未確立 [妊] 有益のみ〔他のベンゾジアゼピン系化合物で，初期：奇形児等障害児出産の疫学的報告，後期：新生児に哺乳困難，筋緊張低下，嗜眠，黄疸増強等報告，分娩前の連用：出産後新生児に禁断症状（神経過敏，振戦，過緊張等）報告〕 [授乳婦] 回避，やむを得ない場合は授乳回避（他のベンゾジアゼピン系化合物で母乳中移行，新生児に嗜眠，体重減少等報告） [高齢] 慎重に（運動失調等→少量から開始等）
【過量投与】症状：傾眠，錯乱，協調運動障害，反射減退及び昏睡等 処置：呼吸，脈拍，血圧の監視を行うとともに胃洗浄，輸液，気道の確保等処置．本剤の過量投与が明白又は疑われた場合の処置としてフルマゼニル（ベンゾジアゼピン受容体拮抗剤）を投与する場合には，使用前にフルマゼニルの使用上の注意（禁忌，慎重投与，相互作用等）を必ず読むこと
【副作用】〈重大〉1），2）⇒DZP 1），2）参照（389 頁） 3）呼吸抑制（慢性気管支炎等の呼吸疾患に用いた場合）→中止等処置 4）アナフィラキシー様症状（瘙痒，蕁麻疹，顔面潮紅・腫脹，息切れ等）→中止し処置 〈その他〉1）精神神経〔眠気，めまい・ふらつき，頭痛，不眠，眼症状（霧視，複視），構音障害，焦燥感，神経過敏，振戦，健忘，尿失禁〕 2）肝臓（AST・ALT・γ-GTP の上昇，黄疸） 3）循環器（動悸，血圧低下） 4）消化器（口渇，悪心・嘔吐，便秘，食欲不振，腹痛，腹部不快感，下痢） 5）過敏症（発疹，瘙痒）→中止 6）骨格筋（脱力感・倦怠感，筋弛緩等の筋緊張低下症状） 7）その他（発汗）
【規制】[向精神薬Ⅲ][指定][処方せん] 30 日制限

■ フルジアゼパム fludiazepam　1124

エリスパン Erispan（大日本住友）
錠：0.25 mg　細粒：0.1％　1 mg/g

1 日 0.75 mg　分 3

【禁忌】⇒CDP 参照（391 頁）
【作用】抗不安作用，馴化作用，鎮静・催眠作用がある
【特徴】鎮静・催眠作用は弱い
【適応】心身症（消化器疾患，高血圧症，心臓神経症，自律神経失調症）における身体症候並びに不安，緊張，抑うつ及び焦燥，易疲労性，睡眠障害
【相互】〈併用注意〉1）中枢神経抑制薬（フェノチアジン誘導体・バルビツール酸誘導体等）：作用増強→回避，やむを得ない場合には慎重に 2）MAO 阻害薬：作用増強→回避，やむを得ない場合には慎重に 3）アルコール：作用増強→回避，やむを得ない場合には慎重に
【慎重】⇒CDP 参照（391 頁）
【動態】**Tmax**：約 1 時間（経口，0.25 mg 健成人），**T½**：約 23 時間
【注意】⇒CDP 参照（391 頁）
【過量投与】本剤の過量投与が明白又は疑われた場合の処置としてフルマゼニル（ベンゾジアゼピン受容体拮抗剤）を投与する場合には，使用前にフルマゼニルの使用上の注意（禁忌，慎重投与，相互作用等）を必ず読むこと
【副作用】〈重大〉⇒DZP 1），2）参照（389 頁） 〈その他〉1）精神神経（眠気，めまい・ふらつき，頭痛・頭重，発揚，焦燥感，振戦，ぼんやり，起床時不快感，眼症状（調節障害・複視・羞明），立ちくらみ，せん妄，物忘れ，不眠，多夢，言語障害） 2）肝臓（AST・ALT の上昇，黄疸） 3）消化器（口渇，食欲不振，悪心・嘔気，腹部不快感・膨満感，便秘，下痢，軟便，流涎増加，胸やけ） 4）過敏症（発疹，瘙痒）→中止 5）骨格筋（疲労・倦怠・脱力感，筋弛緩） 6）その他（性欲減退，排尿困難，しゃがれ声，喉のつまり感，舌先のピリピリ感，手のしびれ，発汗，微熱，腋窩のはれ，尿失禁，月経前緊張，抜毛）
【規制】[向精神薬Ⅲ][指定][処方せん] 30 日制限

B．中力価型

■ ブロマゼパム bromazepam　1124

セニラン Seniran（サンド）
錠：2・3・5 mg　細粒：1％　10 mg/g
坐薬：3 mg
レキソタン Lexotan（中外-エーザイ）
錠：1・2・5 mg　細粒：1％　10 mg/g

[内]〔神経症・うつ病〕1 日 6〜15 mg　分 2〜3
〔心身症〕1 日 3〜6 mg　分 2〜3
〔麻酔前投与〕1 回 5 mg　就寝前又は手術前
[坐] 1 回 3 mg　手術前夜又は麻酔前

【禁忌】1）本剤の成分に過敏症の既往歴 2）急性狭隅角緑内障（眼圧上昇） 3）重症筋無力症（症状悪化）
【作用】作用機序は抑制性の GABA ニューロンに存在するベンゾジアゼピン受容体に高い親和性で結合し，特異的に作用を増強すると考えられている
【適応】[内] 1）神経症における不安・緊張・抑うつ及び強迫・恐怖 2）うつ病における不安・緊張 3）心身症（高血圧症，消化器疾患，自律神経失調症）における身体症候並びに不安・緊張・抑うつ及び睡眠障害 4）麻酔前投薬
[坐] 麻酔前投薬
【相互】〈併用注意〉1）アルコール（飲酒）：作用増強（中枢神経抑制）→回避 2）中枢神経抑制薬（フェノチアジン誘導体，バルビツール酸誘導体），鎮痛薬，麻酔薬等：相互に作用増強（中枢神経抑制） 3）MAO 阻害薬：クロルジアゼポキシドで舞踏病の報告（機序不明） 4）シメチジン：中枢神経抑制作用が増強（クリアランスが減少し血中半減期が延長）
【慎重】⇒CDP 参照（391 頁）
【動態】**Tmax**：1 時間（成人 5 mg 単回経口）　約 3 時間（3 mg 坐薬，直腸内投与）　**T½**：8〜19 時間　排泄：尿中 70〜80％が 72 時間以内　その他：活性代謝産物あり
【注意】[内] ⇒CDP ①，②参照（391 頁）

Ⅲ．抗不安薬

[児] 未確立(使用経験が少ない)　[妊] 有益のみ〔3カ月以内：他のベンゾジアゼピン系化合物で奇形児等の障害児出産の疫学的調査報告，後期：新生児に哺乳困難，筋緊張低下，呼吸抑制，他のベンゾジアゼピン系化合物で哺乳困難，筋緊張低下，傾眠，黄疸増強等薬剤．分娩前の連用：出産後新生児に禁断症状(神経過敏，振戦，過緊張等)報告〕
【授乳婦】回避．やむを得ない場合は授乳回避(他のベンゾジアゼピン系化合物で母乳中移行，新生児に嗜眠，体重減少等)　[高齢] 慎重に(運動失調等→少量から開始等)
【過量投与】 1)本剤の過量投与が明白又は疑われた場合の処置としてフルマゼニル(ベンゾジアゼピン受容体拮抗剤)を投与する場合には，使用前にフルマゼニルの使用上の注意(禁忌，慎重投与，相互作用等)を必ず読むこと　2)症状：うとうと状態から昏睡までの中枢神経抑制作用に基づく症状　処置：症状に応じて催吐，胃洗浄，活性炭による吸着，フルマゼニルの投与
【副作用】〈重大〉1)依存性⇒DZP参照(389頁)　2)[内] 刺激興奮，錯乱等(統合失調症等の精神障害者に投与で逆にこの症状が出現)　〈その他〉1)精神神経(眠気，ふらつき，めまい，興奮，気分高揚，歩行失調，不眠，頭痛，性欲への影響，振戦，構音障害，[内] 不安，焦燥感，発汗，[坐] のぼせ，ほんやり感，しびれ感)，2)眼(霧視)　2)血液(白血球減少)→中止　3)肝臓(AST・ALT・Al-P値の上昇，ウロビリノーゲン陽性)　4)循環器 [内] 血圧低下，動悸)，[坐] 血圧低下)　5)消化器(口渇，食欲不振，便秘，胃部不快感，[内] 嘔気，嘔吐，腹部分泌過多)，[坐] 悪心)　6)過敏症(発疹，瘙痒等)→中止　7)泌尿器 [内] 排尿困難，尿失禁，頻尿)，[坐] 排尿困難)　8)中枢神経 [坐] 覚醒遅延)　9)呼吸器 [坐] 低換気，高炭酸ガス血症)　10)その他 [内] 疲労感，脱力感，視覚障害，胸部圧迫感，四肢冷感，咽喉閉塞感，発汗)
【保存】〔細〕遮光　〔坐〕冷所
【規制】[向精神] [指定] [処方せん] 坐：14日制限　内：30日制限

長期作用型(24時間以上)

A. 高力価型

■ **メキサゾラム** mexazolam　1124

メレックス Melex(第一三共)
　　錠：0.5・1 mg　細粒：0.1%　1 mg/g

1日1.5～3 mg　分3
　＊高齢者には1日1.5 mgまで

【禁忌】　⇒ブロマゼパム参照(388頁)
【作用】　扁桃核-視床下部を含めた大脳辺縁系に作用し，鎮静作用を示し，その作用はジアゼパムより強いことが認められている．他に抗痙攣作用，筋弛緩作用が認められる
【特徴】ジアゼパムより強い抗痙攣作用をもつ．運動機能に及ぼす影響は少ない
【適応】　1)神経症における不安・緊張・抑うつ，易疲労性，強迫・恐怖・睡眠障害　2)心身症(高血圧症，胃・十二指腸潰瘍，慢性胃炎，過敏性腸症候群，心臓神経症，自律神経失調症)における身体症候並びに不安・緊張・抑うつ等

易疲労性・睡眠障害
【相互】主としてCYP3A4で代謝　〈併用注意〉1)中枢神経抑制薬(フェノチアジン誘導体・バルビツール酸誘導体等)，アルコール：作用増強→回避，やむを得ない場合には慎重に　2)MAO阻害薬：作用増強→回避，やむを得ない場合には慎重に
【慎重】　⇒CDP参照(391頁)
【動態】　Tmax：1～2時間(2～4 mg　1回)　T½：60～150時間　排泄：尿中及び糞便中7～11%(72時間まで)
母乳中移行：投与後2時間後がピーク，6時間後より血中濃度の約1/2の濃度，10時間以降は検出されなかった．発現時間：1～2週間後　蛋白結合率：97%(ヒト血漿・平衡透析法)　その他：活性代謝産物(クロルノルジアゼパム)あり
【注意】　⇒CDP参照(391頁)
【過量投与】　本剤の過量投与が明白又は疑われた場合の処置としてフルマゼニル(ベンゾジアゼピン受容体拮抗剤)を投与する場合には，使用前にフルマゼニルの使用上の注意(禁忌，慎重投与，相互作用等)を必ず読むこと
【副作用】〈重大〉1)依存性⇒DZP参照(389頁)　2)刺激興奮(0.1%未満)，錯乱等(統合失調症等の精神障害者に投与で逆にこの症状が出現)　〈その他〉1)精神神経(眠気，ふらつき，運動失調，舌のもつれ，傾眠，めまい，歩行困難，ろれつがまわらない，頭痛，頭重感，多夢，物忘れ，立ちくらみ)　2)肝臓(AST・ALT・γ-GTP・Al-Pの上昇等，肝機能障害)　3)血液(貧血，白血球減少，白血球増多，好酸球増多)　4)循環器(血圧低下)　5)消化器(口渇，食欲不振，悪心・嘔吐，嘔気，胃部不快感，胃もたれ，胃痛，腹痛，下痢)　6)過敏症(発疹等)→中止　7)骨格筋(脱力感，倦怠感，易疲労感)　8)泌尿器(BUN上昇)　9)その他(性欲減退)
【保存】細粒：遮光　【規制】[指定] [処方せん]

B. 中力価型

■ **ジアゼパム** diazepam　1124

セルシン Cercine(武田)
　　錠：2・5・10 mg　散：1%　10 mg/g
　　シロップ：1 mg/mL
　　注：5・10 mg/1・2 mL/A

アゼジパミン(大洋)，ジアパックス(大鵬)，セエルカム(鶴原)，セレナミン(旭化成)，ソナコン(中外)，パールキット(ニプロファーマ)，ホリゾン(アステラス)，リリーゼン(マルコ)，リリバー(メルク製薬)

[内] 1回2～5 mg　1日2～4回
　＊外来患者は原則として1日量15 mg以内
　＊筋痙攣患者は1回2～10 mg，1日3～4回
　＊麻酔前投薬は1回5～10 mg，就寝前・手術前
[児] 3歳以下：1日1～5 mg　分1～3
　　4～12歳：1日2～10 mg　分1～3
[注] 初回2 mL(10 mg)
できるだけ緩徐に筋注・静注

以後必要に応じて3～4時間ごとに注射
　　＊静注する際、なるべく太い静脈を選んで2分間以上かけて注射

【禁忌】　1)急性狭隅角緑内障(抗コリン作用→眼圧上昇)　2)重症筋無力症(筋弛緩作用により症状悪化)　3)リトナビル(HIVプロテアーゼ阻害薬)投与中(血中濃度の大幅な上昇、過度の鎮静、呼吸抑制)　4)注　ショック、昏睡、バイタルサインの悪い急性アルコール中毒患者(頻脈、徐脈、血圧低下、循環性ショック発現)
【作用】　大脳辺縁系に特異的に作用し、馴化・鎮静作用をあらわし、脊髄反射を抑制することにより、筋の過緊張を寛解する、また子宮筋に作用し、異常緊張を除去する。さらにストリキニーネ痙攣、メトラゾール痙攣、電気ショック痙攣に対して抗痙攣作用を示す
【適応】　内　1)神経症における不安・緊張・抑うつ　2)うつ病における不安・緊張　3)心身症(消化器疾患、循環器疾患、自律神経失調症、更年期障害、腰痛症、頸肩腕症候群)における身体症候並びに不安・緊張・抑うつ　4)脳脊髄外傷に伴う筋緊張・疼痛による筋緊張の軽減　5)麻酔前投薬　注　1)神経症における不安・緊張・抑うつ　2)以下の疾患及び状態における不安・興奮・抑うつの軽減：麻酔前、麻酔導入時、麻酔中、術後、アルコール依存症の禁断(離脱)症状、分娩時　3)てんかん様重積状態における痙攣の抑制、(ホリゾン)有機リン中毒・カーバメート中毒における痙攣の抑制
【相互】　〈併用禁忌〉リトナビル：作用増強(過度の鎮静、呼吸抑制)(CYPに対する競合的阻害作用→血中濃度の大幅な上昇)　〈併用注意〉1)中枢神経抑制薬(フェノチアジン誘導体、バルビツール酸誘導体等)MAO阻害薬：相互に作用増強(中枢神経抑制)　2)アルコール(飲酒)：相互に作用増強(中枢神経抑制)　3)シメチジン、オメプラゾール：作用増強(シメチジン等によりCYPによる代謝が阻害→本剤のクリアランスが減少し血中濃度上昇)　4)シプロフロキサシン：本剤のクリアランスが35%減少　5)マレイン酸フルボキサミン：本剤のクリアランスが65%減少　6)塩酸マプロチリン：相互に作用増強(中枢神経抑制)→本剤を急激に減量又は中止で痙攣発作のおそれ(本剤の抗痙攣作用により抑制されていたマプロチリンの痙攣誘発作用が発現)　7)ダントロレンNa：相互に筋弛緩作用増強　飲食物
【慎重】　1)心障害、肝障害、腎障害(症状悪化、排泄遅延)　2)脳に器質的障害(作用増強)　3)乳児、幼児(作用増強)　4)高齢者　5)衰弱患者(作用増強)　6)内　中等度又は重篤な呼吸不全(症状悪化)　7)注　高度重症患者、呼吸予備力の制限されている患者(静注時、無呼吸、心停止が起こりやすい)
【動態】　Tmax：1時間後(10mg　1回経口)　T½：27～28時間　蛋白結合率：96.8～98.6%　その他：活性代謝産物(デスメチルジアゼパム)
【注意】　〈用法・用量〉1)低出生体重児、新生児、乳・幼児、小児→筋注禁忌　2)痙攣抑制のために使用する際、特に追加投与を繰り返す際には呼吸器・循環器系の抑制に注意　3)(ホリゾン)有機リン中毒・カーバメート中毒に伴う痙攣に対し投与する場合　a)呼吸状態の把握・気道確保を行う　b)直接的解毒作用を有さないのでアトロピン・プラリドキシムを投与した上で使用　〈基本〉❶眠気等→運転等注意　〈適応上〉①注　経口投与が困難な場合、

緊急時経口で効果不十分な場合にのみ使用　②注　静注を原則とする　③注　筋注はやむを得ない場合のみ、必要最小限に行う　④注　急速に静注した場合や細い静脈内に注射した場合、血栓性静脈炎のおそれ　⑤注　動脈内には注射不可(末梢の壊死)　⑥投与した薬剤が特定されないままにフルマゼニル(ベンゾジアゼピン受容体拮抗剤)を投与された患者で、新たに本剤を投与する場合、本剤の鎮静・抗痙攣作用が変化、遅延するおそれあり　〈配合〉注　他の注射液と混合又は希釈不可
妊　有益のみ〔奇形児等障害児出産の疫学的調査報告、新生児に哺乳困難、筋緊張低下、嗜眠、黄疸増強報告、分娩前の連用：出産後新生児に禁断症状(神経過敏、振戦、過緊張等)報告、注　分娩時に静注した例でSleeping baby が報告〕授乳婦　回避、やむを得ない場合は授乳回避(母乳中移行し、新生児に嗜眠、体重減少等、また黄疸を増強する可能性あり)　高齢　慎重に(運動失調等→少量から開始等)
【過量投与】　本剤の過量投与が明白又は疑われた場合の処置としてフルマゼニル(ベンゾジアゼピン受容体拮抗剤)を投与する場合には、使用前にフルマゼニルの使用上の注意(禁忌、慎重投与、相互作用等)を必ず読むこと
【副作用】　〈重大〉1)依存性(大量連用で薬物依存)→用量を超えないよう慎重投与(大量投与又は連用中の急激な減量ないし中止：痙攣発作、せん妄、振戦、不眠、不安、幻覚、妄想等の禁断症状)→中止の際は徐々に減量等慎重に　2)刺激興奮、錯乱等(統合失調症等の精神障害者に投与すると逆に刺激興奮、錯乱等)→中止後処置　3)内　呼吸抑制(慢性気管支炎等の呼吸器疾患に用いた場合、呼吸抑制が発現)→中止後処置　4)注　舌根沈下による気道閉塞(0.1～5%未満)、呼吸抑制(慢性気管支炎等の呼吸器疾患に用いた場合、呼吸抑制が発現)→中止等処置　5)注　循環性ショック→中止等処置　〈その他〉1)精神神経　内　眠気、ふらつき、眩暈、歩行失調、頭痛、失禁、言語障害、振戦、霧視、複視、多幸症等　注　眠気、ふらつき、眩暈、歩行失調、頭痛、失禁、言語障害、振戦、霧視、眠気、失神、複視、多幸症等　2)肝臓(黄疸等)→中止等処置　3)血液(顆粒球減少、白血球減少等)→中止等処置　4)循環器　内　頻脈、血圧低下等　注　頻脈、徐脈、血圧低下　5)消化器(悪心・嘔吐、食欲不振、便秘、口渇等)　6)過敏症(発疹等)→中止　7)その他(倦怠感、脱力感、浮腫)
【保存】　〔シロップ〕遮光
【規制】　向精神Ⅲ　指定　処方せん　内：90日制限

ダイアップ　Diapp（和光堂）　1139
坐薬：4・6・10 mg

児　1回0.4～0.5 mg/kg　1日1～2回　直腸内挿入
　　＊1日1 mg/kgを超えないようにする

【禁忌】　1)急性狭隅角緑内障(抗コリン作用→眼圧上昇)　2)重症筋無力症(筋弛緩作用により症状悪化)　3)低出生体重児・新生児　4)リトナビル投与中
【作用】　ベンゾジアゼピン受容体は中枢で、GABA受容体と複合体を形成し、ジアゼパムのベンゾジアゼピン受容体結合により、GABAのGABA受容体に対する親和性が高まり、GABAの結合量が増加し、Clイオンチャネルの開口を促進し、興奮性シナプス伝導を抑制する

III. 抗不安薬

【適応】小児に対して以下の目的：熱性痙攣及びてんかんの痙攣発作の改善
【相互】〈併用禁忌〉リトナビル：作用増強(過度の鎮静，呼吸抑制)(CYPに対する競合的阻害作用→血中濃度の大幅な上昇)　〈併用注意〉1)中枢神経抑制薬(フェノチアジン誘導体，バルビツール酸誘導体等)：相互に作用増強(中枢神経抑制)　2)アルコール(飲酒)：相互に作用増強(中枢神経抑制)　3)MAO阻害薬：相互に作用増強(中枢神経抑制)　4)シメチジン，オメプラゾール：作用増強(シメチジン等によりCYPによる代謝が阻害→本剤のクリアランスが減少し血中濃度上昇)　5)シプロフロキサシン：作用増強(併用により本剤のクリアランスが低下)　6)マレイン酸フルボキサミン：作用増強(代謝が阻害されることにより本剤のクリアランスが低下)　7)塩酸マプロチリン：相互に作用増強(中枢神経抑制)→本剤を急激に減量又は中止で痙攣発作のおそれ(本剤の抗痙攣作用により抑制されていたマプロチリンの痙攣誘発作用が発現)　8)ダントロレンNa：相互に筋弛緩作用増強
【慎重】⇒CDP 1)〜3)，5)，6)参照(391頁)
【動態】(健康成人10 mg 1回直腸内) Cmax：321 ng/mL　Tmax：1.2時間　T½：34.9時間　(小児0.5 mg/kg 1回直腸内) Cmax：37.9 ng/mL　Tmax：1.5時間　T½：32.8時間
【注意】①小児用の製剤である　❷眠気等→注意　③熱性痙攣には，発熱時の間欠投与とし37.5℃の発熱を目安に，速やかに直腸内に挿入　④投与した薬剤が特定されないままフルマゼニル(ベンゾジアゼピン受容体拮抗剤)を投与された患者で，新たに本剤を投与する場合，本剤の鎮静・抗痙攣作用が変化，遅延するおそれ　⑤本剤と油脂性基剤を用いている解熱鎮痙剤を同時投与でジアゼパム初期吸収低下の報告
🈩 低出生体重児・新生児：禁忌(未確立，一般的に脂肪組織が少ないため，予想より血中濃度が高くなる可能性あり，また肝機能，腎機能が未熟なので，半減期延長の報告あり)，乳児：慎重に
【過量投与】本剤の過量投与が明白又は疑われた場合の処置としてフルマゼニル(ベンゾジアゼピン受容体拮抗剤)を投与する場合には，使用前にフルマゼニルの使用上の注意(禁忌，慎重投与，相互作用等)を必ず読むこと
【副作用】〈重大〉1)，2)⇒DZP 1)，2)参照(389頁)　3)呼吸抑制(慢性気管支炎等の呼吸器疾患に用いた場合，呼吸抑制の発現あり)→中止し処置　〈その他〉1)精神神経(眠気，ふらつき，眩暈，歩行失調，頭痛，失神，言語障害，興奮，振戦，霧視，複視，多幸症等)　2)肝臓(黄疸等)　3)呼吸器(喘鳴，気道分泌過多等)　4)血液(顆粒球減少症，白血球減少症等)　5)循環器(頻脈，血圧低下等)　6)消化器(悪心・嘔吐，食欲不振，便秘，口渇，下痢，流涎等)　7)過敏症(発疹等)→中止　8)その他(倦怠感，脱力感，浮腫，四肢冷感，頻尿，低体温)
【保存】遮光
【規制】向精神Ⅲ　指定　処方せん　14日制限

■ クロキサゾラム cloxazolam　1124
セパゾン Sepazon (第一三共)
錠：1・2 mg　散：1%　10 mg/g

1日3〜12 mg　分3

術前の不安除去：
1回0.1〜0.2 mg/kg　手術前
【禁忌】⇒ブロマゼパム参照(388頁)
【作用】動物実験より，扁桃核-視床下部-中心灰白質に作用し，静穏作用・馴化作用が強く自発性行動の抑制作用は弱いことが認められている．また，ペメグライド，ペンテトラゾールによる間代性痙攣，振戦誘発痙攣に対する抑制作用，さらに除脳固縮の抑制，γ-運動ニューロンの活動性の低下など，中枢性の筋弛緩作用が認められる
【適応】1)神経症における不安・緊張・抑うつ・強迫・恐怖・睡眠障害　2)心身症(消化器疾患，循環器疾患，更年期障害，自律神経失調症)における身体症候並びに不安・緊張・抑うつ　3)術前の不安除去
【相互】〈併用注意〉1)中枢神経抑制薬(フェノチアジン誘導体・バルビツール酸誘導体等)，アルコール：作用増強→回避，やむを得ない場合には慎重に　2)MAO阻害薬：作用増強→回避，やむを得ない場合には慎重に
【慎重】⇒CDP参照(391頁)
【動態】T½：休薬で11〜21時間，代謝物はもっと長い　排泄：尿中　認められる
【注意】①，②⇒CDP 1)，②参照(391頁)　③吸湿すると微黄色〜淡黄色に変化→開封後は湿気を避け，乾燥した場所に保存
🈩 慎重に　🈩 有益のみ(他のベンゾジアゼピン系化合物で奇形児等障害児出産の報告)　授乳婦 回避，やむを得ない場合は授乳回避(他のベンゾジアゼピン系化合物で母乳中移行．また，黄疸を増強する可能性)　高齢 慎重に(運動失調等→少量から開始等)
【過量投与】本剤の過量投与が明白又は疑われた場合の処置としてフルマゼニル(ベンゾジアゼピン受容体拮抗剤)を投与する場合には，使用前にフルマゼニルの使用上の注意(禁忌，慎重投与，相互作用等)を必ず読むこと
【副作用】〈重大〉1)依存性⇒DZP参照(389頁)　2)刺激興奮(0.31%)(統合失調症等の精神障害者に投与で，刺激興奮，不眠等が出現)　〈その他〉1)精神神経(眠気，ふらつき，見当識障害，めまい，舌のもつれ，運動失調，頭痛・頭重，性欲減退，不眠，立ちくらみ，視覚異常，焦燥感，多弁，振戦，嗜眠状態)　2)肝臓(AST・ALTの上昇)　3)循環器(低血圧，動悸)　4)消化器(悪心・嘔吐，食欲不振，便秘，胃部不快感，口渇，下痢，腹痛等)　5)過敏症(発疹，瘙痒感等)→中止　6)骨格筋(倦怠感，脱力感)　7)泌尿器(頻尿)　8)その他(尿失禁，意欲減退)
【保存】遮光・防湿
【規制】向精神Ⅲ　指定　処方せん　30日制限

C. 低力価型

■ クロルジアゼポキシド chlordiazepoxide　1124
コントール Contol (武田)
錠：5・10 mg
散：1・10%　10・100 mg/g
バランス Balance (アステラス)
錠：5・10 mg　散：10%　100 mg/g

コンスーン（鶴原），リサチーフ（キョーリン）

1日20〜60 mg　分2〜3
児 1日10〜20 mg　分2〜4

【禁忌】1）急性狭隅角緑内障（弱い抗コリン作用→眼圧上昇）　2）重症筋無力症（症状悪化）
【作用】大脳辺縁系，とくに扁桃核，海馬に抑制作用を示し，不安・緊張等の情動異常を改善する．一方，脳幹網様体-新皮質系に対する直接作用が少なく，意識水準には直接影響を与えない．主として脊髄反射を抑制して筋の緊張を寛解し，また，痙攣を抑制する
【適応】1）神経症における不安・緊張・抑うつ　2）うつ病における不安・緊張　3）心身症（胃・十二指腸潰瘍，高血圧症）における身体症候並びに不安・緊張・抑うつ
【相互】〈併用注意〉1）中枢神経抑制薬（フェノチアジン誘導体，バルビツール酸誘導体等），MAO阻害薬：相互に中枢神経抑制作用増強　2）アルコール（飲酒）：相互に中枢神経抑制作用増強　3）塩酸マプロチリン：相互に中枢神経抑制作用増強．又，併用中の本剤を急速に減量又は中止で痙攣発作のおそれ　4）ダントロレンNa：相互に筋弛緩作用増強
【慎重】1）心障害，肝障害，腎障害（症状悪化，排泄遅延）　2）脳に器質的障害（作用増強）　3）乳・幼児（作用増強）　4）高齢者　5）衰弱患者（作用増強）　6）中等度又は重篤な呼吸不全（悪化）
【動態】Tmax：1時間後（50 mg経口）　T½：6.6〜28時間（25 mg経口）　有効血中濃度：1.0〜3.0 μg/mL　排泄：尿中48時間後，平均0.8%（未変化体）　蛋白結合率：94〜97%（健康成人）　その他：活性代謝産物（デスメチルクロルジアゼポキシド，デモキセパム）あり
【注意】❶眠気等→運転等注意　②投与した薬剤が特定されないままにフルマゼニル（ベンゾジアゼピン受容体拮抗剤）を投与された患者で，新たに本剤を投与する場合，本剤の鎮静・抗痙攣作用が変化，遅延するおそれ
児 慎重に　妊 有益のみ（奇形児等障害児出産の報告等）　授乳婦 回避．やむを得ない場合は授乳回避（他のベンゾジアゼピン系化合物で母乳中移行．また黄疸を増強する可能性）　高齢 慎重に（運動失調等→少量から使用開始等）
【過量投与】本剤の過量投与が明白又は疑われた場合の処置としてフルマゼニル（ベンゾジアゼピン受容体拮抗剤）を投与する場合には，使用前にフルマゼニルの使用上の注意（禁忌，慎重投与，相互作用等）を必ず読むこと
【副作用】〈重大〉1），2）⇒DZP 1），2）参照（389頁）　3）呼吸抑制（慢性気管支炎等の呼吸器疾患に用いた場合，呼吸抑制発現）→中止等処置　〈その他〉1）精神神経（眠気，ふらつき，眩暈，歩行失調，頭痛，多幸感等）　2）肝臓（黄疸）→中止等処置　3）血液（顆粒球減少，白血球減少等）→中止等処置　4）循環器（血圧低下等）　5）消化器（悪心，便秘，口渇等）　6）過敏症（過敏症，光線過敏症等）→中止　7）骨格筋（倦怠感，脱力感等の筋緊張低下症状）　8）その他（浮腫）
【保存】散：遮光
【規制】向精神Ⅲ 指定 処方せん 30日制限

■ クロラゼプ酸ニカリウム
clorazepate dipotassium　　　1124

メンドン　Mendon（アボット）
　　カプセル：7.5 mg

1日9〜30 mg　分2〜4

【禁忌】1）急性狭隅角緑内障（抗コリン作用により眼圧上昇）　2）重症筋無力症（筋弛緩作用により悪化）　3）リトナビル投与中（血中濃度の大幅な上昇，過度の鎮静，呼吸抑制）
【作用】動物実験において，馴化情動作用の攻撃抑制作用と鎮静作用の発現レベルのへだたりはジアゼパムに比して，ほぼ同等の抗痙攣作用と，4倍の強さを示す抗うつ作用が認められる
【適応】神経症における不安・緊張・焦燥・抑うつ
【相互】〈併用禁忌〉リトナビル：血中濃度の大幅な上昇，過度の鎮静，呼吸抑制（CYP 3 Aに対する競合的阻害作用により，代謝抑制）　〈併用注意〉中枢神経抑制薬（フェノチアジン誘導体，バルビツール酸誘導体等），MAO阻害薬，アルコール：作用増強→回避．やむを得ない場合には慎重に
【慎重】1）心障害（悪化）　2）肝障害，腎障害（排泄遅延）　3）脳に器質的障害（作用増強）　4）乳児・幼児　5）高齢者　6）中等度又は重篤な呼吸不全（悪化）
【動態】Tmax：30分〜1時間後（15 mg　1回，経口）　T½：24時間以上　排泄：尿中60%以上（10日間に投与量の）　その他：活性代謝産物（デスメチルジアゼパム）あり
【注意】⇒CDP参照（391頁）
【過量投与】症状：眼振，運動失調，昏睡等　処置：直ちに催吐，胃洗浄，状態をよく観察しながら維持療法を行う．過量投与が明白又は疑われた場合の処置としてフルマゼニル（ベンゾジアゼピン受容体拮抗剤）を投与する場合には，使用前にフルマゼニルの使用上の注意（禁忌，慎重投与，相互作用等）を必ず読むこと
【副作用】〈重大〉⇒DZP 1），2）参照（389頁）　〈その他〉1）精神神経（眠気，めまい，ふらつき，頭痛・頭重，不眠，舌のもつれ，興奮）　2）肝臓（AST・ALT・Al-Pの上昇）→定期的に肝機能検査を実施　3）血液（類似化合物（ジアゼパム）で白血球減少症）→注意　4）消化器（便秘，食欲不振，口渇，悪心・嘔吐，流涎，下痢，腹部膨満感等）　5）過敏症（発疹，蕁麻疹等）→中止　6）骨格筋（易疲労感・脱力感・倦怠感，筋弛緩）　7）その他（排尿困難，発汗，性欲減退，視力障害，浮腫）
【保存】防湿
【規制】向精神Ⅲ 指定 処方せん 14日制限

■ メダゼパム　medazepam　1124

レスミット　Resmit（塩野義）
　　錠：2・5 mg

バムネース（東邦新薬），カマリネス（全星）

1日1回10〜30 mg

【禁忌】⇒ブロマゼパム参照（388頁）
【作用】抑制性のGABA（γ-アミノ酪酸）ニューロンのシ

III. 抗不安薬

ナプス後膜に存在する受容体に高い親和性で結合して，GABA 親和性を増大させることから GABA ニューロンの作用を特異的に増強すると考えられている．
【特徴】 睡眠作用・筋弛緩作用は類縁化合物に比べて同等又は弱いとの報告があった．
【適応】 1)神経症における不安・緊張・抑うつ 2)心身症(消化器疾患，循環器疾患，内分泌系疾患，自律神経失調症)における身体症候並びに不安・緊張・抑うつ
【相互】〈併用注意〉1)アルコール，中枢神経抑制薬(フェノチアジン誘導体・バルビツール酸誘導体等)：相互に中枢神経抑制作用増強→回避，やむを得ない場合には慎重に 2)MAO 阻害薬：作用増強→回避，やむを得ない場合には慎重に 3)シメチジン：作用増強(本剤の代謝抑制)
【慎重】 ⇒CDP 参照(391 頁)
【動態】 Tmax：0.5〜1.5 時間後(10 mg 単回経口) T½：2〜5 時間(10〜30 mg 単回経口) 排泄：尿中 49〜75%(平均 59.8%，10・30 mg 単回投与) 発現時間：1.2〜7 日以内に効果発現が認められる．その他：原剤よりも活性代謝産物(ジアゼパム，デスメチルジアゼパム)が薬効を現す
【注意】 ⇒CDP 参照(391 頁)
【過量投与】 本剤の過量投与が明白又は疑われた場合の処置としてフルマゼニル(ベンゾジアゼピン受容体拮抗剤)を投与する場合には，使用前にフルマゼニルの使用上の注意(禁忌，慎重投与，相互作用等)を必ず読むこと
【副作用】〖重大〗1)DZP 1)，2)参照(389 頁) 〈その他〉1)精神神経(眠気，ふらつき，眩暈，歩行失調，頭重，気分高揚感，調節障害，振戦，しびれ，浅眠多夢，言語障害) 2)肝臓(黄疸，Al-P の上昇) 3)血液(貧血，白血球減少) 4)循環器(発汗，熱感，のぼせ) 5)消化器(食欲不振，便秘，下痢，悪心・嘔吐，胸やけ，胃腸障害，口渇) 6)過敏症(発疹等)→中止 7)骨格筋(筋弛緩，易疲労感等の筋緊張低下症状) 8)その他(浮腫，性欲への影響，月経異常，尿蛋白)
【保存】 遮光 細粒：防湿
【規制】 向精神Ⅲ 指定 処方せん 30 日制限

■ オキサゾラム oxazolam　　　　　1124

セレナール Serenal (第一三共)

錠：5・10 mg　散：10%　100 mg/g

トッカータ(共和)，ネブスン(辰巳)，ベルサール(イセイ)

1 回 10〜20 mg　1 日 3 回
麻酔前投薬：1 回 1〜2 mg/kg
　　就寝前又は手術前

【禁忌】 ⇒ブロマゼパム参照(388 頁)
【作用】 本剤の静穏作用は動物実験により，特異的に扁桃核-視床下部を含めた大脳辺縁系に作用する結果と推定される．また，催眠・筋弛緩・歩行失調等の自発性行動抑制作用は弱く，条件回避反応の抑制も少ないことが認められる．他に間代性痙攣や，振動誘発痙攣に対し抑制効果が認められている
【適応】 1)神経症における不安，緊張，抑うつ，睡眠障害 2)心身症(消化器疾患，循環器疾患，内分泌系疾患，自律神経失調症)における身体症候並びに不安・緊張・抑うつ

3)麻酔前投薬
【相互】〈併用注意〉1)中枢神経抑制薬(フェノチアジン誘導体・バルビツール酸誘導体等)，アルコール：作用増強→回避，やむを得ない場合には慎重に 2)MAO 阻害薬：作用増強→回避，やむを得ない場合には慎重に
【慎重】 ⇒CDP 参照(391 頁)
【動態】 Tmax：7〜9 時間(20 mg) T½：50〜62 時間(20 mg) 排泄：尿中約 80%(10 mg 経口・24 時間後)
【注意】 ①，② ⇒CDP 参照(391 頁) ③〔散〕光によりわずかに着色(微黄〜淡黄色)いくぶん着色しても効力に変化はない
〖小児〗慎重に 〖妊婦〗有益のみ(他のベンゾジアゼピン系化合物で催奇形性等) 〖授乳婦〗回避，やむを得ない場合には授乳回避(他のベンゾジアゼピン化合物で母乳中へ移行，また黄疸を増強する可能性) 〖高齢〗慎重に(運動失調等→少量から開始等)
【過量投与】 本剤の過量投与が明白又は疑われた場合の処置としてフルマゼニル(ベンゾジアゼピン受容体拮抗剤)を投与する場合には，使用前にフルマゼニルの使用上の注意(禁忌，慎重投与，相互作用等)を必ず読むこと
【副作用】〖重大〗依存性(ベンゾジアゼピン系化合物の大量連用で薬物依存)→用量を超えないよう慎重に，また長期連用後の中止は徐々に減量するなど慎重に 〈その他〉1)精神神経(眠気，ふらつき，めまい，頭痛，不眠，舌のもつれ，いらいら) 2)循環器(麻酔前投薬：頻脈) 3)消化器(悪心，便秘，食欲不振，胃部不快感，下痢，口渇，嘔吐) 4)過敏症(発疹・かゆみ・蕁麻疹)→中止 5)骨格筋(倦怠感)
【保存】〔散〕遮光
【規制】 向精神Ⅲ 指定 処方せん 30 日制限

超長期作用型(90 時間以上)

A. 高力価型

■ フルトプラゼパム flutoprazepam　　　　　1124

レスタス Restas (オルガノン)

錠：2 mg

1 日 2〜4 mg　分 1〜2
　＊高齢者には 1 日 4 mg まで

【禁忌】 ⇒CDP 参照(391 頁)
【作用】 大脳辺縁系や視床下部に対して抑制的に作用し，情動を安定化する
【特徴】 従来のベンゾジアゼピン系化合物の中でも強い抗不安作用と作用持続性を有している
【適応】 1)神経症における不安・緊張・抑うつ・易疲労性・睡眠障害 2)心身症(高血圧症，胃・十二指腸潰瘍，慢性胃炎，過敏性腸症候群)における身体症候並びに不安・緊張・抑うつ・易疲労性・睡眠障害
【相互】〈併用注意〉1)中枢神経抑制薬(フェノチアジン誘導体，バルビツール酸誘導体等)，MAO 阻害薬，アルコール：作用増強(中枢神経抑制作用) 2)シメチジン：血中濃度上昇 3)オメプラゾール：中枢神経抑制作用増強〔他のベンゾジアゼピン系化合物(ジアゼパム)のクリアラ

ンスが本剤との併用により減少するとの報告〕 4)**塩酸マプロチリン**：中枢神経抑制作用増強，本剤の急速な減量又は中止で痙攣発作(本剤の抗痙攣作用が四環系抗うつ薬による痙攣発作を抑えている可能性) 5)**ダントロレンNa**：筋弛緩作用増強
【慎重】 ⇒CDP参照(391頁)
【動態】 Tmax：4〜8時間(経口，健康人) T½：190時間
【注意】 ⇒CDP参照(391頁)
【過量投与】 本剤の過量投与が明白又は疑われた場合の処置としてフルマゼニル(ベンゾジアゼピン受容体拮抗剤)を投与する場合には，使用前にフルマゼニルの使用上の注意(禁忌，慎重投与，相互作用等)を必ず読むこと
【副作用】〈重大〉**依存性**⇒DZP参照(389頁) 〈重大(類薬)〉**刺激興奮，錯乱**(他のベンゾジアゼピン系化合物で統合失調症等の精神障害者に投与すると逆に刺激興奮，錯乱等の報告) 〈その他〉1)**精神神経**(眠気，ふらつき，めまい，頭痛・頭重，眼調節障害，振戦，不眠，注意集中困難，憂うつ感，もうろう感等) 2)**肝臓**(AST・ALT・Al-Pの上昇等) 3)**消化器**(口渇，便秘，胃部不快感，悪心・嘔吐，食欲不振，下痢，口中苦味等) 4)**循環器**(立ちくらみ，動悸等) 5)**過敏症**(発疹，瘙痒等)→中止 6)**骨格筋**(易疲労感・倦怠感，脱力感等の筋緊張低下) 7)**その他**(発汗，尿失禁，頻尿，眼瞼浮腫)
【規制】 指定 処方せん

■ **ロフラゼプ酸エチル**
　ethyl loflazepate　　　　　　　　　　　　1124

メイラックス Meilax(明治製菓)
　錠：1・2 mg　細粒：1%　10 mg/g

アズトレム(高田)，ジメトックス(マルコ)，スカルナーゼ(東和薬品)，メデタックス(メディサ)，ロンラックス(シオノ)

1日2mg　分1〜2

【禁忌】 1)ベンゾジアゼピン系化合物に対して過敏症の既往歴 2)急性狭隅角緑内障(眼圧上昇) 3)重症筋無力症(悪化)
【作用】 ベンゾジアゼピン系抗不安薬に共通した中枢神経作用を有し，鎮痛作用，意識水準の低下，筋弛緩作用及び協調運動抑制作用は，比較的弱い反面，抗痙攣作用や抗コンフリクト作用が強い点が特徴的である
【適応】 1)神経症における不安・緊張・抑うつ・睡眠障害 2)心身症(胃・十二指腸潰瘍，慢性胃炎，過敏性腸症候群，自律神経失調症)における不安・緊張・抑うつ・睡眠障害
【相互】 CYP3A4が関与 〈併用注意〉1)**中枢神経抑制薬**(フェノチアジン誘導体・バルビツール酸誘導体等)：相互に作用増強(GABA受容体への作用増大し，機能亢進) 2)**MAO阻害薬**：相互に作用増強(機序不明) 3)**シメチジン**：血中濃度上昇(シメチジンが肝代謝を抑制し排泄遅延，半減期を延長) 4)**アルコール(飲酒)**：作用増強 5)**四環系抗うつ薬**(塩酸マプロチリン)：本剤の急速な減量又は中止で痙攣発作(本剤の抗痙攣作用が四環系抗うつ薬による痙攣発作を抑えている可能性)
【慎重】 ⇒CDP参照(391頁)
【動態】 Tmax：1.2時間 T½：122時間　尿中排泄：投与後14日間で投与量の50%が排泄

【注意】 ①，②⇒CDP①，②参照(391頁) ③他のベンゾジアゼピン系化合物で長期投与により耐性出現の報告
妊未確立 妊有益のみ〔類薬で催奇形性増加の疫学報告，妊娠後期：新生児に筋緊張低下，嗜眠，呼吸抑制(新生児仮死)，哺乳困難，摂餌量低下，分娩前の連用：新生児に禁断症状(神経過敏，振戦，過緊張等) 授乳婦 回避，やむを得ない場合は授乳回避(母乳中移行，新生児に嗜眠・体重減少，黄疸増強の可能性) 高齢 慎重に(運動失調等→少量から開始等)
【過量投与】 症状：主な症状は過度の傾眠，昏睡　処置：呼吸，脈拍，血圧監視とともに，胃洗浄，輸液，気道確保等．本剤の過量投与が明白又は疑われた場合の処置としてフルマゼニル(ベンゾジアゼピン受容体拮抗剤)を投与する場合には，使用前にフルマゼニルの使用上の注意(禁忌，慎重投与，相互作用等)を必ず読むこと
【副作用】〈重大〉1)**大量連用で薬物依存**(0.1%未満)→用量を超えないよう慎重に〔急激な減量ないし中止：痙攣発作，せん妄，振戦，不眠，不安，幻覚，妄想等の禁断症状(0.1%未満)〕→中止する場合には徐々に減量等慎重に 2)**刺激興奮，錯乱**(0.1%未満)(統合失調症等の精神障害者，高齢者への投与で出現)→中止等処置 3)**幻覚**(0.1%未満) 4)**呼吸抑制**(0.1%未満)(呼吸機能が高度に低下している患者)→中止し処置 〈その他〉1)**精神神経**(眠気，頭がボーッとする，めまい，ふらつき，頭痛，霧視，舌のもつれ，しびれ感，健忘，不眠，いらいら感，複視，耳鳴，言語障害(構音障害等)→中止等処置，味覚倒錯〕 2)**消化器**(腹痛，食欲不振，嘔気，便秘，口渇，胃痛，心窩部痛，胸やけ，下痢，口内炎) 3)**肝臓**(肝機能障害(AST・ALT・γ-GTP・LDHの上昇)〕 4)**血液**(貧血，白血球数減少，好酸球増多) 5)**泌尿器**(残尿感，頻尿) 6)**過敏症**(発疹，皮膚瘙痒感)→中止 7)**骨格筋**(倦怠感，脱力感，易疲労感，筋弛緩) 8)**その他**(性欲減退，ウロビリノーゲン陽性，発赤，冷感，いびき)
【規制】 向精神Ⅲ 指定 処方せん 30日制限

B．低力価型

■ **プラゼパム** prazepam　　　　　　　　　　　1124

セダプラン Sedapran(興和)
　錠：5・10 mg　細粒：1%　10 mg/g

1日1回10〜15 mg
又は　1日10〜20 mg　分2〜3
麻酔前投薬：1回15 mg　就寝前又は手術前

【禁忌】 ⇒ブロマゼパム参照(388頁)
【作用】 大脳辺縁系ならびに視床下部に抑制的に作用し，質的にはジアゼパムに類似している．ジアゼパムと比較し，オープンフィールドにおける自発運動は増加し，馴化作用・抗痙攣作用は持続的で，抗コンフリクト作用は強くかつ選択的である(動物実験による)
【特徴】 作用持続時間が長く，1日量1回投与が可能であり，かつ，その効果は持続的である．また日中の行動を妨げるような鎮静作用は弱く，日常生活に支障をきたすことが少ない
【適応】 1)神経症における不安・緊張・抑うつ及び睡眠障

III. 抗不安薬

害　2)うつ病における不安・緊張・睡眠障害　3)心身症(消化器疾患，高血圧症，自律神経失調症)における身体症候並びに不安・緊張・抑うつ及び睡眠障害　4)麻酔前投薬
【相互】〈併用注意〉1)中枢神経抑制薬(フェノチアジン誘導体・バルビツール酸誘導体等)，MAO阻害薬，アルコール：相互に作用増強　2)シメチジン：作用増強(代謝抑制)
【慎重】　⇒CDP参照(391頁)
【動態】　Tmax：1.3±0.7時間(原薬)，96±34時間(N-デスメチルジアゼパム)　T½：94時間(20mg 1回経口投与)　蛋白結合率：96〜99%　その他：活性代謝物(デスメチルメダゼパム，デスメチルジアゼパム)あり
【注意】　⇒CDP参照(391頁)
【過量投与】　本剤の過量投与が明白又は疑われた場合の処置としてフルマゼニル(ベンゾジアゼピン受容体拮抗剤)を投与する場合には，使用前にフルマゼニルの使用上の注意(禁忌，慎重投与，相互作用等)を必ず読むこと
【副作用】〈重大〉⇒DZP 1)，2)参照(389頁)〈その他〉
1)精神神経〔眠気，ふらつき，めまい，立ちくらみ，言語障害(構音障害を含む)，気分高揚・易怒(抑制解除を含む)，頭痛・頭重，焦燥感，浮揚感，不眠，ぼんやり(頭がボーッとする，仕事のミス)，眼症状(複視)，振戦，頭部圧迫感，意欲減退，舌のしびれ，歩行失調，四肢の震え〕
2)肝臓(AST・ALT・Al-Pの上昇)　3)循環器(発汗)　4)消化器(口渇，嘔気・悪心，嘔吐，胃部不快感・膨満感，食欲不振，便秘，下痢，胃腸障害)　5)過敏症(発疹，瘙痒感)→中止　6)骨格筋(疲労・倦怠・脱力感，筋弛緩，筋痛)　7)その他(性欲減退，陰萎，宿酔，目がだるい，身体がこわばって重い，顔がはれぼったい，瞼がふさがる感じ，失禁，尿糖陽性，ウロビリノーゲン陽性)
【規制】　向精神Ⅲ　指定　処方せん　30日制限

非ベンゾジアゼピン系

■ **クエン酸タンドスピロン**　tandospirone citrate　1129

セディール　Sediel(大日本住友)
　錠：5・10・20 mg

1日30 mg　分3
＊1日60 mgまで

【作用】　脳内セロトニン受容体のサブタイプ5-HT₁ₐ受容体に選択的に作用することにより，抗不安作用や心身症モデルにおける改善効果を示すと考えられている
【適応】　1)心身症(自律神経失調症，本態性高血圧症，消化性潰瘍)における身体症候ならびに抑うつ，不安，焦燥，睡眠障害　2)神経症における抑うつ，恐怖
【相互】〈併用注意〉1)ブチロフェノン系誘導体：錐体外路症状増強(弱い抗ドパミン作用を有する)　2)Ca拮抗薬(ニカルジピン等)：降圧作用増強(セロトニン受容体を介した中枢性の血圧降下が降圧作用を増強)　3)セロトニン再取り込み阻害作用を有する(フルボキサミン・パロキセチン・ミルナシプラン・トラゾドン等)：セロトニン作用が増強しセロトニン症候群

【慎重】　1)脳に器質的障害(作用増強)　2)中等度又は重篤な呼吸不全(悪化)　3)心障害(悪化)　4)肝障害，腎障害(高い血中濃度が持続)　5)高齢者
【動態】　(健常成人20 mg単回経口，未変化体)　Tmax：0.8時間　Cmax：3.2 ng/mL　T½：1.2時間　食事による影響はほとんど認められなかった
【注意】　①神経症においては，罹病期間が長い(3年以上)例や重症例あるいは他剤(ベンゾジアゼピン系誘導体)での治療効果が不十分な例等の治療抵抗性の患者に対しては効果が現れにくい→1日60 mgで効果が認められないときは，漫然と投与することなく中止　②高度の不安症状を伴う場合効果が発現しにくい→慎重かつ注意　❸眠気・めまい等→運転等注意　④ベンゾジアゼピン系誘導体とは交叉依存性がないため，ベンゾジアゼピン系から直ちに切り替えると，ベンゾジアゼピン系の退薬症候が引き起こされ症状悪化→前薬を中止する際は徐々に減量等注意
小児 未確立　妊 有益のみ(未確立)　授乳婦 回避，やむを得ない場合は授乳回避　高齢 低用量(1日15 mg)から開始等慎重に　外国で高用量(1日90 mg)を用いた体内動態試験で若年者に比べ高い血中濃度を示した例あり
【副作用】〈重大〉1)肝機能障害，黄疸(0.1%未満)→中止等処置　2)セロトニン症候群(興奮，ミオクロヌス，発汗，振戦，発熱等を主症状)→中止し水分補給等の全身管理とともに処置　〈その他〉1)精神神経(眠気，ふらつき，めまい，頭痛，頭重，不眠，振戦，悪夢，パーキンソン様症状)　2)肝臓(AST，ALT，Al-P，γ-GTPの上昇)　3)循環器(動悸，頻脈，胸内苦悶)　4)消化器(悪心・嘔吐，食欲不振，口渇，胸部不快感，胃痛，胃のもたれ，腹部膨満感，便秘，下痢)　5)過敏症(発疹，蕁麻疹，瘙痒感)→中止　6)その他〔尿中NAGの上昇，倦怠感，脱力感，気分不快，四肢のしびれ，多汗(発汗，寝汗等)，目のかすみ，悪寒，浮腫，ほてり(顔面紅潮，灼熱感応)，BUNの上昇，好酸球増加〕
【規制】　劇　指定　処方せん

■ **ヒドロキシジン**　hydroxyzine　1179

アタラックス　Atarax(ファイザー)
　錠：10・25 mg〈塩酸塩〉
アタラックスP　Atarax P(ファイザー)
　カプセル：25・50 mg〈パモ酸塩〉
　散：10%　100 mg/g〈パモ酸塩〉
　ドライシロップ：2.5%　25 mg/g〈パモ酸塩〉
　シロップ：5 mg/mL〈パモ酸塩〉
　注：25 mg/1 mL/A・50 mg/1 mL/A〈塩酸塩〉

〈塩酸塩〉ジスロン(ナガセ)，〈パモ酸塩〉ハタナジン(日新・山形)

内 塩酸ヒドロキシジンとして
精神科領域：1日75〜150 mg　分3〜4
皮膚科領域：
　アタラックス：1日30〜60 mg　分2〜3
　アタラックスP：1日50〜75 mg　分2〜3
注 静注・点滴静注：1回25〜50 mg

4～6時間毎
　＊1回100 mgを超えない
　＊25 mg/分以上で注入しない
筋注：1回50～100 mg　4～6時間毎

【禁忌】　1)本剤の成分，セチリジン，ヒベラジン誘導体，アミノフィリン，エチレンジアミンに過敏症の既往歴　2)ポルフィリン症　3)妊婦または妊娠の可能性
【作用】　視床・視床下部・大脳辺縁系などに作用し，中枢抑制作用を示す．馴化作用はクロルジアゼポキシドとほぼ同等で，また抗嘔吐作用，抗アレルギー作用を有する
【適応】 内 1)神経症における不安・緊張・抑うつ　2)蕁麻疹，皮膚疾患に伴う掻痒(湿疹・皮膚炎，皮膚掻痒症) 注 1)神経症における不安・緊張・抑うつ　2)麻酔前投薬　3)術前・術後の悪心・嘔吐の防止
【相互】〈併用注意〉1)バルビツール酸誘導体・麻酔薬，麻薬系鎮痛薬(注 のみ)等の中枢神経抑制剤，アルコール，MAO阻害薬：相互に作用増強→減量か慎重に　2)ベタヒスチン，抗ChE剤：作用減弱　3)シメチジン：血中濃度上昇　4)不整脈を引き起こすおそれのある薬剤：心室性不整脈の報告
【慎重】　1)てんかん等の痙攣性疾患又は既往歴(痙攣閾値を低下)　2)高齢者　3)肝機能障害　4)腎障害　5)以下の患者　a)緑内障　b)前立腺肥大等下部尿路に閉塞性疾患　c)重症筋無力症　d)認知症　e)狭窄性消化性潰瘍，幽門十二指腸閉塞等消化管運動が低下　f)不整脈を発現しやすい状態
【動態】　排泄：尿中約10%(約3日間・内服)　糞中約85～90%　発現時間：約30分(筋注・内服)　持続時間：(注射)約4時間，(内服)8～12時間…抗不安，24時間…抗ヒスタミン
【注意】　❶眠気→運転等注意　②注 動脈内投与不可(末梢の壊死のおそれ)　③注 静脈内投与により静脈炎，一過性の溶血あり→25 mg/分未満の注射速度をできるだけ遅く　④注 静注は点滴静注が望ましい→希釈せず点滴側管から直接注入することは回避　⑤注 注射後は強くもまず軽くマッサージする程度にとどめる　⑥シ 用時振盪
(検査値への影響)　アレルゲン反応を抑制するためアレルゲン皮内反応検査，気道過敏症試験を実施する場合には5日前より本剤の投与を中止
妊 禁忌(口蓋裂等の催奇形性の報告，出産後新生児に傾眠，筋緊張低下，離脱症状の報告)　授乳 授乳回避(新生児に中枢神経抑制，緊張低下の報告)　高齢 減量等注意
【過量投与】 内 症状：過度の鎮静，振戦，痙攣，低血圧，意識レベルの低下，嘔気・嘔吐など　処置：一般的な対症療法を行う．ただしエピネフリンは昇圧作用を逆転させるおそれ→投与回避
【副作用】〈重大〉1)ショック，アナフィラキシー様症状(蕁麻疹，胸部不快感，喉頭浮腫，呼吸困難，顔面蒼白，血圧低下等)→中止し処置　2)肝機能障害・黄疸(AST・ALT・γ-GTPの上昇等)→中止し処置　〈その他〉1)精神神経(不安，眠気，倦怠感，不随意運動，振戦，痙攣，頭痛，幻覚，めまい，興奮，錯乱，不眠，傾眠)　2)消化器(便秘，口渇，食欲不振，胃部不快感，悪心・嘔吐など)　3)過敏症(多形滲出性紅斑，浮腫性紅斑，紅皮症，痒み，蕁麻疹，発疹等)→中止　4)循環器(血圧降下，注 頻脈等)　5)適用部位注 (腫脹，疼痛，硬結，潰瘍)　6)その他 内 (霧視，尿閉，発熱)
【保存】〔ドライシロップ〕遮光
【規制】 指定 処方せん

Ⅳ．睡眠・鎮静薬

(注意：ジアゼパム ⇒ DZP，アモバルビタール ⇒ AMB，ニトラゼパム ⇒ NTZ，クロルジアゼポキシド ⇒ CDP，トリアゾラム ⇒ TRZ と略す)

ベンゾジアゼピン系薬物

超短期作用型

■ **トリアゾラム** triazolam　　　1124

ハルシオン Halcion(ファイザー)
錠：0.125・0.25 mg

アサシオン(長生堂)，アスコマーナ(日新-山形)，カムリトン(寿)，トリアラム(小林化工)，ネスゲン(辰巳)，ハルラック(富士薬品)，パルレオン(大洋)，ミンザイン(日医工)

(不眠症) 1回0.25 mg　就寝前
　＊高度な不眠症：0.5 mg
　＊高齢者：1回0.125～0.25 mgまで
(麻酔前投薬)
　1回0.25 mg　手術前夜の就寝前
　＊必要に応じ0.5 mg

警告!!　服用後に，もうろう状態，睡眠随伴症状(夢遊症状等)が現れることがある．又，入眠までのあるいは中途覚醒時の出来事を記憶していないことがあるので注意すること

【禁忌】　1)本剤に過敏症の既往歴　2)急性狭隅角緑内障　3)重症筋無力症(筋他緩作用により症状悪化)　4)イトラコナゾール，フルコナゾール，ホスフルコナゾール，ボリコナゾール，ミコナゾール，HIVプロテアーゼ阻害剤(インジナビル，リトナビル等)，エファビレンツ投与中　〈原則禁忌〉肺性心，肺気腫，気管支喘息及び脳血管障害の急性期等で呼吸機能が高度に低下している患者(呼吸抑制により炭酸ガスナルコーシスを起こしやすいので投与しない．やむを得ない場合は少量より投与開始し，呼吸の状態を見ながら投与量を慎重に調節)
【作用】　既存のベンゾジアゼピン系化合物と類似した作用スペクトラムを有し，特に睡眠増強作用・抗不安作用は強い．大脳辺縁系及び視床下部における情動機構の抑制，並びに大脳辺縁系賦活機構の抑制による
【特徴】　血中濃度半減期が最も短いベンゾジアゼピン系睡眠薬のひとつ
【適応】　1)不眠症　2)麻酔前投薬
【相互】　主としてCYP3A4で代謝　〈併用禁忌〉イトラ

IV. 睡眠・鎮静薬

コナゾール，フルコナゾール，ホスフルコナゾール，ボリコナゾール，ミコナゾール，HIVプロテアーゼ阻害剤(インジナビル，リトナビル等)，エファビレンツ：血中濃度上昇し作用増強・作用時間延長のおそれ(代謝酵素が同じCYP3A4であるため代謝阻害)　〈併用注意〉1)アルコール，中枢神経抑制薬(フェノチアジン誘導体，バルビツール酸誘導体等)：中枢神経抑制作用増強→飲酒回避　2)エリスロマイシン，クラリスロマイシン，ジョサマイシン，シメチジン，ジルチアゼム，メシル酸イマチニブ：血中濃度上昇(代謝酵素が同じCYP3A4であるため代謝阻害)　3)キヌプリスチン・ダルホプリスチン：血中濃度上昇(CYP3A4を阻害するため本剤の代謝阻害)　4)リファンピシン：血中濃度低下(代謝促進)　5)MAO阻害薬：多汗，起立性低血圧等の副作用(機序不明)
【慎重】1)心障害　2)肝障害・その既往歴(肝障害の悪化・再発：肝臓で代謝されるため，クリアランス低下)　3)腎障害　4)脳に器質的障害(作用増強)　5)高齢者　6)衰弱患者(副作用が現れやすい)
【動態】Tmax：1.2時間　T½：2.9時間　排泄：尿中排泄　総尿中排泄率82%(外国)
【注意】〈用法・用量〉❶効果に個人差があり，又もうろう状態，睡眠随伴症状(夢遊症状等)が依存的に現れるので，少量(1回0.125mg)から投与を開始．やむを得ず増量する場合は慎重に．ただし0.5mgを超えないことを，症状改善に伴って減量に努める　②不眠症には就寝の直前に服用，又，服用して就寝した後，起床して活動を開始するまでに十分な睡眠時間がとれなかった場合，又は睡眠途中において一時的に起床して仕事等を行った場合等において健忘の報告あり→薬効が消失する前に活動を開始する可能性があるときは服用させないこと　〈基本〉①不眠症に対する投与：継続投与を避け，短期間にとどめ，やむを得ず継続投与時は定期的に患者の状態，症状等の異常の有無を十分確認　❷眠気等(翌朝以後に及ぶことあり)→運転等注意　〈その他〉投与した薬剤が特定されないままフルマゼニル(ベンゾジアゼピン受容体拮抗薬)を投与された患者で，新たに本剤を投与する場合，本剤の鎮静・抗痙攣作用が変化，遅延するおそれあり　〈疫学〉外国において，本剤を1～2週間程度投与された患者で，投与期間中に日中不安，激越の報告あり．また，情緒不安定，失神，踪状態，離人症，抑うつ状態，異常感覚，錯感覚，利尿剤併用中の患者の肝不全からの死亡，胆汁うっ滞性黄疸，灼熱感，舌炎，口内炎，うつ血，頻脈，筋緊張異常，筋痛，疲労，性欲減退，月経不順，不妊等
【児】未確立　【妊】有益のみ〔3カ月以内：他のベンゾジアゼピン系化合物で奇形児等の障害出産の疫学的調査報告，後期：他のベンゾジアゼピン系化合物で新生児に哺乳困難，筋緊張低下，嗜眠，黄疸増悪等報告，分娩前の連用：他のベンゾジアゼピン系化合物で出産後新生児に禁断症状(神経過敏，振戦，過緊張等)報告〕　【授乳】回避．やむを得ない場合は授乳回避(他のベンゾジアゼピン系化合物で母乳中移行し，新生児に嗜眠，体重減少等)報告　【高齢】慎重に(運動失調等の副作用→少量から開始)
【過量投与】〈外国での報告〉症状：傾眠，錯乱，協調運動障害，不明瞭言語を生じ，昏睡に至る．また，悪性症候群(Syndrome malin)，呼吸抑制，無呼吸，痙攣発作，死亡の報告あり．本剤を含むベンゾジアゼピン系薬剤とアルコールとを過量に併用した患者で死亡の報告　処置：呼吸，脈拍，血圧の監視を行うとともに，胃洗浄，輸液，気道の確保等の適切な処置．本剤の過量投与が明白又は疑わ

れた場合の処置としてフルマゼニル(ベンゾジアゼピン受容体拮抗薬)を投与する場合には，使用前にフルマゼニルの使用上の注意(禁忌，慎重投与，相互作用等)を必ず読むこと．悪性症候群(Syndrome malin)が疑われる場合には処置
【副作用】〈重大〉1)薬物依存，離脱症状(大量連用で薬物依存化)→用量を超えないよう慎重に(大量投与又は連用中の急激な減量ないし中止：痙攣発作，せん妄，振戦，不眠，不安，幻覚，妄想等の離脱症状)→中止の際は徐々に減量等慎重に，特に痙攣の既往歴には注意して減量　2)精神症状(刺激興奮，錯乱，攻撃性，夢遊症状，幻覚，妄想，激越等の精神症状)→中止．統合失調症等の精神障害者には特に注意　3)呼吸抑制(呼吸抑制，呼吸機能が高度に低下している患者：炭酸ガスナルコーシス)→気道確保，換気等処置　4)一過性前向性健忘(0.12%)(中途覚醒時の出来事を覚えていない場合)，もうろう状態(0.05%)→少量から開始等慎重に．なお十分に覚醒しないまま，車の運転，食事を行いその出来事を記憶していないとの報告→中止　5)肝炎・肝機能障害・黄疸→中止し処置　〈その他〉1)精神神経(眠気，ふらつき，めまい，頭痛，頭重，不眠，不安，いらいら感，協調運動失調，不快感，舌のもつれ，言語障害，見当識障害，意識混濁，用量依存的に現れる，散瞳，羞明，眼精疲労)，多夢，魘夢，知覚減退，転倒，多幸感，鎮静)　2)肝臓(AST・ALT・γ-GTP・Al-Pの上昇)　3)消化器(口渇，食欲不振，悪心・嘔吐，下痢，腹痛，心窩部不快感，便秘)　4)循環器(血圧上昇，動悸，胸部圧迫感，血圧降下)　5)過敏症(発疹，瘙痒)→中止　6)骨格筋(倦怠感，脱力感等の筋緊張低下症状)　7)その他(味覚変化，皮下出血，尿失禁，便失禁，尿閉，CK上昇)
【規制】向精神Ⅲ　習慣　指定　処方せん　14日制限

■ 酒石酸ゾルピデム zolpidem tartrate 1129

マイスリー Myslee (アステラス)
　錠：5・10mg

1回5～10mgを就寝直前
　＊高齢者には1回5mgから投与開始
　＊1日10mgを超えないこと

警告!!　⇒TRZ参照(396頁)

【禁忌】1)本剤の成分に過敏症の既往歴　2)重篤な肝障害(代謝機能の低下により血中濃度が上昇し，作用が増強)　3)重症筋無力症(筋弛緩作用により症状悪化)　4)急性狭隅角緑内障(眼圧が上昇し，症状悪化)　〈原則禁忌〉肺性心，肺気腫，気管支喘息及び脳血管障害の急性期などで呼吸機能が高度に低下(呼吸抑制により炭酸ガスナルコーシス)
【作用】速効性で短時間型の非ベンゾジアゼピン系薬剤だが，ベンゾジアゼピン受容体に対して選択的な親和性を示し，GABA系の抑制機構を増強すると考えられている
【適応】不眠症(統合失調症及び躁うつ病に伴う不眠症は除く)　【注意】不眠症の原疾患を確定してから投与する．尚，統合失調症あるいは躁うつ病に伴う不眠症には本剤の有効性は期待できない
【相互】主としてCYP3A4，一部CYP2C9・1A2で代謝　〈併用注意〉1)麻酔薬：相加的に呼吸抑制の可能性あり→慎重に　2)中枢神経抑制薬(フェノチアジン誘導体，

397

バルビツール酸誘導体等)：相互に中枢神経抑制作用が増強あり→慎重）　3)**アルコール**(飲酒)はGABA_A受容体に作用すること等により中枢神経抑制作用を示すため相互に増強あり→精神機能・知覚・運動機能等の低下が増強→できるだけ飲酒を控えさせる　4)**リファンピシン**：薬物代謝酵素CYP3A4が誘導され本剤の代謝が促進→血中濃度が低下，作用が減弱

【慎重】 1)衰弱患者(作用が強く現れ，副作用が発現しやすい)　2)高齢者　3)心障害(血圧低下の発現のおそれあり→症状の悪化)　4)肝障害　5)腎障害(排泄が遅延し，作用が強く発現)　6)脳に器質的障害(作用が強く発現)
【動態】 (健康成人2.5〜10 mg空腹時単回経口) Tmax：0.7〜0.9時間　T½：1.78〜2.30時間　Cmax及びAUCは投与量に比例して増加　高齢者：(5 mg夕食後経口)健常人に比べCmaxで2.1倍，Tmaxで1.8倍，AUCで5.1倍，T½で2.2倍大きかった　肝機能障害患者(外国)：(20 mg経口)同年齢の健常人に比べCmaxは2.0倍，AUCは5.3倍大きかった　腎機能障害患者(外国)：(透析慢性腎障害患者10 mg 1日1回13〜18日間経口)血漿中濃度は単回投与時とほぼ同じであり，血中での蓄積は認められなかった　代謝：大部分は肝で代謝(代謝物は非活性)　排泄：(尿中24時間未変化体)0.5%以下
【注意】 〈用法・用量〉①効果に個人差があり，又もうろう状態，睡眠随伴症状(夢遊症状等)は用量依存的に現れるので，少量(1回5 mg)から投与を開始．やむを得ず増量する場合は慎重に．但し10 mgを超えないこととし，症状改善に伴って減量に努める　②就寝の直前に服用．又，服用して就寝した後，起床して活動を開始するまでに十分な睡眠時間がとれなかった場合，又は睡眠途中において一時的に起床して仕事等を行った場合や慎重の報告あり→薬効が消失する前に活動を開始する可能性があるときは服用させないこと　〈基本〉①継続投与は避け短期間にとどめること．やむを得ない場合には定期的に状態・症状等の異常の有無を十分観察の上慎重に　②本剤の影響が翌朝以後に及び，眠気，注意力・集中力・反射運動能力等の低下あり→運転等注意　〈その他〉投与した薬剤が特定されないままにフルマゼニル(ベンゾジアゼピン受容体拮抗薬)を投与された患者で，新たに本剤を投与する場合，本剤の鎮静・抗痙攣作用が変化，遅延のおそれあり
児 未確立　妊 有益のみ(未確立)　授乳婦 回避．やむを得ない場合は授乳回避(移行，新生児に嗜眠のおそれ)　高齢 少量(1回5 mg)から開始し，1回10 mgを超えないこと(運動失調あり)
【過量投与】 徴候・症状：本剤単剤の過量投与では，傾眠から昏睡までの意識障害が報告．更に中枢神経抑制症状，血圧低下，呼吸抑制，無呼吸等の重度な症状　処置：呼吸，脈拍，血圧の監視を行うとともに，催吐，胃洗浄，吸着剤・下剤の投与，輸液，気道の確保等の処置．又，本剤の過量投与が明白又は疑われた場合の処置としてフルマゼニルを投与する場合には，使用前にフルマゼニルの使用上の注意(禁忌，慎重投与，重要な基本的注意等)を必ず読むこと．なお本剤は血液透析では除去されない
【副作用】 【重大】 1)**依存性，離脱症状**：連用により生じることあり→慎重に．又，連用中における投与量の急激な減少ないし中止により，反跳性不眠，いらいら感等の離脱症状あり→中止の際は徐々に減量等慎重に　2)**精神症状，意識障害**(せん妄，錯乱，夢遊症状，幻覚，興奮，脱抑制，意識レベルの低下等)→中止　3)**一過性前向性健忘，もうろう状態**(服薬後入眠までの出来事を覚えていない，途中覚醒時の出来事を覚えていない，もうろう状態)→服薬後はすぐ就寝させ，睡眠中に起こさないよう注意．なお十分に覚醒しないまま，車の運転，食事等を行いその出来事を記憶していないとの報告→中止　4)**呼吸抑制**(又，呼吸機能が高度に低下の際は，炭酸ガスナルコーシスあり→気道を確保し，換気を図る等処置)　5)**肝機能障害・黄疸**(AST・ALT・γ-GTP・Al-Pの上昇等を伴う)→中止し処置　〈その他〉1)**精神神経**(ふらつき，眠気，頭痛，残眠感，頭重感，めまい，不安，悪夢，気分高揚，錯視)　2)**血液**(白血球増多，白血球減少)　3)**肝臓**(ALT・γ-GTP・AST・LDH上昇)　4)**腎臓**(尿蛋白)　5)**消化器**(悪心・嘔吐，食欲不振，腹痛，下痢)　6)**循環器**(動悸)　7)**過敏症**(発疹，瘙痒感)→中止　8)**骨格筋**(倦怠感，疲労，下肢脱力感)　9)**その他**(口渇，複視，不快感)
【保存】 分割後は遮光
【規制】 向精神薬Ⅲ 指定 処方せん 14日制限

■ **ゾピクロン** zopiclone　1129

アモバン Amoban(サノフィ・アベンティス)
錠：7.5・10 mg

アモバンテス(小林化工)，アントマイリン(東和薬品)，スローハイム(共和)，ゾピクール(沢井)，ゾピバン(長生堂)，ドパリール(キョーリン)，メトローム(辰巳)

1回7.5〜10 mg　就寝前又は手術前
1回10 mgを超えないこと

＊反応に個人差があるため少量(高齢者では1回3.75 mg)から開始．また，肝障害患者では3.75 mgから投与することが望ましい．やむを得ず増量する場合には10 mgを超えない．症状の改善に伴って減量に努める

警告!!　⇒TRZ参照(396頁)
【禁忌】 1)**本剤成分に過敏症の既往歴**　2)**重症筋無力症**(悪化)　3)**急性狭隅角緑内障**(悪化)　〈原則禁忌〉**肺心，肺気腫，気管支喘息及び脳血管障害の急性期等で呼吸機能が高度に低下**(炭酸ガスナルコーシスを起こしやすい)
【作用】 非ベンゾジアゼピン系薬剤であるが，ベンゾジアゼピンレセプターに結合し，GABAレセプターに影響を及ぼすことでGABA系の抑制機構を増強する．抗不安作用，抗痙攣作用，筋弛緩作用を有する
【特徴】 化学構造は異なるが，薬理作用はベンゾジアゼピン誘導体と同じ
適応 不眠症，麻酔前投薬
【相互】 〈併用注意〉1)**筋弛緩薬**(塩化スキサメトニウム，塩化ツボクラリン，臭化パンクロニウム)，**中枢神経抑制薬**(フェノチアジン誘導体，バルビツール酸誘導体等)の作用増強(相加的に抗痙攣作用，中枢神経抑制作用増強の可能性)→併用回避，やむを得ない場合は慎重に　2)**アルコール**(飲酒)：相互に作用増強　3)**麻酔剤**：相加的に呼吸抑制→慎重に　4)**CYP3A4を誘導**(リファンピシン等)：作用減弱(これらの肝代謝酵素誘導作用により代謝促進)　5)**CYP3A4を阻害**(エリスロマイシン，イトラコナゾール等)：作用増強(代謝障害)
【慎重】 1)衰弱者(作用増強，副作用発現)　2)高齢者　3)

IV. 睡眠・鎮静薬

心障害(血圧低下，症状悪化) 4)肝障害，腎障害(作用増強) 5)脳に器質的障害(作用増強)
【動態】 Tmax：0.8時間後　T½：3.9時間
【注意】〈用法・用量〉①効果に個人差があり，少量(高齢者では1回3.75 mg)から投与を開始．また肝障害のある患者では1回3.75 mgから開始することが望ましい．やむを得ず増量する場合は慎重に，但し10 mgを超えないこととし，症状改善に伴って減量に努める　②不眠症には，就寝の直前に服用させる．又，服用して就寝した後，睡眠途中において一時的に起床して仕事等をする可能性があるときは服用させないこと　〈基本〉①投与は短期間にとどめる．やむを得ず継続する場合は慎重に　❷眠気等(本剤の影響が翌朝以後に及ぶ)→運転等注意　③〈その他〉投与した薬剤が特定されないままフルマゼニル(ベンゾジアゼピン受容体拮抗剤)を投与された患者に，新たに本剤を投与された場合，本剤の鎮静・抗痙攣作用が変化，遅延するおそれあり
児 未確立　妊 有益のみ(未確立)　授乳婦 回避，やむを得ない場合は授乳回避(母乳中移行，新生児に嗜眠)　高齢 慎重に〔運動失調等の副作用→少量(3.75 mg)から開始等〕
【過量投与】 症状：傾眠，錯乱，嗜眠を生じ，更には失調，筋緊張低下，血圧低下，呼吸機能低下，昏睡等．他の中枢神経抑制剤やアルコールと併用時の過量投与は致死的となることがある．合併症・衰弱状態などの危険因子がある場合は症状は重篤化する可能性があり，ごくまれに致死的な経過をたどることがある　処置：吐気，脈拍，血圧監視を行うとともに，催吐，胃洗浄，吸着剤・下剤の投与，輸液，気道確保等処置．本剤の過量投与が明白又は疑われた場合の処置としてフルマゼニル(ベンゾジアゼピン受容体拮抗剤)を投与する場合には，使用前にフルマゼニルの使用上の注意(禁忌，慎重投与，相互作用等)を必ず読むこと．尚本剤は血液透析では除去されない．
【副作用】〈重大〉1)依存性(連用で薬物依存)(0.1%未満)→慎重に，中止により振戦等禁断症状→中止するような場合には徐々に減量　2)呼吸抑制(0.1%未満)：呼吸機能が高度に低下している患者に投与した場合炭酸ガスナルコーシス→気道確保し換気をはかる等処置　3)肝機能障害(黄疸，ALT・AST・Al-P・γ-GTP上昇)→中止等処置　4)精神症状，意識障害(幻覚，せん妄，錯乱，夢遊症状等精神症状，意識障害)→中止　5)一過性前向性健忘(中途覚醒時の出来事を覚えていない等)，もうろう状態(0.1%未満)→少量から投与開始等慎重に．尚十分に覚醒しないまま，車の運転，食事等を行いその以前の出来事を記憶していないとの報告→中止　6)アナフィラキシー様症状(蕁麻疹，血管浮腫等)→中止　〈その他〉1)精神神経(ふらつき，眠気，頭重，頭痛，不快感，めまい)　2)肝臓(AST・ALT・Al-P上昇)　3)腎臓(蛋白尿，BUN上昇)　4)血液(白血球数・Hb・赤血球・血小板減少)　5)消化器(消化不良，口中の苦み，口渇，嘔気，食欲不振，口内不快感，胃部不快感等)　6)過敏症(瘙痒症，発疹等)→中止　7)骨格筋(倦怠感，脱力感等の筋緊張低下症状)
【保存】 遮光　【規制】 習慣 指定 処方せん

短期作用型

■ **ミダゾラム** midazolam　1124
ドルミカム Dormicum(アステラス)

注：10 mg/2 mL/A
(麻酔前投薬) 1回0.08〜0.1 mg/kg
　手術前30分〜1時間　筋注
(全身麻酔の導入及び維持)
　1回0.15〜0.3 mg/kg　静注
　＊必要に応じて初回量の半量〜同量を追加
　＊静脈内に注射する場合には，太い静脈を選び，緩徐に(1分間以上の時間をかけて)
(集中治療室における人工呼吸中の鎮静)
　導入：初回0.03 mg/kgを1分以上かけて静注
　＊より確実な鎮静導入が必要な場合：0.06 mg/kgまで
　＊必要に応じて0.03 mg/kgを少なくとも5分以上の間隔をあけて追加
　＊但し，初回投与量及び追加投与の総量は0.30 mg/kgまで
　維持：0.03〜0.06 mg/kg/hより持続静脈内投与開始
　＊0.03〜0.18 mg/kg/hの範囲が推奨

警告!! 1)「重要な基本的注意」に留意し，呼吸及び循環動態の連続的な観察ができる施設においてのみ用いること．[呼吸抑制及び呼吸停止を引き起こすことがあり，速やかな処置が行われないために死亡又は低酸素脳症に至った症例が報告されている]
2)新生児に対して急速静脈内投与をしてはならない．[急速静脈内投与後，重度の低血圧及び痙攣発作が報告されている]

【禁忌】1)本剤の成分に過敏症の既往歴　2)急性狭隅角緑内障(眼圧上昇)　3)重症筋無力症(悪化)　4)HIVプロテアーゼ阻害薬(リトナビル等)及びHIV逆転写酵素阻害薬(エファビレンツ等)投与中(血中濃度の大幅な上昇，過度の鎮静，呼吸抑制)　5)ショックの患者，昏睡の患者，バイタルサインの抑制がみられる急性アルコール中毒患者
【作用】 抑制性のGABAニューロンのシナプス後膜に存在するベンゾジアゼピン受容体にアゴニストとして高い親和性で結合し，GABA親和性を増大させることにより，GABAニューロンの作用を特異的に増強する
【適応】1)麻酔前投薬　2)全身麻酔の導入及び維持　3)集中治療室における人工呼吸中の鎮静
【相互】 本剤は主としてCYP3A4で代謝　〈併用禁忌〉1)HIVプロテアーゼ阻害薬(リトナビル等)：過度の鎮静，呼吸抑制(CYP3A4に対する競合的阻害→血中濃度上昇)
2)HIV逆転写酵素阻害薬(エファビレンツ等)：不整脈，持続的な鎮静，呼吸抑制(CYP3A4に対する競合的阻害→血中濃度上昇)　〈併用注意〉1)中枢神経抑制薬(フェノチアジン誘導体，バルビツール酸誘導体，麻薬性鎮痛剤等)：中枢神経抑制作用増強　2)MAO阻害剤：中枢神経抑制作用増強　3)アルコール(飲酒)：中枢神経抑制作用増

4．向精神薬・精神科関連薬 DI 集

強 4）Ca 拮抗薬（塩酸ベラパミル，塩酸ジルチアゼム）：中枢神経抑制作用増強（CYP 3 A 4 に対する競合的阻害→血中濃度上昇） 5）シメチジン：中枢神経抑制作用増強（CYP 3 A 4 に対する競合的阻害→血中濃度上昇） 6）エリスロマイシン，クラリスロマイシン，テリスロマイシン，キヌプリスチン，ダルホプリスチン：中枢神経抑制作用増強（CYP 3 A 4 に対する競合的阻害→血中濃度上昇） 7）アゾール系抗菌薬（ケトコナゾール，フルコナゾール，イトラコナゾール等）：中枢神経抑制作用増強（CYP 3 A 4 に対する競合的阻害→血中濃度上昇） 8）**抗悪性腫瘍薬**（酒石酸ビノレルビン，パクリタキセル等）：骨髄抑制等増強（CYP を阻害し代謝阻害→血中濃度上昇） 9）プロポフォール：相互に作用増強（麻酔，鎮静，血圧低下）．CYP 3 A 4 に対する競合的阻害→血中濃度上昇の報告 10）リファンピシン：作用減弱（リファンピシンの肝薬物代謝酵素誘導作用により本剤の代謝促進）
[慎重] 1）高度重症患者，呼吸予備力制限患者（無呼吸，心停止が起こりやすい） 2）高齢者 3）肝障害，腎障害（代謝・排泄遅延，作用増強又は遅延） 4）衰弱患者（作用増強又は遅延） 5）脳に器質的障害（作用増強） 6）妊婦又は妊娠の可能性，授乳婦 7）低出生体重児，新生児，乳児，幼児，小児 8）重症心不全等の心疾患患者（症状の悪化，急激な血圧低下）→動脈圧及び心電図をモニターし，蘇生に必要な薬剤を準備した上で使用 9）重症の水分又は電解質障害のある急性期患者（脱水等により血圧低下を来しやすい）→十分な補液・輸液が行われるまで投与しない 10）手術中の出血量の多い患者，多量の輸液を必要とした患者（血圧低下及び心電図異常） 11）アルコール又は薬物乱用の既往歴
[動態] T½：1.8 時間（単回静注），2.1 時間（単回筋注）　排泄：尿中 66.1〜87.8％（24 時間）　発現時間：筋注：5 分以内に鎮静化，静注：30 秒以内に入眠　持続時間：約 2 時間　蛋白結合率：血漿蛋白結合率：96〜98％　生後 1 年以上の小児術後患者ではクリアランスは，成人と同等または高値，半減期は成人と同等もしくは低値．新生児救命救急では半減期が顕著に延長，クリアランスが減少．原因は不特定
[注意]〈用法・用量〉①反応に個人差→年齢，感受性，全身状態，目標鎮静レベル，併用薬等を考慮し過度の鎮静を避けるべく投与量を決定．特に，高齢者，衰弱患者，心不全患者，及び麻酔薬，鎮痛薬，局所麻酔薬，中枢神経抑制薬併用時は投与量を減じること ②患者によっては高い用量が必要な場合あり→過度の鎮静及び呼吸の抑制，循環器系の抑制に注意 ③ゆっくりと用量調節しながら投与→より緩徐な静脈内投与を行うためには，希釈して使用することが望ましい　（集中治療室における人工呼吸中の鎮静）：①導入：過度の鎮静及び呼吸器，循環器系の抑制に注意（0.03 mg/kg 又は 0.06 mg/kg 単回静注により，10 分後に 8％ 又は 27％の過度の鎮静状態（Ramsay の鎮静レベル 6〈反応なし〉に導入） ②維持：目的とする鎮静度が得られる最低速度で維持 その後全身麻酔時の患者状態によっては持続静脈内投与から開始してもよい ③長時間（100 時間以上）投与する場合→投与量増加あるいは鎮静薬の併用を検討（効果減弱の報告）　〈基本〉①作用に個人差あり→投与量（初回量，追加量）及び投与速度に注意 ②呼吸・循環の管理に注意し，術後は患者が完全に回復するまで管理下に置く（無呼吸，呼吸抑制，舌根沈下，血圧低下発現） ③本剤投与前に酸素吸入器，吸引器具，挿管器具等の人工呼吸のできる器具，及び昇圧剤等の救急蘇生に，必要に応じてフルマゼニルを準備　（集中治療室における人工呼吸中の鎮静）：①気管挿管による気道確保 ②持続投与期間が 24 時間を超える場合，覚醒遅延あり→十分な患者管理ができる状態で使用 ③パルスオキシメーターや血圧計を用いて，呼吸及び循環状態を継続的に観察 用法・用量範囲内で適切な鎮静がみられない場合→より適切と考えられる治療への変更を考慮（他の鎮静剤が有用なことがある）
〈適用上〉①動注不可（末梢の壊死） ②急速静注あるいは細い静脈内に注射した場合，血栓性静脈炎→太い静脈を選択 ③静注時，血管痛，静脈炎発現あり ④投与した薬剤が特定されないままにフルマゼニル（ベンゾジアゼピン受容体拮抗剤）を投与された患者で，新たに本剤を投与する場合，本剤の鎮静・抗痙攣作用が変化，遅延することあり ⑤鎮痛作用を有さない→必要ならば，鎮痛薬を併用
(配合) ①酸性で安定，pH 高くなると沈殿・白濁→アルカリ性注射液（チオペンタール Na 注等），リドカインとの配合禁忌 ②乳酸リンゲル液との配合時→ポリ塩化ビニル製の容器，輸液セットの使用回避（容器に吸着の報告）
[小児] 未確立（低出生体重児，新生児，乳児，幼児，小児）．急速静注禁忌（低出生体重児，新生児）→重度の低血圧・痙攣発作の報告．小児等で深い鎮静を行う場合は処置を行う医師とは別に呼吸・循環管理のための専任者による観察が望ましい．幼児では小児より，小児では成人より高用量を必要とする場合あり→頻繁な観察（半減期が同等もしくは短いことが報告）．低出生体重児，新生児では小児より投与量を減じる（各臓器機能が未発達で消失時間が長く呼吸器系機能も脆弱なため　[妊婦] 回避〔他のベンゾジアゼピン系化合物で奇形児等障害児出産の疫学的報告，新生児に筋緊張低下，嗜眠，黄疸増強等報告．妊娠末期の妊婦への投与又は分娩中の母体に高用量を投与で胎児に心拍数の不整，新生児に低血圧，哺乳困難，低体温，呼吸抑制の報告
[授乳婦] 回避，やむを得ない場合は授乳回避（母乳中に移行）
[高齢] 慎重に（作用増強又は遅延→少量ずつ分割投与又は投与速度を減じる）
[過量投与] 症状：主な症状は過鎮静，傾眠，錯乱，昏睡等　処置：本剤の過量投与が明白又は疑われた場合は，必要に応じてフルマゼニル（ベンゾジアゼピン受容体拮抗剤）の投与を考慮
[副作用]〈重大〉1）依存性（連用で薬物依存）→用量を超えないよう慎重に（投与量の急激な減少ないし中止：痙攣発作，せん妄，振戦，不眠，不安，幻覚，妄想，不随意運動等の離脱症状）→徐々に減量等慎重に 2）無呼吸，呼吸抑制，舌根沈下（0.1〜5％未満）→気道確保，換気をとる等処置 3）アナフィラキシーショック→中止し処置 4）心停止 5）心室頻拍，心室性頻脈（心疾患患者で心室頻拍，心室性頻脈）→中止し処置 6）悪性症候群（Syndrome malin）（無動緘黙，強度の筋弛剛，嚥下困難，頻脈，血圧の変動，発汗等が発現それに引き続き発熱）→中止し体冷却，水分補給等の全身管理とともにダントロレン Na 投与等の処置．本症発症時には白血球増加や血清 CK の上昇が見られることが多く，また，ミオグロビン尿を伴う腎機能の低下が見られることがある．高熱が持続し意識障害，呼吸困難，循環虚脱，脱水症状，急性腎不全へと移行することがある．〈その他〉1）呼吸器（しゃっくり，咳，咳痰増加） 2）循環器（不整脈，血圧上昇，頻脈，徐脈，血圧変動，心房細動） 3）精神神経（せん妄，不随意運動，覚醒遅延，悪夢，めまい，頭痛，不穏，興奮，ふるえ，視覚異常） 4）消化器（悪心，嘔吐，嘔気） 5）肝臓〔AST・ALT・γ-GTP 上昇，総ビリルビン上昇，ALT

IV．睡眠・鎮静薬

低下，LDH 上昇，Al-P 上昇〕　6）過敏症（瘙痒感，紅斑，
蕁麻疹，発疹等）→中止等処置　7）その他（体動，発汗，顔
面浮腫，体温低下，白血球数上昇，CK 上昇）
〔規制〕　向精神Ⅲ　習慣　指定　処方せん

■ ブロチゾラム brotizolam　　　　　　　　　　　1124

レンドルミン Lendormin（ベーリンガー）
　　　錠：0.25 mg　　D 錠：0.25 mg

アムネゾン(日新・山形)，グッドミン(田辺三菱)，シンベラミン(大洋)，ゼストロミン(東和薬品)，ソレンチミン(大正薬品)，ネストローム(辰巳)，ノクスタール(アルフレッサ)，ブロゾーム(ニプロファーマ)，ブロチゾラン(日医工)，ブロメトン(メルク製薬)，ユリモラン(長生堂)，レドルパー(大原)，レンデム(メディサ)，ロンフルマン(共和)

〔不眠症〕1 回 0.25 mg　就寝前
〔麻酔前投薬〕
　手術前夜：1 回 0.25 mg　就寝前
　麻酔前：1 回 0.5 mg

〔禁忌〕　⇒NTZ 参照（404 頁）
〔作用〕　中枢神経系の代表的抑制性伝達物質である GABA を介して情動をつかさどる視床下部や大脳辺縁系を抑制する（ラット）．その結果，自律神経系その他の部位からの余剰刺激は遮断され，催眠，鎮静，抗不安等の中枢神経作用を現す
〔適応〕　不眠症，麻酔前投薬
〔相互〕　主として CYP 3 A 4 で代謝される　〈併用注意〉　1）アルコール（飲酒）：鎮静作用増強（クリアランスの低下，排泄半減期の延長）　2）中枢神経抑制薬（フェノチアジン誘導体，バルビツール酸誘導体）：鎮静作用増強　3）シメチジン，イトラコナゾール，ミコナゾール：血中濃度上昇，作用増強，作用時間延長（肝代謝酵素 CYP 3 A 4 阻害）　4）MAO 阻害薬：鎮静作用増強
〔慎重〕　1）衰弱患者　2）高齢者　3）心障害（悪化），肝障害，腎障害（代謝・排泄延長）　4）脳に器質的障害（作用増強）
〔動態〕　Tmax：約 1.5 時間　T½：約 7 時間　排泄：96 時間までに尿中 64.9％，糞中 21.6％（外国人のデータ）
〔注意〕　〈用法・用量〉⇒NTZ 参照（404 頁）　〈基本〉❶眠気等→運転等注意　〈その他〉①投与した薬剤が特定されないままにフルマゼニル（ベンゾジアゼピン受容体拮抗剤）を投与された患者で，新たに本剤を投与する場合，本剤の鎮静・抗痙攣作用が変化，遅延するおそれあり　②（口中崩壊錠）寝たままで水なしで服用させない
妊　未確立　⇒他のベンゾジアゼピン系化合物で奇形児等障害児出産の報告あり　授乳児　回避，やむを得ない場合は授乳回避（動物で母乳中移行，ジアゼパムで，ヒト母乳中移行・新生児に嗜眠，体重減少）　高齢　慎重に（運動失調等の副作用→少量から開始等）
〔過量投与〕　⇒NTZ 参照（404 頁）
〔副作用〕　〈重大〉　1）肝機能障害，黄疸〔AST・ALT・γ-GTP の上昇を伴う〕→中止等処置　2）一過性前向性健忘（中途覚醒時の出来事を覚えていない等），もうろう状態→少量から投与開始等慎重に．尚十分に覚醒しないまま，車の運転，食事等を行いその出来事を記憶していないとの報

告→中止　3）〈重大〈類薬〉〉呼吸抑制（ベンゾジアゼピン系薬剤で報告）　〈その他〉　1）依存性（不眠，不安等の禁断症状）〔大量連用で薬物依存→用量超えないよう慎重に（大量投与又は連用中の急激な減量ないし中止で不眠，不安等の禁断症状）．中止する場合は徐々に減量〕　2）精神神経（統合失調症等の精神障害者で不穏，興奮→中止等処置）(残眠感・眠気，ふらつき，頭重感，めまい，頭痛，気分不快，立ちくらみ，いらいら感，せん妄，振戦，幻覚)　3）肝臓（AST・ALT・Al-P・γ-GTP・LDH の上昇）　4）循環器（軽度の脈拍数増加）　5）消化器（嘔気，悪心，口渇，食欲不振，下痢）　6）過敏症（発疹，紅斑）→中止　7）骨格筋（だるさ，倦怠感，下肢痙攣）　8）その他（発熱，貧血，尿失禁）
〔保存〕　遮光
〔規制〕　向精神Ⅲ　習慣　指定　処方せん　14 日制限

■ **塩酸リルマザホン**
　rilmazafone hydrochloride　　　　　　　　1129

リスミー Rhythmy（塩野義）
　　　錠：1・2 mg

〔不眠症〕1 日 1 回（就寝前）　1〜2 mg
〔麻酔前投薬〕1 回 2 mg（就寝前又は手術前）
　＊高齢者には 1 回 2 mg まで

〔禁忌〕　⇒NTZ 参照（404 頁）
〔作用〕　後部視床下部の抑制を介して大脳辺縁系の活動を低下させることにより鎮静，催眠作用を発揮する
〔適応〕　不眠症，麻酔前投薬
〔相互〕　〈併用注意〉1）アルコール，中枢神経抑制薬（フェノチアジン誘導体，バルビツール酸誘導体等）：作用増強→回避，やむを得ない場合は慎重に　2）MAO 阻害剤：作用増強→回避．やむを得ない場合は慎重に
〔慎重〕　1）衰弱者（作用増強）　2）高齢者　3）心障害（悪化）　4）肝障害，腎障害→特に腎不全患者には少量から開始　5）脳に器質的障害（作用増強）
〔動態〕　Tmax：3 時間　T½：10.5 時間　排泄：代謝物として 24 時間後 62.3％尿中排泄
〔注意〕　〈用法・用量〉⇒NTZ 参照（404 頁）　〈基本〉⇒NTZ 参照（404 頁）　〈その他〉⇒NTZ 参照（404 頁）
妊　未確立　⇒有益のみ（他のベンゾジアゼピン系化合物で奇形児等障害児の報告等）　授乳児　回避．やむを得ない場合は授乳回避（動物で母乳中移行）　高齢　慎重に（運動失調等の副作用→少量から開始等）
〔過量投与〕　⇒NTZ 参照（404 頁）
〔副作用〕　〈重大〉1）〜3）⇒NTZ 1）〜3）参照（404 頁）　4）一過性前向性健忘，もうろう状態→少量から投与開始等慎重に．尚十分に覚醒しないまま，車の運転，食事等を行いその出来事を記憶していないとの報告→中止　〈その他〉　1）精神神経（眠気，ふらつき，頭痛，頭重感，めまい，頭がぼんやりする，ろれつがまわらない，いらいら感，妄想，興奮，ムズムズ感）　2）肝臓（AST・ALT・LDH・Al-P の上昇）　3）循環器（動悸，不整脈）　4）消化器（口渇，食欲不振，悪心，嘔吐，下痢，便秘）　5）過敏症（発疹等）→中止　6）骨格筋（倦怠感の筋緊張低下症状）　7）その他（むくみ，発汗，前胸部痛，麻酔前投薬後の覚醒遅延傾向）

4．向精神薬・精神科関連薬 DI 集

【規制】 習慣 指定 処方せん

■ **ロルメタゼパム** lormetazepam　　　1124

エバミール Evamyl（バイエル）
ロラメット Loramet（ワイス-武田）
　錠：1 mg

1回 1〜2 mg　就寝前
　＊高齢者には1回2 mgを超えないこと

【禁忌】⇒NTZ 参照（404 頁）
【作用】他のベンゾジアゼピン系化合物と類似し，作用の強さはジアゼパム，フルラゼパムに比して強力である（動物）．作用機序はベンゾジアゼピン受容体との結合を介し，大脳辺縁系及び視床下部 GABA 作動系ニューロンを増強するものと考えられる
【特徴】入眠促進，中途覚醒減少，睡眠時間増加がみられ，REM 睡眠及び徐波睡眠抑制はほとんどみられない
【適応】不眠症
【相互】〈併用注意〉1)**中枢神経抑制薬**（フェノチアジン誘導体，バルビツール酸誘導体等），**MAO 阻害薬**：相互に作用増強（中枢神経抑制作用）　2)**アルコール**（飲酒）：相互に作用増強　3)**塩酸マプロチリン**：相互に作用増強（中枢神経抑制作用）→併用中の本剤を急速に減量又は中止で痙攣発作のおそれ　4)**ダントロレン Na**：相互に作用増強（筋弛緩作用）
【慎重】1)衰弱者（作用増強）　2)心障害（悪化）　3)肝障害，腎障害（排泄遅延）　4)脳に器質的障害（作用増強）
【動態】（健常成人1 mg，経口）Tmax：1〜2時間　T½：約10時間　排泄：（主代謝物はグルクロン酸抱合体）約70％，投与24時間後
【注意】〈用法・用量〉⇒NTZ 参照（404 頁）〈基本〉❶眠気等→運転等注意　〈その他〉⇒NTZ 参照（404 頁）
児 未確立　妊 有益のみ（他のベンゾジアゼピン系で奇形児等の障害児等の報告等，妊娠後期で新生児に哺乳困難等，分娩때で新生児に禁断症状等）　授乳婦 回避，やむを得ない場合は授乳回避（他のベンゾジアゼピン化合物で，母乳中へ移行し新生児に嗜眠，体重減少等の報告）　高齢 慎重に（運動失調等の副作用→低用量から開始等）
【過量投与】⇒NTZ 参照（404 頁）
【副作用】〈重大〉1)**依存性**（0.1〜0.2％）（大量連用で薬物依存）→用量を超えないよう慎重に（大量投与又は連用中の急激な減量ないし中止：痙攣発作，せん妄，振戦，不眠，不安，幻覚，妄想等の禁断症状）→中止は徐々に減量等慎重に　2)**刺激興奮，錯乱**（0.1％未満）（統合失調症等の精神障害者に投与すると逆に刺激興奮，錯乱等）→中止し処置　3)**呼吸抑制，炭酸ガスナルコーシス**（呼吸機能が高度に低下している患者に投与すると発現）→気道確保，換気を図る等処置　〈重大(類薬)〉類薬で一過性前向性健忘，もうろう状態→少量から投与開始等慎重に，なお十分に覚醒しないまま，車の運転，食事等を行いその出来事を記憶していないとの報告→中止　〈その他〉1)精神神経（眠気，ふらつき，頭重感，頭痛，めまい，不快感，健忘，多夢，感覚鈍麻，せん妄）　2)肝臓（肝機能異常（AST・ALT・γ-GTP 上昇）)　3)血液（赤血球・白血球・Hb 減少）　4)消化器（食欲不振，悪心，吐気，口渴，腹痛）　5)過敏症（発疹，瘙痒感）→中止　6)その他（倦怠感，脱力感，目・耳の変調，手足のしびれ，顔のむくみ，寝汗）
【規制】 向精神Ⅲ 習慣 指定 処方せん 14 日制限

中期作用型

■ **フルニトラゼパム** flunitrazepam　　　1124

サイレース Silece（エーザイ）
　錠：1・2 mg　注：2 mg/1 mL/A
ビビットエース（辰巳），フルトラース（シオノ），ロヒプノール（中外）

内 1回 0.5〜2 mg　就寝前又は手術前
　＊高齢者は1回1 mgまで
注 **全身麻酔導入**：1回 0.02〜0.03 mg/kg
局所麻酔時の鎮静：1回 0.01〜0.03 mg/kg
　緩徐（1 mg を1分以上かけて）に静注
　＊用時注射用水で2倍以上に希釈
　＊必要に応じて初回量の半量〜同量を追加

【禁忌】⇒NTZ 参照（404 頁）
【作用】抑制性の GABA ニューロンのシナプス後膜に存在するベンゾジアゼピン受容体にアゴニストとして高い親和性で結合し，GABA 親和性を増大させることにより，GABA ニューロンの作用を特異的に増強する
【特徴】強力な催眠・鎮静作用を有し入眠障害，熟眠障害，早朝覚醒等の不眠症に有効．さらに，麻酔前投薬としても有用性が確立されている．ニトラゼパムの1/5，フルラゼパムの1/15で同等ないし有意に優れている
【適応】内 不眠症，麻酔前投薬　注 全身麻酔の導入，局所麻酔時の鎮静
【相互】〈併用注意〉1)**アルコール**：作用増強（中枢神経抑制）→併用回避　2)**中枢神経抑制薬**（フェノチアジン誘導体，バルビツール酸誘導体，鎮痛薬，麻酔薬等）：相互に作用増強　3)**MAO 阻害薬**：クロルジアゼポキシドで舞踏病の報告（機序不明）　4)**シメチジン**：作用増強（CYP を阻害し排泄遅延）
【慎重】1)衰弱者　2)高齢者　3)心障害（呼吸抑制が現れやすい）　4)肝障害，腎障害（作用増強）　5)脳に器質的障害（作用増強）　6)妊婦又は妊娠の可能性　7)小児　8)注 高度重症患者，呼吸予備力の制限されている患者
【動態】Tmax：1〜2時間（2 mg，単回経口）　T½：投与後12時間目までの血中半減期は約7時間（2 mg，単回経口）　排泄：投与後24時間で尿中20％，糞中70％（1.5 mg/kg，経口）　母乳中移行：血中の 45〜68％（5 mg，経口）　発現時間：約30分（経口），約3分（注射）　持続時間：6〜8時間（経口），30〜150分（注射）　蛋白結合率：77.6〜79.6％　その他：活性代謝産物あり（7-アミノ化合物，デスメチル化合物）
【注意】内〈用法・用量〉不眠症には，就寝の直前に服用させる．又，服用して就寝した後，睡眠途中において途中に起床して仕事等をする可能性があるときは服用させないこと　〈基本〉❶眠気等（本剤の影響が翌朝以後に及ぶ）→運転等注意　〈その他〉①投与した薬剤が特定されないままにフルマゼニル（ベンゾジアゼピン受容体拮抗剤）を投

402

IV. 睡眠・鎮静薬

与された患者で，新たに本剤を投与する場合，本剤の鎮静・抗痙攣作用が変化，遅延するおそれあり 注 ①麻酔を行う際には原則として絶食させておく ②麻酔前投薬を行う ③麻酔中は気道に注意し呼吸・循環に対する観察 ④麻酔の深度は，手術，検査に必要最低の深さにとどめる ⑤麻酔前に人工呼吸の準備をしておく ⑥術後引き続き鎮静及び前向性健忘あり→注射後24時間観察 ⑦急速静注あるいは細い静脈内投与で血栓性静脈炎→太い静脈を選択 ⑧動注不可（末梢の壊死） ⑨筋注不可（局所障害） ⑩静注時に血管痛出現あり ⑪鎮痛作用はない→必要ならば鎮痛薬を併用 ⑫投与した薬剤が特定されないままフルマゼニル（ベンゾジアゼピン受容体拮抗剤）を投与された患者で，新たに本剤を投与する場合，本剤の鎮静・抗痙攣作用が変化，遅延するおそれあり
[溶解] 希釈調製後は速やかに使用
[配合] ①他の注射剤と配合で，経時的に変化することがあるので注意 ②アルカリ性薬剤との配合注意（黄変化）
[妊] 未確立 [妊] 回避（動物で催奇形性の報告，新生児に哺乳困難，筋緊張低下，嗜眠を起こすことが，又他のベンゾジアゼピン系化合物で黄疸の増強等の症状を起こす報告）
[授乳婦] 授乳回避．ヒト母乳中移行 [高齢] 慎重に（運動失調，意識障害等の中枢神経抑制副作用→少量から開始等）
[過量投与] 1）本剤の過量投与が明白又は疑われた場合の処置としてフルマゼニル（ベンゾジアゼピン受容体拮抗剤）を投与する場合には，使用前にフルマゼニルの使用上の注意（禁忌，慎重投与，相互作用等）を必ず読むこと 2）症状：昏睡等の中枢神経抑制作用に基づく症状 処置：胃洗浄，活性炭による吸着，フルマゼニルの投与
[副作用] 〈重大〉1）依存性（大量連用で薬物依存）→用量を超えないよう慎重投与（大量又は連用中の急激な減量ないし中止：痙攣発作，せん妄，振戦，不眠，不安，幻覚，妄想等の禁断症状）→中止する場合は徐々に減量 2）内 刺激興奮，錯乱（統合失調症患者に投与で発現あり） 3）内 呼吸抑制，炭酸ガスナルコーシス（0.1％未満）→気道確保し，換気を図る等 4）内 肝機能障害，黄疸（AST，ALT，γ-GTPの上昇を伴う）→中止等処置 5）内 横紋筋融解症（筋肉痛，脱力感，CK上昇，血中・尿中ミオグロビン上昇を特徴）→中止し処置．急性腎不全の発症に注意 6）内 悪性症候群（Syndrome malin）（他の抗精神病薬との併用時あるいは悪性症候群の報告）：高熱，意識障害，高度の筋硬直，不随意運動，発汗，頻脈等→投与中止，体冷却，水分補給，呼吸管理等処置 7）内 意識障害（うとうと状態から移行等，特に高齢者に注意） 8）内 一過性前向性健忘（中途覚醒時の出来事を覚えていない等），もうろう状態→少量から投与開始慎重に．尚十分に覚醒しないまま，車の運転，食事等を行いその出来事を記憶していないとの報告→中止 9）注 無呼吸，呼吸抑制，舌根沈下，錯乱 〈その他〉1）精神神経 内 （ふらつき，眠気，頭痛，めまい，頭がボーッとする，運動失調，頭重，失調性歩行，不快感，焦燥感，不安感，しびれ感，耳鳴，動作緩慢，酩酊還，振戦，構音障害，記憶力の低下） 注 （覚醒困難，興奮，多弁，麻酔後睡眠） 2）肝臓 （AST・ALT・LDH・Al-Pの上昇） 注 （AST，ALTの上昇） 3）腎臓 内 （BUNの上昇） 4）血液 内 （貧血，白血球・血小板の減少） 5）循環器 内 （動悸，血圧低下） 注 （血圧低下，徐脈，頻脈） 6）消化器 内 （口渇，食欲不振，胃部不快感，下痢，便秘，腹痛，嘔吐，舌のあれ，胸やけ，流涎，口の苦み） 注 （嘔吐） 7）過敏症（発疹等）→中止 8）呼吸器 注 （しゃっくり，咳） 9）その他 内 （倦怠感，脱力

感，尿失禁，発汗，いびき，顔面紅潮，顔面浮腫，排尿困難，頻尿） 注 （体動，尿閉，乏尿）
[保存] 遮光
[規制] 向精神Ⅱ 習慣 指定 処方せん 内：14日制限

■ニメタゼパム nimetazepam　　　1124

エリミン Erimin（大日本住友）
　　錠：3・5mg

1日1回3〜5mg　就寝前

[禁忌] ⇒NTZ 参照（404頁）
[作用] ニトラゼパムと同等の作用スペクトラムを示すが，ニトラゼパムより効力が強く，かつ効果発現が速い．睡眠発現機序は，大脳辺縁系及び視床下部の情動機構の抑制並びに大脳辺縁系賦活機構の抑制による
[適応] 不眠症
[相互] 〈併用注意〉1）中枢神経抑制薬（フェノチアジン誘導体，バルビツール酸誘導体等），MAO阻害薬：作用増強→回避．やむを得ない場合は慎重に 2）アルコール：中枢神経抑制作用増強→回避．やむを得ない場合は慎重に
[慎重] 1）心障害（悪化） 2）肝障害，腎障害（排泄遅延） 3）脳に器質的障害（作用増強） 4）高齢者 5）衰弱者 6）幼・小児
[動態] Tmax：2〜4時間（1回5mg，経口） T½：26時間　その他：活性代謝物あり（3-ヒドロキシニメタゼパム，1-デスメチルニメタゼパム）
[注意] 〈用法・用量〉就寝の直前に服用させる．又，服用して就寝した後，睡眠途中に一時的に起床して仕事等をする可能性があるときは服用させないこと 〈基本〉❶眠気等（本剤の影響が翌朝以後に及ぶ）→運転等注意 〈その他〉②投与した薬剤が特定されないままフルマゼニル（ベンゾジアゼピン受容体拮抗剤）を投与された患者で，新たに本剤を投与する場合，本剤の鎮静・抗痙攣作用が変化，遅延するおそれあり
[妊] 有益のみ（動物で胎仔の体重増加抑制，新生仔の生存率低下が報告．他のベンゾジアゼピン系化合物で奇形児障害児出産の報告等） [授乳婦] 回避．やむを得ない場合は授乳回避（黄疸を増強する可能性．動物で授乳期に投与し，新生仔の生存率低下が報告） [高齢] 慎重に（運動失調等の副作用→少量から開始等）
[過量投与] 本剤の過量投与が明白又は疑われた場合の処置としてフルマゼニル（ベンゾジアゼピン受容体拮抗剤）を投与する場合には，使用前にフルマゼニルの使用上の注意（禁忌，慎重投与，相互作用等）を必ず読むこと
[副作用] 〈重大〉1）依存性（大量連用で薬物依存）→用量を超えないよう慎重投与（大量又は連用中の急激な減量ないし中止：痙攣発作，せん妄，振戦，不眠，不安，幻覚，妄想等の禁断症状）→中止する場合は徐々に減量 2）刺激興奮，錯乱等（統合失調症等の精神障害者に投与中に発現）→中止 〈重大（類薬）〉一過性前向性健忘（中途覚醒時の出来事を覚えていない等），もうろう状態→少量から投与開始等慎重に．尚十分に覚醒しないまま，車の運転，食事等を行いその出来事を記憶していないとの報告→中止 〈その他〉1）精神神経（ふらつき，眠気，頭痛，めまい，不快感，いらいら感，振戦，耳鳴，構音障害等） 2）肝臓（AST・ALT・Al-P等の上昇） 3）胃腸（食欲不振，

4．向精神薬・精神科関連薬 DI 集

悪心，嘔吐，胃部不快感，下痢，腹痛等）　4)**循環器**(動悸，胸部圧迫感等)　5)**過敏症**(発疹，発赤等)→中止　6)**骨格筋**(倦怠感，脱力感，腰痛，肩こり)　7)**その他**(口渇，発汗，寝汗)
【保存】遮光
【規制】向精神Ⅲ　習慣　指定　処方せん　14日制限

■ エスタゾラム　estazolam　1124

ユーロジン　Eurodin(武田)
　　錠：1・2 mg　散：1%　10 mg/g

〈**不眠症**〉1日1回1〜4 mg　就寝前
〈**麻酔前投薬**〉
手術前夜：1回1〜2 mg(就寝前)
麻酔前：1回2〜4 mg

【禁忌】1)重症筋無力症(悪化)　2)リトナビル(HIVプロテアーゼ阻害薬)投与中　〈原則禁忌〉⇒NTZ参照(404頁)
【作用】ジアゼパム，ニトラゼパム等と同等の作用スペクトラムを有し，特に睡眠作用は速やかに発現し，強くかつ安定している．その作用機序もほぼ同じ
【特徴】睡眠誘起作用は速やかに発現し，途中覚醒の際にもその持続時間は短く，その回数も少ない安定した睡眠が認められ，睡眠状態も8時間で消失している
【適応】不眠症，麻酔前投薬
【相互】〈併用禁忌〉リトナビル：作用増強(過度の鎮静，呼吸抑制)(CYPに対する競合的阻害→血中濃度上昇)　〈併用注意〉1)**中枢神経抑制薬**(他の催眠・鎮静薬，フェノチアジン誘導体等)，**抗うつ薬，MAO阻害薬**：相互に作用増強(中枢神経抑制)　2)**アルコール**(飲酒)：相互作用増強(中枢神経抑制)　3)**塩酸マプロチリン**：相互に作用増強(中枢神経抑制)→本剤を急速に減量又は中止で痙攣発作のおそれ(本剤の抗痙攣作用により抑制されていたマプロチリンの痙攣誘発作用が発現)相互に中枢神経抑制作用増強→併用中の本剤を急速に減量又は中止で痙攣発作のおそれ　4)**ダントロレンNa**：相互に筋弛緩作用増強
【慎重】1)衰弱患者(作用増強)→できるだけ少量から開始　2)高齢者　3)心障害，肝障害，腎障害(心障害では悪化，肝・腎障害では排泄遅延)　4)脳に器質的障害(作用増強)　5)乳児，幼児，小児(作用増強)
【動態】Tmax：約5時間後(1回4 mg，経口)　T½：約24時間　その他：活性代謝産物(1-オキシエスタゾラム)あり
【注意】用法・用量：不眠症には，就寝の直前に服用させる．又，服用して就寝した後，睡眠途中において一時的に起床して仕事等を行う可能性があるときは服用させないこと　〈基本〉❶眠気等(本剤の影響が翌朝以後に及ぶ)→運転等注意　②長期投与→定期的な肝・腎機能検査，血液検査実施　③投与した薬剤が特定されないままにフルマゼニル(ベンゾジアゼピン受容体拮抗剤)を投与された患者で，新たに本剤を投与する場合，本剤の鎮静・抗痙攣作用が変化，遅延するおそれあり
妊　未確立　妊　有益のみ(他のベンゾジアゼピン系化合物で奇形児等障害児出産の報告等)　授乳児　回避，やむを得ない場合は授乳回避(他のベンゾジアゼピン系化合物で母乳中に移行，新生児に黄疸の増強の可能性)　高齢　慎重に(少量から開始等)
【過量投与】⇒NTZ参照(404頁)
【副作用】〈重大〉1)**依存性**(連用で薬物依存傾向)（連用後投与の急激な中止でせん妄，痙攣等の禁断症状）　2)**呼吸抑制**：(0.1%未満)，炭酸ガスナルコーシス(呼吸機能が高度に低下している患者に投与した場合)→気道確保し，換気を図る等処置　3)**刺激興奮，錯乱**(統合失調症等の精神障害者に投与すると，逆に刺激興奮，錯乱等発現)→中止等処置　4)**無顆粒球症**：(0.1%未満)→中止等処置　〈重大(類薬)〉1)**一過性前向性健忘**(中途覚醒時の出来事を覚えていない等)，もうろう状態→少量から投与開始等慎重に．尚十分に覚醒しないまま，車の運転，食事等を行いその出来事を記憶していないとの報告→中止　〈その他〉1)**精神神経**(眠気，ふらつき，めまい感，歩行失調，頭痛，頭重，不快感，発揚状態，構音障害)　2)**肝臓**(AST・ALT上昇)　3)**腎臓**(BUN上昇)　4)**血液**(貧血，白血球減少)　5)**循環器**(血圧低下，動悸)　6)**消化器**(悪心，口渇，口内苦味感)　7)**過敏症**(発疹，瘙痒感)→中止　8)**骨格筋**(倦怠感・脱力感等の筋緊張低下症状)　9)**その他**(浮腫，麻酔前投薬後の覚醒遅延傾向)
【規制】向精神Ⅲ　習慣　指定　処方せん　14日制限

■ ニトラゼパム　nitrazepam　1124・1139

ネルボン　Nelbon(第一三共)
　　錠：5・10 mg　散：1%　10 mg/g
ベンザリン　Benzalin(塩野義)
　　錠：2・5・10 mg　細粒：1%　10 mg/g
チスボン(鶴原)，ネルロレン(辰巳)，ノイクロニック(大洋)，ヒルスカミン(イセイ)

〈**不眠症**〉1日1回5〜10 mg　就寝前
〈**麻酔前投薬**〉
1日1回5〜10 mg　就寝前又は手術前
〈**異型小発作群及び焦点性発作**〉
1日5〜15 mg　分服(成人，小児共)

【禁忌】1)本剤の成分に対し過敏症の既往歴　2)急性狭隅角緑内障(眼圧上昇)　3)重症筋無力症(筋弛緩作用により症状悪化)　〈原則禁忌〉肺性心，肺気腫，気管支喘息及び脳血管障害の急性期等で呼吸機能が高度に低下している場合(炭酸ガスナルコーシスを起こしやすい)
【作用】大脳辺縁系ならびに視床下部にその作用点があるとされており，情動障害を取り除いて覚醒賦活系への余剰刺激伝達を遮断して睡眠状態に導くことから，種々の原因による不眠症や麻酔前投薬に用いられる．またすぐれた抗痙攣作用により，異型小発作群，焦点性発作の抑制にも用いられている
【適応】1)不眠症　2)麻酔前投薬　3)異型小発作群(点頭てんかん，ミオクローヌス発作，失立発作等)，焦点性発作(焦点性痙攣発作，精神運動発作，自律神経発作等)
【相互】〈併用注意〉1)**中枢神経抑制薬**(フェノチアジン誘導体，バルビツール酸誘導体等)，**アルコール**：中枢神経抑制作用増強→回避，やむを得ない場合は慎重に　2)**MAO阻害薬**：作用増強(代謝抑制)→回避，やむを得ない

IV．睡眠・鎮静薬

場合は慎重に　3)シメチジン：作用増強（シメチジンの肝代謝酵素抑制作用により代謝抑制，血中濃度上昇）
【慎重】 1)衰弱者（嗜眠状態，運動失調）　2)高齢者　3)心障害（悪化）　4)肝障害，腎障害（排泄遅延傾向による副作用発現）　5)脳に器質的障害（作用増強）　6)抗てんかん薬として用いる場合：脳に老年性変化のある患者（意識障害助長）
【動態】　Tmax：約2時間（10 mg，経口）　T½：21.2～28.1時間（平均25.1時間）　排泄：24～48時間以内に大部分が排泄され，投与量の13～20%が尿より排泄　蛋白結合率：85%　その他：吸収率：53～94%，活性代謝産物なし．
【注意】〈用法・用量〉不眠症には，就寝の直前に服用させる．服用して就寝した後，睡眠途中において一時的に起床して仕事等をする可能性があるときは服用させないこと　〈基本〉❶眠気等（本剤の影響が翌朝以後に及ぶ）→運転等注意　〈その他〉投与した薬剤が特定されないままにフルマゼニル（ベンゾジアゼピン受容体拮抗剤）を投与された患者で，新たに本剤を投与する場合，本剤の鎮静・抗痙攣作用が変化，遅延するおそれ．抗てんかん薬として用いる場合：長期間ベンゾジアゼピン系薬剤（クロナゼパム）を投与されているてんかん患者→フルマゼニル投与で痙攣発作誘発の報告
見 抗てんかん薬として用いる場合：気道分泌過多，嚥下障害→中止や処置　妊 有益のみ（他のベンゾジアゼピン系化合物で奇形児等障害児出産の報告あり．新生児に哺乳困難，筋緊張低下，嗜眠，黄疸の増強等）　授乳婦 回避．やむを得ない場合は授乳回避（他のベンゾジアゼピン化合物で母乳中移行．黄疸を増強の可能性）　高齢 慎重に（運動失調等の副作用→少量から開始等）
【過量投与】　本剤の過量投与が明白又は疑われた場合の処置としてフルマゼニル（ベンゾジアゼピン受容体拮抗剤）を投与する場合には，使用前にフルマゼニルの使用上の注意（禁忌，慎重投与，相互作用等）を必ず読むこと
【副作用】〈重大〉1)呼吸抑制（0.1%未満），炭酸ガスナルコーシス〈呼吸機能が高度に低下している患者に投与した場合〉→気道確保，換気を図る等処置　2)依存性（薬物依存）：（0.1%未満）→慎重に，連用注意〔大量又は連用中の急激な減量あるいは中止：痙攣発作（0.1%未満），せん妄，振戦，不眠，幻覚，妄想等の禁断症状（0.1～5%未満）〕→中止の際は徐々に減量して慎重に　3)刺激興奮，錯乱（統合失調症等の精神障害者に投与すると逆に刺激興奮，錯乱等）〈重大（類薬）〉一過性前向性健忘，もうろう状態〈服薬で一過性健忘，もうろう状態が起こり服用時から睡眠までの出来事を記憶していないことがある．また，目覚めないまま，車の運転，食事等を行いその出来事を記憶していないとの報告→中止　〈その他〉1)過敏症（発疹，瘙痒感）→中止　2)精神神経（ふらつき，歩行失調，眠気・残眠感，頭痛，頭重感，めまい，不安，見当識障害，興奮，不機嫌，不快感，多幸症等）〔抗てんかん薬として用いた時：憤怒〕　3)中枢神経〔抗てんかん薬として用いた時：大発作の回数増加（大発作てんかんを伴う患者の場合）→処置〕　4)肝臓（黄疸）　5)循環器（軽度の血圧低下，徐脈傾向）　6)消化器（食欲不振，便秘，口渇，悪心・嘔吐，下痢等），〔抗てんかん薬として用いた時：嚥下障害（重症脳障害にある患者に用いた場合）〕→処置　7)骨格筋（惰意感等の筋緊張低下下作用）〔抗てんかん薬として用いた時：気道分泌過多（重症脳障害にある患者に用いた場合）〕→処置　9)その他（夜尿・頻尿，発熱等）（麻酔前投薬：覚醒遷延傾向）

【保存】　防湿・遮光
【規制】　向精神Ⅲ 習慣 指定 処方せん 90日制限

■ フルラゼパム flurazepam　1124

ベノジール　Benozil〈塩酸塩〉（協和発酵）
　カプセル：10・15 mg
ダルメート　Dalmate〈塩酸塩〉（共和）
　カプセル：15 mg

ネルガート（鶴原）

1日1回 10～30 mg　就寝前又は手術前

【禁忌】 1)本剤の成分又はベンゾジアゼピン系化合物に過敏症の既往歴　2)急性狭隅角緑内障（眼圧上昇）　3)重症筋無力症（悪化）　4)リトナビル投与中　〈原則禁忌〉⇒NTZ参照（404頁）
【作用】　作用機序は扁桃核，視床下部，中脳網様体等に作用し，不眠の原因となる過剰外来刺激のインパルスを遮断し，情動活性を低下させることによる．成人での終夜ポリグラムの検討で，REM睡眠の抑制が弱く，回復後で反跳現象が認められていない．中枢抑制作用がニトラゼパムより弱く，特に筋弛緩作用はニトラゼパムの1/50であった
【特徴】　ベンゾジアゼピン系薬剤に属し，入眠障害，熟眠障害および早朝覚醒などの不眠症に有効である
【適応】　不眠症，麻酔前投薬
【相互】〈併用禁忌〉リトナビル：作用増強（過度の鎮静，呼吸抑制）（CYPに対する競合的阻害→血中濃度上昇）
〈併用注意〉1)アルコール（飲酒）：中枢神経抑制（中枢神経抑制）→回避　2)中枢神経抑制薬（フェノチアジン誘導体，バルビツール酸誘導体等），鎮痛薬，麻酔薬：相互に作用増強（中枢神経抑制）　3)MAO阻害薬：クロルジアゼポキシドで舞踏病発現の報告（機序不明）　4)シメチジン：作用増強（シメチジンがCYPを阻害し本剤の代謝を阻害）
【慎重】 1)衰弱者　2)高齢者　3)心障害（ジアゼパムで循環器への影響が報告）　4)肝障害，腎障害（作用増強）　5)脳に器質的障害（作用増強）　6)幼児・小児
【動態】　Tmax：未変化体：約1時間，活性代謝物：1～8時間　T½：未変化体：平均5.9時間（2.3～12時間），活性代謝物：23.6時間（14.5～42時間）　排泄：尿中32～59%（48時間，代謝物として）排泄
【注意】〈用法・用量〉⇒NTZ参照（404頁）〈基本〉❶眠気等（本剤の影響が翌朝以後に及ぶ）→運転等注意　〈その他〉投与した薬剤が特定されないままにフルマゼニル（ベンゾジアゼピン受容体拮抗剤）を投与された患者で，新たに本剤を投与する場合，本剤の鎮静・抗痙攣作用が変化，遅延するおそれあり
見 慎重に（安全性未確立）　妊 有益のみ〔他のベンゾジアゼピン系化合物で奇形児等障害児出産の疫学的調査報告，妊娠後期：他のベンゾジアゼピン系化合物で新生児に哺乳困難，筋緊張低下，嗜眠，黄疸増強等報告．分娩前の連用：他のベンゾジアゼピン系化合物で出産後新生児に禁断症状（神経過敏，振戦，過緊張等）報告〕　授乳婦 回避．やむを得ない場合は授乳回避（他のベンゾジアゼピン系化合物で母乳中移行．嗜眠，体重減少，黄疸増強の可能性）　高齢 慎重に（運動失調等の副作用→少量から開始等）
【過量投与】　⇒NTZ参照（404頁）

4．向精神薬・精神科関連薬 DI 集

【副作用】〈重大〉1)依存性(大量連用で薬物依存)→用量を超えないよう慎重投与(大量又は連用中での急激な減量ないし中止:痙攣発作，せん妄，振戦，不眠，不安，幻覚，妄想等の禁断症状)→中止する場合は徐々に減量　2)呼吸抑制，炭酸ガスナルコーシス(呼吸機能が高度に低下している患者)→気道を確保し，換気をはかる等処置　〈重大(類薬)〉1)一過性前向性健忘(中途覚醒時の出来事を覚えていない等)，もうろう状態→少量から投与開始等慎重に，尚十分に覚醒しないまま，車の運転，食事等を行いその出来事を記憶していないとの報告→中止　〈その他〉1)精神神経(昼間の眠気，ふらつき，頭重，頭痛，眩暈，不安感，焦燥感)　2)肝臓(ビリルビン・AST・ALT の上昇)　3)循環器(動悸，麻酔前投与で軽度の血圧低下，徐脈傾向)　4)消化器(口渇，嘔気，下痢，腹痛，食欲不振，苦味，嘔吐，唾液分泌過多)　5)過敏症(発疹等)→中止　6)骨格筋(倦怠感，脱力感等の筋緊張低下症状)　7)その他(発熱，発赤，発汗)
【規制】　向精神Ⅲ　習慣　指定　処方せん　14 日制限

長期作用型

■ハロキサゾラム haloxazolam　1124

ソメリン Somelin(第一三共)
　　錠:5・10 mg　細粒:1%　10 mg/g

1 日 1 回 5〜10 mg　就寝前

【禁忌】⇒NTZ 参照(404 頁)
【作用】大脳辺縁系及び視床下部の一部にその作用点があり，種々の情動障害を引き起こすことによって，覚醒賦活系への余剰刺激の伝達を遮断し催眠作用を誘発するものと推測される．
適応　不眠症
【相互】〈併用注意〉1)中枢神経抑制薬(フェノチアジン誘導体，バルビツール酸誘導体等)，アルコール:中枢神経作用増強→回避，やむを得ない場合は慎重に　2)MAO 阻害薬:作用増強(代謝抑制)→回避，やむを得ない場合は慎重に
【慎重】1)衰弱者　2)高齢者　3)心障害　4)肝障害，腎障害(排泄遅延)　5)脳に器質的障害(作用増強)
【動態】Tmax:約 1 時間　排泄:24〜72 時間後にはほとんどが尿及び糞中に排泄
【注意】〈用法・用量〉⇒NTZ 参照(404 頁)　〈基本〉❶眠気等(本剤の影響が翌朝以後に及ぶ)→運転等注意　〈その他〉③投与した薬剤が特定されないままにフルマゼニル(ベンゾジアゼピン受容体拮抗剤)を投与された患者で，新たに本剤を投与する場合，本剤の鎮静・抗痙攣作用が変化，遅延するおそれあり
妊 有益のみ(他のベンゾジアゼピン系化合物で奇形児等障害児出産の報告等，新生児に哺乳困難，筋緊張低下，嗜眠，黄疸の増強等)　授乳婦 回避，やむを得ない場合は授乳回避(他のベンゾジアゼピン系化合物で母乳中移行)
高齢　慎重に(運動失調等の副作用→少量から開始等)
【過量投与】⇒NTZ 参照(404 頁)
【副作用】〈重大〉1)呼吸抑制，炭酸ガスナルコーシス(呼吸機能が高度に低下している患者)→気道の確保，換気を

はかる等処置　2)依存性(0.01%未満)(大量連用で薬物依存)→用量を超えないよう慎重投与(大量又は連用中での急激な減量ないし中止:痙攣発作，せん妄，振戦，不眠，不安，幻覚，妄想等の禁断症状)→中止する場合は徐々に減量等慎重に　〈重大(類薬)〉一過性前向性健忘(中途覚醒時の出来事を覚えていない等)，もうろう状態→少量から投与開始等慎重に．尚十分に覚醒しないまま，車の運転，食事等を行いその出来事を記憶していないとの報告→中止　〈その他〉1)精神神経(眠気，ふらつき，頭重感，頭痛，めまい，しびれ感，焦燥感，歩行失調，舌のもつれ，不快感，多夢，不安，尿失禁等)　2)肝臓(AST・ALT・Al-P・γ-GTP 等の上昇，黄疸)　3)血液(赤血球・Hb・ヘマトクリット値・白血球の減少)　4)循環器(血圧低下)　5)消化器(口渇，悪心・嘔吐，食欲不振，便秘，腹痛，下痢等)　6)過敏症(発疹，瘙痒等)→中止　7)骨格筋(倦怠感，脱力感等の筋緊張低下症状)　8)その他(顔面浮腫，BUN 上昇，耳鳴)
【保存】防湿
【規制】　向精神Ⅲ　習慣　指定　処方せん　14 日制限

■クアゼパム quazepam　1124

ドラール Doral(久光-田辺三菱)
　　錠:15・20 mg

〔不眠症〕1 回 20 mg　就寝前
〔麻酔前投薬〕
　手術前夜:1 回 15〜30 mg 就寝前
　＊1 日最高量は 30 mg

【禁忌】1)本剤の成分に過敏症の既往歴　2)急性閉塞隅角緑内障(眼圧上昇)　3)重症筋無力症(症状悪化)　4)睡眠時無呼吸症候群(呼吸障害悪化)　5)リトナビル投与中
【作用】下部脳幹を起源とする睡眠導入機構を介して作用すること，又，ベンゾジアゼピン₁受容体に対する親和性が高いことから，睡眠覚醒の抑制と睡眠導入機構に作用すると考えられている
適応　1)不眠症　2)麻酔前投薬
【相互】CYP2C9，CYP3A4 で代謝　〈併用禁忌〉1)食物:作用増強(過度の鎮静や呼吸抑制→難溶性薬物である本剤は，胃内容物の残留により吸収性が向上し，血漿中濃度が空腹時の 2〜3 倍に高まる報告あり)　2)リトナビル:作用増強(過度の鎮静や呼吸抑制→CYP に対する競合的阻害作用により，本剤の血中濃度の大幅な上昇が予測される)　〈併用注意〉1)アルコール(飲酒)，中枢神経抑制薬(フェノチアジン・バルビツール酸誘導体等)，MAO 阻害薬:相互に中枢神経抑制作用を増強(ともに中枢神経抑制作用あり)　2)シメチジン:作用増強(CYP に対する阻害作用により，本剤の代謝が阻害のおそれ)
【慎重】1)衰弱患者(作用増強)　2)高齢者　3)心障害(悪化)　4)肝障害，腎障害(排泄遅延の傾向→薬物の体内蓄積による副作用発現に注意)　5)統合失調症等の精神障害　6)脳に器質的障害(作用増強)　7)妊婦又はその可能性　8)小児等
【動態】(健常成人男子，15 mg 絶食時経口)Tmax:3.4 時間　T½:36.6 時間(食後 30 分と比較すると食後投与の Cmax 及び AUC は絶食時に比して大きい値を示し，

Tmax 及び半減期では有意差はみられなかった）
【注意】〈用法・用量〉不眠症には，就寝の直前に服用させる．又，服用して就寝した後，睡眠途中において一時的に起床して仕事等をする可能性があるときは服用させないこと 〈基本〉①食後服用を回避 ②本剤の影響が翌朝以後に及び，眠気，注意力・集中力・反射運動能力等の低下→運転等注意 ③反応に個人差があるため少量から開始し，やむを得ず増量の際は慎重に．但し，30 mg を超えないこととし，症状の改善に伴い減量 ④不眠症には継続投与を避け，短期間にとどめること．やむを得ない場合は，定期的に患者の状態，症状等異常の有無を確認のうえ慎重に 〈その他〉①投与した薬剤が特定されないままにフルマゼニル（ベンゾジアゼピン受容体拮抗剤）を投与された患者で，新たに本剤を投与する場合，本剤の鎮静・抗痙攣作用が変化，遅延するおそれあり
妊 未確立 哺 有益のみ（他のベンゾジアゼピン系化合物で奇形児等の障害児の出産が多いとの疫学的報告あり等）授乳婦 回避，やむを得ない場合は授乳回避（移行）高齢 少量から開始со慎重に（運動失調等の副作用）
【過量投与】⇒NTZ 参照（404 頁）
【副作用】〈重大〉1）依存性（大量連用により薬物依存→用量を超えないよう慎重に）（大量投与又は連用中における投与量の急激な減少ないし中止により，痙攣発作，せん妄，振戦，不眠，不安，幻覚，妄想等の離脱症状あり→投与中止の際は，徐々に減量に慎重に） 2）刺激興奮，錯乱（統合失調症等の精神障害者に投与すると逆に刺激興奮，錯乱であり） 3）呼吸抑制，炭酸ガスナルコーシス→気道を確保し，換気を図る等処置 4）精神症状（幻覚，妄想等），意識障害，思考異常，勃起障害，興奮，運動失調，運動機能低下，錯乱，協調異常，言語障害，振戦→中止等処置 5）一過性前向性健忘，もうろう状態→少量から投与開始等慎重に．尚十分に覚醒しないまま，車の運転，食事等を行いその出来事を記憶していないとの報告→中止 〈その他〉1）精神神経（眠気・傾眠，ふらつき，頭重感，頭痛，めまい，ぼんやり感，リビドー減退，感情鈍麻，抑うつ，神経過敏，健忘，魔黙，多幸感，不安，不眠，運動過多，昏迷，歩行異常，知覚異常，味覚倒錯，心悸亢進，尿失禁，口内乾燥） 2）肝臓（AST・ALT・LDH の上昇，黄疸） 3）消化器（口渇，悪心，食欲不振，胃痛，腹痛，嘔気・嘔吐，消化不良，下痢，便秘，口臭） 4）過敏症（発疹） 5）骨格筋（倦怠感，膝脱力等の筋緊張低下症状） 6）眼（眼痛，眼の異常，視力異常） 7）耳（耳鳴） 8）皮膚（瘙痒） 9）その他（眼瞼浮腫，発汗，疲労，無力，悪寒）
【保存】開封後は湿気回避，遮光
【規制】 向精神III 習価 指定 処方せん 14 日制限

バルビツール酸誘導体

中期作用型

■ **ペントバルビタールカルシウム**　1125
　pentobarbital calcium

ラボナ　Ravona（田辺三菱）
錠：50 mg

〔不眠症〕1日1回 50～100 mg　就寝前
〔麻酔前投薬〕
　手術前夜：100～200 mg
　手術前 1～2 時間：100 mg
〔不安緊張状態〕1回 25～50 mg　1日 2～3 回
【禁忌】⇒AMB 参照（408 頁）
【作用】短時間作用型のバルビツール酸誘導体で，中枢神経系に対し全般的な抑制作用を示すが，催眠・鎮静作用の一部は GABA 様作用ないし GABA の作用増強に基づく
適応 不眠症，麻酔前投薬，不安緊張状態の鎮静，持続睡眠療法における睡眠調節
【相互】〈併用注意〉1）アルコール：中枢神経抑制作用（催眠，鎮静，昏睡等）増強→減量等処置 2）抗ヒスタミン薬（ジフェンヒドラミン，塩酸プロメタジン等），フェノチアジン系薬剤（クロルプロマジン，ハロペリドール等），催眠・鎮静剤（アモバルビタール，トリクロホス Na 等），三環系抗うつ薬（塩酸イミプラミン，塩酸アミトリプチリン，塩酸ノルトリプチリン），抗不安薬（ジアゼパム，ニトラゼパム），解熱・鎮痛薬（イブプロフェン，ジクロフェナクNa，アセトアミノフェン）：中枢神経抑制作用（催眠，鎮静，昏睡等）増強→用量に注意 チアジド系薬物（シクロペンチアジド，トリクロルメチアジド等）：起立性低血圧出現→減量等処置，ジスルフィラム：起立性低血圧出現（本剤の代謝阻害）→減量等処置 1）クラーレ様物質（ツボクラリン，パンクロニウム）：筋弛緩作用，呼吸抑制作用増強→処置 2）ワルファリン K の抗凝血作用減弱（代謝促進，半減期短縮，クリアランス増加）→頻回にプロトロンビン値測定を実施，ワルファリン K の用量調整 3）ドキシサイクリンの作用減弱（代謝促進，半減期短縮）→用量注意
【慎重】1）小児等 2）高齢者 3）虚弱者（呼吸抑制） 4）脳に器質障害（中枢作用増強）
【動態】Tmax：1 時間後（100 mg，経口）　T½：15～48 時間（100 mg，経口）　排泄：未変化体の尿中排泄率：0～3%　蛋白結合率：60～70%
【注意】〈用法・用量〉⇒NTZ 参照（404 頁）〈基本〉①連用により薬物依存→慎重に ②眠気等→運転等注意 慎重に（呼吸抑制） 妊 有益のみ〔類薬（フェノバルビタール）で催奇形作用報告，新生児の出血傾向，呼吸抑制，分娩前の連用で新生児に退薬症候〕授乳婦 回避→やむを得ない場合は授乳回避 高齢 慎重に（少量から開始）
【過量投与】徴候・症状：バルビツール酸誘導体の急性中毒症状としては，中枢神経系及び呼吸器系の抑制があり，チェーン・ストークス呼吸，瞳孔縮小（重度な中毒時には麻痺性の拡張），低血圧，頻脈，低血圧，体温低下，昏睡等 処置：呼吸，循環，バイタルサインのチェック等の全身管理を実施，催吐，胃洗浄，活性炭投与を状況に応じて考慮．呼吸管理は必要により気管内挿管や人工呼吸器の使用を考慮．輸液は乳酸リンゲル液等の輸液，改善されない低血圧には塩酸ドパミン等の使用を考慮．血液透析，血液灌流が有効との報告あり
【副作用】〈重大〉1）皮膚粘膜眼症候群（Stevens-Johnson 症候群）→中止に処置 2）連用により薬物依存→慎重に，特にアルコール中毒，薬物依存の傾向又は既往歴のある患者，重篤な神経症状患者に対して注意 3）連用中における投

与量の急激な減少ないし投与の中止により退薬症候(あくび, くしゃみ, 流涙, 発汗, 悪心・嘔吐, 下痢, 腹痛, 散瞳, 頭痛, 不眠, 不安, せん妄, 痙攣, 振戦, 全身の筋肉・関節痛, 呼吸促迫, 抑うつ状態等)→中止する場合には1日用量を徐々に減量等処置 〈その他〉1)過敏症(発疹等)→中止等処置 2)精神神経(知覚異常, 構音障害, 精神機能低下, せん妄, 昏迷, 運動失調)→中止等処置 3)腎臓(ヘマトポルフィリン尿, 蛋白尿)→中止等処置 4)血液(低Ca血症, 葉酸代謝異常等によると思われる巨赤芽球性貧血)→中止等処置 5)その他(興奮, 倦怠感, 頭痛, 胸重, めまい, 悪心, 嘔吐, 術中不安, 覚醒後の残遺・不快感, 眠気, 尿閉等)→中止等処置
【保存】防湿
【規制】［劇］［向精神Ⅱ］［習慣］［指定］［処方せん］14日制限

■ セコバルビタールナトリウム
secobarbital sodium 1125

アイオナールナトリウム Ional sodium
(日医工)
注:200 mg/A. V

1回 100〜200 mg(5%溶液として2〜4 mL)
徐々に静注又は筋注
＊総量 500 mg(5%溶液 10 mL)を超えない

【禁忌】⇒AMB参照(408頁)
【特徴】作用時間からみるとサイアミラール等の短時間作用性バルビツール酸誘導体とアモバルビタール等の中等時間作用性バルビツール酸誘導体との間に位置する
【適応】不眠症, 麻酔前投薬, 全身麻酔の導入, 不安緊張状態の鎮静
【相互】〈併用注意〉1)アルコール, 抗不安薬, 抗精神病薬, 催眠鎮静薬, 抗うつ薬, 抗ヒスタミン薬, 抗パーキンソン薬, 解熱鎮痛薬:相互に作用増強(中枢神経抑制作用増強)→減量等慎重に 2)チアジド系薬物:起立性低血圧増強→減量等慎重に 3)クラーレ様物質:相加的な筋弛緩作用→減量等慎重に 4)ジスルフィラム:中枢神経抑制作用増強(ジスルフィラムは薬物代謝酵素抑制→バルビツール酸系薬剤の代謝阻害)→減量等慎重に 5)クマリン系抗凝血薬:クマリン系抗凝血薬の作用に影響(肝代謝酵素誘導→クマリン系抗凝血薬の代謝促進)→頻回にプロトロンビン値の測定を行い, クマリン系抗凝血薬の用量調節 6)ドキシサイクリン:ドキシサイクリンの血中濃度半減期短縮(肝代謝酵素誘導→ドキシサイクリンの代謝促進)
【慎重】⇒AMB参照(408頁)
【動態】Tmax:30〜40分後(筋注) T½:15〜40時間(平均 28時間) 蛋白結合率:46〜70%
【注意】❶運転等注意 ②投与時:a)皮下には投与禁止 b)高アルカリ性なので皮下への漏出で壊死→注意 c)皮下漏出の場合はプロカインなどの局所麻酔剤による浸潤, 温湿布等の処置 d)呼吸抑制, 血圧降下が出現→注射方法に十分注意し, 静注速度はできるだけ遅くする
［妊］慎重に(呼吸抑制) ［授］慎重に(新生児の出血傾向・呼吸抑制, 分娩前の連用で新生児に禁断症状) ［高齢］慎重に
【過量投与】徴候・症状:バルビツール酸誘導体の急性中毒症状としては, 中枢神経系及び呼吸器系の抑制があり,

チェーン・ストークス呼吸, 瞳孔縮小(重度な中毒時には麻痺性の拡張), 乏尿, 頻脈, 低血圧, 体温低下, 昏睡等 処置:呼吸, 循環, バイタルサインのチェック等の全身管理を実施. 血液透析, 血液灌流が有効との報告
【副作用】〈重大〉1)皮膚粘膜眼症候群(Stevens-Johnson 症候群)(発熱, 皮膚・粘膜の発疹又は紅斑, 壊死性結膜炎等の症候群)→中止 2)チアノーゼ, 呼吸抑制(0.1〜5%未満)→注意 3)薬物依存(連用により薬物依存傾向)→慎重に. 特にアルコール中毒, 薬物依存の傾向又は既往歴のある患者, 重篤な神経症症状の患者に対しては注意 4)禁断症状(連用中, 投与量の急激な減少ないし投与の中止により, ときに不安, 不眠, 痙攣, 悪心, 幻覚, 妄想, 興奮, 錯乱又は抑うつ状態)→中止する場合には徐々に減量する等慎重に. 高齢者, 虚弱者の場合は特に注意 〈その他〉1)過敏症(発疹等)→中止 2)精神神経(知覚異常, 構音障害, 精神機能低下, せん妄, 昏迷, 運動失調)→連用により現れた場合は減量等処置 3)腎臓(ヘマトポルフィリン尿, 蛋白尿)→連用注意 4)血液(巨赤芽球性貧血)→連用注意 5)消化器(悪心・嘔吐等) 6)その他(眠気, 頭重感, めまい, 脈拍異常, 興奮, 腱反射亢進, 痙攣, 口渇等)
【保存】遮光 【規制】［劇］［向精神Ⅰ］［習慣］［指定］［処方せん］

■ アモバルビタール amobarbital 1125

イソミタール Isomytal(日本新薬) 末

〔不眠症〕1日1回 0.1〜0.3 g 就寝前
〔不安緊張状態の鎮静〕
1日 0.1〜0.2 g 分2〜3

【禁忌】バルビツール酸系に過敏症の既往歴 〈原則禁忌〉1)心障害(血圧低下) 2)肝障害, 腎障害(副作用増強) 3)呼吸機能の低下(呼吸抑制) 4)急性間欠性ポルフィリン症(疼痛や精神神経症状等の急性症状誘発) 5)薬物過敏症
【特徴】バルビツール酸誘導体のうち, 中間型に属し, 服用後約30分で睡眠に入り, 4〜6時間熟眠が得られる. 肝臓で代謝され失活する. 排泄は比較的遅い
【適応】不眠症, 不安緊張状態の鎮静
【相互】主としてCYP3Aを誘導→CYP3Aで代謝される薬は中濃度が低下する可能性 〈併用注意〉1)抗不安薬, 抗精神病薬, 催眠鎮静薬, 抗うつ薬, 抗ヒスタミン薬, チアジド系薬物, ジスルフィラム, 解熱鎮痛剤, アルコール:相互に作用増強→減量等慎重に 2)クラーレ様物質:筋弛緩作用増強→減量等慎重に 3)クマリン系抗凝血薬:クマリン系抗凝血薬の作用減弱(薬物代謝酵素を誘導し, 代謝促進, 作用減弱)→頻回にプロトロンビン値測定, クマリン系抗凝血薬の量を調整 4)ドキシサイクリン:ドキシサイクリンの血中濃度半減期の短縮(薬物代謝酵素を誘導し, 代謝促進, 作用減弱) 5)ゲフィチニブの代謝が亢進し作用減弱
【慎重】1)幼小児, 高齢者, 虚弱者(呼吸抑制) 2)頭部外傷後遺症または進行した動脈硬化症の脳の器質障害(脳障害悪化)
【動態】全消化管から容易に吸収され, 体内の各組織・体液に分布. 一般に脳, 腎, 肝に高濃度に分布 排泄:投与量の 33〜51%はハイドロキシアモバルビタールに代謝され尿中排泄. 未変化体は4〜5日間, ハイドロキシアモバルビタールは6〜9日間, 尿中に検出される

IV．睡眠・鎮静薬

【注意】〈用法・用量〉不眠症には就寝の直前に服用させる．又，服用して就寝した後，睡眠途中において一時的に起床して仕事等する可能性があるときには服用させない〈基本〉❶眠気等→運転等注意　②連用で薬物依存傾向→アルコール中毒，薬物依存の傾向又は既往歴，重篤な神経症患者に対しては特に注意し慎重に　③連用中，投与量の急激な減少ないし中止により，不安，不眠，痙攣，悪心，幻覚，妄想，興奮，錯乱，抑うつ状態などの禁断症状の発現→中止する際には徐々に減量等慎重に（高齢者，虚弱者は特に注意）
妊 慎重に（新生児に出血傾向・呼吸抑制，分娩前の連用で新生児に禁断症状等）高齢 慎重に
【副作用】〈重大〉皮膚粘膜眼症候群（Stevens-Johnson症候群）→中止　〈その他〉1）過敏症→中止　2）精神神経（連用：知覚異常，構音障害，精神機能低下，せん妄，昏迷，運動失調）→減量等処置　3）腎臓・血液（連用：ヘマトポルフィリン尿，蛋白尿，低Ca血症，葉酸代謝異常によると思われる巨赤芽球性貧血）→連用注意　4）その他（頭痛，発熱，発疹，めまい）
【規制】劇 向精神II 習慣 指定 処方せん 14日制限

長期作用型

■ バルビタール　barbital　　　　　　　　　　1125

バルビタール（各社）　末

〔不眠症〕1日1回 0.3～0.4 g　就寝前
〔不安緊張状態の鎮静〕1日 0.6 g　分2

【禁忌】⇒AMB参照（408頁）
【作用】中枢神経系を全般的に抑制し，また，大脳皮質及び脳幹網様体の上行性賦活系に作用して求心性衝撃による覚醒反応を阻害する．神経細胞膜を安定化し，興奮の閾値を高めることにより抑制作用を示す．鎮痛薬の作用を増強するが単独では鎮痛作用はない
【適応】1）不眠症（他剤が無効な場合）2）不安緊張状態の鎮静（他剤が無効な場合）
【相互】〈併用注意〉1）抗不安薬，抗精神病薬，催眠鎮静薬，抗うつ薬，抗ヒスタミン薬，ジスルフィラム，解熱鎮痛薬，クラーレ様物質：相互に作用増強→減量等慎重に　2）クマリン系抗凝血薬の作用減弱（肝薬物代謝酵素誘導作用）→通常より頻回にプロトロンビン値の測定を行い，クマリン系抗凝血薬の量を調整　3）ドキシサイクリンの血中濃度半減期の短縮（肝薬物代謝酵素誘導作用）4）利尿薬（チアジド系降圧利尿薬等）（起立性低血圧が増強）→減量等注意　5）アルコール：相互に作用増強→減量等
【慎重】⇒AMB参照（408頁）
【動態】排泄：体内で代謝をほとんど受けず，未変化体のまま徐々に尿中に排泄　発現時間：1～2時間後　持続時間：6～8時間
【注意】⇒AMB参照（408頁）
【副作用】〈重大〉皮膚粘膜眼症候群（Stevens-Johnson症候群）→中止　〈その他〉1）～3）⇒AMB 1）～3）参照（408頁）4）消化器（食欲不振等）5）その他（頭痛，発熱，発疹，めまい，呼吸抑制等）
【規制】劇 向精神II 習慣 指定 処方せん 14日制限

その他

超短期作用型

■ 抱水クロラール　chloral hydrate　　　　　　1123

エスクレ　Escre（久光）
　　坐薬：250・500 mg　注腸キット：500 mg
抱水クロラール（メルク）　末

内服：1回 0.5～1.0 g　就寝前
注腸：児 30～50 mg/kg　微温湯に溶かし注腸
坐剤：児：30～50 mg/kg　直腸内に挿入
　＊総量1.5 gを超えないようにする

【禁忌】1）本剤又はリン酸トリクロルエチルNaに過敏症の既往歴（生体内でトリクロルエタノールとなる）2）急性間欠性ポルフィリン症　3）❶本剤の成分（カプセルの主成分：ゼラチン等）に対して過敏症の既往歴
【作用】中枢神経系（大脳皮質）に作用し，中枢抑制・催眠作用ならびに抗痙攣作用をあらわす．生体内でトリクロルエタノールに変化し，これが活性物質として中枢抑制作用を示すが，抱水クロラール自身にも中枢抑制作用があり，投与直後の作用は抱水クロラールによるもので，その後の作用はトリクロルエタノールによるものとされている
【適応】末 不眠症　[注腸]静注が困難な痙攣重積状態
坐 理学検査時における鎮静・催眠，静注が困難な痙攣重積状態
【相互】〈併用注意〉1）中枢神経抑制薬（フェノチアジン誘導体，バルビツール酸誘導体等）：相互に作用増強→減量等　2）MAO阻害薬（末），アルコール：作用増強（代謝阻害）→減量等慎重に　3）クマリン系抗凝血薬（ワルファリン等）の作用増強（血漿蛋白結合の競合的に拮抗し，遊離ワルファリン増加）→頻回にプロトロンビン値測定等慎重に
【慎重】1）肝障害，腎障害（副作用増強）2）虚弱者（呼吸抑制）3）呼吸機能の低下（呼吸抑制）4）重篤な心疾患又は不整脈（悪化）5）児 [注腸]小児　6）末 [注腸]高齢者
【注意】〈用法・用量〉①末 不眠症には就寝の直前に服用させる．又，服用して就寝した後，睡眠途中において一時的に起床して仕事等する可能性があるときには服用させない　〈基本〉❶末 運転等注意　②坐 挿入後10分以内に排泄され再投与を行う場合：その形状が保たれていても一部吸収されていることが考えられるので慎重に．尚，形状に変化が認められる場合には，再投与を差し控える
妊 回避（胎児障害の可能性）高齢 慎重に（減量等）
【副作用】〈重大〉1）ショック，アナフィラキシー様症状（冷汗，顔面蒼白，全身発赤，蕁麻疹，咽頭浮腫，呼吸困難，チアノーゼ，血圧低下等）→中止し処置　2）依存性（連用：薬物依存→用量及び使用期間に注意し慎重に．大量投与又は連用中の急激な減量ないし中止：痙攣発作，せん妄，振戦，不安等の禁断症状）→中止は徐々に減量等慎重に　〈その他〉1）過敏症（発疹，紅斑，瘙痒感等）→中止　2）血液（末 [注腸]：好酸球増多，白血球減少等）3）消化

短期作用型

■ブロムワレリル尿素
bromovalerylurea　　　　　　　　1121

ブロバリン Brovarin（日本新薬）
ブロムワレリル尿素（各社）　末

〔不眠症〕1日1回 0.5〜0.8 g
　就寝前又は就寝時（適宜増減）
〔不安緊張状態の鎮静〕1日 0.6〜1.0 g　分3（適宜増減）

【禁忌】本剤に過敏症
【作用】作用の発現が速く，持続時間の短い催眠作用を示す．また，鎮静作用，抗痙攣，麻酔増強作用がある
【適応】不眠症，不安緊張状態の鎮静
【相互】〈併用注意〉中枢神経抑制薬（フェノチアジン誘導体，バルビツール酸誘導体等），アルコール：作用増強→減量等
【慎重】1) 肝障害，腎障害　2) 高齢者，虚弱者（呼吸抑制）　3) 呼吸機能の低下している患者　4) 小児
【動態】排泄：脳その他の組織に分布し，一定時間後肝で分解され，無機ブロム体及び有機ブロム化合物に代謝され，尿に排泄　作用発現時間：20〜30分（内服：0.5〜0.8 g）　作用持続時間：3〜4時間（内服：0.5〜0.8 g）
【注意】〈用法・用量〉①不眠症には就寝の直前に服用させる．又，服用して就寝した後，睡眠途中において一時的に起床して仕事する可能性があるときには服用させない　〈基本〉❶運転等注意
妊　回避（胎児障害の可能性）　高齢　慎重に
【過量投与】症状：服用量の増加に伴い，麻酔深度深くなり，覚醒までの時間も長くなる．急性中毒症状→中枢神経症状（四肢の不全麻痺，深部反射消失，呼吸抑制等）が主であり，覚醒後に幻視，全身痙攣発作，神経炎，神経痛等発現　処置：1) 未吸収薬物除去：催吐，胃内容物の吸引，胃洗浄，活性炭投与　2) 排泄促進：留置カテーテルによる導尿，フロセミド 40〜80 mg 静注→利尿反応をみながら反復　3) 呼吸管理：気道確保，必要に応じて気管内挿管，人工呼吸，酸素吸入　4) 対症療法：昇圧剤，強心剤，呼吸興奮剤投与，重症の場合→血液透析，血液灌流
【副作用】〈重大〉依存性（連用で薬物依存）→用量及び使用期間に注意し慎重投与，（大量投与又は連用中の急激な減量ないし中止：痙攣発作，せん妄，振戦，不安等禁断症状）→中止の際は徐々に減量　〈その他〉1) 過敏症（発疹，紅斑，瘙痒感等）→中止　2) 消化器（悪心・嘔吐，下痢等）　3) 精神神経（頭痛，めまい，ふらつき，知覚異常，難聴，興奮，運動失調，抑うつ，構音障害等）　4) その他（発熱）
【規制】劇　習慣　指定

器（末［注腸］：悪心・嘔吐，胃痛等），（坐：下痢，食欲不振等）　4) 精神神経（頭痛，めまい，ふらつき，興奮，運動失調，抑うつ，構音障害等）　5) 循環器・呼吸器（坐：大量投与：徐脈・呼吸緩徐等）→中止
【保存】坐 防湿・冷暗所
【規制】習慣　指定　処方せん　末・注腸：劇

■トリクロホスナトリウム
triclofos sodium　　　　　　　　1129

トリクロリール Tricloril（アルフレッサ）
　シロップ：100 mg/mL

1日1回 1〜2 g（10〜20 mL）
就寝前又は検査前
　児 20〜80 mg/kg（総量2 g を超えない）

【禁忌】1) 本剤又は抱水クロラールに過敏症　2) 急性間欠性ポルフィリン症（増悪）
【作用】生体内でトリクロルエタノールとリン酸に加水分解され，抱水クロラールと同様にトリクロルエタノールによる催眠作用を呈する
【適応】1) 不眠症　2) 脳波・心電図検査等における睡眠
【相互】〈併用注意〉1) アルコール，中枢神経抑制薬（フェノチアジン誘導体，バルビツール酸誘導体），MAO 阻害薬の作用増強→やむを得ない場合は減量等慎重に　2) クマリン系抗凝血薬（ワルファリン）の作用増強（遊離型ワルファリン濃度上昇）→頻回にプロトロンビン値の測定を行い，クマリン系抗凝血薬の量を調整
【慎重】1) 肝障害，腎障害（血中濃度持続・上昇により副作用増強）　2) 小児　3) 虚弱者（呼吸抑制）　4) 呼吸機能低下（呼吸抑制）　5) 重篤な心疾患又は不整脈（増悪）　6) 高齢者
【動態】T½（β相）：8時間（トリクロルエタノール）　尿中排泄：4.6%（未変化体：24時間），17〜40%（グルクロン酸抱合体と合わせて：24時間），トリクロル酢酸の排泄は遅く，3日後も血中に残留　血漿蛋白結合率：35%
【注意】❶運転等注意
児 一般に成人に比し薬剤感受性が高いので少量から投与を開始等慎重に．呼吸抑制，痙攣（間代性痙攣，部分発作等）→慎重に（特に低出生体重児，新生児，乳幼児では注意）　妊 回避（胎児障害の可能性）　高齢 慎重に（呼吸抑制→少量から開始等）
【副作用】〈重大〉1) 依存性（連用で薬物依存）→用量及び使用期間に注意し慎重に，（大量又は連用中の急激な減量ないし中止：痙攣発作，せん妄，振戦，不安等禁断症状）→中止する場合には徐々に減量　2) ショック，アナフィラキシー様症状：瘙痒感，浮腫，呼吸困難，血圧低下，チアノーゼ等→中止し処置　〈その他〉1) 過敏症（発疹，紅斑，瘙痒感，発熱等）→中止　2) 血液（好酸球増多，白血球減少等）→中止　3) 消化器（悪心・嘔吐，鼓腸，胃痛等）　4) 肝臓（AST，ALT の上昇）　5) 精神神経（頭痛，めまい，ふらつき，運動失調，興奮，抑うつ，構音障害等）　6) その他（浮腫，尿量減少，ケトン症等）
【保存】禁凍結・冷所（1〜15℃）
【規制】劇　習慣　指定　処方せん

長期作用型

■臭化カリウム potassium bromide　　1126

臭化カリウム（山善，東海製薬）　末

1回 0.5〜1 g　1日3回

IV. 睡眠・鎮静薬

【禁忌】 1)本剤又は臭素化合物に過敏症の既往歴　2)腎機能障害　3)脱水症，全身衰弱　4)器質的脳障害，うつ病　5)緑内障　6)低塩性食事摂取患者
【作用】 生体内で臭素イオンとして作用し，大脳皮質の知覚及び運動中枢の興奮を抑制する
【適応】 不安緊張状態の鎮静，小児の難治性てんかん
【相互】〈併用注意〉中枢神経抑制薬(フェノチアジン誘導体，バルビツール酸誘導体等)，アルコール：作用増強→やむを得ない場合は慎重に
【慎重】 1)肝障害またはその既往(症状悪化)　2)小児(ブロム中毒)　3)妊婦・授乳婦
【動態】 T½：約12日　排泄：24～36時間で1/4～1/10が尿中排泄
【注意】 ❶眠気等→運転等注意　❷連用で体内に蓄積し摂取量と排泄量が平衡を保つ臭素平衡の状態になり慢性中毒を起こす→血中濃度，副作用等を観察しつつ慎重に
〔配合〕〈配合禁忌〉①1週間以内に湿潤：サリチル酸Na，テオブロミン，ジギタリス製剤，次硝酸ビスマス，スルピリン，タンニン酸，タンニン酸アルブミン等　②条件によって湿潤：安息香酸Na，安息香酸Naカフェイン，アンチピリン，ホウ砂，抱水クロラール，リン酸アルカリ等　③変色：硫酸銅，レゾルシン，塩化第二鉄液等　④沈殿生成：タンニン酸等
〖兒〗 少量から始め毎週増量し発作がやむとともに次第に減量する　〖妊〗 有益のみ(未確立・移行しやすい)　〖授乳婦〗 有益のみ，やむを得ない場合は授乳回避(未確立・移行しやすい)　〖高齢〗 慎重に
【副作用】 1)過敏症(発疹，紅斑，瘙痒感等)→中止　2)消化器(悪心・嘔吐，食欲減退，下痢等)　3)精神神経(頭痛，めまい，ふらつき，興奮，運動失調，抑うつ，構音障害，意識障害等)　4)皮膚・粘膜(痤瘡，膿痂疹)
【規制】〖処方せん〗

■ 臭化カルシウム calcium bromide　1126

ブロカル Brocal(大塚工場)
注：400 mg/20 mL/A

1回200～600 mg　1日1～2回　静注

【禁忌】 1)本剤又は臭素化合物に過敏症　2)腎機能障害，脱水症，全身衰弱，低塩性食事摂取患者(ブロム中毒に陥りやすい)　3)器質的脳障害，うつ病(悪化)　4)緑内障(悪化)
【作用】 生体内で臭素イオンとして作用し，大脳皮質の知覚及び運動中枢の興奮を抑制する
【特徴】 臭化物の中枢抑制作用は数日にわたる薬物の逐次的な蓄積作用によってのみ達成されるので，催眠薬としては有用でなく，長期の鎮静の目的又は抗てんかん薬としてのみ用いられる
【適応】 不安緊張状態の鎮静，小児の難治性てんかん
【相互】〈併用注意〉アルコール，中枢神経抑制薬(フェノチアジン誘導体，バルビツール酸誘導体等)：作用増強→やむを得ない場合は慎重に
【慎重】 1)肝障害(症状悪化)　2)小児(ブロム中毒)
【注意】 ❶運転等注意　❷蓄積傾向あり(中毒量と薬用量の比が小さい)→血中濃度，副作用等を観察しつつ慎重に　❸投与に際しては感染に対する配慮をすること　❹寒冷期

には体温程度に温めて使用　⑤開封後直ちに使用し残液は使用不可　⑥包装内に水滴が認められるものや内容液が着色又は混濁しているものは使用不可
〖兒〗 慎重に(ブロム中毒)　〖高齢〗 注意(投与速度を緩徐にし減量)
【副作用】 1)過敏症(発疹，紅斑，瘙痒感等)　2)消化器(悪心・嘔吐，食欲減退，下痢等)　3)精神神経(頭痛，めまい，ふらつき，興奮，運動失調，抑うつ，構音障害，意識障害等)　4)皮膚(痤瘡)
【保存】 遮光　【規制】〖処方せん〗

合剤

ベゲタミン Vegetamin(塩野義)　1179
A錠：塩酸クロルプロマジン25 mg，塩酸プロメタジン12.5 mg，フェノバルビタール40 mg
B錠：同12.5 mg，12.5 mg，30 mg

鎮静：1日3～4錠　分服
催眠：1日1～2錠　就寝前

【禁忌】 1)昏睡状態，循環虚脱状態の患者(悪化)　2)バルビツール酸誘導体，麻酔薬等の中枢神経抑制薬の強い影響下にある患者(中枢神経抑制薬の作用延長，増強)　3)エピネフリン投与中　4)テルフェナジン又はアステミゾール投与中(QT延長，心室性不整脈)　5)フェノチアジン系化合物及びその類似化合物，バルビツール酸系化合物に過敏症の既往歴　6)2歳未満の乳幼児　〈原則禁忌〉皮質下部の脳障害(脳炎，脳腫瘍，頭部外傷後遺症)の疑いのある患者(高熱反応のおそれ)→全身を氷で冷やすか，解熱剤投与等処置
【特徴】 クロルプロマジン，プロメタジン，フェノバルビタールの三者は，いずれも中枢抑制作用を有し，クロルプロマジンとフェノバルビタールは鎮静作用において相乗的に，クロルプロマジンとプロメタジンとはカタレプシー惹起作用において拮抗的に作用する
【適応】 統合失調症，老年期精神病，躁病，うつ病又はうつ状態，神経症における鎮静，催眠
【相互】〈併用禁忌〉1)エピネフリン(ボスミン)：エピネフリンの作用を逆転させ，血圧降下(クロルプロマジンによりエピネフリンのα作用が遮断，β作用が優位に)　2)ボリコナゾールの代謝が促進され血中濃度が低下　〈併用注意〉1)中枢神経抑制薬(バルビツール酸誘導体，トランキライザー，麻酔薬等)，MAO阻害薬，三環系抗うつ薬，四環系抗うつ薬，抗ヒスタミン薬，ジスルフィラム，アルコール：相互に中枢抑制作用増強→減量等慎重に　2)三環系抗うつ薬(イミプラミン等)，四環系抗うつ薬(マプロチリン等)の血中濃度低下し作用減弱(フェノバルビタールの肝物代謝酵素誘導作用により，代謝促進)　3)バルプロ酸Na：フェノバルビタールの血中濃度が上昇し作用増強(フェノバルビタールの肝代謝を抑制)　4)バルプロ酸Naの血中濃度低下し作用減弱(フェノバルビタールの肝薬物代謝酵素誘導作用)　5)クロバザムの血中濃度が低下，フェノバルビタールの血中濃度が上昇　6)メチルフェニデート：フェノバルビタールの血中濃度上昇し作用増強

(フェノバルビタールの肝代謝抑制)→減量等注意 7)利尿剤(チアジド系降圧利尿剤等):起立性低血圧が増強(降圧作用増強)→減量等注意 8)アセタゾラミド:フェノバルビタールとの併用により、クル病、骨軟化症が現れやすい→慎重に(機序不明) 9)クマリン系抗凝血薬(ワルファリン等)の作用減弱(フェノバルビタールとの併用により)→頻回に血液凝固時間の測定を行い、クマリン系抗凝血薬の量を調節 10)副腎皮質ホルモン剤(デキサメタゾン等)、カルバマゼピン、シクロスポリン、テオフィリン、アミノフィリン、卵胞・黄体ホルモン剤(ノルゲストレル・エチニルエストラジオール等)、ベラパミル、フェロジピン、クロラムフェニコール、フレカイニド、パロキセチンの血中濃度低下、作用減弱(フェノバルビタールの肝薬物代謝酵素誘導作用により代謝促進)→用量に注意 11)グリセオフルビンの作用減弱(フェノバルビタールとの併用により、グリセオフルビンの血中濃度低下が報告) 12)ドキシサイクリンの作用減弱(フェノバルビタールとの併用により、ドキシサイクリンの血中濃度半減期が短縮) 13)HIVプロテアーゼ阻害剤(サキナビル、インジナビル、トロピトロン等)の作用減弱(フェノバルビタールはHIVプロテアーゼ阻害剤の代謝酵素を誘導し、血中濃度低下) 14)タクロリムスの作用減弱(フェノバルビタールとの併用により、タクロリムスの血中濃度低下の可能性) 15)イリノテカンの活性代謝物の血中濃度が低下→併用回避 16)イマチニブ、アゼルニジピンの血中濃度が低下 17)アトロピン様作用を持つ薬剤:相互に抗コリン作用増強→減量等慎重に 18)リチウム:心電図変化、重症の錐体外路症状、持続性のジスキネジア、突発性の悪性症候群(Syndrome malin)、非可逆性の脳障害の報告(機序不明)→慎重に、出現時中止 19)ドンペリドン、メトクロプラミド:内分泌機能調節異常又は錐体外路症状発現(これらの薬剤及びクロルプロマジンはドパミン受容体遮断作用を有する)→慎重に 20)ドパミン作動薬(レボドパ製剤、メシル酸ブロモクリプチン):相互に作用減弱(クロルプロマジンはドパミン受容体遮断作用を有する) 〈接触注意〉有機リン殺虫剤の毒性増強(これらの薬剤及びクロルプロマジンはChE阻害作用を有する)

【慎重】 1)血液障害、腎障害、肝障害(悪化) 2)褐色細胞腫、動脈硬化症、血液異常又は疑い(症状の急激な変動) 3)重症喘息、肺気腫、呼吸器感染症等、呼吸機能低下(呼吸抑制) 4)てんかん等の痙攣性疾患又はこれらの既往歴(痙攣閾値を低下) 5)高齢者 6)幼・小児 7)虚弱者(呼吸抑制) 8)高温環境下にある者(体温調節中枢を抑制するため、環境温度に影響) 9)脱水栄養不良状態を伴う身体的疲弊(Syndrome malinが起こりやすい) 10)急性間歇性ポルフィリン症(急性発作誘発) 11)緑内障(眼圧亢進) 12)前立腺肥大等下部尿路に閉塞性疾患(排尿困難悪化) 13)powermarkすべーる症 14)甲状腺機能低下症(血中中枢ホルモンT₄濃度の低下)

【注意】〈基本〉❶眠気等→運転等注意 ②連用により薬物依存→慎重に ③制吐作用を有する→他の薬剤に基づく中毒、腸閉塞、脳腫瘍等による嘔吐症状を不顕性化 ④連用中は定期的に肝・腎機能、血液検査を実施 〈適用上〉①治療初期に起立性低血圧→減量等適切な処置 ②連用中の投与量の急激な減少、中止により、不安、不眠、痙攣、悪心、幻覚、妄想、興奮、錯乱などは抑うつ状態に→徐々に減量等、高齢者、虚弱者は特に注意 ③連用により薬物依存傾向→慎重に、特にアルコール中毒、薬物依存の傾向又は既往歴、重篤な神経症状者 〈報告〉①クロルプロマジンによる治療中、原因不明の突然死の報告 ②血清免疫グロブリン(IgA、IgG等)の異常出現あり (外国)プロマジン製剤を投与した小児(特に2歳以下)で、乳児突然死症候群(SIDS)及び乳児睡眠時無呼吸発作が出現との報告 禁2歳未満の乳幼児には禁(致死的な呼吸抑制)、2歳以下では慎重に(錐体外路症状) 妊回避(奇形児、新生児の出血傾向等) 授乳婦回避 やむを得ない場合授乳回避(母乳中移行) 高齢慎重に(起立性低血圧、錐体外路症状、運動失調等出現、また呼吸抑制出現あり)

【過量投与】 徴候・症状:傾眠から昏睡までの中枢神経系の抑制症状、呼吸は早期より乱され、脈拍は弱く速い。血圧が低下し、重症では循環ショック状態となる。その他、不穏、低体温、心電図異常及び不整脈等 治療:本質的には対症療法かつ補助療法、呼吸・循環管理や早期の胃洗浄、重症の場合は血液透析、血液灌流等

【副作用】〈重大〉1)悪性症候群(Syndrome malin)⇒HP参照(350頁) 2)突然死、心室頻拍〔血圧低下、心電図異常(QT間隔の延長、T波の平坦化や逆転、二峰性T波ないしU波の出現等)につづく突然死、心室頻拍(torsades de pointes含む)〕→QT部分に変化があれば中止。フェノチアジン系化合物投与中の心電図異常は、大量投与されていた例に多く 3)再生不良性貧血、溶血性貧血、血小板減少、無顆粒球症→減量又は中止 4)麻痺性イレウス⇒HP参照(350頁) 5)遅発性ジスキネジア:(0.1~5%未満)、遅発性ジストニア(長期投与により不随意運動→中止後も持続することあり) 6)抗利尿ホルモン不適合分泌症候群(SIADH):(0.1%未満)⇒HP参照(350頁) 7)皮膚粘膜眼症候群(Stevens-Johnson症候群):(0.1%未満)、中毒性表皮壊死症(Lyell症候群):(0.1%未満)、剥脱性皮膚炎→中止し処置 8)眼障害(角膜又は水晶体に、角膜・水晶体の混濁、網膜・角膜の色素沈着) 9)SLE様症状 10)呼吸抑制 11)肝機能障害、黄疸(AST、ALT、γ-GTPの上昇等を伴う)→中止等処置 12)過敏症症候群(発疹、発熱、更にリンパ節腫脹、肝機能障害、白血球増加、好酸球増加、異型リンパ球出現等)→中止し処置。再燃することあり注意 13)横紋筋融解症(CK上昇、血中・尿中ミオグロビン上昇) 〈その他〉1)過敏症(猩紅熱様・麻疹様・中毒疹様症状、光線過敏症等)→中止 2)血液(巨赤芽球性貧血、白血球減少症、顆粒球減少症、血小板減少性紫斑病、低Ca血症等)→減量又は中止 3)循環器(血圧降下、頻脈、不整脈、心疾患悪化)→慎重投与 4)骨(連用による:くる病、骨軟化症、歯牙の形成不全)→血清Al-P値の上昇、血清Ca・無機Pの低下等あれば減量、ビタミンDの投与等処置 5)消化器(食欲亢進、食欲不振、舌苔、悪心・嘔吐、下痢、便秘等) 6)腎臓(連用:蛋白尿等) 7)錐体外路症状〔パーキンソン症候群(手指振戦、筋強剛、流涎等)、ジスキネジア(咀嚼性斜頚、顔面及び頸部の攣縮、後弓反張、眼球回転発作等)、ジストニア(眼球上転、眼瞼痙攣、舌突出、傾性斜頚、頚後屈、体幹側屈、後弓反張等)、アカシジア(静座不能)〕 8)眼(縮瞳、眼内圧亢進、視覚障害) 9)内分泌(体重増加、女性型乳房、乳汁分泌、射精不能、月経異常、糖尿、甲状腺機能検査値〈血清T₃値等〉の異常) 10)精神神経(錯乱、せん妄、昏迷、興奮、易刺激、不眠、眠気、眩暈、頭痛、不安、遅鈍、倦怠感、知覚異常、構音障害、精神機能低下、運動失調、アステリキシス) 11)その他(口渇、鼻閉、発熱、浮腫、尿閉、無尿、頻尿、尿失禁、皮膚の色素沈着)、ヘマトポルフィリン尿、血清葉酸値の低下)

IV．睡眠・鎮静薬

【規制】 劇 向精神Ⅲ 習慣 指定 処方せん 30 日制限

植物製剤

■ パッシフローラエキス
passiflora ext.　　　　　　　　　　　　1129

パシフラミン Passiflamin（マルホ）
　錠：30 mg

1 回 30 mg　1 日 3 回

【作用】 中枢性の鎮静作用，バルビツレート睡眠に対して睡眠延長作用，脳血管障害，老年痴呆の一過性の意識障害の改善に相関すると考えられる α 波出現率が増加，睡眠・覚醒周期測定で，安静覚醒及び紡錘波睡眠が増加等の作用をもつ
【適応】 1）神経症における不安・緊張・焦燥・抑うつ・睡眠障害　2）心身症（自律神経失調症，過敏性腸症候群，本態性高血圧症，消化性潰瘍）における身体症候並びに不安・緊張・焦燥・抑うつ・睡眠障害
【注意】❶眠気等→運転等注意
　妊 回避（未確立） 高齢 注意
【副作用】 1）過敏症（瘙痒感等）→中止　2）精神神経（眠気，めまい，倦怠感）　3）自律神経（口渇，食欲不振）　4）循環器（動悸，軽度の血圧下降，脳貧血様発作）　5）消化器（軟便，悪心）　6）その他（胸部痛）

$α_2$ 作動性鎮静剤

■ 塩酸デクスメデトミジン
dexmedetomidine hydrochloride　　　　　1129

プレセデックス Precedex（ホスピーラ，丸石）
　静注液：200 μg/2 mL/V（デクスメデトミジンとして）

6 μg/kg/時の投与速度で 10 分間静脈内持続注入（初期負荷投与），続いて患者の状態に合わせて，至適鎮静レベルが得られるよう，維持量として 0.2〜0.7 μg/kg/時の範囲で持続注入（維持投与）

　＊挿管中，抜管中及び抜管後を通じて投与可能であり，必ずしも抜管前に中止する必要がないが，投与時間は 24 時間を超えないこと
　＊鎮静の維持開始速度は 0.4 μg/kg/時の速度を目安とし，初期負荷から維持への移行を慎重に
　＊使用の際は，本剤 2 mL に生食液 48 mL を加え，50 mL（4 μg/mL）とする

【警告!!】　1）低血圧，高血圧，徐脈，心室細動等が現れ，心停止に至る恐れもあることから，患者の循環動態，呼吸等の全身状態を注意深く継続的に監視できる設備を有し，緊急時に十分措置が可能な施設で，本剤の薬理作用を正しく理解し，集中治療における患者管理に熟練した医師のみが使用　2）迷走神経の緊張が亢進しているか，急速静注，単回急速投与等，通常の用法・用量以外の方法で投与した場合に重篤な徐脈，洞停止等発現の報告あり→定められた用法・用量に従い，緩徐に持続注入することを厳守し，患者の状況を慎重に観察するとともに，このような症状が現れた場合には適切な処置
【禁忌】 本剤の成分に対し過敏症の既往歴
【作用】 イミダゾール骨格を有するメデトミジンの活性右旋体（D 体）で，強力かつ選択性の高い中枢性 $α_2$ アドレナリン受容体作動薬であり，中枢性 $α_2$ 受容体を刺激することにより交感神経の刺激伝達を抑制し，鎮静及び鎮痛効果を示すとされる
【適応】 集中治療下で管理し，早期抜管が可能な患者での人工呼吸中及び抜管後における鎮静　注意 人工呼吸管理下での患者の状態が安定しており，本剤投与から 24 時間以内に抜管可能な患者を対象に投与
【相互】〈併用注意〉ベンゾジアゼピン系（ミダゾラム，ジアゼパム等），全身麻酔薬（プロポフォール，セボフルラン等），局所麻酔薬（塩酸リドカイン等），中枢神経系抑制薬（塩酸モルヒネ，クエン酸フェンタニル，バルビツール酸誘導体等）：相互に作用（鎮静・麻酔・鎮痛作用，循環動態への作用）を増強→血圧低下，心拍数低下，呼吸数低下等の症状あり，併用の際は，投与速度を減速等慎重に（抜管後に他の鎮静薬，鎮痛薬等と併用の際は，鎮静効果が相加的に増強する→本剤あるいは他の鎮静薬，鎮痛薬の投与量を減量等注意）
【慎重】1）心血管系障害（低血圧，徐脈が現れやすくなる．全身状態を十分観察しながら投与速度を調節．特に高度な心ブロックを伴う患者等は重度の徐脈あり．徐脈に対してはあらかじめアトロピンの投与，ペースメーカーの使用を考慮）　2）心機能が低下（初期負荷投与時に一過性の血圧上昇あり，予期せぬ重篤な循環動態の変動を誘発→投与速度の急激な変更は避け，常に循環動態及び出血量を監視しながら慎重に投与速度を調節．又，必要に応じ強心薬及び血管作動薬を併用しながら慎重に投与し，適切な循環動態の維持を行う）　3）循環血液量が低下（低血圧が現れやすくなる．開始前及び投与中に輸液負荷等を行い，全身状態を慎重に観察しながら投与速度を調節．循環血流量が低下した状態で低血圧が持続した際は，肝血流量の低下から本剤の消失が遅延の恐れあり→特に注意を払って投与速度の減速を考慮）　4）肝機能障害（消失が遅延し，鎮静作用の増強や副作用が発現しやすくなる→投与速度の減速を考慮し，特に重度の肝機能障害に対しては，全身状態を慎重に観察しながら投与速度を調節）　5）腎機能障害（鎮静作用の増強や副作用が発現しやすくなる→投与速度の減速を考慮し慎重に）　6）高齢者（低血圧や徐脈等の副作用あり）　7）血液浄化を受けている患者（頻回に鎮静深度を観察しながら必要に投与速度調節．持続血液浄化法の導入時，終了時，あるいはカラム交換時や血流量，水分除去率の変更時には特に注意→鎮静深度及び循環動態を観察）　8）薬物依存又は薬物過敏症の既往歴

4. 向精神薬・精神科関連薬 DI 集

【動態】（日本人健康成人男女に目標血漿中濃度が 0.1～1.25 ng/mL となるよう、1～6 µg/kg/時で 10～35 分間投与後、維持用量として 0.056～0.7 µg/kg/時で 50 分～24 時間持続投与）T½：2.39±0.71 時間　CL：35.47±11.95 L/時　V_{ss}：1.54±0.983 L/kg　排泄：N-グルクロン酸抱合体として主に代謝され、投与開始 24 時間後までに約 85% が尿中に、72 時間後までに 93.8% が尿中に、2.2% が糞中に排泄（主に肝血流量依存性薬剤）**肝機能障害患者**：T½ は肝機能障害の重症度に相関して有意に延長　**腎機能障害患者**：検討されていないが、長時間投与により代謝物が蓄積の可能性あり

【注意】〈用法・用量〉①手術室あるいは移送を伴う状況で投与を開始するべきではなく、手術室、集中治療室等に移送が完了した後、患者の循環動態、呼吸等について継続的な監視体制が整った状況で開始　②投与速度を適切に調節可能なシリンジポンプ等を用いて緩徐に持続的に投与　③初期負荷投与中に一過性の血圧上昇の際は、初期負荷投与速度の減速等を考慮（末梢血管収縮作用により一過性の血圧上昇あり）〈基本〉①集中治療に習熟した医師が薬理作用を正しく理解した上で患者の全身状態を注意深く継続して監視する。又、気道確保、酸素吸入、人工呼吸、循環管理を行えるよう準備　②α₂ 受容体刺激作用に基づく鎮痛作用を有するため、他の鎮痛剤と併用する際は鎮痛剤の過量投与に注意　③投与中は至適鎮静レベルが得られるよう全身状態を観察しながら投与速度を調節。刺激を与えると容易に覚醒し、速やかに反応するが、これは本剤の特徴であるため、他の臨床徴候及び症状がない場合、効果不十分であると考えないよう注意　④初期負荷投与中の一過性の血圧上昇に対しては、投与速度の減速を考慮するが、重大な血圧上昇の際は、さらに適切な処置　⑤低血圧、徐脈等あり。特に迷走神経の緊張が亢進している患者で現れやすい→処置　⑥バイタルサインの変動に注意して循環器系に対する観察及び対応を怠らない　⑦人工呼吸器からの離脱の過程では呼吸状態を十分に観察　⑧全血又は血漿を投与しているカテーテルに注入しない　⑨24 時間を超える長期投与時の安全性及び有効性は未確立→24 時間を超えないこと　⑩長期投与した後、突然の中止の際、クロニジンと同様のリバウンド現象あり（症状：神経過敏、激越及び頭痛。同時に続いて血圧の急激な上昇及び血漿中カテコラミン濃度の上昇あり）〈適用上〉①調製時　a）取り扱いは常に厳重な無菌手技で行う　b）バイアルは使用前にゴム栓をエタノール綿等で清拭して使用　c）本剤 2 mL に生食 40 mL を加えて 50 mL とし静かに振とうし十分混和　d）バイアルからの採取は 1 回のみとし残液は廃棄　e）希釈後は 24 時間以内に使用　②投与時：静脈内投与のみ

【配合】①配合禁忌〔以下の薬剤との配合変化（沈殿）が示されているため混合しないよう注意〕：アムホテリシン B、ジアゼパム　②配合可能薬剤：リンゲル液、5% デキストロース水溶液、生食液、20% マンニトール、チオペンタールナトリウム、臭化ベクロニウム、臭化パンクロニウム、塩化スキサメトニウム、塩酸フェニレフリン、硫酸アトロピン、ミダゾラム、硫酸モルヒネ、クエン酸フェンタニル、ドパミン、ノルアドレナリン、ドブタミン

児 18 歳未満は未確立　**妊** 有益のみ、動物で生存胎児数の減少、胎盤移行性、子宮血流量低下によると考えられる胎児体重の低下及び骨化遅延あり　**授乳婦** 回避、投与した際は授乳回避（移行は不明）　**高齢** 投与速度の減速を考慮し、慎重に（鎮静作用の増強や副作用発現のおそれ）

【副作用】〈重大〉1) **低血圧**：5% 以上→減速又は中止、輸液の増量、下肢の挙上、昇圧薬の使用等処置　2) **高血圧**：5% 以上→減速又は中止、降圧薬の使用等処置　3) **徐脈**：5% 以上→減速又は中止、迷走神経の緊張を軽減する目的で抗コリン薬（アトロピン等）の静注、ペースメーカーの使用等処置　4) **心室細動**：0.1～1% 未満→抗不整脈薬、除細動、心肺蘇生等処置　5) **心停止**：0.1～1% 未満、洞停止→中止、ペースメーカーの使用、除細動、心肺蘇生、強心薬の投与等処置　6) **低酸素症**：1～5% 未満、無呼吸、呼吸困難：0.1～1% 未満→気道を確保し、換気を行う等処置〈その他〉→症状に応じ処置　1) 精神神経（激越、傾眠、不安、錯乱、幻覚、めまい、頭痛、不全麻痺、せん妄、うつ病、錯覚、神経過敏、意識低下、神経痛、神経炎、ニューロパシー、知覚脱失、ジストニア、言語障害、昏迷、痙攣）　2) 消化器（嘔吐・嘔気、口内乾燥、腹痛、下痢、おくび）　3) 循環器（心房細動、頻脈、末梢性虚血、血管障害、血圧変動、心不全、心電図異常、特異的心電図異常、高血圧悪化、心筋梗塞、不整脈、心室性不整脈、期外収縮、上室性頻脈、心室性頻脈、脳出血、血管拡張、脳血管障害、血管痙攣、循環不全、チアノーゼ、心疾患、狭心症、心筋虚血、心房性不整脈、AV ブロック、脚ブロック、心ブロック、T 波逆転、上室性不整脈）　4) 呼吸器（無気肺、気管支痙攣、高炭酸ガス血症、低換気能、胸水、気胸、肺水腫、呼吸不全、徐呼吸、咳、喀血、肺炎、肺うっ血、呼吸抑制、呼吸器障害）　5) 感覚器（視覚異常、複視、光視症）　6) 血液（出血、血小板減少症、貧血、白血球増加症、凝固障害、播種性血管内凝固症候群）　7) 肝臓（AG 比異常、AST・ALT・γ-GTP 上昇、黄疸）　8) 皮膚（多汗、紅斑性皮疹）　9) 泌尿器（乏尿、腎機能異常、尿閉）　10) 代謝・栄養（口渇、アシドーシス、呼吸性アシドーシス、高血糖、高 K 血症、血液量過多、低蛋白血症、NPN 上昇、Al-P 上昇、低 K 血症）　11) その他（発熱、血液量減少、疼痛、骨部痛、背部痛、異常高熱、浮腫、悪寒、失神、胸痛、筋肉痛、感染、敗血症）

【規制】**劇** **習慣** **指定** **処方せん**

V. 抗てんかん薬

（注意：フェニトイン⇒PHT と略す）

大発作に使用される主なもの

フェニトイン系

■ **フェニトイン** phenytoin (PHT)　1132

アレビアチン Aleviatin（大日本住友）
　錠：25・100 mg　散：10%　100 mg/g
　注：250 mg/5 mL/A（ナトリウム塩）

ヒダントール Hydantol（藤永-第一三共）
　錠：25・100 mg　散：10%　100 mg/g

V．抗てんかん薬

内 1日 200〜300 mg 分3
注 1回 125〜250 mg
50 mg/分を超えない速度で徐々に静注
　＊有効投与量は，発作の程度，患者の耐薬性等により異なる
　＊この量で発作が抑制できないときには，30分後更に 100〜150 mg 追加投与するか，他の対策を考慮
　＊痙攣が消失し，意識が回復すれば経口投与に切り替える
児 内 1日　学童 100〜300 mg　幼児 50〜200 mg，乳児 20〜100 mg　分3
　注 成人量を基準とし体重から計算

【禁忌】 1) 本剤の成分又はヒダントイン系化合物に過敏症　2) 注 洞性徐脈，高度の刺激伝導障害(心停止を起こすことあり)
【作用】 本剤の抗てんかん作用は，痙攣閾値を上昇させることによるものではなく，発作焦点からのてんかん発作の広がりを阻止することによるものと考えられている
【適応】 内 1) てんかんの痙攣性発作：強直間代発作(全般痙攣発作，大発作)，焦点発作(ジャクソン型発作を含む)　2) 自律神経発作　3) 精神運動発作　注 1) てんかん様痙攣発作が長時間引き続いて起こる場合(てんかん発作重積症)　2) 経口投与不可能，かつ，痙攣発作の出現が濃厚に疑われる場合(特に意識障害，術中・術後)　3) 急速にてんかん様痙攣発作の抑制が必要な場合
【相互】 主として CYP2C9 および一部 CYP2C19 で代謝され CYP3A の誘導作用を有する 〈併用注意〉1) ゾニサミド：血中濃度上昇(ゾニサミドによる肝代謝抑制)→中毒症状出現した場合は減量等注意．また，ゾニサミドの血中濃度低下(本剤の肝薬物代謝酵素誘導)　2) クロバザム：血中濃度上昇．また，クロバザムの血中濃度低下(本剤の肝薬物代謝酵素誘導)　3) ボリコナゾール：血中濃度上昇，ボリコナゾールの血中濃度低下(肝代謝抑制)　4) カルバマゼピン：a) 血中濃度上昇(カルバマゼピンによる肝代謝抑制)→中毒症状出現した場合は減量等注意　b) 血中濃度低下(カルバマゼピンによる肝薬物代謝酵素誘導)→これらの薬剤を減量又は中止する場合は本剤の血中濃度上昇注意　c) カルバマゼピンの血中濃度低下(本剤による肝薬物代謝酵素誘導)→本剤を減量又は中止する場合はこれらの血中濃度上昇注意　5) バルプロ酸　a) 血中濃度上昇(バルプロ酸による肝代謝抑制)→中毒症状出現した場合は減量等注意　b) 血中濃度低下(バルプロ酸による肝代謝促進)→これらの薬剤を減量又は中止する場合は本剤の血中濃度上昇注意　c) バルプロ酸の血中濃度低下(本剤による肝薬物代謝酵素誘導)→本剤を減量又は中止する場合はこれらの血中濃度上昇注意　6) チオリダジン　a) 本剤の血中濃度が上昇→減量等注意　b) 本剤の血中濃度が低下→これらの薬剤併用時は本剤の血中濃度の上昇に注意　7) メシル酸ネルフィナビル　a) 血中濃度上昇(メシル酸ネルフィナビルによる肝代謝抑制)　b) 血中濃度低下→痙攣の発現に注意　c) メシル酸ネルフィナビルの血中濃度低下(本剤による肝薬物代謝酵素誘導)　8) クマリン系抗凝血薬(ワルファリン)：血中濃度上昇(クマリン系抗凝血薬による肝代謝抑制)→中毒症状出現した場合は減量等注意，またクマリン系抗凝血薬の作用増強，減弱(本剤の肝薬物代謝酵素誘導)　9) エトスクシミド，スルチアム，チクロピジン，フルコナゾール，ホスフルコナゾール，ミコナゾール，スルファメトキサゾール・トリメトプリム，スルファフェナゾール，クロラムフェニコール，シメチジン，オメプラゾール，ジルチアゼム，アミオダロン，ジスルフィラム，アロプリノール，イソニアジド，パラアミノサリチル酸，メチルフェニデート，マレイン酸フルボキサミン：血中濃度上昇(これら薬剤による肝代謝抑制)→中毒症状出現した場合は減量等注意　10) フルオロウラシル系薬剤(テガフール製剤，ドキシフルリジン等)，三環系抗うつ薬(イミプラミン等)，四環系抗うつ薬(マプロチリン等)，トラゾドン：血中濃度上昇→中毒症状出現した場合は減量等注意　11) タクロリムス：血中濃度上昇→中毒症状出現した場合は減量等注意．また，タクロリムスの血中濃度低下(本剤の肝薬物代謝酵素誘導)　12) テオフィリン，アミノフィリン：血中濃度低下→痙攣発現注意，これらの薬剤を減量又は中止する場合は本剤の血中濃度上昇注意，またテオフィリンの作用減弱(本剤の肝薬物代謝酵素誘導)→本剤を減量又は中止する場合はこれらの血中濃度上昇注意　13) リファンピシン：血中濃度低下(リファンピシンの肝薬物代謝酵素誘導)→痙攣発現注意，これらの薬剤を減量又は中止する場合は本剤の血中濃度上昇注意　14) ビンカアルカロイド(ビンクリスチン等)，シスプラチン：血中濃度低下→痙攣発現注意，これらの薬剤を減量又は中止する場合は本剤の血中濃度上昇注意　15) イリノテカンの活性代謝物の血中濃度が低下→併用回避　16) イトラコナゾール，フェロジピン，ベラパミル，ニフェジピン，ニソルジピン，ジソピラミド，キニジン，副腎皮質ホルモン剤(デキサメタゾン等)，卵胞ホルモン剤・黄体ホルモン剤(ノルゲストレル・エチニルエストラジオール等)，フレカイニド，メキシレチン，パロキセチン，クエチアピン，プラジカンテル，オンダンセトロンの作用減弱(本剤の肝薬物代謝酵素誘導)→本剤を減量又は中止する場合はこれらの血中濃度上昇注意　17) シクロスポリンの作用減弱(本剤の肝薬物代謝酵素誘導，吸収阻害)→本剤を減量又は中止する場合はこれらの血中濃度上昇注意　18) 甲状腺ホルモン剤(レボチロキシン等)の作用減弱→本剤を減量又は中止する場合はこれらの血中濃度上昇注意　19) ドキシサイクリンの血中濃度半減期短縮(本剤の肝薬物代謝酵素誘導)　20) サキナビル，インジナビル，イマチニブ，アゼルニジピンの血中濃度低下(本剤の肝薬物代謝酵素誘導)　21) 非脱分極性筋弛緩薬(臭化ベクロニウム，臭化パンクロニウム等)の作用減弱(長期前投薬した場合)　22) 血糖降下薬(インスリン，経口血糖降下薬)の作用減弱(本剤のインスリン分泌抑制作用)　23) アセタゾラミド：くる病，骨軟化症(本剤によるビタミンD分解促進，アセタゾラミドによる代謝性アシドーシス，腎尿細管障害の影響)　24) セイヨウオトギリソウ(St. John's Wort，セント・ジョーンズ・ワート)含有食品：血中濃度低下(セイヨウオトギリソウの肝薬物代謝酵素誘導)→摂取しないよう注意 飲食物
【慎重】 1) 肝障害(悪化，血中濃度上昇のおそれ)　2) 血液障害(悪化)　3) 薬物過敏症　4) 甲状腺機能低下症　5) 糖尿病(インスリン非依存型糖尿病患者で高血糖の報告)　6) 注 衰弱の著しい患者，高齢者，心疾患(心停止，呼吸停止が起こりやすい)
【動態】 Tmax：4.2時間(200 mg，錠剤経口)　T½：16.6時間，Tmax：3.5時間(200 mg，散剤経口)　T½：15.9

時間(成人10〜34時間, 小児5〜14時間, 新生児10〜60時間, 低出生体重児10〜140時間) T½：約10時間(250 mg又は125 mgを1回静注後) 母乳中移行：母体血清内濃度に対する母乳内濃度の比, 約18% 発現時間：個人差大 蛋白結合率：90%(正常体温) その他：定常状態に達する期間5〜7日 TDM 有効血中濃度：10〜20μg/mL 採血時間：投与直前, 但し恒常状態に至るまでには2週から1カ月を要することに注意
[注意] 〈用法・用量〉内①眼振, 構音障害, 運動失調, 眼筋麻痺等は過量投与の徴候であることが多い→至適有効量まで徐々に減量 注眼振, 構音障害, 運動失調, 眼筋麻痺等が現れた場合→過量なので直ちに中止. 意識障害, 血圧低下, 呼吸障害等が現れた場合→直ちに人工呼吸, 酸素吸入, 昇圧薬の投与等適切な処置(用量調節をより適切に行うためには, 血中濃度測定を実施) ②注1分間1mLを超えない速度で注射(急速静注で心停止, 一過性の血圧降下, 呼吸抑制等あり). 衰弱の著しい者, 高齢者, 心疾患のある者は注射速度を更に遅くするよう注意 〈基本〉①混合発作型で単独投与により小発作の誘発, 増悪を招くことあり ②連用中の投与量の急激な減少ないし中止により, てんかん重積状態が出現→中止する場合には, 徐々に減量し慎重に(特に高齢者, 虚弱者の場合は注意) ③連用中は定期的に肝・腎機能, 血液検査を実施 ❹眠気等→運転等注意 〈適用上〉注①静脈内注射のみに使用 ②皮下, 筋肉, 血管周辺に注射しない(強アルカリ性で組織障害を起こすおそれ) ③動脈内には絶対に使用しないこと(末梢の壊死のおそれ) ④静脈内注射時に薬液が血管外に漏れると疼痛, 発赤, 腫脹等の炎症, 壊死→慎重に ⑤静脈内注射時に血管外漏出が明らかではない場合においても投与部位に皮膚の変色, 疼痛, 腫れが起こり, 次第に遠位部に広がり壊死に至ることがある→処置 ⑥血管痛を起こすことがあるので十分注意 〈その他〉①長期投与例で小脳萎縮が報告 ②血清免疫グロブリンの異常が現れることあり ③経腸栄養剤を投与中の患者で血中濃度低下の報告 〈配合〉①強アルカリ性なので他剤と配合不可 ②pH低下により結晶析出
妊 有益のみ(奇形児, 新生児に出血傾向, 腫瘍, 妊婦の葉酸低下等). やむを得ない場合には, 可能な限り単独投与 高齢内慎重に(少量から開始, 減量は徐々に) 注慎重に(心停止, 呼吸停止が起こり易い. 減量は徐々に)
[過量投与] 症状：初期症状は, 眼振, 構音障害, 運動失調, 眼筋麻痺等. その他として, 振戦, 過度の緊張亢進, 嗜眠, 言語障害, 悪心・嘔吐, 下痢, 昏睡状態, 血圧低下になり, 呼吸障害, 血管系の抑制により死亡することあり 処置：特異的解毒薬は知られていないので, 人工呼吸, 酸素吸入, 昇圧薬投与等の処置を行う. 重症の場合は, 血液透析を考慮
[副作用] 〈重大〉1)皮膚粘膜眼症候群(Stevens-Johnson症候群), 中毒性表皮壊死症(Lyell症候群), SLE様症状→中止し, 処置 2)遅発性の重篤な過敏症状(初期症状として発疹, 発熱, 更にリンパ節腫脹, 肝機能障害, 白血球増加, 好酸球増多, 異型リンパ球出現等を伴う遅発性の重篤な過敏症状)→中止し処置, なお, 発疹, 肝機能障害等の症状が再燃あるいは遷延化することがあるので注意 3)再生不良性貧血, 汎血球減少, 無顆粒球症, 単球性白血病, 血小板減少, 溶血性貧血, 赤芽球癆→減量又は中止等処置 4)劇症肝炎, 肝機能障害, 黄疸(劇症肝炎, 著しいAST・ALT・γ-GTPの上昇等の重篤な肝機能障害)→中止等処置 5)間質性肺炎→中止 6)注心停止, 心室細動,

呼吸停止(注射速度や患者の状態により起こる)→中止し, 直ちに処置 7)注強直発作→中止等処置 8)悪性リンパ腫, リンパ節腫脹→減量等処置 9)小脳萎縮(長期投与で小脳萎縮：持続した血中濃度の上昇と関連が示唆→小脳症状(眼振, 構音障害, 運動失調等に注意し定期的に検査等)→減量または中止等処置 〈その他〉1)過敏症(猩紅熱様・麻疹様・中毒疹様発疹)→中止 2)血液(巨赤芽球貧血)→減量等処置 3)肝臓(黄疸等の肝障害) 4)腎臓(蛋白尿等の腎障害) 5)精神神経[不随意運動(ジスキネジア, 舞踏病アテトーゼ, アステリクシス等), ニューロパシー, 注意力・集中力・反射運動能力等の低下]内眩暈, 運動失調, 頭痛, 神経過敏, 不眠)注倦怠感) 6)眼内複視, 視覚障害, 眼振, 白内障)→定期的に視力検査 7)消化器内悪心・嘔吐, 便秘) 8)歯肉増殖(連用：歯肉増殖) 9)骨・歯(連用：くる病, 骨軟化症, 歯牙の形成不全)→異常(血清Al-P値の上昇, 血清Ca・無機Pの低下等)が発現→減量又はビタミンDの投与等処置 10)内分泌系(甲状腺機能検査値(血清T₃, T₄値等)の異常, 高血糖] 11)その他(血清葉酸値の低下)内発熱, 多毛)注口渇, 血管痛)
[規制] 処方せん 注・散：劇 指定

■ エトトイン ethotoin 1132

アクセノン Accenon(大日本住友)
末：98%以上

1日1〜3g 分4
＊初回から大量投与回避. 少量から始める
児 1日0.5〜1g 分4

[禁忌] 本剤の成分又はヒダントイン系化合物に過敏症
[作用] 作用機序は十分解明されていないが, フェニトインに類似した機序によるものと考えられている
[適応] てんかんの痙攣発作：強直間代発作(全般痙攣発作, 大発作)
[相互] 〈併用注意〉1)ジスルフィラム, イソニアジド, パラアミノサリチル酸：血中濃度上昇(これら薬剤による肝代謝抑制)→中毒症状(眼振, 構音障害, 運動失調, 眼筋麻痺等)出現した場合は減量等注意 2)クマリン系抗凝血薬(ワルファリン)：血中濃度上昇(クマリン系抗凝血薬による肝代謝抑制)→中毒症状(眼振, 構音障害, 運動失調, 眼筋麻痺等)出現した場合は減量等注意. また, クマリン系抗凝血薬の作用増強(本剤によるタンパク結合からの置換)→頻回の血液凝固時間測定しし, 減量等注意 3)アセタゾラミド：くる病, 骨軟化症(本剤によるビタミンD分解促進, アセタゾラミドによる代謝性アシドーシス, 腎尿細管障害の影響)
[慎重] 1)肝障害(悪化, 血中濃度上昇) 2)血液障害(悪化) 3)薬物過敏症 4)甲状腺機能低下症(甲状腺機能が更に低下)
[注意] ①混合発作型で単独投与により小発作の誘発, 増悪あり ②連用中の投与量の急激な減少ないし中止により, てんかん重積状態出現→中止は徐々に減量等慎重に(特に高齢者, 虚弱者の場合は注意) ③眼振, 構音障害, 運動失調, 眼筋麻痺等の症状は過量投与の徴候であることが多い→至適有効量まで徐々に減量 ④連用中は定期的に肝・腎機能・血液検査を実施 ❺眠気等→運転等注意

V．抗てんかん薬

妊 有益のみ（催奇形性）　高齢 用量に留意（少量から開始等，減量は徐々に）
【副作用】〈重大（頻úkon：フェニトイン）〉1)皮膚粘膜眼症候群（Stevens-Johnson症候群），中毒性表皮壊死症（Lyell症候群），SLE様症状→中止　2)再生不良性貧血，汎血球減少，無顆粒球症，単球性白血症，血小板減少，溶血性貧血，赤芽球癆→減量又は中止等処置　3)間質性肺炎→中止　4)リンパ節腫脹，リンパ腫→減量等処置　〈その他〉1)過敏症（猩紅熱様・麻疹様・中毒疹様発診）→中止　2)血液（巨赤芽球性貧血，白血球減少）→減量等処置　3)精神神経（運動失調，注意力・集中力・反射運動能力等の低下，眠気，頭痛，倦怠感，不眠，不安，しびれ感）　4)眼（複視，眼振）→定期的に視力検査　5)消化器（食欲不振，悪心・嘔吐）　6)骨・歯（連用：くる病，骨軟化症，歯牙の形成不全）→異常（血清Al-P値の上昇，血清Ca・無機Pの低下等）→減量又はビタミンDの投与等処置　7)内分泌〔甲状腺機能検査値（血清T₄値等）の異常〕　8)その他（発熱，舌のもつれ）
【規制】処方せん

バルビツール酸系

■ **フェノバルビタール**
phenobarbital(PB)　　　　　　　　　1125・1134

フェノバール Phenobal（藤永-第一三共）
　　錠：30 mg　散：10%　100 mg/g　末　エリキシル：4 mg/mL
　　注：100 mg/1 mL/A（クロロブタノール5 mg，グリセリンジエチルエーテル450 mg含）

フェノバルビタール（各社）
　　散：10%　末　錠：30 mg
　　注：100 mg/1 mL/A

純生ルミナール（純生）

内 1日30～200 mg　分1～4
〔不眠症〕1回30～200 mg　就寝前
注 1回50～200 mg
1日1～2回　皮下注・筋注

【禁忌】1)本剤の成分又はバルビツール酸系化合物に過敏症　2)急性間欠性ポルフィリン症（悪化）　3)ボリコナゾールを投与中　4)（エリキシル）ジスルフィラム又はシアナミドを投与中
【適応】1)内 不眠症　2)注 不安・緊張状態の鎮静（緊急に必要な場合）　3)てんかんの痙攣発作：強直間代発作（全般痙攣発作，大発作），焦点発作（ジャクソン型発作を含む）　4)自律神経発作，精神運動発作
【相互】本剤はCYP3A4の誘導作用を有する〈併用禁忌〉1)ボリコナゾールの代謝促進で血中濃度低下　2)ジスルフィラム，シアナミド〔エリキシル〕アルコール反応（顔面潮紅，血圧下降，悪心，頻脈，めまい，呼吸困難，視力低下）を起こすおそれ　〈併用注意〉3)中枢神経抑制薬（フェノチアジン誘導体，バルビツール酸誘導体，トランキライザー等），抗ヒスタミン薬（ジフェンヒドラミン等），アルコール：相互に作用増強（相加的中枢神経抑制作用）→減量等注意　4)MAO阻害薬：相互に作用増強→減量等注意　5)三環系抗うつ薬（イミプラミン等），四環系抗うつ薬（マプロチリン等）：相互に作用増強（相加的中枢神経抑制作用）→減量等注意，また，これらの血中濃度低下（本剤の肝薬物代謝酵素誘導作用）　6)メチルフェニデート：血中濃度上昇（メチルフェニデートの肝代謝抑制）→減量等注意　7)バルプロ酸Na：作用増強（バルプロ酸の肝代謝抑制），またバルプロ酸の血中濃度低下（本剤の肝薬物代謝酵素誘導作用）　8)クロバザム：血中濃度上昇，また，クロバザムの血中濃度低下（本剤の肝薬物代謝酵素誘導作用）　9)イリノテカンの活性代謝物の血中濃度が低下→併用回避　10)副腎皮質ホルモン（デキサメタゾン等），カルバマゼピン，シクロスポリン，テオフィリン，アミノフィリン，卵胞ホルモン・黄体ホルモン（ノルゲストレル，エチニルエストラジオール等），ベラパミル，フェロジピン，クロラムフェニコール，フレカイニド，パロキセチンの作用減弱（本剤の肝薬物代謝酵素誘導作用）→減量中止する場合は，これらの薬剤の血中濃度上昇に注意　11)グリセオフルビンの作用減弱（本剤のグリセオフルビン吸収阻害）→減量中止する場合は，グリセオフルビンの血中濃度上昇に注意　12)ドキシサイクリンの血中濃度半減期短縮（本剤の肝薬物代謝酵素誘導作用）　13)タクロリムス，サキナビル，インジナビル，トロピセトロン，イマチニブ，アゼルニジピンの血中濃度低下（本剤の肝薬物代謝酵素誘導作用）　14)クマリン系抗凝血薬（ワルファリン）の作用減弱→頻回に血液凝固時間の測定を行い，クマリン系抗凝血薬の量を調節　15)利尿薬（チアジド系降圧利尿薬）：起立性低血圧が増強→減量等注意　16)アセタゾラミド：くる病，骨軟化症（本剤によるビタミンD不活性化促進，又はアセタゾラミドの腎尿細管障害，代謝性アシドーシス等）　17)セイヨウオトギリソウ(St. John's Wort，セント・ジョーンズ・ワート)含有食品：血中濃度低下（セイヨウオトギリソウの肝薬物代謝酵素誘導）摂取しないよう注意
【慎重】1)高齢者　2)虚弱者，呼吸機能の低下（呼吸抑制）　3)頭部外傷後遺症又は進行した動脈硬化症（作用増強）　4)心障害（血圧低下や心拍数減少）　5)肝障害，腎障害（悪化，血中濃度上昇）　6)薬物過敏症　7)アルコール中毒（中枢抑制作用増強）　8)薬物依存の傾向又は既往歴（精神依存及び身体的依存）　9)重篤な神経症（依存）　10)甲状腺機能低下症（甲状腺機能の異常）
【動態】Tmax：約1～2.4時間（経口，成人），約4～6時間（筋注，乳幼児）　T½：約95～131時間（経口，成人）　排泄：肝で不活性化され，グルクロン酸や硫酸との抱合物として尿中に排泄される．40%が未変化体のまま排泄される．母乳中移行：あり．乳汁中濃度は母体血中濃度の10～30%　蛋白結合率：約50%　TDM 有効血中濃度：15～25 μg/mL　採血時間：投与直前
【注意】〈用法・用量〉⇒NTZ参照（404頁）　①注 水に極めて溶けにくいので有機溶媒を用いて注射可能とした製剤である．注射局所に壊死を起こすことがあるので，内服不可能な患者の場合，又は緊急に必要とする場合以外は使用しない　②連用中の投与の急激な減量又は中止によりてんかん重積状態→中止は徐々に減量等慎重に．特に高齢者・虚弱者に注意　③連用中は定期的に肝・腎機能・血液検査を実施　④連用により薬物依存→慎重に　❺眠気等→運転等注意　⑥注 注射局所に腫脹，硬結　⑦注 呼吸抑

制，血圧降下あり→注射方法に十分注意し，注射速度はできるだけ遅くする　⑧血清免疫グロブリン(IgA, IgG等)の異常が現れることあり
(配合) 水によって主剤を析出するので，静注及び他の注射薬との混合不可
妊 有益のみ〔奇形児(口唇裂，口蓋裂等)多い．新生児に出血傾向，呼吸抑制，分娩前の連用で新生児に禁断症状(多動，振戦，反射亢進，過緊張等，葉酸低下の報告)〕
授乳婦 回避，やむを得ない場合は授乳回避(ヒト母乳中に移行し，新生児，乳児に傾眠，哺乳量低下)　**高齢** 慎重に(呼吸抑制，興奮，抑うつ，錯乱等が現れやすいので少量から開始ும．減量は徐々に)
【過量投与】 症状：中枢神経系及び心血管系抑制．血中濃度 40～45μg/mL 以上で眠気，眼振，運動失調が起こり，重症の中毒では昏睡状態となる．呼吸は早期より抑制され，頻拍は弱く，皮膚には冷汗があり，体温は下降する．肺の合併症や腎障害の危険性あり　処置：呼吸管理．消化管に薬物が残留している場合は，胃洗浄，活性炭投与．また，炭酸水素 Na 投与による尿のアルカリ化，利尿薬投与により薬物の排泄を促進させる．重症の場合は，血液透析や血液灌流を考慮
【副作用】〈**重大**〉1)皮膚粘膜眼症候群(Stevens-Johnson 症候群)，中毒性表皮壊死症(Lyell 症候群)，剥脱性皮膚炎→中止し，処置　2)過敏症候群⇒PHT 参照(414 頁)　3)依存性⇒DZP 参照(389 頁)　4)**注** 局所壊死(注射局所の組織に壊死)が残存している場合は，胃洗浄，活性炭投与．6)呼吸抑制　7)肝機能障害(AST・ALT・γ-GTP の上昇を伴う)→中止等処置　〈**その他**〉1)過敏症(猩紅熱様・麻疹様・中毒疹様発疹)→中止　2)血液(血小板減少，巨赤芽球性貧血)→中止等処置　3)肝臓(黄疸，AST・ALT・γ-GTP の上昇等の肝障害)→中止等処置　4)腎臓(連用：蛋白尿等の腎障害)　5)精神神経(眠気，アステリキシス，眩暈，頭痛，せん妄，昏迷，鈍麻，構音障害，知覚異常，運動失調，精神機能低下)　6)消化器(食欲不振)　7)骨・歯〔連用：くる病，骨軟化症，歯牙の形成不全〕→異常(血清 Al-P 値の上昇，血清 Ca・無機 P の低下)→減量又はビタミン D の投与等処置，低 Ca 血症)　8)内分泌(甲状腺機能検査値(血清 T₄値等)の異常)　9)その他(血清葉酸値の低下，発熱，連用：ヘマトポルフィリン尿)
【保管】 〔散・エリキシル・注〕遮光
【規制】 劇 向精神Ⅲ 習慣 指定 処方せん 内：90 日制限

■フェノバルビタールナトリウム
phenobarbital sodium(PB) 1125

ルピアール Lupial(久光)
　坐薬：25・50・100 mg
ワコビタール Wakobital(和光堂)
　坐薬：15・30・50・100 mg

児 1 日 4～7 mg/kg　直腸内に挿入

【禁忌】 1)本剤の成分又はバルビツール酸系化合物に過敏症　2)妊婦　3)急性間欠性ポルフィリン症(悪化)　4)ボリコナゾールを投与中
【特徴】 小児を対象とし，患児に苦痛・恐怖感を与えることなく，確実かつ容易に投与ができ，外来患児の在宅投与にも適している

【適応】 (小児に対して経口投与が困難な場合) 1)催眠　2)不安・緊張状態の鎮静　3)熱性痙攣およびてんかんの痙攣発作の改善
【相互】 フェノバルビタール参照(前項)
【慎重】 1)新生児(出生体重児(生後 5 日までの新生児では直腸よりの吸収が極めて微量のことがある．しかし吸収されたときは半減期が極めて長い)　2)高齢者，虚弱者，呼吸機能の低下している患者(呼吸抑制あり)　3)頭部外傷後遺症又は進行している動脈硬化症(作用増強)　4)心障害(血圧低下，心拍数減少)　5)肝障害，腎障害(悪化，血中濃度上昇)　6)薬物過敏症　7)甲状腺機能低下症(甲状腺機能異常)　8)アルコール中毒(中枢抑制作用増強)　9)薬物依存の傾向又は既往歴(精神依存及び身体依存)　10)重篤な神経症(依存)
【注意】 ①連用中の投与量の急激な減少ないし中止で，てんかん重積状態の出現あり→徐々に減量等慎重に　②連用中は定期的に肝・腎機能・血液検査を行う　③連用により薬物依存→慎重に　④眠気→注意　⑤血清免疫グロブリン(IgA, IgG等)の異常が現れることあり
妊 有益のみ〔奇形児(口唇裂，口蓋裂等)多い．新生児に出血傾向，呼吸抑制，分娩前の連用で新生児に禁断症状(多動，振戦，反射亢進，過緊張等，葉酸低下の報告)　**授乳婦** 回避，やむを得ない場合は授乳回避(ヒト母乳中に移行し，新生児，乳児に傾眠，哺乳量低下)
【過量投与】 ⇒フェノバルビタール参照(417 頁)
【副作用】 ⇒フェノバルビタール参照(417 頁)　他に，精神神経(脱力感，ふらつき)　消化器(下痢)
【保管】 冷所
【規制】 劇 向精神Ⅲ 習慣 指定 処方せん 14 日制限

プリミドン

■プリミドン primidone(PRM) 1135

プリミドン Primidone(大日本住友)
　錠：250 mg　細粒：99.5%
＊マイソリンから商品名変更

初期 3 日間：1 日 1 回 250 mg　就寝前
以後：3 日毎に 250 mg ずつ増量し，症状によって発作の消長を考慮して
　1 日 1,500 mg まで漸増　分 2～3
　＊1 日 2,000 mg まで増量できる
　児〔初期 3 日間〕1 日 1 回 125 mg　就寝前
　〔以後〕3～4 日間毎に 125 mg ずつ増量
　以下の標準投与量まで増量　分 2～3
　2 歳以下：250～500 mg
　3～5 歳：500～750 mg
　6～15 歳：750～1,000 mg
　＊**児** 症状によっては発作の消長を考慮して更に増量してもよい

【禁忌】 1)本剤の成分又はバルビツール酸系化合物に過敏症　2)急性間欠性ポルフィリン症(悪化)

【作用】フェノバルビタールに類似した抗痙攣作用を示す
【特徴】体内でフェノバルビタールとフェニルエチル-マロナミドに分解されるので、フェノバルビタールとの併用は注意
【適応】てんかんの痙攣発作〔強直間代発作(全般痙攣発作、大発作)、焦点発作(ジャクソン型発作を含む)〕、精神運動発作、小型(運動)発作〔ミオクロニー発作、失立(無動)発作、点頭てんかん(幼児痙縮発作、BNS痙攣等)〕
【相互】〈併用注意〉1)カルバマゼピン:相互に血中濃度低下(肝薬物代謝酵素誘導作用による代謝促進) 2)ドキシサイクリンの血中濃度半減期の短縮(本剤の肝薬物代謝酵素誘導作用によるドキシサイクリン代謝促進) 3)メチルフェニデート:作用増強(メチルフェニデートによる肝代謝抑制)→減量等慎重に 4)中枢神経抑制薬(フェノチアジン誘導体、バルビツール酸誘導体)、三環系抗うつ薬、アルコール、抗ヒスタミン薬:相互に中枢神経抑制作用増強→減量等慎重に 5)MAO阻害薬:相互に作用増強→減量等慎重に 6)チアジド系降圧利尿薬:起立性低血圧が増強→減量等慎重に 7)アセタゾラミド:くる病、骨軟化症(本剤によるビタミンD分解促進、アセタゾラミドによる代謝性アシドーシス、腎尿細管障害の影響)
【慎重】1)高齢者 2)虚弱者、呼吸機能の低下(呼吸抑制) 3)頭部外傷後遺症または進行した動脈硬化症(作用増強) 4)心障害(血圧低下、心拍数減少) 5)肝障害、腎障害(悪化、血中濃度上昇) 6)薬物過敏症 7)甲状腺機能低下症(甲状腺機能異常)
【動態】T½:成人6〜18時間、小児5〜11時間 その他:定常状態に達するまでの期間 成人4〜7日、小児2〜3日 [TDM] 有効血中濃度:5〜15μg/mL 採血時間:投与直前
【注意】①連用中の投与量の急激な減少又は中止によりてんかん重積状態→中止は徐々に減量等慎重に(特に高齢者、虚弱者は注意) ②眼振、構音障害、運動失調、眼瞼麻痺等は過量投与の徴候として現れることが多い→至適な有効量まで徐々に減量 ③連用中は定期的に肝・腎機能・血液検査を行う ❹眠気等→運転等注意 ⑤血清免疫グロブリン(IgA, IgG等)の異常が現れることあり
[妊] 有益のみ(奇形児、新生児に出血傾向、呼吸抑制等、分娩前に連用し、新生児に禁断症状、妊婦の葉酸低下等)。やむを得ない場合には、可能な限り単独投与 [授乳婦](母乳中移行、乳児に過度の眠気) [高齢] 慎重に(呼吸抑制あり、減量は徐々に)
【過量投与】症状:嗜眠、構音障害、眼振、眼筋麻痺、運動失調、深部腱反射消失、意識消失、呼吸障害、昏睡、結晶尿等 処置:特別的な解毒剤は知られていないので、胃洗浄、活性炭や下剤を投与し、尿のアルカリ化、強制利尿により薬物の排泄を促進させる。呼吸管理等の処置。重症の場合は、血液透析を考慮
【副作用】〈重大〉1)皮膚粘膜眼症候群(Stevens-Johnson症候群)→中止し、処置 2)再生不良性貧血→中止し、処置 〈重大(類薬:フェノバルビタール)〉)中毒性表皮壊死症(Lyell症候群)、剝脱性皮膚炎の報告 3)依存性(連用による薬物依存、連用中の投与量の急激な減少ないし中止による退薬症候の発現が報告) 〈その他〉1)過敏症(猩紅熱様・麻疹様・中毒疹様発疹)→中止 2)血液(巨赤芽球性貧血、白血球減少、血小板減少)→減量等処置 3)肝臓(肝機能検査値の異常) 4)腎臓(連用:蛋白尿等の腎障害) 5)精神神経(眠気、注意力・集中力・反射運動能力等の低下、眩暈、頭痛、倦怠感、錯乱、妄想、情動変化、神経過

敏、酩酊状態、記憶障害、構音障害、性格変化、運動失調) 6)循環器(心悸亢進) 7)眼(複視、眼振)→定期的に視力検査 8)消化器(悪心・嘔吐) 9)骨・歯(連用:くる病、骨軟化症、歯牙の形成不全)→異常(血清Al-P値の上昇、血清Ca・無機Pの低下等)は減量又はビタミンDの投与等処置 10)その他〔甲状腺機能検査値(血清T₄値等)の異常、連用:ヘマトポルフィリン尿、流涎〕
【規制】処方せん

フェニトインとバルビツール酸系の合剤

ヒダントール D, E, F Hydantol　　1139
(藤永-第一三共)
錠:12錠中に

	D	E	F
フェニトイン	200 mg	250 mg	300 mg
フェノバルビタール	100 mg	100 mg	100 mg
安息香酸ナトリウムカフェイン	200 mg	200 mg	200 mg

1日6〜12錠　分服

【禁忌】1)本剤の成分、ヒダントイン系化合物またはバルビツール酸系化合物に過敏症 2)重篤な心障害(心拍数減少) 3)重篤な肝障害、腎障害(悪化、血中濃度上昇) 4)重篤な肺障害(呼吸抑制) 5)急性間欠性ポルフィリン症(悪化) 6)ボリコナゾールを投与中
【作用】抗てんかん薬であるフェニトインと催眠・鎮静・抗痙攣薬であるフェノバルビタールを主成分とした錠剤である。安息香酸Naカフェインはフェノバルビタールによる眠気を軽減又は防止する目的で配合している
【適応】1)てんかんの痙攣発作〔強直間代発作(全般痙攣発作、大発作)、焦点発作(ジャクソン型発作を含む) 2)自律神経発作、精神運動発作
【相互】フェニトインは主としてCYP2C9および一部CYP2C19で代謝されCYP3AおよびCYP2B6の誘導作用を有する。フェノバルビタールはCYP3A等の誘導作用を有する 〈併用禁忌〉ボリコナゾールの代謝促進で血中濃度低下 〈併用注意〉1)ゾニサミド⇒PHT参照(414頁) 2)クロバザム:フェニトイン、フェノバルビタールの血中濃度上昇→フェニトインの中毒症状出現した場合は減量等注意。また、クロバザムの血中濃度低下(フェニトイン、フェノバルビタールの肝薬物代謝酵素誘導)→本剤を減量又は中止する場合はこれらの血中濃度上昇注意 3)カルバマゼピン⇒PHT参照(414頁) 4)バルプロ酸⇒PHT参照(414頁) 5)チオリダジン⇒PHT参照(414頁) 6)メシル酸ネルフィナビル:血中濃度上昇(メシル酸ネルフィナビルによる肝代謝抑制)→フェニトインの中毒症状出現した場合は減量等注意、本剤の痙攣発作に注意。また、メシル酸ネルフィナビルの血中濃度低下(本剤の肝薬物代謝酵素誘導)→本剤を減量又は中止する場合はこれらの血中濃度上昇注意 7)中枢神経抑制薬(フェノチアジン誘導体、バルビツール酸誘導体、トランキライ

4．向精神薬・精神科関連薬DI集

ザー等），**抗ヒスタミン薬**（ジフェンヒドラミン等），**アルコール**：相互に作用増強（フェノバルビタールとの相加的中枢神経抑制作用）→減量等注意　8）**MAO阻害薬**：相互に作用増強（フェノバルビタールとの相加的中枢神経抑制作用）→減量等注意　9）**三環系抗うつ薬**（イミプラミン等），**四環系抗うつ薬**（マプロチリン等），**トラゾドン**：相互に作用増強（フェノバルビタールとの相加的中枢神経抑制作用）→減量等注意．フェニトインの血中濃度上昇→フェニトインの中毒症状出現した場合は減量等注意，また，これらの血中濃度低下（フェノバルビタールの肝薬物代謝酵素誘導）→本剤を減量又は中止する場合はこれらの血中濃度上昇注意　10）**クマリン系抗凝血薬**（ワルファリン）：フェニトインの血中濃度上昇（クマリン系抗凝血薬による肝代謝抑制）→フェニトインの中毒症状出現した場合は減量等注意，またクマリン系抗凝血薬の作用増強，減弱（フェニトイン，フェノバルビタールの肝薬物代謝酵素誘導）→頻回に血液凝固時間の測定を行い，クマリン系抗凝血薬の量を調整　11）**メチルフェニデート**：フェニトイン，フェノバルビタールの血中濃度上昇（メチルフェニデートによる肝代謝抑制）→フェニトインの中毒症状出現した場合は減量等注意　12）**エトスクシミド，スルチアム，チクロピジン，フルコナゾール，ホスフルコナゾール，ミコナゾール，スルファメトキサゾール・トリメトプリム，スルファメチゾール，シメチジン，オメプラゾール，ジルチアゼム，アミオダロン，ジスルフィラム，アロプリノール，イソニアジド，パラアミノサリチル酸，マレイン酸フルボキサミン**⇒PHT参照（414頁）　13）**フルオロウラシル系薬剤**（テガフール製剤，ドキシフルリジン等）：フェニトインの血中濃度上昇→中毒症状出現した場合は減量等注意　14）**クロラムフェニコール**：フェニトインの血中濃度上昇（クロラムフェニコールによる肝代謝抑制）→中毒症状出現した場合は減量等注意，またクロラムフェニコールの血中濃度低下（フェノバルビタールの肝薬物代謝酵素誘導）→本剤を減量又は中止する場合はこれらの血中濃度上昇注意　15）**タクロリムス**⇒PHT参照（414頁）　16）**テオフィリン，アミノフィリン**⇒PHT参照（414頁）　17）**リファンピシン**⇒PHT参照（414頁）　18）**ビンカアルカロイド**（ビンクリスチン等），**シスプラチン**⇒PHT参照（414頁）　19）**イリノテカンの活性代謝物の血中濃度が低下→併用回避**　20）**イトラコナゾール，ニフェジピン，ニソルジピン，ジソピラミド，キニジン，メキシレチン，クエチアピン，プラジカンテル，オンダンセトロンの作用減弱**（フェニトインの肝薬物代謝酵素誘導）→本剤を減量又は中止する場合はこれらの血中濃度上昇注意　21）**フェロジピン，ベラパミル，副腎皮質ホルモン剤**（デキサメタゾン等），**卵胞ホルモン剤・黄体ホルモン剤**（ノルゲストレル・エチニルエストラジオール等），**フレカイニド，パロキセチンの作用減弱**（フェニトイン，フェノバルビタールの肝薬物代謝酵素誘導）→本剤を減量又は中止する場合はこれらの血中濃度上昇注意　22）**シクロスポリンの作用減弱**（フェニトイン，フェノバルビタールの血中濃度上昇，フェニトインの吸収阻害）→本剤を減量又は中止する場合はこれらの血中濃度上昇注意　23）**グリセオフルビンの作用減弱**（フェノバルビタールによるグリセオフルビン吸収阻害）→本剤を減量又は中止する場合はこれらの血中濃度上昇注意　24）**甲状腺ホルモン剤**（レボチロキシン等）**の作用減弱**（フェニトイン，フェノバルビタールの肝薬物代謝酵素誘導）→本剤を減量又は中止する場合はこれらの血中濃度上昇注意　25）**ドキシサイクリンの血中濃度半減期短縮**（フェニトイン，フェノバルビタールの肝薬物代謝酵素誘導）　26）**サキナビル，インジナビル，イマチニブ，アゼルニジピンの血中濃度低下**（フェニトイン，フェノバルビタールの肝薬物代謝酵素誘導）　27）**トロピセトロンの血中濃度低下**（フェノバルビタールの肝薬物代謝酵素誘導）　28）**非脱分極性筋弛緩薬**（臭化ベクロニウム，臭化パンクロニウム等）**の作用減弱**（長期間投薬した場合）　29）**血糖降下薬**（インスリン，経口血糖降下薬）**の作用減弱**（本剤のインスリン分泌抑制作用）→血糖上昇注意　30）**アセタゾラミド**：くる病，骨軟化症（フェニトイン，フェノバルビタールによるビタミンD不活性化促進，アセタゾラミドによる代謝性アシドーシス，腎尿細管障害の影響）　31）**チアジド系降圧利尿薬**：起立性低血圧が増強→減量等注意　32）**セイヨウオトギリソウ**（St. John's Wort，セント・ジョーンズ・ワート）**含有食品**：フェニトイン，フェノバルビタールの血中濃度低下（セイヨウオトギリソウの肝薬物代謝酵素誘導）摂取しないよう注意

【慎重】1）高齢者　2）虚弱者，呼吸機能の低下（呼吸抑制）　3）頭部外傷後遺症又は進行した動脈硬化症（作用増強）　4）心障害，肝障害，腎障害　5）血液障害（悪化）　6）消化性潰瘍（悪化）　7）甲状腺機能低下症（甲状腺機能異常）　8）薬物過敏症　9）アルコール中毒（中枢抑制作用増強）　10）薬物依存の傾向又は既往歴（精神依存及び身体依存）　11）重篤な神経症（依存を示すおそれ）　12）糖尿病（インスリン非依存型糖尿病患者で高血糖の報告）

【注意】〈用法・用量〉眼振，構音障害，運動失調，眼筋麻痺等はフェニトインの過量投与の徴候であることが多い→至適有効量まで徐々に減量→用量調節をより適切に行うには血中濃度測定を実施　〈基本〉①混合発作型では単独投与により小発作の誘発または増悪を招くことあり　②連用中の投与量の急激な減少又は中止により，てんかん重積状態・中止は徐々に減量等慎重に（特に高齢者，虚弱者は注意）　③連用中は定期的に肝・腎機能，血液検査実施　④連用により薬物依存→慎重に　❺眠気等→運転等注意　〈その他〉①フェニトインの長期投与で脳萎縮が報告　②血清免疫グロブリン（IgA, IgG等）の異常が現れることあり　③経腸栄養剤を投与中の患者で血中濃度低下の報告　妊　有益のみ（奇形児，葉酸低下の報告，新生児に出血傾向，呼吸抑制，腫瘍，禁断症状等），やむを得ない場合には，可能な限り単独投与　授乳婦　回避，やむを得ない場合は授乳回避（母乳中移行，新生児，乳児に傾眠，哺乳量低下）　高齢　少量から開始で慎重に（呼吸抑制，興奮，抑うつ，錯乱や出現）→中止は徐々に

【過量投与】徴候：初期症状は，呼吸抑制，眼振，構音障害，運動失調，眼筋麻痺等．その他として振戦，過度の緊張亢進，嗜眠，言語障害，嘔気・嘔吐，重症の場合は，昏睡状態，血圧低下になり，呼吸障害，血管系の抑制，肺の合併症，腎障害により死亡することあり．処置：人工呼吸，酸素吸入，昇圧剤の投与等．消化管に薬物が残留している場合は，胃洗浄，活性炭投与等を行う．また炭酸水素Na投与による尿のアルカリ化，利尿薬投与により排泄を促進させる．重症の場合，血液透析や血液灌流を考慮

【副作用】〈重大〉1）皮膚粘膜眼症候群（Stevens-Johnson症候群），中毒性表皮壊死症（Lyell症候群），剥脱性皮膚炎，SLE様症状→中止し，処置　2）過敏症症候群⇒PHT参照（414頁）　3）依存性⇒DZP参照（389頁）　4）再生不良性貧血，汎血球減少，無顆粒球症，単球性白血病，血小板減少，溶血性貧血，赤芽球癆→減量又は中止や処置　5）間質性肺炎（肺臓炎），呼吸抑制→中止　6）悪性リンパ腫，リンパ節腫脹→減量等処置　7）劇症肝炎，肝機能障害，黄疸

V．抗てんかん薬

(劇症肝炎，著しい AST・ALT・γ-GTP の上昇等の重篤な肝機能障害)→中止等処置　8)**小脳萎縮**〔長期投与で小脳萎縮：持続した血中濃度の上昇と関連が示唆→小脳症状(眼振，構音障害，運動失調等)に注意し定期的に検査等〕→減量または中止等処置　〈**その他**〉1)**過敏症**(猩紅熱様・麻疹様・中毒疹様発疹)→中止　2)**血液**(血小板減少，巨赤芽球性貧血)→中止等処置　3)**肝臓**(黄疸，AST・ALT・γ-GTP の上昇等の肝障害)→中止等処置　4)**腎臓**(連用：蛋白尿等の腎障害)　5)**精神神経**〔不随意運動(ジスキネジア，舞踏病アテトーゼ，アステリクシス等)，ニューロパチー，眩暈，運動失調，注意力・集中力・反射運動能力の低下，眠気，頭痛，せん妄，昏迷，鈍重，構音障害，知覚異常，精神機能低下，神経過敏，不眠等〕　6)**眼**(複視，視覚障害，眼振，白内障)→定期的に視力検査　7)**消化器**(食欲不振，悪心・嘔吐，便秘)　8)**歯肉増殖**(連用：歯肉増殖)　9)**骨・歯**⇒PHT 参照(414 頁)　10)その他(発熱，多毛，甲状腺機能検査値(血清 T_3, T_4 値等)の異常，高血糖，血清葉酸値の低下，連用：ヘマトポルフィリン尿)
【規制】劇 向精神III 習慣 指定 処方箋 90 日制限

複合アレビアチン　　　1139
Aleviatin with Phenobarbital(大日本住友)
　錠：フェニトイン 67 mg, フェノバルビタール 33 mg

1 日 1〜4 錠　分服

【禁忌】【作用】適応【相互】【慎重】【注意】【副作用】【規制】
ヒダントール D, E, F 参照(前項)

バルプロ酸ナトリウム

■ **バルプロ酸ナトリウム**
　sodium valproate(VPA)　　　1139

セレニカ R Selenica-R(興和・田辺三菱)
　徐放錠：200・400 mg
　徐放顆粒：40%　400 mg/g(1・1.5 g/包)
デパケン Depakene(協和発酵)
　錠：100・200 mg
　R 錠(徐放)：100・200 mg
　細粒：20%　200 mg/g(0.5 g/包)・40%　400 mg/g(0.5・1 g/包)
　シロップ：50 mg/mL

エスダブル(キョーリン)，エピレナート(藤永)，サノテン(辰巳)，セボトボル(共和)，セレブ(テイコク)，バルデケン(東和薬品)，バルプラム(アイロム)，ハイセレニン(オルガノン)，バレリン(大日本住友)

1 日 400〜1,200 mg　分 2〜3
徐放錠：分 1〜2　徐放顆粒：分 1

【禁忌】1)重篤な肝障害(肝障害が強く出現，致死的なおそれ)　2)カルバペネム系抗生物質(パニペネム・ベタミプロン，メロペネム，イミペネム・シラスタチン，ビアペネム，ドリペネム水和物)を併用しない　3)尿素サイクル異常症(高アンモニア血症があらわれることがある)〈原則禁忌〉妊婦又は妊娠の可能性
【作用】脳内 GABA 濃度，ドパミン濃度の上昇と共に，セロトニン代謝が促進され，神経伝達物質の作用を介した脳内の抑制系の賦活作用に基づくと推定されている
適応　1)各種てんかん(小発作・焦点発作・精神運動発作並びに混合発作)及びてんかんに伴う性格行動障害(不機嫌・易怒性等)の治療　2)躁病および躁うつ病の躁状態の治療
【相互】〈併用禁忌〉カルバペネム系抗生物質(パニペネム・ベタミプロン，メロペネム，イミペネム・シラスタチン，ビアペネム，ドリペネム水和物)：てんかん発作が再発(本剤の血中濃度低下)　〈併用注意〉1)バルビツール酸剤(フェノバルビタール等)：作用減弱(本剤の血中濃度低下)．また，バルビツール酸剤の作用増強又は減弱(バルビツール酸剤の血中濃度上昇)　2)フェニトイン，カルバマゼピン：作用減弱(本剤の血中濃度低下)．また，これらの作用増強又は減弱(これらの薬剤の血中濃度上昇又は低下)　3)エトスクシミド，アミトリプチリン，ノルトリプチリンの血中濃度を上昇させ作用増強　4)クロバザム：血中濃度を上昇し作用増強　5)サリチル酸系薬剤(アスピリン等)：作用増強(遊離型バルプロ酸濃度上昇，バルプロ酸の代謝阻害)　6)ベンゾジアゼピン系薬剤(ジアゼパム等)，ワルファリンの作用増強(これら薬剤の遊離型の血中濃度上昇)　7)エリスロマイシン，シメチジン：作用増強(CYP による薬物代謝を抑制し，バルプロ酸血中濃度が上昇)　8)クロナゼパム：アブサンス重積(欠神発作重積)が現れる
【慎重】1)肝機能障害又はその既往歴(肝機能障害が強く発現)　2)薬物過敏症の既往歴　3)自殺企図の既往歴及び自殺念慮のある躁病及び躁鬱病の躁状態(症状の悪化するおそれ)　4)以下の疾患：尿路サイクル異常症の疑われる患者　a)原因不明の脳症もしくは原因不明の昏睡の既往　b)尿素サイクル異常症又は原因不明の乳児死亡の家族歴
【動態】Tmax：30〜60 分(400 mg, 経口)　8〜11 時間(徐・単回投与)　T½：8〜15 時間(成人 6〜15 時間，小児 8〜15 時間)　16〜20 時間(徐・反復投与)　デパケン R〔Tmax：10.26±1.51　T½：12.92±3.34〕　排泄：尿中 60%(24 時間以内，デパケン R　5 日以内)　母乳中移行：血中濃度の 10%以下　蛋白結合率：80〜95%　その他：髄液中濃度：血中濃度の約 10%．定常状態に達するまでの時間：2〜3 日　TDM　有効血中濃度：50〜100 μg/mL　採血時間：投与直前
【注意】①連用中の投与量の急激な減少，中止によりてんかん重積状態→中止の際は徐々に減量等慎重に(特に高齢者，虚弱者は注意)　②重篤な肝障害(投与後 6 ヵ月以内に多い)→十分に観察．連用中は定期的に肝機能検査を実施，肝障害とともに急激な意識障害出現あり→直ちに処置　③連用中は定期的に腎機能検査，血液検査を実施　④尿素サイクル異常症のある患者においては本剤投与前にアミノ酸分析等の検査を考慮．このような患者では本剤投与中はアンモニア値の変動に注意し十分な観察を　❺眠気等→運転等注意　⑥製剤学的に本剤の溶出を制御して徐放化させたものであり，服用後，一定時間消化管内に滞留する必要がある→重篤な下痢のある患者では血中濃度が十分に上昇しない可能性あり　⑦普通剤から切り替える時，血中濃度が変動することあり　❽かみくだかず水ととも

421

に服用　❾徐 白色の残渣が糞便中に排出あり
【児】低出生体重児・新生児は未確立　【妊】有益のみ〔奇形児出産(二分脊椎児，心室中隔欠損等の心奇形，多指症，口蓋裂等外表奇形，特有の顔貌(前頭部突出，両眼開離，鼻根扁平，浅く長い人中溝，薄い口唇等))の報告〕やむを得ない場合には，可能な限り単独投与(催奇形性，新生児に肝障害，低フィブリノゲン血症，低血糖，退薬症候等)
【授乳婦】授乳回避(ヒト母乳中に移行)　【高齢】慎重に(血漿アルブミンが減少していることが多いため遊離型薬物の血中濃度上昇，用量に留意等，中止は徐々に)
【過量投与】症状：誤飲や自殺企図による過量服用により意識障害(傾眠，昏睡)，痙攣，呼吸抑制，高アンモニア血症，脳水腫が報告されている．外国では死亡例が報告されている．徐放性製剤の場合，症状が遅れて出現することもある．処置：意識の低下，嚥下反応の消失がなければ早期に胃洗浄を行う．下剤，活性炭投与を行い，尿排泄を促進し，一般的な支持・対症療法を行う．また必要に応じて直接血液灌流，血液透析を行う．ナロキソン投与が有効との報告あり
【副作用】〈重大〉1)劇症肝炎等の重篤な肝障害(黄疸，脂肪肝等)→定期的な検査，異常あれば中止し，処置　2)高アンモニア血症を伴う意識障害（中止しアンモニア値を測定する等，異常で中止し，処置）3)溶血性貧血，赤芽球癆，汎血球減少，重篤な血小板減少，顆粒球減少→中止等処置　4)急性膵炎(激しい腹痛，発熱，嘔気・嘔吐等の症状，膵酵素値の上昇)→中止し，処置　5)間質性腎炎，ファンコニー症候群→中止等処置　6)皮膚粘膜眼症候群(Stevens-Johnson症候群)，中毒性表皮壊死症(Lyell症候群)→中止し，処置　7)過敏症症候群⇒PHT参照(414頁)　8)脳の萎縮，認知症様症状(健忘，言語障害，言動，知能低下，感情鈍麻等)，パーキンソン様症状(静止時振戦，硬直，姿勢・歩行異常等)→中止し，処置．中止後1～2カ月で回復　9)横紋筋融解症：筋肉痛，脱力感，CK上昇，血中・尿中ミオグロビン上昇→中止し，処置　10)抗利尿ホルモン不適合分泌症候群(SIADH)(低Na血症，低浸透圧血症，尿中Na量増加，高張尿等)→水分摂取の制限等処置　〈その他〉1)血液(貧血，白血球減少，好酸球増多，低フィブリノゲン血症，血小板凝集能低下)→減量等処置　2)精神神経(傾眠，失調，めまい，頭痛，不眠，不穏，感覚変化，挑戦，視覚異常，抑うつ)→減量等処置　3)消化器(悪心・嘔吐，食欲不振，食欲亢進を伴う異常な体重増加，胃部不快感，腹痛，下痢，口内炎，便秘)→減量等処置　4)肝臓(AST・ALT・Al-P の上昇)　5)皮膚(脱毛)　6)過敏症(発疹)　7)その他(倦怠感，高アンモニア血症，血尿，夜尿，鼻血，口渇，浮腫，月経異常(月経不順，無月経)，歯肉肥厚)
【保存】防湿　【規制】指定 処方せん

カルバマゼピン

■ **カルバマゼピン**
　carbamazepine(CBZ)　　　　　　　　1139・1179

テグレトール Tegretol(ノバルティス)
　　　錠：100・200 mg　細粒：50%　500 mg/g
テレスミン(田辺三菱)，レキシン(藤永)

〔てんかん，躁病，躁うつ病，統合失調症〕
最初1日量200～400 mg　分1～2
至適効果が得られるまで(通常1日600 mg)徐々に増量
症状により1日1,200 mgまで増量可
【児】1日100～600 mg 分割
〔三叉神経痛〕最初1日量として200～400 mgから開始し，1日600 mgまで　症状により1日800 mgまで増量可
【児】年齢，症状に応じて適宜減量

【禁忌】1)本剤又は三環系抗うつ薬に過敏症　2)重篤な血液障害　3)第2度以上の房室ブロック，高度の徐脈(50拍/分未満)(刺激伝導を抑制し，更に高度の房室ブロックを誘発)　4)ボリコナゾールを投与中(ボリコナゾールの血中濃度が減少)　5)ポルフィリン症(ポルフィリン合成が合成が増加し症状悪化)
【作用】三環系抗うつ薬に近似のイミノスチルベン核を持つ抗てんかん薬で，精神運動発作及び強直間代発作(全般痙攣発作，大発作)を抑制するとともに，てんかんに伴う精神障害やてんかん性格に優れた効果を示す．また三叉神経痛に対しても優れた効果がある
【特徴】精神運動発作の第1選択薬．単純および複雑部分発作にも有効．欠神発作には無効
【適応】1)てんかん：精神運動発作，てんかん性格及びてんかんに伴う精神障害，痙攣発作〔強直間代発作(全般痙攣発作，大発作)〕　2)躁病，躁うつ病の躁状態，統合失調症の興奮状態　3)三叉神経痛
【相互】他剤と併用したり，本剤又は併用薬を休薬する場合は注意．特に本剤の主たる代謝酵素はCYP3A4であり，またCYP3A4をはじめとする代謝酵素を誘導するので，これらの活性に影響を与える又はこれらにより代謝される薬剤と併用する場合は薬物血中濃度測定，臨床症状の観察を行う　〈併用禁忌〉ボリコナゾールの血中濃度が減少し作用が減弱(本剤の代謝酵素誘導作用による)　〈併用注意〉1)炭酸リチウム：精神神経系症状(錯乱，粗大振戦，失見当識等)出現の報告　2)利尿薬(Na 喪失性)：症候性低Na血症出現→他の利尿剤の使用を考慮　3)イソニアジドの肝毒性増強・本剤の血中濃度上昇(イソニアジドの代謝亢進)．また本剤の血中濃度上昇により中毒症状(眠気，悪心・嘔吐，眩暈等)出現(イソニアジドによる代謝阻害)　4)MAO 阻害薬：相互に作用増強　5)アルコール，中枢神経抑制薬(ハロペリドール，チオリダジン)：相互に中枢神経抑制作用増強　6)マクロライド系抗生物質(エリスロマイシン，クラリスロマイシン等)，フルボキサミン，ベラパミル，ジルチアゼム，シメチジン，オメプラゾール，ダナゾール，ビカルタミド，キヌプリスチン，ダルホプリスチン，リトナビル，アゾール系抗真菌剤(ミコナゾール・フルコナゾール等)：血中濃度が急速に上昇し，中毒症状(眠気，悪心・嘔吐，眩暈等)出現(これら薬剤による代謝阻害)　7)アセタゾラミド：血中濃度が急速に上昇し，中毒症状(眠気，悪心・嘔吐，眩暈等)出現　8)クエチアピン，イトラコナゾールの血中濃度が低下または本剤の血中濃度が上昇(代謝酵素誘導による)　9)メトク

V．抗てんかん薬

ロプラミド：神経症状(歩行障害，運動失調，眼振，複視，下肢反射亢進)出現の報告　10)フェノバルビタール，リファンピシン：血中濃度低下(これら薬剤の代謝酵素誘導作用による代謝促進)　11)フェニトイン：血中濃度低下．また，フェニトインの血中濃度を上昇(両剤の代謝酵素誘導作用により相互に代謝促進)又は低下(代謝競合によるフェニトインの代謝阻害)　12)バルプロ酸の血中濃度低下(本剤の代謝酵素誘導作用によるバルプロ酸の代謝促進)，また血中濃度が上昇(バルプロ酸による代謝阻害)又は低下　13)クロバザム：血中濃度上昇．また，クロバザムの血中未変化体濃度低下(本剤の肝薬物代謝酵素誘導)　14)プリミドン，エファビレンツ：相互に血中濃度低下(両剤の代謝酵素誘導作用により相互に代謝促進)　15)テオフィリン，アミノフィリン：相互に血中濃度低下(本剤の代謝酵素誘導作用によるテオフィリンの代謝促進)　16)クマリン系抗凝血薬(ワルファリン)，黄体・卵胞ホルモン薬，ソリフェナシン，抗てんかん薬(ゾニサミド，クロナゼパム，エトスクシミド)，ブチロフェノン系精神神経用薬(ハロペリドール等)，精神神経用薬(オランザピン，アリピプラゾール，リスペリドン)，トラドゾン，パロキセチン，免疫抑制薬(シクロスポリン，タクロリムス，エベロリムス)，抗不安・睡眠導入薬(アルプラゾラム，ミダゾラム)，ドキシサイクリン，ジヒドロピリジン系Ca拮抗薬(ニフェジピン，フェロジピン，ニルバジピン)，HIVプロテアーゼ阻害薬(サキナビル，インジナビル，ネルフィナビル，ロピナビル等)，デラビルジン，三環系抗うつ薬(イミプラミン，アミトリプチリン，ノルトリプチリン等)，ドネペジル，プラジカンテル，アセトアミノフェン，フレカイニド，エレトリプタン，オンダンセトロン，副腎皮質ホルモン剤(プレドニゾロン，デキサメタゾン等)，抗悪性腫瘍剤(イリノテカン，イマチニブ，ゲフィチニブ，トレミフェン，タミバロテン)，トラマドールの作用減弱(本剤の代謝酵素誘導作用によるこれら薬剤の代謝促進)　17)セイヨウオトギリソウ(St. John's Wort，セント・ジョーンズ・ワート)含有食品：血中濃度低下(セイヨウオトギリソウの肝薬物代謝酵素誘導)摂取しないよう注意　18)ジゴキシン，非脱分極性筋弛緩薬(パンクロニウム等)の作用減弱　19)グレープフルーツジュース：代謝が抑制され血中濃度が上昇するおそれ(小腸での代謝抑制による血中濃度を上昇)

【慎重】　1)心不全，心筋梗塞等の心疾患又は第1度の房室ブロック(刺激伝導を抑制し心機能を悪化)　2)排尿困難，眼圧亢進(悪化)　3)高齢者　4)肝障害，腎障害　5)薬物過敏症　6)甲状腺機能低下症(甲状腺ホルモン濃度低下の報告)

【動態】　Tmax：4～24時間後(単回投与)　T½：約36時間(単回投与)，16～24時間(反復投与)　排泄：尿中　投与量の2～3%(未変化体)　蛋白結合率：70～80%　その他：定常状態に達するまでの期間3～6日　TDM 有効血中濃度：4～12μg/mL　採血時間：投与直前，但し代謝に自己誘導があるので，初めて投与を行う患者では開始後2～3週間毎に濃度が安定するまで測定し，投与量を調節する

【注意】　①連用中に投与量の急激な減少又は中止により，てんかん重積状態か→中止は徐々に，直ちに中止(特に高齢者，虚弱者は注意)　②連用中は定期的に肝・腎機能検査，血液検査を実施　❸眠気等→運転等注意　④統合失調症の興奮状態への使用は抗精神病薬で十分効果が得られなかった場合に使用　⑤抗てんかん薬の投与により発作の悪化又は誘発あり．混合発作型あるいは小発作(欠神発作，非定型欠神発作，脱力発作，ミオクローヌス発作)の患者に投与する場合，状態に注意し，発作が悪化あるいは誘発された場合，徐々に減量し中止　⑥眠気，悪心・嘔吐，眩暈，複視，運動失調等の症状は過量投与の徴候であることが多い→至適有効量まで徐々に減量．投与開始初期に多くみられるため，低用量から投与開始　⑦他の抗てんかん薬に変更する場合，増悪を防止するため，通常，ジアゼパム又はバルビツール酸系化合物の併用が望ましい　⑧血清免疫グロブリン(IgA, IgG等)の異常あり　⑨男性の生殖能力と精子形成異常の報告あり　⑩他の抗てんかん剤(フェニトイン・フェノバルビタール)との間に交差過敏症(過敏症症候群を伴う皮膚過敏症)の報告

妊　有益のみ．やむを得ない場合は可能な限り単独投与[奇形児・発達障害数多いとの疫学的調査報告，単独に比して併用(特にバルプロ酸)で口蓋裂，口唇裂，心室中隔欠損等多いとの報告．尿道下裂]　授乳婦　有益のみ(ヒト母乳中移行)　高齢　注意(減量等)

【過量投与】　徴候・症状：服用1～3時間後に発現．中枢神経障害(振戦，興奮，痙攣，意識障害，昏睡，脳波変化等)が最も顕著で心血管系の障害(血圧変化，心電図変化等)は軽度である　処置：特異的な解毒薬は知られていない．以下のような処置が行われる　1)催吐，胃内容物の吸引，胃洗浄．必要に応じ活性炭投与　2)気道確保，必要に応じ気管内挿管，人工呼吸，酸素吸入　3)低血圧には両下肢挙上及び血漿増量薬投与．必要に応じ昇圧薬投与　4)痙攣にはジアゼパムを静注(ジアゼパムによる呼吸抑制，低血圧，昏睡の悪化に注意)　処置後：呼吸，心機能，血圧，体温等を引き続き数日間モニターする

【副作用(重大)】　以下の場合は中止後処置　1)汎血球減少，無顆粒球症，白血球減少，再生不良性貧血，貧血，赤芽球癆，溶血性貧血，血小板減少→中止し処置　2)皮膚粘膜眼症候群(Stevens-Johnson症候群)，中毒性表皮壊死症(Lyell症候群)，紅皮症(剥脱性皮膚炎)→中止し処置　3)SLE様症状(蝶形紅斑等の皮膚症状，発熱，関節痛，白血球減少，血小板減少，抗核抗体陽性等)→中止し処置　4)過敏症症候群(初期症状：発熱，発疹，リンパ節腫脹，関節痛，白血球増加，好酸球増加，異型リンパ球出現，肝脾腫，肝機能障害等の臓器障害を伴う遅発性の重篤な過敏症状，また発疹，発熱，肝機能障害等の再燃・遷延化)→注意．ヒトヘルペスウイルス6等のウイルス再活性化を伴うことが多い，これらの症状でも中止し処置　5)重篤な肝機能障害，黄疸(胆汁うっ滞性，肝細胞性，混合型，肉芽腫性の肝機能障害・黄疸)→劇症肝炎に至ることがあるので検査十分に，異常で中止し処置　6)急性腎不全(間質性腎炎等)→中止し処置　7)PIE症候群(発熱，咳嗽，呼吸困難，咯痰，好酸球増加，肺胞の浸潤影)，間質性肺炎→中止し処置　8)血栓塞栓症(肺塞栓症，深部静脈血栓，血栓性静脈炎等)→中止し処置　9)アナフィラキシー反応(蕁麻疹，血管浮腫，循環不全，低血圧，呼吸困難を伴う)→中止し処置　10)うっ血性心不全，房室ブロック，洞機能不全，徐脈→中止し処置　11)抗利尿ホルモン不適合分泌症候群(SIADH)→HP参照(350頁)　12)無菌性髄膜炎(項部硬直，発熱，頭痛，悪心・嘔吐，意識混濁等)→中止し処置　13)悪性症候群(Syndrome malin)(発熱，意識障害，無動緘黙，強度の筋強剛，嚥下困難，頻脈，血圧の変動，発汗等)，抗精神病薬との併用注意(発症時：白血球増加，血清CK上昇，ミオグロビン尿を伴う腎機能低下)　〈その他〉1)過敏症(血管炎，血管

浮腫，呼吸困難，猩紅熱様・麻疹様・中毒疹様発疹，瘙痒症，光線過敏症，蕁麻疹，潮紅等）→中止　2)**皮膚**(色素沈着，痤瘡，丘疹，多型結節性紅斑，紫斑，多毛)　3)**筋骨格系**(筋脱力，筋痙攣，関節痛，筋痛)　4)**血液**(白血球増多，好酸球増多症，網状赤血球増加症，ポルフィリン症，巨赤芽球性貧血，リンパ節腫脹)→中止　5)**肝臓**(AST・ALT・Al-P・γ-GTPの上昇等)→中止　6)**腎臓**(蛋白尿，乏尿，頻尿，BUN・血清クレアチニンの上昇，尿閉，血尿)　7)**精神神経**(眠気，眩暈，注意力・集中力・反射運動能力等の低下，幻覚(視覚・聴覚)，ふらつき，立ちくらみ，抑うつ，頭痛・頭重，脱力，倦怠感，せん妄，錯乱，興奮，運動失調，不随意運動(挑戦，アステリクシス等)，言語障害，知覚異常，筋痙攣，インポテンス，末梢神経炎，口腔面ジスキネジア，舞踏病アテトーゼ，麻痺症状，攻撃的行動，激越，意識障害)　8)**眼**〔異常眼球運動(眼球回転発作)，水晶体混濁，結膜炎，眼圧上昇，複視，霧視，調節障害，眼振〕→定期的に視力検査　9)**心血管系**(不整脈，刺激伝導障害，血圧低下，血圧上昇)　10)**消化器**(膵炎)→中止。(口内炎，舌炎，腹痛，食欲不振，悪心・嘔吐，便秘，下痢，口渇)　11)**内分泌・代謝系**〔ビタミンD・Ca代謝異常(血清Caの低下等)，甲状腺機能検査値の異常(T₃値の低下等)，血清葉酸値低下，女性化乳房，乳汁漏出，プロラクチン上昇，低Na血症，骨軟化症，骨粗鬆症〕　12)**その他**〔聴覚異常(耳鳴，聴覚過敏，聴覚低下，音程の変化等)，脱毛，コレステロール上昇，TG上昇，CK値上昇，体液貯留，免疫グロブリン低下(IgA，IgG等)，CRP上昇，発熱，味覚異常，浮腫，発汗，体重増加，感冒様症状(鼻咽頭炎，咳嗽等)〕
【保存】〔細粒〕防湿　【規制】 処方せん

欠神発作に有効なもの

オキサゾリジン系

■ **トリメタジオン** trimethadione　1133

ミノ・アレビアチン Mino-Aleviatin
（大日本住友）
錠：100 mg　散：66.7%　667 mg/g

1日1.0g　分3
＊症状，耐薬性に応じ適宜漸増
＊最大投与量：1日2.0gを限度
児 成人量を基準として体重により決定

【禁忌】　1)**本剤の成分に過敏症**　2)**妊婦又は妊娠の可能性**　3)重篤な肝障害，腎障害　4)重篤な血液障害　5)網膜・視神経障害
【作用】　動物実験において，電撃痙攣，ペンテトラゾール痙攣およびストリキニーネ痙攣に対して拮抗作用を有する
【適応】　1)定型欠神発作(小発作)　2)小型(運動)発作〔ミオクロニー発作，失立(無動)発作，点頭てんかん(幼児痙縮発作，BNS痙攣等)〕
【慎重】　薬物過敏症

【注意】　①混合発作型では，単独投与により，大発作の誘発または増悪を招くことがある　②連用中は定期的に肝・腎機能検査，血液検査を実施　❸眠気等→運転等注意
妊 授乳婦 禁忌(催奇形性)　高齢 用量に留意(少量から開始等)
【副作用】　〈重大〉1)皮膚粘膜眼症候群(Stevens-Johnson症候群)，中毒性表皮壊死症(Lyell症候群)，SLE様症状→中止し，処置　2)再生不良性貧血，汎血球減少→中止し，処置　3)筋無力症→中止し，処置　〈その他〉1)過敏症(猩紅熱様・麻疹様・中毒疹様発疹等)→中止　2)血液(血小板減少，白血球減少，出血傾向)→減量等処置　3)肝臓(黄疸等の肝障害)　4)腎臓(腎障害)　5)精神神経(眠気，眩暈，頭痛，倦怠感，神経過敏，運動失調，不眠，性格変化等)　6)循環器(血圧下降等)　7)眼(羞明，複視，視覚障害等)→定期的に視力検査　8)消化器(食欲不振，悪心・嘔吐等)　9)その他(体重減少，脱毛)
【保存】　30℃以下　主薬に揮散性あり→開封後注意
【規制】　処方せん

■ **エトスクシミド** ethosuximide　1139

エピレオプチマル Epileo peti mal
（エーザイ）
散：50%　500 mg/g
ザロンチン Zarontin（第一三共）
シロップ：50 mg/mL

1日450〜1,000 mg　分2〜3
児 1日150〜600 mg　分1〜3

【禁忌】　1)**本剤の成分に過敏症の既往歴**　2)**重篤な血液障害**(悪化)
【作用】　1)抗痙攣作用：ラットを用い，ペンテトラゾールにより誘発した他代性痙攣発作に対して，筋痙攣を完全に抑制し，この抗痙攣作用は，トリメタジオンの作用に類似している　2)脳波：特有の脳波を呈する定型欠神発作の脳波所見を改善する
【特徴】　強直間代発作，ミオクロニー発作を伴わない欠神発作に有効，それ以外の発作には無効
【適応】　1)定型欠神発作(小発作)　2)小型(運動)発作〔ミオクロニー発作，失立(無動)発作，点頭てんかん(幼児痙縮発作，BNS痙攣等)〕
【相互(併用注意)】1)バルプロ酸Na：血中濃度上昇(本剤の代謝阻害)　2)フェニトインの血中濃度上昇(本剤によるフェニトインの代謝抑制)　3)カルバマゼピン：血中濃度低下(本剤の代謝促進)
【慎重】　1)肝障害，腎障害(薬物の体内蓄積による副作用の発現注意)　2)薬物過敏症(過敏症を再発)
【動態】　Tmax：1〜4時間(1g，経口)，3〜7時間(500mg，小児経口)　T½：約60時間　成人20〜60時間，小児20〜30時間　蛋白結合率：0%　その他：定常状態に達するまでの期間　成人4〜8日，小児4〜5日　TDM 有効血中濃度：40〜100 μg/mL　採血時間：投与直前
【注意】　①混合発作型では，単独投与により，大発作の誘発，増悪を招くことがある　②連用中は定期的に肝・腎機能検査，血液検査を実施　❸眠気等→運転等注意
妊 有益のみ(口唇裂等の報告，新生児で離脱症状，鎮静症

状)　【授乳婦】回避、やむを得ない場合は授乳回避(移行)　【高齢】慎重に
【副作用】〈重大〉1)皮膚粘膜眼症候群(Stevens-Johnson症候群)(発熱、皮膚・粘膜の発疹又は紅斑、壊死性結膜炎等)→中止　2)SLE様症状(発熱、紅斑、筋肉痛、関節炎、関節痛、リンパ節腫脹、胸部痛等)→中止　3)再生不良性貧血、汎血球減少→減量等処置　〈その他〉1)過敏症(猩紅熱様・麻疹様・中毒疹様発疹、光線過敏症)→中止　2)血液(白血球減少、好酸球増多、顆粒球減少)→減量等処置　3)精神神経(眠気、眩暈、頭痛、妄想、運動失調、注意力・集中力・反射運動能力等の低下、抑うつ、幻覚、夜驚、焦燥、多動、攻撃性、多幸感、疲労感)　4)眼(羞明)→定期的に視力検査　5)消化器(食欲不振、悪心・嘔吐、腹痛、下痢、胃痙攣)　6)その他(しゃっくり)
【保存】【腐】開栓後防湿　【規制】処方せん

その他

フェナセミド系

■ **アセチルフェネトライド**　acetylpheneturide　1131

クランポール　Crampol(大日本住友)
　　錠：200 mg　末

開始量：1日 0.3～0.4 g　分3
維持量：0.6～1.2 g
　＊1日量 0.1 g ずつ漸増して維持量を決める
【児】開始量：1日 0.1～0.2 g　分3
　　維持量：学童 0.4～0.6 g　幼児 0.3～0.4 g
　　乳児 0.2 g

【禁忌】本剤の成分又はフェニル尿素系化合物に過敏症
【作用】抗痙攣作用：アセチルフェネトライドは最大電撃痙攣(マウス、ラット)およびペンテトラゾール痙攣(マウス、ラット)に対して強い抑制作用を示す
【適応】1)てんかんの痙攣発作[強直間代発作(全般痙攣発作、大発作)、焦点発作(ジャクソン型発作を含む)]　2)精神運動発作　3)自律神経発作
【相互】〈併用注意〉アセタゾラミド：クル病、骨軟化症(本剤によるビタミンD分解促進、アセタゾラミドによる代謝性アシドーシス、腎尿細管障害の影響)
【慎重】薬物過敏症
【注意】①連用中は定期的に肝・腎機能検査、血液検査を実施　❷眠気等→運動等注意
【妊】有益のみ(動物で催奇形性)　【高齢】用量に留意(少量から開始等)
【副作用】〈重大〉再生不良性貧血→減量等処置　〈その他〉1)過敏症(猩紅熱様・麻疹様・中毒疹様発疹)→中止　2)血液(白血球減少)→減量等処置　3)肝臓(黄疸等の肝障害)　4)腎臓(腎障害)　5)精神神経(眠気、運動失調、注意力・集中力・反射運動能力等の低下、眩暈、頭痛、倦怠感、神経過敏、構音障害、不眠、焦燥感、もうろう感、不安)

6)消化器(食欲不振、悪心)　7)骨・歯(連用：くる病、骨軟化症、歯牙の形成不全)→異常(血清Al-P値の上昇、血清Ca・無機Pの低下等)→減量又はビタミンD投与等処置　8)その他(流涎、熱感)
【規制】処方せん

スルチアム

■ **スルチアム**　sultiame　1137

オスポロット　Ospolot(共和)
　　錠：50・200 mg

1日 200～600 mg　分2～3

【禁忌】1)本剤の成分に過敏症の既往歴　2)腎障害(腎不全)
【作用】電撃痙攣及びペンテトラゾール痙攣試験において抗痙攣作用を示す
【適応】精神運動発作
【相互】〈併用注意〉抗てんかん薬(フェニトイン)の血中濃度上昇→投与量に注意
【慎重】薬物過敏症
【動態】Tmax：2～4時間(5 mg/kg、経口)
【注意】①連用中は定期的に肝・腎機能検査、血液検査を実施　❷眠気等→運転等注意
【妊】有益のみ(本剤と他の抗てんかん薬を併用で奇形児の発生、児に禁断症状の報告)　【高齢】注意(減量等)
【過量投与】徴候・症状：嘔吐、頭痛、めまい、一過性の痴呆症状の報告、また、強いアシドーシスを伴う高K血症による急性心停止で死亡の報告　処置：胃洗浄、下剤・活性炭投与を行い、一般的な支持・対症療法を行う。本剤はアルカリ可溶であることから、中毒の際は炭酸水素Na等の投与が回復を早めるとの報告
【副作用】〈重大〉腎不全(0.1%未満)→定期的に検査し異常あれば中止し、処置　〈その他〉1)過敏症(猩紅熱様・麻疹様・中毒疹様発疹)→中止　2)血液(白血球減少、貧血)→減量等処置　3)精神神経(眠気、眩暈、知覚異常、多発神経炎、運動失調、頭痛、倦怠感、不眠)　4)消化器(食欲不振、悪心・嘔吐、便秘、下痢)　5)その他(舌のもつれ、体重減少、呼吸促迫)
【規制】処方せん

ベンゾジアゼピン系

■ **クロナゼパム**　clonazepam　1139

ランドセン　Landsen(大日本住友)
リボトリール　Rivotril(中外)
　　錠：0.5・1・2 mg
　　細粒：0.1・0.5%　1・5 mg/g

初回量：1日 0.5～1 mg　分1～3
症状に応じて至適効果が得られるまで徐々に増量

維持量：1日2～6 mg　分1～3
〔小児〕初回量：1日0.5～1 mg　分1～3
　　　　維持量：1日2～6 mg　分1～3
〔乳・幼児〕初回量：1日0.025 mg/kg　分1
　　　　　～3　維持量：1日0.1 mg/kg　分1～3

【禁忌】1)本剤の成分に過敏症の既往歴　2)急性狭隅角緑内障(眼圧上昇)　3)重症筋無力症(悪化)
【作用】抑制性のGABAニューロンのシナプス後膜に存在するベンゾジアゼピン受容体にアゴニストとして高い親和性で結合し，GABA親和性を増大させることにより，GABAニューロンの作用を特異的に増強すると考えられ，抗pentetrazol痙攣作用，抗電撃痙攣作用等を示す
【特徴】ミオクローヌス発作，West症候群や，Lennox症候群などの小児難治性てんかん，痙攣重積状態に有効
【適応】1)小型(運動)発作〔ミオクローヌス発作，失立(無動)発作，点頭てんかん(幼児痙縮発作，BNS痙攣等)〕
2)精神運動発作　3)自律神経発作
【相互】〈併用注意〉1)抗てんかん薬(ヒダントイン誘導体)：血中濃度低下．また，フェニトイン血中濃度上昇，低下→併用する場合には，フェニトインの血中濃度モニタリング　2)抗てんかん薬(バルビツール酸誘導体等)：中枢神経抑制作用増強　3)アルコール(飲酒)：相互に中枢神経抑制作用増強　4)中枢神経抑制薬(フェノチアジン誘導体等)：中枢神経抑制作用増強→投与回避．やむを得ない場合には慎重に　5)MAO阻害薬：クロルジアゼポキシドで舞踏病発現の報告→投与回避．やむを得ない場合には慎重に　6)バルプロ酸Na：アブサンス重積(欠神発作重積)出現の報告
【慎重】以下の患者には少量から開始か注意する　1)心障害(ジアゼパムで循環器への影響が報告)　2)肝障害，腎障害　3)脳に器質的障害(作用増強)　4)高齢者(運動失調等の副作用)　5)衰弱患者　6)呼吸機能の低下(悪化)
【動態】Tmax：2時間(0.5 mg錠2錠，経口)　T½：27時間(成人19～46時間，小児13～33時間)　有効血中濃度：0.01～0.06 μg/mL　蛋白結合率：47～82%　その他：定常状態に達するまでの期間　4～6日
【注意】①少量から開始し，慎重に維持量まで漸増(投与初期に眠気，ふらつき等の症状)　②連用中の投与量の急激な減少又は中止によりてんかん重積状態→徐々に減量等慎重に　③混合発作のある患者に投与すると，強直間代発作の誘発や回数が増加．また，Lennox症候群の患者に投与すると，induced microseizures(睡眠中の多呼吸発作)の誘発あり→処置　④比較的若年齢から長期投与されるので，耐性の上昇に十分注意　⑤フルマゼニル(ベンゾジアゼピン受容体拮抗薬)を投与しないこと　⑥連用中は定期的に肝・腎機能検査，血液検査を実施　❼眠気等→運転等注意　⑧投与した薬剤が不特定なままにフルマゼニルを投与された患者で，新たに本剤を投与する場合，本剤の鎮静・抗痙攣作用が変化，遅延するおそれあり
児 低出生体重児・新生児：未確立、乳児・幼児(喘鳴，唾液増加，嚥下障害→中止等処置)　妊 有益のみ(ジアゼパム，クロルジアゼポキシド等で奇形児の報告，新生児に無呼吸，嗜眠，筋緊張低下)　授乳婦 回避(母乳中移行．新生児に無呼吸，黄疸増加，ジアゼパムで嗜眠，体重減少等の報告)　高齢 慎重に(運動失調等の副作用→少量から開始等)

【過量投与】症状：傾眠，錯乱，昏睡，反射性低下，呼吸抑制，血圧低下等　処置：呼吸，脈拍，血圧を監視しながら，胃洗浄等の適切な処置を行うこと．過量投与が明白又は疑われた場合の処置としてフルマゼニル(ベンゾジアゼピン受容体拮抗薬)を投与しないこと→てんかん発作(痙攣)を誘発したとの報告がある
【副作用】〈重大〉1)依存性⇒DZP参照(389頁)　2)呼吸抑制，睡眠中の多呼吸発作→処置，中止は徐々に減量と慎重に　3)刺激興奮，錯乱等(精神障害合併患者に投与)→処置，中止は徐々に減量等慎重に　4)肝機能障害，黄疸(AST・ALT・γ-GTPの上昇を伴う)→中止等処置　〈その他〉1)精神神経〔眠気，ふらつき，意識障害，めまい，運動失調，神経過敏(不機嫌，興奮等)，無気力，情動不安定，筋緊張低下，頭痛・頭重，構音障害，寡動(活動低下，運動抑制等)，運動過多，不眠，もうろう感，注意力低下，眩暈，振戦，しびれ，行動異常，歩行異常，不安，幻覚，筋緊張亢進，知覚異常，うつ状態，攻撃的反応〕　2)呼吸器(喘鳴，呼吸困難，気道分泌過多，咯痰増加)　3)眼(複視，目がかすむ，羞明)　4)消化器(唾液増加(流涎等)，食欲不振，悪心・嘔吐，嚥下障害，口内炎，腹痛，便秘，下痢，吃逆，食欲亢進，口渇)　5)泌尿器(尿失禁，排尿困難)　6)血液(白血球減少，貧血，血小板減少，好酸球増多)　7)肝臓(AST・ALT・Al-P・LDH・γ-GTPの上昇)　8)過敏症(過敏症状，発疹)→中止　9)その他〔脱力，倦怠感，体重減少，疲労，ほてり(熱感，顔面潮紅)，発熱，体重増加，いびき，月経不順，性欲減退〕
【保存】遮光
【規制】精神Ⅲ 指定 処方せん 90日制限

クロバザム clobazam　1139

マイスタン Mystan
（大日本住友-アルフレッサ）
錠：5・10 mg　細粒：1%　10 mg/g

1日10 mgより開始し，症状に応じて徐々に増量．維持量は1日10～30 mg　分1～3(最高1日量：40 mgまで)
児 1日0.2 mg/kgより開始し，症状に応じ徐々に増量．維持量は1日0.2～0.8 mg/kg　分1～3(最高1日量：1.0 mg/kgまで)

【禁忌】1)本剤の成分に対し過敏症の既往歴　2)急性狭隅角緑内障(眼圧上昇)　3)重症筋無力症(悪化)
【作用】ベンゾジアゼピン受容体に選択的に結合し，GABAニューロンの働きを増強すると考えられている
【適応】他の抗てんかん薬で十分な効果が認められないてんかんの以下の発作型における抗てんかん薬との併用：部分発作(単純部分発作，複雑部分発作，二次性全般化強直間代発作)，全般発作(強直間代発作，強直発作，非定型欠神発作，ミオクロニー発作，脱力発作)
【相互】本剤は主としてCYP3A4で代謝．代謝物は主としてCYP2C19で代謝　〈併用注意〉1)中枢抑制薬(フェノチアジン誘導体，バルビツール酸誘導体，MAO阻害薬等)：中枢神経抑制作用により相互に作用が増強あり→減量等慎重に　2)アルコール：血中濃度上昇がみられ，相互に作用が増強の報告あり　3)フェニトイン：本剤の血中未

V. 抗てんかん薬

変化体濃度が低下(フェニトインがCYP3A4を誘導)あり、又、フェニトインの血中濃度上昇(機序不明)あり→眼振等が認められた場合には、フェニトインを減量等処置 4)フェノバルビタール、カルバマゼピン：血中未変化体濃度低下(CYP3A4を誘導)あり、又、これらの薬剤の血中濃度上昇(機序不明)あり 5)バルプロ酸Na：血中未変化体濃度低下(本剤の血清蛋白結合率が低下)あり、又、バルプロ酸Naの血中濃度上昇(機序不明)あり 6)シメチジン：$T_{1/2}$が遅延し、AUCが増大(肝薬物代謝酵素を阻害) 7)CYP3A4を阻害する薬剤(リトナビル等)：血中濃度上昇(CYP3A4による薬剤代謝を抑制) 8)主にCYP3A4によって代謝される薬剤(テルフェナジン等)：これらの薬剤及び本剤の血中濃度上昇(代謝を競合的に阻害が予測される)

【慎重】 1)心障害(悪化) 2)肝障害、腎障害(排泄が遅延の傾向あり→体内蓄積による副作用の発現に注意) 3)脳に器質的障害(作用が強く現れる) 4)高齢者 5)衰弱患者(作用が強く現れる) 6)呼吸機能低下(呼吸抑制作用が増強)

【動態】 (健康成人10mg空腹時単回経口)Tmax：1.7±0.6時間　Cmax：112.5±2.8 ng/mL　$T_{1/2}$：α相1.1±0.6時間　β相30.1±7.9時間　血漿蛋白結合率：89.6〜90.6%　代謝酵素：主としてCYP3A4(脱メチル化反応)　排泄経路：尿中、糞便中(投与後168時間尿中、未変化体・代謝物：18.9±3.2%)

【注意】【用法・用量】本剤の他の抗てんかん薬と併用して使用(単独での使用経験が少ない) 〈基本〉①投与初期に眠気、ふらつき等の症状あり→少量から開始し、慎重に維持量まで漸増 ②連用中の投与量の急激な減少ないし中止により、てんかん重積状態あり→中止の際は、徐々に減量等慎重に ③発作の悪化または誘発あり→処置 ④長期投与により抗痙攣作用の減弱→耐性の発現に注意 ⑤投与に際し、併用抗てんかん薬との相互作用に注意 ⑥連用中は定期的に肝・腎機能、血液検査を行うことが望ましい ❼眠気、注意力、集中力・反射運動能力等の低下→運転等注意 ⑧特に小児・高齢者で喘鳴、喀痰増加、気道分泌過多、唾液分泌過多、嚥下障害が現れ、肺炎、気管支炎に至ることがある→十分観察し処置 〈報告〉①本剤投与中に原因不明の突然死の報告 ②他のベンゾジアゼピン(クロナゼパム)で混合発作のある患者に投与すると、強直間代発作の誘発や回数を増加、又、レンノックス症候群の患者に投与すると induced microseizures(睡眠中の多呼吸発作等)を誘発の報告→適切な処置 ③他のベンゾジアゼピン(クロナゼパム)で精神障害を合併している患者に投与すると、逆に刺激興奮、錯乱等の報告
🧒 未確立。喘鳴、喀痰増加、気道分泌過多、嚥下障害から肺炎、気管支炎のおそれ→中止し処置　🤰 有益のみ(動物で胎児死亡、死産、新生児で低体温、筋緊張低下、呼吸抑制、無呼吸、哺乳困難、嗜眠、黄疸の増強等) 授乳婦 回避、やむを得ない場合は授乳回避(移行、ジアゼパムで新生児の黄疸を増加の可能性及び無呼吸、嗜眠、体重減少等の報告) 高齢 少量から開始等慎重に(T½の延長の報告。喘鳴、喀痰増加、気道分泌過多、嚥下障害から肺炎、気管支炎のおそれ→中止し処置)

【過量投与】 症状：嗜眠、錯乱、失調、呼吸抑制、血圧低下、昏睡、徐脈、脈拍、血圧等を監視しながら胃洗浄、補液投与等の処置、強制利尿・血液透析は無効　過量投与が明白または疑われる場合の処置としてフルマゼニルを投与する場合には使用上の注意等を熟読のこと。他のベンゾジアゼピン系化合物を長期間投与されているてんかん患者にフルマゼニルを投与して痙攣発作誘発の報告

【副作用】〈重大〉1)依存性⇒DZP参照(389頁) 2)呼吸抑制→処置。中止時は徐々に減量等慎重に 〈その他〉1)精神神経(眠気、ふらつき・めまい、構音障害、無気力、不機嫌、抑うつ、ほんやり感、情動不安、失眺、筋緊張低下、行動異常、多動、頭重感、酩酊感、想起力低下、精神活動減退、易刺激性、軽躁状態、発揚状態、浮遊感、気分高揚、注意力低下、活動低下、不眠、意欲低下、意識障害、幻覚、妄想、振戦、不随意運動、不穏、攻撃性) 2)眼(複視、眼振、眼のかすみ、眼痛) 3)呼吸器(喘鳴、喀痰増加、気道分泌過多) 4)消化器(唾液分泌過多、食欲不振、嘔気、嘔吐、胃部不快感、便秘、下痢、胃腸障害、嚥下障害、腹痛) 5)血液(白血球減少、好酸球の増加、血小板減少) 6)肝臓(AST・ALT・γ-GTP・Al-Pの上昇) 7)腎臓(BUN・クレアチニンの上昇) 8)皮膚(かゆみ、発疹、湿疹) 9)その他(倦怠感、脱力感、体重増加、胸痛、肩の重圧感、疲労感、心窩部痛、尿失禁、尿閉、浮腫、脱毛、転倒：眠気・ふらつき・めまい・失調・意識障害等から→注意すること、発熱、女性化乳房)

【規制】向精神Ⅲ　習慣　指定　処方箋 90日制限

ベンズイソキサゾール系

■ **ゾニサミド** zonisamide　　1139

エクセグラン Excegran(大日本住友)
　錠：100mg　散：20%　200mg/g

エクセミド(共和)

最初1日100〜200mg　分1〜3
以後1〜2週ごとに増量し、通常1日量200〜400mgまで漸増

最大投与量：1日量600mgまで
　🧒 最初1日2〜4mg/kg　分1〜3
　以後1〜2週ごとに増量し、通常1日量4〜8mg/kgまで漸増　最大投与量：1日量12mg/kgまで

【禁忌】 本剤の成分に過敏症の既往歴
【作用】 本剤の作用機序については、まだ完全に解明されてはいないが、発作活動の伝搬過程の遮断、てんかん原性焦点の抑制等が示唆されている
【特徴】 本剤は、多くの抗てんかん薬にみられるウレイド構造を含まないという特徴を有している。部分発作、全般発作および混合発作の抑制に優れた効果を示し、他の抗てんかん薬で発作が抑制されない難治例を含む部分てんかんおよび全般てんかん治療薬として高い有用性が認められている。
【適応】 部分てんかんおよび全般てんかんの以下の発作型 1)部分発作：単純部分発作〔焦点発作(ジャクソン型を含む)、自律神経発作、精神運動発作〕、複雑部分発作〔精神運動発作、焦点発作〕、二次性全般化強直間代痙攣〔強直間代発作(大発作)〕 2)全般発作：強直間代発作〔強直間代発作(全般痙攣発作、大発作)〕、強直発作〔全般痙攣発作〕、

非定型欠神発作〔異型小発作〕 3)混合発作〔混合発作〕
【相互】 本剤は主としてCYP3Aで代謝 〈併用注意〉1)抗てんかん薬(フェニトイン,カルバマゼピン,バルプロ酸Na等):併用中の他の抗てんかん薬を減量又は中止する場合,本剤の血中濃度上昇(フェニトイン,カルバマゼピンでは,肝CYPが誘導) 2)フェニトイン(中毒症状出現(眼振,構音障害,運動失調等)→血中濃度測定,減量等処置(本剤によるフェニトインの代謝抑制)
【慎重】 重篤な肝機能障害又はその既往歴(血中濃度上昇)
【動態】 Tmax:5.3時間 T½:62.9時間
【注意】 ①連用中の急激な減量又は中止により,てんかん重積状態→徐々に減量等慎重に(特に高齢者,虚弱者は注意) ②連用中は定期的に肝・腎機能検査,血液検査を実施 ❸眠気等→運転等注意 ④用量調整のため血中濃度測定を実施 ❺発汗減少あり,夏季に体温上昇あり→投与中は,体温上昇に留意し,高温環境下を避け,減量又は中止等処置 ⑥血清免疫グロブリン(IgA, IgG等)の異常あり
妊 1歳未満の乳児:未確立。発汗減少の出現 妊 有益のみ(奇形児(心室中隔欠損,心房中隔欠損等)出産,出生児に呼吸障害の報告) 授乳婦 回避(ヒト母乳中への移行が報告) 高齢 用量留意(少量から開始等→中止は徐々に)
【過量投与】 症状:昏睡状態,ミオクローヌス,振戦等の症状 処置:特異的解毒剤はない。胃洗浄,輸液,酸素吸入等処置
【副作用】〈重大〉(いずれも0.1%未満)1)皮膚粘膜眼症候群(Stevens-Johnson症候群),中毒性表皮壊死症(Lyell症候群),剝脱性皮膚炎→中止し,処置 2)遅発性の重篤な過敏症状⇒PHT参照(414頁) 3)再生不良性貧血,無顆粒球症,赤芽球癆,血小板減少→中止し,処置 4)急性腎不全→中止し,処置 5)間質性肺炎→中止し,処置 6)肝機能障害,黄疸→中止し,処置 7)横紋筋融解症(筋肉痛,脱力感,CK上昇,血中・尿中ミオグロビン上昇等)→中止し処置,急性腎不全の発現に注意 8)腎・尿路結石(腎疝痛,排尿痛,血尿,結晶尿,頻尿,残尿感,乏尿等)→中止等処置 9)発汗減少に伴う熱中症(発汗減少,体温上昇,顔面潮紅,意識障害)→減量又は中止し体冷却等の処置 〈その他〉1)過敏症(発疹・瘙痒感)→中止等処置 2)皮膚(多形紅斑,脱毛) 3)精神神経(眠気,無気力・自発性低下,精神活動緩慢化,倦怠・脱力感,易刺激性・焦燥,記憶・判断力低下,頭痛・頭重,運動失調,眩暈,意識障害,睡眠障害,抑うつ・不安・心気,幻覚・妄想状態,幻視・幻聴,精神病様症状,被害念慮,不随意運動・振戦,健忘,思考障害,しびれ感,精神障害,無機嘘,離人症) 4)眼(複視・視覚異常,眼振,眼痛) 5)消化器(食欲不振,悪心・嘔吐,胃痛,腹痛,下痢,流涎,口渇,口内炎,しゃっくり,便秘) 6)血液(白血球減少,貧血,白血球増加,好酸球増多) 7)腎臓(蛋白尿,BUN・クレアチニンの上昇,血尿,結晶尿,頻尿) 8)その他(体重減少,発汗減少,発熱,胸部圧迫感,排尿障害・失禁,動悸,喘鳴,乳腺腫脹,抗核抗体の陽性例,血清Ca低下)
【規制】 劇 指定 処方せん

ガバペンチン

■ ガバペンチン gabapentin　　　　　　　1139

ガバペン Gabapen(ファイザー)

錠:200・300・400 mg

初日1日量600 mg,2日目1日量1,200 mg,分3
3日目以降は,維持量として1日量1,200 mg～1,800 mgを分3(適宜増減)
＊1日最高投与量は2,400 mgまで
＊他の抗てんかん薬と併用して使用

【禁忌】 本剤の成分に対し過敏症の既往歴
【作用】 興奮性神経系の前シナプスにおいて電位依存性Caチャネルの$α_2δ$サブユニットへの結合を介してCaの流入を抑制することによりグルタミン酸などの神経伝達物質の遊離を抑制することと,脳内GABA量を増加させ,GABAトランスポーターを活性化することによって抑制性神経系であるGABA神経系機能を維持・増強することによって作用を発揮すると推察されている
【適応】 他の抗てんかん薬で十分な効果が認められないてんかん患者の部分発作(二次性全般化発作を含む)に対する抗てんかん薬との併用療法
【相互】〈併用注意〉1)制酸剤(水酸化Al,水酸化Mg):同時投与で,Cmaxが17%及びAUCが20%低下→制酸剤服用後少なくとも2時間以上服用が望ましい(機序不明) 2)モルヒネ:Cmaxが24%,AUCが44%それぞれ増加の報告あり→傾眠等の中枢神経抑制症状に注意し,必要に応じて本剤又はモルヒネの用量を減量(機序不明だが,モルヒネにより,消化管運動が抑制され本剤の吸収が増加したと考えられる)
【慎重】 1)腎機能障害 2)高齢者
【動態】 (健康成人400 mg空腹時単回経口)Tmax:約3時間 T½:6～7時間 Cmax:2.94 μg/mL AUC$_{0-∞}$:27.20 μg・hr/mL 食事の影響:絶食時及び食後に差は認められず 代謝:ほとんど受けない 排泄(尿中):42.1% 腎機能障害:腎機能の低下に伴いT½, AUCが増加
【注意】〈用法・用量〉①投与初期に眠気,ふらつき等→十分注意しながら用量を調節 ②1日3回の場合に,各投与間隔は12時間を超えない ③投与中止の際は,最低1週間かけて徐々に減量(症状悪化) ④腎機能障害時の1日投与量(詳細は添付文書参照)a)Ccr≧60:600～2,400 b)30～59:400～1,000 c)15～29:200～500 d)5～14:100～200 ⑤血液透析患者:Ccr≧5→前記の投与量に加え,透析実施後に200 mg追加。Ccr<5→初日5 mg単回後,透析実施後1回200,300又は400 mgを追加(尚,48時間毎に4度間血液透析の際のシミュレーションでの目安→慎重に調節) 〈基本〉①連用中の急激な減量ないし投与中止により,てんかん発作の増悪又はてんかん重積状態の発現あり→中止の際は,最低1週間をかけて徐々に減量等慎重に ②体重増加来すことあり→肥満に注意し,肥満の徴候の際は,食事療法,運動療法等の処置(特に,投与量の増加,あるいは長期投与に伴い体重増加あり→定期的に体重計測を実施) ❸眠気,注意力・集中力・反射運動能力の低下→運転等注意 ④弱視,視覚異常,霧視,複視等の眼障害が生じる可能性あり→診察時に,眼障害について問診を行う等注意し,異常の際は処置 〈適用上〉❶品質は熱の影響あり→高温での保存回避,涼しいところでの保存を指導 〈その他〉①外国で原因不明の突然死の報告

V. 抗てんかん薬

(突然死の頻度はてんかん患者における推定値の範囲内) ②臨床試験で依存性の可能性は評価されていない 【小児】未確立(使用経験なし)(外国:3〜12歳を対象とした臨床試験では、感情不安定、敵意、運動過多及び思考障害の発現率がプラセボ群と比較して、有意に高かったと報告) 【妊婦】有益のみ(動物で、胎児・出生児に骨化遅延、尿管拡張・腎盂拡張、着床後胚死亡率の増加が報告) 【授乳婦】授乳回避(移行) 【高齢】Ccr値を参考に投与量、投与間隔を調節等慎重に 【過量投与】症状:外国でガバペンチンを49g まで経口投与の報告あり→主症状は、浮動性めまい、複視、不明瞭発語、傾眠状態、嗜眠、軽度の下痢 処置:対症療法.血液透析により除去も可能であり、症状の程度に応じて血液透析の実施を考慮. 又、重度の腎障害患者に対しても、血液透析の実施を考慮 【副作用】〈重大〉1)急性腎不全→中止し処置 2)皮膚粘膜眼症候群(Stevens-Johnson症候群)→中止し処置 3)肝炎、肝機能障害、黄疸→中止し処置 〈その他〉→必要に応じ、減量、投与中止等処置 1)精神・神経(傾眠、浮動性めまい、頭痛、痙攣、てんかん増悪、失調、会話障害、感覚減退、記憶障害、振戦、体位性めまい、易刺激性、錯乱状態、神経過敏、不眠、不安、運動障害、幻覚、ミオクローヌス) 2)眼(複視、眼振、眼の異常感、霧視、弱視、視覚異常) 3)皮膚(脱毛、発疹、湿疹、蕁麻疹、痤瘡、多形紅斑) 4)消化器(悪心・嘔吐、上腹部痛、食欲減退、食欲不振、便秘、消化不良、下痢、流涎過多) 5)血液(白血球数減少、白血球数増加、Hb減少、ヘマトクリット減少、好中球数減少、好塩基球数増加、単球数増加、好酸球数増加、血小板数減少) 6)泌尿・生殖器(尿失禁、尿蛋白増加、勃起機能不全) 7)肝臓(AST・ALT・Al-P・γ-GTP上昇) 8)その他(関節痛、胸痛、発熱、無力症、顔面浮腫、回転性めまい、呼吸困難、背部痛、体重減少、鼻炎、動悸、耳鳴、異常歩行、LDH増加、血酸減少、血糖増加、血管浮腫、膵炎) 【保存】高温回避(品質は熱の影響を受ける→涼しいところで保存)(本剤を30℃で24カ月、40℃で6カ月保存した結果、明確な品質の変化あり) 【規制】指定 処方箋

■ トピラマート topiramate　1139

トピナ Topina(協和醱酵)
錠:50・100mg

1回量50mgを1日1〜2回で開始.以後、1週間以上の間隔をあけて漸増し、維持量として1日量200〜400mg 分2(適宜増減)
　＊1日最高投与量は600mgまで

【禁忌】本剤の成分に対し過敏症の既往歴 【作用】電位依存性Naチャネル抑制作用、電位依存性L型Caチャネル抑制作用、AMPA/カイニン酸型グルタミン酸受容体機能抑制作用、GABA存在下におけるGABA_A受容体機能増強作用及び炭酸脱水酵素阻害作用に基づいて抗てんかん作用を発揮すると推定されている 【適応】他の抗てんかん薬で十分な効果が認められないてんかん患者の部分発作(二次性全般化発作を含む)に対する

抗てんかん薬との併用療法 【相互】主代謝は、CYP3A4である 〈併用注意〉1)フェニトイン、カルバマゼピンにより肝代謝酵素が誘導され、血中濃度は単剤に比べ低下(併用中、減量又は中止すると本剤の血中濃度上昇) 2)フェニトインの血中濃度上昇→フェニトインの血中濃度上昇 3)中枢抑制薬(バルビツール酸誘導体等):相互に作用増強(中枢抑制作用) 4)炭酸脱水酵素阻害薬(アセタゾラミド等):腎・尿路結石形成(本剤は弱い炭酸脱水酵素阻害作用あり) 5)リスペリドンのクリアランス上昇→リスペリドンの血中濃度低下 6)メトホルミンのクリアランス低下→メトホルミンの血中濃度上昇し、血糖降下作用増強 7)ピオグリタゾンのクリアランス上昇→ピオグリタゾンのAUCが低下し、血糖降下作用減弱 8)アミトリプチリンの血中濃度上昇→必要に応じ用量調節(機序不明) 9)リチウムの血中濃度上昇又は低下(機序不明) 10)ジゴキシンのAUC低下(機序不明) 11)ヒドロクロロチアジドにより本剤の腎排泄が低下し、血中濃度上昇→必要に応じて本剤の用量調節 12)経口避妊薬(エチニルエストラジオール等)の血中濃度低下し効果減弱(機序不明) 13)セイヨウオトギリソウ(St. John's Wortセント・ジョーンズ・ワート)含有食品により誘導されたCYP3A4が本剤の代謝を促進(機序不明) 【慎重】1)閉塞隅角緑内障(悪化) 2)アシドーシスの素因を有する又はアシドーシスを来し易い治療を受けている患者(高クロール性の代謝性アシドーシス) 3)腎機能障害、肝機能障害(クリアランス低下) 4)自殺企図の既往及び自殺念慮を有するうつ病(悪化) 5)高齢者 【動態】(健康成人200mg絶食下単回経口)Cmax:5.10±0.47μg/mL Tmax:0.8±0.3時間 T½:25.3±2.2時間 AUC_{0-∞}:159.1±17.5μg・hr/mL 腎機能障害:中等度若しくは重度の腎機能障害に対しては、通常用量の半量の使用が推奨される 血液透析:血漿から急速に除去される 肝機能障害(外国):中等度から重度(Child-Pughスコア5〜9)では AUC は29%増加し、CL/fは26%低下 高齢者(外国):Cmax及びAUC_{0-∞}はそれぞれ23%及び25%増加し、T½が約13%延長 【注意】〈用法・用量〉①海外で1日量50mgで開始し、1週間ごとに50mgずつ増量等、開始用量及び増量幅を低減することで、投与初期の有害事象発現率低下の報告あり→患者の状態に応じて1日1回50mgから開始すること 又は増量幅を1日100mgではなく1日50mgに低減も考慮 ②他の抗てんかん薬と併用して使用(国内臨床試験では単独の投与経験なし) ③主として腎排泄のため、腎機能障害ではクリアランス低下あり→Ccr<70mLの際は、投与量を半量を慎重に 〈基本〉❶腎・尿路結石あり→結石を生じ易い場合には十分水分を摂取するよう指導 ②代謝性アシドーシス(クリアランス低下)あり、特に長期投与時には、重炭酸イオン濃度測定等の検査を状態に応じた適切な間隔で実施が望ましい ③発汗減少あり、特に夏季に体温が上昇→投与中は体温の上昇に留意し、このような場合には高温環境下回避 あり、予め水分補給により症状緩和の可能性あり ④体重減少あり→投与中、特に長期投与時には、定期に体重計測を実施等、状態を慎重に観察→徴候の際は処置 ⑤連用中における投与量の急激な減量ないし投与中止により、発作頻度が増加の可能性あり、中止の際は徐々に減量等慎重に. 尚、高齢者、虚弱者は特に注意 ❻眠気、注意力・集中力・反射運動能力等の低下あり→運転等注意 ⑦血液透析により除去→透析実施日は本剤の補充投与を考慮 ❽投与開始に先立ち、主な副作用について患者に説明

し，異常の際は，速やかに主治医に連絡するよう指示 　**児** 未確立　**妊** 有益のみ（奇形を有する児を出産の報告あり，動物で胎児の欠指，口蓋裂，血管系の異常及び骨格異常等が報告）　**授乳婦** 授乳回避（動物で移行）　**高齢** 慎重に．尚，中止の際は徐々に減量し慎重に

【過量投与】 症状：痙攣，傾眠，精神障害，昏迷，激越，めまい，抑うつ，会話障害，代謝性アシドーシス，協調運動異常，霧視，複視，低血圧，腹痛等あり　処置：早期の場合は，催吐，胃洗浄，活性炭投与，十分な水分補給による尿排泄の促進等の一般的な支持・対症療法を行う．又必要に応じ血液透析を行う

【副作用】〈重大〉1)続発性閉塞隅角緑内障及びそれに伴う急性近視→定期的に検査等観察を十分に行い，視力の急激な低下，眼痛等の症状発現時には，中止し処置．尚，投与1ヵ月以内が多い　2)腎・尿路結石：2.6%（腎疝痛，腹部痛等の症状）→中止等処置　3)代謝性アシドーシス：2.0%（高クロール性：過換気，不整脈，傾睡等の症状）→中止等処置．尚，疲労，食欲不振等の症状発現の際は必要に応じて重炭酸イオン濃度の測定を行う　4)乏汗症及びそれに伴う高熱（発汗減少，体温上昇等の症状）→中止等処置　〈その他〉→異常の際は減量・休薬等処置　1)精神神経（傾眠，めまい，摂食異常，しびれ感，頭痛，思考力低下，会話障害，易刺激性，抑うつ，歩行異常，不安，不眠，妄想，記憶力低下，幻覚，振戦，味覚異常，動作緩慢，眼振，筋緊張，自殺企図，気分不良，平衡障害，感覚異常，躁状態，思考異常，協調運動異常，昏迷，錯乱，離人症）　2)消化器（腹痛，悪心，便秘，下痢，嘔吐，腹部不快感，口内炎，胃腸炎，歯肉腫脹，鼓腸放屁，嚥下障害，唾液分泌過多，便失禁）　3)代謝及び栄養〔電解質（K, Ca, P, Cl, Na）異常，血中乳酸脱水素，TG上昇，血中アンモニア値上昇，血中コレステロール増加，総蛋白減少，低血糖〕　4)眼（複視，視覚異常，眼痛，視力低下，羞明，眼精疲労，涙液減少）　5)肝臓〔機能異常（AST, ALT, γ-GTP, Al-P, LDHの上昇），ウロビリノーゲン陽性，胆石症〕　6)血液（血球分画異常，白血球減少，貧血，血小板減少，白血球増加，プロトロンビン量増加，鼻出血）　7)腎臓・泌尿器（尿沈渣陽性，血尿，尿蛋白陽性，頻尿，尿失禁）　8)循環器（胸痛，心電図異常，起立性低血圧，動悸，徐脈，血圧上昇）　9)呼吸器（呼吸困難，咳嗽，鼻炎）　10)皮膚（発疹，脱毛，発汗減少，皮膚炎，多汗，多毛，脂漏）　11)感覚器（耳鳴，聴力低下）　12)筋骨格（筋肉痛，関節痛，四肢感，筋痙攣）　13)内分泌（月経異常，乳房痛）　14)その他（体重減少，倦怠感，CK上昇，発熱，脱力，浮腫，口渇，熱感，四肢冷感，体重増加，悪寒，性欲減退，体臭）

【規制】 **指定** **処方せん**

VI. パーキンソン病/症候群治療薬

(注意：塩酸トリヘキシフェニジル⇨THPと略す)

レボドパ単味剤

■ **レボドパ** levodopa　　　　　　　　　　1164

ドパストン Dopaston（第一三共）
　散：98.5%　985 mg/g　カプセル：250 mg
　注：25・50 mg/10・20 mL/A

ドパゾール Dopasol（第一三共）
　錠：200 mg

ドパール Doparl（協和発酵）
　錠：200 mg　細粒：99.5%　995 mg/g

内（ドパストン）
1日250〜750 mg　分1〜3（食直後）
以後2〜3日毎に1日250 mgずつ増量し，症例毎に最適量を定め維持量とする
標準維持量：1日1.5〜3.5 g
（ドパゾール，ドパール）
1日200〜600 mg　分1〜3（食後）
以後2〜3日毎に200〜400 mgずつ漸増し，2〜4週後に維持量として2.0〜3.6 gとする
注 1日25〜50 mg　分1〜2　静注・点滴静注
　＊生食液，ブドウ糖液等に希釈して点滴静注
　＊静注の際は緩徐に

【禁忌】 1)閉塞隅角緑内障（眼圧上昇を起こし，症状悪化のおそれ）　2)本剤の成分に過敏症の既往歴　3)非選択的MAO阻害薬投与中

【作用】 ドパミンの前駆物質として血液・脳関門を通過し，錐体外路中枢である黒質線条体等においてドパミンに転換されて作用を発現する

適応 パーキンソン病，パーキンソン症候群

【相互】〈併用禁忌〉非選択的MAO阻害薬：血圧上昇等を起こすおそれ（レボドパから変換して産生されたドパミン，ノルエピネフリンの分解が非選択的MAO阻害薬により抑制され，これが体内に蓄積されるためと考えられる）　〈併用注意〉1)レセルピン製剤：脳内ドパミンが減少し，作用減弱のおそれ（レセルピンは脳内のドパミン神経を枯渇させてパーキンソン症状を悪化）　2)血圧降下薬（メチルドパ，レセルピン，節遮断薬等）の作用増強あり（機序不明：レボドパに血圧降下作用があるためと考えられる）　3)抗精神病薬〔フェノチアジン系薬剤（クロルプロマジン，チオリダジン等），ブチロフェノン系薬剤（ハロペリドール等），その他（ペロスピロン等）〕：作用減弱あり（これら薬剤によりドパミン受容体が遮断）　4)全身麻酔薬（ハロタン等）：不整脈を起こすことあり（ハロタン等は交感神経のα, βレセプターの感受性を高める．一方，併用ではレボドパから転換したドパミンがα, βレセプターに作用して，不整脈を起こす可能性）　5)ピリドキシン：末梢での本剤の脱炭酸化を促進するため，作用減弱あり（ピリドキシンはレボドパ脱炭酸酵素の補酵素であり，併用によりレボドパの末梢での脱炭酸化を促進し，脳内作用部位への到達量

VI. パーキンソン病/症候群治療薬

を減少させると考えられる） 6)**他の抗パーキンソン薬**(抗コリン薬、塩酸アマンタジン、メシル酸ブロモクリプチン)：精神神経系の副作用が増強あり(併用によりレボドパの効果増加につながるが、同時に精神神経系の副作用が増強されるも可能性) 7)**塩酸パパベリン**：作用減弱のおそれ(塩酸パパベリンが線条にあるドパミンレセプターをブロックする可能性) 8)**鉄剤**：作用減弱のおそれ(キレートを形成し、本剤の吸収が減少するとの報告) 9)**イソニアジド**：作用減弱のおそれ(機序不明：イソニアジドによりドパ脱炭酸酵素が阻害されると考えられる) 〈飲食物〉

【**慎重**】 1)肝又は腎障害(副作用発現が増加のおそれ) 2)胃潰瘍、十二指腸潰瘍又はその既往歴(症状悪化のおそれ) 3)糖尿病(血糖値の上昇を誘発し、インスリン必要量を増大させるとの報告) 4)重篤な心・肺疾患、気管支喘息又は内分泌疾患(症状悪化のおそれ) 5)慢性開放隅角緑内障(眼圧上昇を起こし、症状悪化のおそれ) 6)自殺傾向など精神症状(精神症状が悪化のおそれ)

【**動態**】 Tmax：0.5～3時間(0.5～1g、経口) 排泄：尿中65～85%(8時間)、70～90%(24時間)

【**注意**】〈**基本**〉①閉塞隅角緑内障のおそれがある場合は、隅角検査あるいは眼圧検査を行うことが望ましい ②少量から開始し、慎重に維持量まで増量すること。また他剤から切り替える場合には、他剤を徐々に減量しながら本剤を増量するのが原則である ③長期投与により、以下のような現象が現れることがあるので、適切な処置を行うこと：a)wearing off(up and down)現象が現れた場合には、1日用量の範囲内で投与回数を増す等処置 b)on and off現象が現れた場合には、維持量の漸減又は休薬を行う。症状悪化に際しては、他の抗パーキンソン薬の併用等処置 ④前兆のない突発的睡眠、傾眠、調節障害、高度の筋硬直、集中力・反射機能等の低下が起こることあり→運転等注意 ⑤塩酸セレギリン(B型MAO阻害薬)との併用に際しては、使用前に必ず塩酸セレギリンの添付文書を参照すること〈**その他**〉❶抗パーキンソン薬はフェノチアジン系化合物、レセルピン誘導体等による口周部等の不随意運動(遅発性ジスキネジー)を通常軽減しない。場合によっては増悪顕在化させることがある ❷悪性黒色腫が発現したとの報告 ❸内 高蛋白食によりレボドパの吸収が低下するとの報告 ❹病的賭博の報告

〔**検査値への影響**〕ニトロプルシドNaの検尿テープによる尿検査では、ケトン体反応が偽陽性になる場合がある

妊 回避(動物での初期発生への影響及び胎仔毒性が認められている)、授乳婦 回避(乳汁分泌が抑制されるおそれあり、動物で乳汁に移行) 高齢 不安、不眠、幻覚、血圧低下等の副作用が現れることあり注意(生理機能の低下により、レボドパに対する忍容性が低下)

【**過量投与**】 異常な不随意運動、混乱、不眠、まれに嘔気、嘔吐、不整脈等が起こるおそれ。このような場合には、呼吸器や心機能を観察しながら〈内 胃洗浄等〉処置

【**副作用**】〈**重大**〉1)**悪性症候群(Syndrome malin)**(急激な減量又は中止により、高熱、意識障害、高度の筋硬直、不随意運動、ショック状態等が現れることあり)→再投与後、漸減し、体冷却、水分補給等処置 2)**錯乱、幻覚**(注 0.3%、内 1%)、**抑うつ**(内 0.48%)→症状が現れた場合は、減量又は休薬等処置 3)**胃潰瘍・十二指腸潰瘍の悪化**→症状が現れた場合は、直ちに中止等処置 4)**溶血性貧血**→中止等処置 5)**突発的睡眠**(前兆のない突発的睡眠が起こることあり)→減量、休薬又は中止等処置 〈**その他**〉内 1)**精神神経**(不随意運動、多弁、見当識障害、興奮、妄想)

→減量又は休薬等処置 (めまい、頭痛、倦怠感、不眠、傾眠、味覚異常) 2)**消化器**(悪心・嘔吐、食欲不振、口渇、便秘、胸やけ、下痢、唾液分泌過多、腹痛、腹部膨満感) 3)**泌尿器**(排尿異常等) 4)**血液**(血小板減少、貧血、白血球減少等)→中止 5)**過敏症**(発疹)→中止 6)**循環器**(起立性低血圧、血圧低下、血圧上昇、心悸亢進、不整脈) 7)**眼**(視覚異常等) 8)**肝臓**(AST・ALTの上昇)→定期的に肝機能検査 9)**腎臓**(浮腫) 10)**その他**(嗄声、汗の黒色着色、発汗、熱感、体重減少、筋肉痛、耳鳴、脱毛、唾液の黒色着色)注 1)**精神神経**(見当識障害、不随意運動、妄想、興奮)→減量又は休薬等処置 (味覚異常、頭痛・頭重感、不眠、傾眠、めまい、倦怠感) 2)**消化器**(便秘、唾液分泌過多、胸やけ、悪心・嘔吐、食欲不振、口渇、下痢) 3)**泌尿器**(排尿異常等) 4)**血液**(血小板減少、貧血、白血球減少)→中止 5)**過敏症**(発疹)→中止 6)**循環器**(血圧低下、血圧上昇、不整脈、心悸亢進) 7)**眼**(視覚異常等) 8)**肝臓**(AST・ALTの上昇)→定期的に肝機能検査 9)**腎臓**(浮腫) 10)**その他**(嗄声、発汗、筋肉痛、脱毛、尿・唾液の黒色着色、耳鳴、熱感、汗の黒色着色)

【**保存**】遮光 【**規制**】指定 処方箋

レボドパとドパ脱炭酸酵素阻害薬の配合剤

ネオドパストン Neodopaston 1169
(第一三共)
メネシット Menesit(万有)
錠：100・250 mg(1錠中 レボドパ100・250 mg、カルビドパ10・25 mg)

カルコーパ(共和)、ドパコール(ダイト)、パーキストン(小林化工)、レプリントン(辰巳)

(**初回量**)
レボドパ未服用患者：レボドパ量として1回100～125 mg、1日100～300 mgから開始、毎日又は隔日に100～125 mgずつ増量し、最適投与量を定め維持量とする

レボドパ既服用患者：レボドパ単味製剤服用後、少なくとも8時間の間隔をおいてから、レボドパ1日維持量の約1/5量に相当する量を目安として初回量を決め、1日3回に分服。以後、最適投与量を定め維持量とする

(**維持量**) 1回200～250 mg 1日3回
＊レボドパ量として1日1,500 mgを超えない

(**禁忌**) ⇒レボドパ参照(430頁)
【**作用**】カルビドパはレボドパ脱炭酸酵素の阻害薬で、それ自体は血液・脳関門を通過せず、脳内へ移行しないため、レボドパと共に投与すると、レボドパの脳以外での脱炭酸反応を防ぎ、脳への移行を高める。また脳内に取り込まれたレボドパのドパミンへの転換には影響を及ぼさない

431

4．向精神薬・精神科関連薬 DI 集

ため，脳内ドパミン量を増加させる
【特徴】 カルビドパの配合により，レボドパの投与量を減量できると共に，消化器及び循環器に対する副作用を軽減させる．また，塩酸ピリドキシン（ビタミン B_6）との併用時でも効果が減弱しない
[適応] パーキンソン病，パーキンソン症候群
【相互】〈併用禁忌〉⇒レボドパ参照(430 頁) 〈併用注意〉1)レセルピン製剤⇒レボドパ参照(430 頁) 2)血圧降下薬⇒レボドパ参照(430 頁) 3)抗精神病薬⇒レボドパ参照(430 頁) 4)他の抗パーキンソン薬⇒レボドパ参照(430 頁) 5)塩酸パパベリン⇒レボドパ参照(430 頁) 6)鉄剤⇒レボドパ参照(430 頁) 7)イソニアジド⇒レボドパ参照(430 頁) [飲食物]
【慎重】 ⇒レボドパ参照(430 頁)
【動態】 パーキンソン病患者に本剤 250 mg 及びレボドパ単味(1,000 mg)を経口投与した結果，最高血中ドパ濃度(投与後 1〜2 時間値)はレボドパ単独投与に比べ約 4 倍の高値をとり，投与 5 時間後もなお高濃度が維持された．一方血中ドパミン濃度は約 1/5 に低下，尿中 HVA の排泄量は著明に減少
【注意】〈基本〉①⇒レボドパ①参照(430 頁) ②既にレボドパ単味製剤の投与を受けている患者に対して本剤を投与する場合は，レボドパの服用後少なくとも 8 時間の間隔をおいてから本剤を投与すること，但し，その他の抗パーキンソン薬を中止する必要はない ③レボドパ単味製剤の投与を受けていない患者に対して本剤を投与する場合は，少量から開始し，慎重に維持量まで増量すること ④〜⑥⇒レボドパ③〜⑤参照(430 頁) 〈その他〉⇒レボドパ参照(430 頁)
〈検査値への影響〉 ⇒レボドパ参照(430 頁)
【過量投与】 ⇒レボドパ参照(430 頁)
【副作用】〈重大〉1)悪性症候群(Syndrome malin)⇒レボドパ参照(430 頁) 2)錯乱，幻覚，抑うつ(0.55％)→症状が現れた場合は休薬等処置 3)胃潰瘍・十二指腸潰瘍の悪化(0.05％)→症状が現れた場合は，直ちに中止し処置 4)溶血性貧血→直ちに中止し処置 5)突発的睡眠(前兆のない突発的睡眠が現れることあり)→減量，休薬又は中止等処置 〈その他〉1)精神神経(不随意運動，妄想，不安・焦燥感，歩行障害，興奮，見当識喪失，振戦の増強)→減量又は休薬等処置（不眠，傾眠，めまい，頭痛，倦怠感・脱力感，味覚異常，しびれ感等） 2)消化器(悪心・嘔吐，食欲不振，口渇，腹部膨満感，腹部不快感，腹痛，便秘，下痢，味覚異常，唾液分泌過多，口内炎，嚥下障害等) 3)泌尿器(排尿異常等) 4)血液(顆粒球減少，貧血，血小板減少等)→中止 5)過敏症(発疹等)→中止 6)循環器(起立性低血圧，心悸亢進，不整脈，血圧低下，血圧上昇等) 7)視覚異常等) 8)肝臓(AST・ALT・LDH・Al-P の上昇等の肝機能異常)→定期的に肝機能検査 9)腎臓(浮腫，BUN の上昇等) 10)その他(のぼせ感，発汗，筋肉痛，脱毛，嗄声，体重減少，尿・汗・唾液の黒色着色，抗 DNA 抗体，クームス試験の陽性例)
【規制】 [指定] [処方せん]

イーシー・ドパール EC-Doparl　　1169
　　（協和発酵）

ネオドパゾール Neodopasol（第一三共）

マドパー Madopar（中外）

錠：レボドパ 100 mg，ベンセラジド 25 mg

〔初回量〕
レボドパ未投与例：初回 1 日 1〜3 錠　分 1〜3（食後），2〜3 日毎に 1 日 1〜2 錠ずつ漸増し，維持量とする
レボドパ投与中例：初回 1 日量は投与中のレボドパ量の約 1/5 に相当する量(本剤 1 錠中 100 mg)に切り替え，分 1〜3（食後），漸増もしくは漸減し，維持量とする
〔維持量〕1 日 3〜6 錠

【禁忌】 ⇒レボドパ参照(430 頁)
【作用】 ベンセラジドは脳内に移行せず，肝，腎，心臓，小腸など末梢においてドパミン脱炭酸酵素を阻害し，末梢でのカテコールアミン産出を抑制し，血中レボドパ濃度を高めてその脳内への移行量を増加させる
【特徴】 塩酸ベンセラジドを配合することで，レボドパ投与量の節約を可能とし，消化器系及び循環器系副作用を軽減する．またビタミン B_6 併用の影響をほとんど受けない
[適応] パーキンソン病，パーキンソン症候群
【相互】〈併用禁忌〉非選択的 MAO 阻害薬：血圧上昇，ほてり等の高血圧症状が現れるおそれ(非選択的 MAO 阻害薬により，カテコールアミンの代謝が阻害され，レボドパの濃度が上昇し，冠血管の α 受容体を刺激)→非選択的 MAO 阻害薬投与中及び中止後少なくとも 2 週間は併用を避ける 〈併用注意〉1)レセルピン製剤：作用減弱のおそれ(脳内ドパミンが減少) 2)降圧薬（メチルドパ，レセルピン，交感神経節遮断薬等)の作用増強あり(相互に作用増強) 3)抗精神病薬⇒レボドパ参照(430 頁) 4)他の抗パーキンソン薬(抗コリン薬，アマンタジン，ブロモクリプチン)：精神神経系及び循環器系の副作用が増強あり(長期投与により，大脳皮質におけるコリン作動性神経系感受性が亢進) 5)全身麻酔薬(ハロタン等)：不整脈が現れるおそれ(末梢でドパミンは β_1 アドレナリン受容体を刺激し強心作用を示す．またハロタンは心筋の被刺激性亢進作用を示すので，本剤による心臓への影響が増強) 6)塩酸パパベリン：作用減弱のおそれ(機序不明：塩酸パパベリンが線条体のドパミン受容体を遮断，またはアドレナリン作動性神経小胞でレセルピン様作用を示すと考えられる) 7)鉄剤⇒レボドパ参照(430 頁) 8)イソニアジド⇒レボドパ参照(430 頁) [飲食物]
【慎重】 1)〜6)⇒レボドパ 1)〜6)参照(430 頁) 7)骨軟化症 8)25 歳以下
【動態】 Tmax：2 時間(レボドパ 200 mg 相当，経口) 排泄：尿中 約 16％(3 時間後)
【注意】〈基本〉①⇒レボドパ①参照(430 頁) ②既にレボドパ単味製剤の投与を受けている患者に対して本剤を投与する場合は，レボドパの服用後少なくとも 8 時間の間隔をおいてから本剤を投与すること，但し，その他の抗パーキンソン薬を中止する必要はない ③レボドパ単味製剤の投与を受けていない患者に対して本剤を投与する場合は，少量から開始し，慎重に維持量まで増量すること ④〜⑥⇒レボドパ③〜⑤参照(430 頁) 〈その他〉①動物実験（幼若ラット）において，本剤による骨端軟骨板の内軟骨性骨化の異常(閉鎖不全)が報告 ②〜⑤⇒レボドパ①〜④参照

VI. パーキンソン病/症候群治療薬

(430頁)
【検査値への影響】 ⇨レボドパ参照(430頁)
【過量投与】 ⇨レボドパ参照(430頁)
【副作用】〈重大〉1)悪性症候群(Syndrome malin)⇨レボドパ参照(430頁) 2)幻覚, 抑うつ, 錯乱→症状が現れた場合は, 減量又は休薬等処置 3)胃潰瘍・十二指腸潰瘍の悪化→症状が現れた場合は中止 4)溶血性貧血→異常が認められた場合は中止 5)突発的睡眠(前兆のない突発的睡眠)が現れることあり→減量, 休薬又は中止等処置 〈その他〉以下の場合は必要に応じ中止等処置 1)精神神経〔不随意運動(顔面, 頸部, 口, 四肢等), 焦燥感, 精神高揚, せん妄, 不安, 不眠, 頭痛, 頭重, めまい, 傾眠, 筋緊張低下, 特発性硬直, 構音障害〕 2)消化器(嘔気・嘔吐, 食欲不振, 口渇, 便秘, 腹痛, 胃部不快感, 下痢, 胸やけ, 口内炎, 腹部膨満感, 唾液分泌過多) 3)泌尿器(排尿異常) 4)血液(血小板減少, 白血球減少) 5)皮膚(発疹, 蕁麻疹様湿疹, 四肢色素沈着, 口唇の水ぶくれ, 脱毛) 6)循環器(動悸, 立ちくらみ, 血圧低下, 不整脈) 7)眼(視覚異常) 8)肝臓(AST・ALT・Al-Pの上昇)→定期的に肝機能検査を行うことが望ましい 9)その他(発汗, 胸痛, 脱力・倦怠感, 浮腫, のぼせ感等, 尿・汗・唾液の黒色着色)
【保存】 遮光・防湿　【規制】 [指定] [処方せん]

ドパミン受容体作用薬（アゴニスト）

麦角アルカロイド

■ **メシル酸ペルゴリド**
　pergolide mesilate　　　　　　　　　116

ペルマックス Permax (イーライリリー)
　錠：50・250μg(ペルゴリドとして)〕
ベセラール(大洋), ペルゴリン(ダイト)

本剤は通常レボドパ製剤と併用する
1日1回50μg（夕食直後）2日間投与
以後2〜3日毎, 1日用量として50μgずつ増量し, 第1週末には1日用量として150μg
第2週目：1日用量300μgより開始し, 2〜3日毎1日用量として150μgずつ増量
第2週末：1日用量として600μg
　＊1日用量100μgの場合は朝食及び夕食直後に, 1日用量150μg以上の場合は毎食直後
第3週目：1日用量750μgより開始し, 以後有効性及び安全性を考慮しつつ増量し, 維持量（標準1日750〜1,250μg）を定める
　＊増量速度は随伴症状, 年齢等により適宜増減

【禁忌】 1)麦角製剤に過敏症の既往歴 2)心エコー検査により心臓弁尖肥厚, 心臓弁可動制限及びこれらに伴う狭窄等の心臓弁膜の病変が確認又はその既往(悪化)
【作用】 麦角アルカロイド誘導体で, 中枢神経系黒質線条体のドパミンD_1受容体のみならずD_2受容体に対しても親和性を有し, ドパミン受容体作動薬として抗パーキンソン作用を有する
【適応】 パーキンソン病
【注意】 非麦角製剤の治療効果が不十分または忍容性に問題がある場合のみ投与
【相互】〈併用注意〉1)降圧作用を有する薬剤：血圧低下がみられることあり(本剤は降圧作用を有するため血圧降下薬の作用を増強する可能性) 2)ドパミン拮抗薬(フェノチアジン系薬剤, ブチロフェノン系薬剤, メトクロプラミド等)：作用減弱あり(本剤はドパミン作動薬である) 3)蛋白結合に影響することが判明している薬剤：作用増強あり(本剤は90%以上が血漿蛋白と結合するため, 非結合型の血中濃度が上昇する可能性)
【慎重】 1)精神病又はその既往(ドパミン受容体作動性のため統合失調症の症状である幻覚, 妄想等を悪化させる可能性) 2)不整脈又はその既往(心房性期外収縮, 洞性頻脈発症例の増加が報告) 3)胸膜炎, 胸水, 胸膜線維化, 肺線維化, 心膜炎, 心膜炎, 心膜滲出液, 後腹膜線維化又はその既往(特に麦角製剤投与中にこれらの疾患・症状を発現したことのある患者)(悪化させる可能性) 4)肝障害又はその既往(安全性についての十分なデータがない) 5)腎障害又はその既往(腎障害等の症状悪化あり) 6)高齢者 7)レイノー病(末梢血管障害を悪化させる可能性)
【動態】 (外国人：138μg, 単回投与) Tmax：1〜3時間 T½：15〜42時間(β相) 排泄：尿中55%, 糞中40%, 呼気5%
【注意】〈用法・用量〉①少量から開始し, 消化器症状(悪心・嘔吐等), 血圧等の観察を十分行い, 慎重に維持量まで増量 ②服用中に幻覚あり. また, 長期服用患者で, 投与を突然中止すると幻覚を誘発するおそれがあり→中止の際には漸減 〈基本〉①非麦角製剤と比較して, 麦角製剤投与中の心臓弁膜症, 線維症の報告が多いので, パーキンソン病に十分な知識・経験を持つ医師のもとで投与開始するとともに投与継続中はリスクとベネフィットを考慮 ②長期投与において心臓弁膜症：投与前・投与中に以下の検査を行い十分な観察, 投与中止により改善がみられたとの報告あり a)投与開始の際は, 聴診等の身体所見の観察, 心エコー検査等により潜在する心臓弁膜症の有無を確認することが望ましい b)投与開始後6カ月以内に, それ以降は少なくとも6〜12カ月ごとに心エコー検査を行うこと. 心臓弁尖肥厚, 心臓弁可動制限及びこれらに伴う狭窄等の心臓弁膜病変→中止. 十分な観察(聴診等の身体所見, 胸部X線, CT等)を定期的に行う ③線維症が現れることがあるため, 投与中は十分な観察(身体所見, X線, 心エコー, CT等)を適宜行うことが望ましい ❹間質性肺炎あり→患者状態を十分観察するとともに, 患者に対し, 発熱, 咳嗽, 呼吸困難等が現れた場合は中止し, 直ちに連絡するよう指導 ⑤体位性ないし持続性の低血圧あり→少量から開始し, 血圧等の観察を十分行い慎重に投与 ❻前兆のない突発的睡眠, 傾眠あり→運転等注意 〈適用上〉動物で眼刺激性及び吸入毒性が認められており, 本剤の粉砕時に異臭, 頭重感等の報告→粉砕回避. 服用回数が多く服用直前に包装より取り出す 〈その他〉①動物実験で, 長期大量投与により, 子宮内膜腫瘍が低率で発生したとの報告 ②本剤による治療中, 原因不明の突然死の報告 ③1日3,000μgより多い投与量(外国)において, 線維化による心臓弁膜症

D-集

のリスクが高い報告　④病的賭博の報告
【児】未確立(使用経験ない)　【妊】有益のみ〔外国で本剤投与を受けた女性の一部が妊娠し、33妊娠例で健児を出産したが、6妊娠例では先天異常(重度3例、軽度3例)が認められたとの報告〕　【授乳婦】授乳不可(ヒト乳汁移行の有無は不明、薬理作用により乳汁分泌を抑制する可能性)　【高齢】用量に留意して慎重に(主に肝代謝:肝機能が低下していることが多いため、高い血中濃度が持続するおそれ)
【過量投与】徴候・症状:1日量60 mgを故意に服用して嘔吐、低血圧、興奮が、又、1日量19 mgを誤って3日間服用して重篤な幻覚が、更に不注意で7 mgを投与された患者では動悸、低血圧、心室性期外収縮が認められている　処置:呼吸、循環系のモニターとともに一般的な支持療法を行い、活性炭の使用も考慮。多くの例において催吐、胃洗浄よりも有効である。抗不整脈薬、フェノチアジン、ブチロフェノン系抗精神病薬の投与も必要に応じ考慮。透析、血液灌流の効果は確立されていない
【副作用】〈重大〉異常が認められた場合は中止等処置。尚、中止する際には、悪性症候群(Syndrome malin)が発現するおそれがあるので留意　1)**悪性症候群(Syndrome malin)**(高熱、意識障害、高度の筋固縮、不随意運動、血清CKの上昇等が現れることあり)→投与開始初期の場合は中止、又、継続投与中の用量変更・中止時の場合は一旦もとの投与量に戻した後慎重に漸減し、体冷却、水分補給等の処置　2)**間質性肺炎**(0.1%未満)→発熱、咳嗽、呼吸困難、肺音の異常(捻髪音)等が現れた場合は、速やかに胸部X線検査を実施。異常が認められた場合は中止し、副腎皮質ホルモン薬投与等処置　3)**胸膜炎、胸水、胸膜線維症、肺線維症、心膜炎、心膜滲出液**→胸痛、呼吸器症状等が現れた場合は、速やかに胸部X線検査を実施。異常が認められた場合は、中止し処置　4)**心臓弁膜症**→十分な観察(聴診等の身体所見、胸部X線、CT等)を定期的に行い、心雑音の発現又は増悪等が現れた場合は、速やかに胸部X線検査、心エコー検査を実施。心臓弁尖肥厚、心臓可動制限及びこれらに伴う狭窄等の心臓弁膜病変→中止し処置　5)**後腹膜線維症**　6)**突発的睡眠**(前兆のない突発的睡眠が現れることあり)→中止あるいは減量し処置　7)**幻覚、妄想**(5%以上)、**せん妄**(0.1～5%未満)　8)**腸閉塞**(0.1～5%未満)　9)**意識障害、失神**(0.1%未満)(過度の血圧低下を起こし、一過性の意識障害、失神が現れることあり)　10)**肝機能障害**(AST・ALT・γ-GTPの上昇等を伴う)、**黄疸**(0.1%未満)、**白血球減少、血小板減少**(0.1～5%未満)
〈その他〉(*):症状、異常が認められた場合は必要に応じて中止あるいは減量し処置。尚、中止あるいは減量する際には悪性症候群(Syndrome malin)発現のおそれがあるため慎重に減量　1)**過敏症**(発疹、紅斑等)→中止等処置　2)**精神神経**(不安・興奮・焦燥感、ジスキネジー、めまい・ふらつき、強剛、傾眠・眠気、頭がボーッとする、不眠、徘徊、夜間驚愕・夜間発声、うつ状態、性欲亢進等の精神症状、頭痛・頭重感、口内違和感、四肢のしびれ、すくみ足、振戦、無動、ジストニア、味覚障害、眼瞼痙攣、硬直感等の神経症状、錯乱)(*)　3)**消化器**(悪心・嘔吐、胃部不快感・胸やけ、食欲不振、便秘、口渇、胃痛・心窩部痛、腹部膨満感、口内炎、口中のあれ、消化性潰瘍、下痢等)　4)**肝臓**(肝機能異常:AST、ALT、Al-P、γ-GTP、LDH、ビリルビン)(*)　5)**循環器**(レイノー現象、立ちくらみ・起立性低血圧、動悸、不整脈、徐脈、前胸部圧迫感、血圧上昇、血圧低下)　6)**呼吸器**(呼吸困難感・息切れ、鼻閉)　7)**血液**(白血球減少、血小板減少、貧血)(*)　8)**腎臓**(BUN・クレアチニンの上昇、浮腫、尿蛋白、尿潜血)(*)　9)**泌尿器**(排尿障害、尿閉、尿失禁)　10)**その他**(嚥下性肺炎、発熱、CK上昇、疼痛、全身倦怠感、脱力感、熱感、発汗・冷汗、月経停止、摂食異常、脱毛、視覚異常)
【保存】開封後は遮光・湿気回避
【規制】劇　指定　処方せん

■ カベルゴリン cabergoline　1169

カバサール Cabaser(ファイザー-キッセイ)
錠:0.25・1 mg

(適応1)
1日量0.25 mgから始め、2週目には1日量を0.5 mgとし、以後経過観察しながら、1週間毎に1日量として0.5 mgずつ増量し、維持量(標準1日量2～4 mg)を定める。いずれの場合も1日1回　朝食後

(適応2)
1週1回(同一曜日)就寝前経口投与とし、1回量0.25 mgから開始、以後臨床症状を観察しながら、少なくとも2週間以上の間隔で1回量を0.25 mgずつ増量し、維持量(標準1回量0.25～0.75 mg)を定める
　＊1回量の上限は1 mgとする
(適応3)1 mg　胎児娩出後に1回のみ(食後)

【禁忌】1)、2)⇒メシル酸ペルゴリド1)、2)参照(433頁)　3)**妊娠中毒症の患者**(産褥期に痙攣、脳血管障害、心臓発作、高血圧が発現のおそれ)　4)**産褥期高血圧の患者**(産褥期に痙攣、脳血管障害、心臓発作、高血圧が発現のおそれ)
【作用】麦角アルカロイド誘導体であり、ドパミン受容体を刺激して、ドパミン様作用を示すことで、パーキンソン症状を改善する
適応　1)パーキンソン病　注意　非麦角の治療効果が不十分または忍容性に問題がある患者のみ投与　2)乳汁漏出症、高プロラクチン血性排卵障害、高プロラクチン血性下垂体腺腫(外科的処置を必要としない場合に限る)　3)産褥性乳汁分泌抑制
【相互】本剤の代謝にはCYP 3 A 4が関与している。CYP 3 A 4活性を阻害する薬剤又はCYP 3 A 4により代謝される薬剤との併用により、本剤の代謝が阻害され本剤の血中濃度が上昇する可能性、またCYP 3 A 4を誘導する薬剤との併用により、本剤の代謝が促進され血中濃度が低下する可能性　〈併用注意〉1)、2)⇒メシル酸ペルゴリド1)、2)参照(433頁)　3)**マクロライド系抗生物質**(クラリスロマイシン):副作用増強の可能性(マクロライド系抗生物質はCYP 3 A 4を阻害するので、併用により本剤の代謝が阻害される可能性)
【慎重】1)**高度の肝機能障害又はその既往**(外国で重度の肝不全患者で本剤の血中AUCが上昇することが明らかにされている)　2)胸膜炎、胸水、胸膜線維症、肺線維症、心

VI. パーキンソン病/症候群治療薬

膜炎, 心嚢液貯留, 後腹膜線維症又はその既往(特に麦角製剤投与中にこれらの疾患・症状を発現したことのある患者)(悪化させる可能性) 3)消化性潰瘍や消化管出血又はその既往歴(症状悪化のおそれ) 4)レイノー病(末梢血管障害を増悪のおそれ) 5)精神病えは(本剤のドパミン受容体作動性のため統合失調症の症状である幻覚, 妄想等を悪化の可能性) 6)低血圧症(血圧低下あり) 7)重篤な心血管障害又はその既往歴(外国で狭心症の報告) 8)下垂体腫瘍がトルコ鞍外に進展し, 視力障害等の著明な患者(外科的な処置を必要とする下垂体腺腫の場合, 類薬の使用により残存腺腫の線維化及び易出血性の変化が起こり, 手術の際に腺腫の摘出に支障を来すことや, 髄液鼻漏を来すことが報告) 9)妊婦又は妊娠している可能性(但し, パーキンソン病の患者に対しては投与しないことが望ましい) 10)授乳婦 11)高齢者

【動態】 (健常成人2mg経口) Tmax:1.9時間 Cmax:78 pg/mL T½:43時間 AUC₀₋₁₆₈ʰʳ:4211 pg・hr/mL 排泄:(尿中未変化体)約1.3%, 食事の影響:変化なし 蛋白結合:3~15 ng/mLの濃度において, その59~66%が結合

【注意】【用法・用量】①少量から開始し, 消化器症状(悪心, 嘔吐等), 血圧等の観察を十分行い, 慎重に維持量まで増量 ②パーキンソン病治療において, 本剤の減量・中止が必要な場合は漸減〔本剤の急激な減量又は中止により, 悪性症候群(Syndrome malin)が現れることあり〕 ③産褥性乳汁分泌の抑制に投与する際には, 胎児娩出後4時間以内の投与は避け, 呼吸, 脈拍, 血圧等が安定した後に投与, 又, 胎児娩出後2日以内に投与することが望ましい. 投与後(特に投与当日)は十分観察し, 異常が認められた場合は処置(類薬において血圧上昇, 頭痛, 中枢神経症状等が現れたとの報告) 〈基本〉①, ②⇒メシル酸ペルゴリド①, ②参照(433頁) ③間質性肺炎, 胸膜炎, 胸水, 胸膜線維症, 肺線維症, 心膜炎, 心嚢液貯留, 後腹膜線維症が現れることがあるとともに, 患者に対し, 投与中に発熱, 咳嗽, 胸痛, 息切れ, 呼吸困難が現れた場合には, 服用中止し, 直ちに連絡するように指導 ④前兆のない突発的睡眠, 傾眠, 起立性低血圧がみられることあり⇒運転常注意 ⑤長期連用する場合には, プロラクチン分泌が抑制され, 婦人科的異常が起こる可能性一定期的に一般的な婦人科検査を実施 ⑥妊娠を望まない患者には避妊方法を指導 ⑦妊娠を希望する患者に投与する場合には, 妊娠を早期に確認するため定期的な妊娠反応等の検査を実施 ⑧乳汁漏出症や高プロラクチン血性排卵障害では, 投与開始前にトルコ鞍の検査を行うこと ⑨産褥性乳汁分泌の抑制に投与する際には, 場合により氷罨法等の補助的方法を併用 〈その他〉①類薬をプロラクチン産生下垂体腺腫が高度に浸潤した患者に投与し, 腺腫の縮小により髄液鼻漏がみられたとの報告 ②類薬の動物実験(ラット)で, 長期大量投与により, 子宮腫瘍がみられた例があるとの報告 ③病的賭博の報告

妊 未確立(使用経験なし) 妊 【適応1】禁忌(未確立) 【適応2】未確立(投与中に妊娠が確認された場合は, 直ちに中止することが望ましいが, やむを得ない場合は有益のみ. 尚, 下垂体腺腫のある患者では中止により妊娠中に下垂体腺腫の拡大を示す症状:頭痛, 視野狭窄等に注意) 授乳婦 回避, やむを得ない場合は授乳中止(ヒト母乳中への移行は不明. 動物で移行). 授乳を望む母親には投与不可(乳汁分泌を抑制) 高齢 用量に留意して患者状態を観察しなが

ら慎重に(主に肝代謝のため, 肝機能低下により高い血中濃度が持続するおそれ)

【過量投与】 ヒトで過量投与した経験はないが, ドパミン受容体の過剰刺激に伴う症状が発現すると予想される. すなわち, 悪心, 嘔吐, 胃部不快感, 妄想, 幻覚, めまい, 起立性低血圧が起こることあり. 必要に応じて血圧を維持するための支持療法, 又は著しい幻覚等に対してはドパミン拮抗薬の投与等を行うこと

【副作用】〈重大〉1)幻覚(5.5%), 妄想(1.8%), 失神, せん妄, 錯乱→減量, 休薬又は中止等処置 2)悪性症候群(Syndrome malin)(パーキンソン病治療において, 急激な減量又は中止により, 高熱, 意識障害, 高度の筋硬直, 不随意運動, 血清CK上昇等が現れることあり)→再投与後, 漸減し, 体冷却, 水分補給等処置. 尚, 投与継続中に同様の症状が現れることあり 3)間質性肺炎⇒メシル酸ペルゴリド参照(433頁) 4)胸膜炎, 胸水, 胸膜線維症, 肺線維症, 心膜炎, 心嚢液貯留(本剤の長期投与またはドパミン受容体刺激作用を有する麦角製剤の治療歴のある患者に投与した場合, 胸膜線維症, 肺線維症, 心膜炎の報告)→胸痛, 浮腫, 呼吸器症状等が現れた場合は, 速やかに胸部X線検査を実施し, 異常が認められた場合には中止処置 5)心臓弁膜症⇒メシル酸ペルゴリド参照(433頁) 6)後腹膜線維症→中止等処置 7)前兆のない突発的睡眠→減量, 休薬又は中止等処置 8)肝機能障害, 黄疸(AST・ALT・γ-GTPの上昇を伴う)→異常が認められた場合は, 中止等処置 9)狭心症, 肢端紅痛症(報告) 〈その他〉以下の場合は減量, 休薬又は中止等処置 【適応1】:1)消化器(嘔気・悪心, 胃部不快感, 食欲不振, 口渇, 嘔吐, 便秘, 下痢, 胃のもたれ感, 口内炎, 腹痛, 胃痛, 胸やけ, 胃炎) 2)精神神経(興奮, 不眠, 不安, 抑うつ, 徘徊等の精神症状, ふらつき, めまい, 頭重感, 頭痛, ジスキネジー, 睡眠時ミオクローヌス等の神経症状, 傾眠, リビドー亢進) 3)循環器(起立性低血圧, 血圧低下, 立ちくらみ, 動悸, 高血圧, 胸部不快感, 浮腫, 指の血管攣縮) 4)呼吸器(息苦しさ) 5)血液(赤血球数・血色素量・ヘマトクリット値の減少, 血小板数・白血球数の減少, 白血球増多) 6)過敏症(発疹, 顔のほてり, 瘙痒, 紅斑, 顔面浮腫, 蕁麻疹) 7)泌尿器(排尿障害, 尿失禁) 8)その他(CK上昇, 倦怠感, 総コレステロール上昇, 筋肉痛, 発汗, 脱毛, 下肢の痙攣, 無力症) 【適応2】:1)消化器(嘔気・悪心, 嘔吐, 便秘, むかつき, 腹痛, 下痢, 胃部不快感, 胃痛, 胸やけ, 胃炎) 2)精神神経(めまい, ふらつき, 眠気, いらいら感, うつ状態, 異常感覚, リビドー亢進) 3)循環器(立ちくらみ, 動悸, 血圧低下, 指の血管攣縮, 浮腫) 4)呼吸器(息苦しさ) 5)血液(血小板数減少, 白血球数減少, 血色素量減少) 6)過敏症(ほてり, 発疹, 紅斑, 顔面浮腫, 蕁麻疹, 瘙痒) 7)その他(痤瘡, 倦怠感, TG上昇, 乳房痛, 下肢の痙攣, 脱毛, 無力症, CK上昇) 【適応3】:1)消化器(嘔気・悪心, 胃部不快感, 胃痛, 嘔吐, 腹痛) 2)精神神経(頭痛, ふらつき, 頭重感, 傾眠, 一過性半盲, リビドー亢進) 3)循環器(立ちくらみ, ほてり, 指の血管攣縮, 動悸, 浮腫) 4)呼吸器(息苦しさ) 5)血液(血小板数増加, 白血球数減少) 6)過敏症(発疹, 紅斑, 顔面浮腫, 蕁麻疹, 瘙痒) 7)その他(TG上昇, 総コレステロール上昇, 鼻血, 下肢の痙攣, 脱毛, 無力症, 倦怠感, CK上昇)

【保存】 開封後は湿気回避, 遮光
【規制】 劇 指定 処方せん

■ メシル酸ブロモクリプチン
bromocriptine mesilate　　　　　　　　　1169

パーロデル Parlodel（ノバルティス）
　　錠：2.5 mg（ブロモクリプチンとして）
アップノールB（高田）、エレナント（サンド）、コーパデル（共和）、デパロ（東和薬品）、パドパリン（寿）、パルキゾン（メディサ）、パーロミン（ダイト）、パロラクチン（富士製薬）、プロスペリン（沢井）、メーシーン（辰巳）

〔適応1〜3〕1日1回2.5 mg　夕食直後
　　効果をみながら1日5〜7.5 mgまで漸増し、
　　分2〜3（食直後）
〔適応4〕
　　1日2.5〜7.5 mg　分2〜3（食直後）
〔適応5〕
　　1日1回1.25〜2.5 mg　朝食直後から開始
　　1〜2週毎に1日2.5 mgずつ増量し維持量を決定（標準：1日15.0〜22.5 mg）
　　＊1日5 mgの場合は朝食及び夕食直後に、7.5 mg以上の場合は毎食直後に分服

【禁忌】1)本剤の成分又は麦角アルカロイドに過敏症の既往歴　2)妊娠中毒症（産褥期における痙攣、脳血管障害、心臓発作、高血圧が発現するリスクが高い）　3)産褥期高血圧
【作用】持続的なドパミン受容体作動効果を有し、内分泌系に対しては下垂体前葉からのプロラクチン分泌を特異的に抑制し、末端肥大症患者において異常に上昇した成長ホルモン分泌を抑制する。また中枢神経系に対しては黒質線条体のドパミン神経系に作用して抗パーキンソン作用を示す
【適応】1)産褥性乳汁分泌抑制、乳汁漏出症　2)高プロラクチン血性排卵障害　3)高プロラクチン血性下垂体腺腫（外科的処置を必要としない場合に限る）　4)末端肥大症、下垂体性巨人症　5)パーキンソン症候群
【相互】〈併用注意〉1)交感神経刺激剤（エピネフリン等）、子宮収縮剤（エルゴメトリン、メチルエルゴメトリン）：血圧上昇、頭痛、痙攣等が現れるおそれ（機序不明：本剤はこれらの薬剤の血管収縮作用に影響を及ぼすと考えられる）→特に産褥性乳汁分泌の抑制に投与する際には分娩後、呼吸、脈拍、血圧等が安定した後、用量に注意して投与すること　2)降圧作用を有する薬剤：降圧作用が強く現れることあり（本剤は末梢交感神経終末のノルエピネフリン遊離を抑制する）→服用開始初期に注意　3)アルコール：胃腸系の副作用やアルコール不耐性を起こすことあり（相互に作用増強）　4)マクロライド系抗生物質（エリスロマイシン、ジョサマイシン等）：血中濃度が上昇し、作用増強のおそれ（本剤の肝臓での代謝が阻害）　5)フェノチアジン系薬剤（クロルプロマジン、チオリダジン等）、ブチロフェノン系薬剤（ハロペリドール、スピペロン等）：相互に作用減弱あり（本剤はドパミン作動薬であり、これらの薬剤とドパミン受容体において競合的に拮抗）　6)抗パーキンソン薬（レボドパ等）：精神神経系の副作用が増強あり（相互に作用増強）　7)シクロスポリンの血中濃度上昇の報告（CYP3Aに対する競合的阻害によりシクロスポリンの代謝が阻害）　8)HIVプロテアーゼ阻害薬（サキナビル、リトナビル等）：作用増強のおそれ（CYP3Aに対する競合的阻害により本剤の代謝が阻害）
【慎重】1)下垂体腫瘍がトルコ鞍外に進展し、視力障害等が著明（このような患者では手術療法が第一選択）　2)妊婦又は妊娠の可能性　3)肝障害又は既往歴（主に肝代謝、また、肝機能障害が報告）　4)消化性潰瘍又は既往歴（胃・十二指腸潰瘍の悪化がみられたとの報告）　5)レイノー病（症状悪化がみられたとの報告）　6)精神病又は既往歴（症状悪化がみられたとの報告）　7)重篤な心血管障害又は既往歴（外国で心臓発作、脳血管障害等が現れたとの報告）　8)腎疾患又は既往歴（急激な血圧低下が現れた場合、腎血流量が低下するおそれ）
【動態】（健常人、2.5 mg、単回経口）Tmax：2.7 hr　Cmax：250.4 pg/mL　AUC$_{0-36}$：1630.9 pg・h/mL　T$_{1/2}$：2.86 hr　排泄：尿中2.4%、糞中84.6%（120時間）
【注意】〈基本〉❶著しい血圧下降、前兆のない突発的睡眠、傾眠が現れることあり→運転等注意　②少量から開始し、血圧、血液学的検査等の観察を十分行い慎重に維持量まで増量すること　③乳汁漏出症や高プロラクチン血性排卵障害では、投与開始前に、トルコ鞍の検査を行うこと　④トルコ鞍底を破壊するように発育したプロラクチン産生下垂体腺腫の患者において、本剤投与により腺腫の著明な縮小がみられた場合、それに伴い髄液鼻漏が現れることがあるので、適切な処置を行うこと　⑤視野障害のみられるプロラクチン産生下垂体腺腫の患者に投与する際には、本剤投与により腺腫の縮小がみられ、一旦、視野障害が改善した後、トルコ鞍の空洞化により視交叉部が鞍内に陥入することにより、再び視野障害が現れることあり→定期的に視野検査を行い、異常が認められた場合は、減量等による腫瘍再増大の危険性を考慮しつつ処置　⑥産褥性乳汁分泌の抑制に投与する際には、場合により氷嚢等の補助的方法を併用すること　⑦産褥性乳汁分泌の抑制に投与する際には、分娩後、呼吸、脈拍、血圧等が安定した後に投与すること、また、投与中（特に投与初日）は観察を十分行い、血圧上昇、頭痛、中枢神経症状等が現れた場合は、直ちに中止　〈その他〉動物で長期大量投与しにより、子宮腫瘍を起こした例があるとの報告　〈婦人への投与〉1)長期連用する場合は、プロラクチン分泌が抑制され、婦人科的異常が起こる可能性があるので、定期的に一般的な婦人科検査を実施すること　2)妊娠を望まない婦人には避妊方法を指導すること　3)妊娠希望の患者に投与中は、妊娠を早期に発見するため定期的に妊娠反応等の検査実施　4)高プロラクチン血性排卵障害で投与中に妊娠が確認された場合は、直ちに中止。なお、下垂体腺腫のある患者では妊娠中に下垂体腺腫の拡大が起こることがあるので、本剤中止後も観察を十分行い、腺腫の拡大を示す症状（頭痛、視野狭窄等）に注意すること
〔小〕低出生体重児、新生児、乳児、幼児、小児には未確立（使用経験少ない）　〔妊〕有益のみ（未確立．婦人への投与参照）　〔授乳婦〕授乳を望む場合は不可（乳汁分泌を抑制）、母乳中移行は認められていない　〔高齢〕減量等注意（生理機能が低下）
【過量投与】徴候、症状：悪心、嘔吐、めまい、起立性低血圧、傾眠、昏睡、幻覚　処置：一般的処置（催吐、胃洗浄、活性炭、塩類下剤等）及び対症療法、嘔吐や幻覚の治療にはメトクロプラミド等が用いられる
【副作用】〈重大〉1)ショック、急激な血圧低下、起立性低

VI．パーキンソン病/症候群治療薬

血圧(急激な血圧低下，起立性低血圧により悪心・嘔吐，顔面蒼白，冷汗，失神等のショック症状を起こすことあり)→異常が認められた場合は，中止し昇圧等処置　2)**悪性症候群(Syndrome malin)**(発熱，意識障害，無動緘黙，強度の筋強剛，嚥下困難，頻脈，血圧の変動，発汗，血清CKの上昇等が現れることあり)→症状が現れた場合は，投与開始初期の場合は中止し，また，継続投与中の用量変更・中止時の場合は一旦もとの投与量に戻した後漸減し，体冷却，水分補給等の全身管理とともに処置　3)**胸膜炎，心膜炎，胸膜線維症，肺線維症**(胸水，心膜液，胸膜炎，心膜炎，胸膜線維症，肺線維症が現れることあり)→胸痛，呼吸器症状等が現れた場合は，速やかに胸部X線検査を実施し，異常が認められた場合は，中止し処置　4)**幻覚・妄想，せん妄，錯乱**(→減量，休薬等処置　5)**胃・十二指腸潰瘍悪化**→中止し処置　6)**痙攣，脳血管障害，心臓発作，高血圧**が報告→異常が認められた場合は，中止し処置　7)**後腹膜線維症**が報告→異常が認められた場合は，中止し処置　8)**突発的睡眠**(前兆のない突発的睡眠が現れることあり)→減量，休薬又は中止等処置　〈その他〉1)**過敏症**(発疹)→中止　2)**精神神経**(ジスキネジー)→中止等処置　(傾眠，興奮，不安感，不眠，視覚異常，頭痛，耳鳴，口渇，鼻閉，知覚低下症状)　3)**肝臓**(AST・ALT・Al-Pの上昇)→異常が認められた場合は中止　4)**循環器**(めまい，立ちくらみ，動悸，血圧低下，起立性低血圧，胸部不快感，浮腫，顔面潮紅，夜間に足の痙攣，寒冷による可逆性の指趾の蒼白)　5)**消化器**(悪心・嘔吐，便秘，食欲不振，胃痛・腹痛，胃部不快感，胸やけ，腹部膨満感，下痢)　6)**泌尿器**(尿失禁)　7)**その他**(貧血，倦怠感，頭髪の脱毛，帯下の増加，しびれ感)
【保存】遮光・防湿　【規制】劇　指定　処方せん

非麦角系

■ 塩酸タリペキソール
talipexole hydrochloride　　　1169

ドミン Domin(ベーリンガー)
錠：0.4 mg

1日1回0.2 mg 又は0.4 mgを夕食後から開始し，経過観察しながら1週間毎に1日量として0.4 mgずつ漸増し，維持量(標準1日1.2～3.6 mg)を定める
　　＊1日量が0.8 mgの場合は分2 朝・夕食後，1.2 mg以上の場合は分3(食後)

【禁忌】1)妊婦又は妊娠の可能性　2)本剤又は塩酸クロニジンに過敏症の既往歴
【作用】ジアゼピン誘導体で，線条体シナプス後膜のドパミンD₂受容体を選択的に刺激することにより，抗パーキンソン作用を発現すると考えられる
【適応】パーキンソン病
【相互】〈併用注意〉1)**降圧作用を有する薬剤**：血圧低下あり(機序不明)：併用により降圧作用増強の可能性が考えられる)　2)**アルコール**：鎮静作用が増強のおそれ(機序不明：併用により鎮静作用増強の可能性が考えられる)　3)**フェノチアジン系薬剤，ブチロフェノン系薬剤**：作用減弱のおそれ(併用により両剤の作用が拮抗するおそれ)　4)**抗パーキンソン薬**(レボドパ，抗コリン薬，塩酸アマンタジン，ドロキシドパ)：幻覚，妄想等の副作用が増強あり(臨床試験における発現率は16.8%，66例/392例)
【慎重】1)低血圧症(血圧低下あり)　2)てんかん又はその既往歴(発作を誘発又は悪化のおそれ)　3)アルコール依存又はその既往歴(アルコールとの相互作用で鎮静作用が増強されるおそれ)　4)薬物依存又はその既往歴(依存性薬物の作用増強のおそれ)　5)レイノー病(末梢血管障害の悪化のおそれ)　6)幻覚，妄想，譫妄，興奮，イライラ感，不安，悪夢の精神症状又はそれらの既往歴(幻覚，妄想等が増悪又は発現し易くなる)　7)重篤な心疾患，腎疾患，肝疾患，肺疾患及び内分泌機能障害又はそれらの既往歴(副作用が発現し易くなる)　8)高齢者　9)Yahr重症度が高い患者(Ⅳ度以上)(Yahr重症度が高くなるに従い，他の抗パーキンソン薬を併用することが多くなるため，幻覚，妄想等の副作用が発現し易くなる。臨床試験における発現率は19.5%，23例/118例)
【動態】(健康成人，食後，経口)Tmax：約2時間，T½：約5時間　排泄(120時間)：尿中約85%，糞中約6%
【注意】①少量(1日0.2 mg又は0.4 mg)から開始し，特に，幻覚，妄想等の精神神経系の副作用に注意し，慎重に維持量(標準1日1.2～3.6 mg)まで増量　②臨床試験において幻覚，妄想等の副作用が発現し易いことが認められている。又，以下の患者では幻覚，妄想等の副作用の発現率が高い傾向にあるため，投与に際しては十分注意：a)幻覚，妄想等の既往歴　b)高齢者　c)Yahr重症度が高い患者(Ⅳ度以上)　d)他の抗パーキンソン薬(レボドパ，抗コリン薬，塩酸アマンタジン，ドロキシドパ)を使用している患者　③幻覚，妄想等の副作用が発現した場合は，減量や中止とともに，必要に応じ抗精神病薬を使用等処置　④本剤の減量・中止が必要な場合は，漸減すること〔急激な減量又は中止により，発熱，意識障害，無動無言，高度の筋硬直，不随意運動，嚥下困難，頻脈，血圧変動，発汗，血清CKの上昇等を症状とする悪性症候群(Syndrome malin)が現れることあり〕❺前兆のない突発的睡眠，傾眠，注意力・集中力・反射機能等の低下，ふらつき，めまい及び起立性低血圧がみられることあり→運転等注意　⑥病的賭博の報告
小 低出生体重児，新生児，乳児，幼児，小児には未確立
妊 禁忌(動物で出生児体重の低下，胎児体重の低下が認められている)　**授乳婦** 回避，やむを得ない場合は授乳中止(動物で母乳中移行の報告)　**高齢** 慎重に(幻覚，妄想等の副作用の発現が高い傾向が認められている→副作用が現れた場合は，減量又は中止するとともに，必要に応じ抗精神病薬を使用等処置)
【副作用】〈重大〉1)**突発的睡眠**(0.1%未満)(前兆のない突発的睡眠が現れることあり)→減量，休薬又は中止等処置　2)**悪性症候群(Syndrome malin)**(0.1%未満)(急激な減量又は中止により現れることあり)→発熱，意識障害，無動無言，高度の筋硬直，不随意運動，嚥下困難，頻脈，血圧の変動，発汗，血清CK上昇等が現れた場合は悪性症候群の症状である可能性があるため，再投与後，漸減し，体冷却，水分補給等処置　3)**幻覚**(5%以上)，**妄想**(0.1～5%未満)，**せん妄**(0.1～5%未満)→症状が現れた場合は，減量又は中止するとともに，必要に応じ抗精神病薬を使用等処置　〈その他〉以下の場合は，症状に応じて処置　1)**消化器**(悪心，食欲不振，胃部不快感，嘔吐，口渇，便秘，心

窩部痛，胸やけ，口内炎） 2）**精神神経**（興奮，不安，イライラ感，悪夢）→減量又は中止等処置（傾眠，ジスキネジー，不眠，倦怠感，疲労感，頭痛，頭重感，ぼんやり，下肢の異常感覚，四肢倦怠感） 3）**循環器**（ふらつき，めまい，起立性低血圧，ほてり，胸部不快感，動悸，立ちくらみ，指先冷感，顔面蒼白） 4）**肝臓**（AST・ALT・LDH・γ-GTPの上昇） 5）**腎臓**（クレアチニン上昇） 6）**血液**（赤血球数減少，白血球数減少，血色素量減少） 7）**皮膚**（発疹，発赤，網状皮斑） 8）**その他**（プロラクチン分泌抑制，成長ホルモン分泌異常，浮腫，CK上昇，冷汗，視力異常，四肢のふるえ，寒気，眼瞼痙攣，目の乾燥感，背痛，舌がヒリヒリする）
【保存】遮光 【規制】劇 指定 処方せん

■ 塩酸プラミペキソール水和物
pramipexole hydrochloride　　　　　　　　1169

ビ・シフロール BI・Sifrol（ベーリンガー）
錠：0.125・0.5 mg

1日量0.25 mgから開始，2週目に1日量を0.5 mgとし，以後経過観察しながら，1週間毎に1日量として0.5 mgずつ増量し，維持量（標準1日量1.5〜4.5 mg）を定める
* 1日量が1.5 mg未満の場合は2回に分割して朝夕食後，1.5 mg以上の場合は3回に分割して毎食後（適宜増減）
* 1日量は4.5 mgを超えないこと

警告!! 前兆のない突発的睡眠及び傾眠等が見られることがあるので，本剤服用中には，自動車の運転，機械の操作，高所作業等危険を伴う作業に従事させないよう注意すること

【禁忌】1）妊娠又はその可能性のある女性（動物：ラットを用いた生殖発生毒性試験で，妊娠率の低下，生存胎児数の減少及び出生児体重の低下が認められている） 2）**本剤の成分に対し過敏症の既往歴**
【作用】非麦角系の抗パーキンソン薬であり，ドパミンD_2受容体に対する親和性とドパミンD_2受容体刺激作用を示す
【適応】パーキンソン病
【相互】本剤は，CYPによる代謝をほとんど受けず，主に尿中に未変化体のまま排泄 〈併用注意〉1）**カチオン輸送系を介して腎排泄される薬剤**（シメチジン，塩酸アマンタジン）：ジスキネジー，幻覚等の副作用の増強あり（これら薬剤との併用により，双方あるいはいずれかの薬剤の腎尿細管分泌が減少し，腎クリアランスが低下することあり）→本剤を減量 2）**鎮静剤，アルコール**：作用増強のおそれ（機序不明：本剤との併用により作用増強の可能性が考えられる） 3）**ドパミン拮抗薬**（フェノチアジン系薬剤，ブチロフェノン系薬剤，メトクロプラミド）：作用減弱のおそれ（本剤はドパミン作動薬であり，併用により両薬剤の作用が拮抗するおそれ） 4）**抗パーキンソン剤**（レボドパ，抗コリン薬，塩酸アマンタジン，ドロキシドパ）：ジスキネジー，幻覚，錯乱等の副作用増強あり（相互に作用増強あ

り）
【慎重】1）幻覚，妄想等の精神症状又はそれらの既往歴（症状が増悪又は発現し易くなることあり） 2）重篤な心疾患，腎疾患又はそれらの既往歴（副作用が発現し易くなるおそれ．また，本剤は主に尿中に未変化体のまま排泄） 3）低血圧症（症状悪化あり） 4）高齢者
【動態】（健康成人0.1 mg空腹時単回経口）Cmax：294.6±46.3 pg/mL Tmax：1.5±0.5時間 T½：7.71±1.90時間 AUC$_{0-\infty}$：3,139.2±548.5 pg・hr/mL（Cmax，AUCは用量直線性を示し，反復投与では1日3回投与開始後3日で定常状態．蓄積性はないと考えられた） **食事の影響**：有意な差は認められず少ない **排泄**：血漿中及び尿中には大部分が未変化体で投与後96時間までに87.6%が尿中，1.6%が糞中（主排泄経路は尿中排泄）
【注意】〈用法・用量〉①少量から開始し，幻覚等の精神症状，消化器症状，血圧等の観察を十分に行い，慎重に維持量（標準1日量1.5〜4.5 mg）まで増量 ②腎機能障害患者投与法：腎機能障害患者（Ccrが50 mL/min未満）に本剤を投与すると，腎クリアランスの低下により消失半減期が延長するため，以下のような投与法を目安に投与回数を調節し腎機能に注意しながら慎重に漸増．尚，最大1回量は1.5 mg．又，透析患者あるいは非常に高度な腎機能障害患者での十分な使用経験がないので，このような患者に対しては状態を観察しながら慎重に投与〔Ccr(mL/min)：投与法，初回1日投与量，最大1日量〕a) Ccr≧50：1日量として1.5 mg未満→1日2回投与　1日量として1.5 mg以上→1日3回投与，0.125 mg×2回，4.5 mg（1.5 mg×3回）　b) 50＞Ccr≧20：1日2回投与，0.125 mg×2回，3.0 mg（1.5 mg×2回）　c) 20＞Ccr：1日1回投与，0.125 mg×1回，1.5 mg（1.5 mg×1回） 〈基本〉❶国内臨床試験において，突発的睡眠により自動車事故を起こした例が報告．海外で突発的睡眠を経験した症例の中には，傾眠や過度の眠気のような前兆を認めなかった例あるいは投与開始後1年以上経過した後に初めて突発的睡眠が発現した例も報告→患者には本剤の突発的睡眠及び傾眠等についてよく説明し，運転等注意 ②特に投与初期には，めまい，立ちくらみ，ふらつき等の起立性低血圧に基づく症状がみられることあり→少量から開始し，血圧等の観察を十分に行う．また，これらの症状が発現した場合には，症状の程度に応じて減量又は中止等処置 ③臨床試験で，他の抗パーキンソン剤（レボドパ，抗コリン剤，塩酸アマンタジン，ドロキシドパ）と併用した場合，ジスキネジー，幻覚，錯乱等の副作用が発現し易いことが認められている→減量又は中止とともに，精神症状がみられる場合には，抗精神病薬の投与を考慮 ④急激な減量又は中止により，悪性症候群（Syndrome malin）を誘発→減量・中止が必要な場合は漸減 〈適用上〉❶光に対して不安定なため，服用直前にPTPシートから取り出すよう指導 〈その他〉①レボドパおよびドパミン受容体作動薬で病的賭博の報告 鬼 低出生体重児，新生児，乳児，幼児，小児には未確立（使用経験なし） 禁忌 未確立．動物で胎ütek び一般生殖試験で血清プロラクチン濃度の低下に基づく妊娠率の低下，器官形成期投与試験で，血清プロラクチン濃度の低下に基づく生存胎児数の減少，周産期及び授乳期投与試験で，血清プロラクチン濃度の低下に基づく出生児体重の低下が認められている） 授乳婦 回避．やむを得ず授乳する場合は授乳中止（プロラクチン分泌を抑制することが報告．乳汁分泌抑制の可能性．動物で乳汁中移行） 高齢 慎重に（臨床試験において幻覚等の精神症状の発現率が高い傾向

VI．パーキンソン病/症候群治療薬

→精神症状が現れた場合は，減量又は中止するとともに，必要に応じて抗精神病薬を使用等処置．また，腎機能が低下していることが多いので，少量：1日1回0.125 mgから開始等）
【過量投与】症状：悪心・嘔吐，過度の鎮静，運動過多，幻覚，激越，低血圧等が予想される　処置：精神症状が見られた場合には抗精神病薬の投与を考慮．また，胃洗浄，活性炭の使用，輸液の点滴静注，心電図モニター等の処置とともに，一般的な支持療法も考慮．なお，血液透析による除去は期待できない
【副作用】〈重大〉1)突発的睡眠(0.1〜5%未満)(前兆のない突発的睡眠が現れることあり)→減量，休薬又は中止等処置　2)幻覚(15.43%)，妄想，せん妄，激越(0.1〜5%未満)，錯乱→減量又は中止とともに，必要に応じて抗精神病薬を使用等処置　3)悪性症候群(Syndrome malin)(急激な減量又は中止により悪性症候群が現れることあり)→発熱，意識障害，無動無言，高度の筋硬直，不随意運動，嚥下困難，頻脈，血圧の変動，発汗，血清CKの上昇等が現れた場合は，悪性症候群の症状である可能性があるため，再投与後，漸減し，体冷却，水分補給等の処置〈その他〉→以下の場合は症状に応じて処置　1)皮膚(多汗，蕁麻疹，掻痒感)　2)筋・骨格系(CK上昇，背部痛，腰痛)　3)中枢・末梢神経(ジスキネジー，傾眠，めまい，頭痛，ジストニア，緊張亢進，舌麻痺，運動過多，ミオクローヌス，声が出にくい，異常感覚，知覚減退，パーキンソニズムの増悪)　4)自律神経(口内乾燥，起立性低血圧，高血圧，唾液増加)　5)感覚器(苦味，眼のちらつき，複視，羞明)　6)精神神経(食欲不振，不眠，不安，神経過敏，気分高揚感，悪夢，早朝覚醒，ねぼけ様症状，異夢，徘徊，性欲障害(亢進または減退)，過度)　7)消化管(嘔気，消化不良，便秘，嘔吐，腹痛，胃潰瘍，口内炎，胃炎，鼓腸放屁，イレウス)　8)肝臓(肝機能異常：AST・ALT・LDH上昇等)　9)内分泌(プロラクチン低下，成長ホルモン上昇)　10)代謝(血糖値上昇)　11)循環器(心悸亢進，低血圧)　12)泌尿器(排尿頻回，尿蛋白陽性)　13)一般的全身障害(末梢性浮腫，胸痛，倦怠感，疲労感，脱力感，手がピリピリする，転倒)
【保存】遮光　【規制】劇　指定　処方せん

■ 塩酸ロピニロール
ropinirole hydrochloride　　　　1169

レキップ ReQuip(gsk)
錠：0.25・1・2 mg

1回0.25 mg，1日3回から開始，1週毎に1日量として0.75 mgずつ増量し，4週目に1日量3 mgとする．以後経過観察しながら必要に応じ，1日量として1.5 mgずつ1週間以上の間隔で増量し，維持量(標準1日量3〜9 mg)を定める(適宜増減)
＊いずれの場合も1日3回
＊1日量として15 mgを超えない

【警告!!】前兆のない突発的睡眠及び傾眠等あり→運転等危険を伴う作業に従事させないよう注意

【禁忌】1)本剤の成分に対し過敏症の既往歴　2)妊娠又は妊娠している可能性
【作用】ドパミンD_2受容体系作動薬
【適応】パーキンソン病
【相互】主にCYP1A2により代謝される〈併用注意〉1)ドパミン拮抗薬(抗精神病薬，メトクロプラミド，スルピリド等)：作用が減弱　2)CYP1A2阻害作用を有する薬剤(シプロフロキサシン，エノキサシン，フルボキサミン等)により本剤の血中濃度が上昇(シプロフロキサシン併用でCmax及びAUCがそれぞれ約60%及び84%増加の報告)→これらの薬剤を投与開始又は中止の際は必要に応じ本剤の用量を調整　3)エストロゲン含有製剤：高用量のエストロゲン投与で本剤の血中濃度上昇の報告あり→投与中に高用量エストロゲンを投与開始又は中止の際は，必要に応じ本剤の用量を調整(機序不明)
【慎重】1)幻覚，妄想等の精神症状又はそれらの既往(症状が増悪又は発現しやすくなる)　2)重篤な心疾患又はその既往歴(薬理作用から心拍数低下の可能性)　3)低血圧症(悪化)　4)重度の腎障害(Ccr<30 mL)(主として腎臓で排泄，使用経験なく未確立)　5)肝障害(主として肝臓で代謝，使用経験なく未確立)　6)高齢者
【動態】(健康成人男性0.4 mg空腹時単回経口)Tmax：1.6時間　Cmax：0.68±0.38 ng/mL　食事の影響(外国)：影響なし
【注意】〈用法・用量〉①少量から開始し消化器症状(悪心，嘔吐等)，血圧等の観察・忍容性をみながら慎重に увеличение量な維持量を定める．又，投与中止後再投与の際にも少量から開始を考慮　②一般に空腹投与で悪心・嘔吐等の消化器症状が多く発現の可能性あり→食後投与が望ましい
〈基本〉①突発的睡眠により自動車事故の報告あり→患者には突発的睡眠及び傾眠等についてよく説明し，運転等注意するよう指導．海外では突発的睡眠の経験症例の中には，傾眠や過度の眠気のような前兆を認めなかった例，あるいは投与開始後1年以上経過した後に初めて突発的睡眠が発現した例も報告　②起立性低血圧あり→投与は少量から開始し，めまい，立ちくらみ，ふらつき等の起立性低血圧の徴候や症状の際は，減量，休薬又は中止等処置　③他の抗パーキンソン剤と併用でジスキネジー，幻覚，錯乱当→減量，休薬又は中止が必要の際は，漸減〔類薬で，急激な減量又は中止により高熱，意識障害，高度の筋硬直，不随意運動，ショック症状等の悪性症候群発現の報告あり〕〈その他〉病的賭博の報告
妊未確立　禁忌(動物で胎児毒性が報告)　授乳婦　回避，やむを得ない場合授乳回避(臨床試験で血漿中プロラクチン濃度低下で，乳汁分泌の抑制のおそれ，動物で移行)
高齢　高齢者に幻覚等の精神症状が多くみられた→慎重に
【過量投与】徴候・症状：過量投与によりドパミン作用に関連する症状の発現が予想　処置：適宜，胃洗浄等行い，必要に応じ対症療法．ドパミン拮抗薬(抗精神病薬，メトクロプラミド等)投与により症状が軽減．尚，血液透析での除去は不明
【副作用】〈重大〉1)突発的睡眠，極度の傾眠→減量，休薬又は投与中止等処置　2)幻覚：7.3%，妄想：3.0%，興奮：1.4%，錯乱1.2%，譫妄：0.6%→減量，休薬又は中止等処置　〈重大(類薬)〉悪性症候群(Syndrome malin)〔類薬(塩酸プラミペキソール水和物，メシル酸ブロモクリプチン，メシル酸ペルゴリド等)で，急激な減量又は中止により，高熱，意識障害，高度の筋硬直，不随意運動，ショック症状等〕→再投与後，漸減し，体冷却，水分補給

等処置 〈その他〉→減量又は中止等処置　1)精神系(リビドー亢進)　2)神経系(めまい：8.7%, 傾眠：6.2%, ジスキネジー：5.5%, 失神)　3)血管障害(起立性低血圧, 低血圧)　4)胃腸障害(悪心：19.2%, 消化不良, 腹痛, 嘔吐, 便秘)　5)その他(末梢性浮腫)
【規制】　劇　処方せん

モノアミンオキシダーゼB阻害薬

■ 塩酸セレギリン
selegiline hydrochloride　　　　　　　　1169

エフピー　FP(エフピー)
　　　錠：2.5 mg　OD錠：2.5 mg

1日1回2.5 mgを朝食後から開始し, 2週毎に1日量として2.5 mgずつ増量し, 最適投与量を定めて, 維持量とする
標準維持量：1日7.5 mg
　＊レボドパ含有製剤と併用する
　＊1日量5.0 mg以上の場合は朝食及び昼食後に分服(但し, 7.5 mgの場合は朝食後5.0 mg及び昼食後2.5 mg)
　＊1日10 mgを超えないこと

警告!!　1)本剤と三環系抗うつ剤(塩酸アミトリプチリン等)との併用はしないこと. また, 本剤の投与を中止してから三環系抗うつ剤の投与を開始するには少なくとも14日間の間隔を置くこと　2)本剤は用量の増加とともにMAO-Bの選択的阻害効果が低下し, 非選択的MAO阻害による危険性があり, また更なる効果が認められないため, 1日10 mgを超える用量を投与しないこと

【禁忌】　1)本剤の成分に過敏症の既往歴　2)塩酸ペチジンを投与中(高度の興奮, 精神錯乱等の発現が報告)　3)非選択的MAO阻害剤(サフラジン)を投与中(高度の起立性低血圧の発現が報告)　4)統合失調症又はその既往歴(精神症状の悪化が報告)　5)覚醒剤, コカイン等の中枢興奮薬の依存又はその既往歴　6)三環系抗うつ剤(アミトリプチリン等)を投与中あるいは中止後14日間の患者　7)SSRI(フルボキサミン等)又はSNRI(ミルナシプラン)を投与中
【作用】　作用は, MAO-B(モノアミン酸化酵素B型)選択的阻害作用であり, 過去のレボドパ製剤治療において十分な効果の得られなかった患者に使用し, 十分改善のみられなかった固縮や無動に更なる改善がみられ, 1日の中での症状変動を和らげる効果が得られているとされる
【適応】　以下の疾患に対するレボドパ含有製剤との併用療法：パーキンソン病(過去のレボドパ含有製剤治療において, 十分な効果が得られていないもの)：Yahr重症度ステージⅠ～Ⅳ)
【相互】〈併用禁忌〉1)ペチジン(オピスタン等)：高度の興奮, 精神錯乱等の発現の報告(機序不明)　2)非選択的MAO阻害剤(サフラジン)：高度の起立性低血圧の発現の

報告(詳細不明：相加作用によると考えられる)　3)三環系抗うつ薬〔アミトリプチリン等(トリプタノール等)〕：高血圧, 失神, 不全収縮, 発汗, てんかん, 動作・精神障害の変化及び筋強剛といった副作用が現れ, 更に死亡例も報告(詳細不明：相加・相乗作用によると考えられる)　4)SSRI(フルボキサミン, パロキセチン水和物, 塩酸セルトラリン等), SNRI(塩酸ミルナシプラン)：両剤の作用増強の可能性(セロトニン再取り込み阻害作用があるため脳内セロトニン濃度が高まる)→本剤の投与中止後, SSRIの投与を開始するには少なくとも14日間の間隔を置くこと. 又, 本剤に切り換える場合は, フルボキサミンは7日間, パロキセチン, セルトラリンは14日間, ミルナシプランは2～3日の間隔を置くこと　〈併用注意〉1)CYP2D6及び3A4の阻害作用を有する製剤(シメチジン, 硫酸キニジン, 塩酸プロパフェノン, ハロペリドール, エリスロマイシン, ジョサマイシン, クラリスロマイシン, イトラコナゾール, フルコナゾール, ミコナゾール, クロトリマゾール, エチニルエストラジオール, ベラパミル, ジルチアゼム等)：本剤の作用, 毒性が大幅に増強される可能性(本剤は肝臓のCYP2D6及び3A4により代謝されるため, 併用により血中濃度が上昇)→併用する場合はモノアミン含有量が多い食物(チーズ, レバー, にしん, 酵母, そら豆, バナナ, ビール, ワイン等)との併用注意(本剤の血中濃度が上昇し, MAO-B選択性が消失する可能性)　2)レセルピン誘導体(レセルピン等)：作用減弱の可能性(脳内ドパミンを減少)　3)フェノチアジン系薬剤(プロクロルペラジン, クロルプロマジン, ペラジン等), ブチロフェノン系薬剤(ブロムペリドール等), スルピリド, メトクロプラミド：作用減弱の可能性(脳内ドパミン受容体を遮断)　4)塩酸トラゾドンの中止直後あるいは併用する場合は, 本剤の投与量を徐々に増加等慎重に投与開始(セロトニン再取り込み阻害作用があるため脳内セロトニン濃度が高まると考えられている)　5)交感神経興奮剤(塩酸エフェドリン, 塩酸メチルエフェドリン, 塩酸フェニルプロパノールアミン含有医薬品)：血圧上昇, 頻脈等発現が報告(本剤のMAO-B選択性が低下した場合, 交感神経刺激作用が増強)
【慎重】　1)重篤な肝障害(本剤の代謝が抑制され, 毒性が大幅に増強される可能性)　2)重篤な腎障害(本剤の代謝物が蓄積され, 中枢作用が生じる可能性)　3)高用量のレボドパ投与を受けている患者(副作用発現率が高い)　4)高齢者(起立性低血圧が現れ易い)　5)心・脳循環器系障害(「重要な基本的な注意」の項参照)　6)狭心症(増悪)
【動態】(健常成人2.5～15 mg単回経口)未変化体のTmax：0.08～2.42時間　T½：0.22～1.47時間　排泄：(健常成人10 mg/日)未変化体及び主代謝物の48時間尿中累積排泄率34.5%
【注意】〈基本〉①投与にあたっては, 過去のレボドパ含有製剤治療において十分な効果の得られなかった患者に使用すること　❷投与に際しては, 以下の点を文書を用いて患者(あるいはそれに代わる適当な者)に十分説明し, 同意を得ること　a)本剤は世界各国ですでに広く使用され、今までの治療では十分改善の見られなかった固縮や無動に更なる改善が見られ、1日の中での症状変動を和らげる効果が得られている　b)1995年英国から、本剤にレボドパを追加投与すると、レボドパだけを服用した患者より死亡率が約1.6倍と有意に高かったとの中間報告があった. その後米国等により調査が行われたが、英国以外では、死亡率が高くなるという調査結果はなく, 本剤は従来と同様に使

VI. パーキンソン病/症候群治療薬

用されている．その後の追跡調査では約1.3倍高かったが有意差はないとの報告がなされている．また，英国の医薬品庁が依頼したコホート研究では約1.1倍高かったが有意差はないとの報告がなされている．さらに英国以外の5試験のメタアナリシスの結果では約1.05倍で有意差はなく，また2000年英国のコホート研究の報告では，本剤とレボドパ併用患者の死亡率は健常人と変わらず，本剤治療に関連した死亡率の増加はないと報告している　c)動悸，脈の乱れ，胸の痛み，手足の麻痺やしびれ等，心臓や脳の異常を示すような副作用が出た場合には医師に申し出る　d)患者は，英国等の上記報告を承知し，本剤を服用することが症状の改善をもたらすかどうか医師の判断の下に，同意の上で服用する　③投与中は定期的に効果が持続していることを確認し，併用効果が消失している場合は使用を中止し漫然と投与しないこと　④レボドパ含有製剤との併用によりレボドパの副作用が増強されることがあるので，少量から開始し，慎重に維持量まで増量．維持量投与後，両剤の併用効果と思われる不随意運動，幻覚，妄想等が現れた場合は，レボドパの減量を実施．それでもなお，症状の軽減が認められない場合には，本剤の減量・休薬等処置　⑤めまい，注意力・集中力・反射機能等の低下が起こることあり→運転等注意　⑥レボドパ含有製剤非併用患者における本剤の単独投与による有効性は確立していない　〈その他〉①国内臨床試験にて，明らかに因果関係が否定できない抑うつからの自殺例が488例中2例に認められた　②過量連用により，依存性発現の可能性　③開封後，直射日光及び高温・高湿を避けて保存すること　④覚せい剤取締法により，本剤の交付を受けた患者（またはその看護に当たる者）は，第三者に本剤を譲り渡すことを禁じられている　🈩未確立(使用経験なし)　🈞有益のみ(未確立)　授乳回避(動物で乳汁中移行の報告)　高齢増量にあたっては血圧のモニタリングを行う等慎重に（起立性低血圧が現れ易い．なお，75歳以上には未確立．使用経験少ない）

【過量投与】徴候・症状：過量投与によりMAO-Bの選択的阻害作用が低下し，非選択的MAO阻害による副作用が発現することがあると考えられるので，以下の患者の状態には十分注意すること：1)過量投与によると思われる以下の症状が現れた患者(選択性が低下した場合，ドパミン及びノルエピネフリンの作用を増強するおそれ)a)精神神経系：失神，激越，眠気，幻覚，妄想，痙攣，自殺的行動，痴呆，不安，不眠，抑うつ，神経過敏，頭痛，無動症や振戦の悪化等　b)循環器：ショック，血圧上昇，起立性低血圧，心悸亢進，紅潮，不整脈，低血圧，発汗等　c)その他：超高熱，呼吸抑制と不全，下腹部痛，開口障害等　2)高血圧症　3)褐色細胞腫　4)緑内障　5)糖尿病〔上記2.3は非選択的MAO阻害薬では禁忌であり，選択性が低下した場合を考慮して記載，4.5は非選択的MAO阻害薬では慎重投与であり，選択性が低下した場合を考慮して記載〕　処置：呼吸保護のため気道確保し，必要ならば補足的な酸素の使用及び人工呼吸器の使用を含め適切に管理．服用後短時間であれば催吐，活性炭投与，胃洗浄を行う．中枢神経系の刺激(痙攣を含む)の徴候と症状はジアゼパムの点滴静注で治療する．過度の低血圧やドパミン及びエピネフリン過剰による症状の悪化の際は，補液の点滴静注等の対症療法を行うこと．ショック時にはヒドロコルチゾンを静注適用する．情緒不安，激動，機械的な冷却に反応しない高体温症には，塩酸クロルプロマジンを適用する．過度の血圧上昇の際はα遮断薬(フェントラミン等)の点滴静注等の対症療法を行うこと

【副作用】〈重大〉1)幻覚(5%以上)，妄想，錯乱，せん妄(0.1～5%未満)→症状が現れた場合は，減量，休薬又は中止等処置　2)狭心症の発現又は増悪が報告→狭心症患者では心電図をモニター等，特に注意　3)悪性症候群：急激な減量・中止により高熱，意識障害，高度の筋硬直，不随意運動，血清CK上昇→再投与後減量するとともに，体冷却，水分補給等の処置．投与継続中に同様の症状が現れることがある　4)低血糖(意識障害，昏睡等)中止し処置　5)胃潰瘍→中止し処置　〈その他〉1)精神神経[不随意運動，興奮，精神症状，ジストニア(筋緊張異常)，構音障害，不安，歩行異常]→減量又は休薬等処置．(めまい・ふらつき，頭痛・頭重感，不眠，眠気，体のこわばり，しびれ，多夢，緊張低下，うつ症状)　2)消化器(悪心・嘔吐，食欲不振，口渇，胃痛・腹痛，便秘，下痢)　3)循環器(起立性低血圧，動悸，高血圧，不整脈，心電図異常，低血圧，血圧変動)　4)肝臓(AST・ALTの上昇)　5)過敏症(発疹)→中止　6)泌尿器(排尿困難)　7)血液(白血球減少傾向)　8)眼(視野狭窄)　9)その他[浮腫，胸痛(胸部不快感)，倦怠感，ほてり，味覚異常，多汗，気分不良，疲労感，発熱，のぼせ，血清CK上昇，悪寒，体重減少，自覚症状悪化，味覚低下，舌の違和感，腰痛，意欲低下]

【規制】劇 指定 処方せん 覚原

抗コリン薬

■ 塩酸トリヘキシフェニジル
trihexyphenidyl hydrochloride　　　　　1169

アーテン Artane(ワイス-武田)
トレミン Tremin(シェリング・プラウ)
　　錠：2mg　散：1%　10mg/g

ストプラン(大洋)，セドリーナ(第一三共)，トリフェジノン(共和)，トリヘキシン(キョーリン)，パキソナール(高田)，パーキネス(東和薬品)，ピラミスチン(アステラス)

(適応1)　1日2～10mg　分3～4
(適応2,3)　第1日目1mg，第2日目2mg，以後1日につき2mgずつ増量
　維持量：1日6～10mg　分3～4

【禁忌】1)緑内障(抗コリン作用により症状悪化のおそれ)　2)本剤の成分に過敏症の既往歴　3)重症筋無力症(抗コリン作用により症状増悪のおそれ)

【作用】アトロピン類似の抗コリン作用を呈し，また平滑筋自身に対する弛緩効果も加わり平滑筋の痙攣を寛解するが，その効果はアトロピンの1/2といわれる．中枢神経系に対する作用は，ベラドンナアルカロイドに類似し，動物でニコチンおよびトレモリンによる振戦を消失させ，またパーキンソン症候群(特に動脈硬化性のもの)の筋硬直，振戦および抑うつ状態を寛解する

【適応】1)向精神薬投与によるパーキンソニズム・ジスキネジー(遅発性を除く)・アカシジア　2)特発性パーキンソニズム　3)その他のパーキンソニズム(脳炎後，動脈硬化性)　注意 抗パーキンソン病薬はフェノチアジン系薬剤，レセルピン誘導体等による口周部等の不随意運動(遅発性

4．向精神薬・精神科関連薬 DI 集

ジスキネジア）を通常軽快しない．場合によってはこのような症状を増悪顕性化させることがある
【相互】〈併用注意〉1）抗コリン作用を有する薬剤（フェノチアジン系薬剤，三環系抗うつ薬等）：腸管麻痺（食欲不振，悪心・嘔吐，著しい便秘，腹部膨満あるいは弛緩及び腸内容物のうっ滞等）を来し，麻痺性イレウスへ移行すること（相互に抗コリン作用が増強）→腸管麻痺が現れた場合は，中止し処置．なお，この悪心・嘔吐はフェノチアジン系薬剤等の制吐作用により不顕性化することあり 2）中枢神経抑制薬（フェノチアジン系薬剤，三環系抗うつ薬，MAO阻害薬等）：作用増強あり．また，三環系抗うつ薬との併用では，精神錯乱，興奮，幻覚等の副作用が増あり→減量又は休薬等処置 3）他の抗パーキンソン病薬（レボドパ，アマンタジン等）：精神神経系の副作用増強あり（機序不明）→減量又は休薬等処置
【慎重】1）前立腺肥大等尿路に閉塞性疾患（抗コリン作用により症状悪化のおそれ） 2）不整脈又は頻拍傾向（抗コリン作用により症状増悪のおそれ） 3）肝又は腎障害（副作用が強く現れるおそれ） 4）高齢者 5）高血圧（抗コリン作用により症状増悪のおそれ） 6）高温環境（抗コリン作用により発汗抑制が起こり易い） 7）胃腸管に閉塞性疾患（抗コリン作用により症状増悪のおそれ） 8）動脈硬化性パーキンソン症候群（精神神経系の副作用が起こり易い） 9）脱水・栄養不良状態等を伴う身体的疲弊〔悪性症候群（Syndrome malin）が起こり易い〕
【動態】排泄：尿中　約56％（72 時間，5 mg 経口）
【注意】①少量から開始し，慎重に維持量まで増量すること．また，他剤から本剤に切り替える場合には，他剤を徐々に減量しながら本剤を増量するのが原則である ②投与中は定期的に隔角検査及び眼圧検査を行うことが望ましい ❸眠気，眼の調節障害，注意力・集中力・反射機能の低下が起こることあり→運転等注意
兒 有益のみ（未確立） 妊 回避（未確立） 授乳婦 回避．やむを得ない精神症状及び抗コリン作用による口渇，排尿困難，便秘等が現れ易い）
【副作用】〈重大〉1）悪性症候群（Syndrome malin）（抗精神病薬，抗うつ薬，ドパミン作動系抗パーキンソン病薬との併用で，本剤及び併用薬の減量は中止により，発熱，無動緘黙，強度の筋強剛，嚥下困難，頻脈，血圧の変動，発汗等が現れることあり→症状が現れた場合は，体冷却，水分補給等の全身管理とともに処置．本症発症時には白血球増加，血清 CK 上昇が現れることが多く，また，ミオグロビン尿を伴う腎機能低下が現れることがある 2）精神錯乱，幻覚，せん妄→症状が現れた場合は，減量又は休薬等処置 3）閉塞隅角緑内障（長期投与により現れることあり）
〈その他〉1）精神神経（見当識障害，神経過敏，興奮，眩暈，運動失調，眠気，頭痛，倦怠感，気分高揚，多幸感）→減量又は休薬 2）消化器（悪心・嘔吐，食欲不振，口渇，便秘） 3）泌尿器（排尿困難，尿閉） 4）過敏症（発疹等）→中止 5）循環器（心悸亢進） 6）眼（調節障害，散瞳）
【規制】処方せん

■ プロフェナミン profenamine　　　　1163

パーキン Parkin（田辺三菱，吉富）
　錠：10・50 mg（塩酸塩）
　散：10％　100 mg/g（ヒベンズ酸塩）

錠 1日 40〜200 mg　分服
　＊重症の場合 500〜600 mg まで増量可
散 最初 1回 10 mg ずつ 1日 4回より開始
　2〜3日毎に 1回 10 mg ずつ増量し，2週間目の終わりには 1回 50 mg 1日 4回とする　症状の激しい場合は更に増量し，1日 500〜600 mg を数回に分服

【禁忌】1）緑内障（抗コリン作用のため，散瞳と共に房水通路が狭くなり眼圧上昇し，症状悪化のおそれ） 2）本剤並びに他のフェノチアジン系化合物に過敏症 3）重症筋無力症（抗コリン作用のため，筋緊張低下がみられるため症状悪化のおそれ） 4）前立腺肥大等尿路に閉塞性疾患（抗コリン作用のため，排尿筋の弛緩と括約筋の収縮が起こり，尿の貯留を来すおそれ）
【作用】副交感神経系の遮断作用が弱く，またニコチンに匹敵する神経節遮断を有し，アセチルコリンのムスカリン様作用およびニコチン作用の両方を遮断するが，ヒスタミンやアドレナリンに対する拮抗は比較的弱い．ニコチンによる痙攣は中枢神経系の機能を抑制するため遮断される
【適応】錠 特発性パーキンソニズム，その他のパーキンソニズム（脳炎後，動脈硬化性），薬物性パーキンソニズム　散 向精神薬投与によるパーキンソン症候群 抗パーキンソン薬はフェノチアジン系薬剤，ブチロフェノン系薬剤，レセルピン誘導体等による口周部等の不随意運動（遅発性ジスキネジア）を通常軽快しない．場合によってはこのような症状を増悪，顕性化させることがある
【相互】〈併用注意〉1）中枢神経抑制薬（バルビツール酸誘導体，フェノチアジン系薬剤，三環系抗うつ薬，MAO阻害薬）：眠気，精神運動機能低下，幻覚，妄想等が現れることあり（併用により中枢神経抑制作用は抗コリン作用が強く現れる）→減量等処置 2）抗コリン作用を有する薬剤（フェノチアジン系薬剤，ブチロフェノン系薬剤，三環系抗うつ薬等）：腸管麻痺（食欲不振，悪心・嘔吐，著しい便秘，腹部膨満あるいは弛緩及び腸内容物のうっ滞等）を来し，麻痺性イレウスへ移行すること（併用により抗コリン作用が強く現れる）→腸管麻痺が現れた場合は中止．この悪心・嘔吐はフェノチアジン系化合物等の制吐作用により不顕性化することあり注意
【慎重】1）不整脈又は頻拍傾向（抗コリン作用のため，心機能亢進を来し，症状悪化のおそれ） 2）肝又は腎障害（悪化のおそれ） 3）高齢者 4）高温環境（発汗抑制が起こり易い） 5）胃腸管に閉塞性疾患（抗コリン作用のため，消化管の緊張を低下させる） 6）脱水・栄養不良状態等を伴う身体的疲弊〔悪性症候群（Syndrome malin）が起こり易い〕
【注意】⇒THP 参照（441 頁）
兒 乳児，小児には有益のみ（未確立） 妊 有益のみ（動物で催奇形性が認められている） 授乳婦 回避，やむを得ない場合は授乳中止（未確立） 高齢 慎重に（譫妄，不安等の精神症状及び抗コリン作用による口渇，排尿困難，便秘等が現れ易い）
【副作用】〈重大〉悪性症候群（Syndrome malin）⇒THP 参照（441 頁）〈その他〉1）精神神経（精神錯乱，運動失調，筋痙攣，眩暈）→症状が現れた場合は，減量又は休薬等処置．（眠気，手足の知覚異常，倦怠感，頭痛） 2）消化

VI. パーキンソン病/症候群治療薬

器(口渇，悪心・嘔吐，便秘，唾液分泌過多) 3)**泌尿器**(排尿困難，尿閉) 4)**血液**(顆粒球減少)→中止 5)**過敏症**(発疹)→中止 6)**循環器**(血圧低下，頻脈) 7)**眼**(調節障害) 8)**肝臓**(AST・ALTの上昇)→定期的に肝機能検査を行うことが望ましい
【保存】 散：遮光 【規制】 指定 処方せん

■ ビペリデン biperiden 1162

アキネトン Akineton(大日本住友)
　錠：1 mg(塩酸塩)
　細粒：1%　10 mg/g(塩酸塩)
　注：5 mg/1 mL/A(乳酸塩)

タスモリン Tasmolin(田辺三菱，吉富)
　錠：1 mg(塩酸塩)
　散：1%　10 mg/g(塩酸塩)
　注：5 mg/1 mL/A(乳酸塩)

アキリデン(共和)，ピカモール(沢井)

内 1回1 mg　1日2回から開始
　その後漸増し，1日3～6 mgを分服
注 1回5～10 mg　筋注
　＊静注は特殊な場合にのみ行い，5～10 mgを5 mgにつき約3分かけて徐々に

【禁忌】 ⇒THP参照(441頁)
【作用】 アトロピン類似の中枢性抗コリン作用を呈し，抗振戦作用，抗円縮作用，抗カタレプシー作用を示す
適応 特発性パーキンソニズム，その他のパーキンソニズム(脳炎後，動脈硬化性，中毒性)，向精神薬投与によるパーキンソニズム・ジスキネジー(遅発性を除く)・アカシジア 注意 抗パーキンソン薬はフェノチアジン系薬剤，ブチロフェノン系薬剤，レセルピン誘導体等による口周部等の不随意運動(遅発性ジスキネジー)を通常軽減しない．場合によっては，このような症状を増悪顕在化させることがある
【相互】〈併用注意〉⇒THP参照(441頁)
【慎重】1)前立腺肥大等尿路に閉塞性疾患(排尿障害が発現又は悪化あり) 2)胃腸管に閉塞性疾患(腸管麻痺が発現又は悪化のおそれ) 3)不整脈又は頻拍傾向(不整脈等の循環器系の副作用を起こすおそれ) 4)肝又は腎障害(代謝・排泄機能低下により，副作用が起こり易い) 5)高齢者 6)てんかん(発作の誘因となるおそれ) 7)高温環境(発汗抑制が起こり易い) 8)動脈硬化性パーキンソン症候群(精神神経系の副作用が起こり易い) 9)脱水・栄養不良状態等を伴う身体的疲弊[悪性症候群(Syndrome malin)が起こり易い]
【注意】①，②⇒THP①，②参照(441頁)　③大量投与により，パーキンソン症状の増悪がみられることあり→減量等処置　❹眠気，調節障害，注意力・集中力・反射機能等の低下が起こることあり→運転等注意　⑤注 筋注にあたっては，神経走行部位を避けるように注意すること．同一部位への反復注射は避けること．なお，小児には特に注意すること
小児 妊 授乳婦 高齢 ⇒THP参照(441頁)

【過量投与】 **症状**：主な症状は抗コリン作用に基づく．口渇，体温上昇，頻脈，不整脈，尿閉，興奮，幻覚，妄想，錯乱，痙攣，呼吸抑制等が現れることがある　**処置**：中枢神経興奮症状に対してはジアゼパム，短時間作用型バルビツール酸系薬剤の投与を行う．抗コリン作用を有する抗精神病薬は症状を悪化させることがあるので投与しないこと
【副作用】〈重大〉1)**悪性症候群**(Syndrome malin)⇒THP 1)参照(441頁) 2)**依存症**(本剤により気分高揚等が出現したとの報告)→依存形成につながるおそれがあるので慎重に 〈その他〉1)**精神神経**(幻覚，せん妄，精神錯乱，不安，嗜眠，記憶障害)→異常が認められた場合は，減量又は休薬等処置 2)**消化器**(口渇，悪心・嘔吐，便秘，食欲不振，口内炎，胃部不快感，下痢) 3)**泌尿器**(排尿困難，尿閉) 4)**過敏症**(発疹)→異常が認められた場合は中止 5)**循環器**(血圧低下，血圧上昇) 6)**眼**(調節障害) 7)**肝臓**(肝障害)→定期的に肝機能検査を行うことが望ましい
【保存】 錠・注：遮光 【規制】 処方せん 注：劇 指定

■ 塩酸メチキセン metixene hydrochloride 1169

コリンホール Cholinfall(田辺三菱)
　錠：2.5 mg　散：1%　10 mg/g

1日15 mg　分2～3

【禁忌】 ⇒プロフェナミン参照(442頁)
【作用】 副交感神経遮断作用，抗トレモリン作用等を有し，消化器系疾患に伴う痙攣性疼痛の寛解及びパーキンソニズムに奏効する
適応 薬物性パーキンソニズム，特発性パーキンソニズム，その他のパーキンソニズム(脳炎後，動脈硬化性) 注意 抗パーキンソン薬は，フェノチアジン系薬剤，レセルピン誘導体等による口周部等の不随意運動(遅発性ジスキネジー)を通常軽減しない．場合によってはこのような症状を増悪顕在化させることがある
【相互】〈併用注意〉⇒THP参照(441頁)
【慎重】⇒THP 2)～4)，6)，7)，9)参照(441頁)
【注意】⇒THP参照(441頁)
小児 未確立(使用経験少ない)　妊 有益のみ(未確立) 授乳婦 回避(未確立) 高齢 慎重に(せん妄，不安等の精神症状及び抗コリン作用による口渇，排尿困難，便秘等が現れ易い)
【副作用】〈重大〉1)**精神錯乱**(精神錯乱状態が現れることあり)→中止等処置 2)**悪性症候群**(Syndrome malin)⇒THP参照(441頁) 〈その他〉1)**精神神経**(眩暈，眠気，倦怠感，頭痛，脱力感，不眠，疲労感，興奮，神経過敏，抑うつ，中枢，せん妄)→中止等処置 2)**消化器**(口渇，便秘，嘔気，食欲不振，嘔吐，下痢，腹痛，腹部膨満感，胸やけ) 3)**泌尿器**(排尿困難，尿閉)→中止等処置 4)**過敏症**(発疹，発熱，蕁麻疹)→中止等処置 5)**循環器**(低血圧，頻脈，心悸亢進，起立性低血圧) 6)**眼**(羞明，視力障害，複視，調節障害)→中止等処置
【規制】 処方せん

443

■ 塩酸ピロヘプチン
piroheptine hydrochloride　　　　1169

トリモール Trimol（アステラス）
錠：2 mg　細粒：2%　20 mg/g

1日 6〜12 mg　分 3

【禁忌】　⇒プロフェナミン参照(442頁)
【作用】　中枢性の抗コリン作用が強く，振戦の抑制，カタトニーの抑制作用があるが，末梢での抗コリン作用は弱い．線条体シナプトゾームへのドパミンの取り込み阻止作用は他のこの種の薬剤より強い．生体でL-ドーパあるいはメタンフェタミンの作用を増強する
【特徴】　ドパミンの利用度を高める
【適応】　パーキンソン症候群　注意 抗パーキンソン薬は，フェノチアジン系薬剤，レセルピン誘導体等による口周部等の不随意運動（遅発性ジスキネジア）を通常軽減しない．場合によってはこのような症状を増悪顕性化させることあり注意
【相互】　〈併用注意〉1)，2)⇒THP 1)，2)参照(441頁)　3)ノルエピネフリン遊離抑制作用を有する血圧降下薬（グアネチジン等）の作用減弱させ，降圧作用が低下するおそれ（本剤がアドレナリン作動性ニューロンへのグアネチジンの取り込みを抑制し，作用減弱させる可能性）
【慎重】　1)不整脈又は頻拍傾向(抗コリン作用のため，心機能亢進を来し症状悪化のおそれ)　2)肝又は腎障害(代謝，排泄機能が低下しているため副作用が起こり易い)　3)高齢者　4)高温環境(抗コリン作用のため発汗抑制が起こり易い)　5)三環系抗うつ薬に過敏症の既往歴　6)胃腸管に閉塞性疾患(抗コリン作用のため，消化管の緊張を低下させ症状悪化のおそれ)　7)脱水・栄養不良状態等を伴う身体的疲弊〔悪性症候群(Syndrome malin)が起こり易い〕
【注意】　⇒THP参照(441頁)
【副作用】　〈重大〉悪性症候群(Syndrome malin)⇒THP参照(441頁)　〈その他〉1)精神神経(せん妄)→減量又は休薬等処置(眠気，めまい，頭痛，倦怠感，不眠，脱力感)　2)消化器(口渇，悪心・嘔吐，便秘，食欲不振，胃部不快感)　3)泌尿器(排尿困難)　4)過敏症(発疹・瘙痒感)→中止　5)眼(調節障害)　6)肝臓(AST・ALTの上昇)→定期的に肝機能検査を行うことが望ましい　7)その他(鼻閉，熱感，眼瞼浮腫)
【保存】　細粒：遮光　【規制】　指定 処方せん

■ 塩酸マザチコール
mazaticol hydrochloride　　　　1169

ペントナ Pentona（田辺三菱，吉富）
錠：4 mg　散：1%　10 mg/g

1回 4 mg　1日 3回

【禁忌】　⇒プロフェナミン参照(442頁)
【作用】　中枢性抗コリン作用が強く，抗トレモリン振戦作用，抗フィゾスチグミン致死作用，抗クロルプロマジン誘発カタレプシー作用がある．一方末梢での抗コリン作用は弱いが，散瞳作用，流涎抑制作用がある
【適応】　向精神薬投与によるパーキンソン症候群　注意

パーキンソン用薬はフェノチアジン系化合物，レセルピン誘導体等による口周部等の不随意運動（遅発性ジスキネジア）を通常軽減しない．場合によってはこのような症状を増悪顕性化させることがある
【相互】　〈併用注意〉⇒プロフェナミン参照(442頁)
【慎重】　⇒プロフェナミン1)〜4)，6)参照(442頁)
【注意】　⇒THP参照(441頁)
【副作用】　〈重大〉悪性症候群(Syndrome malin)⇒THP参照(441頁)　〈その他〉1)精神神経(幻覚，脱力感，焦燥，不安感，不穏，妄想，めまい，ふらつき，立ちくらみ，倦怠感，頭痛，頭重感，不眠，眠気，知覚異常，発汗，うつ状態)　2)消化器(口渇，悪心・嘔吐，便秘，食欲不振)　3)泌尿器(排尿困難，尿閉)→減量又は休薬等処置　4)過敏症(発疹)→中止　5)循環器(不整脈)　6)眼(霧視，調節障害)　7)肝臓(AST・ALTの上昇)　8)その他(胸部狭扼感，鼻閉)
【保存】　防湿・遮光　【規制】　指定 処方せん

塩酸アマンタジン

■ アマンタジン塩酸塩
amantadine hydrochloride　　　1161・117・625

シンメトレル Symmetrel（ノバルティス）
錠：50・100 mg　細粒：10%　100 mg/g

アテネジン(鶴原)，アマゾロン(沢井)，シキタン(全星)，トーファルミン(キョーリン)，ボイダン(イセイ)，ルシトン(辰巳)，ロティファミン(大洋)

〔脳梗塞後遺症〕1日 100〜150 mg　分 2〜3
〔パーキンソン症候群〕
　初期量：1日 100 mg　分 1〜2
　1週後維持量：1日 200 mg　分 2
　＊1日 300 mg　分 3 まで
〔A型インフルエンザウイルス感染症〕
　1日 100 mg　分 1〜2
　＊但し，高齢者及び腎障害では投与量の上限を1日 100 mg

警告!!　1)A型インフルエンザウイルス感染症に本剤を用いる場合(効能又は効果に関連する使用上の注意の項参照)a)本剤は，医師が特に必要と判断した場合にのみ投与すること　b)本剤を治療に用いる場合は，本剤の必要性を慎重に検討すること　c)本剤を予防に用いる場合は，ワクチン療法を補完するものであることを考慮すること　d)A型以外のインフルエンザウイルス感染症には効果がない　e)インフルエンザの予防や治療に短期投与中の患者で自殺企図の報告があるので，精神障害又は中枢神経系に作用する薬剤を投与中の患者では治療上の有益性が危険性を上回ると判断される場合のみ投与すること　2)てんかん又はその既往歴のある患者及び

VI. パーキンソン病/症候群治療薬

痙攣素因のある患者では，発作を誘発又は悪化させることがあるので，患者を注意深く観察し，異常が認められた場合には減量等の適切な措置を講ずること　3) 本剤には，催奇形性が疑われる症例報告があり，また，動物実験による催奇形性の報告があるので，妊娠又は妊娠の可能性のある婦人には投与しないこと

【禁忌】 1) 透析を必要とするような重篤な腎障害のある患者(大部分が未変化体として尿中に排泄されるため蓄積により意識障害，精神症状，痙攣，ミオクロヌス等の副作用が発現．透析により少量しか除去されない)　2) 妊婦又は妊娠の可能性及び授乳婦　3) 本剤の成分に過敏症の既往歴

【作用】 黒質線条体路のドパミン作動性ニューロンにおいて，ドパミンの放出促進作用，再取り込み抑制作用，合成促進作用によりパーキンソン病を軽減させると考えられている

【適応】 1) 脳梗塞後遺症に伴う意欲・自発性低下の改善(ルシトン，ロティファミンを除く)　2) パーキンソン症候群　3) A型インフルエンザウイルス感染症(シンメトレル)

【注意】〔A型インフルエンザウイルス感染症に本剤を用いる場合〕1) 本剤は，医師が特に必要と判断した場合にのみ投与すること：例えば，A型インフルエンザウイルス感染症に罹患した場合に死に至る危険性も高いと考えられる者(高齢者，免疫不全状態の患者等)及びそのような患者に接する医療従事者等　2) 本剤を治療に用いる場合は，抗ウイルス薬の投与が全てのA型インフルエンザウイルス感染症の治療に必須ではないことを踏まえ，本剤の使用の必要性を慎重に検討すること　3) 本剤を予防に用いる場合は，ワクチン療法を補完するものであることを考慮し，以下の場合にのみ用いること　a) ワクチンの入手が困難な場合　b) ワクチン接種が禁忌の場合　c) ワクチン接種後抗体を獲得するまでの期間　4) 本剤はA型以外のインフルエンザウイルス感染症には効果がない

【相互】〈併用注意〉1) 他の抗パーキンソン薬(抗コリン薬，レボドパ)，中枢興奮薬(メタンフェタミン等)，食欲抑制剤(マジンドール)：幻覚，睡眠障害等の副作用が増強あり(両剤ともに中枢神経系刺激作用を有する)　2) チアジド系利尿薬：作用増強の報告(本剤の腎排泄が低下し血中濃度の上昇を起こす)

【慎重】 1) 心血管疾患(うっ血性心疾患等)又は末梢性浮腫(副作用として下肢浮腫が発現することがあり，心血管疾患や浮腫を悪化させるおそれ)　2) 腎障害(大部分が未変化体として尿中に排泄されるので，蓄積による副作用を避けるため用量調節に注意)　3) 透析患者(本剤は透析によって少量しか除去されないので，蓄積による副作用を避けるため用量の調節に注意)　4) 肝障害(副作用として肝障害が報告．肝機能検査値に注意)　5) 低血圧(立ちくらみ，めまい等が現れ易い)　6) 精神疾患(幻覚，妄想，錯乱，悪夢等の精神症状が増悪するおそれ)　7) 高齢者

【動態】 Tmax：約2〜3時間(50, 100 mg 経口)　T½：約10〜12時間　排泄：尿中　約60%(24時間)，約70%(約48時間)

【注意】〈用法・用量〉①〔脳梗塞後遺症に伴う意欲・自発性低下の改善〕投与する場合，投与期間は臨床症状及び副作用の程度を考慮しながら慎重に決定するが，投与12週で効果が認められない場合は中止　②〔A型インフルエンザウイルス感染症〕本剤を用いる場合　a) 発症後に用いる場合：発症後は可能な限り速やかに投与開始(発症後48時間以降に開始しても十分な効果が得られないとされている)．また，耐性ウイルス発現を防ぐため，必要最小限の期間(最長でも1週間)にとどめること　b) ワクチンの入手が困難な場合，ワクチン接種が禁忌の場合：地域又は施設において流行の徴候ありと判断された後，速やかに投与開始し，流行の終息後は速やかに中止すること　c) ワクチン接種後抗体を獲得するまでの期間に投与する場合：抗体獲得までの期間は通常10日以上とされるが，抗体獲得後は速やかに中止すること　d) 小児に対する用法・用量は確立されていないので，医師の判断において患者状態を十分に観察した上で，用法用量を決定すること　③腎機能が低下→血漿中濃度上昇で意識障害，精神症状，痙攣，ミオクロヌス等→腎機能の程度に応じ投与間隔の延長を慎重に

〈基本〉❶めまい，ふらつき，立ちくらみが現れることあり→運転等注意　②本剤増量により特に中枢神経系の副作用(睡眠障害，幻覚等)の発現頻度が高くなる傾向あり注意　❸悪性症候群(Syndrome malin)が現れることあり注意　〈その他〉①中止する場合は徐々に減量(急に中止するとパーキンソン症状が悪化するおそれ)　②パーキンソン症候群の患者では，抑うつ症状を認める場合があり，自殺企図の危険が持たれているため注意すること．また，自殺目的での過量服用を防ぐため，自殺傾向の認められる患者に処方する場合には，1回分の処方日数を最小限にとどめることが望ましい　③A型インフルエンザウイルス感染症に投与した場合，投与数日で本剤に対する薬剤耐性ウイルスが現れることが報告→投与期間は可能な限り短期間とすること

【小児】低出生体重児，新生児，乳児，幼児，小児には未確立(国内における投与経験少ない)　【妊婦】禁忌(催奇形性が疑われる症例報告．また動物で催奇形性の報告)　【授乳婦】禁忌(母乳中移行)　【高齢】低用量から開始し，用量並びに投与間隔に留意しながら慎重に〔副作用(特に興奮，見当識障害，幻覚，妄想，錯乱等の精神症状)が現れ易い．排泄遅延が起こり易く高い血中濃度が持続するおそれ，低体重の高齢者では過量になり易い〕

【過量投与】 徴候・症状：神経筋障害(反射亢進，運動不穏，痙攣，ジストニー姿勢等)と急性精神病徴候(錯乱，見当識障害，幻視等)が急性中毒の顕著な特徴である．他に洞性頻脈，嘔吐，尿閉等がみられることがある　処置：特異的な解毒薬は知られていない．必要に応じて以下のような処置が行われる．血液透析によって少量しか除去されない　1) 催吐，胃内容物の吸引，胃洗浄，吸収及び必要に応じ塩類下剤の投与　2) 必要に応じ強制利尿及び尿の酸性化　3) 痙攣，過度の運動不穏に対しては抗痙攣薬投与(ジアゼパム静注等)　4) 尿閉にはカテーテル挿入　5) 血圧，心拍数，心電図，呼吸，体温をモニターし，必要に応じて低血圧，不整脈等に対する処置

【副作用】〈重大〉1) 悪性症候群(Syndrome malin)⇒ THP参照(441頁)　2) 皮膚粘膜眼症候群(Stevens-Johnson症候群)，中毒性表皮壊死症(Lyell症候群)→異常が認められた場合は，中止等処置　3) 視力低下を伴うびまん性表在性角膜炎，角膜上皮浮腫様症状→症状が現れた場合は，中止等処置　4) 心不全→症状が現れた場合は，中止等処置　5) 肝機能障害(AST・ALT・γ-GTPの上昇等)→異常が認められた場合は，直ちに中止等処置　6) 腎障害→異常が認められた場合は，中止等処置，なお，腎機能低下患者では，本剤の排泄遅延が起こり易い　7) 意識障害(昏睡を含む)，精神症状(幻覚，妄想，せん妄，錯乱

等), 痙攣, ミオクロヌス→減量又は中止等処置. 特に腎機能低下患者では現れ易いため注意 〈その他〉1)精神神経(幻覚, せん妄, 妄想, 不安, 気分高揚, 激越, 失調, 悪夢, 興奮, めまい, 頭痛・頭重, 神経過敏, 集中力障害, 不随意運動(振戦等), 睡眠障害, 眠気, 錯乱, 欲動亢進, 言語障害, 歩行障害の悪化, 痙攣, 抑うつ, 失見当識, 躁状態等〕 2)眼〔視調節障害(霧視等)〕 3)消化器(便秘, 下痢, 食欲不振, 悪心・嘔吐, 腹痛) 4)自律神経〔口渇, すくみ(起立性低血圧), 排尿障害〕 5)循環器(血圧低下, 動悸) 6)過敏症(発疹, 多形滲出性紅斑) 7)皮膚(光線過敏症) 8)肝臓(AST・ALT・Al-Pの上昇) 9)腎臓(BUN・クレアチニンの上昇) 10)その他(低体温, 脱力感・倦怠感, 発汗, 下肢浮腫, 網状皮斑, 胸痛, 白血球減少)
【規制】 指定 処方箋

ノルエピネフリン系作用薬

■ドロキシドパ droxidopa　　1169

ドプス Dops(大日本住友)
カプセル：100・200 mg
細粒：20%　200 mg/g

〔適応1〕
1日1回100 mgより開始　隔日に100 mgずつ増量, 最適投与量を定め維持量とする
標準維持量：1日600 mg　分3
＊1日900 mgを超えない

〔適応2〕
1日200～300 mg　分2～3より始める
数日から1週間毎に1日量100 mgずつ増量, 最適投与量を定め維持量とする
標準維持量：1日300～600 mg　分3
＊1日900 mgを超えない
＊以下の点に十分留意　1)Hoehn&Yahr重症度分類でステージⅢ　2)他剤の治療効果が不十分で, すくみ足又は立ちくらみが認められる患者にのみ投与

〔適応3〕
1回200～400 mg　透析開始30分～1時間前
＊1回400 mgを超えない
＊透析終了後の起立性低血圧が15 mmHg以上低下する患者であること. なお, 本剤の作用機序は不明であり, 治療後の血圧低下の減少度は個体内変動を超えるものではない

【禁忌】 1)本剤に過敏症　2)閉塞隅角緑内障(眼圧上昇) 3)本剤を投与中の患者にはシクロプロパン, ハロタン等のハロゲン含有吸入麻酔薬を投与しないこと　4)イソプロテレノール等のカテコールアミン製剤を投与中　5)妊婦又は妊娠の可能性　6)重篤な末梢血管病変(糖尿病性壊疽等)のある血液透析患者(症状悪化のおそれ) 〈原則禁忌〉1)コカイン中毒〔コカインは神経終末においてカテコールアミンの再取り込みを阻害するため, 本剤の作用増強のおそれ〕 2)心室頻拍(症状悪化のおそれ)
【作用】 ノルアドレナリン前駆物質として, 体内でアミノ酸脱炭酸酵素によりノルアドレナリンに変換され作用を発現する. 又, 血液・脳関門を通過して脳内に移行し, 低下した脳内ノルアドレナリンを回復させる
【特徴】 他の抗パーキンソン薬が, ドパミン系の賦活作用か, ドパミン系と拮抗するコリン系の抑制作用によって効果を発揮するのに対して, 本剤はノルアドレナリン系を賦活してすくみ足に効果を発揮する
適応　1)パーキンソン病(Yahr重症度ステージⅢ)におけるすくみ足, 立ちくらみの改善　2)以下の疾患における起立性低血圧, 失神, 立ちくらみの改善：シャイドレーガー症候群, 家族性アミロイドポリニューロパチー　3)起立性低血圧を伴う血液透析患者における下記症状の改善：めまい・ふらつき・立ちくらみ, 倦怠感, 脱力感
相互　〈併用禁忌〉1)ハロタン等のハロゲン含有吸入麻酔薬：頻脈, 心室細動の危険が増大(ハロゲン含有吸入麻酔薬は, 心筋のカテコールアミンに対する感受性を高める) 2)イソプロテレノール等のカテコールアミン製剤(メジヘラー・イソ, イソメニール, プロタノールL等)：不整脈, 場合により心停止を起こすおそれ(相加的に心刺激作用を増強) 〈併用注意〉1)MAO阻害薬：作用が増強され, 血圧の異常上昇を来すことあり(ノルアドレナリンの代謝が抑制され, ノルアドレナリンの濃度が増加) 2)三環系抗うつ薬(イミプラミン, アミトリプチリン等)：作用が増強され, 血圧の異常上昇を来すことあり(神経終末でのノルアドレナリンの再吸収が阻害され, ノルアドレナリンの濃度が増加) 3)分娩促進薬(オキシトシン), エルゴタミン, 抗ヒスタミン薬(クロルフェニラミン等)：作用が増強され, 血圧の異常上昇を来すことあり(相加的に末梢血管収縮作用を増強) 4)α₁受容体遮断作用のある薬剤(塩酸タムスロシン, メシル酸ドキサゾシン, 酒石酸イフェンプロジル等)：作用減弱の可能性(これら薬剤はα₁受容体遮断作用を有する) 5)メチル硫酸アメジニウム：作用が増強され, 血圧の異常上昇を来すことあり(神経終末でのノルアドレナリンの再吸収・代謝が阻害され, ノルアドレナリンの濃度が増加) 6)レセルピン誘導体(レセルピン等)：作用減弱の可能性(レセルピンは脳内ノルアドレナリン, ドパミンを減少) 7)レボドパ, アマンタジン等の作用増強あり(本剤は動物実験でこれら薬剤の作用増強) 8)フェノチアジン系薬剤, ブチロフェノン系薬剤：作用減弱あり(これら薬剤は抗ドパミン作用のほかに末梢α受容体遮断作用を有する)
【慎重】 1)高血圧(悪化のおそれ) 2)動脈硬化症(過度の昇圧反応が起こるおそれ) 3)甲状腺機能亢進症(頻脈等の症状悪化のおそれ) 4)重篤な肝又は腎障害　5)心疾患(症状悪化のおそれ) 6)重篤な肺疾患, 気管支喘息又は内分泌系疾患(症状悪化のおそれ) 7)慢性開放隅角緑内障(眼圧上昇のおそれ) 8)重度の糖尿病を合併した血液透析患者(末梢循環障害を生じるおそれ)
【動態】 Tmax：2時間(100 mgまたは300 mg), T½：約1.5時間　12時間でほとんど消失　代謝・排泄：健常成人に100 mg又は300 mgを1回経口投与した場合, 24時間までに, 投与量の約15%が未変化体として, また約6%が3-メトキシ体として尿中に回収

【注意】〈用法・用量〉①パーキンソン病への適用にあたっては，効果が認められない場合には，漫然と投与しないよう注意　②血液透析患者への適用にあたっては，1カ月間投与しても効果が認められない場合は投与中止　〈基本〉①少量から開始し，慎重に維持量まで増量，但し，その他の抗パーキンソン薬，昇圧薬を中止する必要はない　②過度の昇圧反応を起こすことがあるので過量投与に注意　③血液透析患者への適用にあたっては，用法(透析開始30分から1時間前に経口投与)・用量を遵守し，透析後の追加など過剰投与(過度の昇圧反応がみられることあり)にならないように注意　④糖尿病を合併した血液透析患者への適用にあたっては，糖尿病の程度(末梢循環，血圧，血糖管理などの状態や，血管合併症の程度など)に十分留意　児 低出生体重児，新生児，乳児，幼児，小児には未確立(使用経験少ない)　妊 禁忌(動物で胎仔の波状肋骨の増加．又，dl-ノルアドレナリンで子宮血管の収縮により胎児が仮死状態となることが報告)　授乳婦 回避，やむを得ない場合は授乳回避(動物で乳汁中移行，又，母獣への授乳期投与において仔の発育抑制が報告)　高齢 過量投与に注意(生理機能が低下)

【副作用】〈重大〉1)悪性症候群(Syndrome malin)(0.1%未満)(高熱，意識障害，高度の筋硬直，不随意運動，血清CKの上昇等が現れることあり)→投与開始初期の場合は中止し，また，継続投与中の用量変更・中止時の場合は一旦もとの投与量に戻した後慎重に漸減し，体冷却，水分補給等の処置　2)白血球減少(0.1%)，無顆粒球症，好中球減少，血小板減少→異常が認められた場合は，中止し処置　〈その他〉以下の場合は必要に応じ減量，中止等処置　1)精神神経〔幻覚，妄想，夜間せん妄，不随意運動，神経過敏(いらいら感，焦燥感，興奮等)，不眠，精神症状の増悪，悪夢，パーキンソン症状の増悪，感情失禁，振戦，すくみ，固縮，言語障害の悪化，知覚異常〕→減量又は休薬等処置(頭痛・頭重感，めまい，不眠，頭がボーッとする，眠気，健忘)　2)消化器〔悪心・嘔吐，食欲不振，胃痛(胃部不快感等)，口渇，腹痛，消化不良(胸やけ等)，便秘，下痢，流涎，腹部膨満感，舌のあれ〕　3)循環器〔血圧上昇，動悸，胸痛(胸部不快感，胸部絞扼感等)，不整脈，狭心症，四肢冷感，チアノーゼ〕→減量又は中止等処置　4)肝臓(AST・ALT・Al-P・LDHの上昇)　5)過敏症(瘙痒，発疹)→中止　6)眼(羞明)　7)泌尿器(頻尿，尿失禁，尿閉)　8)その他〔ほてり(顔面潮紅等)，浮腫，のぼせ，発汗，発熱，CK上昇，眼瞼浮腫，倦怠感，脱力感，両手の痛み，肩こり〕

【規制】 指定 処方せん

Ⅶ．脳循環代謝改善薬

脳の生理的活性物質

■ シチコリン citicoline　　119・219・2399

ニコリン Nicholin(武田)　　119・2399

注：100・250・500 mg/2・2・10 mL/A
H注：500・1,000 mg/2・4 mL/A

シスコリン(東和薬品)，チスゲリン(鶴原)，テーシコリン(辰巳)，レコグナン(旭化成)

〔頭部外傷・脳手術に伴う意識障害〕
1回100〜500 mg　1日1〜2回
点滴静注・静注・筋注

〔脳卒中後の片麻痺〕
1回250 mg 又は1,000 mg　1日1回
4週間連日静注
＊改善傾向あれば更に4週間継続投与

〔膵炎〕
1回1,000 mg　1日1回　2週間連日静注
＊蛋白分解酵素阻害剤と併用

〔脳梗塞急性期意識障害〕
1回1,000 mg　1日1回　2週間連日静注

【禁忌】　本剤の成分に過敏症の既往歴
【作用】　1)レシチンの前駆物質であり，レシチン生合成を促進し，代謝異常を改善する　2)脳幹網様体，特に上行性網様体賦活系の働きを促進して，意識水準を高め，また錐体路系にも作用し運動機能を高める　3)脳障害等の病的状態において，脳血流量，脳酸素量を増大し，脳循環を改善する　4)パーキンソン病に関連あるドパミン代謝に関与し，脳内ドパミンを増加させる
適応　1)頭部外傷に伴う意識障害，脳手術に伴う意識障害　2)脳梗塞急性期意識障害　3)脳卒中片麻痺患者の上肢機能回復促進〔但し，発作後1年以内で，リハビリテーション及び通常の内服薬物療法(脳代謝賦活薬，脳循環改善薬等の投与)を行っている症例のうち，下肢の麻痺が比較的軽度なもの〕　4)以下の疾患に対する蛋白分解酵素阻害薬との併用療法：急性膵炎，慢性再発性膵炎の急性増悪期，術後の急性膵炎
【慎重】　薬剤過敏症の既往歴
【注意】　①急性重症かつ進行性の頭部外傷並びに脳手術に伴う意識障害の患者に投与する場合は，止血薬，脳圧降下薬や低体温等の処置とともに用いること　②脳梗塞急性期意識障害の患者に使用する場合は，卒中発作後2週間以内に投与を開始することが望ましい　③静注：できるだけゆっくり投与すること　④筋注：やむを得ない場合にのみ，必要最小限に行うこと，なお，特に同一部位への反復注射は行わないこと．また，低出生体重児，新生児，乳児，小児には特に注意．神経走行部位を避けるように注意すること
【副作用】〈重大〉ショック(0.1%未満)→血圧降下，胸内苦悶，呼吸困難等の異常が認められた場合は，中止し処置　〈その他〉1)過敏症(発疹)→中止　2)精神神経(不眠，頭痛，めまい，興奮，痙攣)〔脳卒中片麻痺に用いた場合：麻痺肢のしびれ感が発現又は増強〕　3)消化器(悪心，食欲不振)　4)肝臓(肝機能検査値の異常)　5)眼(一過性の複視)　6)その他(熱感，一過性の血圧変動，倦怠感)
【規制】 処方せん

4．向精神薬・精神科関連薬DI集

■ **アデノシン三リン酸二ナトリウム**
adenosine triphosphate disodium（ATP） 3992

アデホス Adetphos（興和）
　　腸溶錠：20・60 mg
　　顆粒：10％　100 mg/g（0.5・1 g/包）
　　L注2・3・4号：10・20・40 mg/2 mL/A
ATP（第一三共，協和発酵）
　　腸溶錠：20 mg　注：10・20 mg/2 mL/A
トリノシン Trinosin
　　（トーアエイヨー-アステラス）
　　腸溶錠：20・60 mg
　　顆粒：10％　100 mg/g（0.6・1 g/包）
　　S注：10・20 mg/2 mL/A
アデタイド（寿），アテネン（鶴原），アデノP（小林化工），
（注）アデシノンP（わかもと）

【内】1回40〜60 mg　1日3回
（メニエール病及び内耳障害に基づくめまい）
　1回100 mg　1日3回
【注】【静】1回5〜40 mg　1日1〜2回
　徐々に静注
　＊等張ないし高張ブドウ糖液に溶解
【点】1回40〜80 mg　1日1回
　30〜60分かけて点滴静注
　＊5％ブドウ糖液200〜500 mLに溶解
【筋】【皮】（アデホス-L除く）
　1回5〜40 mg　1日1〜2回　筋注・皮下注

【禁忌】【注】脳出血直後（脳血管拡張により再出血するおそれ）
【作用】　末端の2個のリン酸基はATPaseによって容易に分解され，高い遊離エネルギーを放出する．ATPはリン酸供与体として，各種の補酵素を介して，糖質，脂肪，蛋白質の代謝などに関与する
【適応】【内】1）以下の疾患に伴う諸症状の改善：頭部外傷後遺症　2）心不全　3）調節性眼精疲労における調節機能の安定化　4）消化管機能低下のみられる慢性胃炎　5）（アデホス顆粒，トリノシンG）メニエール病及び内耳障害に基づくめまい　【注】1）以下の疾患に伴う諸症状の改善：頭部外傷後遺症　2）心不全　3）筋ジストロフィー症及びその類縁疾患　4）急性灰白髄炎　5）痙性小児麻痺（弛緩型）　6）進行性脊髄性筋萎縮症及びその類似疾患　7）調節性眼精疲労における調節機能の安定化　8）耳鳴・難聴　9）消化管機能低下のみられる慢性胃炎　10）慢性肝疾患における肝機能の改善
【相互】〈併用注意〉ジピリダモール：ATP分解物であるアデノシンの血中濃度上昇させ，心臓血管に対する作用を増強するとの報告（ジピリダモールのアデノシン取り込み抑制作用により，ATP分解物であるアデノシンの血中濃度が上昇）→併用にあたっては患者状態を十分に観察等注意

【注意】①【内】調剤時：乳鉢ですりつぶさないこと　②【注】ゆっくり静注（10 mgを1〜2分で）．急速投与により一過性の胸内苦悶，悪心，頭痛，顔面潮紅，咳，吃逆，発熱等が現れることあり　③【注】急速静注した場合に気管支痙攣を誘発したとの報告
【妊】【内】未確立　【注】回避（未確立）　【高齢】減量等注意（生理機能が低下）
【副作用】〈重大〉【注】ショック様症状（0.1％未満）→胸内苦悶，悪心，顔面潮紅，咳，吃逆，熱感等が現れた場合は中止　〈その他〉【内】1）消化器（悪心，食欲不振，胃腸障害，便秘傾向，口内炎）　2）循環器（全身拍動感）　3）過敏症（瘙痒感，発疹）　4）精神神経（頭痛，眠気，気分が落ち着かない）　5）感覚器（耳鳴）　6）その他（脱力感）　【注】1）消化器（悪心・嘔吐，食欲不振）　2）循環器（一過性の心悸亢進）　3）精神神経（頭痛）
【保存】注：できるだけ冷暗所　内：防湿
【規制】指定：注：処方せん

■ **チトクロムC** cytochrome C 2190・3999

チトレスト Cytorest（持田） 3999
　　カプセル：10 mg
チトクロマート（長生堂）

1日30 mg　分3

【作用】　脳血管障害時に，脳血流量，脳酸素供給量，酸素消費量を増加させ，脳血管抵抗を減少させるとともに，脳出血及び脳塞栓の出血傾向を抑制する．また，冠循環の機能低下や心障害などによる，酸素欠乏状態にある心筋の酸素利用率を高める
【適応】1）頭部外傷後遺症における頭痛及び頭重感の改善　2）放射線療法における白血球減少の軽減
【動態】　Tmax：3〜6時間（カプセル，経口）
【注意】【高齢】減量等注意（生理機能が低下）
【副作用】〈その他〉以下の場合は症状に応じて処置　1）過敏症（顔面浮腫，発疹，蕁麻疹等）→中止　2）消化器（嘔気，腹痛，下痢，胃部膨満感等）

■ **ガンマ-アミノ酪酸**
γ-aminobutyric acid（GABA） 2199

ガンマロン Gammalon（第一三共）
　　錠：250 mg

1日3 g　分3

【作用】　TCAサイクルの導入部に必要なヘキソキナーゼ活性を高め糖質代謝を促進し，脳代謝を改善する
【適応】　以下の疾患に伴う諸症状（頭痛，頭重感，易疲労性，のぼせ感，耳鳴，記憶障害，睡眠障害，意欲低下）：頭部外傷後遺症
【注意】　本剤は品質保証上，アルミラップ包装にしているので，開封後の保管および投薬調剤の場合は，吸湿に注意すること
【妊】有益のみ（未確立）
【副作用】　以下の場合は必要に応じて中止等処置　1）消化器（悪心，食欲不振，便秘，下痢等）　2）その他（感情失禁

の改善を妨げることがある)
【保存】防湿

その他の薬物

■ メクロフェノキサート塩酸塩
meclofenoxate hydrochloride　119・219

ルシドリール Lucidril(共和)
　　錠：100 mg　注：250 mg/V

セエルカ(鶴原)，メクロサート(寿)，(注)メクロン M(大鵬)

【内】1回 100〜300 mg　1日3回
【注】1回 250 mg　1日1〜3回　静注または筋注(適宜増減)
　　＊注射用水 10 mL に溶解して使用

【作用】1)成人の脳血管障害患者において，局所脳血流の変化を^{133}Xe-クリアランス法で検討した結果，脳血流量の増加が認められている　2)(動物)中枢神経賦活作用，脳内グルコース代謝促進作用，抗低酸素作用，脳内コリン増加作用が認められている
【適応】【内】頭部外傷後遺症におけるめまい　【注】1)脳術後の意識障害　2)頭部外傷の急性期における意識障害
【慎重】1)過度の興奮性(副作用として興奮の報告)　2)痙攣(副作用として痙攣発作の増強が報告)
【動態】排泄：尿中約85%(24時間，300 mg，経口)
【注意】【内】4週間投与しても効果が認められない場合は中止　【注】①血管痛が現れた場合は，20%ブドウ糖液に溶解して投与することにより軽減　②静注にのみ使用
【溶解】溶解後はなるべく速やかに使用し，放置したものは投与不可
【副作用】【内】1)過敏症(発疹)→中止等処置　2)精神神経(不眠，頭痛，焦燥感，興奮，痙攣発作の増強)　3)消化器(悪心，食欲不振，胃痛)　4)肝臓(AST・ALT・Al-Pの上昇)　【注】1)過敏症(発疹)→中止等処置　2)精神神経(不眠，焦燥感，興奮，不安，痙攣)　3)肝臓(AST・ALT・Al-Pの上昇)　4)循環器(血圧変動)　5)その他(血管痛，熱感，全身違和感)
【保存】錠：防湿　【規制】注：処方せん

■ 塩酸チアプリド
tiapride hydrochloride　1179

グラマリール Gramalil(アステラス)
　　錠：25・50 mg　細粒：10%　100 mg/g

クッククール(キョーリン)，グリノラート(大洋)，チアプリド(メディサ)，チアラリード(長生堂)，チアリール(日医工)，ノイリラーク(共和)，フルジサール(マルコ)，ボイニリール(日新-山形)

1日 75〜150 mg　分3
　　＊パーキンソニズムに伴うジスキネジアには，

1回 25 mg　1日1回から開始が望ましい

【禁忌】プロラクチン分泌性下垂体腫瘍(プロラクチノーマ)(悪化)
【作用】ドパミン受容体に対する親和性が強く，抗ドパミン作用がある．脳内への透過性が強く，抗うつ作用，抗不安作用を有する
【適応】1)脳梗塞後遺症に伴う攻撃的行為，精神興奮，徘徊，せん妄の改善　2)特発性ジスキネジア及びパーキンソニズムに伴うジスキネジア
【相互】〈併用注意〉1)**QT 延長を起こす薬剤**(ハロペリドール等)(QT 延長・心室性不整脈のおそれ)　2)**ベンザミド系薬剤**(メトクロプラミド，スルピリド等)，**フェノチアジン系薬剤**(クロルプロマジン等)，**ブチロフェノン系薬剤**(ハロペリドール等)：内分泌機能異常，錐体外路症状が発現し易くなる(両剤ともに抗ドパミン作用を有するため，併用が強く現れる)　3)**ドパミン作動薬**(レボドパ等)：相互に作用減弱　4)**中枢神経抑制薬**(バルビツール酸誘導体，麻酔薬等)，**アルコール**(飲酒)：相互に中枢神経抑制作用増強あり(両剤ともに中枢神経抑制作用を有する)
【慎重】1)重篤な循環器障害(血圧低下が現れ易い)　2)QT 延長〈悪化〉，QT 延長を起こし易い患者　a)著明な徐脈　b)低 K 血症　4)腎障害(高い血中濃度が持続するおそれ)　5)高齢者　6)褐色細胞腫の疑い(類似化合物であるスルピリドにより急激な昇圧発作が現れたとの報告)　7)脱水・栄養不良状態等を伴う身体的疲弊のある患者〔悪性症候群(Syndrome malin)が起こり易い〕
【動態】Tmax：2時間　T½：3.91 時間(老年では約1.5倍遅延)　排泄：投与24時間後 71.7%，未変化体分 9.3% N-脱エチル体として尿中排泄
【注意】1)(脳梗塞後遺症の場合)投与期間は，臨床効果及び副作用の程度を考慮しながら慎重に決定するが，投与6週で効果が認められない場合は中止すること　❷眠気，めまい，ふらつき等が現れることあり→運転等注意　3)制吐作用を有するため，他の薬剤に基づく中毒，腸閉塞，脳腫瘍等による嘔吐症状を不顕性化することあり注意
【妊】未確立(使用経験ない)　【延】有益のみ(未確立)　【授乳婦】回避，やむを得ない場合は授乳回避(動物で乳汁中移行の報告)　【高齢】低量から(例：1回 25 mg，1日1〜2回)から開始等慎重に(主に腎排泄のため，腎機能低下により高い血中濃度が持続するおそれがあるので，副作用：錐体外路症状等の発現に注意)
【過量投与】微候・症状：パーキンソン症候群等の錐体外路症状，昏睡等が現れることあり　処置：主に対症療法及び維持療法を行う．血液透析ではわずかしか除去されないので有効ではない
【副作用】〈重大〉1)**悪性症候群(Syndrome malin)**(0.1%未満)(無動緘黙，強度の筋強剛，嚥下困難，頻脈，血圧の変動，発汗等が発現し，それに引き続き発熱がみられる場合は中止し，体冷却，水分補給等の全身管理とともに処置実施．本症発生時には白血球増加，血清 CK の上昇がみられることが多く，また，ミオグロビン尿を伴う腎機能低下がみられることがある．なお，高熱が持続し，意識障害，呼吸困難，循環虚脱，脱水症状，急性腎不全へと移行し，死亡した例が報告)　2)**昏睡**(0.1〜5%未満)→症状が発現した場合は中止　3)**痙攣**(0.1〜5%未満)→症状が発現した場合は中止　4)**QT 延長・心室頻拍**(torsades de pointes 含む)→中止し処置　〈その他〉1)循環器(不整脈，頻脈，

胸内苦悶，血圧上昇，血圧低下等〕→慎重）　2) **錐体外路症状**〔パーキンソン症候群（振戦，筋強剛，運動減少，流涎，姿勢・歩行障害等），ジスキネジア，言語障害，咬痙，アカシジア，ジストニア等〕→減量又は抗パーキンソン病薬の併用等処置）　3) **内分泌**（乳汁分泌，女性化乳房，月経異常等）→慎重）　4) **精神神経**（眠気，不眠，不安・焦燥，抑うつ，ぼんやり，性欲亢進等）　5) **自律神経**（めまい・ふらつき，口渇，頭痛・頭重感，脱力・倦怠感，しびれ，排尿障害，尿失禁，耳鳴等）　6) **消化器**（悪心・嘔吐，腹痛・胃部不快感，食欲不振，食欲亢進，腹部膨満感，便秘，口内炎，下痢等）　7) **肝臓**（AST・ALT・Al-P 等の上昇，黄疸）　8) **過敏症**（発疹，瘙痒感等）→中止　9) **その他**（発熱，眼調節障害，ほてり，貧血等）
【規制】 指定 処方せん

脳循環改善薬

■ **酒石酸イフェンプロジル**
ifenprodil tartrate　　　　　　　　　　 1139・219

アポノール Aponol（あすか-武田）　　　 1139
　　錠：10・20 mg

セロクラール Cerocral　　　　　　 1139・219
　　（サノフィ・アベンティス）
　　錠：10・20 mg　細粒：4%　40 mg/g

イブロノール（東和薬品），エンセロン（日医工），セリミック（ナガセ），テクニス（沢井），バスクロジル（共和），フレザニール（鶴原），ヨウアジール（陽進堂），リンブレーン（辰巳）

1 回 20 mg　1 日 3 回

【禁忌】 頭蓋内出血発後，止血が完成していないと考えられる患者
【作用】 脳血管障害患者において，全脳および病巣部局所の血流増加が認められており，この作用は血管平滑筋直接弛緩作用および交感神経 α 受容体抑制作用によると考えられている．また，血小板粘着能抑制作用の他，血小板凝集抑制作用が報告されている
【適応】 脳梗塞後遺症，脳出血後遺症に伴うめまいの改善
【相互】〈併用注意〉1)出血傾向を来すと考えられる薬剤：出血傾向が増強されるおそれ（本剤の血小板粘着能・凝集能抑制作用による）　2)ドロキシドパの作用減弱のおそれ（本剤の α₁ 受容体遮断作用による）
【慎重】 1)脳梗塞発作直後（脳内盗血現象を起こすおそれ）　2)低血圧（血圧低下増強のおそれ）　3)心悸亢進（心機能亢進のおそれ）
【注意】 投与期間は，臨床効果及び副作用の程度を考慮しながら慎重に決定するが，投与 12 週で効果が認められない場合は投与を中止すること
妊 回避（未確立）　高齢 減量等注意（生理機能が低下）
【副作用】 1)**消化器**（口渇，悪心・嘔吐，食欲不振，胸やけ，下痢，便秘，口内炎，腹痛）　2)**精神神経**（頭痛，めまい，不眠，眠気）　3)**過敏症**（発疹，皮膚瘙痒感）　4)**循環器**（動悸，立ちくらみ，頻脈，顔面潮紅，ほてる感）　5)肝

臓（AST・ALT の上昇）　6)**血液**（貧血）　7)**その他**（顔面浮腫，上・下肢のしびれ感）
【保存】 細粒：遮光

■ **ニセルゴリン** nicergorine　　　　　 219

サアミオン Sermion（田辺三菱）
　　錠：5 mg　散：1%　10 mg/g（0.5 g/包）

ウインクル N（大原），サルモシン（ニプロファーマ），サワチオン S（沢井），セルゴチン S（東和薬品），セルファミン N（辰巳），セレイド S（キョーリン），ソクワール N（日新山形），バソゴリン S（共和），ビエルゾン S（陽進堂），ヒルプリン N（日医工），マリレオン N（大正薬品），レストマート N（大洋）

1 日 15 mg　分 3

【禁忌】 頭蓋内出血後，止血が完成していないと考えられる患者（出血を助長するおそれ）
【作用】 脳循環改善作用：脳血管障害患者の内頸および椎骨動脈で脳血流増加，また虚血病巣部の脳血流増加．血液流動性改善作用：ADP，コラーゲン等による血小板凝集抑制作用および赤血球変形能亢進作用
【適応】 脳梗塞後遺症に伴う慢性脳循環障害による意欲低下の改善
【動態】 **Tmax**（健康成人，15 mg，経口）：2〜4 時間後（60〜95 ng/mL）　**代謝・排泄**（健康成人，20 mg，経口）：大部分が代謝物として排泄．24 時間までに尿中排泄率 51%
【注意】 投与期間は，臨床効果及び副作用の程度を考慮しながら慎重に決定するが，投与 12 週で効果が認められない場合は投与を中止すること
兒 未確立（使用経験ない）　妊 有益のみ（未確立．動物で次世代の発育抑制が報告）　授乳婦 回避，やむを得ない場合は授乳回避（動物で乳汁中移行の報告）　高齢 減量等注意（生理機能が低下）
【副作用】 以下の場合は中止等処置　1)**消化器**（食欲不振，下痢，便秘，悪心，腹痛，口渇）　2)**肝臓**（肝機能障害）　3)**循環器**（めまい，立ちくらみ，動悸，ほてり）　4)**精神神経**（眠気，倦怠感，頭痛，耳鳴，不眠）　5)**過敏症**（発疹，蕁麻疹，瘙痒）
【保存】 散：防湿　【規制】 指定 処方せん

■ **イブジラスト** ibudilast　　　　　 219・449

ケタス Ketas（杏林）
　　カプセル：10 mg（徐放）

ピナトス（大正薬品）

（気管支喘息）1 回 10 mg　1 日 2 回
（脳血管障害）1 回 10 mg　1 日 3 回

【禁忌】 頭蓋内出血後，止血が完成していないと考えられる患者（止血の完成を遅らせるおそれ）
【作用】 1)ロイコトリエン・PAF 拮抗作用を有し，また，気道液分泌及び粘液線毛輸送能を促進させ，気道過敏性を改善する．2)プロスタサイクリンの血管弛緩作用を増強し，脳局所血流量増加作用を有する

VII. 脳循環代謝改善薬

【適応】 1)気管支喘息 2)脳梗塞後遺症に伴う慢性脳循環障害によるめまいの改善
【慎重】 1)脳梗塞急性期(症状悪化のおそれ) 2)肝機能障害 3)高齢者
【動態】 Tmax:4時間 T½:12時間 排泄:72時間までに約60％尿中排泄(抱合体)
【注意】〈用法・用量〉〈脳梗塞後遺症の場合〉投与期間は、臨床効果及び副作用の程度を考慮しながら慎重に決定するが、投与12週で効果が認められない場合は投与を中止すること 〈基本〉〈気管支喘息〉①気管支拡張剤、ステロイド剤と異なり、既に起こっている発作を速やかに軽減する薬剤ではないことを患者に十分説明しておくこと ②長期ステロイド療法を受けている患者で、本剤投与によりステロイド剤の減量を図る場合は十分な管理下で徐々に行うこと 〈適用上〉徐放性製剤であるため、カプセル内容物を取り出して調剤しないこと
【兒】未確立(使用経験少ない) 【妊】回避(動物で新生児の発育遅延等が報告) 【授乳婦】回避(動物で乳汁中移行の報告)
【高齢】注意(主に肝代謝のため、肝機能低下により高い血中濃度が持続するおそれ)
【副作用】〈重大〉1)血小板減少→異常が認められた場合は、中止し処置 2)肝機能障害(AST・ALT・Al-P・γ-GTP・総ビリルビン等の上昇を伴う)、黄疸→異常が認められた場合は、中止し処置 〈その他〉1)過敏症(発疹、瘙痒感)→中止 2)精神神経(めまい、頭痛、振戦、不眠、眠気、ボーッとする等) 3)消化器(食欲不振、嘔気、嘔吐、腹痛、消化不良、腹部膨満感、下痢、胃潰瘍等) 4)循環器(心悸亢進、起立性低血圧、ほてり) 5)血液(貧血、白血球減少) 6)肝臓(AST・ALT・Al-P・γ-GTP・総ビリルビン等の上昇) 7)その他(倦怠感、耳鳴、顔面浮腫、浮遊感、味覚異常等)
【規制】指定

■ メシル酸ジヒドロエルゴトキシン
dihydroergotoxine mesilate　　　219

ヒデルギン Hydergine(ノバルティス)
錠:2mg 舌下錠:1mg

イノオター(イセイ)、エポス(日医工)、エルメサット(東和薬品)、コークス(サンド)、コルタゴン(共和)、バソラックス(メルク製薬)、ヒデラパール(沢井)、ヨウギニン(陽進堂)

1日0.75～3mg　経口又は舌下

【禁忌】 本剤又は麦角アルカロイドに過敏症の既往歴
【作用】 脳代謝・脳循環改善作用:老化による脳波上の優勢α波の減少および徐波化を改善するとともに、脳循環不全時、脳血流量を増加し脳循環時間を短縮する。高齢高血圧症患者において緩徐な降圧作用が認められている
【適応】 1)以下に伴う随伴症状:頭部外傷後遺症 2)高血圧症(本剤の降圧作用は緩やかであるので、高血圧症に用いるのは以下の場合に限る:高齢の患者に用いる場合、利尿降圧薬投与により十分な降圧作用が得られない患者に併用する場合) 3)以下に伴う末梢循環障害:ビュルガー病、閉塞性動脈硬化症、動脈塞栓・血栓症、レイノー病及びレイノー症候群、肢端紫藍症、凍瘡・凍傷、間欠性跛行
【相互】 CYP3A4で代謝 〈併用注意〉マクロライド系抗生物質、HIVプロテアーゼ阻害剤、逆転写酵素阻害剤、アゾール系抗真菌剤(血中濃度が上昇し、ドパミン作動性効果が強く現れる)
【慎重】 1)高度の徐脈(徐脈作用を有するため、症状悪化のおそれ) 2)中～重度の肝障害(血中濃度の報告)→必要に応じ減量
【動態】 Tmax:1.2時間後(4mg、経口)、1.3時間後(4mg、舌下) T½:7.3時間(経口)、6.6時間(舌下) 排泄:尿中2％(96時間、1mg、経口)、ほとんどが糞中排泄
【注意】〈その他〉外国で後腹膜線維症の報告
【兒】未確立(使用経験少ない) 【妊】有益のみ(未確立) 【授乳婦】回避(乳汁分泌抑制あり、他の麦角アルカロイドで移行の報告) 【高齢】減量等注意(生理機能が低下、高血漿中濃度)
【過量投与】 徴候・症状:本剤の過量投与に関するデータは少ない。報告例の大部分は無症候性または非重篤な症状であり、幻覚が現れたとの報告もある
処置:活性炭投与、対症療法を行う
【副作用】 1)循環器(徐脈、血圧低下、脳貧血様症状、顔面潮紅、のぼせ感、心悸亢進) 2)過敏症(発疹、瘙痒感)→中止 3)精神神経(頭痛、頭重感、めまい、不眠、眠気、しびれ感) 4)消化器(嘔気・嘔吐、便秘、腹痛、食欲不振、口渇、胃不快感、下痢、口内炎) 5)肝臓(AST・ALT・Al-Pの上昇) 6)その他(舌のあれ、脱力・倦怠感、舌のもつれ、胸部不快感、心窩部痛、発汗異常、霧視、鼻閉、耳鳴)
【保存】 遮光・防湿 【規制】 劇 指定

■ フマル酸ニゾフェノン
nizofenone fumarate　　　219

エコナール Ekonal(田辺三菱)
注:5mg/2mL/A

1回5～10mg　1日3回
維持液に加えて点滴静注
＊原則として発症後1週間以内に開始し、投与期間は約2週間とする

【禁忌】 重症(Hunt Grade Ⅳ、Ⅴ)の患者(二重盲検比較試験で、本剤群のHunt Grade Ⅳの死亡例がプラセボ群に比し多かった。またHunt Grade Ⅴは使用経験ない)
Hunt Grade(重症度の評価尺度)
Grade Ⅰ:無症状であるか、あっても最小限の頭痛及び軽度の項部硬直を示すもの Grade Ⅱ:中等度から重篤な頭痛、項部硬直を認めるが、脳神経麻痺以外の神経症候を欠くもの Grade Ⅲ:傾眠、錯乱がみられるもの、又は軽度の巣症状を示すもの Grade Ⅳ:昏迷、中等度から重篤な片麻痺、おそらく初期の除脳硬直及び自律神経機能障害のあるもの Grade Ⅴ:深昏睡、除脳硬直を示し瀕死の状態にあるもの
【作用】 本剤の虚血性脳障害に対する改善作用は、抗過酸化作用、脳酸素消費量低下をはじめ、抗脳浮腫作用、抗トロンボキサンA₂作用、プロスタサイクリン生成促進作用などの作用によるものと考えられている
【適応】 くも膜下出血急性期(軽症～中等症)の虚血による脳障害の改善

【相互】〈併用注意〉中枢神経抑制薬(バルビツール酸誘導体)、アルコール(飲酒)：過度の中枢抑制作用を起こすおそれ(相互に作用増強)
【動態】 T½(二相性)：0.3〜0.5時間(健康成人男子、0.5・1.5 mg、30分間点滴静注) 3.4〜5.0時間(3.0 mg)
【注意】 ①鎮静作用があるので、意識レベルの推移を慎重に観察して、投与するとともに呼吸管理にも注意すること ②動物で薬物依存が報告 ③動物で母乳中へ移行すること報告
兜 未確立(使用経験ない) 妊 有益のみ(動物で胎児死亡率増加、妊娠期間延長、哺育児の生存率低下が報告)
高齢 減量等慎重に(意識低下が起こり易い)
【副作用】〈重大〉1)意識低下、傾眠(意識低下、ときに傾眠、不穏、まれに鎮静、片麻痺が現れることあり) 2)呼吸抑制(ときに舌根沈下に伴う呼吸抑制が現れることあり)
〈その他〉1)循環器(血圧低下) 2)血液(貧血、血小板減少) 3)過敏症(発疹等) 4)肝臓(AST・ALTの上昇等) 5)腎臓(BUN・クレアチニンの上昇等) 6)その他(発熱)
【保存】 遮光 【規制】 劇 指定 処方せん

■ 塩酸ファスジル fasudil hydrochloride 219

エリル Eril(旭化成)

注S：30 mg/2 mL/A(塩酸ファスジルとして)

1回30 mg　1日2〜3回
約30分かけて点滴静注
＊50〜100 mLの電解質液又は糖液で希釈
＊本剤の投与は、くも膜下出血術後早期に開始し、2週間投与が望ましい

警告!! 本剤の臨床試験において、頭蓋内出血(脳内出血、硬膜外血腫、硬膜下血腫、脳室内出血、頭皮下血腫、くも膜下出血)の発現が認められている．本剤の投与は緊急時に十分対応できる医療施設において行うこと．又、本剤の投与に際しては、臨床症状及びコンピュータ断層撮影による観察を十分に行い、出血が認められた場合には直ちに投与を中止し、適切な処置を行うこと

【禁忌】 1)出血している患者(頭蓋内出血「警告」参照) 2)頭蓋内出血の可能性(出血した動脈瘤に対する十分な止血処置を術中に施すことができなかった患者「警告」参照) 3)低血圧患者(本剤投与により低血圧あり)
【作用】 平滑筋収縮機構の最終段階である、ミオシン軽鎖のリン酸化を阻害し、血管を拡張することにより作用を示す
適応 くも膜下出血術後の脳血管攣縮及びこれに伴う脳虚血症状の改善
【慎重】 1)術前から糖尿病を合併、術中所見で主幹動脈に動脈硬化がみられた患者(頭蓋内出血を起こした例あり) 2)腎機能障害(排泄遅延により血中濃度持続の可能性、低血圧が認められることがあるので、低血圧が観察された場合は減量(例：1回10 mg)) 3)肝機能障害(代謝遅延により血中濃度上昇し、作用増強の可能性) 4)重篤な意識障害(使用経験少ない：未確立) 5)70歳以上の高齢者(機能予後の改善がみられない可能性：未確立) 6)くも膜下出血に重症の脳血管障害(モヤモヤ病、巨大脳動脈瘤等)を合併している患者(使用経験ない：未確立)
【動態】 (健康成人0.4 mg/kg単回30分間静脈内持続投与) T½：約16分 排泄(尿中24時間)：未変化体・代謝物の尿中累積排泄率は投与量の67%
【注意】〈基本〉①本剤の臨床試験において、頭蓋内出血(脳内出血3件、硬膜外血腫2件、硬膜下血腫1件、脳室内出血1件、頭皮下血腫1件、くも膜下出血1件)の発現が認められている ②投与に際して、臨床症状及びCTによる観察を十分に行い、頭蓋内出血が認められた場合は、直ちに中止し処置 ③低血圧が現れることがあるので、血圧変動に注意し、投与速度に注意等慎重に ④投与は2週間を目安とし、漫然と投与しないこと 〈適用上〉①点滴静注にのみ使用すること ②動物で大槽内投与により痙攣が発現したとの報告→髄腔内には投与不可 〈その他〉動物で静注により腎障害が認められたとの報告
兜 未確立(使用経験少ない) 妊 有益のみ〔未確立．動物で奇形の報告〕 授乳婦 授乳回避(動物で乳汁中移行の報告) 高齢 減量等(例：1回10 mg)注意(生理機能低下による腎機能低下の可能性)
【副作用】〈重大〉1)頭蓋内出血(1.72%)【注意】〈基本〉の①②参照) 2)消化管出血、肺出血、鼻出血、皮下出血(0.27%)→異常が認められた場合は、中止し処置 3)ショック(0.02%)→症状が現れた場合は、中止し処置 4)麻痺性イレウス(0.04%)→著しい便秘、腹部膨満感等の症状が現れた場合は処置 〈その他〉1)循環器(低血圧、顔面潮紅) 2)血液(貧血、白血球減少、血小板減少) 3)肝臓(肝機能異常：AST・ALT・AL-P・LDHの上昇、黄疸) 4)泌尿器(排尿困難、多尿、BUN・クレアチニンの上昇等の腎機能異常) 5)過敏症(発疹等の過敏症状) 6)消化器(膨満感、嘔気・嘔吐) 7)その他(頭痛、発熱、意識レベル低下、呼吸抑制)
【規制】 劇 指定 処方せん

Ⅷ．アルコール中毒治療薬

アルコール中毒治療薬

■ シアナミド cyanamide 3932

シアナマイド Cyanamide

(田辺三菱)

液：10 mg/mL

(断酒療法) 1日50〜200 mg　分1〜2
＊1週間投与した後に飲酒試験実施(平常飲酒量の1/10以下を飲ませる)．その結果により、用量を調整し維持量を決める

(節酒療法) 酒量を清酒で180 mL前後、ビー

VIII. アルコール中毒治療薬

ルで600 mL前後程度に抑えるには15〜60 mgを1日1回
＊飲酒抑制効果の持続する者には隔日投与可

【禁忌】 1)重篤な心障害(アセトアルデヒドが悪影響) 2)重篤な肝障害(スリガラス様封入体の発現により悪影響) 3)重篤な腎障害(悪化) 4)重篤な呼吸器疾患(アセトアルデヒドが呼吸機能に抑制的に作用) 5)アルコールを含む医薬品(エリキシル剤,薬用酒等)投与中の患者 6)妊婦又は妊娠の可能性
【作用】 主としてアルデヒド脱水素酵素を阻害するが,それ以外の酵素に対する阻害は少ない.分子量：42.04
【適応】 慢性アルコール中毒症及び過飲酒者に対する抗酒療法
【相互】〈併用禁忌〉アルコールを含む医薬品(エリキシル剤,薬用酒等)：急性アルコール中毒症状(顔面潮紅,血圧下降,悪心,頻脈,めまい,呼吸困難,視力低下)(アルデヒドデヒドロゲナーゼを阻害し,肝でのエタノール代謝を抑制し,アセトアルデヒドを蓄積)〈併用注意〉1)アルコール含有食品(奈良漬等),アルコール含有化粧品(アフターシェーブローション等)：急性アルコール中毒症状(顔面潮紅,血圧下降,悪心,頻脈,めまい,呼吸困難,視力低下)(アルデヒドデヒドロゲナーゼを阻害し,肝でのエタノール代謝を抑制し,アセトアルデヒドを蓄積) 2)フェニトイン,エトトインの作用増強(類似薬ジスルフィラムはフェニトインの肝代謝を抑制し,血中濃度を上昇) 3)ジギタリス製剤：ジスルフィラム-アルコール反応時に過呼吸による血中K値低下の報告(類似薬ジスルフィラムにおいて) 4)リトナビル：急性アルコール中毒症状(顔面潮紅,血圧下降,悪心,頻脈,めまい,呼吸困難,視力低下)(リトナビルはエタノール18％を含有→シアナミド-アルコール反応発現)
【慎重】 1)肝障害(スリガラス様封入体の発現により悪影響) 2)腎障害(悪化) 3)てんかん等痙攣性疾患又は既往歴(痙攣誘発) 4)脳の器質障害 5)糖尿病(アルコール性低血糖) 6)甲状腺機能低下症(類薬の動物実験で抗甲状腺作用の報告) 7)本剤に過敏症の既往歴 8)ジギタリス投与中(シアナミド-アルコール反応時に血清K値低下のおそれ)
【注意】〈基本〉❶治療に先立ち,本剤服用中に飲酒した場合の反応を説明して患者及び家族等の了解を得る.また,飲酒試験終了まで,入院が望ましい ❷投与前に,アルコールの体内残留の有無を確認 ❸服用中は,医師の指示によらないアルコール摂取を禁ずる ❹飲酒試験時急激なシアナミド-アルコール反応(顔面紅潮,血圧下降,胸部圧迫感,心悸亢進,呼吸困難,失神,頭痛,悪心・嘔吐,めまい,痙攣等)発現あり→本剤の投与量,飲酒量等の個人差および飲酒速度を考慮し,慎重に飲酒試験を実施,なお,症状が激しい場合には,酸素吸入,昇圧薬,輸液の投与等処置 ❺飲酒試験の際の飲酒は投与後10分〜12時間以内に行うが,この場合清酒90 mLを10〜15分以上かけて飲むような,比較的遅い速度で行うことが望ましい ❻運転等注意(注意力,集中力,反射運動能力等の低下)〈その他〉❶長時間加熱・煮沸してはならない
妊 禁忌(未確立) 高齢 注意
【副作用】〈重大〉1)皮膚粘膜眼症候群(Stevens-Johnson症候群),中毒性表皮壊死症(Lyell症候群),落屑性紅斑→中止し処置 2)再生不良性貧血,汎血球減少,無顆粒球症,血小板減少→中止等処置 3)肝機能障害,黄疸(AST・ALT・γ-GTP・LDH・Al-P・ビリルビン等上昇)→定期的な肝機能検査,中止等処置,長期投与により肝細胞にスリガラス封入体(ground glassinclusion)発現〈その他〉1)精神神経(頭痛,不眠) 2)過敏症(発疹)→中止 3)皮膚(苔癬型薬疹,脱毛) 4)消化器(悪心・嘔吐) 5)その他(白血球増多,味覚障害,発熱,倦怠感)
【保存】 冷所 【規制】 劇 指定 処方せん

■ ジスルフィラム disulfiram　3939
ノックビン Nocbin(田辺三菱)　末

1日0.1〜0.5 g　分1〜3
＊1週間投与した後に飲酒試験実施(平常飲酒量の1/10以下を飲ませる).その結果により,用量を調整し維持量を決める
維持量：0.1〜0.2 g　毎日続けるか1週毎に1週間の休薬期間を設ける

【禁忌】 1)重篤な心障害(悪化) 2)重篤な肝・腎障害(悪化) 3)重篤な呼吸器疾患(悪化) 4)アルコールを含む医薬品(エリキシル剤,薬用酒等),食品(奈良漬等),化粧品(アフターシェーブローション)使用,摂取中の患者 5)妊婦又は妊娠の可能性
【作用】 肝臓中のアルデヒドデヒドロゲナーゼを阻害することにより,飲酒時の血中アセトアルデヒド濃度を上昇させる
【適応】 慢性アルコール中毒に対する抗酒療法
【相互】〈併用禁忌〉アルコールを含む医薬品(エリキシル剤,薬用酒等)・食品(奈良漬等)・化粧品(アフターシェーブローション等)：急性アルコール中毒症状(顔面潮紅,血圧下降,悪心,頻脈,めまい,呼吸困難,視力低下)(ジスルフィラム-アルコール反応発現)〈併用注意〉1)テオフィリンの作用増強(テオフィリンの肝代謝を抑制) 2)フェニトイン,エトトインの作用増強(フェニトインの肝代謝を抑制し,血中濃度を上昇) 3)バルビツール酸系化合物の作用増強(バルビツール酸系化合物の肝代謝を抑制する可能性) 4)抗凝血薬(ワルファリン)の作用増強(ワルファリンの肝代謝を抑制) 5)ジギタリス製剤：ジスルフィラム-アルコール反応時に過呼吸による血中K値低下 6)イソニアジド,メトロニダゾール：精神症状の発現(機序不明,酵素阻害の結果と推察) 7)リトナビル⇒シアナミド参照(452頁) 飲食物
【慎重】 ⇒シアナミド参照(452頁)
【動態】 発現時間：3時間　持続時間：7〜8日間
【注意】 ①〜④⇒シアナミド(452頁) ⑤投与開始後1週間は飲酒試験を行わない ⑥投与中は,肝機能検査を定期的に実施 ❼運転等注意(眠気,注意力・集中力・反射運動能力等の低下) ⑧本剤の治療中,原因不明の突然死の報告あり
妊 不可(未確立) 高齢 注意
【副作用】〈重大〉1)精神神経(重篤な脳障害(見当識障害,記憶障害,錯乱等)) 2)肝機能障害,黄疸(AST・ALT・γ-GTP・LDH・Al-P,ビリルビン等の上昇を伴う肝機能障害,黄疸)→定期的に肝機能検査,中止等処置〈その他〉1)精神神経(抑うつ,情動不安定,幻覚,錯乱,

せん妄等→アルコールの禁断による場合もある）（頭痛, めまい, 耳鳴, 眠気, 睡眠障害） 2)**過敏症**(発疹等)→中止 3)**末梢神経**(手根管症候群, 長期投与で多発性神経炎, 末梢神経炎) 4)**眼**(長期投与で視神経炎) 5)**消化器**(食欲不振, 下痢, 腹痛, 腹部緊張感, 便秘等) 6)**その他**(倦怠感, 陰萎, 熱感, 関節痛)
【保存】 室温(なるべく冷所) 【規制】 劇 指定 処方せん

IX．その他

〈悪性症候群治療薬〉

悪性高熱症・悪性症候群の治療薬

■ **ダントロレンナトリウム水和物**
  dantrolene sodium hydrate　　　　　　1229

　ダントリウム Dantrium(アステラス)
　　静注用：20 mg/V

(適応1) 初回量 1 mg/kg　静注
　症状改善が認められない場合 1 mg/kg ずつ追加(増減)
　＊投与総量は 7 mg/kg まで
(適応2) 初回量 40 mg　静注
　症状改善が認められない場合 20 mg ずつ追加(増減)
　＊通常 7 日以内の投与とする
　＊1 日総投与量は 200 mg まで
　＊1 V に注射用水 60 mL を加え振盪, 溶液が透明なことを確認後に使用

【作用】 骨格筋における興奮-収縮連関に直接作用し, 筋小胞体からのCaイオン遊離を抑制することで, 悪性高熱症に効果を現す
適応 1)麻酔時における悪性高熱症 2)悪性症候群(Syndrome malin)
【相互】〈併用注意〉1)**Ca拮抗薬**(ベラパミル等)：動物で高K血症に伴う心室細動と循環虚脱が生じたとの報告(高K血症を来す) 2)**向精神薬**：呼吸中枢抑制作用を増強する可能性(薬理学的な相加作用による)
【慎重】 1)肺機能障害特に閉塞性肺疾患, 及び心筋疾患による重篤な心機能障害(筋弛緩作用により悪化のおそれ) 2)筋無力症状(筋弛緩作用により悪化のおそれ) 3)肝疾患(肝障害を増悪) 4)高齢者 5)イレウス(筋弛緩作用により悪化のおそれ)
【動態】 T½：約 6 時間(25 mg, 静注)　排泄：72 時間までに尿中 51.6％(25 mg, 静注), 糞中 32.9％(25 mg, 静注)

【注意】〈基本〉①悪性症候群(Syndrome malin)患者：a)静注後, 継続投与が必要でかつ経口投与が可能な場合は, カプセル剤を投与　b)過量にならないよう注意(2日目 40 mg 投与で過量のため呼吸不全を生じたとの報告) ②副作用として呼吸不全を生じたとの報告→呼吸不全が疑われた場合は, 臨床症状及び血液ガス等のデータを参考に, 呼吸管理を実施しながら投与　③投与開始後は肝機能検査(AST・ALT・Al-P・総ビリルビン等)を定期的に実施。なお, 救命を最優先とすることから, 異常がみられる場合は治療上の有益性が危険性を上回ると判断される場合にだけ慎重に投与　〈適用上〉溶解時pH(約9.5)が高いので, 静注に際しては血管外漏出しないように厳重注意
(溶解)①溶解後の溶液の保存は, 直射日光を避け, 5～30℃で保存(6時間以内に使用)　②溶解に際しては注射用水以外は使用不可 安定性
(配合) 混注回避, 単独投与
妊 有益のみ(未確立)　高齢 慎重に(生理機能が低下)
【副作用】〈重大〉1)**呼吸不全**(0.1～5％未満)→呼吸不全が疑われた場合は, 臨床症状及び血液ガス等のデータを参考に, 呼吸管理を実施しながら投与　2)**ショック, アナフィラキシー様症状**(顔面蒼白, 血圧低下, 呼吸困難等)(0.1～5％未満)→中止し処置　3)**イレウス**(0.1～5％未満)→中止し処置　〈その他〉1)過敏症(発疹等) 2)肝臓(肝機能障害：AST・ALT・LDH の上昇等) 3)血液(血小板減少) 4)精神神経(強直性痙攣, 眠気, 頭痛) 5)消化器(食欲不振, 悪心・嘔吐, 消化管出血) 6)循環器(静脈炎, 血圧低下) 7)呼吸器(胸水貯留) 8)その他(発熱, 脱力感, 悪寒)
【保存】 遮光　【規制】 指定 処方せん

痙縮・筋緊張治療薬

■ **ダントロレンナトリウム水和物**
  dantrolene sodium hydrate　　　　　　1229

　ダントリウム Dantrium(アステラス)
　　カプセル：25・50 mg

(適応1,2) 1 日 1 回 25 mg から開始し, 1 週毎に 25 mg ずつ増量(分 2～3)維持量決定
　1 日最高投与量：1 日 150 mg　分 3
(適応3) 注射剤の静注後, 継続投与が必要で経口投与が可能な場合 1 回 25 mg 又は 50 mg　分3(増減)
　＊尚, 50 mg 製剤は上記用量において 1 回 50 mg を投与する場合に用いる

【禁忌】 1)**閉塞性肺疾患あるいは心疾患により, 著しい心肺機能低下**(筋弛緩作用により悪化のおそれ) 2)**筋無力症状**(筋弛緩作用により悪化のおそれ) 3)**肝疾患**(肝障害が疑われる症例の報告)
【作用】 骨格筋における興奮-収縮連関への直接作用により筋弛緩作用を発揮する
適応 1)以下の疾患に伴う痙性麻痺：脳血管障害後遺症, 脳性麻痺, 外傷後遺症(頭部外傷, 脊髄損傷), 頸部脊椎

IX．その他

症，後縦靱帯骨化症，脊髄小脳変性症，痙性脊髄麻痺，脊髄炎，脊髄症，筋萎縮性側索硬化症，多発性硬化症，スモン(SMON)，潜水病　2) 全身こむら返り病　3) 悪性症候群(Syndrome malin)

【相互】〈併用注意〉1) エストロゲン：重篤な肝障害が多いとの報告　2) 筋弛緩作用のある薬物(ジアゼパム等のベンゾジアゼピン系化合物，塩酸トルペリゾン，クロルメザノン等)：作用増強(薬理学的な相互作用による)　3) Ca拮抗薬(ベラパミル等)：動物実験で高K血症に伴う心室細動と循環虚脱が生じたとの報告(高K血症を来す)　4) 向精神薬：呼吸中枢抑制作用を増強する可能性(薬理学的な相加作用による)

【慎重】1) 肝障害又は肝機能異常の既往歴(肝障害が疑われる症例の報告)　2) 腎障害(排泄遅延のおそれ)　3) 高齢者　4) 慢性下痢症状(悪化のおそれ)　5) 他の薬剤に過敏症の既往歴　6) イレウス(筋弛緩作用により悪化のおそれ)

【動態】Tmax：4時間後　T½：6時間(25 mg投与)，7時間(50 mg投与)　排泄：72時間までに尿中に約37%，糞中に約51%(100 mg，経口)

【注意】①少量から開始し，開始後は肝機能検査(AST・ALT・Al-P・総ビリルビン等)を定期的に実施し，異常が認められた時は直ちに中止　②眠気，注意力・集中力・反射運動能力等の低下→運転等注意　③悪性症候群(Syndrome malin)患者において呼吸不全出現の報告→呼吸管理を実施しながら投与　④1日用量200 mgを超えて投与した時，肝障害発生頻度が高くなるとの報告

児 未確立　妊 回避(未確立)　授乳婦 回避，やむを得ない場合は授乳回避(母乳中移行の報告)　高齢 低用量(1回25 mg)から開始し，増量は慎重に(主に肝代謝のため肝機能低下により高い血中濃度が持続するおそれ)

【副作用】〈重大〉1) 黄疸(0.1%未満)，肝障害→定期的に肝機能検査を実施し，異常が認められた場合は，治療上の有益性が危険性を上回ると判断される場合にのみ慎重に投与　2) PIE症候群(発熱，咳嗽，呼吸困難，胸痛，好酸球増加等を伴う症状)→中止し処置　3) 胸膜炎→胸痛，胸水貯留等が認められた場合は処置　4) イレウス(0.1%未満)→中止し処置　5) 呼吸不全(0.1～5%未満)(悪性症候群(Syndrome malin)患者への投与において出現あり)→疑われた症状は臨床症状，血液ガスのデータを参考に呼吸管理を実施しながら投与　6) ショック，アナフィラキシー様症状(0.1%未満)(顔面蒼白，血圧低下，呼吸困難等)→中止し処置　〈その他〉以下の場合は中止　1) 精神神経(眠気，めまい，頭痛，頭がボーッとする，言語障害，疲労感，不眠，精神錯乱，酩酊感，多幸感，痙攣，抑うつ，神経過敏，てんかん発作)　2) 消化器(食欲不振，便秘，悪心・嘔吐，下痢，腹部膨満感，腹痛，胃痛，嚥下困難，流涎，腹部痙攣，消化管出血)　3) 肝臓(肝機能異常：AST・ALTの上昇等)　4) 泌尿器(頻尿，尿失禁，排尿困難，結晶尿，夜尿症，勃起困難)　5) 循環器(心悸亢進，頻脈，血圧変動，静脈炎)　6) 外皮(発疹，毛髪異常成長)　7) 感覚器(しびれ感，視力障害，複視，味覚異常，流涙)　8) 呼吸器(咳嗽，呼吸困難，胸痛，胸水貯留)　9) 血液(赤血球減少，血小板減少，好酸球増多)　10) 過敏症(発疹，瘙痒感，光線過敏症等)→中止　11) その他(脱力感，倦怠感，ふらふら感，熱感，窒息感，浮腫，悪寒，背痛，発熱)

【規制】指定　処方せん

〈ベンゾジアゼピン受容体拮抗薬〉

ベンゾジアゼピン受容体拮抗薬

■ **フルマゼニル** flumazenil　　　　　　　　　2219

アネキセート　Anexate(アステラス)
　注：0.5 mg/5 mL/A
フルマゼニル(富士製薬)

初回0.2 mgを緩徐に静注
投与後4分以内に望まれる覚醒状態が得られない場合は更に0.1 mgを追加投与
以後必要に応じ，1分間隔で0.1 mgずつを総投与量1 mgまで，ICU領域では2 mgまで投与を繰り返す
　＊但し，ベンゾジアゼピン系薬剤の投与状況及び患者の状態により適宜増減

【禁忌】1) 本剤及びベンゾジアゼピン系薬剤に過敏症の既往　2) 長期間ベンゾジアゼピン系薬剤を投与されているてんかん患者(痙攣発現)

【作用】本剤はベンゾジアゼピン受容体に結合し，ベンゾジアゼピン類の生物学的作用に拮抗する．ベンゾジアゼピン誘導体である本剤は生物学的作用を欠いているか又は微弱であると考えられている

【適応】ベンゾジアゼピン系薬剤による鎮静の解除及び呼吸抑制の改善

【相互】〈併用注意〉ベンゾジアゼピン系薬剤，三(四)環系抗うつ薬：自殺企図等故意にベンゾジアゼピン系薬剤を過量服薬した患者で，同時に三(四)環系うつ薬等を服薬している場合は，ベンゾジアゼピン系薬剤の作用低下に伴い三(四)環系抗うつ薬等の中毒作用増強→このような患者には特に注意

【慎重】1) 手術前あるいは鎮静前の不安の程度が高い患者及び冠動脈疾患を有する患者(早期に覚醒させるよりもある程度鎮静状態を保つほうが良い場合が多い→少量より開始，投与量に注意)　2) ICU領域における高血圧を有する患者(覚醒時に血圧上昇→少量より開始，投与量に注意)　3) ベンゾジアゼピン系薬剤を投与されている重症頭部外傷患者又は不安定な頭蓋内圧を有する患者(ベンゾジアゼピン系薬剤解除に伴い，頭蓋内圧亢進)　4) ベンゾジアゼピン系薬剤と三(四)環系抗うつ薬服用患者(ベンゾジアゼピン系薬剤の作用低下に伴い，抗うつ薬の中毒症状(自律神経系症状等)顕在化)　5) 高齢者　6) 肝機能障害を有する患者(ベンゾジアゼピン系薬剤の作用消失時間の延長)

【動態】T½：49～52分　排泄：大部分がエチルエステルの加水分解によりカルボン酸体に代謝された後，約40%がグルクロン酸抱合体に変化し，尿中に速やかに排泄
　＊ベンゾジアゼピン系薬剤の薬動力学的パラメータは本剤の存在下でも影響を受けない

【注意】〈用法・用量〉ベンゾジアゼピン系薬剤を長期間・高用量投与している患者に急速に静注すると，離脱症状出

現・緩徐に静注．離脱症状発現の場合→ベンゾジアゼピン系薬剤を緩徐に静注等処置　〈基本〉❶ベンゾジアゼピン系薬剤によっては消失半減期が本剤の半減期（約50分）より長いものがあり，患者が覚醒した後もベンゾジアゼピン系薬剤の作用が再出現する可能性→注意．本剤投与後24時間は運転等完全な精神的緊張を必要とする仕事に従事させないように注意　②投与対象：a）手術又は検査時にベンゾジアゼピン系薬剤で鎮静された患者で覚醒遅延又は呼吸抑制の程度の高い患者には，状態を考慮し覚醒させることが必要と判断される場合にのみ投与）　b）ベンゾジアゼピン系薬剤を高用量あるいは長期にわたり投与された患者で過度の鎮静状態を生じたり，必要以上に鎮静状態が持続した場合　c）大量にベンゾジアゼピン系薬剤を服用した中毒患者　③麻酔科領域において手術終了時に使用する場合は，筋弛緩剤の作用消失後に投与　④用法・用量の範囲内で繰り返し投与しても改善のみられない場合→ベンゾジアゼピン系薬剤使用以外の原因を考慮
〖児〗未確立（使用経験少ない）　〖妊〗有益のみ（未確立）　〖授乳期〗授乳回避（動物で移行）　〖高齢〗慎重に（ベンゾジアゼピン系薬剤の作用に対し感受性が高い）
【副作用】【重大】ショック（顔面蒼白，血圧低下，呼吸困難，嘔気等）→処置　〈その他〉1）精神神経（頭痛，興奮，不穏，幻覚，不安感，体動，痙攣）　2）血液（白血球減少）　3）循環器（血圧上昇，頻脈，徐脈）　4）呼吸器（咳，咽頭違和感）　5）消化器（嘔気・嘔吐，胸部不快感）　6）肝臓（AST・ALT・血清ビリルビン・Al-P上昇）　7）腎臓（クレアチニン上昇）　8）その他（羞明）
【規制】〖劇〗〖指定〗〖処方せん〗

〈アルツハイマー型認知症治療薬〉

アルツハイマー型認知症治療薬

■ 塩酸ドネペジル
　donepezil hydrochloride　　　　　　　1190

アリセプト　Aricept（エーザイ）
　　　錠・D錠：3・5 mg　細粒：0.5％

1日1回3 mgから開始し，1～2週間後に5 mgに増量
高度のアルツハイマー型認知症には5 mgで4週間以上経過後，10 mgに増量
〖細〗：1日1回0.6 gから開始し，1～2週間後に1 gに増量
高度のアルツハイマー型認知症1 gで4週間以上経過後，2 gに増量

【禁忌】本剤の成分又はピペリジン誘導体に対し過敏症の既往歴
【作用】アセチルコリンを分解する酵素であるアセチルChEを可逆的に阻害することにより脳内アセチルコリン量を増加させ，脳内コリン作動性神経系を賦活する

【適応】アルツハイマー型認知症における認知症症状の進行抑制　〖注意〗1）アルツハイマー型認知症と診断された患者にのみ使用　2）本剤がアルツハイマー型認知症の病態そのものの進行を抑制するという成績は得られていない　3）アルツハイマー型認知症以外の認知症疾患において本剤の有効性は未確認
【相互】〈併用注意〉1）塩化スキサメトニウムの脱分極性筋弛緩作用を増強の可能性あり　2）コリン賦活薬（塩化アセチルコリン，塩化カルプロニウム，塩化ベタネコール，ナパジシル酸アクラトニウム），ChE阻害薬（塩化アンベノニウム，臭化ジスチグミン，臭化ピリドスチグミン，ネオスチグミン等）：迷走神経刺激作用等コリン刺激作用が増強の可能性あり　3）イトラコナゾール，エリスロマイシン等：代謝を阻害し，作用増強の可能性あり（併用薬剤のCYP3A4阻害作用）　4）硫酸キニジン等：代謝を阻害し，作用増強の可能性（併用薬剤のCYP2D6阻害作用）　5）カルバマゼピン，デキサメタゾン，フェニトイン，フェノバルビタール，リファンピシン等：代謝を促進し，作用を減弱させる可能性（併用薬剤のCYP3A4の誘導）　6）中枢性抗コリン薬（塩酸トリヘキシフェニジル，塩酸ピロヘプチン，塩酸マザチコール，塩酸メチキセン，塩酸ビペリデン等），アトロピン系コリン薬（臭化ブチルスコポラミン，硫酸アトロピン等）：互いに干渉し，それぞれの効果を減弱させる可能性あり　7）NSAIDs：コリン系の賦活により胃酸分泌が促進され，消化性潰瘍を起こす可能性あり　8）主として薬物代謝酵素CYP3A4及び一部はCYP2D6によって代謝
【慎重】本剤はアセチルChE阻害薬であり，コリン作動性作用により以下に示す患者に対しては症状を誘発又は増悪する可能性があるため慎重に投与　1）洞不全症候群，心房内及び房室接合部伝導障害等の心疾患（迷走神経刺激作用により徐脈あるいは不整脈の可能性）　2）消化性潰瘍の既往歴，NSAIDs投与中（胃酸分泌の促進及び消化管運動の促進により消化性潰瘍を悪化する可能性）　3）気管支喘息又は閉塞性肺疾患の既往歴（気管支平滑筋の収縮及び気管支粘液分泌の亢進により症状悪化の可能性）　4）錐体外路障害（パーキンソン病，パーキンソン症候群等）（線条体のコリン系神経の亢進により症状誘発又は増悪の可能性）
【動態】（健康成人男子5 mg単回紹介）Cmax：9.97±2.08 ng/mL　Tmax：3.00±1.10時間　T½：89.3±36.0時間　排泄：主に尿中
【注意】〈用法・用量〉①3 mg/日投与は有効用量ではなく，消化器系副作用の発現を抑える目的なので，1～2週間を超えて使用しないこと．尚，医療従事者，家族等の管理のもとで投与すること　②10 mg/日に増量の場合は消化器系副作用に注意　〈基本〉①徐脈，心ブロック，QT延長のおそれ，特に心疾患患者や電解質異常がある場合は重篤な不整脈に注意　②他の認知症性疾患との鑑別診断に留意　③効果が認められない場合は中止　④〖D錠〗口腔内で崩壊するが，口腔粘膜からは吸収されないので飲み込むこと
〖児〗未確立　〖妊〗有益のみ　〖授乳期〗回避，やむを得ない場合は授乳回避
【過量投与】徴候・症状：高度な嘔気・嘔吐，流涎，発汗，徐脈，低血圧，呼吸抑制，虚脱及び痙攣等のコリン系作用を引き起こす可能性がある．筋脱力の可能性もあり，呼吸筋の脆弱により死亡に至ることもあり　処置：硫酸アトロピンのような3級アミン系抗コリン薬が解毒剤として使用可．硫酸アトロピンの1.0～2.0 mgを初期投与量とし

て静注し，臨床反応に基づいてその後の用量を決める．本剤あるいはその代謝物が透析により除去できるかどうかは不明

【副作用】〈重大〉1)**失神，徐脈，心ブロック**(房室ブロック，洞房ブロック)，**心筋梗塞，心不全**→中止等処置 2)**消化性潰瘍**(胃・十二指腸潰瘍)，**十二指腸潰瘍穿孔，消化管出血**(コリン賦活作用による胃酸分泌及び消化管運動の促進による)→中止等処置 3)**肝炎，肝機能障害，黄疸**→中止等処置 4)**脳性発作**(てんかん，痙攣等)，**脳出血，脳血管障害**→中止等処置 5)**錐体外路障害**(寡動，運動失調，ジスキネジア，ジストニア，振戦，不随意運動，歩行異常，姿勢異常，言語障害等)→中止等処置 6)**悪性症候群**(Syndrome malin)(無動緘黙，強度の筋強剛，嚥下困難，頻脈，血圧の変動，発汗等に引き続き発熱がみられた場合)→中止，体冷却，水・電解質管理等の全身管理と処置．本症発現時には，白血球増加や血清CKの上昇がみられることが多く，ミオグロビン尿を伴う腎機能低下がみられることがある 7)**横紋筋融解症**(筋肉痛，脱力感，CK上昇，血中及び尿中ミオグロビン上昇等)→中止，処置．急性腎不全発症に注意 8)**呼吸困難**→中止，処置 9)**急性膵炎**→中止等処置 10)**急性腎不全**→中止等処置 11)**原因不明の突然死**〈その他〉1)**過敏症**：発疹，瘙痒感 2)**消化器**：3%以上(食欲不振，嘔気・嘔吐)，1%～3%未満(下痢，腹痛，便秘，流涎，嚥下障害，便失禁) 3)**精神神経**：1%～3%(興奮，不穏，不眠)，眠気，リビドー亢進，多弁，躁状態，易怒性，幻覚，攻撃性，せん妄，妄想，抑うつ，悪夢，錯乱，無感情，多動) 4)**中枢・末梢神経**：1～3%(徘徊)，1%未満(振戦，頭痛，めまい，昏迷) 5)**肝臓**：1～3%(LDH・AST・ALT・γ-GTP・Al-Pの上昇) 6)**循環器**：1%未満(動悸血圧上昇，血圧低下)，心房細動，QT延長) 7)**泌尿器**：1%未満(尿失禁，頻尿)，BUN上昇，尿閉 8)**血液**：)，1%未満(白血球減少，ヘマトクリット値低下，血小板減少)，貧血 9)**その他**：1～3%(CK・総コレステロール・TG・アミラーゼ・尿アミラーゼの上昇，1%未満(顔面潮紅，倦怠感，脱力感，胸痛，むくみ，筋痛，転倒)，発汗，顔面浮腫，発熱

【規制】 処方せん 劇 指定

薬剤名索引

太字の索引語（薬剤名）は一般名であることを示す。
太字の数字は主要説明項目を示す。
イタリックの数字は付録（DI集）の項目を示す。

〔和文〕

あ

アーテン　*441*
アイオナールナトリウム
　　　　　　　　408
アキネトン　*443*
アクセノン　*416*
アセチルフェネトライド
　　　　　　　　425
アタラックス　*395*
──P　291,*395*
アデノシン　*448*
アデプレス　182
アデホス　*448*
アトラキシン　229
アナテンゾール　40
アナフラニール　182,*377*
アネキセート　*455*
アビリット　40,*363*
アポノール　*450*
アマンタジン　*444*
アミトリプチリン　156,**181**,
　182,*376*
アモキサピン　157,182,**187**,
　373
アモキサン　182,*373*
アモバルビタール　286,289,
　408
アモバン　292,*398*
アリセプト　*456*
アリピプラゾール　42,52,
　55,76,205,264,*349*
アルプラゾラム　231,252,
　267,*387*
アレビアチン　*414*
アンプリット　182,*379*

い

イーシー・ドパール　*432*
イソミタール　289,*408*
イフェンプロジル　*450*
イブジラスト　*450*
イプロニアジド　155
イミドール　182,*374*
イミプラミン　155,182,**186**,
　245,*374*
インプロメン　38,*361*

う

ウインタミン　38,*355*

え

エクセグラン　*427*
エコナール　*451*
エスクレ　*409*
エスタゾラム　293,297,*404*
エチゾラム　231,252,292,
　295,317,*385*
エトスクシミド　*424*
エトトイン　*416*
エナデール　254
エバミール　292,*402*
エビリファイ　42,*349*
エピレオプチマル　*424*
エフピー　*440*
エミレース　40,*355*
エリスパン　254,*388*
エリミン　293,*403*
エリル　*452*

お

オーラップ　38,*362*
オキサゾラム　230,256,*393*
オキシペルチン　36,42,*363*
オスポロット　*425*
オランザピン　42,**52**,73,
　120,125,263,336,*346*

か

カバサール　*434*
ガバペン　*428*
ガバペンチン　203,*428*
カベルゴリン　*434*
カルバマゼピン　**201**,205,
　264,*422*
カルピプラミン　42,82,*359*
ガンマ-アミノ酪酸　*448*
ガンマロン　*448*

く

クアゼパム　232,293,**298**,
　338,*406*
クエチアピン　42,**49**,52,74,
　120,125,205,263,336,*348*
グラマリール　*449*
グランダキシン　252
クランポール　*425*
クレミン　42,*360*
クロカプラミン　42,82,*360*
クロキサゾラム　230,254,
　391
クロチアゼパム　231,252,
　386

薬剤名索引

クロナゼパム　119,124,**203**,
　242,267,*425*
クロニジン　119,124
クロバザム　*426*
クロフェクトン　42,*360*
クロミプラミン　157,182,
　186,246,*377*
クロラゼプ酸二カリウム
　　　　　　231,254,*392*
クロルジアゼポキシド　230,
　232,256,*391*
クロルプロマジン　2,34,38,
　52,*355*

け

ケタス　*450*

こ

コリンホール　*443*
コレミナール　252,*386*
コンスタン　252,*387*
コントール　256,*391*
コントミン　38,*355*

さ

サアミオン　*450*
サイレース　293,*402*
ザロンチン　*424*

し

ジアゼパム　230,244,254,
　270,*389*
シアナマイド　*452*
シアナミド　*452*
ジェイゾロフト　184,*370*
ジスルフィラム　*453*
シチコリン　*447*
ジヒドロエルゴトキシン
　　　　　　　　　　　451
ジフェンヒドラミン　290,
　291
ジプレキサ　42,*346*

シプロヘプタジン　220
臭化カリウム　*410*
臭化カルシウム　*411*
シンメトレル　*444*

す

スピペロン　35,38,*351*
スピロピタン　38,*351*
スルチアム　*425*
スルトプリド　36,40,*364*
スルピリド　36,40,262,*363*
スルモンチール　182,*377*

せ

セコバルビタール　*408*
セダプラン　*394*
　――　コーワ　256
セチプチリン　157,184,**188**,
　381
セディール　256,*395*
セニラン　*388*
セパゾン　254,*391*
セミコハク酸ブトクタミド
　　　　　　　　　　　291
セルシン　254,*389*
セルトラリン　157,184,**196**,
　262,*370*
セレギリン　220,*440*
セレナール　256,*393*
セレニカR　*421*
セレネース　38,*350*
セロクエル　42,*348*
セロクラール　*450*

そ

ゾテピン　40,82,*358*
ゾニサミド　203,*427*
ゾピクロン　232,282,**283**,
　292,294,310,311,322,*398*
ソフミン　38
ソメリン　293,*406*
ソラナックス　252,*387*
ゾルピデム　232,282,**284**,

　292,295,312,313,320,338,
　397

た

ダイアップ　*390*
タスモリン　*443*
タリペキソール　*437*
ダルメート　293,*405*
炭酸リチウム
　　　　　（→リチウムを見よ）
タンドスピロン　45,205,
　231,**240**,246,256,267,*395*
ダントリウム　*454*
ダントロレン　118,129,*454*

ち

チアプリド　*449*
チトクロムC　*448*
チトレスト　*448*
チミペロン　35,38,*352*

て

デカン酸ハロペリドール
　　　　　　　　　　83,*365*
デカン酸フルフェナジン
　　　　　　　　　　83,*365*
デクスメデトミジン　*413*
テグレトール　*422*
テシプール　184,*381*
デジレル　184,*380*
テトラミド　184,*381*
デパケン　*421*
デパス　252,292,*385*
デフェクトン　42,*359*
デプロメール　184,*366*

と

ドグマチール　40,*363*
トコフェロール　119
ドスレピン　182,*379*
ドネペジル　*456*
ドパール　*430*

460

ドパストン *430*
ドパゾール *430*
トピナ *429*
トピラマート 203,*429*
トフィソパム 241,252
ドプス *446*
トフラニール 182,*374*
ドミン *437*
ドラール 293,*406*
トラゾドン 157,184,**188**,*380*
トリアゾラム 232,291,292,306,308,*396*
トリクロホス *410*
トリクロリール *410*
トリノシン *448*
トリプタノール 182,*376*
トリフルプロマジン 34
トリフロペラジン 40,*353*
トリフロペラジン，マレイン酸 35,40,*353*
トリヘキシフェニジル *441*
トリミプラミン 157,182,*377*
トリメタジオン *424*
トリモール *444*
トリラホン 40,*353*
ドルミカム 292,*399*
トレドミン 184,*371*
トレミン *441*
ドロキシドパ *446*
トロペロン 38,*352*

に

ニコリン *447*
ニセルゴリン *450*
ニゾフェノン *451*
ニトラゼパム 231,293,297,*404*
ニメタゼパム 293,296,*403*
ニューレプチル 40,*358*

ね

ネオドパストン *431*

ネオドパゾール *432*
ネオペリドール 83,*365*
ネモナプリド 36,40,*355*
ネルボン 293,*404*

の

ノックビン *453*
ノバミン 40,*354*
ノリトレン 182,*372*
ノルトリプチリン 157,182,**187**,*372*

は

パーキン *442*
パーロデル *436*
パキシル 184,*368*
バクロフェン 118
パシフラミン 291,*413*
パッシフローラエキス 291,*413*
パムネース 254
バランス 256,*391*
ハルシオン 292,*396*
バルネチール 40,*364*
バルビタール 229,288,289,*409*
バルプロ酸(ナトリウム) **202**,205,265,*421*
ハロキサゾラム 293,299,*406*
パロキセチン 157,184,**194**,223,261,337,*368*
ハロペリドール 4,35,38,52,263,*350*
——,デカン酸 *365*
ハロマンス 83,*365*

ひ

ビ・シフロール *438*
ピーゼットシー 40,*353*
ヒダントール *414*
—— D, E, F *419*
ヒデルギン *451*

ヒドロキシジン 290,291,*395*
ピパンペロン 35,38,*357*
ビペリデン *443*
ヒベルナ 291
ピモジド 35,38,*362*
ヒルナミン 38,*356*
ピレチア 291
ピロヘプチン *444*

ふ

ファスジル *452*
フェニトイン *414*
フェノバール 289,*417*
フェノバルビタール 229,286,288,289,*417*
フェノバルビタールナトリウム *418*
複合アレビアチン *421*
プラゼパム 231,256,*394*
プラミペキソール *438*
プリミドン *418*
フルジアゼパム 231,254,*388*
フルタゾラム 252,*386*
フルデカシン 83,*365*
フルトプラゼパム 231,256,*393*
フルニトラゼパム 293,296,315,316,*402*
フルフェナジン 35,40
——,デカン酸 *365*
——,マレイン酸 *352*
フルボキサミン 157,184,**193**,262,337,*366*
フルマゼニル 237,*455*
フルメジン 40,*352*
フルラゼパム 293,297,317,*405*
プレセデックス *413*
ブロカル *411*
プロクロルペラジン 35,40,*354*
プロチアデン 182,*379*

ブロチゾラム 232, 292, 295, 309, *401*
ブロナンセリン 42, **48**
ブロバリン 289, *410*
プロピタン 38, *357*
プロフェナミン *442*
プロペリシアジン 35, 40, *358*
ブロマゼパム 230, 254, *388*
ブロムペリドール 35, 38, *361*
ブロムワレリル尿素 289, *410*
プロメタジン 2, 290, 291
ブロモクリプチン 129, *436*
フロロピパミド *357*

へ

ベゲタミン *411*
ベタナミン *384*
ベナ 291
ベノジール 293, *405*
ペモリン *384*
ペリアクチン 220
ペルゴリド *433*
ペルフェナジン 35, 40, *353*
ペルマックス *433*
ペロスピロン 42, **45**, 52, 65, 75, 205, *345*
ベンザリン 293, *404*
ペントナ *444*
ペントバルビタール 286, 288, 289, *407*

ほ

抱水クロラール *409*
ホーリット 42, *363*

ま

マイスタン *426*
マイスリー 292, *397*
マザチコール *444*
マドパー *432*

マプロチリン 157, 184, **187**, *373*
マレイン酸トリフロペラジン *353*
マレイン酸フルフェナジン *352*

み

ミアンセリン 157, 184, **188**, *381*
ミダゾラム 292, 294, *399*
ミノ・アレビアチン *424*
ミラドール 40
ミルナシプラン 157, 184, **197**, 262, 338, *371*

め

メイラックス 256, *394*
メキサゾラム 231, 254, *389*
メクロフェノキサート *449*
メダゼパム 230, 254, *392*
メチキセン *443*
メチルフェニデート 211, *383*
メトクロプラミド 36
メネシット *431*
メフェネシン 229
メプロバメート 229
メレックス 254, *389*
メンドン 254, *392*

も

モサプラミン 42, 82, *360*
モダフィニル 213, *384*
モディオダール *384*
モペロン 35, 38, *361*

ゆ

ユーパン 252
ユーロジン 293, *404*

ら

ラボナ 289, *407*
ランドセン *425*
ラントロン 182

り

リーゼ 252, *386*
リーマス *382*
リストミンS 291
リスパダール 42, *345*
リスペリドン **37**, 42, 52, 72, 104, 119, 125, 204, 263, *345*
リスミー 292, *401*
リタリン 211, *383*
リチウム 153, **199**, 205, 214, 335, *382*
リブリウム 230
リボトリール *425*
リルマザホン 292, 295, 315, *401*

る

ルーラン 42, *345*
ルジオミール 184, *373*
ルシドリール *449*
ルバトレン 38, *361*
ルピアール *418*
ルボックス 184, *366*

れ

レキソタン 254, *388*
レキップ *439*
レスタス 256, *393*
レスタミン 291
レスミット 254, *392*
レスリン 184, *380*
レセルピン 155
レボドパ *430*
レボトミン 38, *356*
レボメプロマジン 34, 38, *356*

レンドルミン 292, *401*

ろ

ロシゾピロン 40
ロドピン 40, *358*
ロナセン 42
ロピニロール 439

ロヒプノール 293, *402*
ロフェプラミン 157, 182, *379*
ロフラゼプ酸エチル 231, 256, *394*
ロラゼパム **203**, 230, 252, *387*
ロラメット 292, *402*

ロルメタゼパム 292, 295, *402*

わ

ワイパックス 252, *387*
ワコビタール *418*

〔欧文〕

A

Abilify　349
Accenon　416
acetylpheneturide　*425*
adenosine　*448*
Adetphos　*448*
Akineton　*443*
Aleviatin　*414*
　── with Phenobarbital　*421*
alprazolam　231,*387*
amantadine　*444*
γ-aminobutyric acid (GABA)　*448*
amitriptyline　157,**181**,376
Amoban　398
amobarbital　*408*
Amoxan　373
amoxapine　157,**187**,*373*
Amplit　379
Anafranil　377
Anexate　*455*
Aponol　*450*
Aricept　*456*
aripiprazole　**55**,*349*
Artane　*441*
Atarax　395
　── P　395
ATP　*448*

B

baclofen　118
Balance　391
barbital　229,288,*409*
Barnetil　364
Benozil　405
Benzalin　*404*
Betanamin　384

BI・Sifrol　*438*
biperiden　*443*
blonanserin　**48**
Brocal　*411*
bromazepam　230,*388*
bromocriptine　*436*
bromovalerylurea　*410*
bromperidol　35,*361*
brotizolam　232,295,*401*
Brovarin　*410*
bupropion　157
buspirone　45,240

C

Cabaser　*434*
cabergoline　*434*
calcium bromide　*411*
carbamazepine(CBZ)　　**201**,*422*
carpipramine　82,*359*
Cercine　389
Cerocral　*450*
chloral hydrate　*409*
chlordiazepoxide　230, 232,*391*
chlorpromazine　2,34,355
Cholinfall　*443*
citalopram　157
citicoline　*447*
clobazam　*426*
clocapramine　82,*360*
Clofekton　*360*
clomipramine　157,**186**,377
clonazepam　119,124,**203**,*242*,*425*
clonidine　119,124
clorazepate dipotassium　*392*
clotiazepam　231,*386*

cloxazolam　230,*391*
clozapine　15,52
Constan　387
Contol　*391*
Contomin　355
Coreminal　*386*
Crampol　*425*
Cremin　*360*
cyanamide　*452*
Cyanamide　*452*
cytochrome C　*448*
Cytorest　*448*

D

Dalmate　405
Dantrium　*454*
dantrolene　118,*454*
Defekton　*359*
Depakene　*421*
Depas　*385*
Depromel　*366*
desipramine　157,**186**
Desyrel　*380*
dexmedetomidine　*413*
Diapp　*390*
diazepam　230,*389*
dihydroergotoxine　*451*
diphenhydramine　290
dipotassium clorazepate　231
disulfiram　*453*
Dogmatyl　*363*
Domin　*437*
donepezil　*456*
Doparl　*430*
Dopasol　*430*
Dopaston　*430*
Dops　*446*
Doral　*406*
Dormicum　399
dosulepin　379

droxidopa *446*
duloxetine *157*, *197*

E

EC-Doparl *432*
Ekonal *451*
Emilace *355*
eperisone *118*
Epileo peti mal *424*
Eril *452*
Erimin *403*
Erispan *388*
Escre *409*
estazolam *297*, *404*
ethosuximide *424*
ethotoin *416*
ethyl loflazepate *231*, *394*
etizolam *231*, *295*, *385*
Eurodin *404*
Evamyl *402*
Excegran *427*

F

fasudil *452*
floropipamide *357*
Fludecasin *365*
fludiazepam *231*, *388*
flumazenil *237*, *455*
Flumezin *352*
flunitrazepam *296*, *402*
fluoxetine *157*
fluphenazine *35*
—— decanoate *365*
—— maleate *352*
flurazepam *297*, *405*
flutazolam *386*
flutoprazepam *231*, *393*
fluvoxamine *157*, **193**, *366*
Forit *363*
FP *440*

G

Gabapen *428*
gabapentin *203*, *428*
Gammalon *448*
gepirone *240*
Gramalil *449*

H

Halcion *396*
Halomonth *365*
haloperidol *4*, *35*, *350*
—— decanoate *365*
haloxazolam *299*, *406*
Hirnamin *356*
Hydantol *414*
—— D, E, F *419*
Hydergine *451*
hydroxyzine *290*, *395*

I

ibudilast *450*
ifenprodil *450*
Imidol *374*
imipramine *156*, **186**, *374*
Impromen *361*
Ional sodium *408*
iproniazid *155*
ipsapirone *240*
Isomytal *408*

J

Jzoloft *370*

K

Ketas *450*

L

lamotrigine *205*
Landsen *425*

Lendormin *401*
levodopa *430*
levomepromazine *34*, *356*
Levotomin *356*
Lexotan *388*
Librium *230*
Limas *382*
lithium *153*, **199**, *382*
Lodopin *358*
lofepramine *157*, *379*
Loramet *402*
lorazepam *203*, *230*, *387*
lormetazepam *295*, *402*
Lucidril *449*
Ludiomil *373*
Lullan *345*
Lupial *418*
Luvatren *361*
Luvox *366*

M

Madopar *432*
maprotiline *157*, **187**, *373*
mazaticol *444*
meclofenoxate *449*
medazepam *230*, *392*
Meilax *394*
Melex *389*
Mendon *392*
Menesit *431*
mephenesine *229*
meprobamate *229*
methylphenidate *383*
metixene *443*
metoclopramide *36*
mexazolam *231*, *389*
mianserin *157*, **188**, *381*
midazolam *294*, *399*
milnacipran *157*, **197**, *371*
Mino-Aleviatin *424*
mirtazapine *157*, *197*
modafinil *213*, *384*
Modiodal *384*

moperone 35, *361*
mosapramine 82, *360*
Myslee *397*
Mystan *426*

N

Nelbon *404*
nemonapride 36, *355*
Neodopasol *432*
Neodopaston *431*
Neoperidol *365*
Neuleptil *358*
nicergorine *450*
Nicholin *447*
nimetazepam 296, *403*
nitrazepam 231, 297, *404*
nizofenone *451*
Nocbin *453*
norclomipramine 187
Noritren *372*
nortriptyline 157, **187**, *372*
Novamin *354*

O

olanzapine **52**, 120, *346*
Orap *362*
Ospolot *425*
oxazolam 230, *393*
oxypertine 36, *363*

P

Parkin *442*
Parlodel *436*
paroxetine 157, **194**, *368*
Passiflamin *413*
passiflora ext. *413*
Paxil *368*
pemoline *384*
pentobarbital 288, *407*
Pentona *444*
pergolide *433*
Permax *433*

perospirone **45**, *345*
perphenazine 35, *353*
Phenobal *417*
phenobarbital(PB) 229, 288, *417*
—— sodium *418*
phenytoin(PHT) *414*
pimozide 35, *362*
pipamperone 35, *357*
piroheptine *444*
potassium bromide *410*
pramipexole *438*
prazepam 231, *394*
Precedex *413*
primidone(PRM) *418*
prochlorperazine 35, *354*
profenamine *442*
promethazine 2, 290
propericiazine 35, *358*
Propitan *357*
Prothiaden *379*
PZC *353*

Q

quazepam 232, 298, *406*
quetiapine **49**, 120, *348*

R

Ravona *407*
ReQuip *439*
reserpine 155
Reslin *380*
Resmit *392*
Restas *393*
Rhythmy *401*
rilmazafone 295, *401*
Risperdal *345*
risperidone **37**, 119, *345*
Ritalin *383*
Rivotril *425*
Rize *386*
ropinirole *439*

S

secobarbital *408*
Sedapran *394*
Sediel *395*
selegiline *440*
Selenica-R *421*
Seniran *388*
Sepazon *391*
Serenace *350*
Serenal *393*
Sermion *450*
Seroquel *348*
sertindole 37
sertraline 157, **196**, *370*
setiptiline 157, **188**, *381*
Silece *402*
sodium valproate(VPA) *421*
Solanax *387*
Somelin *406*
spiperone 35, *351*
Spiropitan *351*
sulpiride 36, *363*
sultiame *425*
sultopride 36, *364*
Surmontil *377*
Symmetrel *444*

T

talipexole *437*
tandospirone 231, **240**, *395*
Tasmolin *443*
Tecipul *381*
Tegretol *422*
Tetramide *381*
tiapride *449*
timiperone 35, *352*
tocopherol 119
tofisopam 241
Tofranil *374*
Toledomin *371*
Tolopelone *352*

Topina *429*
topiramate 203, *429*
trazodone 157, **188**, *380*
Tremin *441*
triazolam 232, 291, *396*
triclofos *410*
Tricloril *410*
Trifluoperazine *353*
trifluoperazine maleate 35, *353*
triflupromazine 34
trihexyphenidyl *441*
Trilafon *353*
trimethadione *424*
trimipramine 157, *377*

Trimol *444*
Trinosin *448*
Tryptanol *376*

V

valproic acid **202**
Vegetamin *411*
venlafaxine 157, 197

W

Wakobital *418*
Wintermin *355*
Wypax *387*

Z

Zarontin *424*
zimelidine 157
ziprasidone 37
zolpidem 232, 282, **284**, *397*
zonisamide 203, *427*
zopiclone 232, 282, **283**, *398*
zotepine 82, *358*
Zyprexa *346*

事項索引

太字の数字は主要説明項目を示す。

〔和文〕

あ

アイソ酵素　173
アカシジア
　——，急性　109
　——，遅発性　111, **125**
　—— の主観的側面　140
悪性症候群　78, **126**
　——，抗精神病薬による
　　　　　　　　　126
　——，非定型抗精神病薬による　78
アザピロン系　240
アセチルコリン　17
アセチルコリン仮説　17
アドヒアランス　84
アドレナリン受容体に対する親和性，TCA　176
アルキルアミノ側鎖群　34
アルコール依存症　271
アルコール離脱　271
アレルギー性接触皮膚炎，抗精神病薬の副作用　142
アレルギー用薬による精神症状　342

い

維持療法の適応，感情障害　213
胃腸症状，抗うつ薬　219
イミノジベンジル系　82
医薬品による精神症状　340
インスリンショック療法　1
陰性症状　66, **97**
　—— に対する薬剤選択　62
陰性症状評価尺度　101

インドールアミン仮説　160
インドール系　36
インバースアゴニスト　239

う

うつ病，抗精神病薬の使用　99
うつ病の薬物治療　209

え

エピネフリン逆転現象　134

お

横紋筋融解症　131
オーガズム障害，抗精神病薬の副作用　136

か

カイニン酸受容体　18
海馬仮説　164
化学療法薬による精神症状　342
カタトニア　269
カテコールアミン仮説　158
簡易精神症状評価尺度　101
寛解基準，統合失調症　99
感覚トリック　116
眼科用薬による精神症状　343
眼球回転発作　115
眼瞼攣縮　113
肝細胞障害，抗精神病薬の副作用　144
肝障害，抗精神病薬の副作用　144
眼障害，抗精神病薬の副作用

143
感情障害　158
　—— の研究仮説　162
　—— の再発予防　213
感情障害研究の歴史とその仮説　158
完全アゴニスト，ベンゾジアゼピン　281

き

拮抗動作　116
気分障害　158
逆説反応，睡眠薬　304
急性アカシジア　109
急性筋緊張異常　108
急性ジスキネジア　109
急性ジストニア　108
急性精神病症候群の原因別分類　93
急速交代型　205
強迫性障害　246
　—— の抗不安療法　261
起立性低血圧，抗精神病薬の副作用　133
筋緊張治療薬，遅発性ジストニアの治療　118
筋弛緩作用，ベンゾジアゼピン　258
筋弛緩薬による精神症状　342
緊張病症状　269

く

口・下顎ジストニア　115
グリシン結合部位　20
グルタミン酸仮説　21, 163
グルタミン酸ニューロンの異常，統合失調症　18

468

け

頸部後屈 114
けいれん重積状態 270
激越性うつ病，抗精神病薬の使用 99
血液症状，抗精神病薬の副作用 142
欠陥症候群，抗精神病薬による 139
幻覚・妄想 66, **95**
健忘，睡眠薬による 305

こ

降圧薬，遅発性ジストニアの治療 119
降圧薬による精神症状 342
抗うつ薬 182, 337
―― 開発の歴史 153
―― による神経症治療 261
―― の過量服用 224
―― の種類と特徴 180
―― の使い方 209
―― の副作用 217
―― のモノアミンに対する作用 169
―― の薬理 169
―― の薬理学的特徴 182
効果サイズ 67
口渇，抗精神病薬の副作用 132
抗がん・抗白血病薬による精神症状 343
抗けいれん作用，ベンゾジアゼピン 251
攻撃性/暴力 63, 64
抗結核薬による精神症状 342
抗コリン性副作用，抗うつ薬 217
抗コリン薬，遅発性ジストニアの治療 117
高脂血症，非定型抗精神病

の副作用 81
抗精神病薬 **34**, 38
―― による悪性症候群 126
―― による欠陥症候群 139
―― による神経症治療 262
―― による精神症状 139
―― による不機嫌 140
―― の使い方 93
―― の副作用 108
―― の離脱 103
抗精神病薬維持療法 99
―― における薬用量 103
―― による再発率の低下 102
抗精神病薬関連熱中症 128
向精神薬 2
向精神薬過量服用とその処置 334, 336
抗生物質による精神症状 342
光線過敏性日焼け反応，抗精神病薬の副作用 142
抗躁薬 199
―― 開発の歴史 153
―― の種類と特徴 180
―― の使い方 209
―― の副作用 217
抗てんかん薬 201
―― による神経症治療 264
抗統合失調症薬 34
行動毒性 140
抗ヒスタミン薬 **290**, 291
抗不安薬 **229**, 252
―― 開発の歴史 229
―― の使い方 259
―― の副作用 267
―― の薬理学的特徴 252
―― の薬理と治療 233
高プロラクチン血症，非定型抗精神病薬の副作用 81
興奮 66, **95**
抗利尿ホルモン不適合分泌症

候群，抗精神病薬の副作用 138
高齢者 66
―― の不眠 301
呼吸器官用薬による精神症状 342
コリン作動性反跳 104
コレシストキニン 248
コンプライアンス 83

さ

再発抑制効果，非定型抗精神病薬による 67
再発予防維持療法，感情障害 214
サブスタンスP 24
残遺効果 303
三環系抗うつ薬 155, **181**, 334
―― の開発 155

し

色素沈着，抗精神病薬の副作用 142, 143
持効性抗精神病薬 82
自殺行動 63, 64
脂質低下薬による精神症状 342
持続性陰性症状 64
持続性勃起症 189
――，抗精神病薬の副作用 135
ジベンゾチアゼピン系 49
社会恐怖の抗不安薬療法 261
斜頸 114
射精障害，抗精神病薬の副作用 135
周期性四肢運動障害 271
受容体結合特性，定型および非定型抗精神病薬の 52
循環器官用薬による精神症状 342

469

事項索引

消化器官用薬による精神症状 342
書痙 116
女性化乳房，抗精神病薬の副作用 137
視力調節障害，抗精神病薬の副作用 132
神経栄養因子 23
神経可塑性，NMDA 受容体と 22
神経症に対する薬物増強療法 265
神経症の薬物療法 249, 259
──，抗不安薬以外による 261
神経新生仮説 165
神経組織発生 165
神経伝達物質，不安と 242
神経伝達物質仮説，統合失調症の 8
神経伝達物質に対する結合親和性，非定型抗精神病薬の 53
神経ペプチドの異常 24
心循環系の副作用，抗精神病薬 134
心循環系への作用，抗うつ薬 219
身体疾患に伴う不安 268
心電図の変化，抗精神病薬の副作用 134

す

錐体外路症状（錐体外路症候群） 108, 109, 111
── の PET による研究 109
錐体外路症状発現率，非定型抗精神病薬の 80
睡眠薬 279, 289, 291, 338
── の種類と特徴 288
── の使い方 299
── の使い方，不眠の型による 299
── の使い方，不眠の原因

による 300
── の副作用 303
── の薬理 279
睡眠薬開発の歴史 229

せ

性機能の障害，抗精神病薬の副作用 135
静座不能 109, 125
精神疾患に伴う不眠 300
精神症状を生ずる医薬品一覧 341
精神的なパーキンソニズム 140
生体利用効率 83
セロトニン 245
セロトニン-ドパミン拮抗薬 7, 15, **37**
セロトニン-ノルアドレナリン再取り込み阻害薬 157, **197**
セロトニン仮説 15, 37
セロトニン再取り込み阻害作用，SSRI の 169
セロトニン受容体 16
── に対する親和性，TCA 177
セロトニン症候群 129, **219**
── の診断基準 220
セロトニントランスポーター 191, 192, 197
前向性健忘，睡眠薬による 305
選択的セロトニン再取り込み阻害薬 157, **189**, 245
前頭前野 11
全般性不安障害の抗不安薬療法 259
前部帯状回 12
せん妄 69
── の原因 69
── の治療 70
── の治療，非定型抗精神病薬による 69
── の有病率 69

せん妄群 317
せん妄評価尺度 69

そ

双極性感情障害 201
── の維持療法 214
躁転，抗うつ薬による 222
躁病，抗精神病薬の使用 98
躁病の治療，非定型抗精神病薬による 204
側反弓 115
ゾピクロンによる健忘・せん妄 310
ゾピクロンの依存・乱用 322
ゾルピデム
── で起こるせん妄 312
── による幻覚 312
── の依存・乱用 320

た

第一世代抗精神病薬 67
体重増加，抗精神病薬の副作用 138
体重増加，非定型抗精神病薬の副作用 81
耐糖能障害，体重増加による 81
耐糖能障害，非定型抗精神病薬の副作用 81
第二世代抗精神病薬 67
大量服用の処置 338
多飲 138
多元作用型 52
多元受容体標的化抗精神病薬 7, **52**
脱抑制，睡眠薬 304
タミフルによる精神症状 343
単極性感情障害の維持療法 214
短時間型ベンゾジアゼピン受容体作動睡眠薬 295
胆汁うっ滞性黄疸，抗精神病薬の副作用 144

ち

チエピン系 82
知覚変容発作 140
チトクローム P 450 193
遅発性アカシジア 111, **125**
遅発性医薬誘発性錐体外路症候群 111
遅発性ジスキネジア 104, 111, **122**
遅発性ジストニア 111, **112**
　―― と遅発性ジスキネジアの差異 113
　―― の治療薬 118
遅発性振戦 126
遅発性錐体外路症候群 111
遅発性トゥレット症候群 111
遅発性パーキンソニズム 111, **126**
遅発性ミオクローヌス 111
中枢性副作用, 抗うつ薬 217
中毒治療薬による精神症状 343
長時間型ベンゾジアゼピン受容体作動睡眠薬 296
超短時間型ベンゾジアゼピン受容体作動睡眠薬 291
超長時間型ベンゾジアゼピン受容体作動睡眠薬 298
鎮痛剤による精神症状 340

て

低血圧, 抗精神病薬の副作用 133
抵抗症 113
デポ剤 82
　―― の副作用 84
電気けいれん療法 1

と

統合失調症
　―― の概念 8
　―― の寛解 99
　―― の神経伝達物質仮説 8
　―― の診断基準 9
　―― の脳画像研究 12
　―― の病因研究仮説 8
　―― の評価尺度 101
統合失調症死後脳 18
統合失調症初診患者への処方 94
糖脂質代謝異常, 非定型抗精神病薬の副作用 81
糖尿病, 非定型抗精神病薬の副作用 81
糖尿病用薬による精神症状 342
突然死, 抗精神病薬の副作用 135
ドパミン 246
ドパミン・セロトニン系安定剤 58
ドパミン仮説 10, 164
ドパミン（機能）系安定剤 7, **55**
ドパミン自己受容体 55
ドパミン受容体に対する親和性, TCA 177
ドパミン D_2 受容体 12, 22
　―― に対する結合親和性, 定型・非定型抗精神病薬の 110
　―― に対する結合力の強さと副作用, 抗精神病薬の 111
ドパミン D_2 受容体遮断による副作用 108
ドパミン D_2 受容体パーシャルアゴニスト 56
トリアゾラムとアルコールの併用 307
トリアゾラムによる健忘・せん妄 306
トリアゾロピリジン系抗うつ薬 188
トリプトファン 160

な

内因性うつ病 210
内分泌症状, 抗精神病薬の副作用 137
難治うつ病 211

に

二次性統合失調症 93
乳汁分泌, 抗精神病薬の副作用 137
入眠障害 299
尿素系睡眠薬 289
認知・記憶障害, 睡眠薬の副作用 304
認知機能障害 66
認知障害 66
認知障害症候群 140

ね

粘膜・皮膚・眼症候群, 抗精神病薬の副作用 141

の

脳画像研究, 統合失調症の 12
ノルアドレナリントランスポーター 197

は

パーキンソニズム 108
パーキンソン症候群治療薬による精神症状 340
排尿障害 133
播種性血管内凝固 131
パニック障害 245
　―― の抗不安薬療法 260
「速い解離」仮説 76
バルビツール酸 229, 335
バルビツール酸系睡眠薬 286, 288, 289

バルプロ酸の副作用　202
反射性頻脈症，抗精神病薬の副作用　133
反跳性不眠　294,306

ひ

ピサ症候群　115
ヒスタミン H_1 受容体遮断による副作用　136
ヒスタミン受容体に対する親和性，TCA　176
ビタミン E，遅発性ジストニアの治療　119
ビタミン剤による精神症状　342
非定型抗精神病薬　**61**, 125, 205, 336
——，遅発性ジストニアの治療　119, 125
—— による悪性症候群　78
—— による切り替え中の離脱症状　105
—— による再発抑制効果　67
—— によるせん妄の治療　69
—— の神経伝達物質に対する結合親和性　53
—— の錐体外路症状発現率　80
—— の副作用　77
—— の副作用特性　78
—— のメカニズム　76
非定型抗精神病薬の選択　61
——，併発問題をもつ患者に対する　64
——，薬物療法の副作用に対する　66
——，わが国の　66
皮膚症状，抗精神病薬の副作用　141
ピペラジン側鎖群　35
ピペリジン側鎖群　35
非ベンゾジアゼピン化合物　232
非ベンゾジアゼピン系睡眠薬　282
—— の依存・乱用　319
—— の依存・乱用の機序　322
病因研究仮説，統合失調症の　8
評価尺度，統合失調症の　101
病的多飲　138

ふ

不安，身体疾患に伴う　268
不安・抑うつ症状　66
不安と神経伝達物質　242
フェノチアジン系　34
不快感/抑うつ　64
賦活症候群　222
—— の症状　223
付加併用療法　266
不随意運動　270
ブチロフェノン系　35
物質乱用　64
部分アゴニスト，ベンゾジアゼピン　281
不眠　66, **299**
——，高齢者の　301
——，精神疾患に伴う　300
—— の型による睡眠薬の使い方　299
—— の原因による睡眠薬の使い方　300
—— の分類　300
プリアピズム，抗精神病薬の副作用　135
フルニトラゼパムによる健忘・せん妄　315
ブロチゾラムによる健忘　307
プロラクチン高値，抗精神病薬の副作用　137
プロラクチン濃度上昇，非定型抗精神病薬の副作用　81

へ

ベンザミド系　36
ベンゾジアゼピン　335
—— 使用上の注意　302
—— とアルコール　319
—— の開発　230
—— の健忘作用　323
—— の相互作用　302
—— の使い方　259
—— の薬物動態　249
ベンゾジアゼピンアゴニスト　237
ベンゾジアゼピンアンタゴニスト　237
ベンゾジアゼピン逆アゴニスト　239, 243
ベンゾジアゼピン系抗不安薬　249
ベンゾジアゼピン系睡眠薬　279
—— による健忘とせん妄　305
—— による健忘の分類　317
—— の副作用　303
ベンゾジアゼピン系薬物の薬理　232
ベンゾジアゼピン受容体　233, 279
—— のサブタイプ　234
—— の比較　236
—— の分類　235
ベンゾジアゼピン受容体作動睡眠薬　291, 292
ベンゾジアゼピン受容体作動薬　237
便秘　133

ほ

縫線核　190
勃起障害，抗精神病薬の副作用　136
ホルモン剤による精神症状　342

ま

末梢型 BZ(ω_3) 受容体　234, 279

み

水中毒，抗精神病薬の副作用　138

む

無顆粒球症，抗精神病薬の副作用　142
ムスカリン性アセチルコリン受容体　174, 217
　―― に対する親和性，TCA　174
ムスカリン性アセチルコリン受容体遮断による副作用　132
むずむず脚症候群　270
無動抑うつ　140

め

メージュ症候群　115
メチオニン・エンケファリン　24
めまい，抗精神病薬の副作用　133

も

持ち越し効果　303
モノアミントランスポーターに対する SSRI の親和性　169
モノアミン取り込み阻害作用，TCA の　171

や

薬疹，抗精神病薬の副作用　141
薬物依存症　271
薬物増強療法，神経症に対する　265

よ

陽性・陰性症状評価尺度　101
陽性症状　66
　―― に対する薬剤選択　61
陽性症状評価尺度　102
四環系抗うつ薬　**187**

ら

ラピッド・サイクラー　205
ラピッド・サイクリング　201
ラピッド・サイクルの誘発，抗うつ薬による　222

り

リセルグ酸ジエチルアミド　16
離脱ジスキネジア　104
離脱症候群，SSRI の　221
離脱症候群，抗うつ薬　220
離脱症状，睡眠薬　304
リチウム
　―― 中毒　225
　―― 長期内服時の副作用　226
　―― による神経症治療　265
　―― の開発　153
　―― の副作用　224
　―― の薬物相互作用　225
　―― の離脱　225
緑内障，抗精神病薬の副作用　143
旅行者健忘　306
リルマザホンによる健忘　315

れ

レストレス・レッグス症候群　270

事項索引

〔欧文〕

ギリシア文字

α_1アドレナリン受容体遮断による副作用　133
β-遮断薬による神経症治療　265
γ-アミノ酪酸　233
　ω_1受容体　234
　ω_2受容体　234
　ω_3受容体　234

A

activation syndrome　222
acute akathisia　109
acute dyskinesia　109
acute dystonia(ADt)　108
add-on 法　266
adherence　84
affective disorder　158
agranulocytosis　142
akinetic depression　140
allergic contact dermatitis　142
amnestic effects　305
AMPA受容体　18
anterior cingulate cortex　12
anticholinergics　117
antipsychotic drugs　34
antischizophrenic drugs　34

B

BDNF　23
behavioural toxicity　140
benzodiazepine(BZ)　232
bioavailability　83
blepharospasm　113
Bleuler, Eugen　1
Brief Psychiatric Rating Scale(BPRS)　101
Brueghel syndrome　116
BZ/GABA$_A$受容体　280
BZ$_1(\omega_1)$受容体　234, 279
BZ$_2(\omega_2)$受容体　234, 279

C

Cade, John FJ　153
catecholamine hypothesis　158
cholecystokinin(CCK)　248
cholestatic jaundice　144
combination/adjunctive/augmentation therapy　266
compliance　84
Coppen, Alec　160
cyclopyrrolone 系睡眠薬　283
cytochrome P450(CYP)　193

D

D-シクロセリン　21
D-セリン　21
Delay, Jean　3
delirium　69
Delirium Rating Scale (DRS)　69
Deniker, Piérre　3
diazepam-binding inhibitor (DBI)　244
discontinuation syndrome　221
disseminated intravascular coagulation(DIC)　131
dopamine system stabilizer (DSS)　55
dopamine-serotonin system stabilizers　58

drug eruption　141
dyscognitive syndrome　140

E

effect size　67
ejaculatory inhibition　135
epinephrine reversal　134
erectile dysfunction　136
extrapyramidal symptom (EPS)　108, 109
extrapyramidal syndrome (EPS)　111

F

first generation antipsychotics(FGA)　67
full inverse agonist　240

G

GABA　233
　——の異常　24
GABA/ベンゾジアゼピン系　243
GABA 介在ニューロン　13, 25
GABA 仮説　162
GABA$_A$受容体　233, **236**, 237, 280, 282
GABA$_A$受容体/BZ 薬　233
GABA$_B$受容体　236, 237
GABA$_C$受容体　236
GABA 受容体　233, **236**, 237
　——の多様性　239
Gegenhalten　113
geste antagonistique　116
glaucoma　143

474

H

hangover effects　303
hippocampus hypothesis　164
5-HT　245
5-HT$_{1A}$受容体　16, 45, 240
5-HT$_{1A}$受容体パーシャルアゴニスト作用，アリピプラゾール　58
5-HT$_{2A}$受容体　16
5-HT$_{2A}$アンタゴニスト作用，アリピプラゾール　59
5-HT$_{2C}$受容体　16
5-HT$_{3}$受容体　17
5-HT自己受容体(5-HT$_{1B/1D}$)　191
5-HT トランスポーター　191, 197

I

imidazopyridine系睡眠薬　284
indoleamine hypothesis　160
inverse agonist　239

J

Janssen, Paul　4

K

ketamine　21
Kline, Nathan S　155
Kraepelin, Emil　1
Kuhn, Roland　156

L

Laborit, Henri　2
laterocollis　114
liver cell disease　144
LSD　16

M

Meige syndrome　115
mental parkinsonism　140
mucocutaneous ocular syndrome　141
multi-acting　52
multi-acting-receptor-targeted-antipsychotics (MARTA)　7, **52**
musician's cramp　116

N

N-メチル-D-アスパラギン酸(NMDA)受容体　18, 163
NAトランスポーター　197
neurogenesis　165
neuroleptic dysphoria　140
neuroleptic malignant syndrome(NMS)　78, **126**
neuroleptic-induced deficit syndrome(NIDS)　139
NMDA受容体と神経可塑性　22

O

oculogyric crisis　115
orgasmic disturbance　136
oromandibular dystonia　115

P

parkinsonism　108
partial inverse agonist　240
perceptual alteration attack　140
periodic limb movement disorder(PLMD)　271
phencyclidine(PCP)　21
photosensitive sunburn reaction　142

pigmentation　142, 143
Pisa syndrome　115
pleurothotonus　115
Positive and Negative Symptom Scale(PANSS)　101
positron emission tomography(PET)　12, 109
priapism　135, 189
psychotropic drug　2

R

Randall, Lowell　230
rebound insomnia　294
residual effects　303
restless legs syndrome(RLS)　270
retrocollis　114
rhabdomyolysis　131

S

Scale for the Assessment of Negative Symptoms (SANS)　101
Scale for the Assessment of Positive Symptoms (SAPS)　102
Schildkraut, Joseph J.　158
Schou, Mogens　153
second generation antipsychotics(SGA)　67
secondary schizophrenia　93
selective serotonin reuptake inhibitor(SSRI)　157, **189**, 210, 245, 246, 337
―― の作用機序　190
―― の神経伝達物質受容体に対する阻害能　189
―― の神経伝達物質受容体への親和性　170
―― の親和性，モノアミントランスポーターに対する　169

selective serotonin reup-
　take inhibitor(SSRI)(つづ
　き)
　── のセロトニン再取り込
　　み阻害作用　169
　── の相互作用　210
　── のモノアミン再取り込
　　み阻害能　189
　── の薬物相互作用　173
　── の離脱症候群　221
sensory trick　116
serotonin syndrome　219
serotonin-dopamine antago-
　nist(SDA)　7, 15, **37**
serotonin-noradrenaline
　reuptake inhibitor(SNRI)
　　　　　157, **197**, 210, 337
Sternbach, Leo Henryk
　　　　　230
Stevens-Johnson 症候群，抗
　精神病薬の副作用　141
subjective aspects of akath-
　isia　140
syndrome of inappropriate
　secretion of antidiuretic
　hormone(SIADH)　138

T

tardive akathisia(TA)　125
tardive drug-induced
　extrapyramidal syn-
　drome　111
tardive dyskinesia(TDk)
　　　　　122
tardive dystonia(TDt)　112
tardive parkinsonism(TP)
　　　　　126
tardive tremor　126
tetracyclic antidepressants
　　　　　187
thiepin　82
triazolopyridine　188
tricyclic antidepressants
　(TCA)　**181**
　── の神経伝達物質受容体
　　に対する作用　174
　── の神経伝達物質受容体
　　に対する阻害能　189
　── のモノアミン再取り込
　　み阻害能　189
　── のモノアミン取り込み
　　阻害作用　171
tryptophan(TRP)　160

W

water intoxication　138
writer's cramp　116

向精神薬・精神科関連薬一覧（続き）

一般名	主な製品名	臨床等価	剤形(mg)	用量(mg/日)	Tmax (時間)	T 1/2 (時間)	参照頁(細字は本文、太字はDI集)
その他の睡眠薬							
パッシフローラエキス	パシフラミン		錠 30	90			413
抗ヒスタミン薬							
ヒドロキシジン	アタラックス(P)		錠 10, 25 散注 25, 50 シ	25～75	2.1	20.0	290, 396
ベンゾジアゼピン受容体作動睡眠薬							
超短時間型							
トリアゾラム	ハルシオン	0.25*	錠 0.125, 0.25	0.125～0.25	1.2	2.9	291, 396
ミダゾラム	ドルミカム		注	0.15～0.3		1.8	294, 399
ゾピクロン	アモバン	7.5*	錠 7.5, 10	7.5～10	0.8	3.9	233, 398
ゾルピデム	マイスリー	10*	錠 5, 10	5～10	0.7～0.8	1.8～2.3	234, 397
短時間型							
エチゾラム	前見返しの抗不安薬参照						
ブロチゾラム	レンドルミン	0・25*	錠 0.25 OD錠0.25	0.25	約1.5	約7	295, 401
リルマザホン	リスミー	2*	錠 1, 2	1～2	3	10.5	295, 401
ロルメタゼパム	エバミール, ロラメット		錠 1	1～2	1～2	約10	295, 402
長時間型							
フルニトラゼパム	ロヒプノール, サイレース	1*	錠 1, 2 注	0.5～2	1～2	約7	296, 402
ニメタゼパム	エリミン	5*	錠 3, 5	3～5	2～4	26	296, 403
エスタゾラム	ユーロジン	2*	錠 1, 2	1～4	約5	約24	297, 404
ニトラゼパム	ベンザリン, ネルボン	5*	錠 2, 5, 10 細	5～10	2	25.1	296, 404
クアゼパム	ドラール	15*	錠 15, 20	15～30	3.4	36.6	298, 406
超長時間型							
フルラゼパム	ベノジール, ダルメート	15*	錠 10, 15	10～30	1, 活性 1～8	5.9, 活性 23.6	297, 405
ハロキサゾラム	ソメリン	5*	錠 5, 10 細	5～10	2～8	42～123	299, 406
V. 抗てんかん薬							
フェニトイン系							
フェニトイン	アレビアチン, フェニトイン, ヒダントール		錠 25, 100 散注	内：200～300, 注：125～250(1回量)	4.2	16.6	414
エトトイン	アクセノン		末	1000～3000			416
バルビツール酸系							
フェノバルビタール	前見返しの睡眠薬参照						
フェノバルビタールナトリウム	ルピアール, ワコビタール		注	4～7(mg/kg)			418
プリミドン							
プリミドン	プリミドン		錠 250 細	250～1,500		6～18 小児 5～11	418
フェニトインとバルビツール酸系の合剤							
	ヒダントールD, E, F		錠	6～12(錠)			419
	複合アレビアチン		錠	1～4(錠)			421
バルプロ酸ナトリウム							
バルプロ酸ナトリウム	エピレナート, セレニカR, デパケン, ハイセレニン, バレリン		錠 100, 200 シ 細 顆 R錠 100, 200, 400	400～1,200	0.5～1	8～15	421
カルバマゼピン							
カルバマゼピン	テグレトール, テレスミン, レキシン		錠 100, 200 細	200～1200	4～24	約36	422
オキサゾリジン系							
トリメタジオン	ミノアレ		散	1000			424
エトスクシミド	エピレオプチマル, ザロンチン		散 シ	450～1,000	1～4	60	424
フェナセミド系							
アセチルフェネトライド	クランポール		錠 200 散	300～400(初期量), 600～1200(維持量)			425
スルチアム							
スルチアム	オスポロット		錠 50, 200	200～600	2～4	6～8	425
ベンゾジアゼピン系							
ジアゼパム	前見返しの抗不安薬参照						
クロナゼパム	ランドセン, リボトリール		錠 0.5, 1, 2 細	0.5～1(初期量), 2～6 (維持量)	2	27	425
クロバザム	マイスタン		錠 5, 10		1.4	25.3	426
ベンズイソキサゾール系							
ゾニサミド	エクセグラン		錠 100 散	100～600	5.3	62.9	427
アセタゾラミド							
アセタゾラミド	ダイアモックス		錠 250 散注	内：250～750, 注：250～750	2～4	10～12	
ACTH							
テトラコサクチド(亜鉛懸濁液)	コートロシンZ		注	0.5～1.0	0.25		
ガバペンチン	ガバペン		錠 200, 300, 400	1,200～1,800	3	6～7	428
トピラマート	トピナ		錠 50, 100	200～400	0.8～3	25～47	429